LA VISION
ET SES ANOMALIES

COURS THÉORIQUE ET PRATIQUE

SUR LA PHYSIOLOGIE ET LES AFFECTIONS FONCTIONNELLES

DE L'APPAREIL DE LA VUE

PAR

FÉLIX GIRAUD-TEULON

Membre de l'Académie de Médecine, ancien Élève de l'École Polytechnique

Avec 117 figures intercalées dans le texte

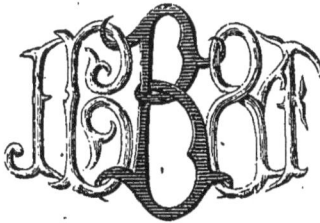

PARIS

LIBRAIRIE J.-B. BAILLIÈRE ET FILS

19, rue Hautefeuille, près du boulevard Saint-Germain

1881

LA VISION

ET SES ANOMALIES

OUVRAGES PRINCIPAUX DU MÊME AUTEUR

Principes de mécanique animale, ou Étude de la locomotion chez l'homme et les animaux vertébrés. Paris, 1858. 1 vol. in-8, avec 65 figures. Ouvrage couronné par l'Académie des Sciences.

Physiologie et pathologie fonctionnelle de la vision binoculaire. 1861. In-8, 685 pages, avec 114 fig.

Leçons sur le strabisme et la diplopie, pathologie et thérapeutique. 1863. In-8, 214 pages, avec 5 fig.

Précis de la réfraction et de l'accommodation de l'œil et de leurs anomalies. (Supplément au traité pratique des maladies de l'œil de M. Mackensie : Édition de Testelin et Warlomont.) 1865. Grand in-8, 152 pages.

L'œil, Notions élémentaires sur la fonction de la vue et ses anomalies. 2e édition, 1878. In-12 de 175 pages.

Paris. — Imprimerie E. CAPIOMONT et V. RENAULT, rue des Poitevins, 6.

PRÉFACE

Lorsqu'en 1879, l'Université de France, reconnaissant, après un recueillement de près de vingt années, les droits de l'Ophthalmologie renouvelée à une place dans l'enseignement officiel, décidait de donner accès chez elle à cette branche de la science, nous ne pûmes résister au désir d'apporter une contribution dernière à une œuvre dont nous saluions avec joie l'inespérée réalisation. Il nous parut — puisse cela n'être pas une présomption de notre part! — qu'il ne serait peut-être pas sans quelque utilité pour les nombreux élèves qui allaient se presser autour des chaires nouvellement créées, de leur offrir, comme simple répétition des savantes leçons qu'ils allaient entendre, la refonte en un seul tout de celles qui, de 1860 à 1870, avaient fait sur cette précieuse matière l'objet *de notre enseignement privé*, enseignement qui, évidemment, avait devancé l'heure.

Nous nous occupâmes donc de réunir et condenser, comme en une seconde édition dûment amendée et développée, les ouvrages et mémoires, tant originaux que de simple vulgarisation, publiés par nous durant la période déjà lointaine que nous venons de rappeler, et qui, en leur temps, servirent de base à ces leçons ; à savoir : notre *Traité de la vision binoculaire* (1860), les *Leçons sur le strabisme et la diplopie* (1863), le *Précis de la réfraction et de l'accommodation de l'œil* (1865), et un nombre assez notable de mémoires sortis annuellement de notre plume sur les questions afférentes aux lois générales et nouvelles de l'oculistique.

La présente publication, sorte de résultante et d'intégrale des précédentes, offrira sous la forme d'un cours continu, théorique et pratique, composé de six chapitres et divisé en 38 leçons, le tableau du fonctionnement normal et pathologique, tant de la vision unioculaire (réfraction), que de la vision associée ou binoculaire.

Dans une première partie, nous nous mettons d'abord en règle vis-à-vis de la physique géométrique, fondement obligé d'une telle étude, en établissant sur des considérations nouvelles empruntées exclusivement à la physique pure (principe de l'équivalence des forces), la célèbre et féconde *théorie de Gauss sur la réfraction sphérique ;* cette théorie aussi pratique qu'élevée, et, déduite par lui de la haute analyse, est rendue ici accessible à tout esprit pourvu de connaissances mathématiques simplement élémentaires. Cette méthode nouvelle a fait, en août 1877, l'objet d'une communication à l'Académie des sciences.

Les *seconde, troisième* et *quatrième* parties sont consacrées à la *physiologie* et à la *pathologie fonctionnelle de la vision uni-oculaire.* Elles comprennent en outre *l'optométrie* et *l'ophthalmoscopie* théorique et pratique. Cet ensemble reproduit, avec les amendements apportés par vingt années de critique appliquée, les questions traitées dans notre *précis de la réfraction et de l'accommodation* de 1865, qui ouvrit la série des nombreuses publications, en notre langue, destinées à vulgariser et répandre en France les nouvelles conquêtes de l'ophthalmologie. Cette exposition se termine par un résumé de l'état présent de la science sur une question pleine d'actualité, le *daltonisme* ou *aberrations du sens chromatique,* questions dont de récentes études font prévoir la haute et prochaine influence sur la théorie même de la composition de la lumière.

La *cinquième* partie traite de la *physiologie de la vision binoculaire :* ce chapitre s'ouvre par un résumé précis et méthodique des propositions-mères établies et développées dans notre traité de 1860, et ayant pour objet le mécanisme de ce fonctionnement délicat et complexe, géodésique par l'un de ses aspects, sensoriel par ses autres attributs.

En opposition avec nos doctrines sur cette matière encore neuve, nous avons cru devoir présenter un résumé des théories collatérales écloses postérieurement à elles, de l'autre côté du Rhin, et qui y paraissent non seulement régner, mais même exister seules ; et ce rapprochement constitue par lui-même une œuvre en quelque sorte nouvelle, en apportant une interprétation française longtemps attendue des dernières parties du célèbre *Traité d'optique physiologique* de M. Helmholtz.

Or, c'est peut-être une illusion de notre part, et à coup sûr une grande audace ; mais à ce rapprochement quelque peu critique, notre conception première du mécanisme de la vision associée et de son principal attribut, la notion de la troisième dimension de l'espace, ne nous semble pas perdre autant que l'on pourrait penser. Nous en appelons à cet égard à la lecture des leçons consacrées aux doctrines allemandes suivantes : La théorie des points correspondants, ou presque correspondants ; celle d'un nouvel horoptère substitué à l'ancien et aussi peu acceptable que son aîné ; la méthode des demi-images ; la propriété des cercles de direction ; enfin l'introduction (inattendue venant de cette part) des principes et de la logomachie métaphysiques dans les mécanismes de la physique biologique !

De cette longue étude critique, complément malheureusement indispensable de la dernière moitié du magistral ouvrage de M. Helmholtz, l'esprit du lecteur se reposera avec satisfaction devant le tableau des belles et simples lois de Ruete, où se trouvent exposés en quelques lignes, et irrévocablement fixés, les principes de la statique et de la dynamique oculaires, le jeu et le rôle de chaque muscle dans les mouvements associés des yeux.

Comme par une conclusion logique de ce beau et serein chapitre, le type d'une leçon de physique appliquée à la physiologie, le lecteur est introduit dans l'étude de la *pathologie de la vision associée*, qui en est la fille légitime.

Jusqu'au jour, en effet, où seraient posées ces magnifiques prémisses, l'histoire des paralysies musculaires des yeux devait manquer à la science. Mais à peine l'École de Leipsig avait-elle ouvert la voie, que déjà le génie de de Græfe en avait déduit et développé toutes les conséquences. Un nouveau et vaste chapitre prenait place dans la pathologie.

La simple exposition de ces riches acquisitions fait l'objet de notre dernière partie ; elle n'est que la reproduction de nos leçons de 1863 sur le strabisme paralytique et la diplopie ; nous n'y avons rien changé, cette exposition ayant eu l'honneur d'être entièrement adoptée sous cette forme par l'illustre maître.

Dans une dernière leçon, intitulée *leçon pratique*, nous décrivons l'ordre ou la succession des questions et des méthodes à suivre dans l'étude d'un cas clinique de trouble fonctionnel de la vision. Le public étudiant avait paru jadis apprécier ce modèle, offert pour la première fois, dans notre *précis* de 1865.

Comme dans nos productions antérieures, nous nous sommes scrupuleusement attaché, dans ces leçons, à ne faire à la mathématique que les emprunts absolument imposés par la nature géodésique de la fonction visuelle ; et, dans ces emprunts, tout est strictement élémentaire.

Nous n'avons, en aucun moment, oublié que si l'ophthalmologiste le plus à la hauteur de sa science, devait posséder des éléments géométriques d'un certain ordre, devait en même temps, leur adjoindre des connaissances non moins assurées dans toutes les branches de la biologie humaine ; et que les journées n'ayant que vingt-quatre heures pour tout le monde, il fallait savoir réduire, dans cette résultante, chaque branche composante au simple exigé. Nous nous sommes donc constamment appliqué à nous défendre contre toute tendance aux développements superflus et pouvant sentir l'affectation [1].

Nous lisions dans une publication récente, œuvre posthume d'un critique éminent :

« Les lois suivant lesquelles les rayons du jour viennent frapper notre œil sont moins compliquées, mais ne sont pas plus infaillibles que les lois d'après lesquelles la lumière de la pensée d'un autre homme pénètre votre esprit et l'éclaire. » (X. DOUDAN, *Éloge de Villemain*.)

Acceptant comme exacte cette équation philosophique, si pertinente en un tel propos, nous osons espérer que le lecteur, mieux instruit que le savant écrivain de la complexité des lois de l'optique physiologique, nous excusera si nos efforts ont été impuissants à concentrer sur notre langage une clarté comparable à celle des rayons du jour.

GIRAUD-TEULON.

Décembre 1880.

_____

1. Ainsi, voulant indiquer que la vision d'un malade s'est affaiblie jusqu'à zéro, ou rien, nulle part nous ne dirons dans cet ouvrage, comme nous le rencontrons dans plus d'une publication étrangère, que l'acuité visuelle est descendue à $\frac{1}{\infty}$, *un divisé par l'infini*, l'équivalent du zéro dans la mathématique.

De même encore, parlant du fusionnement en une seule teinte grise de deux régions du spectre, complémentaires l'une de l'autre, si nous voulons exprimer ce fait que les deux sensations qu'elles éveillent en nous sont égales ou se balancent, nous n'écrirons pas, comme nous le lisions dernièrement dans un simple mémoire de physiologie pathologique (*Ann. d'oculistique*, décembre 1880), que ces deux couleurs spectrales C et F répondent, en cette région, à la condition : $\frac{d\,C}{C} = \frac{d\,F}{F}$.

ou, en langage ordinaire, qu'en ces points, *les différentielles des logarithmes de leurs intensités sont égales entre elles.*

Nous dirons tout platement, à l'exemple du professeur de philosophie de M. Jourdain, que ces sensations sont équivalentes et s'équilibrent, ne nous représentant pas bien quel supplément de clarté reçoit une notion, en apparence simple, de cette petite excursion, *aller et retour*, dans le domaine du calcul différentiel et intégral.

La première proposition de physiologie que nous devons rencontrer au seuil de l'étude de la fonction visuelle, aura pour objet et pour effet d'établir que l'œil est un appareil de réfraction entièrement assimilable aux instruments physiques composés de lentilles sphériques. Sa conséquence nécessaire est, ou l'exposé ou le rappel des lois de la réfraction sphérique qui, suivant l'ordre logique, devrait seulement suivre cette première démonstration.

Mais ce premier fait est d'une connaissance si générale que, pour éviter au lecteur une coupure interrompant sur une certaine longueur le cours de l'exposition physiologique, nous supposerons pour un moment ce fait démontré et ouvrirons directement ce cours par l'étude préliminaire des lois de la réfraction, introduction que pourront naturellement franchir toutes les personnes déjà familières avec les lois fondamentales de la dioptrique.

LA VISION

ET SES ANOMALIES

PREMIÈRE PARTIE

RÉFRACTION SPHÉRIQUE

PREMIÈRE LEÇON

INTRODUCTION

De la réfraction sphérique au point de vue du principe général de l'équivalence des forces en physique.

La loi moderne de l'équivalence des forces physiques, de leur transformation les unes dans les autres, loi démontrée pour la presque totalité de ces forces, doit évidemment s'appliquer aussi à la lumière.

La chaleur se comporte physiquement comme le fait la lumière : ces deux forces obéissent aux mêmes lois dans les chapitres de la réflexion, de la réfraction simple, de la double réfraction, de la polarisation et de la dépolarisation; enfin dans les phénomènes de magnétisation.

L'identité entre ces deux fluides paraît ressortir encore des actions calorifiques et chimiques observées dans les régions extrêmes du spectre.

Du côté de l'extrémité ultra-rouge ou calorifique, les lois relatives à l'émission et à l'absorption de chaque espèce de chaleur rayonnante ont pu être déduites *a posteriori* de la théorie mécanique de la chaleur.

Quant à la région opposée, celle des rayons ultra-violets, ses qualités photographiques ne permettent pas de lui refuser une action chimique et, partant, calorifique.

D'autre part, l'unité semble être établie entre ces deux extrémités par ce fait d'observation que, lorsqu'un corps échauffé passe du rouge obscur au rouge blanc, les couleurs spectrales déjà reconnues s'accusent progressivement davantage avec l'apparition des nouvelles. L'amplitude des ondes les plus longues croît donc au fur et à mesure que les plus courtes se manifestent dans leur ordre successif.

Cependant l'action chimique de cette région (ultra-violette) est circonscrite à l'influence exercée sur les sels d'argent. Il demeure . donc encore quelque incertitude sur les rapports de la région *visible* du spectre avec les éléments oculaires mêmes. Par ces derniers seulement nous est apportée l'*idée ou notion de la couleur ;* par eux seuls nous est révélée, dans ses qualités caractéristiques, la région moyenne du spectre. Or, est-ce bien une action chimique de laquelle naissent ces manifestations exclusives comprises et définies dans l'expression : *voir*.

Les rayons dits plus particulièrement lumineux, ceux dont les longueurs d'ondes correspondent aux différentes *couleurs,* et qui n'ont en réalité, jusqu'ici, que les expressions diverses des sensations rétiniennes pour interprètes, ces rayons-là répondent-ils aussi à la loi générale de la mécanique?

Voilà une dernière lacune qui demeurait hier encore ouverte dans le problème de l'identification substantielle de la lumière et de la chaleur. Des faits récents permettent aujourd'hui de la combler.

En faisant voir que la formation des images rétiniennes est une pure photographie, le résultat d'une réaction photo-chimique qui s'opère au contact de la couche extérieure des bâtonnets avec l'épithélium choroïdien, le professeur Boll, de l'Université de Rome, a démontré la réalité d'une transformation du mouvement ondulatoire de la moyenne portion du spectre en actions chimiques et conséquemment calorifiques.

Un fait expérimental, connexe du précédent et non moins concluant au même point de vue, est celui, signalé par Dewar, que la stimulation de la rétine, par une action lumineuse, amène toujours, comme conséquence immédiate, l'apparition d'un courant électrique.

Cette identité, désormais indiscutable, de la force lumineuse et des autres forces physiques, nous a confirmé dans la pensée de faire rentrer les lois de la réfraction sphérique dans celles de la mécanique, en les enlevant au domaine de la géométrie pure [1].

Dès 1864, nous proposions de désigner sous le nom d'*action réfringente, travail réfringent* d'une lentille, l'effet exercé par cet instrument sur la lumière qui le traverse, et ayant pour résultat la transformation d'un faisceau de rayons parallèles incidents, en un faisceau

---

1. *Ann. d'oculist.*, n° de juillet-août 1864 ; et *Précis de la réfraction et de l'accommodation de l'œil et de leurs anomalies.* — Supplément à Mackenzie, *Traité pratique des maladies de l'œil.* Paris, 1865.

homocentrique à l'émergence; ou, plus généralement, d'un faisceau conique d'une ouverture donnée, en un autre d'un angle différent.

« Comparons, ajoutions-nous, deux lentilles toutes deux collectives, formées de même substance, toutes deux sphériques, mais réunissant les *rayons parallèles*, chacune en deux points inégalement éloignés d'elle. Ces deux lentilles nous apparaîtront immédiatement comme douées de pouvoirs réfringents inégaux, comme produisant un travail différent. Modifiant à un degré inégal le faisceau cylindrique incident, le changeant en cônes inégalement ouverts, imprimant par là des changements différents de vitesse aux rayons qui les traversent, ces deux lentilles peuvent être comparées entre elles dans les rapports offerts par les effets produits. Or ces rapports sont fournis par la distance à laquelle a lieu le concours de ces rayons déviés, et qui a nom : *longueur focale principale*, distance d'autant moindre, que le changement opéré dans la vitesse est lui-même plus grand. Il sera donc conforme à la logique d'adopter, dans le langage de l'équivalence des forces physiques, l'expression qui, dans celui des gens du monde, sert de terme à cette comparaison, et de dire : La force d'une lentille ou son travail réfringent sont d'autant plus grands que sa longueur focale est moindre. »

En langage algébrique cette propriété se formule ainsi :

Appelons R, R' les pouvoirs réfringents de deux lentilles, F, F' leurs longueurs focales principales,

$$R : R' : : F' : F$$

« Les actions réfringentes de deux lentilles sont en raison inverse de leurs longueurs focales principales. »

Cette notion, d'une grande simplicité, forme aujourd'hui la base du système universel, international, de la numération métrique des verres de lunettes ou, plus généralement, des lentilles. Elle nous avait permis, il y a de cela treize années, de proposer la réforme de cette numération même, dans le système duodécimal, seul en question à cette époque, et de préparer ainsi l'adoption du système complet qui la remplace aujourd'hui, c'est-à-dire la substitution d'une série ascendante en nombres entiers, à intervalles égaux, exprimant des quantités de réfraction, à la série incorrecte et inverse du passé reposant sur les longueurs focales inégales et des nombres fractionnaires. Nous devons reconnaître cependant que cette réforme ne reposait, au point de vue physique, que sur une base formée par la seule analogie; elle pouvait donc offrir encore à des esprits rigoureux quelque chose de spécieux.

La lumière physiologique, le fluide ou la force dont l'existence ne se révèle à nous que par les enseignements de notre rétine, qui seuls nous apportent l'*idée* de lumière et de couleur, cette force était-elle bien une force comme les autres, obéissait-elle aussi à la loi générale de la transformation équivalente. On pouvait se poser cette question.

La découverte de Boll y répond : oui; la lumière physiologique est une force physique ; elle se manifeste à nous par des effets *photo-chi-miques;* comme pour les autres forces naturelles, le mouvement qui la révèle se transforme en chaleur ; elle rentre donc dans la loi générale de l'équivalence, et nous allons pouvoir lui en appliquer les principes.

Et la première de ces applications consistera dans la justification même de l'idée de travail appliquée à l'effet réfringent produit par une surface sphérique, en faisant sortir cette idée des entrailles mêmes du sujet, c'est-à-dire des modifications éprouvées par la vitesse des ondes lumineuses à des distances inégales de l'axe sur les cônes de rayons lumineux.

A cet effet, il nous faudra reprendre cette nouvelle étude, en laissant de côté la méthode exclusivement géométrique qui sert de base à la loi des sinus de Descartes, et nous mettre avec Fresnel au point de vue exclusif des différences des chemins parcourus pendant le même temps, par les ondes lumineuses, à des distances inégales de l'axe, sur les cônes incident et réfracté, principe qui se confond avec celui de la *moindre action* [1].

Nous commencerons ce travail par rappeler, au préalable, en guise de modèle, la méthode et les lois de Fresnel dans l'analyse de la réfraction plane.

N. B. Le travail établi sur les principes que nous venons d'indiquer a fait l'objet d'une communication à l'Académie des sciences, le 6 août 1877 ; nous avons hésité à le publier ici, lorsque nous eûmes connaissance de la remarquable exposition faite de ces mêmes formules par M. le Dr A. Guébhard [2].

La grande simplicité de cette exposition géométrique nous fit un instant considérer la nôtre comme superflue désormais.

Cependant, considérant le niveau mathématique des auditeurs auxquels ces connaissances sont nécessaires, nous ne sommes pas bien certain que la grande élégance géométrique des démonstrations de notre savant confrère ne soit au moins compensée, pour eux, par la trop grande concision des déductions et l'allure magistrale de cette brillante théorie.

Enfin la qualité purement physique de notre base d'opérations paraîtra peut-être à quelques-uns plus élémentaire. Nous nous déci-

---

1. L'onde qui suit l'axe représente, en effet, en chaque point de son parcours, le *minimum* de temps écoulé depuis le point de départ.
2. Voir les *Annales d'oculistique*, mai-juin 1879.

dons, pour ces motifs, à placer ces leçons en tête de notre cours pratique ; tous les genres d'esprit y pourront ainsi trouver leur compte. D'ailleurs les notations, actuellement classiques, ont été conservées par nous, et chaque proposition invoquée dans le cours de l'ouvrage aura ainsi sa filiation tracée jusqu'au point doctrinal de son origine *physique.*

§ 1ᵉʳ. — Réfraction par une surface plane. — Rappel sommaire des lois de Descartes et de Fresnel.

Quand un rayon lumineux vient tomber sur une surface plane, il éprouve, à sa rencontre, les effets suivants :

Une première partie infiniment mince du faisceau qui tombe sur la surface, est absorbée par les premières couches du corps qui la constitue, en quantité d'ailleurs d'autant moindre que ce corps est plus transparent ou plus poli. C'est cette quantité qui, réfléchie d'une manière diffuse, c'est-à-dire *dans tous les sens*, donne au corps sa couleur. On la nomme *réflexion diffuse ou irrégulière.* Dans un corps parfaitement transparent, cette quantité est pour ainsi dire nulle, le corps paraît sans couleur. La seconde partie du faisceau, s'il s'agit d'une surface plus ou moins polie, est renvoyée au dehors, suivant les lois de la catoptrique ou *réflexion régulière.* Elle est d'autant plus grande que la surface est plus polie.

La loi qu'elle suit est, comme on sait, la suivante :

Le rayon réfléchi est dans le même plan que le rayon incident et que la normale au plan, au point d'incidence ; l'angle du rayon réfléchi avec ladite normale, est égal à celui de l'incidence avec la même ligne.

Il y a enfin une troisième portion du faisceau qui traverse la surface et continue ensuite son chemin en ligne droite, tant qu'elle ne rencontre pas de milieu nouveau. Or cette seconde route rectiligne n'est pas le prolongement en ligne droite de la première. Le rayon est brisé dans sa route, à sa rencontre avec la surface ; mais son prolongement, dans le cas de milieux uni-réfringents, n'en demeure pas moins dans le plan même d'incidence, c'est-à-dire dans le plan qui comprend, avec le rayon incident, la normale au point d'incidence.

Dans ces circonstances :

1° Le sinus de l'angle α de l'incidence est, avec le sinus de l'angle β de réfraction, dans un rapport constant, c'est-à-dire toujours le même, quelle que soit l'incidence ;

2° Quand la lumière rebrousse chemin, à travers les mêmes systèmes de milieux réfringents, elle repasse par les mêmes points de l'espace.

Ces lois portent le nom de Descartes à qui elles sont dues ; elles avaient été obtenues par la méthode expérimentale.

§ 2. — Signification de ces lois dans l'hypothèse des ondulations.

Dans la théorie de l'émission due à Newton, on *admettait* que le corps réfringent exerçait sur la marche des *molécules* lumineuses un ensemble d'actions tant accélératrices que répulsives, dont la résultante était l'effet réfringent produit, et dépendait de la seule *nature* du corps et non pas de son état ou de sa densité.

Mais certains faits, réfractaires à cette théorie, ont dû faire chercher d'autres formules d'ensemble pour les phénomènes observés. Dans la nouvelle théorie, dite des ondulations, les lois de la réflexion et de la réfraction deviennent la simple conséquence des *différences* de vitesse qu'éprouvent les ondes lumineuses en passant d'un milieu dans un autre.

Fresnel a, en effet, démontré que le rapport $\dfrac{\sin \alpha}{\sin \beta}$ n'est autre que celui des *vitesses de la lumière* ou des longueurs d'ondes dans les deux milieux, et que ce rapport est l'inverse de celui des densités de l'éther dans les différents corps.

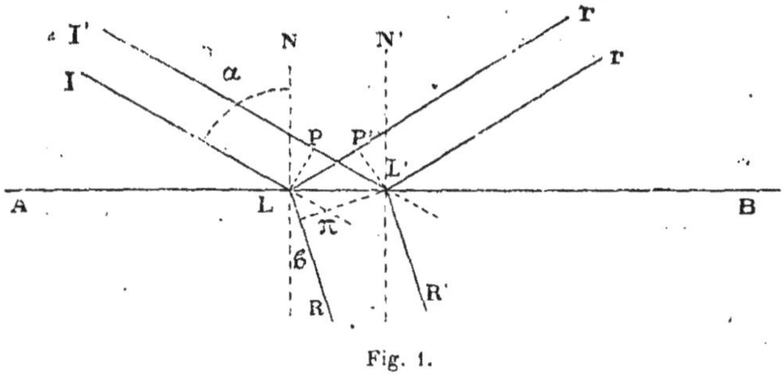

Fig. 1.

Soit AB (fig. 1) la surface de séparation des milieux, II' un faisceau de rayons parallèles tombant sur cette surface aux points LL';

Soit encore L'P', L'π deux perpendiculaires abaissées du point L', l'une sur L'r, l'autre sur LR.

Dans un même milieu, deux rayons marchent avec la même vitesse. Conséquemment, deux molécules ou deux ondes lumineuses, prises sur deux rayons parallèles et sur la même perpendiculaire LP, arriveront, après leur réflexion, dans le même milieu, en même temps, l'une en P', l'autre en L'. Tout est donc égal dans les deux triangles PLL', P'LL', les angles comme les côtés homologues.

L'angle de réflexion est donc égal à l'angle d'incidence.

Mais si l'on considère la réfraction, ou ce qui se passe de l'autre côté de la surface AB, les choses ne suivent plus la même loi. Le faisceau réfracté πR, L'R' se compose en π et L' des mêmes ondes ou molécules lumineuses qu'en L et P.

L'onde, sur le rayon I'L', a parcouru le chemin PL' dans le premier milieu, dans le même temps que sa correspondante a, dans le second milieu, parcouru la distance $L\pi$. Or, ces chemins PL' et $L\pi$ sont le premier, le cosinus de l'angle $PL'L$ *ou le sinus de l'angle d'incidence;* le second, $L\pi$ est de même le cosinus de l'angle $L'L\pi$, ou le *sinus* de l'angle de réfraction qui en est le complémentaire.

Ces chemins, parcourus dans des temps égaux, représentent donc les vitesses de la lumière dans les deux milieux, ou du moins des quantités qui leur sont proportionnelles, et l'on voit qu'ils sont directement proportionnels aussi aux *sinus* de l'incidence et de la réfraction.

§ 3. — Conclusion : Ce qu'on entend par indice de réfraction.

Ces préliminaires établis, si l'on appelle c_1, c_2 les vitesses de propagation de la lumière dans les milieux successifs 1, 2..., rapportées à sa vitesse c_0, dans le vide,

on a :
$$\sin \alpha : \sin \beta :: \frac{c_1}{c_0} : \frac{c_2}{c_0} :: c_1 : c_2,$$

et si l'on appelle n_1 le rapport inverse $\dfrac{c_0}{c_1}$, $n_2 = \dfrac{c_2}{c_0}$ ...

on obtiendra : $\quad \sin \alpha : \sin \beta :: \dfrac{1}{n_1} : \dfrac{1}{n_2} :: n_2 : n_1$,

d'où : $\quad n_1 \sin \alpha = n_2 \sin \beta.$

Cette formule, conséquence directe de la loi de Fresnel, contient en elle la définition du terme : *indice de réfraction* d'un milieu.

Cette quantité est *l'inverse du rapport de la vitesse de la lumière dans un milieu, à sa vitesse dans le vide.*

§ 4. — Extension de la méthode de Fresnel à la recherche des lois de la réfraction dans les systèmes sphériques. 1° Cas d'une surface unique (système simple) [1].

La méthode naturelle ou physique qui a conduit Fresnel à une interprétation nouvelle de la loi de Descartes, et à l'établissement de la théorie des ondulations, dans le cas de surfaces planes, s'applique identiquement à la réfraction sphérique, dont elle va en outre nous permettre de rattacher les lois à celle de l'équivalence mécanique des forces.

Nous nous appuierons, à cet effet, sur un fait expérimental, et, en second lieu, sur un principe qui peut s'en déduire rigoureusement.

Le fait expérimental est le suivant :

Dans tout système transparent, composé d'un nombre quelconque de milieux successifs, séparés par des surfaces sphériques centrées, un

---

1. Eu égard aux imperfections actuelles des procédés employés pour la mise en œuvre du verre et des autres corps transparents, les seules formes régulières que la main de l'ouvrier puisse, aujourd'hui encore, réaliser avec sûreté, appartiennent à la *sphère* (ou dans quelques cas rares, au *cylindre à base circulaire*).
Les lois de la réfraction lenticulaire ne concernent donc encore que cette forme géométrique.

objet lumineux, situé sur l'axe commun du système et dans un plan perpendiculaire à cet axe, donne, après la dernière surface, en un point déterminé du même axe et dans un plan qui lui est également perpendiculaire, une *image* semblable à l'objet, c'est-à-dire dont tous les points sont distribués autour de l'axe, d'une manière géométriquement semblable à la disposition des points correspondants de l'objet.

Cette image est réelle ou virtuelle : cela veut dire, dans le premier cas — image réelle — que l'image peut être reçue sur un écran ; elle est alors formée par des faisceaux convergeant vers l'écran. Dans le second cas — image virtuelle — les faisceaux sont, au contraire, divergents ; mais alors ils semblent tous partir d'un lieu déterminé, et donneraient, à l'œil placé sur leur chemin, la sensation d'une image en ce lieu, et d'une image semblable aussi, géométriquement, à l'objet initial.

Dans les deux circonstances, on conclut forcément de cette similitude absolue de forme entre l'image et l'objet, que tout faisceau lumineux *homocentrique* — partant d'un même point — avant la première réfraction, est encore *homocentrique* après la dernière.

Ce fait n'est d'ailleurs à considérer comme géométriquement exact que dans un faible espace angulaire autour de l'axe, espace dans lequel les rayons incidents émanés d'un même point, font avec lui un *très petit angle :* (Toutes les applications de la géométrie à cette étude reposent, en effet, toujours sur cette hypothèse, qu'on peut remplacer, dans les équations, les arcs angulaires par leurs tangentes ou leurs sinus.)

Notre étude devant procéder du simple au composé, commencera par le cas le plus élémentaire, celui où le système optique se réduit à une surface sphérique unique, séparant deux milieux réfringents inégaux.

La première conséquence à déduire de ce *fait* général est la suivante :

Entre les limites d'application des lois de la réfraction homocentrique, c'est-à-dire pour tous les cas où l'image, dans le dernier milieu, est suffisamment correcte et semblable à l'objet, cette image est pure et sans *interférences*. On est forcé, dès lors, d'admettre que toutes les ondes lumineuses qui partent *en même temps* d'un point de l'objet, et quelle que soit la génératrice du faisceau conique qu'elles suivent, viennent, après la réfraction dernière, se rencontrer toutes *en même temps* dans le dernier milieu, au point correspondant de l'image, sommet du cône réfracté.

En effet, une onde lumineuse quelconque, *ajoutant*, au point de rencontre, son action à celle de l'onde immédiatement voisine, ne

pourrait être en retard sur elle que d'un nombre *pair* de demi-ondu-
lations. Or si l'on considère la transition insensible qui sépare un
pinceau du pinceau voisin, il devient impossible de supposer entre
ces deux ondes, même une seule longueur exacte d'ondulation. Il
faut donc admettre ici l'égalité absolue du nombre des ondes sur tous
les pinceaux formant le foyer exact, ou l'image pure.

Nous conclurons de là que : *pour un même faisceau homocentrique,
le chemin parcouru par une onde lumineuse excentrique quelconque,
entre le sommet du cône incident et celui du cône émergent, l'est dans
le même temps que celui mesuré par l'onde centrale ou qui suit l'axe.*

§ 5. — Système simple : Foyers principaux. — Longueurs focales principales : Définitions.

Prenons dans l'ensemble des faits constituant la réfraction sphérique le cas plus simple, celui qui nous est offert par le phénomène le
plus banal, la concentration des rayons solaires par une lentille ; et,
pour demeurer dans les conditions les plus élémentaires, supposons
même que cette lentille se compose d'une seule surface sphérique
séparant deux milieux d'inégales densités.

Cela posé, on appelle *foyer principal* le point de concentration par
réfraction des rayons solaires ou parallèles, et *longueur focale principale*, la distance de ce point de concentration à la surface de séparation des deux milieux.

Ajoutons que, d'après les notations convenues, on nomme foyer principal *postérieur*, ou second foyer, la réunion des rayons parallèles
venant *de gauche à droite* dans le premier milieu ; et inversement,
foyer principal *antérieur*, le point de concours, dans le premier
milieu, des rayons parallèles dans le second, et marchant ainsi *de
droite à gauche.*

Les longueurs focales principales correspondantes reçoivent naturellement les dénominations corrélatives de première et seconde :
F_1 et F_2.

Sous le nom de *plans focaux principaux*, on désigne les plans perpendiculaires à l'axe aux foyers principaux ; ces plans peuvent être
considérés comme jouissant des mêmes propriétés que les foyers eux-
mêmes, au moins dans toute l'étendue de la portion de surface
entourant l'axe, pour laquelle les images présentent une netteté ou
correction suffisante.

§ 6. — Détermination des longueurs focales principales dans le cas d'un système réfringent composé de deux milieux seulement, séparés par une surface sphérique unique.

Pour cette détermination, nous partirons de la simple considération, exposée au paragraphe précédent, de la différence des chemins parcourus *dans le même temps* par le rayon qui suit l'axe du système, et un rayon parallèle pris à une distance quelconque de l'axe.

Dans cette analyse deux cas principaux peuvent se présenter, chacun d'eux répondant ensuite à deux hypothèses ;

1° La lumière, dans son sens direct (c'est-à-dire allant de gauche à droite), rencontre la surface de séparation par sa *convexité ;* 2° ou bien, au contraire, par sa concavité.

Dans chacune de ces circonstances, la vitesse de la lumière peut être plus grande, ou la densité moindre dans le premier milieu.que dans le second.

Ou bien — on aura affaire au cas contraire : la vitesse sera plus petite dans le premier milieu (ou la densité plus grande) qu'elle ne l'est dans le second.

Dans ces quatre cas d'ailleurs, on aura à déterminer les deux longueurs focales principales F_1 et F_2.

Premier cas *a*).

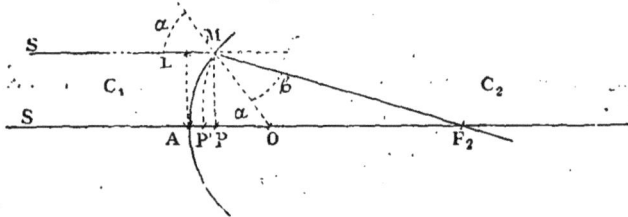

Fig. 2.

La surface sphérique offre aux rayons parallèles, venant de gauche à droite, *sa convexité.*

La vitesse est plus grande ou la densité moindre, dans le premier milieu.

Nous savons, *à priori*, par l'expérience la plus banale, qu'en ce cas, et dans les limites d'ouverture ou d'amplitude de l'arc AOM (fig. 2), formant l'étendue (d'ailleurs très petite) de la portion utilisable de la surface réfringente, tous les rayons parallèles à l'axe dans le premier milieu, tels que SM, viennent se rencontrer ensemble au même point F_2 de l'axe, nommé foyer principal postérieur de ce système dioptrique.

Or, dans un même milieu, le premier, par exemple, toutes les ondes lumineuses se propagent sur SL et sur SA avec une même vitesse (c_1, pour le premier milieu); de sorte que les ondes qui passent *au même moment* en L et A, c'est-à-dire dans un même plan perpendiculaire au faisceau parallèle, ont subi le même nombre de vibrations depuis leur départ du même point lumineux à l'horizon.

De même aussi, dans le second milieu, la vitesse c_2 étant commune à tous les rayons sur MF_2, comme sur AF_2, si l'on décrit un arc de cercle de F_2 comme centre, avec F_2M pour rayon, de façon que l'on ait $F_2P' = F_2M$, l'onde lumineuse, partie de M, arrivera en F_2 en même temps que celle partie de P'.

D'où l'on peut conclure naturellement que le chemin parcouru, dans le premier milieu, avec la vitesse c_1, par l'onde lumineuse partie de L, emploiera entre ce point L et la surface M, c'est-à-dire pour parcourir l'espace LM, le même temps que l'onde, animée de la vitesse c_2, en mettra, dans le second milieu, pour passer de A en P'.

Et comme la vitesse est le rapport de l'espace parcouru au temps employé à le parcourir $\left(V = \dfrac{e}{t}\right)$, on devra avoir : $\dfrac{LM}{c_1} = \dfrac{AP'}{c_2}$. Maintenant, qu'est-ce que LM, qu'est-ce que AP' ?

Et d'abord on voit que LM = AP, ou l'espace compris entre la surface A, et le pied de la perpendiculaire abaissée de M sur l'axe; or, si l'on appelle α l'angle fait avec l'axe par la normale ou le rayon de la surface au point M (angle qui n'est autre que celui de l'*incidence* du rayon lumineux LM), on a :

$$LM = AP = r - \cos\alpha \text{ ou } r(1 - \cos\alpha) \text{ (r étant le rayon de la sphère, OA);}$$

Quant à AP', cette distance est la différence entre la longueur AF_2 ou F_2 (longueur focale principale postérieure) et le rayon MF_2 de la circonférence décrite du point F_2 comme centre, avec MF_2 pour rayon.

$$AP' = F_2 - MF_2 .$$

Pour déterminer MF_2, on considérera le triangle MOF_2 dans lequel on a :

$$MF_2 : F_2 - r :: \sin\alpha : \sin\beta :: c_1 : c_2$$

qui donne : $$MF_2 = \dfrac{(F_2 - r)c_1}{c_2},$$

d'où on tire : $$AP' = F_2 - MF_2 = \dfrac{F_2(c_2 - c_1) + rc_1}{c_2} = AP'.$$

Si nous revenons maintenant à l'égalité qui doit exister entre :

$$\dfrac{LM}{c_1} \text{ et } \dfrac{AP'}{c_2},$$

nous devrons poser : $$\dfrac{r - \cos\alpha}{c_1} = \dfrac{F_2(c_2 - c_1) + rc_1}{c_2},$$

Or, si l'on considère la petitesse des angles tels que α, pour lesquels l'image en F_2 est exacte et correcte, le cosinus de α peut être, à très peu près, confondu avec le rayon r. La différence $(r - \cos\alpha)$ peut donc être négligée devant les autres quantités en présence dans la question, et l'on pourra poser :

$$r = \cos\alpha \quad \text{ou } r - \cos\alpha = 0,$$

ce qui nous donne : $$F_2(c_2 - c_1) = rc_1,$$

ou $$F_2 = \dfrac{rc_1}{c_1 - c_2} = \dfrac{rn_2}{n_2 - n_1}$$

en remplaçant c_1 et c_2 par leurs inverses, $\dfrac{1}{n_1}$ et $\dfrac{1}{n_2}$.

Telle est la valeur de la deuxième longueur focale principale dans le cas considéré.

Par des méthodes calquées sur la précédente, on déterminerait :

1° b) La longueur focale *principale antérieure* dans le cas même que nous venons de considérer. Cette valeur serait :

$$F_1 = \frac{r n_1}{n_2 - n_1} ;$$

2° c) Les longueurs focales *postérieure* et *antérieure*, dans le cas où la surface offrant encore sa convexité à l'incidence, les milieux changeraient de densité relative, le premier devenant plus dense que le second. On trouverait alors :

$$F_1 = \frac{- r n_1}{n_2 - n_1} \qquad F_2 = \frac{- r n_2}{n_2 - n_1} ;$$

3° d) Il resterait alors à étudier les cas où la surface offrirait sa concavité et non plus sa convexité à l'incidence. Mais on sait que la lumière qui a traversé plusieurs milieux dans un sens donné, étant censée rebrousser chemin, le fera en suivant *exactement*, en sens inverse, le chemin même qu'elle a déjà suivi.

Les formules obtenues pour la surface convexe pourront donc fournir celles mêmes relatives à la surface concave. Il suffira d'y nommer *premier*, le dernier milieu, et réciproquement, c'est-à-dire changer n_1 en n_2 et inversement.

Cela revient évidemment à laisser les indices tels quels et à changer seulement le signe du rayon de la surface, comme on en suppose changé le sens.

§ 6 *bis*. — Formule générale : Remarques sur l'interprétation des signes dans ces formules.

Si l'on considère ces quatre expressions, on remarque qu'elles sont toutes intrinsèquement positives; mais deux d'entre elles ont leurs deux termes à la fois négatifs. Or, dans ces deux cas, on observe en même temps que le foyer des rayons parallèles se forme du côté même du parallélisme des rayons, c'est-à-dire de l'incidence. C'est ce que l'on nomme un foyer *virtuel*; ce foyer ne saurait être reçu sur un écran.

Or, la circonstance commune et vulgaire c'est de voir le foyer ou l'image formés *réellement* du côté de l'émergence. Les rayons viennent d'un côté de la surface de séparation, et se réunissent de l'autre. Ils peuvent être reçus sur un écran. C'est là le foyer réel; et, naturellement, on a dû le nommer *positif*. Par opposition, le foyer *virtuel* devra recevoir la dénomination contraire de foyer *négatif*.

C'est en se mettant à ce point de vue que les géomètres sont convenus, comme nous l'avons dit plus haut, après avoir pris comme *positif* le sens de la lumière marchant *de gauche à droite*,

De considérer également comme *positifs*, le foyer formé du côté de l'émergence des rayons réfractés, c'est-à-dire le foyer *réellement* formé, et *le rayon de la surface* qui offre à l'incidence *sa convexité*.

Le signe contraire s'impose nécessairement aux foyers virtuels ou dont le point de concours, purement géométrique, aurait lieu du côté même de l'incidence. Ce foyer et sa distance à la surface seraient ainsi considérés comme négatifs.

Si maintenant nous jetons les yeux sur les quatre expressions *positives* formulées ci-dessus, nous voyons, disions-nous, que les deux dernières, dont les termes sont individuellement négatifs, correspondent à des foyers *virtuels*, c'est-à-dire situés du côté même d'où viennent les rayons incidents. Ces quantités devront donc être prises négativement. D'après cela, nous devrons poser :

$$- F_1 = \frac{- r n_1}{n_2 - n_1} \qquad - F_2 = \frac{- r n_2}{n_2 - n_1} ;$$

ce qui les ramènera à la forme du premier cas :

$$F_1 = \frac{r\,n_1}{n_2 - n_1} \qquad F_2 = \frac{r\,n_2}{n_2 - n_1},$$

qui devient une expression générale et unique s'appliquant à tous les cas.

Seulement, on remarquera que, dans chaque circonstance, le signe ou sens final de l'expression considérée dépendra du signe du rayon de la surface et de celui de la différence $(n_2 - n_1)$.

Si une seule de ces quantités est négative, la longueur focale sera de ce même signe, et le foyer *virtuel*. Toutes les deux étant de même signe, la longueur focale considérée est, au contraire, positive, ainsi que le foyer principal auquel elle se rapporte.

§ 7. — Corollaire des propositions précédentes.

Les valeurs des longueurs focales principales dans un système réfringent composé d'une surface unique,

$$F_1 = \frac{r\,n_1}{n_2 - n_1}, \qquad F_2 = \frac{r\,n_2}{n_2 - n_1}$$

sont évidemment entre elles $\because n_1 : n_2$, on a donc :

$$\frac{F_1}{F_2} = \frac{n_1}{n_2};$$

autrement dit :

Les longueurs focales principales d'un système simple sont entre elles comme les indices de réfraction des milieux qui leur correspondent; ou en raison inverse de la vitesse de la lumière dans ces milieux.

§ 8. — Notion ou idée du travail produit par une surface réfringente sphérique. — Sa mesure dans le cas de rayons incidents parallèles.

Si maintenant nous voulons nous représenter ce que l'on peut entendre par *travail réfringent, action réfringente, effet utile*, produits par une lentille, ou plus généralement par une surface sphérique, séparant deux milieux de pouvoirs réfringents différents, nous n'avons qu'à comparer les résultats qui se manifestent au passage d'un milieu dans l'autre d'un faisceau de rayons parallèles, d'abord au travers d'une surface plane, ensuite au travers d'une ou de plusieurs surfaces sphériques de courbures différentes. Quand un faisceau de rayons parallèles tombe perpendiculairement sur une glace à faces parallèles d'épaisseur indéfinie, c'est-à-dire qu'il passe d'un milieu moins dense dans un milieu plus dense, normalement à la surface de séparation, la vitesse de chaque région du faisceau subit une diminution égale, et les rayons continuent dans le second milieu leur chemin dans le même parallélisme et avec une vitesse moindre, mais la même en tous les points du faisceau cylindrique émergent.

L'interposition de la glace sur le chemin des rayons parallèles a donc pour premier effet un *ralentissement* dans le mouvement, par conséquent, une *transformation* de partie de ce dernier en *chaleur*, ainsi abandonnée au nouveau milieu ambiant.

Mais si la surface de séparation est une courbe sphérique, les choses ne se passent plus ainsi ; le faisceau, *cylindrique* dans le premier milieu, est devenu *conique* dans le second, et le sommet du cône est d'autant plus rapproché de la surface d'entrée, que la courbure de celle-ci est plus prononcée, à identité de milieux, ou que le second milieu est plus dense, si les surfaces ont même courbure.

Il y a donc, en tous ces cas, perte ou transformation de force, diminution de l'effet final ; la quantité d'énergie photo-chimique affectée à la formation de chaque point de l'image rétinienne, sera donc d'autant plus réduite que cette image sera formée à une distance plus grande, que les ondes lumineuses auront éprouvé plus longtemps une diminution dans leur mouvement.

Il est donc logique, en se plaçant au point de vue des effets photographiques ou rétiniens — ce sont aujourd'hui les mêmes — de prendre pour termes de comparaison entre les instruments destinés à produire ces effets, les quantités qui peuvent leur servir à eux-mêmes de mesure.

Si donc la perte de force croît directement avec *le temps* employé par le faisceau homocentrique pour arriver de la surface à son foyer, ou avec la distance de l'un à l'autre, on pourra conclure que l'effet de la réfraction homocentrique ou le travail utile créé par elle, est d'autant plus grand que la distance du foyer à la surface est moindre.

« En d'autres termes que le *travail réfringent d'une surface sphérique ou de concentration sur les rayons parallèles est inversement proportionnel à sa longueur focale principale.* Répétons-nous :

La surface courbe a sur la surface plane perpendiculaire de séparation des deux milieux, l'avantage de faire concourir plus tôt les rayons dans le second milieu, et, par là, d'épargner aux rayons lumineux une moindre perte dans le milieu plus dense, une moindre transformation de leur mouvement en chaleur. Cette perte étant d'autant moindre que la distance du foyer à la surface est plus courte, l'effet utile, dû à la surface réfringente, est donc en raison inverse de la longueur focale dans le milieu de l'émergence. Moins est considérable le chemin parcouru par le faisceau dans le second milieu, plus il lui reste de force vive pour agir sur l'écran.

§ 9. — Extension du principe de la notion du travail produit aux foyers conjugués dans un système simple ; considérations préliminaires, définitions.

L'action réfringente, exercée par une surface sphérique sur les rayons qui tombent sur elle, ne se borne pas à celle qu'elle exerce sur les rayons parallèles. L'expérience nous apprend qu'un objet plus ou moins rapproché d'elle, et qui lui envoie par conséquent des faisceaux coniques divergents homocentriques, donne lieu, tout comme un objet infiniment distant, à une image située en un autre point de l'axe et entièrement semblable (géométriquement) audit objet.

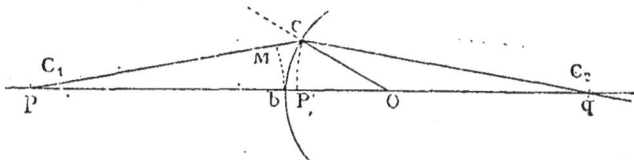

Fig. 3.

La figure 3 représente les positions respectives du point lumineux p sur l'axe, dans le premier milieu, et du point q, son image, dans le second.

Ces deux points p et q sont ce que l'on nomme des *foyers conjugués*. Ce nom leur vient des relations qui les unissent.

En premier lieu, d'après les lois générales de la réfraction, la lumière suivant, quand elle rebrousse chemin, la même route (mais en sens inverse) que dans son trajet direct, si l'on transporte l'*objet* du point p au point q, où se trouvait, dans le premier cas son image, celle-ci, par loi de réciprocité, va se former maintenant au point où se trouvait primitivement l'objet.

De plus, si l'on rapproche l'objet de la surface ou qu'on l'en éloigne, son image se déplace en sens inverse et d'une façon continue : cette image change, en outre, de grandeur, suivant une loi également continue. Ces propriétés connexes forment donc, des deux points considérés, un couple défini : d'où le nom exclusif ci-dessus de conjugués. Quelle action réfringente exerce la surface en ces circonstances ? Où en peut-on chercher la *mesure* ? Telle est la question qui se présente actuellement à résoudre.

Par suite des considérations exposées dans les chapitres qui précèdent, la lumière suivant le chemin excentrique $p\, C\, q$ emploiera, pour passer de p en q, le même temps que l'onde lumineuse centrale marchant suivant $p\, b\, q$.

Si donc de p comme centre, on décrit un arc de cercle bM, et de q, comme centre, l'arc CP', les distances égales pM, $p\, b$ dans le premier milieu, celles q C, qP' dans le second, étant respectivement parcourues dans le même temps, les chemins *inégaux* CM dans le premier milieu, bP' dans le second, devront être parcourus également dans des temps égaux, de sorte qu'en appelant c_1, c_2 les vitesses respectives de la lumière dans ces deux milieux, on devra avoir :

$$\frac{\mathrm{CM}}{c_1} = \frac{b\,\mathrm{P'}}{c_2}.$$

Pouvons-nous, dans des considérations tirées de cette égalité, trouver la loi qui rattache le travail réfringent produit entre deux foyers conjugués à celui que nous savons mesurer déjà quand il s'agit de rayons parallèles ?

Oui, au moyen du lemme suivant :

§ 10. — **Lemme.**

Imaginons que la surface bC de la figure 3 se dédouble, dans la figure 4, en deux surfaces parfaitement identiques, l'une d'elles $C'b'$ s'écartant de la première parallèlement à elle-même, de b en b', emportant avec elle le point C sur la parallèle à l'axe CC', et tout le reste de la figure pareillement; les deux milieux extrêmes demeurant les mêmes : n_1 et n_2.

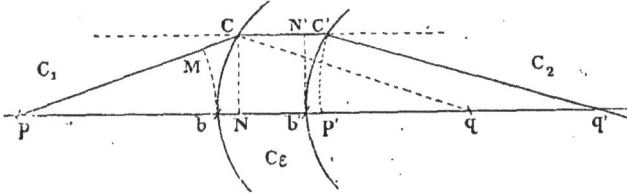

Fig. 4.

Appelons n_t l'indice du milieu qui sépare maintenant les deux surfaces, et dont la densité est supposée telle que le rayon lumineux, excentrique pC, parti de p, y soit réfracté par la première surface, *parallèlement* à l'axe, de telle sorte que l'on ait :

$$\frac{MC}{c_1} = \frac{bN}{c_t} ,$$

c'est-à-dire que l'espace MC, dans le premier milieu, soit parcouru dans le même temps que l'espace bN dans le milieu intermédiaire dans lequel la vitesse est c_t.

Je dis que ce dernier rayon, parallèle à l'axe dans le milieu intermédiaire n_t, sera réfracté de ce milieu dans le dernier n_2, suivant $C'q'$ représentant Cq.

En effet, considérons isolément la deuxième partie de la figure, $C'b'q'$. La réfraction dans le dernier milieu n_2 du rayon parallèle à l'axe dans le milieu intermédiaire, aura lieu sous cette condition que l'espace $N'C'$, dans le milieu intermédiaire, soit parcouru *dans le même temps* que l'espace $b'P'$ dans le dernier milieu n_2, et que l'on ait par conséquent :

$$\frac{N'C'}{c_t} = \frac{b'P'}{c_2} .$$

Or, eu égard à l'identité symétrique des deux parties de la figure bb', CC' $N'C' = bN$, on a donc :

$$\frac{bN}{c_t} = \frac{b'P'}{c_2} ;$$

et comme

$$\frac{bN}{c_t} = \frac{MC}{c_1} ,$$

on est conduit à l'égalité finale :

$$\frac{MC}{c_1} = \frac{bP'}{c_2} ,$$

comme avant le dédoublement de la surface.

Il résulte de cette démonstration que l'on peut, sans altérer en rien les longueurs conjuguées pb, bq, dédoubler la surface sphérique unique en deux surfaces identiques et parallèles, séparées par une distance quelconque, que remplirait un milieu d'indice n_t, tel que le rayon excentrique incident pC serait réfracté parallèlement à l'axe dans ce milieu n_i, et de ce milieu intermédiaire dans le milieu n_2 suivant la direction $C'q'$ ou Cq.

Mais s'il en est ainsi, on voit que, par rapport au système isolé du premier milieu et du milieu intermédiaire, pb n'est autre que la *longueur focale principale antérieure* de ce système; et que, de même, qb' représente la *longueur focale principale postérieure* du second système isolé des deux milieux n_i et n_2.

On aurait donc $f' = pb$, première longueur focale conjuguée du système unique : $f' = \dfrac{r\,n_1}{n_i - n_1}$, égale (voy. § 6) à la première longueur focale principale du système isolé (n_1, n_i); et $f'' = bq$, deuxième conjuguée, égale à la deuxième longueur focale du système isolé (n_i, n_2), ou : $f'' = \dfrac{r\,n_2}{n_2 - n_i}$.

En résumé, étant données les longueurs conjuguées $bp = f'$, $b'q = f''$ d'un couple de points séparés par une seule surface sphérique, on peut imaginer que la surface se dédouble, pour donner place à un certain milieu intermédiaire, d'une épaisseur quelconque, par rapport auquel ces longueurs conjuguées formeront les longueurs focales principales, antérieure d'une part, postérieure d'autre part, des deux systèmes composants séparés.

Et en appelant n_i l'indice de ce milieu intermédiaire, les longueurs conjuguées f' et f'' du système simple deviendront F_1 du premier système composant, et F_2 du deuxième système composant :

$$F_1 = f' = \frac{r\,n_1}{n_i - n_1} \quad \text{et} \quad F_2 = \frac{r\,n_2}{n_2 - n_i} = q'.$$

Note additionnelle au § 10.

Autre démonstration de la même proposition :

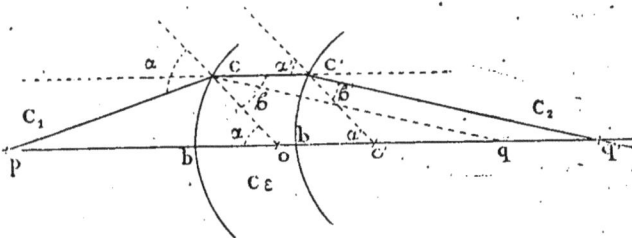

Fig, 4 bis.

Dans la figure 4 *bis*, menons le rayon de la surface CO, $C'O'$, et appelons α l'angle d'incidence de pC avec le rayon OC; β, l'angle du rayon réfracté parallèle avec la même perpendiculaire à la surface; on a : $\dfrac{\sin \alpha}{\sin \beta} = \dfrac{c_1}{c_i} = \dfrac{n_i}{n_1}$.

Si on appelle α', β' les angles d'incidence et de réfraction de CC' (parallèle à l'axe), et de $C'q'$ rayon réfracté vers le point conjugué q', on a de même :

$$\frac{\sin \alpha'}{\sin \beta'} = \frac{n_2}{n_i} .$$

Si maintenant nous multiplions ces deux équations membre à membre, il vient :

$$\frac{\sin \alpha}{\sin \beta} \cdot \frac{\sin \alpha'}{\sin \beta'} = \frac{n_i}{n_1} \times \frac{n_2}{n_i} = \frac{n_2}{n_1} .$$

Or, eu égard au parallélisme de O'C avec O'C', l'angle $\beta = \alpha$; on a donc, en défi-

nitive : $\dfrac{\sin \alpha}{\sin \beta'} = \dfrac{n_2}{n_1}$. Ce qui démontre que les directions de Cp d'une part,

C'g' de l'autre, sont celles que suivraient deux rayons conjugués dans le cas d'une seule surface de même rayon oc, séparant les deux milieux extrêmes n_1, n_2.

**§ 11. — Dans un système réfringent constitué par une seule surface sphé-
rique séparant deux milieux d'inégale densité, considérant un couple conjugué, si l'on prend, pour chaque milieu, le rapport de la quantité de
réfraction afférente à l'un des foyers conjugués à celle relative au foyer
principal correspondant, — la somme de ces rapports est constante et
égale à l'unité.**

D'après ce que l'on a vu dans le lemme qui précède, la quantité de réfraction que doit développer la surface sphérique séparant le milieu n_1 du milieu n_2, pour amener en q le sommet du cône réfracté parti de p, peut donc se décomposer en deux parties :

La première, qui mesure la quantité de réfraction nécessaire pour amener au parallélisme dans le milieu intermédiaire n_i, le rayon excentrique parti de p.

La seconde, qui, prenant dans ce milieu intermédiaire le rayon parallèle à l'axe, l'amènera couper l'axe en q dans le dernier milieu n_2.

Or, nous venons de voir que la première partie de ce travail a pour mesure f' (f' étant la *longueur focale antérieure* du système de milieux) (n_1, n_i). f' a donc pour expression :

$$f' = \frac{r n_1}{n_i - n_1} \text{ et } \rho' = \frac{1}{f'} = \frac{n_i - n_1}{r n_1}$$

(ρ' étant la mesure du travail réfringent en ce sens).

De même, la seconde, correspondant au passage au point conjugué q dans le dernier milieu, du rayon parallèle dans le milieu intermédiaire, aura pour mesure :

$$\frac{1}{f''} = \rho'' , \ f'' \text{ étant égal à} = \frac{r n_2}{n_2 - n_i} , \text{ d'où } \rho'' = \frac{n_2 - n_i}{r n_2} .$$

Si maintenant nous comparons $\dfrac{1}{f'}$ et $\dfrac{1}{f''}$ aux quantités de réfraction corres-
pondant aux foyers principaux dans le système unique n_1, n_2, nous aurons à nous rappeler d'abord la valeur des longueurs focales principales de ce système, à savoir :

$$F_1 = \frac{r n_1}{n_2 - n_1} , \qquad F_2 = \frac{r n_2}{n_2 - n_1} \cdot \qquad\qquad (\text{§ 7})$$

qui nous donnent pour les quantités de réfraction correspondantes :

$$\frac{1}{F_1} = R_1 = \frac{n_2 - n_1}{r n_1} \qquad \frac{1}{F_2} = R_2 = \frac{n_2 - n_1}{r n_2} .$$

Le rapprochement de ces quantités deux à deux nous conduit aux rapports suivants :

$$\frac{\rho'}{R_1} = \frac{\dfrac{1}{f'}}{\dfrac{1}{F_1}} = \frac{F_1}{f'} = \frac{r n_1}{n_2 - n_1} \times \frac{n_i - n_1}{r n_1} = \frac{n_i - n_1}{n_2 - n_1} .$$

De même, pour le second milieu dans ses rapports avec les deux précédents :

$$\frac{\rho''}{R_2} = \frac{\frac{1}{f''}}{\frac{1}{F_2}} = \frac{F_2}{f''} = \frac{r\, n_2}{n_2 - n_1} \times \frac{n_2 - n_1}{r\, n_2} = \frac{n_2 - n_1}{n_2 - n_1}.$$

Si maintenant on fait la somme de ces deux expressions, on arrive à la formule que voici :

$$\frac{\rho'}{R_1} + \frac{\rho''}{R_2} = \frac{\frac{1}{f'}}{\frac{1}{F_1}} + \frac{\frac{1}{f''}}{\frac{1}{F_2}} = \frac{n_1 - n_1 + n_2 - n_1}{n_2 - n_1} = 1 = \frac{F_1}{f'} + \frac{F_2}{f''}$$

Dans un système simple, si l'on compare les quantités de réfraction afférentes en chaque.milieu à un foyer conjugué et au foyer principal correspondant, la somme de ces deux rapports est constante et égale à l'unité.

De la formule qui précède, vont se déduire par voie de conséquences de la plus grande simplicité, les relations mutuelles de toutes les quantités ayant un rôle ou une fonction dans les phénomènes de la réfraction sphérique dans le cas d'un système composé d'une seule surface séparant deux milieux d'inégale densité.

§ 12. — Rapports existant entre les longueurs focales conjuguées et principales exprimés de manière plus simple.

Proposition. — Le produit des distances d'un couple de points conjugués à leurs foyers principaux respectifs est *constant* et égal à celui des longueurs focales principales elles-mêmes.

$$l_1\, l_2 = F_1\, F_2.$$

De l'égalité établie au § 11 précédent :

$$\frac{F_1}{f'} + \frac{F_2}{f''} = 1,$$

on tire : $F_1\, f'' + F_2\, f' = f'\, f''.$

Appelons maintenant l_1, l_2, les distances respectives de chaque point conjugué au foyer principal correspondant, nous poserons : $f' = l_1 + F_1$, $f'' = l_2 + F_2$, et, en remplaçant ainsi dans l'équation ci-dessus f' et f'' par ces nouvelles expressions, nous obtiendrons :

$$F_1\, (l_2 + F_2) + F_2\, (l_1 + F_1) = (l_1 + F_1)\, (l_2 + F_2),$$

qui, simplifiée, revient à $l_1\, l_2 = F_1\, F_2.$

Équation d'un grand et simple usage se traduisant par la proposition énoncée en tête de ce paragraphe.

Pour l'établissement de sa belle théorie des points cardinaux, Gauss a eu besoin de déterminer dans une formule spéciale les rapports qui relient deux couples de points conjugués dans un système réfringent, entre eux et avec le couple des foyers principaux.

Quoique la connaissance préalable de ce rapport nous soit devenue inutile, le rôle rempli par les points principaux dans un système composé nous ayant paru pouvoir être appuyé sur des considérations plus simples que celles qui ont été invoquées par l'illustre auteur de la méthode, nous reproduirons ici la proposition dont il s'agit. Elle peut rendre des services pour la résolution de plus d'un problème, et, à cet égard, mérite d'être conservée.

§ 13. — Rapports des distances mutuelles de deux couples conjuguées entre elles et avec leurs distances aux foyers principaux respectifs, dans un système simple.

Si l'on appelle h_1, h_2 les distances mutuelles des points homologues dans deux couples conjugués quelconques, H_1, H_2 les distances respectives de l'un de ces couples aux foyers principaux homologues, il existe entre ces différentes quantités une relation simple de forme déjà connue :

$$\frac{H_1}{h_1} + \frac{H_2}{h_2} = 1.$$

On peut le démontrer facilement : appelons l_1, l_2 les distances aux foyers principaux homologues de l'un des couples ; λ_1, λ_2, les distances analogues pour l'autre couple.

La proposition du § précédent nous permet d'écrire :

$$l_1 \, l_2 = F_1 \, F_2$$
$$\lambda_1 \, \lambda_2 = F_1 \, F_2 \, ,$$

ou sous une autre forme :

$$l_1 : \lambda_1 :: \lambda_2 : l_2 \, ,$$

ou encore :

$$l_1 - \lambda_1 : l_1 :: \lambda_2 - l_2 : \lambda_2 \, ,$$

qui peut être écrite :

$$\frac{l_1}{l_1 - \lambda_1} = \frac{\lambda_2}{\lambda_2 - l_2} \, ;$$

or,

$$\frac{\lambda_2}{\lambda_2 - l_2} = 1 - \frac{\lambda_2}{l_2 - \lambda_2} \, .$$

Si donc nous remplaçons le premier membre de cette dernière égalité $\frac{\lambda_2}{\lambda_2 - l_2}$ par son égal $\frac{l_1}{l_1 - \lambda_1}$, il vient :

$$\frac{l_1}{l_1 - \lambda_1} = 1 - \frac{l_2}{l_2 - \lambda_2} \quad \text{ou} \quad \frac{l_1}{l_1 - \lambda_1} + \frac{l_2}{l_2 - \lambda_2} = 1 \, .$$

Désignant alors l_1 et l_2 par H_1 et H_2 ; $l_1 - \lambda_1$ par h_1 ; $l_2 - \lambda_2$ par h_2 ; la formule précédente revient à :

$$\frac{H_1}{h_1} + \frac{H_2}{h_2} = 1.$$

§ 14. — Relations qui existent, dans un système simple, entre les distances d'un couple de points conjugués à la surface et à son centre.

Les rapports qui rattachent deux points conjugués à *la surface* sont contenus dans la formule : $\dfrac{F_1}{f'} + \dfrac{F_2}{f''} = 1$. (§ 11.)

Pour obtenir ceux de ces mêmes points avec *le centre* de la surface, si l'on appelle g' et g'' lesdites distances, on devra remplacer dans l'équation ci-dessus f' par $g' - r$ et f'' par $g'' + r$ (on a, en effet, $g' = f' + r$ et $g'' = f'' - r$).

D'autre part, $F_1 = \dfrac{r n_1}{n_2 - n_1}$; $F_2 = \dfrac{r n_2}{n_2 - n_1}$ (§ 6).

L'équation $\dfrac{F_1}{f'} + \dfrac{F_2}{f''} = 1$ devient donc :

$$\frac{r n_1}{n_2 - n_1} \times \frac{1}{g' - r} + \frac{r n_2}{n_2 - n_1} \times \frac{1}{g'' + r} = 1 ,$$

qui, après les simplifications régulières, devient :

$$\frac{n_2}{n_1} = \frac{g'}{g''} \times \frac{(g'' + r)}{(g' - r)} = \frac{g'}{g''} \times \frac{f''}{f'} \quad \text{ou :} \quad \frac{g'}{g''} = \frac{n_2}{n_1} \times \frac{f'}{f''} .$$

§ 15. — Rapports des longueurs focales conjuguées entre elles et avec les indices de réfraction des deux milieux et le rayon de la surface sphérique.

Si nous nous reportons au lemme de la proposition (10), nous pouvons poser :

$$f' = \frac{r n_1}{n_1 - n_1} \quad \text{et} \quad f'' = \frac{r n_2}{n_2 - n_1} ,$$

d'où nous tirons :

$$\frac{f'}{n_1} = \frac{r}{n_1 - n_1} \quad \text{et} \quad \frac{f''}{n_2} = \frac{r}{n_2 - n_1} ,$$

d'où, en renversant les termes et additionnant,

$$\frac{n_1}{f'} + \frac{n_2}{f''} = \frac{n_2 - n_1}{r} .$$

Si dans cette égalité on remplace f' par $g' - r$ et f'' par $g'' + r$, la substitution à f' et f'' de leurs valeurs conduit à :

$$\frac{n_2}{g'} + \frac{n_1}{g''} = \frac{n_2 - n_1}{r} .$$

Égalité qui renferme les rapports qui rattachent aux indices et au rayon de la surface les distances d'un couple conjugué au *centre* de la surface réfringente.

§ 16. — Expression des distances des foyers principaux au centre de la surface. Rapports de ces mêmes distances avec les longueurs focales principales.

F_1, F_2 étant les longueurs focales principales ou les distances des foyers princi-paux à la surface réfringente, si on veut trouver le rapport de ces points avec le centre, il faudra, dans les valeurs de F_1 et F_2, remplacer F_1 et F_2 par $F_1 = G_1 - r$ et $F_2 = G_2 + r$; on obtient alors :

$$G_1 - r = \frac{r n_1}{n_2 - n_1} \quad \text{ou} \quad G_1 = \frac{r n_2}{n_2 - n_1} = F_2,$$

et de même :

$$G_2 + r = \frac{r n_2}{n_2 - n_1} \quad \text{ou} \quad G_2 = \frac{r n_1}{n_2 - n_1} = F_1$$

Corollaire.

Si $G_1 = F_2$ et $G_2 = F_1$, on a entre G_1 et G_2 la proposition suivante :

$$\frac{G_1}{g'} + \frac{G_2}{g''} = 1,$$

analogue de la proposition déjà établie entre les longueurs focales principales et les longueurs conjuguées (§ 11).

§ 17. — Rapports entre les distances des foyers principaux au centre de la surface (nœud de réfraction) et les indices de réfraction.

Nous avons vu au § 7 que :

Les longueurs focales principales sont entre elles dans le rapport direct des indices des milieux correspondants :

$$\frac{F_1}{F_2} = \frac{n_1}{n_2}.$$

Mais comme $G_1 = F_2$ et que $G_2 = F_1$, on a :

$$\frac{G_1}{G_2} = \frac{n_2}{n_1} \quad \text{ou} :$$

Proposition. — Les distances des foyers principaux au centre de la surface (ou point nodal unique de réfraction) sont entre elles dans le rapport inverse des indices de réfraction des milieux extrêmes.

Mais ces premières données ne suffisent pas à la résolution de toutes les questions qui se rattachent à la réfraction sphérique. Aux rapports qui unissent entre eux les foyers conjugués, les foyers principaux, le rayon de la surface, son sommet, son centre et les indices de réfraction des milieux, il faut joindre un autre élément des plus importants, à savoir : le rapport de grandeur de l'image à l'objet et leurs relations avec toutes les quantités que nous venons d'énumérer.

La première et la plus simple de ces relations, l'origine de toutes les autres, est renfermée dans la proposition suivante :

§ 18. — Rapports existant entre les grandeurs relatives de l'objet et de son image, et leurs distances au centre de la surface sphérique réfringente.

Si dans la figure 5 on appelle β' l'objet sp ; $(-\beta'')$ son image qt, g' et g'' leurs

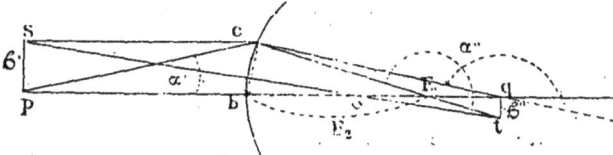

Fig. 5.

distances respectives au centre o de la surface réfringente, la similitude des deux triangles spo et qot, formés par l'axe et le rayon *non dévié* Sot, suffit à établir l'égalité :

$$- \frac{\beta'}{\beta''} = \frac{g'}{g''} .$$

§ 19. — Relation simple existant entre le rapport de grandeur de l'objet à son image, et les angles que fait avec l'axe un même rayon dans les deux milieux et les indices de réfraction de ces deux milieux.

Appelons α' l'angle du rayon incident pC, *avec l'axe ; α'',* l'angle du même rayon à l'émergence (voyez, fig. 5, § 18).

Dans cette figure on voit que :

$$\tan \alpha' = \frac{cb}{pb} , \quad \tan \alpha'' = \frac{bc}{bq} ,$$

et comme $bp = f'$ et $bq = f''$,

$$\frac{\tan \alpha'}{\tan \alpha''} = -\frac{f''}{f'} ;$$

mais nous avons vu plus haut, § 18, que :

$$- \frac{\beta'}{\beta''} = \frac{g'}{g''} = \frac{f'}{f''} \times \frac{n_2}{n_1} ,$$

on a donc :

$$\frac{f'}{f''} = - \frac{\beta'}{\beta''} \times \frac{n_1}{n_2} ,$$

et comme

$$\frac{\tan \alpha'}{\tan \alpha''} = - \frac{f''}{f'} ,$$

on a

$$- \frac{\tan \alpha''}{\tan \alpha'} = - \frac{\beta'}{\beta''} \cdot \frac{n_1}{n_2} ,$$

ou plus simplement :

$$\beta' . \tan \alpha' . n_1 = \beta'' . \tan \alpha'' . n_2 .$$

§ 20. — **Relations entre le rapport de grandeur de l'objet à l'image,
et les longueurs focales principales et conjuguées.**

Les triangles semblables (voyez : fig. 5, § 18) $p\,s\,o$, $q\,o\,t$ donnent :

$$\beta' : -\beta'' :: g' : g'',$$

et en outre :

$$g' : g'' :: o\,s : o\,t\,;$$

mais, dans les triangles semblables, $s\,c\,t$, $o\,F_2\,t$,

$$s\,t : o\,t :: (c\,S = f') : o\,F_2 = G_2 = F_1 :: f' : F_1,$$

d'où

$$(s\,t - o\,t) : o\,t :: (f' - F_1) : F_1,$$

ou

$$s\,o : o\,t :: l_1 : F_1\,;$$

mais

$$s\,o : o\,t :: g' : g'' :: \beta' : -\beta'',$$

donc

$$\beta' : -\beta'' :: l_1 : F_1,$$

ou

$$-\frac{\beta'}{\beta''} = \frac{l_1}{F_1},$$

et comme

$$l_1\,l_2 = F_1\,F_2,$$

$$-\frac{\beta'}{\beta''} = \frac{l_1}{F_1} = \frac{F_2}{L_2},$$

§ 21. — **Des lois de la réflexion de la lumière par les miroirs sphériques
(comme corollaires des propositions précédentes).**

La théorie tout entière de la réflexion par les miroirs sphériques peut être extraite comme une simple conséquence des théories qui précèdent.

A cet effet, dans lesdites formules, nous n'avons, pour indiquer que la lumière rebrousse chemin vers le même milieu, qu'à y faire $n_2 = -n_1$, selon la remarque de Gauss.

La longueur focale principale $F_2 = \dfrac{n_2\,r}{n_2 - n_1}$ devient alors $\varphi = \dfrac{-n_1\,r}{-n_1 - n_2} = \dfrac{r}{2}$.

Le foyer par réflexion dans les miroirs sphériques est au milieu du rayon.

Foyers conjugués :

Dans le cas d'une surface unique, la relation qui unit, dans les lois de la réfraction, les longueurs focales conjuguées au rayon de la surface, est donnée par la formule : $\dfrac{n_1}{f'} + \dfrac{n_2}{f''} = \dfrac{n_2 - n_1}{r}$. (§ 15.)

Si l'on fait dans cette formule $n_2 = -n_1$, comme ci-dessus, on y remplace la réfraction par la réflexion à la surface; la lumière rebrousse chemin.

La formule ci-dessus devient alors :

$$\frac{n_1}{f'} - \frac{n_2}{f''} = \frac{-2\,n_1}{r},$$

ou

$$\frac{1}{f'} - \frac{1}{f''} = -\frac{2}{r},$$

d'où l'on tirerait, en faisant $f' = \infty$, la valeur ci-dessus trouvée directement pour la longueur focale principale $F_2 = \dfrac{|r}{2}$ (correspondant à une surface *convexe*).

Suivant les notations suivies jusqu'ici èt relatives à la réfraction, le foyer principal serait donc du côté de la concavité de la surface ; ce qui, en réflexion, correspondrait à une image virtuelle.

Or, l'habitude en catoptrique est de considérer comme longueurs focales *positives* celles qui correspondent à des images *réelles*.

Changeons donc le signe du rayon de la surface avec son sens, nous trouverons alors pour $f' = \infty$, f'' (longueur focale principale) $= -\dfrac{r}{2}$.

Le foyer principal est alors du côté de l'incidence et ce cas correspond à une image *réelle*.

Pour nous conformer à l'usage, nous intervertirons ces signes dans la pratique de la catoptrique, et considérerons comme positifs les longueurs focales et le rayon correspondant aux *images réelles*.

Nous aurons alors pour les miroirs *concaves* :

$$\frac{1}{f'} + \frac{1}{f''} = \frac{2}{r} \quad \text{ou} \quad \varphi = \frac{r}{2},$$

et pour les miroirs *convexes* :

$$\frac{1}{f'} - \frac{1}{f''} = -\frac{2}{r} \quad \text{ou} \quad \varphi = -\frac{r}{2},$$

ou, d'une manière plus générale, la formule unique :

$$\frac{1}{f'} + \frac{1}{f''} = \frac{2}{r},$$

dans laquelle r et f'' seront pris positivement dans les surfaces concaves et négativement dans les surfaces convexes.

RAPPORT EXISTANT ENTRE LA GRANDEUR DE L'OBJET ET CELLE DE L'IMAGE.

Suivant la proposition du § 18, la relation qui relie la grandeur des images, dans le cas d'une surface unique, au centre de cette surface est donnée, en réfraction, par la formule :

$$-\frac{\beta_1}{\beta_2} = \frac{g'}{g''}.$$

Or, si l'on prend pour point de départ des notations, le cas où les images sont réelles et les signes positifs, c'est-à-dire le *miroir concave*,

on a : $\qquad f' = g' + r \quad \text{ou} \quad g' = f' - r$

et $\qquad g'' + f'' = r \quad \text{ou} \quad g'' = r - f''$,

qui nous donnent pour la grandeur des images : $\quad -\dfrac{\beta_1}{\beta_2} = \dfrac{f' - r}{r - f''}$.

Quant au miroir convexe, il faut dans cette formule changer seulement le signe de r et de f'', et l'on a : $\quad g' = f' + r$ et $g'' = -r + f''$,

d'où $\qquad -\dfrac{\beta_1}{\beta_2} = \dfrac{f' + r}{-(r - f'')} = -\dfrac{f' + r}{r - f''}$,

et enfin : $\qquad \dfrac{\beta_1}{\beta_2} = \dfrac{f' + r}{r - f''}$.

DEUXIÈME LEÇON

INTRODUCTION A LA THÉORIE DE GAUSS. SON OBJET : EXTENSION A
UN SYSTÈME SPHÉRIQUE COMPOSÉ DES PROPOSITIONS DÉMONTRÉES
POUR UN SYSTÈME SIMPLE.

§ 22. — Objet de la théorie des points cardinaux.

En s'appuyant sur les propositions qui précèdent, rien n'est donc
plus simple que de déterminer géométriquement les constantes d'un
système dioptrique lenticulaire, quand il se réduit à une surface sphérique unique.

L'inflexion du rayon réfracté ayant lieu dès son contact avec la
surface réfringente, les longueurs focales se comptent naturellement
de ce point même ou du sommet de la calotte sphérique, ce qui revient
sensiblement au même.

En second lieu, le rayon qui, dans le premier milieu, se dirige
vers le centre de la sphère, n'est point dévié dans son cours.

Voilà des données fixes, positives, sur lesquelles peuvent se fonder
toutes les constructions d'images, toutes les mensurations requises.

Mais ce qui est simple pour une surface devient un peu plus compliqué pour deux ; la complication s'aggrave pour trois : car il va
falloir marcher de proche en proche, et calculer les constantes dioptriques finales, en passant de chaque surface à la suivante :

On comprend aisément dans quels interminables calculs on peut
être entraîné par ce procédé, pour peu que le nombre des surfaces
réfringentes s'élève. Dans le cas de deux surfaces seulement, les
anciennes méthodes avaient tourné la question. Considérant les lentilles usuelles comme ayant une épaisseur négligeable, on les traitait
comme des instruments infiniment minces, réduits à leur plan médian.
Les distances focales, principales et conjuguées, étaient comptées à
partir de la surface de la lentille ou de son centre de figure, sans que
l'on y prît trop garde ; de plus, tout rayon passant par le centre de
figure était considéré comme n'éprouvant pas de déviation. Les lentilles étaient traitées sur les mêmes bases que la surface sphérique
unique.

Sans grands inconvénients, quand la longueur focale de la lentille était notable, eu égard à son épaisseur, cette méthode ne pouvait
pas être conservée, pour peu que cette épaisseur acquît une mesure
impossible à négliger, devant la brièveté d'une longueur focale.

De quels plans ferait-on alors partir l'inflexion des rayons pour mesurer les longueurs focales ? L'incertitude ici devenait grande.

Comment, en outre, continuer à considérer comme n'éprouvant pas de déviation le rayon dirigé, dans le premier milieu, vers le centre de figure de la lentille ?

N'est-il pas visible que, dans le cas de deux ou plusieurs surfaces successives, il n'y a pas un seul rayon (sauf celui qui suit l'axe de système) qui ne soit dévié. L'axe seul, en effet, peut passer à la fois par tous les centres des surfaces (condition unique de non-déviation).

La nécessité de procurer à l'optique appliquée des méthodes plus rigoureuses, l'espoir de rencontrer des formules applicables à un système optique donné, et indépendantes du nombre des surfaces de réfraction, a conduit Gauss à de nouvelles considérations qui ont amené dans les résultats autant de simplicité que de précision.

Ces considérations sont renfermées dans la théorie des plans cardinaux.

Pour donner une idée de cette théorie très remarquable et en faire nettement saisir la portée et le sens, nous ne commencerons pas, comme les auteurs allemands, par *définir* ce qu'on entend par points et plans cardinaux. Car ces définitions un peu complexes en elles-mêmes supposent implicitement l'existence, dans tout système optique, de ces points et plans. Or cette notion ne saute point aux yeux, et leur définition n'a droit logique de se présenter qu'en s'appuyant sur les éléments mêmes qui établissent la réalité du principe défini.

Et d'abord, en ce qui concerne les images elles-mêmes, ou plus simplement les foyers, les points de concours des rayons homocentriques, quelques propositions générales seront préalablement établies.

Définissons donc ce qu'on entend par *foyers* ou *points focaux*.

§ 23. — Systèmes composés : Points et Plans focaux. — Définitions. Propositions.

Nous avons vu qu'un objet lumineux étant placé sur l'axe d'un système réfringent, composé d'une surface sphérique et de deux milieux, cet objet donnait, en un point du même axe, une *image* géométriquement semblable à lui.

Tout faisceau de rayons parallèles ou homocentriques donne donc lieu, après une première réfraction, à un autre faisceau homocentrique ou parallèle. Si l'on considère une seconde surface sphérique et un troisième milieu, et généralement un nombre quelconque de milieux et de surfaces, assujetties à cette seule condition que tous leurs centres, ainsi que l'objet lumineux, soient sur la même *ligne droite* (c'est ce que l'on appelle un système centré),

La réfraction par la seconde surface, portant sur un faisceau émergeant homocentrique de la première, le restituera homocentrique, et ainsi de suite.

Proposition. — Quel que soit donc le nombre de surfaces sphériques centrées, traversées par le faisceau, s'il est homocentrique avant la première, il sera encore tel après la dernière.

(Nous ne nous arrêterons pas à démontrer cette proposition ; elle se déduit implicitement du fait expérimental qui sert de base à cette étude, et qui nous montre des images nettes d'un objet procurées par les systèmes composés tout aussi parfaitement que par les systèmes simples.)

Cela posé,

Les définitions données (§ 5) aux termes foyers et plans focaux, conserveront ici leur entière application, quel que soit le nombre des surfaces et des milieux.

§ 24. — Idée première des points principaux : leur définition.

Des considérations mathématiques élevées, dont la reproduction n'a point de raison d'être dans un ouvrage destiné à la science appliquée, ont fait penser à Gauss qu'il existait, dans tout système réfringent composé, un ensemble de points ou plans conjugués susceptibles de jouer, par rapport aux autres éléments dioptriques du système, le rôle rempli par la surface de séparation des milieux dans un système simple. Ce rôle consiste à marquer le lieu géométrique du changement de vitesse éprouvé par l'ensemble des rayons constituant un faisceau lumineux homocentrique donné, la région du système où s'établit l'équilibre de l'espace avec le temps, entre un rayon excentrique et le rayon central, en un mot, *l'origine des mesures de l'action réfringente ou des longueurs focales.*

Or, ces points remarquables, il les a reconnus dans un couple particulier de points conjugués, répondant à cette condition : *qu'en ces deux points l'objet et l'image offrent même dimension et se trouvent dirigés dans le même sens.*

Dans le même ordre d'idées et comme complément de cette théorie, Listing a fait connaître plus tard qu'il existe également dans tout système réfringent sphérique composé, un second couple de points conjugués qui remplissent, dans ce système, le rôle rempli dans un système simple, par le *centre* de la surface.

Ce second couple est défini par la condition suivante :

« Ces points dits *nodaux* sont placés sur l'axe (comme les précédents, dits points principaux), de telle sorte que tout rayon lumineux dont *la direction* dans le premier milieu, passe par le premier de ces points, conserve, après la dernière réfraction, une direction parallèle à celle suivie dans le premier milieu, et passe en outre par le second point dudit couple. »

Par cette double découverte, tout système réfringent composé se trouve posséder deux couples de points, dont la première paire représente la surface, et la seconde son centre dans le système simple.

Mais avant d'aller plus loin, comme il ne serait pas scientifique de s'en tenir à l'autorité du maître, il convient d'établir que ces deux couples ou paires conjugués *existent bien réellement* dans tout système réfringent composé et qu'il n'y *en existe qu'un* de chaque espèce.

§ 25. — Lemme fondamental. — Loi à laquelle obéit tout rayon lumineux qui traverse un système réfringent sphérique centré quelconque.

Au § 19 nous avons établi la relation, dans un système simple, existant entre : 1° la grandeur relative de l'objet et de l'image dans un couple conjugué quelconque, 2° les indices de réfraction des deux milieux, et 3° l'angle que fait avec l'axe, dans les deux milieux, un même rayon quelconque allant d'un point de l'objet à son correspondant dans l'image.

Cette relation est exprimée par l'équation suivante :

$$\beta'. \tan \alpha'. n_1 = \beta''. \tan \alpha''. n_2.$$

Nous allons montrer que dans tout système composé, si l'on fait abstraction de tous les milieux intermédiaires, la même relation existe entre l'objet et son image dans le dernier milieu, les indices extrêmes et les deux tangentes extrêmes.

En effet, si l'équation est vraie pour les deux premiers milieux n_1, n_2, elle se trouve encore vraie pour le second et le troisième, n_2, n_3, pour le troisième et le quatrième etc., et ainsi de suite... finalement entre n_m et n_{m+1}.

Si donc nous inscrivons toutes ces équations au-dessous les unes des autres, nous remarquons que le second terme de l'une d'elles est le premier de l'équation suivante, et qu'alors en les multipliant membre à membre, la simplification du résultat par annulation des termes égaux de part et d'autre, ne laisse debout que les deux membres extrêmes :

$$\beta_1. n_1. \tan \alpha_1 = \beta_{m+1}. n_{m+1}. \tan \alpha_{m+1}$$

ou, pour plus de simplicité, et ne faisant état que des milieux extrêmes :

$$\beta_1. n_1. \tan \alpha_1 = \beta_2. n_2. \tan \alpha_2$$

quel que soit le nombre des surfaces.

Cette formule représente la loi à laquelle obéit tout rayon lumineux qui traverse un système réfringent sphérique centré.

§ 26. — Points principaux.

— Dans tout système réfringent composé d'un nombre quelconque de surfaces sphériques centrées, il existe un premier couple de points conjugués pour lesquels l'image et l'objet sont égaux entre eux et disposés dans le même sens, et il n'en existe qu'un seul.

Rappelons l'équation du paragraphe précédent, dans laquelle est définie la marche d'un même rayon lumineux traversant un système réfringent quelconque :

$\beta_1 n_1 \tan \alpha_1 = \beta_2 n_2 \tan \alpha_2$. Cette équation peut être mise sous la forme :

$$\frac{\beta_1}{\beta_2} \times \frac{\tan \alpha_1}{\tan \alpha_2} = \frac{n_2}{n_1},$$

Or, on voit que pour toute valeur *arbitraire* donnée à l'un quelconque des rapports contenus dans le premier membre, il en résulte, pour l'autre rapport, une valeur *déterminée* et qu'il n'en existe *qu'une*, l'équation étant du premier degré et composée de termes finis (nous supposons, bien entendu, les milieux constants).

Si, par exemple, nous y faisons $\beta_1 = \beta_2$, ou $\dfrac{\beta_1}{\beta_2} = +\,1$,

il vient : $\dfrac{\tan \alpha_1}{\tan \alpha_2} = +\,\dfrac{n_2}{n_1}.$

Et cette équation nous donnera les inclinaisons relatives sur l'axe, dans les deux milieux extrèmes, du rayon qui coupe l'axe dans les points *où l'objet et son image sont égaux entre eux et disposés dans le même sens.*

Il existe donc bien dans *tout* système réfringent sphérique deux points conjugués, pour lesquels l'objet et l'image sont égaux et dirigés dans le même sens.

§ 27. — Points nodaux.

Si maintenant, dans la même formule, on posait $\dfrac{\tan \alpha_1}{\tan \alpha_2} = +\,1$

l'équation répondrait : $\dfrac{\beta_1}{\beta_2} = +\,\dfrac{n_2}{n_1}$ et l'on conclurait avec non moins de sûreté que :

Dans tout système dioptrique, il existe un second couple de points conjugués pour lesquels le rayon lumineux qui coupe l'axe en ces deux points, y suit, dans les deux milieux extrêmes, des directions parallèles entre elles, et qu'il n'en existe qu'un (l'équation étant du premier degré).

En ces points, ajoute la formule, les images, disposées dans le même sens, sont entre elles (en dimension) dans le rapport $\dfrac{n_2}{n_1}$.

Ces points sont ceux désignés sous le nom de *nodaux*.

§ 28. — Détermination de la position des points et plans principaux.

La distance respective de chacun d'eux au foyer principal homologue est égale à la longueur focale principale correspondante.

Nous avons défini plus haut (§ 23) ce que l'on désigne par foyers principaux.

Quelques considérations très simples vont nous procurer la position par rapport à ces deux points remarquables du couple conjugué, pour lesquels objet et image, égaux entre eux, sont en outre dirigés dans le même sens.

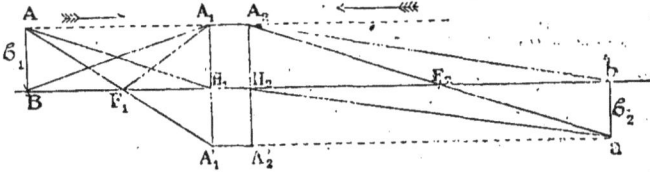

Fig. 6.

Soient H_1, H_2 (fig. 6) ces deux points dont nous venons de démontrer l'existence réelle et unique, et qui répondent à la condition $\beta_1 = \beta_2$, d'où se déduit l'inclinaison sur l'axe, dans les deux milieux extrêmes, du rayon qui passe par H_1 et H_2,

$$\frac{\tan g \ \alpha_1}{\tan g \ \alpha_2} = \frac{n_2}{n_1} . \quad (\S \ 26)$$

$A_1 \ H_1$ représentant l'objet β_1, situé dans le premier milieu, $A_2 \ H_2$ en sera l'image β_2 dans le dernier.

Or, $A_2 \ H_2$ et $A_1 \ H_1$ étant égaux et semblablement disposés, eu égard à cette parfaite symétrie de position, les points A_1 et A_2, images l'un de l'autre, seront sur une même ligne parallèle à l'axe; et sur cette même parallèle demeurerait le point A de l'objet si l'on faisait, par hypothèse, promener l'objet parallèlement à lui-même, soit dans le premier milieu, en allant de A_1 vers l'infini du côté gauche de la figure, soit de A_2, dans le dernier milieu, du côté contraire.

Dans le premier cas, le point A_2 appartiendra donc à la ligne que suivait, dans le premier milieu, le rayon parallèle à l'axe émané du point A de l'objet, quel que fût l'éloignement de cet objet sur l'axe.

Mais $A_2 \ H_2$ appartenant au deuxième milieu, le point A_2 appartient donc également à la direction dudit rayon parallèle à l'axe, après sa réfraction dans le dernier milieu, direction qui passe nécessairement par le second foyer principal. Le point A_2, premier point de cette dernière direction, *est donc l'origine obligée de la seconde longueur focale principale*; cette longueur $H_2 \ F_2$ mesure donc la distance au second foyer principal du second des points principaux.

Et l'on voit que, dans le sens de la marche de la lumière, ce point H_2 est *en arrière* du second foyer. $H_2 \ F_2$ est donc, d'après les notations adoptées et relativement à ce foyer, une valeur négative. De même, si l'on fait suivre, par la pensée, un chemin inverse à la lumière, A_1 devient l'origine de la direction suivie dans le premier milieu, par le rayon lumineux parallèle à l'axe dans le dernier ; $A_1 F_1$ est donc la direction du premier foyer principal et l'on a de même : $H_1 F_1 = F_1$ (appelant F_1 la première longueur focale principale).

§ 29. — Scholie.

Considérons maintenant un second couple AB, ab de points conjugués qui répondrait à la condition :

$$\beta_2 = -\beta_1 \quad \text{ou} \quad \frac{\beta_1}{\beta_2} = -1,$$

c'est-à-dire pour lequel image et objets, encore égaux entre eux, seraient disposés en sens contraire.

(Supposons : $AB = A_1 H_1 = A_2 H_2$, pour nous servir de la même figure 6).

On y voit que le point A de l'objet étant, dans le premier milieu, sur la parallèle à l'axe $A A_1 A_2$, le rayon réfracté $A_2\,a$, qui doit concourir à l'image renversée a de A dans le dernier milieu, passera nécessairement par le deuxième foyer principal F_2.

D'autre part, cette même image renversée a de A se trouvera sur un autre rayon lumineux qui, parti de A, passerait dans le premier milieu par le foyer principal F_1, et, après réfraction dans le dernier milieu, s'y trouverait parallèle à l'axe.

La figure 6, ci-dessus, qui résume ces rapports, nous montre alors, dans chaque milieu, deux triangles rectangles égaux et symétriques :

d'une part, $\qquad\qquad A B F_1,\ A_1 H_1 F_1$;

d'autre part, $\qquad\qquad a\,b\,F_2,\ A_2 H_2 F_2$.

(Triangles rectangles ayant un angle commun opposé au sommet, et le côté opposé égal de part et d'autre). Ces triangles nous donnent :

$$B F_1 = F_1 H_1, \quad b F_2 = H_2 F_2.$$

Égalités d'où nous pouvons conclure : 1° que, dans tout système dioptrique centré, il existe deux couples de points conjugués pour l'un desquels l'image est égale à l'objet et de même sens que lui ; tandis que pour l'autre, l'image, égale encore à l'objet, est, au contraire, renversée par rapport à lui.

Or, ces couples de points sont, respectivement, à des distances du foyer principal homologue, égales entre elles et à la longueur focale correspondante :

L'un de ces couples (points principaux) situés entre les foyers principaux ;

L'autre (objet et image réels) situés de part et d'autre de ces foyers ;

Les premiers occupant, par conséquent, des positions *négatives* par rapport à ces foyers ; les seconds, des positions *positives*.

On voit, en effet, que dans ce dernier couple, répondant au sens inverse des images, les situations respectives de l'objet et de l'image sont celles d'objets et images réels et positifs ; les distances $A_1 F_1 = F_1, a_2 F_2 = F_2$ sont donc *positives*.

Inversement, par conséquent, dans ces mêmes circonstances, les distances $H_1 F_1$ et $H_2 F_2$ du couple des points principaux aux foyers principaux de même nom, étant en sens inverse par rapport à ces foyers, devront prendre une notation négative, et l'on aura :

$$H_1 F_1 = -F_1, \quad H_2 F_2 = -F_2.$$

§ 30: — **Les distances des points principaux aux foyers principaux homologues ou longueurs focales principales du système, sont entre elles (comme dans le système simple) dans le rapport direct des indices des milieux correspondants.**

$$\frac{F_1}{F_2} = \frac{n_1}{n_2} .$$

Dans la figure 6, menons par les points H_1, H_2 (points principaux) les lignes $H_1 A$, $H_2 a$ dans les milieux extrêmes.

La ligne infléchie $A H_1 H_2 a$ représentera la marche d'un rayon lumineux parti de A et se rendant en a, *après avoir passé par les points principaux* $H_1 H_2$, images l'un de l'autre. Ce rayon obéira donc à la loi : $\dfrac{\beta_1}{\beta_2} \cdot \dfrac{\tang \alpha_1}{\tang \alpha_2} = \dfrac{n_2}{n_1}$, appliquée aux points principaux, pour lesquels $\beta_1 = \beta_2$; c'est-à-dire que l'on aura :

$$\frac{\tang \alpha_1}{\tang \alpha_2} = \frac{n_2}{n_1} .$$

Or, sur la figure, on voit que :

$$\tang \alpha_1 = - \frac{A B = \beta_1}{2 H_1 F_1} = - \frac{\beta_1}{2 F_1},$$

$$\tang \alpha_2 = - \frac{b a = \beta_2}{2 H_2 F_2} = - \frac{\beta_2}{2 F_2},$$

on a donc :

$$\frac{\tang \alpha_1}{\tang \alpha_2} = \frac{2 F_2}{2 F_1} = \frac{F_2}{F_1},$$

et comme

$$\frac{\tang \alpha_1}{\tang \alpha_2} = \frac{n_2}{n_1} ;$$

on a par suite :

$$\frac{F_2}{F_1} = \frac{n_2}{n_1},$$

comme dans le cas du système simple.

Ces distances représentent donc bien les longueurs focales principales du système simple.

§ 31. — **Ainsi que dans un système simple, si, dans un système composé, on compare les quantités de réfraction afférentes, dans les milieux extrêmes, à un foyer conjugué et au foyer principal de même nom, la somme de ces deux rapports est constante et égale à l'unité.**

$$\frac{\rho'}{R_1} + \frac{\rho''}{R_2} = 1 \text{ ou } \frac{F_1}{f'} + \frac{F_2}{f''} = 1$$

(Voy. § 11).

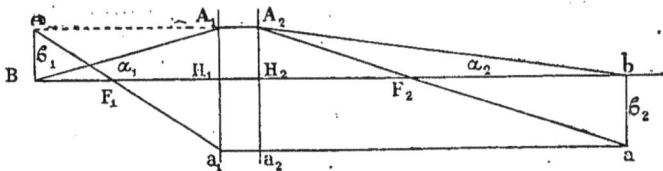

Fig. 7.

Soit AB, ba (fig. 7) un couple conjugué *quelconque*; BA_1, $A_2 b$ un rayon lumineux parti de B et arrivant à l'image b dudit point sur l'axe. La marche de ce rayon lumineux est définie, comme on sait, par l'équation :

$$\frac{\beta_1}{\beta_2} \cdot \frac{\tan \alpha_1}{\tan \alpha_2} = \frac{n_2}{n_1} .$$

Or,

$$\tan \alpha_1 = \frac{\beta_1}{f'} . \qquad \tan \alpha_2 = \frac{-\beta_1}{f''} ,$$

qui donne

$$\frac{\tan \alpha_1}{\tan \alpha_2} = -\frac{f''}{f'} .$$

Dans l'équation générale, remplaçons :

$$\frac{\tan \alpha_1}{\tan \alpha_2} \quad \text{par} \quad -\frac{f''}{f'} ,$$

il vient :

$$-\frac{\beta_1}{\beta_2} = \frac{n_2}{n_1} \cdot \frac{f'}{f''} ;$$

mais les deux triangles semblables $A_2 H_2 F_2$, $b F_2 a$ nous donnent :

$$-\frac{\beta_1}{\beta_2} = \frac{F_2}{f' - F_2} = \frac{F_2}{l_2} ,$$

et en mettant en regard les seconds membres des deux dernières égalités :

$$\frac{n_2}{n_1} \cdot \frac{f'}{f''} = \frac{F_2}{f' - F_2} .$$

Mais nous savons que : $\dfrac{n_2}{n_1} = \dfrac{F_2}{F_1}$; remplaçons donc $\dfrac{n_2}{n_1}$ par $\dfrac{F_2}{F_1}$, il

vient : $\dfrac{F_2}{F_1} \cdot \dfrac{f'}{f''} = \dfrac{F_2}{f' - F_2}$, ou $\dfrac{f'}{f''} = \dfrac{F_1}{f' - F_2}$, équation que l'on

peut mettre sous la forme : $\quad f'(f'' - F_2) = f'' F_1$

ou $\qquad\qquad\qquad f'f'' - f' F_2 = f'' F_1$

ou $\qquad\qquad\qquad F_1 f'' + F_2 f' = f' f''$

ou $\qquad\qquad\qquad \dfrac{F_1}{f'} + \dfrac{F_2}{f''} = 1.$

Ce qu'il fallait démontrer.

Corollaires. — De cette proposition générale

$$\frac{F_1}{f'} + \frac{F_2}{f''} = 1$$

reconnue vraie pour un système composé, comme elle l'est pour un système simple, on déduit naturellement les mêmes conséquences tirées de la même proposition dans le chapitre relatif à la réfraction par une surface unique.

A savoir :

§ 32. — **Le produit des distances respectives de deux foyers conjugués quelconques aux foyers principaux correspondants, est égal au produit des longueurs focales principales.**

En appelant :
$$l_1 = f' - F_1$$
$$l_2 = f' - F_2.$$

Multipliant membre à membre et simplifiant au moyen de l'équation précédente

$$\frac{F_1}{f'} + \frac{F_2}{f''} = 1,$$

on obtient l'analogue de la proposition (§ 12) :

$$l_1 l_2 = F_1 F_2,$$

équation qui exprime d'une manière si élégante et si pratique la loi des foyers conjugués dans leurs rapports avec les foyers principaux.

De même encore pour la loi qui établit :

§ 33. — **Les rapports de la grandeur des images à leur distance respective au foyer principal et à la longueur focale principale correspondants.**

$$\frac{-\beta_1}{\beta_2} = \frac{l_1}{F_1} = \frac{F_2}{l_2}$$

Identique à la proposition 20.

Et 3° enfin :

§ 34. — **La loi générale qui rattache deux couples conjugués quelconques entre eux et aux foyers principaux.**

$$\frac{H_1}{h_1} + \frac{H_2}{h_2} = 1.$$

Nous voyons par là que, dans un système composé, les deux points principaux de Gauss jouent : *le premier*, pour le premier milieu ; le second, pour le *second milieu*, exactement le rôle rempli par la surface unique du système simple dans ses rapports avec les deux milieux successivement.

Toutes les relations y sont les mêmes :

1° Entre les points et les foyers principaux ;

2° Entre les longueurs focales principales et les indices de réfraction des milieux extrêmes ;

3° Entre un couple de points conjugués quelconques et les foyers principaux ;

4° Entre la grandeur des images et les distances des points conjugués aux foyers principaux.

En définitive, il y a la même identité de rapports entre les points principaux et *tous* les autres éléments d'un système composé, qu'entre la surface unique d'un système simple et ces mêmes éléments. L'intervalle fini et mesurable qui sépare les deux plans principaux étant considéré comme non avenu, on substitue à l'épaisseur infiniment mince de la surface unique, ces deux plans qui, à cette distance l'un de l'autre, remplacent absolument cette surface.

Comme inversement, celle-ci représenterait la fusion des deux plans principaux si l'on voulait passer d'un système composé à un système simple.

Remarque. — Si nous considérons la relation fondamentale établie dans le § 31, entre les foyers conjugués et les foyers principaux d'un système composé :

$$\frac{F_1}{f'} + \frac{F_2}{f''} = 1,$$

et que, dans cette équation, nous fassions $F_1 = F_2$, comme cela a lieu lors que les milieux extrêmes sont identiques, il vient :

$$\frac{1}{f'} + \frac{1}{f''} = \frac{1}{F} \cdot$$

Expression dans laquelle nous reconnaissons l'ancienne formule des lentilles (théorie d'Euler).

Nous ajouterons à cette remarque que le rapprochement de cette formule classique : $\frac{1}{p} + \frac{1}{q} = \frac{1}{f}$, et de la théorie que nous venons de développer, apporte une entière justification à la proposition suivante énoncée par nous, pour la première fois en 1864, en ces termes [1] :

« Un système lenticulaire simple peut être considéré comme la somme de deux lentilles idéales condensées en lui : la première, amenant au parallélisme les rayons incidents homocentriques ; la seconde, réunissant au point conjugué de concours, ces rayons pris à l'état de parallélisme. La première lentille idéale ayant pour valeur ou mesure de son action réfringente $\frac{1}{p}$; la seconde, $\frac{1}{q}$. Leur somme répondant alors à l'égalité ci-dessus : $\frac{1}{p} + \frac{1}{q} = \frac{1}{f}$. »

§ 35. — Notion première et significations des points nodaux.

Mais il est encore un autre couple de points conjugués remarquables qui, dans tout système réfringent composé, jouent un rôle des plus importants.

Dans la première leçon, consacrée aux lois de la réfraction par une surface sphérique unique, paragraphe 18, nous avons vu qu'il existe, pour chaque point de l'objet, un rayon lumineux qui n'est point *dévié* lors du passage du premier milieu dans le second. Ce rayon passe par le centre même de la surface de la sphère. En ce centre se rencontrent donc tous les rayons non déviés émanés de l'objet, et ce point forme ainsi le sommet commun de tous les triangles, deux à deux semblables, qui peuvent être formés entre les différents points de l'objet et leurs correspondants dans l'image. C'est ce que les anciens physiciens nommaient *le nœud* de la réfraction.

Nous avons vu de plus que c'était la considération de ce sommet

---

1. *Précis de la réfraction :* supplément à Mackenzie, 1865. — *Ann. d'oculistique,* juillet 1864.

commun de tous les triangles, formés comme nous venons de dire, qui avait conduit à la formule si précieuse :

$$- \frac{\beta_1}{\beta_2} = \frac{g'}{g''}$$

qui fournit le rapport de la grandeur des images à leur distance au centre de la surface (paragraphe 18).

Les choses ne se passent plus aussi simplement dans un système composé de plusieurs surfaces. Le rayon qui, parti de l'un des points de l'objet, va passer par le centre de la première, ne peut point passer par le centre de la seconde. Il n'y a plus, dans ce cas, de rayon *réel* non dévié, et qui aille directement d'un point de l'objet à son homologue dans l'image.

S'il y a toujours, sur l'axe, un point où se croisent toutes les lignes droites *idéales* menées entre un point de l'objet et son image, point qui divise leur distance mutuelle en deux parties directement proportionnelles à leurs dimensions (*centre* des directions rectilignes ou *de similitude*) ; ce point n'est pas réel ; nul rayon réel, *non dévié*, ne le saurait fournir :

L'absence de ce point, le nœud de la réfraction, si utile dans un système simple, constituerait dans un système composé une lacune considérable, si une considération importante n'y venait suppléer.

Nous avons démontré au paragraphe 27 que :

« Dans tout système réfringent composé il existe un *couple* de points conjugués, et *un seul*, tels que tout rayon lumineux dont la direction dans le premier milieu passe par le premier de ces points, conserve, après la dernière réfraction, une direction *parallèle* à la direction primitive, et passe par le second point dudit couple remarquable. » C'est le couple des *points nodaux*.

Un système dioptrique composé a donc deux nœuds au lieu d'un.

La condition remplie par ce couple, et que nous venons de reproduire, le parallélisme des directions extrêmes du rayon lumineux qui les traverse tous les deux, a été mathématiquement imposée par l'égalité $\frac{\tan \alpha_1}{\tan \alpha_2} = + 1$ dans l'équation générale représentant la marche d'un rayon lumineux quelconque à travers le système.

§ 36. — Position des points nodaux.

Il s'agit maintenant de déterminer la position, dans le système ou sur son axe, de ces deux points remarquables.

Nous venons de rappeler qu'ils répondent à la condition $\frac{\tan \alpha_1}{\tan \alpha_2} = + 1$, qui;

transportée dans l'équation générale : $\dfrac{\beta_1}{\beta_2} \times \dfrac{\tang\,\alpha_1}{\tang\,\alpha_2} = \dfrac{n_2}{n_1}$, nous don-

nera :
$$\frac{\beta_1}{\beta_2} = \frac{n_2}{n_1}.$$

laquelle, traduite en langage ordinaire, nous apprend qu'en ces deux points les images seront de même sens, et dans un rapport de gran-.deur inverse des indices de réfraction des milieux extrêmes.

Une proposition déjà établie (§ 33) nous apprend, d'autre part, que les points où les images offrent de tels rapports, sont à des distances des foyers principaux fournies par les formules générales :

$$-\frac{\beta_1}{\beta_2} = \frac{l_1}{F_1} \; ; \quad -\frac{\beta_1}{\beta_2} = \frac{F_2}{l_2} ,$$

dans lesquelles nous aurons remplacé $\dfrac{\beta_1}{\beta_2}$ par leur valeur $\dfrac{n_2}{n_1}$;

nous aurons donc :
$$-\frac{n_2}{n_1} = \frac{l_1}{F_1}$$

et
$$-\frac{n_2}{n_1} = \frac{F_2}{l_2}.$$

l_1 et l_2 étant les distances desdits points conjugués au foyer principal homologue. Ces deux dernières équations reviennent à :

$$l_1 = -F_1\,\frac{n_2}{n_1}$$

$$l_2 = -F_2\,\frac{n_1}{n_2}.$$

Or, on sait que dans tout système dioptrique $\dfrac{F_1}{F_2} = \dfrac{n_1}{n_2}$ (§ 30) ; il vient donc, en définitive : $l_1 = -F_2, \quad l_2 = -F_1.$

Or, si l'on désigne par G_1, G_2 les distances respectives desdits points à leur foyer principal (les l_1 et l_2 des équations qui précèdent), on a :

$$G_1 = -F_2 \text{ et } G_2 = -F_1.$$

Ce qui revient à dire que : le couple des points nodaux occupe dans le système les positions suivantes :

Le premier nodal est *en arrière* du premier foyer principal, à une distance égale à la seconde longueur focale principale, et que le second point nodal est *en avant* du deuxième foyer principal, d'une quantité égale à la première longueur focale principale.

Corollaires de la proposition 36 :

Si $G_1 = F_2$ et $G_2 = F_1$,

il s'ensuit que, comme dans un système simple :

1º
$$\frac{G_1}{G_2} = \frac{n_2}{n_1},$$

Autrement dit :

§ 37. — Les distances des points nodaux aux points principaux homologues sont entre elles en raison inverse des indices de réfraction des milieux extrêmes.

Par suite des mêmes considérations développées au paragraphe 16,

$$\frac{G_1}{g'} + \frac{G_2}{g''} = 1$$

§ 38. — La somme des rapports de la distance de chaque point nodal, mesurée du point principal correspondant, au foyer conjugué également correspondant, est égale à l'unité.

Suite des corollaires de la proposition 36 :

§ 39. — La distance de chaque point nodal au point principal correspondant est égale à la différence des longueurs focales principales.

En effet, puisque $G_1 = F_2$ et $G_2 = F_1$, $G_1 - F_1 = F_2 - F_1$.

§ 40. — La distance mutuelle des points nodaux est la même que celle des points principaux, et égale à la distance mutuelle des deux foyers principaux diminuée de la somme des longueurs focales principales.

Proposition évidente d'elle-même.

§ 41. — Scholie.

La théorie des points nodaux peut, comme celle des points principaux, être pré-

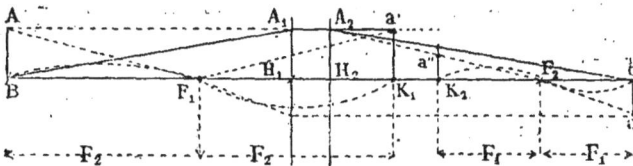

Fig. 8.

sentée sous une forme géométrique extrêmement simple qui permet d'embrasser toute cette discussion dans un coup d'œil d'ensemble.

Dans l'exposition de la conception des points principaux, nous avons mis en présence (voir fig. 6) deux couples conjugués remarquables, appartenant à la même famille, et pour lesquels l'objet et l'image, *de même dimension*, affectent pour l'un des couples la même direction, et pour l'autre couple une situation inverse ou renversée.

La particularité géométrique, qui a permis ce rapprochement, se retrouve encore en ce qui concerne les points nodaux. De même, en effet, que dans la théorie des points principaux, nous avons opposé au couple conjugué répondant à la condi-

tion : $\frac{\beta_1}{\beta_2} = +1$, un second couple conjugué satisfaisant à la condition inverse :

$$\frac{\beta_1}{\beta_2} = -1, \quad \text{ou} \quad \beta_1 = -\beta_2 .$$

De même, du couple (K_1, K_2) (fig. 8), pour lequel $\dfrac{\text{tang. } \alpha'_1}{\text{tang } \alpha_2} = + 1$, nous pouvons rapprocher celui qui répondrait à la condition inverse :

$$\frac{\text{tang } \alpha_1}{\text{tang } \alpha_2} = - 1.$$

Dans cette hypothèse, on trouve que le rapport de grandeur de l'objet à l'image, au lieu d'être dans la relation : $\dfrac{\beta_1}{\beta_2} = + \dfrac{n_2}{n_1}$, répond à l'équation inverse : $\dfrac{\beta_1}{\beta_2} = - \dfrac{n_2}{n_1}$.

Les dimensions sont dans le même rapport de grandeur; mais l'objet et l'image, au lieu d'être dirigés dans le même sens, sont *disposés en sens inverse* l'un de l'autre. Nous trouverions, en outre, que leurs distances respectives aux foyers principaux homologues, les mêmes en valeur absolue que dans l'autre couple, seraient *positives* au lieu d'être *négatives*, c'est-à-dire devraient être reportées de quantités égales de l'autre côté des points nodaux. On aurait alors : $l_1 = F_2$, $l_2 = F_1$ (on sait que les distances *positives* sont comptées à partir des foyers principaux, en avant du premier et en arrière du second).

Le second couple dont il est question serait donc symétriquement placé avec les points nodaux eu égard aux foyers principaux.

On reconnaît d'un coup d'œil tous ces rapports en portant la vue sur la figure 8, dans laquelle :

(H_1, H_2) étant le couple des points principaux;

(F_1, F_2), les foyers principaux;

(K_1, K_2), le couple des points nodaux;

A B, la dimension de l'objet reproduite en $(A_1 H_1)$, $(A_2 H_2)$, et enfin en $a' K_1$ (premier nodal), à une distance $l_1 = - F_2$ du premier foyer principal, donne son image en K_2; à une distance de F_2, $l_2 = - F_1$.

Ces deux images sont disposées dans le même sens et leur rapport $\dfrac{a' K_1}{a'' K_2}$, supposé égal à : $\dfrac{n_2}{n_1}$.

Or, comme on peut le voir par la comparaison des triangles $a' K_1 F_1$ et $a'' K_2 F_2$, dans lesquels on a :

$$\text{tang } a' F_1 K_1 = \frac{\beta_1}{F_2} \quad \text{et} \quad \text{tang } a'' F_2 K_2 = \frac{\beta_2}{F_1},$$

et d'où l'on conclut :

$$\frac{\text{tang } a' F_1 K_1}{\text{tang } a'' F_2 K_2} = \frac{\beta_1}{F_2} \times \frac{F_1}{\beta_2} = \frac{n_1}{n_2} \times \frac{\beta_1}{\beta_2}$$

ou

$$\frac{\text{tang } a' F_1 K_1}{\text{tang } a'' F_2 K_2} = \frac{\text{tang } a'}{\text{tang } a''} = + 1.$$

C'est donc bien là le couple des points nodaux.

Or, en regard de ce couple, considérez celui formé par les points B, b, situés aux distances $l_1 = F_2$, $l_2 = F_1$, c'est-à-dire symétriquement par rapport aux foyers principaux F_1, F_2, avec K_1, K_2. La similitude des triangles correspondants vous montre que $A B = a' K_1$, et $a b = a'' K_2$; que le rapport des dimensions de l'objet et de l'image est encore : $\dfrac{n_2}{n_1}$; mais qu'objet et image sont disposés en sens inverse.

D'autre part, les tangentes des angles faits avec l'axe, par A B d'un côté b A$_2$ de l'autre (rayon lumineux allant de B à b), sont entre elles :

$$:: \quad \frac{1}{F_2 + F_1} \quad \text{et} \quad \frac{1}{F_1 + F_2},$$

c'est-à-dire égales entre elles.

Mais, en considérant l'ouverture de leurs angles, on voit que leurs tangentes sont de signes contraires.

Ce second couple justifie donc bien l'hypothèse qui a présidé à sa détermination géométrique :

$$\frac{\text{tang } \alpha_1}{\text{tang } \alpha_2} = -1, \quad \text{comme} \quad \frac{\beta_1}{\lvert \beta_2} = -\frac{n_2}{n_1}.$$

§ 42. — Conclusion.

Si maintenant on rapproche de la leçon première la deuxième leçon, on reconnaît dans les propositions formulées aux paragraphes 30, 31, 32, 33, 34, 36, 37, 38, les *identiques* de celles portant, dans la première, les numéros 7, 11, 12, 20, 13, 16 et 17. Elles ont été déduites de l'extension à un nombre quelconque de surfaces réfringentes, de la propriété reconnue vraie pour une seule surface, et contenue dans la formule suivante :

$$\frac{\beta^1}{\beta_2} \cdot \frac{\text{tang } \alpha_1}{\text{tang } \alpha_2} = \frac{n_2}{n_1}$$

démontrée au paragraphe 19.

Cette identité repose sur l'assimilation de rôle et de propriétés : 1° entre la surface unique réfringente du système simple, et le couple de points conjugués, dit des *points principaux*, dans un système composé d'un nombre quelconque de surfaces ; 2° entre le centre de ladite surface unique d'une part, et le groupe des points nodaux dans tout système composé, sous la simple réserve qui suit :

Que le premier point principal, comme le premier nodal, joueront le rôle même du sommet et du centre de la surface, dans leurs rapports *avec le premier milieu*.

Le second point principal et le second nodal représentent le sommet et le centre de cette même surface transportés parallèlement à eux-mêmes d'une distance égale à celle des points principaux entre eux, et s'appliquant *alors au dernier milieu*.

L'intervalle fini et mesurable qui sépare les deux points principaux, ou les deux nodaux, étant alors considéré comme non avenu, les formules mêmes du système simple deviennent celles du système composé.

On peut encore se représenter le système composé exactement comme le système simple lui-même.

L'espace mutuel des deux plans principaux représenterait une épaisseur *infiniment mince* attribuée à la surface unique, et dans les applications des formules on ne tiendrait pas plus de compte de l'un que de l'autre.

TROISIÈME LEÇON

POINTS CARDINAUX DU SYSTÈME RÉSULTANT DE LA COMBINAISON DE DEUX SYSTÈMES COMPOSÉS; APPLICATIONS ET CAS PARTICULIERS.

§ 43. — Deux systèmes sphériques définis étant donnés sur un même axe, déterminer les constantes dioptriques du système unique qui les remplacerait.

Les deux chapitres qui précèdent contiennent en eux toute la théorie de la réfraction par des systèmes sphériques, quel que soit le nombre de surfaces.

Tous problèmes se rattachant à de semblables systèmes trouveront donc leurs solutions dans lesdits deux chapitres.

Il est cependant quelques applications particulières que nous pouvons prévoir et dont la solution peut être préparée à l'avance au moyen de formules spéciales.

Le premier de ces problèmes consistera à offrir au praticien les équations les plus simples, « étant donnés deux systèmes réfringents, définis chacun par leurs constantes dioptriques, et placés sur un même axe de centration pour trouver les constantes dioptriques (points cardinaux) du système résultant. »

Le problème se décomposera ainsi :

Deux systèmes composants étant donnés (par leurs constantes ou points cardinaux), ainsi que leur distance mutuelle, déterminer :

1° La *position* des *points focaux principaux* du système unique résultant ;

2° La position des points principaux ;

[Et de ces deux éléments se déduiront les longueurs focales principales] ;

3° La position des points nodaux, conséquence de la détermination précédente.

Remarque préliminaire. — [Avant d'aller plus loin, nous rappellerons que chacun des deux systèmes composants pouvant être représenté par une surface sphérique unique occupant la position du premier point principal, *dans tous les rapports à établir avec le premier milieu*, surface que l'on transporte ensuite par la pensée au deuxième point principal *pour toutes les relations à établir avec le dernier milieu* (§ 42);

Considérant d'autre part que dans la question qui nous occupe, le *dernier milieu* du premier système composant est le *premier* du second système;

Considérant enfin que le premier milieu du premier système est également le premier milieu pour le système résultant, et que, de même, le dernier milieu du second composant est également le dernier milieu du système résultant;

Nous conclurons que toutes les constantes propres au premier milieu du système résultant devront être rapportées au premier milieu du premier composant ou à ses points cardinaux, et celles relatives au dernier milieu du système résultant comparées ou rapportées aux constantes du dernier milieu du second système.]

Cela posé, comme toutes les constantes d'un système sont liées entre elles par des relations absolument fixes, nous pourrons choisir pour établir ces rapports l'une quelconque d'entre elles. Nous conviendrons par exemple de prendre pour donnée propre à fixer *la distance des deux systèmes composants*, l'écartement, qui dans le milieu intermédiaire à l'un et à l'autre, *sépare le deuxième point principal du premier système, du premier point principal du second.*

Soit donc d cette distance, puis pour le premier système :

f' f'' ses longueurs focales principales,

φ' φ'' celles du second système. Telles seront nos données.

Cela posé, revenons à la question principale, la détermination de la *position* des foyers principaux du système combiné ou résultant.

Nous pouvons choisir pour points de repère quelque groupe que ce soit parmi les points cardinaux des systèmes composants. Le plus simple nous paraît être celui des *foyers principaux extrêmes* des systèmes composants, c'est-à-dire du premier et du dernier milieu.

Nous allons donc chercher d'abord *la distance à ces deux derniers points, des foyers principaux homologues du système combiné.*

§ 44. — Position des foyers principaux du système résultant, ou distances de ces points aux foyers principaux extrêmes des systèmes composants.

Appelons, pour chacun de ces systèmes composants :

$$l_1, \; l_2 \text{ pour le premier,}$$

$$\lambda_1, \; \lambda_2 \text{ pour le second;}$$

les distances respectives d'un couple de points conjugués aux foyers principaux homologues, nous aurons, d'après les formules connues du (§ 32) :

$$l_1 l_2 = f' f'' \quad \text{et} \quad \lambda_1 \lambda_2 = \varphi' \varphi''.$$

Or, le *premier foyer* principal du deuxième système est le point de concours, *dans le milieu intermédiaire* des rayons *parallèles dans le dernier milieu.* Il suit de là que l'image conjuguée, *dans le premier milieu* du premier système, du premier foyer du second, est le point de concours, *dans ce premier milieu*, des rayons parallèles dans le dernier. Ce point est donc le *premier foyer principal du système résultant*.

Si donc on appelle l_2 la distance au deuxième foyer du premier système, du premier foyer du second, l_1, de la formule $l_1\, l_2 = f' f''$, sera la distance *au premier foyer principal du premier système du foyer principal résultant*.

$$l_1 = \frac{f' f'}{l_2}\, .$$

On aura donc ainsi la *position* sur l'axe du premier foyer principal résultant.

Maintenant qu'est-ce que : l_2 ?

La figure 9 nous montre que si d représente, comme on en est convenu plus

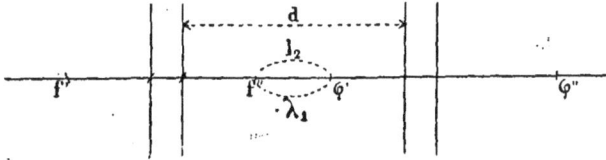

Fig. 9.

haut, la distance des deux systèmes composants, mesurée par l'intervalle qui sépare le *deuxième point* principal du premier système, du premier point principal du second, l_2 dans les notations afférentes au premier système, λ_1 dans celles concernant le second, sont une seule et même valeur mesurant la distance au deuxième foyer principal du premier système, du premier foyer principal du second.

On a donc indifféremment :

$$d = f'' + l_2 + \varphi',$$

ou bien
$$d = f'' + \lambda_1 + \varphi',$$

ou enfin
$$l_2 = \lambda_1 = d - (f'' + \varphi').$$

Si maintenant on remplace l_2 par cette valeur dans l'équation qui donne la valeur de $l_1 = \dfrac{f' f''}{l_2}$, il vient :

$$l_1 = \frac{f' f''}{d - (f'' + \varphi')}$$

pour mesure de la *distance qui sépare du premier foyer principal du premier système, le premier foyer principal du système résultant*.

Par un raisonnement identique, on déterminera *la position* du deuxième foyer principal ou foyer principal postérieur du système résultant, ou sa distance au deuxième foyer principal du second système composant :

Elle est donnée par la même combinaison des formules :

$$\lambda_1 = d - (\varphi' + f'')$$

et
$$\lambda_2 = \frac{\varphi'\, \varphi''}{\lambda_1}$$

qui conduit à
$$\lambda_2 = \frac{\varphi'\, \varphi''}{d - (\varphi' + f'')}$$

pour la *distance du second foyer principal du système résultant au second foyer principal du second système composant*.

§ 45. — Distances des points principaux du système résultant aux foyers extrêmes correspondants des systèmes composants.

Connaissant la position des deux foyers principaux du système résultant, c'est-à-dire leurs distances respectives au foyer principal homologue du premier et du second système composants, à savoir : $l_1 = \dfrac{f' \, f''}{d - (f' + \varphi')}$ et $\lambda_2 = \dfrac{\varphi' \, \varphi''}{d - (f' + \varphi')}$, cherchons la distance de ces points aux plans principaux de *leur propre système*, ou *les longueurs focales principales* du système combiné.

Pour cela l'établissement d'un lemme nous devient nécessaire. Il nous faut déterminer préalablement *la position* des points principaux de ce système résultant, ou leurs distances aux points de repère ou d'origine que nous avons choisis déjà, à savoir aux foyers principaux *extrêmes* des systèmes composants.

Les points principaux d'un système étant ceux pour lesquels l'objet et l'image sont de même sens et de même grandeur, nous allons chercher la position, dans le dernier milieu, de l'image d'un objet situé dans le premier, et répondant à cette condition.

Nous n'aurons pour cela qu'à supposer égaux l'objet et l'image dans la formule générale :

$$- \frac{\beta_1}{\beta_2} = \frac{l_1}{F_1} = \frac{F_2}{l_2} \qquad (\S \ 33)$$

après le renversement opéré par le premier système et le redressement opéré par le second.

Posons donc :

Pour le premier système :

$$- \frac{\beta_1}{\beta_2} = \frac{l_1}{f'} = \frac{f''}{l_2}$$

et pour le second :

$$- \frac{\beta_2}{\beta_3} = \frac{\lambda_1}{\varphi'} = \frac{\varphi''}{\lambda_2} .$$

Multipliant, membre à membre, ces deux groupes d'équations, nous obtenons les quatre produits suivants :

$$\frac{\beta_1}{\beta_3} = \frac{l_1 \, \lambda_1}{f' \cdot \varphi'} \qquad\qquad \frac{\beta_1}{\beta_3} = \frac{l_1 \, \varphi''}{f' \, \lambda_2}$$

$$\frac{\beta_1}{\beta_3} = \frac{\lambda_1 \, f''}{l_2 \, \varphi'} \qquad\qquad \frac{\beta_1}{\beta_3} = \frac{f'' \, \varphi''}{l_2 \, \lambda_2} .$$

Et comme, par hypothèse, on doit avoir :

$$\beta_1 = + \ \beta_3 \quad \text{ou} \quad \frac{\beta_1}{\beta_3} = 1,$$

ces quatre équations reviennent à :

$$l_1 \, \lambda_1 = f' \, \varphi' \ (a), \qquad l_1 \, \varphi'' = f' \, \lambda_2 \ (b),$$
$$\lambda_1 \, f'' = l_2 \, \varphi' \ (c), \qquad \varphi'' \, f'' = l_2 \, \lambda_2 \ (d).$$

Or, que cherchons-nous ici ? Les distances l_1 et λ_2 du couple considéré (β_1, β_3 (système résultant, ses points principaux), à nos points de repère, les foyers principaux extrêmes des systèmes composants. Nous tirons alors des équations (*a*) et (*d*) :

$$l_1 = \frac{f' \, \varphi'}{\lambda_1} \ (a) \quad \text{et} \quad \lambda_2 = \frac{f'' \, \varphi''}{l_2} \ (d).$$

Or, qu'est-ce que λ_1 et l_2, dénominateurs de ces deux expressions? l_2 et λ_1 sont les distances de l'image intermédiaire β_2 (que nous avons éliminée de la question) au second foyer du premier système composant et au premier foyer du second.

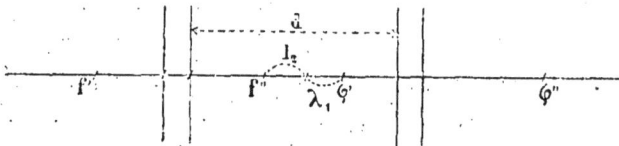

Fig. 10.

Et si nous jetons les yeux sur la figure 10, nous voyons que :

$$\lambda_2 + \lambda_1 + f'' + \varphi' = d,$$

d distance des deux systèmes; ce qui nous donne :

$$\lambda_1 + l_2 = d - (f'' + \varphi') \qquad (e).$$

Pour les éliminer à leur tour, comme l'image β_2, à laquelle elles se rapportent, nous userons de l'artifice de calcul suivant. Renversons les équations (a) et (d), et mettons-les sous la forme :

$$\lambda_1 = \frac{f'\varphi'}{l_1} \quad \text{et} \quad l_2 = \frac{f''\varphi''}{\lambda_2} \; ;$$

puis ajoutons-les membre à membre, il vient :

$$\lambda_1 + l_2 = \frac{f'\varphi'}{l_1} + \frac{f''\varphi''}{\lambda_2},$$

et comme :

$$\lambda_1 + l_2 = d - (f'' + \varphi')$$

$$\frac{f'\varphi'}{l_1} + \frac{f''\varphi''}{\lambda_2} = d - (f'' + \varphi') \qquad (A).$$

Nous obtiendrons maintenant très aisément les valeurs soit de l_1, soit de λ_2, en remplaçant *successivement* dans l'équation (A) l_1 et λ_2 par leur valeur tirée de l'équation (b).

Ainsi : 1° pour dégager λ_2, nous remplacerons dans (A) l_1 par sa valeur :

$$l_1 = \frac{f'\lambda_2}{\varphi''} \qquad (b);$$

et nous aurons :

$$d - (f'' + \varphi') = \frac{f'\varphi'\varphi''}{f'\lambda_2} + \frac{f''\varphi''}{\lambda_2},$$

ou en chassant le dénominateur :

$$\lambda_2 = \frac{\varphi''(f'' + \varphi')}{d - (f'' + \varphi')} \qquad (B).$$

Expression qui nous fournit la distance λ_2 du *second point principal du système combiné au deuxième foyer principal du second système composant*, c'est-à-dire la *position* de ce second point principal.

De la même manière, remplaçant, dans l'équation (A), λ_2, par sa valeur tirée de (b), soit :

$$\lambda_2 = \frac{l_1\varphi''}{f'},$$

il vient :

$$d - (f'' + \varphi') = \frac{f' \varphi'}{l_1} + \frac{f'' f'}{l_1}$$

d'où :

$$l_1 = \frac{f' (f'' + \varphi')}{d - (f'' + \varphi')},$$

qui nous donne, dans l_1, *la distance du premier point principal du système combiné au premier foyer principal du premier système composant,* ou *la position sur l'axe du premier point principal résultant.*

Cela posé, proposons-nous de déterminer :

§ 46. — Les longueurs focales principales du système résultant, ou les distances des points principaux de ce système à ses propres foyers principaux.

Nous avons maintenant la *position* sur l'axe des points principaux et des foyers principaux du système combiné, ou leurs distances respectives aux foyers principaux extrêmes des systèmes composants.

Pour obtenir leurs distances mutuelles ou les longueurs focales principales, nous n'aurons donc qu'à retrancher la plus petite de ces distances de la plus grande (pour chaque milieu extrême, c'est entendu).

Or, si nous nous reportons aux propriétés des points principaux (§ 26), nous savons que dans tout système réfringent positif, c'est-à-dire ayant des foyers principaux réels, les points principaux sont : le premier, en arrière du premier foyer principal ; le second, en avant du second foyer principal. Il suit de là que dans le cas général que nous venons de traiter où tout est positif, le premier point principal combiné est *plus près* que son foyer principal, du premier foyer du premier système, son point de repère.

La distance l_1 du § 45 est donc plus courte que la distance l_1 du paragraphe précédent (44).

C'est donc elle qu'il faudra retrancher de la seconde pour obtenir la distance mutuelle de ces deux points, ou la première longueur focale principale du système résultant.

Appelons donc l' le l_1 du § 45 (ou la distance du premier plan principal à l'origine commune), et l_1 le l_1 du § 44, ou la distance à la même origine du premier foyer principal combiné, il viendra :

$$l_1 - l'_1 = \frac{f' f''}{d - (f'' + \varphi')} - \frac{f' \varphi'}{d - (f'' + \varphi')} - \frac{f' f''}{d - (f' + \varphi')}$$

$$= - \frac{f' \varphi'}{d - (f'' + \varphi')}$$

ou

$$F_1 = \frac{f' \varphi'}{(f'' + \varphi') - d},$$

et de même pour la seconde longueur focale principale combinée :

$$\lambda_2 - \lambda'_2 = \frac{\varphi' \varphi''}{d - (f'' + \varphi')} - \frac{f'' \varphi''}{d - (f'' + \varphi')} - \frac{\varphi' \varphi''}{d - (f' + \varphi')}$$

$$= - \frac{f'' \varphi''}{d - (f'' + \varphi')}$$

ou

$$F_2 = \frac{f'' \varphi''}{(f'' + \varphi') - d}.$$

§ 47. — Distances des plans principaux du système résultant aux plans principaux homologues des deux systèmes composants.

Dans les paragraphes précédents, nous avons pris pour origine des distances les foyers principaux extrêmes des systèmes composants.

Pour nous conformer aux notations adoptées, il faut transformer les formules auxquelles nous avons été conduit, particulièrement celles qui regardent les points principaux du système combiné, en leur donnant pour origine, dans le premier milieu, le premier point principal du premier système, et dans le dernier milieu, le second point principal du second système composant.

Les formules à transformer seront donc :

$$l_1 = \frac{f'\,\varphi'}{d-(f''+\varphi')} + \frac{f'\,f''}{d-(\varphi'+f'')} \qquad (\S\ 45),$$

et

$$\lambda_2 = \frac{f''\,\varphi''}{d-(f''+\varphi')} + \frac{\varphi'\,\varphi''}{d-(\varphi'+f'')}\ ,$$

qui représentent les distances respectives des points principaux du système combiné aux foyers extrêmes des systèmes composants.

Il faut rapprocher de ces valeurs la distance de chaque foyer extrême du système composant à son propre plan principal, à savoir : f' pour le premier milieu, φ'' pour le dernier.

Or, l_1 et f', sur la figure, sont comptées en sens contraire ; la distance du premier point principal du système combiné au premier point principal du premier système sera donc donnée par la formule :

$$l_1 + f' = f' + \frac{f'\,\varphi' + f'\,f''}{d-(\varphi'+f'')} = h_1 = \frac{d\,f'}{d-(\varphi'+f'')}\ ,$$

et pour le dernier milieu :

$$h_2 = \lambda_2 + \varphi'' = \frac{d\,\varphi''}{d-(\varphi'+f'')}\ .$$

h_1 étant la distance du premier point principal du système combiné à partir et *en avant* du premier point principal du premier système composant ; et, h_2 étant celle du second point principal du système résultant à partir et *en arrière* du second point principal du système composant.

§ 48. — Points nodaux du système résultant, leurs distances aux foyers principaux correspondants.

Quand on connaît — et nous venons de les déterminer — la position des points principaux et les longueurs focales principales, on n'a qu'à rappeler les relations qu'ont avec ces quantités les distances respectives des points nodaux aux foyers principaux homologues, à savoir :

$$G_1 = F_2 \quad \text{et} \quad G_2 = F_1 \qquad (\S\ 36).$$

Ces expressions étant comptées des foyers vers les points nodaux en sens négatif, c'est-à-dire en sens contraire du sens suivi positivement pour les valeurs l_1 et l_2. (Voir pour plus de détails les §§ 35 à 40.)

§ 49. — Distance mutuelle des deux plans principaux.

D'après la définition, les distances h_1, h_2 des points principaux d'un système résultant sont mesurées, la première, *en avant* du premier plan principal du premier système; la seconde, *en arrière* du second plan principal du second système composant.

D'autre part, on appelle distance de deux systèmes composants (*d*) l'intervalle existant entre le deuxième plan principal du premier système et le premier du second système. Et nous avons vu (fig. 10, § 45) que cette distance *d* était égale à :

$$f'' + \lambda_1 + \varphi'.$$

Si maintenant nous désignons par *m* et *n* les distances des plans principaux respectifs dans chacun des systèmes composants, nous avons évidemment :

H, distance mutuelle des deux plans principaux résultants,

$$\cdot H = h_1 + m + d + n + h_2.$$

Or,
$$h_1 = \frac{d\,f'}{d - (\varphi' + f'')}, \qquad h_2 = \frac{d\,\varphi''}{d - (\varphi' + f'')},$$

d'où
$$H = (m + n) + \frac{d\,(d + (f' - f'') + (\varphi'' - \varphi'))}{d - (\varphi' + f'')}.$$

N.-B. — La distance mutuelle des deux points nodaux est d'ailleurs la même.

§ 50. — **Un système réfringent sphérique quelconque étant donné par ses points cardinaux, construire graphiquement les images correspondant à un couple quelconque de points conjugués.**

Nous avons défini (aux §§ 23 et 26) ce que l'on devait entendre par *plans* focaux et principaux ; à savoir : les plans perpendiculaires à l'axe aux points susdits, qui peuvent être considérés comme jouissant des mêmes propriétés que les points de l'axe qui les dénomment, au moins dans toute l'étendue de la portion de surface réfringente pour laquelle les images offrent une netteté ou correction suffisante.

Cette extension de propriétés des points aux plans susnommés va nous conduire avec une grande facilité à la construction graphique des images dans les problèmes comportant ces solutions.

Nous rappellerons ici sommairement ces propriétés :

1° Plans focaux :

Les rayons divergents émis par *un point du premier plan focal* deviennent parallèles *entre eux* après la réfraction dernière, tout comme ceux qui partiraient du *premier foyer* lui-même.

2° Points nodaux :

D'après la définition des points nodaux, le rayon allant d'un point lumineux quelconque du premier milieu, au premier nodal, passera après la réfraction dernière par le second nodal et suivra dans le dernier milieu une direction parallèle à la première ; il suit de là que *tous* les rayons émis par *un point* lumineux du premier plan focal, doivent, après la dernière réfraction, suivre dans le dernier milieu, *une direction parallèle à celle suivie dans le premier milieu par la ligne droite allant du point lumineux susdit au premier nodal.*

Secondement, les rayons qui sont parallèles dans le premier milieu, convergent en un point du second plan focal ; et comme celui de ces rayons parallèles qui passe par le premier nodal, se continue après réfraction, par le deuxième nodal en parallélisme avec sa direction première, le point de concours dans le deuxième milieu des rayons parallèles dans le premier, doit être, à l'intersection de ce dernier rayon, avec le deuxième plan focal.

Cela posé, deux problèmes partiels se présentent à nous :

1° Dans le premier, étant donné la position, c'est-à-dire *un point et la direction*, ou *deux points d'un rayon lumineux*, dans le premier milieu, déterminer sa *direction* dans le dernier.

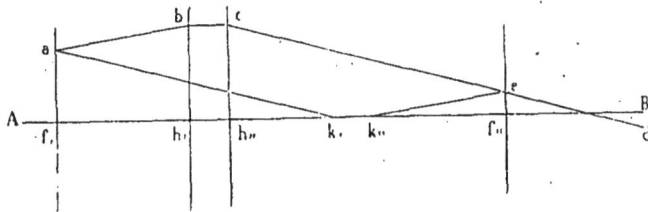

Fig. 11.

Soit (fig. 11) dans le premier milieu, un rayon lumineux dont nous savons qu'il coupe en *a* le premier plan focal, et en *b* le premier plan principal. D'après les propriétés des plans principaux, le point *b* du rayon en question a donc son image en *c* dans le second principal, sur une parallèle à l'axe, *bc*. D'autre part, ce même rayon coupant en *a* le premier plan focal, ce point *a*, d'après ce que nous venons de dire, aura son image, après la dernière réfraction, à l'*infini;* il l'aura en outre, sur une parallèle menée par le second nodal à la direction *ak'*, menée de *a*, au premier nodal.

La ligne *cd*, menée par *c*, dans le dernier milieu, parallèlement à la ligne *ak'*, du premier, sera donc, dans ce dernier milieu, la direction du rayon *ab* après sa dernière réfraction.

On serait encore arrivé au même résultat par le raisonnement suivant : le point *c*, image de *b*, *bc* étant parallèle à l'axe, a, dans le dernier milieu, son image dans le second plan focal. Soit *e* cette image ; comme d'autre part *a* est l'image du même point *b* dans le premier focal, la direction *ba*, dans le premier milieu, doit être parallèle à la ligne *ek''*, menée de *e* (image du même point *dans le dernier milieu*), au second point nodal.

Menant par *k''* une parallèle à *ab*, et joignant ensuite *c* au point d'intersection *e* de cette parallèle avec le deuxième plan focal, on a donc, dans *ce*, la direction du rayon *ab* réfracté.

Deuxième problème :

Étant donné *un point lumineux* dans le premier milieu, trouver son image dans le second.

On obtient cette image par la combinaison de deux rayons émanés du même point et dont les directions, après réfraction, seront aisées à déterminer. Nous prendrons pour ces deux rayons : celui qui dans le premier milieu serait parallèle à l'axe, et celui qui, dans ce même milieu, passerait par le premier nodal.

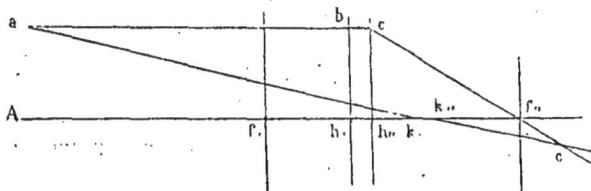

Fig. 12.

Soit, dans la figure 12, *a* le point lumineux ; si l'on mène par ce point là parallèle à l'axe *abc*, ledit rayon, après la réfraction, ira passer par le deuxième point focal : sa direction dans le dernier milieu sera donc *cf″* ;

D'autre part, le rayon de direction *ak′*, dans le premier milieu, affecte, dans le second, une direction parallèle qui passe par *k″*.

L'image de *a*, dans le deuxième milieu, sera donc à l'intersection de *cf″* et de *k″e* ; c'est-à-dire en *e*.

Si le point *a* était sur l'axe, son image serait aussi sur l'axe ; un second rayon quelconque, tel que *ab* du problème précédent, serait mené dans le premier milieu et sa direction, dans le second, déterminée comme il a été dit. L'intersection avec l'axe de cette seconde direction, fournirait l'image cherchée.

§ 51. — Cas offrant une dérogation apparente aux formules de Gauss.

Cas particulier offert par un système réfringent composé de deux systèmes, soit simples, soit eux-mêmes composés, associés de telle sorte que les rayons incidents parallèles dans le premier milieu, soient, après réfraction, également parallèles entre eux et à la direction première, dans le dernier milieu.

La figure 68, paragraphe 206, représente un système de ce genre.

Cette circonstance est réalisée quand le foyer principal postérieur u premier système coïncide avec le premier foyer principal du second système. Cela n'a pas besoin de démonstration.

On a présenté ce cas comme offrant une dérogation aux lois que nous verrons d'exposer. Si, en effet, on considère la formule générale : $l_1\,l_2 = F_1 F_2$ (§ 32), qui résume les rapports de distances linéaires entre un couple quelconque de foyers conjugués et les foyers principaux, on remarque d'abord que F_1 et F_2 sont de grandeur infinie (puisque dans les deux milieux extrêmes les rayons émergent en parallélisme); secondement, que ces foyers étant à l'infini, les longueurs l_1 et l_2, qui se mesurent par leurs distances respectives à ces deux points, sont également infinies.

Comment dès lors appliquer cette formule dont tous les termes sont infinis?

Et cependant, loin de voir là une dérogation aux lois de Gauss, nous y reconnaîtrions plutôt leur justification.

Les formules de Gauss prennent leur raison d'être et leurs points de départ comme mensuration, dans l'*action réfringente* exercée par tout appareil sphérique, et, dans sa donnée précise, par la formation d'*un foyer de concentration* des rayons parallèles (voir § 31).

Mais pour le cas particulier dont s'agit, l'appareil n'est pas, à proprement parler, et au point de vue où nous nous sommes placé en commençant, un *appareil de réfraction*. Dans le cas qui nous occupe, en effet, frappant la surface d'entrée en parallélisme, les rayons lumineux en sortent également en parallélisme. La combinaison instrumentale agit ici, au point de vue de la concentration des pinceaux lumineux, comme pourrait le faire une glace à surfaces parallèles placée sur le trajet d'un faisceau cylindrique. La seule différence qui distingue ces deux systèmes consiste dans le renversement diamétral de la position de chaque rayon lumineux. Mais au point de vue de *la différence des chemins parcourus*, nulle inégalité ne s'y observe pour aucun des rayons du faisceau cylindrique entre les deux milieux extérieurs. L'effet palpable de la réfraction sphérique, la formation d'une image, la concentration des rayons par compensation des vitesses, fait ici défaut.

Pour retrouver ce fait caractéristique de la réfraction sphérique, pour rentrer dans le cas de la théorie de Gauss, il faut se replacer dans la condition de la formation d'une image, c'est-à-dire prendre un point lumineux sur l'axe, à une distance *quelconque*, mais de grandeur *finie*.

Mais alors, non seulement nous retrouvons à notre service les formules de la théorie, mais elles s'offrent même à nous sous des formes particulièrement simplifiées et élégantes, comme on va pouvoir en juger.

Et d'abord, en ce qui concerne les distances focales conjuguées, puisque nous ne pouvons pas les rattacher aux points cardinaux (situés à l'infini) du système combiné, remontons à leurs rapports premiers avec les points cardinaux des systèmes composants.

§ 52. — Rapports (dans le cas du § 51) d'un couple conjugué avec les constantes dioptriques des systèmes composants.

Appelons avec Gauss :

f_1, f_2 { Les longueurs focales principales des systèmes composants ;
φ_1, φ_2

l_1, l_2 } Les distances respectives d'un couple conjugué aux foyers homo
λ_1, λ_2 { logues correspondants dans les systèmes composants.

La condition d'association des deux systèmes est ici que le foyer postérieur (f_2) du 1er système coïncide avec le 1er foyer du second (φ_1).

Il résulte de là que λ_1 distance au 1er foyer du 2e système de l'image de l'objet, donnée par le 1er système, est liée à l_2, distance de cette dernière au 2e foyer du 1er système, par la relation :

$$\lambda_1 = - l_2 .$$

En vertu des équations générales :

$$l_1 \, l_2 = f_1 \, f_2$$
$$\lambda_1 \, \lambda_2 = \varphi_1 \, \varphi_2 ,$$

on a donc :

$$\lambda_2 = \frac{\varphi_1 \, \varphi_2}{\lambda_1} ;$$

et comme

$$\lambda_1 = - l_2 ,$$

$$\lambda_2 = \frac{\varphi_1 \, \varphi_2}{- l_2}$$

et comme

$$l_2 = \frac{f_1 \, f_2}{l_1} ,$$

on a en définitive :

$$\lambda_2 = \frac{\varphi_1 \, \varphi_2}{- \frac{f_1 \, f_2}{l_1}} = - l_1 \frac{\varphi_1 \, \varphi_2}{f_1 \, f_2} .$$

Relation très remarquable qui donne le foyer conjugué de l'image *dans le dernier milieu* en fonction *de la seule longueur conjuguée de l'objet dans le premier;* l'une et l'autre longueur étant rapportées au foyer principal correspondant du système composant le plus voisin ; relation qui remplace, comme point d'origine des mesures, les foyers principaux du système composé par les foyers composants situés dans les milieux extrêmes.

On a ainsi, dans cette formule, un équivalent des plus simples à l'équation $L_1 \, L_2 = F_1 \, F_2$ du système composé, équation rendue vaine par les valeurs infinies de ses termes.

On y remarquera même une propriété intéressante :

le rapport

$$\frac{\lambda_2}{l_1} = - \frac{\varphi_1 \, \varphi_2}{f_1 \, f_2}$$

est constant ; autrement dit λ_2 est directement proportionnel à l_1, ce qui veut dire que si l_1 croît ou décroît par variations égales de longueurs, λ_2 éprouve, en sens contraire, les mêmes variations régulières, égales aux premières multipliées dans

le rapport invariable $\frac{\varphi_1 \, \varphi_2}{f_1 \, f_2}$.

Si donc l'objet se rapproche ou s'éloigne du 1er foyer principal du 1er système, par quantités égales 1, 2, 3, etc., l'image dans le dernier milieu se rapproche ou s'éloigne également du foyer auquel il correspond, par quantités égales entre elles, et qui sont, avec les premières, dans le rapport constant $\dfrac{\varphi_1}{f_1} \dfrac{\varphi_2}{f_2}$.

De plus, le signe (—), affecté à ce rapport, nous dit que si l'objet se meut *du foyer vers l'infini*, dans le 1er milieu, son image se meut en sens inverse, c'est-à-dire *du foyer vers* le système auquel il correspond, dans le dernier milieu, et inversement.

§ 53. — Expression remarquable du rapport de grandeur de l'objet à son image, dans le cas défini au § 51.

La considération du rapport de grandeur de l'objet à son image dans un pareil système nous laissait, avec les formules générales, dans un embarras non moins grand :

Ce rapport $$-\frac{\beta_1}{\beta_2} = \frac{l_1}{F_1} = \frac{F_2}{l_2}$$

ne pouvait pas nous fournir, plus que dans le cas qui précède, de valeur *finie*.

Mais si nous appliquons à ce cas les mêmes procédés qu'à la détermination des longueurs focales conjuguées, nous sommes bientôt dédommagés.

Pour chaque système composant, nous avons en effet :

$$-\frac{\beta_1}{\beta_2} = \frac{l_1}{f_1} \; ; \qquad -\frac{\beta_2}{\beta_3} = \frac{\varphi_2}{\lambda_2}.$$

Multiplions membre à membre, il vient :

$$\frac{\beta_1}{\beta_3} = \frac{l_1 \, \varphi_2}{f_1 \, \lambda_2} \; ;$$

et comme $$\frac{l_1}{\lambda_2} = -\frac{f_1 \, f_2}{\varphi_1 \, \varphi_2},$$

on a en définitive : $$-\frac{\beta_1}{\beta_3} = \frac{f_2}{\varphi_1}$$

ou, en langage ordinaire :

« Le rapport de grandeur de l'objet à son image, dans le dernier milieu, est constant $\left(\dfrac{f_2}{\varphi_1}\right)$, *quelle que soit la distance de l'objet*. Ce rapport est l'*inverse de celui des longueurs focales principales des systèmes composants, dans le milieu intermédiaire*.

« Quelle que soit la distance de l'objet à son foyer principal, l'image demeure de la même grandeur dans le dernier milieu. »

Voilà certes une propriété remarquable et d'une rare simplicité, et qui, tout comme la précédente, compense largement l'apparente dérogation que semblait éprouver la loi de Gauss en ce cas particulier.

Nous trouverons plus loin à ces deux propriétés une bien intéressante application. Sur ces deux dernières relations :

$$\lambda_2 = -l_1 \frac{\varphi_1 \, \varphi_2}{f_1 \, f_2}$$

et $$-\frac{\beta_1}{\beta_3} = \frac{f_2}{\varphi_1}$$

nous verrons fonder la véritable solution de l'optométrie instrumentale, c'est-à-dire la construction du premier optomètre, donnant à la fois la mesure de l'acuité visuelle et de la réfraction oculaire.

Dans l'appareil de M. Badal, fondé sur cette double base, nous verrons, en effet, chaque variation de la réfraction égale à l'unité dioptrique, correspondre à un déplacement linéaire égal de l'objet, et déterminer un déplacement de l'image variant aussi par quantités égales.

Cette image, d'autre part, demeurant de dimension constante dans le dernier milieu oculaire, pendant tous ces mouvements (voyez § 206).

§ 54. — Du centre de similitude.

On désigne sous ce nom le point d'intersection des directions recti-lignes que l'on peut mener par la pensée entre chaque point de l'objet et son correspondant dans l'image. C'est le sommet commun, situé sur l'axe, de tous les triangles géométriquement semblables, déter-minés par ces directions rectilignes ; ce que les anciens nommaient le nœud de réfraction.

Ce point divise la distance de l'objet à l'image en deux parties directement proportionnelles à leurs dimensions respectives ; il est donc *variable* avec ces deux éléments ou le déplacement de l'objet : cela le distingue du centre optique.

La figure 42, § 142, représente ces rapports.

M. Ad. Martin a démontré que le rapport des distances du centre de similitude aux points nodaux de réfraction et d'incidence est égal à celui des distances respectives de l'image et de l'objet, ou au grossissement linéaire du système.

Dans le cas où l'objet serait à l'infini, le centre de similitude se confond avec le deuxième point nodal. Cette remarque trouvera plus tard son application.

§ 55. — Du centre optique. Son rôle dans l'ancienne théorie des lentilles ; sa nullité pratique dans la nouvelle.

Dans l'ancienne théorie de la réfraction lenticulaire, on appelait *centre optique* un certain point situé dans l'intérieur de la lentille et tel que tout rayon incident qui, après sa réfraction dans l'intérieur de la lentille, passait par ce point, suivait, à l'émergence, une direction parallèle à celle de l'incidence.

Il résultait de cette propriété que, en considérant la lentille comme suffisamment mince, en d'autre termes, *en négligeant son épaisseur*, on pouvait admettre qu'un rayon lumineux parti d'un point d'un objet, et passant par ce point remarquable, atteignait, *sans déviation*, le point correspondant de l'image. Ce point jouissait donc, dans les lentilles, du privilège appartenant, dans le cas d'une seule surface sphé-rique, au centre de cette surface. Il était le centre de similitude entre l'objet et son image.

Quant à la position de ce point remarquable (voyez à cet égard tous les traités classiques), les auteurs la fixent, sur l'axe, entre les deux surfaces, et à une distance de chacune d'elles directement proportionnelle à leurs rayons de courbure ; indépendante, par conséquent, de l'inclinaison sur l'axe du rayon lumineux considéré. A ce point de vue, il pouvait donc bien jouer le rôle d'un *nœud* de réfraction entre l'objet et l'image ; mais seulement dans les cas où l'épaisseur des lentilles pouvait être négligée, sans trop d'inexactitude, devant les autres éléments linéaires figurant dans leurs constantes dioptriques.

Dans la théorie allemande nouvelle, le centre optique, considéré dans ses rapports avec la théorie des points cardinaux, est le point du système réfringent dont les deux points nodaux sont les *images par réfraction*, l'un relativement *au premier milieu*, le second, dans ses rapports *avec le dernier milieu*.

Eu égard à cette considération, le centre optique ne peut plus être regardé que comme un attribut des points nodaux, et vu l'exactitude et la simplicité du rôle rempli par ces derniers, un attribut tout à fait secondaire et sans importance pratique dans les applications à la physiologie. Et si nous insistons sur sa définition dans la nouvelle théorie, c'est pour prémunir le lecteur contre les malentendus qui pourraient résulter de l'usage, sans précaution oratoire, d'un terme ayant eu plusieurs acceptions dans la science.

C'est un écueil que nous signalons en passant, et qui se présente sous nos pas dans nos communications avec la science allemande, toujours trop disposée à l'introduction de définitions et de dénominations nouvelles.

§ 56. — De l'anneau oculaire de Ramsden.

Il existe encore, dans un système de surfaces sphériques centrées, un point remarquable, et dont la pratique a tiré un grand parti. C'est le point connu en optique instrumentale, sous les noms de :

Anneau oculaire (de Ramsden),

Point oculaire (de Biot),

Lieu de l'œil (Gauss).

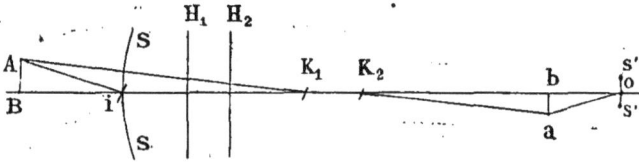

Fig. 13.

Soient dans un système composé, représenté figure 13, $H_1 H_2$, $K_1 K_2$ les points principaux et nodaux, A B, ab un objet et son image.

Supposons de plus que SiS étant la première surface antérieure du système réfringent, $s'os'$ en représente l'image.

On voit que si l'on mène les lignes A i et $a o$, ces deux lignes limiteront les angles sous lesquels l'objet A B est vu du centre de la surface S , et son image ab, du centre o de l'image de cette surface.

Le rapport de grandeur de ces angles visuels, représenté par celui de leurs tangentes, est donc $= \dfrac{\text{tang } aob}{\text{tang } AiB}$; ce rapport exprimera le *grossissement angulaire de l'instrument.*

Mais on remarquera que la ligne Ai est la direction *dans le premier milieu* du rayon qui, dans le dernier milieu, suit la direction ao, car a est l'image de A et o l'image de i.

La ligne brisée Ai a o appartient donc par ses deux parties Ai, ao, à un certain rayon du système obéissant à la loi :

$$\frac{\beta}{\beta_2} \cdot \frac{\text{tang } \alpha_1}{\text{tang } \alpha_2} = \frac{n_2}{n_1} \qquad (\S\ 25.)$$

α_1 ou α_2 étant ici les angles sous lesquels ce rayon lumineux coupe l'axe dans le premier et le dernier milieu ; β_1 et β_2 étant les images *aux points* où ledit rayon coupe l'axe.

Or tang α_1 et tang α_2 sont ici : tang AiB et tang aob ; β_1 et β_2 sont de même SiS et son image $s'os'$.

La formule devient donc

$$\frac{\text{tang } AiB}{\text{tang } aob} = \frac{s'}{S} \times \frac{n_2}{n_1}$$

ou

$$\frac{\text{tang } aob}{\text{tang } AiB} = \frac{n_1}{n_2} \times \frac{S}{s'}.$$

Dans nos instruments d'optique $n_1 = n_2$, le grossissement angulaire $\dfrac{\text{tang } aob}{\text{tang } AiB}$ y a donc pour mesure : *le rapport des dimensions de la surface S à son image* $\left(\dfrac{S}{s'}\right)$.

Applications pratiques.

a) Une première conséquence de cette proposition consiste dans la possibilité de mesurer très rapidement la valeur amplifiante d'un instrument d'optique. Il suffit pour cela de se procurer le rapport $\dfrac{S}{s'}$; on y arrive en mesurant directement :

1° le diamètre de *la surface d'entrée* des rayons dans l'instrument (ou simplement de l'anneau dans lequel est serti l'objectif) ; 2° le diamètre de son image. — (Sous la condition expresse qu'il n'y ait point, à l'intérieur de l'instrument, de diaphragmes interposés.)

b) Une seconde application de cette remarque s'offre dans la détermination du rapport de grandeur à établir entre la dimension de l'objectif et les autres éléments de l'instrument : 1° pour que l'image de cet objectif ou du cercle d'entrée des rayons, soit donnée par l'instrument au point même où se doit placer l'œil ; 2° pour que cette image du cercle d'entrée des rayons ne soit que de peu supérieure à l'ouverture moyenne de la pupille de l'observateur.

Dans cette image, en effet, doivent nécessairement passer tous les rayons lumineux qui viennent frapper l'objectif; et, pour qu'ils puissent être tous utilisés, la première condition est qu'ils puissent tous entrer dans l'œil.

Ce résultat peut être obtenu d'une manière presque absolue dans le cas d'un oculaire positif, c'est-à-dire d'un système donnant une *image réelle* de l'ouverture objective du tuyau de l'instrument.

Mais si l'image de cet anneau devait être virtuelle, c'est-à-dire se former dans l'intérieur de l'instrument, en avant de l'oculaire, il n'y aurait plus moyen d'en faire occuper le lieu par l'œil de l'observateur.

Dans ce dernier cas, il y aura donc toujours des rayons perdus. Tout étant égal d'ailleurs, on aura donc avantage à donner à l'objectif une ouverture aussi grande que possible.

Dans le cas de l'oculaire positif, au contraire, un excès de cette ouverture devient une valeur perdue.

c) Détermination des longueurs focales principales.

Une troisième application pratique, et du plus haut intérêt, des propriétés de l'anneau oculaire de Ramsden, se rencontre dans la conséquence que l'on peut tirer de la mesure du rapport $\dfrac{S}{s'}$ pour la détermination des constantes dioptriques d'un instrument d'optique.

Nous avons vu plus haut que le rapport $\dfrac{S}{s'}$ est celui des images β_1 et β_2 $\left(\dfrac{\beta_1}{\beta_2}\right)$ placées : l'une, au centre de la surface de l'objectif; l'autre, au lieu oculaire.

Or, entre ces images existe le rapport général :

$$-\frac{\beta_1}{\beta_2} = \frac{l_1}{F_1} = \frac{F_2}{l_2} = \frac{S}{s} \, ,$$

ou $$\frac{l_1}{F_1} = \frac{F_2}{l_2} = \frac{S}{s'}, \text{ en valeur absolue.}$$

Si donc on mesure directement la distance l_1 de la surface d'entrée au premier foyer principal; celle l_2 de l'image, ou anneau oculaire, au deuxième foyer principal, on a immédiatement les longueurs focales F_1 et F_2, et, à leur suite, toutes les autres constantes dioptriques. (Nous rappelons cette méthode aux §§ 62 et 140.)

§ 57. — Application des données et formules générales précédentes aux lentilles sphériques usuelles.

Dans la construction des lentilles sphériques, chaque système composant est simple, ou constitué par une seule surface sphérique; l'ensemble comprend donc deux surfaces séparant trois milieux successifs.

On connaît donc en chaque cas les rayons r_1 de la première surface; r_2, de la seconde; la distance mutuelle d des deux surfaces; n_1, n_2, n_3, les indices de réfraction des trois milieux successifs.

Il s'agit, au moyen de ces données, de déterminer les constantes *dioptriques* du système résultant, à savoir :

1° La distance des plans principaux du système résultant aux surfaces homologues (ou plans principaux) de la lentille (§ 47);

2• Les longueurs focales principales du système résultant (§ 46);

3• Le système des points nodaux (§ 46).

§ 58. — Cas général. — Deux systèmes sphériques simples : rayons et milieux quelconques.

a) Points principaux. — Distances de chaque point ou plan principal du système résultant au plan principal respectif (ici chaque surface de la lentille) des systèmes composants.

Ces distances sont données par les formules :

$$h_1 = \frac{d\,f'}{d - (f'' + \varphi')} \qquad\qquad h_2 = \frac{d\,\varphi''}{d - (f'' + \varphi')}$$

du § 47.

Les valeurs de f', f'' ; φ' et φ'' nous sont, d'ailleurs, fournies par les formules du § 6 ; savoir :

$$f' = \frac{r_1\,n_1}{n_2 - n_1} \qquad\qquad f'' = \frac{r_1\,n_2}{n_2 - n_1}$$

$$\varphi' = \frac{r_2\,n_2}{n_3 - n_2} \qquad\qquad \varphi'' = \frac{r_2\,n_3}{n_3 - n_2}$$

Les calculs nécessités pour la détermination de h_1 et h_2, au moyen de la substitution à f', f'', etc., de leurs valeurs ci-dessus, conduisent à un certain dénominateur commun à h_1 et à h_2 que nous demanderons la permission de remplacer par la lettre N, en faisant :

$$N = - \left\{ d\,(n_2 - n_1)\,(n_3 - n_2) - r_1\,n_2\,(n_3 - n_2) - r_2\,n_2\,(n_2 - n_1) \right\}$$

on obtient alors :

$$h_1 = \frac{n_1 \cdot d \cdot r_1\,(n_2 - n_3)}{N}$$

$$h_2 = \frac{n_3 \cdot d \cdot r_2\,(n_1 - n_2)}{N}$$

La distance mutuelle des points principaux est, d'ailleurs, donnée par $h_1 + h_2 + d$ (h_1 et h_2 étant comptées positivement à partir des surfaces et en s'éloignant d'elles) ; on a donc :

H, cette distance mutuelle,

$$= d\,\frac{(n_2 - n_1)\,(n_3 - n_2)\,(r_1 - r_2 - d)}{N}$$

b) Longueurs focales principales. — Elles sont données par les formules du § 46 :

$$F_1 = \frac{f'\,\varphi'}{(f' + \varphi') - d}\,, \qquad\qquad F_2 = \frac{f''\,\varphi''}{(f' + \varphi') - d}\,,$$

qui deviennent par la substitution à f', f'', etc.. de leurs valeurs :

$$F_1 = \frac{n_1\,n_2\,r_1\,r_2}{N} \qquad\qquad F_2 = \frac{n_2\,n_3\,r_1\,r_2}{N}$$

c) Système des points nodaux. — (Voir le § 48).

§ 59. — Lentilles plongées dans l'air.

Telles sont les formules à appliquer aux lentilles dans le cas le plus général.

Mais dans l'usage le plus habituel, ces lentilles sont plongées dans l'air ; les deux milieux extrêmes sont les mêmes, et l'indice de réfraction de ce milieu est l'unité.

. En faisant dans les expressions ci-dessus : $n_3 = n_1 = 1$, on obtient les formes beaucoup plus simples :

$$F_1 = F_2 = \frac{n \cdot r_1 \cdot r_2}{(n-1)\left(n(r_2 - r_1) + (n-1)d\right)},$$

$$h_1 = \frac{d\,r_1}{n(r_2 - r_1) + (n-1)d},$$

$$h_2 = -\frac{d\,r_2}{n(r_2 - r_1) + (n-1)d}.$$

(Formules 13, d'Helmholtz, dans lesquelles on a supposé : $n_1 = 1$),

et enfin :
$$H = \frac{d(n-1)(d + r_2 - r_1)}{n(r_2 - r_1) + (n-1)d}.$$

§ 60. — Discussion de ces formules.

· Dans le cas de lentilles matérielles plongées dans l'air, n est nécessairement plus grand que 1; de plus, la distance d est généralement moindre que le rayon de courbure.

Il peut être utile de se représenter ce que devient dans les diverses sortes de lentilles usuelles : bi-convexes, — bi-concaves, — plan-convexes, — plan-concaves, — ménisques à courbures dirigées dans le même sens, — ce que devient, disons-nous, la position des points cardinaux dans leurs rapports mutuels ou avec les surfaces limitantes.

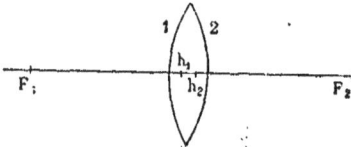

Fig. 14.

a) Lentille bi-convexe. — Pour exemple, prenons la lentille bi-convexe, représentée fig. 14.

Cette lentille a, comme son nom l'indique, ses deux surfaces dirigées en sens contraire, l'une, la première, ayant son rayon (r_1) positif, la seconde son rayon (r_2) dirigé en sens opposé, c'est-à-dire *négatif*.

La formule des longueurs focales devient, en y remplaçant r_2 par $-r_2$

$$F_1 = F_2 = \frac{-n\,r_1\,r_2}{(n-1)\left(n(-r_2 - r_1) + (n-1)d\right)}$$

ou
$$\frac{-n_1\,r_1\,r_2}{(n-1)\left((n-1)d - n(r_2 + r_1)\right)}$$

dans laquelle d est nécessairement plus petit que ($r_2 + r_1$); le dénominateur est donc négatif, comme le numérateur; F_1, F_2 sont donc positifs.

On voit, par contre, que h_1 et h_2 sont négatifs; en effet :

$$h_1 = \frac{dr_1}{-n(r_2 + r_1) + (n-1)d}$$

$$h_2 = \frac{dr_2}{-n(r_2 + r_1) + (n-1)d}$$

ce qui revient à dire que le premier point principal est *en arrière* de la première surface, et le deuxième *en avant* de la seconde.

De plus, H, ou la distance mutuelle des points principaux, est positive :

$$H = \frac{d\,(n-1)\,(d-r_2-r_1)}{-\,n\,(r_2+r_1)+(n-1)\,d}$$

(ses deux termes étant négatifs). On en conclut que le 1er de ces points est *en avant* du second, et que, par conséquent, ils sont tous les deux compris dans l'intérieur de la lentille.

Cas de la lentille bi-convexe (voir fig, 14), quand les deux surfaces ont mêmes rayons de courbure.

Dans les formules ci-dessus du § 59, il nous faut faire $r_2 = r_1$; il vient :

$$F_1 = F_2 = \frac{r}{2\,(n-1)} \cdot$$

c'est la formule usuelle la plus simple; celle qui sert à former l'échelle classique des lentilles.

Nous empruntons textuellement le reste de la discussion au résumé d'Helmholtz : le lecteur pourra en vérifier les propositions en modelant son analyse sur ce que nous venons de tracer pour la lentille bi-convexe.

b) *Lentilles plan-convexes*. — « La lentille plan-convexe forme le cas limite de la lentille bi-convexe; l'un des rayons devient infini, et l'un des points principaux tombe sur la surface courbe de la lentille. »

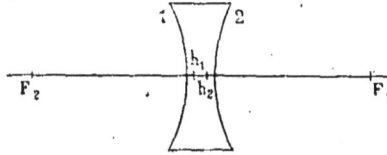

Fig. 15.

c) *Lentilles bi-concaves* (fig. 15). — Dans ces lentilles, deux surfaces sphériques dans les convexités se regardent, séparent de l'air un milieu plus dense que lui, les rayons de ces surfaces seront donc r_1, négatif, r_2, positif. Les distances focales sont négatives, les distances des points principaux aux surfaces également négatives, c'est-à-dire que les points principaux sont à l'intérieur de la lentille. Leur distance mutuelle est positive, c'est-à-dire que le premier est en avant du second.

d) *Lentilles plan-concaves*. — « Limite de la lentille bi-concave atteinte, si l'on suppose que l'un des rayons devient infini ; l'un des points principaux vient alors se confondre avec la surface courbe de la lentille. »

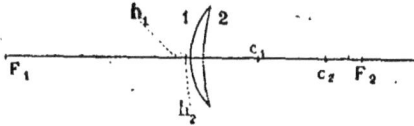

Fig. 16.

e) *Lentilles concaves-convexes* [1]. — « Les rayons sont tous deux positifs ou tous

---

1. La figure 16 représente une lentille *concave-convexe*, à foyer positif ;
La figure 17 une autre à foyer négatif qui s'épaissit vers le bord ;
Et la figure 18 une troisième, à foyer négatif, mais dont l'épaisseur est moindre aux bords. Le centre de courbure de la première surface est marqué en c_1, celui de la seconde en c_2.

deux négatifs, suivant la face de la lentille, qui se trouve opposée à l'incidence de la lumière. Examinons le premier cas (les deux rayons positifs, ou la lentille offrant

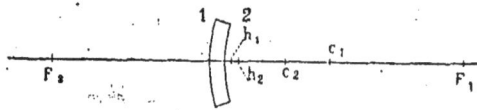

Fig. 57.

sa convexité à la lumière) : le second s'en déduira immédiatement, en prenant pour premier côté le second, et réciproquement.

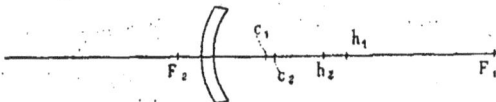

Fig. 18.

« La distance focale devient *positive*, quand on a : $n_2 \ (r_2 + d - r_1) > n_1 \, d$. Elle devient infinie quand les deux membres de cette inégalité deviennent égaux ; elle devient négative quand le premier membre devient inférieur au second.

« La longueur $(r_2 + d - r_1)$ est la distance du centre de courbure de la seconde surface, à celui de la première, comptée en arrière. Le second centre est-il en arrière du premier, la lentille s'amincit en allant du milieu à la circonférence ; est-il en avant du premier, la lentille s'épaissit vers ses bords. On peut donc dire que quand une lentille concave-convexe s'épaissit vers le bord, sa distance focale est négative, et que si sa distance focale est positive, elle s'amincit sur les bords. Mais il ne faut pas énoncer les deux propositions réciproques, comme on le fait souvent à tort. »

« Le premier point principal est situé en avant de la surface convexe, quand la distance focale est positive, et s'éloigne jusqu'à l'infini, quand la distance focale elle-même devient infinie. La distance focale devient-elle négative, le premier point principal est situé en arrière de la surface convexe de la lentille, c'est-à-dire du côté concave, et s'éloigne indéfiniment quand la distance focale devient infinie. »

« Le second point principal est situé *en avant* de la surface concave de la lentille, c'est-à-dire de son côté convexe, quand la distance focale de la lentille est *positive ;* il est situé *en arrière* de cette surface quand la distance focale est *négative*, et s'éloigne également à l'infini quand la distance focale devient infinie. »

« Quand la distance focale est positive, le second point principal est toujours en arrière du premier, c'est-à-dire plus voisin de la lentille (voyez fig. 16). — Quand elle est négative, il est *en arrière* du premier, c'est-à-dire plus loin de la lentille, quand celle-ci s'épaissit vers son bord (voyez fig. 17) : il est au contraire *en avant* du premier, quand la lentille à foyer négatif s'amincit du milieu vers la circonférence (voyez fig. 18). Ces deux points coïncident quand les deux surfaces appartiennent à des sphères concentriques, et ils sont alors situés au centre commun de ces sphères. »

« Je ferai observer encore que les foyers ne tombent jamais à l'intérieur de la lentille, et, de plus, qu'ils sont toujours de part et d'autre de ce milieu réfringent. » (Helmholtz.)

d) Points nodaux. — L'identité des milieux d'incidence et d'émergence $(n_1 = n_{m+1})$ rendant les longueurs focales principales égales, G_1 et G_2 sont également de même longueur. Dans les systèmes réfringents plongés dans l'air, les points nodaux coïncident donc avec les points principaux.

§ 61. — Rappel de la formule classique :

$$\frac{1}{p} + \frac{1}{q} = \frac{1}{f}$$

Note. — Nous passerons ici sous silence la discussion de la marche des foyers conjugués et des modifications de la grandeur des images qui s'y trouve liée, quand l'objet est supposé se rapprocher ou s'éloigner de la lentille. Cette discussion est classique et se trouve partout. On la rattachera expressément à la présente théorie, en se reportant au § 31, qui montre comment se lie à ces formules nouvelles la loi classique :

$$\frac{1}{p'} + \frac{1}{q} = \frac{1}{f'}.$$

§ 62. — Un appareil réfringent composé, instrumental ou organique, étant donné, sans que l'on en connaisse aucun des éléments constituants, déterminer expérimentalement ses constantes dioptriques.

Ce que l'on se propose dans cette question, inverse de la précédente, est évidemment la détermination de *la position* de ses foyers et points principaux (et nodaux).

Position s'entend ici de la distance de ces points aux éléments matériels les plus faciles à atteindre dans l'appareil, à savoir, par exemple, et d'une manière générale, les surfaces extrêmes d'incidence et d'émergence baignées par les milieux extrêmes.

Comme exemple d'application, nous prendrons une lunette quelconque, télescope par réfraction, microscope, ou tout autre de même ordre, plongé dans l'air, c'est-à-dire dans lequel les longueurs focales sont égales, et où les points principaux et nodaux coïncident deux à deux.

Les appareils organiques reposent sur des combinaisons trop complexes pour servir de thème ou de patron dans cette application sommaire. Si le lecteur veut entrer plus avant dans cette étude, il aura un intéressant modèle à suivre dans l'ensemble des belles recherches qui ont fondé la théorie moderne de la réfraction oculaire.

a) Détermination de la position des foyers principaux. — La première inconnue à déterminer, et la plus immédiatement dégagée, c'est la position absolue, et par suite la distance mutuelle des foyers principaux de l'appareil. Nous supposerons d'abord que l'appareil jouisse de foyers réels ou positifs; nous nous occuperons ensuite du cas des foyers virtuels ou négatifs.

L'appareil étant fixé horizontalement sur un banc ou table munis d'une longue règle divisée et portant un écran de verre dépoli, mobile (comme celui des chambres noires de la photographie), on recevra sur cet écran l'image renversée d'un objet bien éclairé et très distant,-la lumière marchant d'abord de gauche à droite, puis de droite à gauche. Cette image sera observée, suivant le degré cherché de précision, soit à la loupe, soit au microscope; et lors de la plus grande netteté réalisée, il sera aisé de *mesurer sa distance exacte à la surface correspondante de l'instrument.*

Comme on connaît d'ailleurs la longueur même de ce dernier, lorsque l'on aura fait cette opération dans les deux sens de la marche de la lumière, on aura la valeur de $(F_1 + F_2 + H)$, ou $2F + H$, F étant la longueur focale principale, et H l'écartement des points principaux.

b) Détermination de la longueur focale principale, et par suite de l'écartement H des points principaux, ou de la position de ces derniers. — Plusieurs méthodes très simples s'offrent à nous pour cette seconde partie du problème.

La première repose sur l'application de la propriété décrite au paragraphe 56, et appartenant au point remarquable, dit *anneau oculaire de Ramsden.*

Nous savons qu'entre les dimensions de cet anneau (β_2), et celle de la surface d'incidence de la lunette (β_1) d'une part, et de l'autre, la distance de cette dernière au foyer principal le plus voisin et la longueur focale principale, existe le rapport suivant :

$$- \frac{\beta_1}{\beta_2} = \frac{l_1}{F}.$$

Or on peut mesurer directement l_1, *distance du foyer principal* à la surface même d'incidence ou à l'anneau de l'objectif.

Le rapport $\frac{\beta_1}{\beta_2}$ est lui-même facilement mesurable ; on en déduira donc aisément F ou la longueur focale elle-même ; et comme on connaît déjà $2F + H$, *distance mutuelle des foyers principaux*, on sera donc en possession de tous les éléments de la question.

2° On peut encore utiliser pour le même objet la relation qu'offrent entre elles les distances conjuguées d'un objet et de son image, quand cette dernière est égale en grandeur à l'objet et de sens contraire.

On sait que dans ce cas (§ 35 et suivants), l'objet et l'image sont, l'un et l'autre, à une distance du foyer principal correspondant, égale à la longueur focale principale.

Cela posé, prenant un objet bien défini et de dimension exactement mesurée, comme un cercle ou un carré, on dessine sur l'écran dépoli le décalque de cet objet. Après quelques tâtonnements, on arrive à trouver une position telle de l'objet et de l'écran dépoli, que l'image du premier recouvre exactement le décalque préparé sur l'écran.

Mesurant alors leur distance mutuelle sur le banc d'épreuve, on sait que cette distance égale nécessairement $4F + H. = M$; or comme on a déjà $2\,F + H = N$, on se procure aisément et F et H, ou toutes les constantes de la question : $F = \dfrac{M - N}{2}$; $H = N - 2\,F$.

§ 63. — Cas des foyers virtuels ou négatifs.

Les méthodes qui précèdent ne sont plus directement applicables, si le système à étudier est du genre négatif, c'est-à-dire n'offrant que des foyers virtuels.

Dans ce cas, on pourrait suivre les procédés indiqués pour le même objet par M. Ad. Martin, dans son interprétation géométrique de la théorie de Gauss [1].

Ou bien :

Associant de manière fixe au système à étudier une lentille positive de puissance connue, et assez grande pour transformer ce dernier en un système positif, traiter l'ensemble comme l'appareil du paragraphe précédent, en déterminer les constantes dioptriques, et en déduire, après cela, celles du système premier, au moyen des formules des §§ 43 et suivants.

Au lieu d'ajouter cette lentille positive, on pourrait aussi bien en enlever une négative au système à étudier ; opérer alors sur un système positif, et de là remonter au système primitivement donné.

1. Gauthier-Villars. 1867.

DEUXIÈME PARTIE

ANATOMIE — PHYSIOLOGIE — OPTOMÉTRIE

QUATRIÈME LEÇON

ANATOMIE DESCRIPTIVE SOMMAIRE DE L'ŒIL HUMAIN

§ 64. — Du globe dans son ensemble : sa division en trois parties; ses dimensions principales moyennes.

Le globe oculaire est constitué par un sphéroïde plus ou moins résistant que nous décomposerons, pour l'étude, en trois portions aussi différentes par leur organisation que par le rôle qu'elles remplissent, savoir : 1° la demi-sphère postérieure, *organe de réceptivité;* 2° la moitié antérieure, instrument *d'optique ou de transmission;* 3° une région intermédiaire ou mécanique.

La première comprendra d'arrière en avant ou de dehors en dedans (voyez fig. 19) :

La sclérotique.
La choroïde.
La rétine.

La seconde (appareil optique), d'avant en arrière :

La cornée.
L'humeur aqueuse.
Le cristallin.
Le corps vitré.

Enfin une troisième partie, ou intermédiaire, fournissant aux deux extrêmes un ensemble d'organes de soutien et d'agents moteurs;

La zone ciliaire.

Globe oculaire dans son ensemble :

Dimensions principales :

Diamètre antéro-postérieur, du sommet de la cornée au plan vertical tangent à la sclérotique postérieurement à l'œil. . .   24^{mm},30
Diamètre vertical. . . . .   23^{mm},40
Diamètre horizontal . . . .   23^{mm},60

XX' Axe visuel. F₂ fovea centralis, pôle de l'œil.

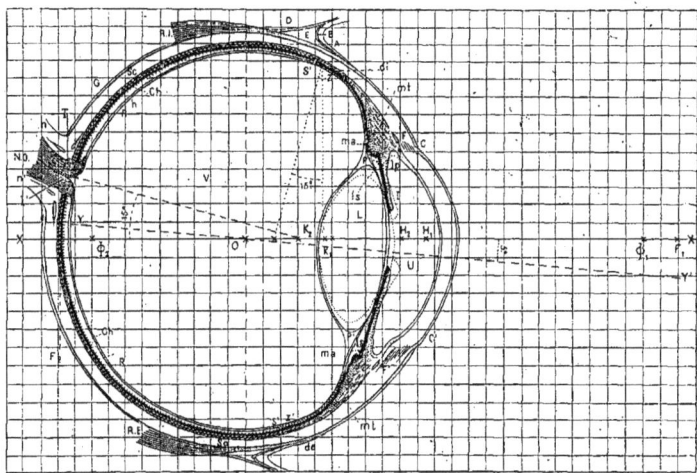

Fig. 19. (A l'échelle de 3mm,33 pour 1.) Les côtés des divisions mesurent 3mm,33.

XX' Axe visuel. F₂ fovea centralis, pôle de l'œil.
YY' Axe perpendiculaire au plan du canal de Fontana ou de Schlemm et de la cornée.
FF' Canal de Fontana ou de Schlemm.
CC' Cornée. — A conjonctive.
I Iris.
L Lentille ou cristallin.
O Centre de rotation du globe.
DD Muscles droits.
Sc Sclérotique.
Ch Choroïde, se terminant en avant par les procès ciliaires.
R Rétine, SS' ora serrata (sur la rétine on a représenté, en les exagérant, la direction des bâtonnets.)
No Nerf optique, l'artère centrale, la lame criblée; nn', nevrilemme qui l'enveloppe; remarquer un petit trait marquant la couche du tissu connectif qui le sépare en deux gaines, ainsi que la portion de sclérotique avec laquelle il se fusionne.
PP' Canal de Petit formé par le dédoublement de la zonule de Zinn (hyaloïde et ligament suspenseur du cristallin).
U Humeur aqueuse (chambre antérieure).
V Corps vitré.
E Fascia orbitaire se détachant de la capsule postérieure; se fusionnant avec:
B Fascia détaché de la capsule antérieure.
ZZ' Fusion avec l'hyaloïde et la pars ciliaris retinæ de la zonule de Zinn.
mt Tenseur de la choroïde (fibres méridiennes du muscle ciliaire).
ma Sphincter annulaire du muscle ciliaire.

Ip Ligament pectiné de l'iris.
Is Cristalloïde antérieure et ligament suspenseur du cristallin.
RI Droit interne.
RE Droit externe.

X'oY' Angle α mesurant en moyenne 5°

Constantes dioptriques.

$F_1 F_2$ Foyers principaux de l'œil (indolent state).

$\varphi_1 \varphi_2$ Foyers principaux pendant l'accommodation.
$H_1 H_2$ Points ou plans principaux.
$K_1 K_2$ Points nodaux.

PREMIÈRE PARTIE

APPAREIL SENSIBLE ET DE RÉCEPTIVITÉ

§ 65.. — **Sclérotique** (Sc, dans la figure).

Enveloppe ou tunique extérieure du globe, composée d'un tissu fibreux résistant, entremêlé d'éléments élastiques, mais en quantité inférieure et ne permettant qu'une distension très limitée de l'enveloppe. A son maximum de distension, elle affecterait une forme très voisine de la sphère; mais dans les conditions de la vitalité physiologique, cette sphère est un peu déprimée dans le sens de la pesanteur, et son diamètre transversal un peu supérieur à son diamètre antéro-postérieur. Son épaisseur est plus grande en arrière et en avant qu'à l'équateur.

Son épaisseur, en arrière, est d'environ 1^{mm}; à l'équateur de 0^{mm},5.

La dimension moyenne du globe, suivant son axe antéro-postérieur, serait de 24 millim. 30 ; en en retranchant l'épaisseur moyenne de la sclérotique et de la choroïde évaluée 1^{mm}, on a, pour le diamètre transparent, 23,30.

§ 66. — **Choroïde** (Ch, dans la figure).

C'est la seconde tunique de l'œil, en les comptant de dehors en dedans. Elle est en rapport immédiat avec la sclérotique et sert elle-même d'appui à la rétine. Très intimement unie sur toute leur surface commune avec cette dernière, elle l'est un peu plus lâchement à l'enveloppe extérieure avec laquelle elle échange des connexions de tissu connectif plus ou moins élastiques (*lamina fusca*), sauf en trois régions dans lesquelles l'adhérence est intime, à savoir : l'anneau fibreux de pénétration du nerf ; la région de la macula et, tout à fait en avant, le ligament pectiné.

Au point de vue de sa composition, elle se divise anatomiquement en cinq couches que nous réduirons ici à deux pour plus de simplicité : 1° Le stroma pigmenté, corps même de la membrane, servant de lit à la double canalisation vasculaire et nerveuse qui la constituent principalement, et 2°, la membrane élastique (limitante), qui la sépare de la rétine au moyen d'un épithélium pigmenté, également très lisse (épithélium hexagonal), (tapis des animaux).

Nous ne décrirons pas la choroïde dans ses parties élémentaires, cette description n'intéressant que l'histoire de la nutrition de l'œil, dans l'état sain et dans sa pathologie. Nous n'avons à la considérer ici que comme le fond noirci de la chambre oculaire dans ses rapports avec le fonctionnement optique. Sous ce rapport, c'est de son rôle de tapis absorbant que nous avons uniquement à nous occuper. La région postérieure de la choroïde étant exclusivement consacrée aux apports fournis par la canalisation vasculaire nourricière de l'œil et à son innervation.

On verra plus loin (§ 67) quel rôle *nouveau* remplit la membrane épithéliale dans la fonction visuelle; comment elle constitue le laboratoire où se produit la substance photochimique (pourpre rétinien) dans laquelle baignent les pieds des bâtonnets. Par suite de ce concours fonctionnel, si connexe, si intime, la choroïde, où du moins sa membrane épithéliale, peut être considérée comme se rattachant directement à l'appareil spécial sensitif de l'organe.

Dans le coup d'œil d'ensemble que nous lui devons, nous nous bornerons à signaler, au point de vue mécanique, ses rapports de structure avec les deux membranes entre lesquelles elle s'étend.

Premièrement, *sa soudure annulaire complète* au pourtour du nerf optique, où elle se fond entièrement avec le bord du trou sclérotical. (La rétine participe par sa charpente à cette soudure.)

Secondement, son adhérence intime, à la sclérotique d'une part, à la rétine de l'autre, dans la région de la macula, pôle de l'œil; sa fusion, d'autre part, avec la terminaison antérieure de la membrane sensible, *ora serrata, pars ciliaris retinæ*, origine de la région intermédiaire ou ciliaire.

Troisièmement, la fusion de sa charpente ou de son stroma avec le corps ciliaire glissé entre elle et la sclérotique, et l'en séparant jusqu'au ligament pectiné, où elle trouve un dernier appui, en même temps qu'un ligament suspenseur pour le repli qu'elle forme en donnant naissance à l'iris, son prolongement.

Dans ce trajet intermédiaire, sa charpente fibreuse ou élastique lui devient commune avec la rétine, *devenue fibreuse, (pars ciliaris retinæ)*, enfin, en dehors, avec le corps ciliaire lui-même qu'elle recouvre de ses nombreux replis vasculaires et pigmentés (*procès ciliaires*).

De cette charpente fibreuse, hyaline, élastique à la fois, on voit sourdre, le long des procès ciliaires, le ligament hyalin et élastique que nous devons décrire plus loin sous le nom de *Zonule* ou *collerette de Zinn* et qui remplit le rôle de ligament suspenseur du cristallin (voir ce mot).

Entre l'ora serrata SS' et l'origine commune FF' de la cornée et de l'iris, sur une longueur de 3 millim. 5 environ, on trouve la choroïde soulevée par une zone ou anneau triangulaire à sommet postérieur et à base en rapport avec l'iris, *l'anneau ciliaire des anciens*.

Cet anneau, tapissé en dedans par la zonule de Zinn et les procès ciliaires, renferme entre la zonule, en dedans, et la sclérotique en dehors, un organe des plus importants reconnu aujourd'hui comme *organe musculaire*.

˙Nous renvoyons pour . sa description à- l'article *Accommodation* (leçon 6ᵉ, § 97).

Ajoutons, pour être complet, le rappel d'une dernière connexion que présente la choroïde avec la sclérotique au niveau de la . *macula lutea* : connexion anatomique qui n'est pas sans importance dans l'exposé des conditions de la production . du staphylôme postérieur (voir § 268).

§ 67. — **Rétine** (Appareil de sensibilité).

a) Description d'ensemble. — La rétine est une membrane . quasi hémi-sphérique, s'étendant par sa convexité et sans plis sur la choroïde, qu'elle sépare du corps vitré.

C'est l'écran sensible de l'œil, comme la choroïde en forme . dans le fond le réservoir nourricier, et, à sa surface, l'étamage pigmentaire et photochimique.

La rétine adhère intimement et sur 'toute sa . surface à la choroïde : ses points de soutien à la sclérotique sont les mêmes, à savoir le pourtour du disque optique en arrière, l'*ora serrata* en avant. Ces deux circonférences limitent absolument la rétine sensible, ou le territoire de sa qualité d'organe de sensibilité. Sa fusion avec la choroïde et l'hyaloïde, entre l'*ora serrata* et la zonule (*pars ciliaris retinæ*) étant exclusivement fibreuse et hyaline (SS′, ZZ′, fig. 19). .

b) Rôle très élevé rempli par la rétine si l'on en juge d'après sa constitution même.

La rétine est constituée par une charpente de tissu connectif servant de stroma ou de gangue à un organisme de substance nerveuse très riche et très compliqué. On .décrit généralement ces appareils nerveux comme un épanouissement du nerf optique. Telle est bien l'apparence, en effet ; le nerf optique la pénètre d'arrière en avant, . à travers le *foramen opticum*, qu'il occupe en entier, divisant là sa gerbe de fibres nerveuses qu'il épanouit ensuite à angle droit, en les répandant en nappe à la surface de la membrane sensible.

Mais la rétine n'est point du tout l'épanouissement du nerf ; elle ne fait que le recevoir, pour être mise par lui en rapport avec le centre cérébral.

Sa constitution cellulaire en fait, un véritable centre d'élaboration nerveuse, comme l'observation des phénomènes en fait le lieu, le siège des manifestations multiples de cette sensibilité spéciale et étendue dont nous exposerons plus loin . le tableau remarquable (leçon 5ᵉ, § 74 et suivants).

Le nerf optique, en lui-même, ne jouit d'aucune sensibilité connue, en dehors de ses propriétés de transmission télégraphique vers le cerveau. La surface concave de l'écran oculaire cesse, en effet, d'être un organe sensible, là où se trouve le nerf optique seul, c'est-à-dire au *foramen opticum*, lieu de la tache aveugle de Mariotte. La rétine en ce point fait défaut, en même temps que la sensibilité spéciale.

L'extrême multiplicité des éléments organiques nerveux d'aspect et de constitution cellulaire variés, qui composent les *sept* couches de la rétine, rapprochée de l'étendue et de la multiplicité des sensations ou notions qu'elle élabore, son développement propre sous la forme d'une petite ampoule détachée de la masse cérébrale dans les premiers temps de la vie embryonnaire, concourent à lui faire attribuer le rôle et l'importance *d'un petit cerveau séparé du grand*.

Cette façon de voir est développée plus loin (leçon 5ᵉ).

Dans une brève exposition des propriétés les plus essentielles de l'organe de la vue, nous montrerons en particulier toute l'importance du rôle que semble y remplir la couche des bâtonnets comme siège et organe de la localisation des lignes de direction visuelle. Importance qui s'accroit par le fait démontré par Donders, que cette couche *est le siège même des images exactes* formées par l'appareil dioptrique.

Pendant que nous écrivons ces lignes, la science toujours en travail, nous apporte un nouvel ordre de faits considérables, qui vient relever encore le rôle de cette couche importante et la seule un peu connue parmi les strata de la rétine.

Voir plus loin même § (Photochimie rétinienne).

c) *Énumération des sept couches de la rétine*. — Si nous rapprochons maintenant les propriétés multiples et fondamentales de l'appareil visuel, dont quelques-unes seulement encore ont une définition nette, de cette série de six couches qui compose la membrane, et que nous allons énumérer par ordre, on s'étonnera moins de leur nombre que l'on ne regrettera

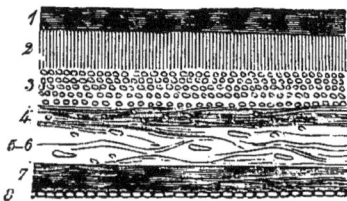

Fig. 20.

notre ignorance en ce qui concerne leurs fonctions particulières. On rencontre donc, d'arrière en avant (fig. 20) :

1. La choroïde.
2. La couche des bâtonnets ou membrane de Jacob.
3. Les couches granuleuses externes.
4. La couche des fibres nerveuses radiées, dites de Müller.
5 et 6. Couche granuleuse interne ou des cellules ganglionnaires.

7. Couche des fibres nerveuses du nerf optique.

8. Membre limitante interne.

Or, l'image optique se forme sur la couche des bâtonnets et des cônes, et même à la surface postérieure de cette couche (voir §§ 80, 173) ; et l'on vient de voir que les fibres du nerf optique ou les canaux de correspondance entre la rétine et le cerveau s'étalent parallèlement à elle, dans la couche rétinienne la plus distante du lieu de l'image.

La communication entre ces deux couches extrêmes doit donc se faire par le canal des couches intermédiaires. L'anatomie histologique nous apprend à cet égard que la couche la plus antérieure est mise en rapport avec la plus postérieure et celles qui les séparent, par des prolongements filiformes partis des bâtonnets et des cônes et qui, après avoir traversé la limitante externe, vont se rendre à la granuleuse externe. Cette dernière est rattachée à la couche des fibres optiques par les prolongements des cellules multipolaires. Finalement, passant sous silence le rôle inconnu de toutes ces complexités histologiques, nous retiendrons seulement la conclusion suivante :

L'organe impressionné par l'image, la couche des bâtonnets et des cônes, constituée par une armée de petits cylindres, serrés les uns contre les autres, et implantés perpendiculairement à la surface de réception de l'image, est mise en communication composée avec les fils télégraphiques partis du cerveau sous le nom de fibres optiques, par des prolongements qui se rendent, des cônes, à des fibres nerveuses épaisses et composées, des bâtonnets, à des fibres simples.

d) Nouvelles propriétés de la membrane de Jacob. — Fr. Boll (professeur à Rome), dans une communication adressée récemment à l'académie de Berlin, a donné connaissance d'une découverte, fertile en conséquences, faite par lui-même, à savoir :

« Que la couche limitante externe (ou des bâtonnets) de la rétine de tous les animaux, n'était point durant la vie, incolore, comme on l'admet universellement, mais bien d'un beau *rouge pourpre*. »

Pendant la vie, ajoute cet auteur, la couleur *rouge*, propre à cette couche, est incessamment détruite par la lumière pénétrant dans l'œil. Dans l'obscurité elle reparaît; mais, après la mort, ne persiste que quelques instants.

Si l'on ne s'en est pas aperçu plus tôt, c'est que la simple exposition à la lumière du jour d'une rétine que l'on vient de détacher de la choroïde, suffit pour détruire cette coloration sans retour.

Le siège de cette coloration est dans la couche des bâtonnets. Le professeur Boll s'en est assuré, en montrant que sur une rétine devenue opaline ou laiteuse, la coloration ne s'aperçoit pas de dedans en dehors, mais bien si l'on regarde la rétine par sa face postérieure.

Remak avait déjà avancé qu'entre la couche des cônes et la choroïde, existait une substance transparente d'un *jaune* intense. Ce doit être la couleur chamois que prend avant de pâlir, la teinte purpurine.

Des expériences ultérieures (Kühne) ont démontré que sauf l'action de certains agents chimiques doués d'une certaine intensité, la lumière seule a le pouvoir de pâlir et effacer ensuite la coloration propre de la rétine. Elles ont fait voir en outre que si la rétine, même après la mort bien complète, est laissée en rapport avec la choroïde, le retrait de la lumière est bientôt suivi de la réapparition de la couleur rouge. La circulation sanguine étant dès lors hors de question, vu la mort depuis longtemps parachevée, la choroïde seule et, en elle, la membrane épithéliale, est l'agent de cette revivification de la couleur. Ce fait tend à confirmer les vues des anatomistes qui considèrent l'épithélium qui couvre le tapis, comme appartenant à la rétine et non à la choroïde. Les cellules pavimenteuses embrassent d'ailleurs immédiatement les bâtonnets.

Toutes les régions du spectre n'agissent pas avec la même intensité sur la coloration propre de la rétine. Les rayons de la région de la ligne D (sodium) demeurent sans grand effet sur elle (aussi est-il convenable de faire toutes les préparations expérimentales à la lumière sodique).

Quant aux autres régions du spectre, on a pu observer déjà ce qui suit :

. 1° à travers le *rouge sang concentré*, nulle altération de la couleur propre de la membrane ;

2° le *verre-rouge* amène quelques traces de pâleur, au bout de six heures ;

3° sous le *bleu*, la pâleur s'est montrée après deux heures ;

4° sous le *vert*, quatre ou cinq heures après.

On peut conclure de là que les rayons les plus propres à effacer la couleur propre de la rétine sont ceux de la portion la plus réfrangible du spectre (bleue).

Des écrans en grillage ayant été posés sur la rétine, pendant ces opérations, pour la protéger contre l'accès de la lumière, il en est résulté un grillage rouge persistant, une photographie négative.

Le dernier mot de cette découverte est loin d'être dit, le premier rideau n'en est encore que soulevé. Déjà pourtant l'on peut en conclure que la rétine est d'abord un écran exactement photographique ; secondement, que la lame épithéliale qui la sépare du tapis n'est rien moins qu'un laboratoire perpétuel de revivification de la plaque sensibilisée.

Les conséquences secondaires de ces faits sur l'interprétation des

phénomènes principaux produits par les images colorées, ne se feront
sans doute pas attendre.

e) Vascularisation rétinienne. — Les vaisseaux rétiniens entrés
dans le globe avec le nerf optique (voir fig. 21),
se recourbent comme ses fibres, à angle droit,
et se répandent dans toutes les couches internes
de la membrane jusqu'auprès de la granuleuse
intermédiaire. Leur rôle, comme véhicules de la
nutrition, est encore chargé de quelque obscurité :
sont-ils bien destinés à la rétine ? Celle des oiseaux, des reptiles, des amphibies, des poissons en est dépourvue ; chez beaucoup de mammifères, on n'en rencontre qu'au pourtour du disque optique !

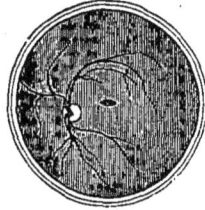

Fig. 21.

Les vaisseaux rétiniens se distinguent en deux troncs principaux
supérieurs et deux inférieurs, tant artériels que veineux, se dédou-
blant promptement.

Leurs ramifications ne dépassent pas *l'ora serrata ;* ils ne paraissent
pas communiquer avec les vaisseaux choroïdiens.

Vers la région polaire (macula) ils s'amincissent assez pour disparaître sur la macula même. Cette région marquée au centre par un
petit point, soit rouge, soit d'un reflet particulier, est déprimée en
cuvette, au pôle même où la rétine est réduite à la membrane de
Jacob (voir également la fig. 52, § 172).

DEUXIÈME PARTIE

APPAREIL OPTIQUE

§ 68. — Cornée

La cornée est cette portion de l'œil qui occupe, comme un miroir
convexe circulaire, le milieu de la fente palpébrale. C'est une membrane transparente faisant, à la façon d'une calotte sphérique, saillie
sur la sphère de plus grand diamètre qui forme le globe, avec
laquelle elle se continue d'ailleurs d'une manière insensible, se fondant à sa périphérie dans la sclérotique.

Son union avec cette dernière se fait, *comme* par sertissure, dans
le cercle béant qui la reçoit au centre de la région antérieure de l'organe ; elle s'opère à la manière d'un verre de montre avec sa monture, la circonférence sclérale étant entaillée en biseau de façon à
ce que son bord externe s'avance plus que le bord interne. Cette disposition est importante à connaître aussi bien dans ses relations avec
l'anatomie chirurgicale, qu'avec les observations de physiologie
expérimentale.

Cette remarque ne relate d'ailleurs que les *apparences* extérieures offertes par le cercle d'union des deux membranes, à savoir les limites réciproques de la *transparence* de l'une et de *l'opacité* de l'autre; car, anatomiquement, leurs tissus sont la continuation l'un de l'autre, et ne sauraient être séparés.

a) *Canal de Fontana ou de Schlemm.* — A leur circonférence interne de jonction, c'est-à-dire aux limites extrêmes de la cornée proprement dite, de son biseau interne, se trouve un canal circulaire dont la paroi antérieure ligamenteuse sert de point fixe d'attache, en avant, à la membrane de Demours ou de Descemet, au ligament pectiné de l'iris dans le plan diamétral, et, en arrière, à la masse des procès et muscle ciliaires. C'est le canal dit de Fontana, de Hovius, de Schlemm.

Les dimensions moyennes de la cornée sont, dans le sens transversal, de douze millimètres environ (partie transparente), d'un peu moins dans le sens vertical, la sclérotique empiétant un peu en haut et en bas.

Sa surface antérieure diffère assez peu de la calotte d'un ellipsoïde de révolution qui aurait tourné autour de son grand axe. Elle *paraît* un peu plus mince en son sommet qu'en ses bords chez l'adulte.

Cette disposition ellipsoïdale forme la base des beaux calculs de Sturm, qui servent eux-mêmes d'assiette à la théorie mathématique de l'astigmatisme.

Néanmoins, la forme ellipsoïdale n'est pas assez prononcée ici pour que, dans les théories, même les plus exigeantes, on ne puisse considérer, avec une suffisante approximation, la cornée comme une simple calotte sphérique.

Dans cette hypothèse, le rayon de sa surface est estimé en moyenne à $7^{mm},50$: Donders le suppose de $7^{mm},27$.

Sa flèche ou la distance de son sommet au plan de son insertion serait de $2^{mm},50$, en moyenne, et de ce plan au plan pupillaire, on compterait 1 millimètre à $1^{mm},50$ de plus, soit $3^{mm},50$ à 4 millimètres, du sommet de la membrane à celui du cristallin.

Les mensurations dont les chiffres précédents sont les moyennes généralement admises, ont été relevés au moyen de l'ophtalmomètre d'Helmholtz, et constituent un des plus beaux travaux de physiologie expérimentale de cette branche de la science (§ 226).

Relativement à ce qui concerne la diminution d'épaisseur de la cornée dans sa région moyenne, Helmholtz dit que, dans l'étendue des deux quarts moyens, les deux surfaces de la membrane lui ont paru généralement concentriques, et que l'accroissement progressif d'épaisseur vers la périphérie, ne se montre que dans les deux quarts opposés du même diamètre.

b) Chambre antérieure ; humeur aqueuse. — La calotte sphérique virtuelle formée en avant, par la cornée, en arrière, par le diaphragme irien et la face antérieure du cristallin, est ce que l'on nomme la chambre antérieure de l'œil, ou de l'humeur aqueuse, du nom du liquide qui la remplit.

L'humeur aqueuse est un liquide très peu différent de l'eau : analysée, elle ne contient de plus qu'elle que 2 p. 100 environ de sel marin et de matières extractives. Son indice de réfraction, comme celui du vitré, diffère à peine de celui de l'eau = 1,34.

§. 69. — Du cristallin.

Le cristallin est un corps de forme lenticulaire, complètement diaphane et élastique, placé en arrière de l'iris, et fermant, en avant, la chambre postérieure de l'œil. Il est compris, en avant et en arrière, entre deux surfaces sphéroïdes dont les concavités se regardent et que sépare, sur l'axe, une épaisseur moyenne de 4 millimètres.

L'antérieure un peu moins convexe, (son rayon est d'environ 10 millimètres), fait quelque peu saillie sur le plan de l'insertion irienne : la surface postérieure a pour rayon de courbure au sommet : 6 millimètres.

Par son équateur, il est en rapport avec le contenu du canal de Petit, dont il forme la face intérieure (voir § 72, zonule de Zinn). C'est cette même zonule, dédoublée, qui le maintient en place et en forme le ligament suspenseur.

Au point de vue de sa composition, il est constitué par deux éléments distincts : une enveloppe ou capsule, — un contenu : la lentille proprement dite.

La *capsule* est une membrane amorphe, hyaline, absolument limpide, élastique, adhérente à son contenu. Très mince et d'épaisseur uniforme en arrière (cristalloïde postérieure), elle offre, au contraire, en avant (cristalloïde antérieure), la forme d'un ménisque relativement épais en son centre, s'amincissant à la périphérie. L'élasticité de cette membrane est remarquable, et sa tendance représente une *force constamment appliquée à réduire le diamètre équatorial* au profit du diamètre antéro-postérieur ; c'est-à-dire à en accroître la convexité.

La lentille proprement dite se compose d'une série de couches parallèles les unes aux autres, formant autant d'enveloppes successives entre lesquelles s'interpose un contenu solide ayant la forme d'un ménisque divergent très excentrique. Au centre, se trouve un noyau arrondi.

Cet ensemble, vu par transparence, est en outre partagé par une étoile à six branches, subdivisant virtuellement le corps de la lentille en autant de coins sphériques en rapport par leurs sommets. Les intervalles ou interstices radiés qui séparent ces secteurs sont comblés par une substance homogène ou, au plus, à très fines molécules. Ce sont eux auxquels sont dues l'apparence étoilée du spectre du cristallin et les stries étoilées de certaines cataractes (voir leçon 4e, § 171).

Le cristallin n'offre ni nerfs, ni vaisseaux. Il se nourrit par osmose, puisant dans les milieux entre lesquels il est suspendu, le corps vitré particulièrement; et sa pureté dépend par là de l'intégrité de la choroïde.

§ 70. — Corps vitré.

Le corps vitré est une substance gélatineuse, diaphane et incolore, enveloppée par la membrane hyaloïde et remplissant la chambre postérieure de l'œil.

Dans un degré moyen de tension, cette enveloppe et son contenu maintiennent d'arrière en avant, le cristallin à sa place physiologique, et d'avant en arrière, les membranes concaves au degré d'extension qu'exigent les délicates fonctions de l'écran sensible ou rétinien.

La structure histologique du corps vitré est fort controversée. Chez l'adulte, il semble privé de structure : cependant l'anatomie pathologique exclut cette opinion, et il faut croire seulement que ses éléments cellulaires sont trop diaphanes pour s'imposer à tous les observateurs.

Suivant une école histologique importante, le corps vitré représente le type histologique du tissu muqueux, substance hyaline contenant des cellules arrondies d'après les uns, fusiformes ou étoilées suivant d'autres.

Desséché lentement, il se réduit à une membrane légère ; replongé dans l'eau, il reprend ses dimensions et ses apparences premières.

Le corps vitré forme ainsi, en faisant abstraction de l'épaisseur de la rétine, le dernier milieu de l'appareil réfringent oculaire. Son indice de réfraction mesure 1.34.

Le corps vitré est renfermé dans une poche sans ouverture, la membrane ou capsule hyaloïde, tout comme le cristallin, est renfermée dans la sienne.

C'est une membrane hyaline, amorphe, extrêmement subtile. Elle adhère, par sa périphérie, d'une façon intime à la rétine; et l'on a peine à la distinguer de la membrane limitante interne de la précédente. Elle est plus intimement encore soudée en arrière à la papille optique, en avant, elle est même fusionnée avec la zonule de Zinn, sur 3 millim. de longueur. Nous décrivons (§ 72, zonule de Zinn), ses con-

.nexions en cette région, en définissant le canal de Petit dont elle forme la paroi postérieure, et qu'elle abandonne pour tapisser en arrière la capsule postérieure du cristallin et former avec elle le chaton de ce corps auquel a été donné le nom de *fossette hyaloïdienne.*

TROISIÈME PARTIE

SYSTÈME INTERMÉDIAIRE COMPRENANT L'IRIS ET LA ZONE CILIAIRE

§ 71. — Iris.

L'iris, la partie la plus antérieure de l'uvée, est une membrane étendue perpendiculairement à l'axe de l'œil, à 4 millim. environ, en arrière du sommet de la cornée. Presque en son centre, mais se rapprochant un peu plus du bord *interne* de la membrane, est une ouverture circulaire (pupille ou prunelle), dont la dimension varie suivant des lois physiologiques déterminées. L'organe remplit ainsi le rôle d'un diaphragme à ouverture variable.

Par sa circonférence extérieure, l'iris est en rapport avec le ligament du muscle tenseur de la choroïde, ligament qui forme la paroi interne du canal dit de Fontana. De cette même circonférence extérieure se détache en outre, antérieurement, un réseau de fibres élastiques qui vont se fondre dans la membrane de Demours ou de Descemet; c'est ce que l'on nomme le *ligament pectiné de l'iris.*

Dans l'œil normal, la circonférence de la pupille est toujours en contact immédiat avec la surface antérieure du cristallin.

L'examen de l'œil, sous l'eau, ou au moyen de l'*orthoscope* (petite cuvette à parois transparentes dans laquelle on peut emprisonner la cornée), permettant d'annuler la réfraction due à la cornée, offre à la vue, sans altération sensible, ou sans crainte d'illusion optique notable, les rapports réels de l'iris avec les organes voisins, notamment avec le cristallin. On reconnaît alors à l'œil nu qu'il est presque absolument plan, ou, au moins, très peu bombé.

Ce fait est encore démontré par l'observation de la deuxième image de Sanson, celle fournie par la cristalloïde antérieure. En établissant une position relative convenable entre l'observateur et la lumière, on peut toujours amener cette image à toucher le bord pupillaire; et du moment où a lieu ce contact apparent, si le mouvement continue, l'image disparaît entièrement. Or, si le bord de la pupille n'était pas en contact immédiat avec la capsule, l'image ne pourrait jamais venir se mettre en rapport avec le bord pupillaire : une petite bande obscure (ombre portée du bord de l'iris) séparerait toujours l'image par réflexion, fournie par la capsule antérieure, du bord de la pupille. On peut reconnaître encore par l'observation directe que le plan de

l'iris est en arrière du plan qui contient le cercle-limite transparent
de la cornée. Observons un sujet normal en plaçant une lumière et
notre propre œil dans ce plan, chacun d'un côté de la cornée, puis
reculons insensiblement : on voit disparaître le plan de l'iris avant le
bord opposé de la sclérotique (effet qui ne peut être attribué à la réfraction, à l'émergence ; car l'action réfringente s'exerce ici en sens
contraire d'un tel effet).

Par d'ingénieux procédés ophtalmométriques, Helmholtz est arrivé
à mesurer, avec une certaine exactitude, la distance de ce plan au
sommet de la cornée : nous avons donné plus haut les résultats
numériques de ces calculs (voir § 68).

a) *Chambre postérieure de l'humeur aqueuse.* — Le plan de l'iris est
donc transversal et repose normalement sur le cristallin, du moins
toute sa région péripupillaire.

Cette disposition anatomique laisse dans la région périphérique du
cristallin un canal circulaire à trois pans : l'un, *antérieur*, formé par le
plan de l'iris, le deuxième, *postérieur*, formé par le ligament suspenseur du cristallin ; le troisième, *externe*, constitué par la tête des
procès ciliaires. Cet espace, tantôt réduit à une simple fente, tantôt
contenant une certaine quantité d'humeur aqueuse, forme ce que les
anciens appelaient *chambre postérieure de l'humeur aqueuse.* [On ne la
confondra pas avec la chambre postérieure de l'œil lui-même ou
espace intra-hyaloïdien qui est la véritable chambre postérieure.]

b) *Constitution de l'iris.* — L'iris est constitué par un stroma tapissé
en avant et en arrière par deux couches de cellules épithéliales, peu
ou point pigmentées en avant, très denses et très pigmentées en
arrière. La première fait suite à la couche épithéliale de la membrane
de Descemet ; la seconde à celle de la choroïde ou tapis.

La pigmentation du stroma lui-même, quand il est plus ou moins
pénétré par le pigment uvéal postérieur, donne à l'iris sa couleur
brune. Dans des yeux moins pigmentés, l'iris paraît *bleu* ou *vert ;* cet
effet reconnaîtrait, suivant Helmholtz, pour raison d'être, un mécanisme physique analogue à celui qui s'observe lors de l'absorption et
de la réflexion de la lumière à la surface des *lames minces.* Les couches
profondes et pigmentées de l'iris sont recouvertes par une très faible
épaisseur de minces couches moins foncées et dont les plus superficielles seraient même plus ou moins translucides (troubles). Avant
d'être finalement absorbée par les couches les plus profondes (noires),
une portion de la lumière a été tamisée, c'est-à-dire partiellement
absorbée, et partiellement réfléchie par les couches superficielles
agissant comme lames minces superposées, douées d'une certaine
transparence. Dans cette succession de réflexions, la résultante finale
qui se perçoit au dehors varie du bleu au vert, ou même au gris vert.

Quant au stroma lui-même, il est de nature ligamenteuse et composé de tissu connectif, servant d'enveloppe ou de lit à deux groupes principaux de fibres-cellules musculaires *lisses* (sans parler des nerfs et des vaisseaux).

L'un de ces groupes est incontestable et constitue le *sphincter* pupillaire. Il entoure la pupille d'un anneau de 1 millim. environ...

Quant à l'autre, composé de fibres à direction radiée, il est plus probable que démontré, ou, du moins, que constant; les anatomistes étant moins unanimes sur son compte.

Il exercerait l'action dilatatrice. A défaut de la constatation anatomique, l'observation physiologique impliquant absolument son existence, nous la considérerons comme démontrée.

c) Innervation de l'iris (physiologie de ses mouvements). — Quant aux influences motrices auxquelles sont soumis ces agents musculaires, nous dirons que, d'une manière générale, le sphincter irien est sous la dépendance directe de l'oculo-moteur (racine spinale), comme le muscle radié sous celle du système ganglionnaire. Mais nous ajouterons que ces deux influences ne sont pas de même ordre. Le muscle annulaire se contracte activement comme le font les muscles animés par un influx spinal.

L'action du sympathique sur les fibres radiées consiste uniquement dans le maintien persistant, constant de leur tonicité.

L'influence de la cinquième paire sur les mouvements de l'iris reste encore à déterminer. L'irritation de cette paire provoque manifestement des actions réflexes dans l'iris et naturellement suivant la voie centrale. Mais elle en détermine également après la section des deux autres racines du ganglion ophtalmique. Il faut admettre alors que cette action se transmet par le ganglion ophtalmique devenu, comme le sous-maxillaire, un centre de réflexion motrice, ou encore par les cellules nerveuses intra-oculaires (leçon 20ᵉ. Voir *anomalies de l'accommodation*).

Les dimensions variables de la pupille sont sous l'influence d'un grand nombre d'actions réflexes :

La pupille se resserre à l'état physiologique :

1° Sous l'influence directe de la lumière sur l'iris lui-même (le fait a été constaté, mais dans une si faible mesure qu'à peine en doit-on tenir compte);

2° Sous une action réflexe née dans la rétine, soit du même côté, soit du côté opposé ;

3° Sympathiquement, avec la contraction de la pupille du côté opposé.

4° Pendant le sommeil : probablement par atonie relative du muscle radié (système ganglionnaire);

5° Par les progrès des années, à la suite sans doute aussi de cette même atonie progressive ;

6° Dans le phénomène de l'adaptation aux objets rapprochés ;

7° Sous l'influence de la convergence mutuelle des axes optiques;

8° Par une action réflexe provenant, soit de la cinquième paire, soit même de tous autres nerfs de la sensibilité générale.

Pathologiquement, comme on le verra plus tard, par suite de toute cause exaltant d'une manière absolue ou relative, le système spinal au détriment du système tonique ganglionnaire, ou encore par la dépression directe de ce dernier (voir la leçon 20e).

§ 72. — Zone ciliaire.

Entre le canal de Fontana et la circonférence, limite antérieure de la rétine, c'est-à-dire sur une longueur mesurant 3 millim. 50 le long d'un méridien, s'étend une zone particulière que nous avons appelée intermédiaire, en ce qu'elle vient séparer l'un de l'autre, le système sensible et le système optique, en leur interposant un appareil à la fois suspenseur et moteur.

Cette zone est constituée par le soulèvement de la choroïde que détache de la sclérotique un anneau ligamenteux, dont la coupe méridienne offre la forme d'un long triangle, à petite base antérieure et contenant deux organes à la fois distincts et confondus :

1° La masse du muscle ou plutôt des muscles ciliaires ;

2° La masse des procès ciliaires. De cette masse fondue dans l'uvée s'échappe, au dedans, une fine membrane chargée de soutenir le cristallin, de le maintenir suspendu entre les deux milieux transparents qu'il sépare.

La première de ces parties (masse musculaire) sera décrite par nous à propos de l'Accommodation (leçon 6e, § 96).

Quant à la seconde, *procès ciliaires*, ils forment une dépendance et un développement de la choroïde, particulièrement au point de vue vasculaire et nerveux.

Leur rôle, en dehors de ces derniers éléments (vaisseaux et nerfs), est absolument inconnu : nous voulons parler ici de leur forme bizarre, de la saillie interne de leur tête en plis godronnés. Retenons seulement ceci, qu'en aucune circonstance, contrairement à ce qui a été dit, ils ne viennent en contact par cette tête ou proéminence antéro-intérieure, ni avec le cristallin, ni avec aucune autre des parties voisines.

Zonule de Zinn. — La zonule de Zinn ou ligament suspenseur du cristallin, filtre pourrait-on dire de toute la longueur des procès ciliaires, depuis l'extrémité de la membrane limitante de la rétine jusqu'à la tête des procès ciliaires. Un peu avant d'atteindre cette extrémité antérieure, elle se dédouble pour envelopper l'équateur du cristallin, ce qu'elle fait *en avant* en s'appliquant en anneau, en se fondant sur le quart externe de sa surface antérieure, *en arrière*, en se fusionnant avec l'hyaloïde, pour former la séparation entre le cristallin et le corps vitré. Au centre de ce parcours cet ensemble forme une dépression qui, sous le nom de *fossette hyaloïdienne*, reçoit le pôle du cristallin.

Canal godronné ou de Petit. — Eu égard à cette disposition, elle forme en ce lieu de dédoublement les faces antérieure et postérieure d'un canal annulaire dont la troisième face est le bord équatorial du cristallin. Ce canal est dit *canal godronné ou de Petit.*

Cette membrane est anhyste, vitrée et pourvue de propriétés élastiques.

La résistance élastique de la zonule lui a fait attribuer, en outre de la fonction de ligament suspenseur du cristallin, le rôle d'agent tonique de traction sur l'équateur du cristallin, dont, par là, elle tendrait à diminuer l'épaisseur. C'est un antagoniste tonique de la capsule même du cristallin (voir l'article *Accommodation*, leçon 6ᵉ, § 97).

Muscles ciliaires. — (Renvoyé à l'article *Accommodation* leçon 6ᵉ, § 96.)

CINQUIÈME LEÇON

PHYSIOLOGIE GÉNÉRALE DE L'ŒIL

§ 73. — Considéré comme instrument de physique, l'œil est une chambre obscure. — Du centre de similitude.

L'œil est, depuis Képler, assimilé avec une justesse parfaite à la chambre obscure de nos cabinets de physique.

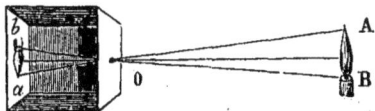

Fig. 22.

La chambre obscure élémentaire, représentée figure 22, se compose d'une boîte carrée dont une face porte en son centre un tout petit trou. Si le fond de cette boîte, préservé d'ailleurs de toute lumière soit directe, soit diffuse, était formé de verre dépoli et l'opercule opaque, percé du trou central, appliqué sur le volet d'une fenêtre, ouvert lui-même en cet endroit, l'observateur, placé en arrière, verrait apparaître, sur le fond dépoli de la surface postérieure, le paysage extérieur renversé.

Ce paysage est dessiné par le mécanisme suivant :

Un mince faisceau lumineux cylindrique ayant pour base le petit orifice central *o*, et se promenant par son extrémité libre sur le contour de tous les objets extérieurs, dessinerait évidemment par son prolongement intérieur sur la paroi opposée de la boîte concave, une image *b a* semblable à l'objet A B, mais renversée *par rapport à lui*[1].

Remplacez ladite boîte par un œil de lapin albinos fraîchement préparé, le même phénomène se voit réalisé avec une netteté bien supérieure.

Le paysage régulièrement dessiné, se peint renversé sur la surface postérieure de l'organe.

Il en est de même si dans l'orifice agrandi de l'opercule diamétral de la chambre obscure, on sertit une lentille collective, d'un foyer égal à la profondeur de la boîte concave.

L'œil n'est donc en définitive qu'une chambre obscure armée de lentilles, et dont l'effet *mécanique* est de dessiner sur sa surface postérieure l'image renversée de la perspective extérieure et d'après un mécanisme très voisin de celui de la formation des images dans la chambre photographique.

§ 74. — Objet rempli par ce mécanisme. — Principes réciproques de l'isolement des impressions lumineuses, et des sensations ou réactions visuelles.

Cette première observation met en lumière une première et principale propriété de l'organe visuel, une propriété double, pourrait-on dire, et qui consiste à mettre en rapport avec *un seul point* de notre organe sensible (à la lumière), *une seule direction* de l'espace ouvert devant lui.

Cette propriété optique trouvera, comme nous le verrons plus loin, dans l'organe, une faculté réciproque en vertu de laquelle le sensorium *concevra* la notion de cette direction *exclusive* pour chaque point lumineux ayant déterminé l'impression première.

Cette double et réciproque propriété sera formulée dans les deux principes suivants :

Isolement des impressions lumineuses (appareil optique). Isolelement réciproque des réactions sensorielles correspondantes (appareil de sensibilité spéciale).

1. Ce mécanisme renferme la théorie même de la chambre obscure mathématique. Nous en ferons de nombreuses applications dans la pratique de l'oculistique (voir 199, leçon 13e).

Un coup d'œil d'ensemble jeté sur l'anatomie comparée, va nous montrer ce double principe appliqué par la nature dans la formation de l'organe visuel, chez tous les animaux doués d'une organisation quelque peu élevée sous le rapport de cette fonction.

§ 75. — **Anatomie comparée.** — **Matérialisation organique des principes précédents : Isolement des impressions et des sensations qui en résultent. — Yeux à rétines convexes. — Yeux à rétines concaves.**

Passant sous silence les simples globules oculaires des animaux tout à fait inférieurs, comme les annelés ou les vers, qui vivent d'une vie souterraine et dont les organes ne semblent encore que des rudiments, bons, au plus, à leur permettre de distinguer le jour de la nuit, nous ne trouvons dans les descriptions des naturalistes que deux sortes d'appareils véritablement différents :

1° Les yeux des insectes et des crustacés qui sont disposés en manière de mosaïque, et dans lesquels chaque point de l'écran sensible appartient à une même surface *sphérique convexe*, et est mis en rapport, au moyen de tubes isolateurs, avec une *seule* direction de l'espace.

2° Les yeux à milieux transparents dans lesquels la surface sensible, également *sphérique*, offre sa *concavité* au lieu de sa convexité ; et dont chaque point est mis en rapport avec une direction déterminée et unique de l'espace, au moyen d'un appareil isolateur du genre des systèmes réfringents lenticulaires.

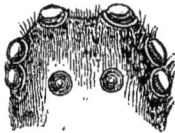 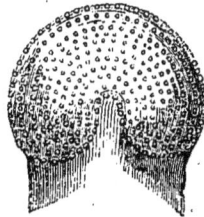

Fig. 23.　　　　　　　　　　　Fig. 24.

Les deux figures ci-dessus, 23 et 24, représentent le premier de ces deux types.

Le second est le mieux connu, quoique plus compliqué ; c'est l'œil de l'homme (voy. fig. 19), et des autres mammifères.

La figure 23, empruntée à Leuwenhoech, représentant le schéma de la *coupe suivant l'axe* d'un œil de hanneton, manifeste, dès le premier coup d'œil, le procédé d'isolement suivi par la nature dans le premier de ces types : *n* y représente l'extrémité antérieure du nerf optique, s'épanouissant en ganglion sphérique convexe, duquel émergent en grand nombre des prolongements (*t*) où canalicules nerveux tapissés sur leurs parois par une couche pigmentaire analogue de notre choroïde, parois qui absorbent tout rayon pénétrant obliquement sur le tuyau *t*.

Ces deux formes organiques réciproques ou inverses répondent aux conditions géométriques opposées que représente la figure 26.

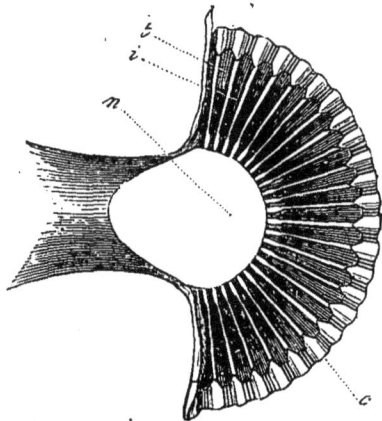 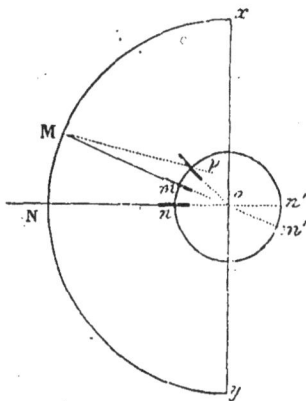

Fig. 25.   Fig. 26.

x y M N est la demi-sphère de la perspective, *m n m' n'* une seconde sphère concentrique à la précédente, et dont la moitié *m n* est parallèle à la demi-sphère extérieure, la moitié *m' n'* la demi-sphère inverse ou symétrique.

Admettons que *o p*, *o m*, *o n*, soient les tubes nerveux de la figure 25, tubes aboutissant au fond des canalicules rayonnants et noircis sur leurs parois que représente ladite figure; on voit que ces tubes nerveux ne pourront recevoir d'autres faisceaux lumineux que ceux qui enfileront, comme M *m*, le petit canal lui-même, c'est-à-dire qui seront dans le prolongement *direct* du rayon *o m* de la circonférence intérieure, laquelle représente ainsi la rétine avec une couche de bâtonnets normaux à sa surface convexe. Tout faisceau lumineux oblique comme M *p*, à là direction du canalicule, sera absorbé par sa paroi noire et sera perdu pour la vue.

Imaginons maintenant que la demi-circonférence antérieure *m n p* soit enlevée et remplacée par un diaphragme passant par *x y* perpendiculaire à N *n* et percé du petit trou d'épingle en son centre *o*.

On construit ainsi la figure 22, la chambre noire mathématique; chaque fascicule lumineux, va toucher le fond sphérique *m' n'* sur le prolongement même de sa direction extérieure M O ou N O.

Si ce fond est organisé comme une rétine, chacun de ses points verra au dehors, mais sur la seule direction o M, ou o N (voir fig. 19 et 20).

Est-il besoin de faire remarquer qu'un même ensemble M N d'objets extérieurs, vu ou reconnu, de la même manière, dans les deux cas, dans la direction O M, o N, par la membrane sensible, donnera lieu dans la première combinaison à une image disposée dans le *même sens* que lui (image droite, rétine convexe), tandis que dans le second cas (rétine concave), le même ensemble M N donne une image *n' m'* disposée en *sens inverse*.

Dans la première classe, l'image d'un ensemble d'objets est de *même sens* que ces objets eux-mêmes, tandis que dans la seconde, l'image est disposée en *sens contraire*.

La première classe peut donc être désignée encore sous la dénomination d'yeux à images droites ; la seconde, d'yeux à images renversées.

Mais, dans l'une et l'autre de ces classes, *à chaque point sensible,* correspond manifestement une *direction unique* dans l'espace, du point de départ de la source de sollicitation lumineuse (voir § 83).

§ 76. — La surface entière de la rétine est une surface focale.

Si l'appareil oculaire est, comme mécanisme, très comparable à une chambre obscure photographique, il a cependant sur cette dernière une première supériorité.

Dans la chambre obscure artificielle lenticulaire, la partie nette de l'image est circonscrite en *de très étroites limites*, autour de l'axe de la boîte et de la lentille.

Dans l'expérience faite avec l'œil du lapin albinos, au contraire, on observe, et même avec une certaine admiration, que tous les points de cette image *hémisphérique* présentent une netteté sensiblement égale et parfaite. On n'y constate aucune déformation, même sur les limites les plus excentriques du tableau, au contraire de ce que l'on observe dans les plus parfaites de nos photographies monumentales. Dans ces dernières, en effet, dès que la surface du dessin acquiert une certaine étendue, même bien inférieure à la demi-circonférence, chacun sait combien (au delà de 20 à 30°) les images y sont singulièrement déformées.

Notre physiologie propre nous apporte les mêmes enseignements. Si l'on fixe le regard avec une persistance soutenue sur un point de mire placé en face de soi, dans le plan médian, on remarque que l'on a la notion très nette de la position relative de tout objet bien visible qu'un assistant promènerait dans le champ périphérique de la vision. On ne perd ce point mobile de vue, du côté externe, que presque absolument dans le plan même de la circonférence de la cornée. Du côté interne, ou nasal, on le suit seulement jusqu'aux limites créées par la présence de la protubérance nasale (voir fig. 27, § 82 ; fig. 39,. § 121).

On conclut de ces observations et expériences, que :

Le champ périphérique visuel atteint pour un seul œil plus de 90° d'un côté, et 70° environ de l'autre ; c'est-à-dire toute l'étendue objective de ce dernier côté, limitée par la protubérance nasale. En d'autres termes, que la surface entière de la rétine est une *surface focale.*

§ 77. — Du centre de similitude physiologique.

Dans ce mécanisme, on remarque que chaque objet extérieur tel que A B (fig. 42, § 142) avec son image renversée *b a*, forme un groupe de deux triangles semblables opposés par le sommet ; que ce sommet, le même pour tous les objets et leurs images respectives, est le centre de l'orifice de la chambre obscure mathématique.

Ce point-là recevra, dans les développements qui vont suivre, le nom de *centre de similitude*, ainsi qu'il a été défini. (§§ 54, 82.)

La surface de l'écran concave rétinien jouissant ainsi de cette propriété que tous ses points sont exactement au foyer de l'appareil dioptrique, on peut donc considérer l'écran rétinien et la surface hémisphérique de la perspective extérieure comme appartenant à deux surfaces sphériques ayant un centre commun, à savoir, *le centre de similitude.* Rapprochement que nous ne consignons ici que d'une manière sommaire et pour compléter, *en gros*, l'assimilation de l'appareil organique avec la chambre noire des physiciens, car cette assimilation comportera de nombreuses nuances différentielles, ainsi qu'il apparaîtra ultérieurement.

§ 78. — L'état indolent ou indifférent de l'œil est l'adaptation à l'horizon. Emmétropie.

L'homme et un grand nombre d'animaux supérieurs ont la faculté de voir nettement à l'horizon. Dans cette condition, la vue exacte a lieu sans effort et par l'effet de la seule puissance de réfraction qui correspond à la structure même des milieux transparents de l'organe et à la courbure de leurs surfaces de séparation. Cet état de réfraction est dit *statique* ou passif, étant manifestement exempt de tout sentiment de fatigue, ou même d'effort : les premiers observateurs qui ont constaté cette condition (Porterfield et Young) l'ont désignée sous le nom d'état *indolent* ou *indifférent* de l'œil.

Les rayons qui viennent frapper la cornée, et qui partent de l'ho-

rizon, sont dans ces circonstances sensiblement parallèles; l'œil
représente alors la chambre noire à réfraction, au moment où l'écran
se trouve exactement au foyer principal de l'objectif.

Cette condition, point de départ des études nouvelles de la réfraction
oculaire, y jouera le rôle le plus important et le plus avantageux, sous
le nom d'*emmétropie* : état moyen ou d'adaptation de l'organe au
parallélisme des rayons incidents. On pourrait définir l'*emmétropie*
(œil moyen) *l'état d'adaptation pour l'horizon ou le parallélisme.*)

**§ 79. -- Propriétés physiologiques de la rétine. — La rétine est le siège ou
l'organe des notions ou idées de lumière, de couleur et d'espace, des principes
d'extériorité et de direction visuelle.**

Cette proposition n'a pas besoin de démonstration en ce qui concerne la lumière et la couleur. Ces deux mots n'ont eux-mêmes
d'autres sens que l'expression des sensations les plus banales que la
rétine communique à notre sensorium. Ce sont nos rétines elles-
mêmes qui les définissent.

Les idées d'espace, de direction visuelle, le principe de l'extériorisation de nos sensations visuelles exigent, au contraire, quelques
développements.

Lorsqu'un point lumineux extérieur peint son image sur la rétine,
il le fait, comme nous l'avons exposé, au moyen d'un faisceau homocentrique de rayons parallèles ou divergents, transformés par l'appareil dioptrique organique en un faisceau de rayons toujours
homocentriques, mais convergents. Et le point lumineux est *vu*;
c'est-à-dire que son existence extérieure et sa direction dans l'espace
sont reconnus par le sensorium. Or, si l'on se demande lequel de
tous ces rayons émanés du point visible a porté au sensorium les
renseignements : *extériorité de la cause* et *direction* qu'elle occupe
par rapport au sujet, on est forcé de reconnaître que tous ces rayons
ayant, dans leur chemin, éprouvé plus ou moins de déviations, aucun
d'eux n'a pu renfermer en lui le don de révéler ces propriétés particulières. On est forcé, par là, de conclure que c'est l'écran sensible
lui-même qui les possède, que tel est son mode de réaction contre
les sollicitations lumineuses.

L'écran rétinien est, en effet, le premier des éléments organiques
que rencontre la lumière dans son passage à travers l'œil, et que l'on
trouve doué d'une organisation en rapport avec le rôle élevé qu'il
remplit dans l'échelle des actes de la sensibilité. Enfin, la plus extérieure de ses nombreuses et délicates couches, offre dans sa constitution anatomique, une disposition qui semble traduire objectivement
cette propriété des directions visuelles.

Cette couche extrême, *la membrane de Jacob*, est histologiquement formée (§ 67 *c*) par une réunion de petits éléments cylindriques de substance nerveuse (les bâtonnets) petits filaments de 2 millièmes de millimètre d'épaisseur, sur 5 centièmes de millimètre de longueur environ, étroitement serrés les uns contre les autres et plantés perpendiculairement sur la surface de la membrane comme les crins d'une brosse. On ne peut s'empêcher de voir en eux *des normales matérielles* dressées sur la surface concave de la rétine et d'y localiser les directions visuelles correspondant à chaque axe secondaire de réfraction, à chaque diamètre de la sphère extérieure. Et cette conception *à priori* reçoit une sorte de sanction de la remarque suivante : à savoir, que le lieu où se forme l'image dioptrique est exactement sur la surface extérieure, la plus postérieure, non seulement de la rétine, mais même de la membrane de Jacob (voir figures 19 et 20).

C'est ce que l'on va reconnaitre très nettement dans le paragraphe suivant.

§ 80. — Lieu de formation de l'image rétinienne (tiers postérieur de la couche des bâtonnets.)

L'image formée par l'appareil dioptrique de l'œil, lors de la vision nette et correcte, est empreinte sur la surface postérieure de la rétine et même de sa dernière couche, de la membrane de Jacob.

Deux genres d'observations conduisent à cette conclusion.

La première est la conséquence d'une proposition expérimentale de Donders que nous exposons au § 85, et d'où il ressort que lors du regard attentif et de la vision la plus parfaite d'un objet déterminé, son image se peint sur la *fovea centralis* et la tache jaune qui l'entoure. Or, en cette région, la rétine est réduite, comme épaisseur, à la membrane même de Jacob; à peine recouverte en dedans par une mince lamelle des couches contiguës condensées (voir la leçon précédente).

Si la sensation la plus parfaite est constatée au lieu où cette couche existe seule, il est difficile de penser que cette propriété l'abandonne dans ses autres régions pour passer à d'autres organes.

La seconde preuve est fournie par une analyse très délicate, due à M. Helmholtz, de la célèbre expérience de Purkinje, dans laquelle ce savant fit apparaître dans l'œil l'image subjective de l'arbre vasculaire de la rétine (voir leçon 11e, §§ 172 et 173, l'exposition et la discussion de cette belle expérience entoptique).

Enfin tout doute a disparu à la suite de la magnifique découverte faite par Boll des propriété photochimiques de la rétine, propriétés localisées également dans la surface *postérieure* de ladite membrane de Jacob.

§ 81. — **Manifestation des principes d'extériorisation et de direction de la sensation visuelle dans l'expérience des phosphènes.**

Une expérience directe, et qui laisse peu de place au doute, vient encore confirmer les conclusions des paragraphes précédents. Frottons légèrement avec le bout du petit doigt ou la pointe mousse d'un crayon, un point déterminé quelconque de la région postérieure de notre globe oculaire; nous produisons par cet acte, deux sortes d'effets :

1° nous *sentons* l'impression du doigt ou de la pointe mousse sur les téguments ou enveloppes de l'œil. Sensibilité générale, toucher ou tact.

2° sur le prolongement du diamètre de l'œil correspondant au point touché, nous *voyons* apparaître *en dehors de nous*, et plus ou moins loin, un *petit anneau lumineux* (phosphène). La pression éprouvée localement par la rétine s'est donc traduite par une apparition *lumineuse dans une direction déterminée, perpendiculaire à la membrane*, au point touché, comme si, au dehors, sur cette direction, eût été allumé instantanément un cercle lumineux.

La rupture brusque d'un courant électrique produit également l'apparition d'un éclair lumineux.

De quelque façon qu'elle soit stimulée, la rétine accuse donc l'ébranlement qu'elle reçoit, 1° par une perception *lumineuse*, 2° par la projection *extérieure* de l'origine de cette perception, 3° par la notion d'une direction géométrique définie, attribuée à cette projection extérieure.

En un mot, les impressions communiquées à la rétine par telle cause que ce soit, sont interprétées par elle (ou par le sensorium en rapport avec elle) d'une façon unique et spéciale: *Elles sont projetées en dehors de nous sur les lignes mêmes de directions visuelles.*

Ces deux dernières propriétés ont été formulées sous le titre de principes de *l'extériorité* (*Outness;* Porterfield) et de *direction visuelle.*

§ 82. — **Des lignes de direction visuelle; du centre de projection sensorielle. Ce point coïncide avec le centre de similitude dioptrique. Position de ce point dans l'œil.**

Quand nous regardons un ensemble d'objets placés devant nous, et que nous voulons atteindre l'un d'eux, soit immédiatement par le toucher, soit médiatement au moyen d'un projectile, notre conscience géométrique n'hésite pas; le but est généralement atteint.

Les réactions ou manifestations sensibles de l'organe ont donc une précision aussi parfaite, aussi géométrique que les appareils diop-

triques qui les déterminent, et sont avec ces derniers dans une corrélation mathématique absolue. Puisque dans l'acte de *voir*, chaque
objet extérieur est bien rapporté au lieu ou sur la direction qu'il
occupe, chaque ligne de direction visuelle sensorielle coïncide absolument avec l'axe du cône lumineux objectif correspondant. L'écran
sensible opère l'isolement des sensations propres à chacun de ces
points avec la même exactitude que le mécanisme dioptrique sait
isoler les impressions ou images répondant à un axe ou diamètre
quelconque de la perspective hémisphérique. Il y a donc entre les
deux systèmes coïncidence linéaire et réciprocité parfaites. Les
lignes de projections sensorielles ou de directions visuelles de l'appareil sensible se confondent en sens inverse avec les axes coniques de
réfraction correspondants, de même que le centre, ou point de croisement des lignes de direction, coïncide avec le centre de similitude
dioptrique.

De telle sorte que l'on peut dire que la surface rétinienne et l'hémisphère extérieur ouvert devant nous, font partie de deux demi-
sphères concentriques dont les concavités se regardent.

Ce centre est ce que nous avons défini dans la reproduction de la
théorie de Gauss, § 54, sous le nom de *centre de similitude*.

Se fondant sur une expérience directe faite sur le lapin albinos,
Wolkmann a démontré que, chez cet animal, le centre de similitude
coïncide avec le centre de figure de la concavité sclérale, ce qui fixerait sa situation à 1 millimètre environ, *en arrière* du cristallin. Vallée

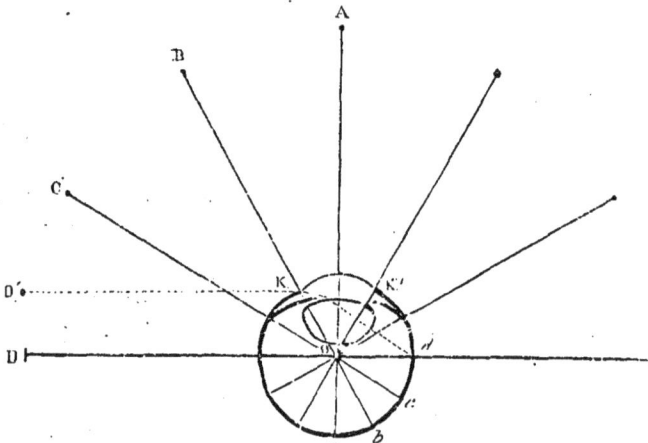

Fig. 27.

l'a également fait voir chez le lapin et le bœuf; nous l'avons également vérifié chez ces deux derniers animaux et chez le porc (voir

Annuaire d'oculistique 1864 : Nouvelle étude de la marche des rayons lumineux dans l'œil, § 9. Procédé par suspension de l'œil autour d'un fil vertical[1]).

Chez l'homme, toutes les expériences directes conduisent à la même conclusion. Mais il faut reconnaître que les expériences ne peuvent être faites avec une exactitude aussi affirmative : on obtient bien rarement, sinon jamais, l'œil mort assez frais ; et quant à l'œil vivant, la mensuration subjective des images est tellement difficile que les résultats se voient à l'instant contestés.

On peut cependant aborder la question par voie indirecte ; ce que nous avons fait par trois procédés distincts.

Le premier, fondé sur la mensuration de l'étendue angulaire du champ visuel superficiel entre le pôle de l'œil et le point le plus extrême de la vision excentrique, dans une série d'expériences réalisées au moyen du diopsimètre de Robert-Houdin, et que l'on peut plus· exactement encore répéter avec le périmètre de Badal (voir § 120) ;

Le second, offert dans la moyenne des mesures micrométriques du disque de la papille du nerf optique relevées au moyen de l'ophtalmoscope ;

Le troisième, obtenu par la mesure de l'angle projeté extérieurement par l'arc rétinien qui sépare le pôle de l'œil du centre du *punctum cœcum*[2].

Résumant toutes ces observations, nous trouvons pour la distance *du centre de similitude à la rétine* :

	mm.
1° par l'expérience directe de Wolkmann	14,30
2° par le calcul de la dimension apparente de la papille optique, moyenne.	13,15
3° par la mesure de l'étendue angulaire du champ visuel superficiel.	13,97
4° par la distance du centre du punctum cœcum, au centre de la fovea.	13,40
Moyenne générale.	13,70

(Voir § 140, l'application de ces déterminations numériques.)

1. Dans la figure 27, qui représente le schéma de la correspondance de la demi-sphère extérieure avec la demi-sphère rétinienne inverse, mais de même centre, *a, b, c, d,* sont les images de A,B,C,D (cette dernière, sur l'horizon à 90°), dont les directions se coupent toutes au point o, situé chez le lapin à un demi-millimètre *en arrière* du cristallin, au centre même de rotation du globe, dans l'expérience du fil suspenseur ; o étant la projection horizontale d'un fil traversant par son axe vertical un œil de lapin albinos, A étant une lumière qu'on tient sur l'axe oA, si l'on fait tourner le globe autour du fil, l'image de la flamme demeure toujours fixe, sur une direction telle que B*ob,* C*oc,* D*od.*

2. Voir les §§ 3, 4 et 5 d'une seconde étude sur le même sujet, *Ann. d'oculistique,* mars-avril 1868. *Journal de physiologie,* de Robin, même année, n° 2.

§ 83. — **La vue est le toucher à distance.** — **Explication du paradoxe de la vision droite par des images renversées.**

Voir n'est donc autre chose que *sentir* un objet en *dehors de soi* et dans la direction même où il se trouve. C'est un toucher médiat ou *à distance*, et ajoutons : expressément géométrique.

Cette notion étant admise, nous sommes en mesure de résoudre, sans grand effort, un problème qui a occupé pendant plus de deux siècles l'attention ardente des savants et des philosophes.

Comment, se demande-t-on depuis Képler, y voit-on *droit* au moyen d'images *à l'envers.*

Le propre de la sensibilité rétinienne, son mode d'activité réactionnelle spécial et *inné* consiste, venons-nous de dire, en la propriété ·de *sentir en dehors de nous*, c'est-à-dire de rapporter l'impression à l'extérieur du moi, et, en outre, sur la normale même à la surface sur laquelle se peint l'image : ce n'est donc pas cette *image* que *voit* ou *sent* le sensorium, c'est *l'objet extérieur* lui-même.

La sensation fait *un* avec la notion *d'extériorité :* tandis que l'image, faisant corps avec la rétine, serait sentie à la surface postérieure de l'œil, si c'était *elle* dont le sujet eût conscience.

Le sensorium ne sent donc pas l'image ; il ignore même l'existence du tableau rétinien : ce qu'il *sent*, c'est *l'objet, en dehors de lui, à distance*. Le sensorium sent-il le phosphène ? non. Il sent le doigt sur et par la conjonctive ; mais *l'anneau lumineux*, sensation de la rétine, est, *lui*, *extérieur*. La rétine ne sent pas au fond de l'œil, en elle, mais, au loin, en dehors d'elle.

Nous avons vu plus haut, § 75, que ces *mêmes* notions, *extériorité* et *direction*, sont dans certaines classes animales procurées ou réalisées de façon en apparence *inverse*. Chez les insectes, dont la rétine, au lieu d'être concave, comme la nôtre, est convexe, l'image est *droite*, dirigée dans le même sens que l'objet, et cependant les enseignements qu'elle apporte sont les mêmes que chez les vertébrés. C'est qu'il n'y a là qu'un détail de changé dans le mécanisme ; mais les principes sont les mêmes ; extériorité et direction visuelle sont toujours anatomiquement représentés par un *petit cylindre nerveux* dirigé, dans les deux circonstances, *suivant le diamètre de la sphère*. Dans un cas, ce cylindre nerveux est le filet de prolongement du canalicule noirci (œil des insectes, figures 24 et 25) ; dans le second, le bâtonnet de la membrane de Jacob (vertébrés) (fig. 19 et 20) ; mais dans l'une et l'autre disposition, que la rétine soit convexe (œil des insectes), qu'elle soit concave (œil des vertébrés), chaque élément sensible, prolongement nerveux du canalicule noirci dans le premier, bâtonnet de la

membrane de Jacob dans le second, représente et constitue matériellement un seul et même diamètre de la sphère organique, concentrique avec celle de l'espace extérieur. Dans l'un comme dans
l'autre cas, chaque élément sensible est comme un œil entier en rapport avec *une seule direction* de l'espace et qui en procure au sensorium la notion géométrique.

L'image, dans son ensemble, est la réunion de tous ces yeux ;
mais cette association, par contact plus ou moins immédiat, n'ajoute
ni n'ôte rien au rôle propre de chacun, rôle qui, géométriquement,
n'a qu'une formule : rapporter au sensorium la direction extérieure
de l'objet qui a produit l'impression. Or cette direction est évidemment la même que l'agrégation de tous ces yeux par contact mutuel
ait lieu à la surface d'une sphère convexe, ou au fond d'une sphère
concave, dans le même ordre que les objets successifs de l'espace,
ou dans un ordre inverse ; en d'autres termes, que l'image soit droite
ou qu'elle soit renversée.

Note. — Cette définition du sens de la vue — *le toucher à distance,*
— n'est point nouvelle ; elle appartient au dix-huitième siècle, tout
au moins :

Voici ce que nous rencontrons dans le *Dictionnaire philosophique :*

« Addison avait dit que le sens de la vue est celui qui fournit seul
les idées à l'imagination. Cependant il faut avouer que les autres
sens y contribuent aussi... Il est vrai que le sens de la vue fournit
seul les images ; et comme c'est une espèce de *toucher* qui s'étend
jusqu'aux étoiles, son immense étendue enrichit plus l'imagination
que tous les autres ensemble. »

VOLTAIRE : Imagination. *Dictionnaire philosophique.*

Le mot : *toucher* est souligné par lui.

§ 84. — Notion de la surface.

Cette aggrégation d'yeux punctiformes qui constitue une rétine
uniforme chez les vertébrés, ou une mosaïque de facettes plus ou
moins immédiatement juxtaposées chez l'insecte, possède ou réalise
une seconde propriété ou avantage pour la fonction qu'elle dessert.

De même que tout l'ensemble de l'espace visible est dessiné sur la
rétine d'un seul jet, par l'appareil dioptrique, et comme un tableau
entier dans la chambre photographique, de même la rétine sent ce
tableau d'un seul coup, c'est-à-dire reçoit dans un même instant, la
notion de l'existence devant elle de tous les points qui correspondent
à ce tableau. Elle l'embrasse comme un tout continu formé de la
succession des surfaces des divers corps ou objets qui la constituent.

C'est ce qu'on appelle le *champ superficiel de la vision ;* et cette sensation de continuité immédiate de points extérieurs produite par la contiguïté des éléments sensibles, n'est autre chose que la *notion de la surface.*

Corollaire. — Cette notion de la *surface,* apportée au sensorium par la continuité de sensations identiques entre deux points qui se touchent immédiatement sur la rétine ou, matériellement, par deux éléments sensoriels contigus (deux bâtonnets juxtaposés), a pour conséquence la nécessité suivante.

Pour que deux points ou surfaces objectives limités en grandeur, comme deux objets semblables faisant partie du même champ visuel, puissent être différenciés, distingués l'un de l'autre, il est nécessaire, soit qu'ils envoient vers l'œil des impressions différentes en quantité ou en qualité (lumière ou couleur), soit qu'entre eux existe un élément rétinien entier, au moins, qui, recevant une impression lumineuse différente, rompe la continuité de la sensation et l'idée d'une surface unique.

Ce corollaire sera invoqué par nous dans l'établissement d'une base pour les échelles optométriques.

C'est également sur ce principe que repose la notion de la *forme.* Qu'est-ce que la forme, le dessin, sinon le lieu géométrique, l'ensemble idéal, la ligne continue de séparation, de rupture entre les surfaces continues qui limitent les objets.

Cette connaissance de la forme est encore un corollaire de celle de la surface dès que celle-ci est *limitée.* C'est la frontière entre le territoire superficiel d'un objet et celui sur lequel il se détache, le lieu de la rupture de continuité des surfaces.

§ 85. — Du siège de l'attention visuelle.

Une région cependant, dans toute cette étendue, est seule très nettement vue; c'est celle sur laquelle se porte l'attention; elle correspond au pôle même de l'œil, point anatomiquement remarquable, connu sous le nom de *fovea centralis,* ou centre de la *macula lutea.* Cette zone qui entoure la fovea est déprimée relativement à la continuité de la membrane dont elle fait partie. La rétine s'y amincit en forme de vasque de fontaine, de façon à être réduite, en son centre, à la seule membrane de Jacob (bâtonnets et cônes) recouverte d'une mince couche formée des tissus condensés des strata plus internes.

Cette propriété spéciale, la localisation expresse de l'attention dans la *fovea* a été démontrée objectivement par Donders, au moyen de l'observation ophtalmoscopique suivante (§ 80).

1° Le sujet en observation recevant l'ordre de fixer son attention sur l'orifice central du miroir ophtalmoscopique, l'observateur constate que la tache jaune se présente toujours pour recevoir l'image (ombrée) de cet orifice.

2° Si, pendant l'observation, on ordonne au sujet de suivre attentivement la flamme d'une bougie qu'un assistant promène, l'observateur constate que l'image de cette flamme demeure constamment sur la *macula*.

Inversement, la pratique de l'ophtalmoscopie fait reconnaître tous les jours, l'absence du pouvoir de fixer dans les cas d'altération anatomique de cette région de la membrane (scotômes centraux).

Enfin, chez les jeunes sujets, l'observation ophtalmoscopique fait reconnaître cette région souveraine de la membrane sensible, à un certain éclat ou reflet dont la description et le mécanisme sont donnés plus loin (leçon 15e, § 223).

§ 86. — De la faculté d'orientation.

La faculté d'orientation dérive précisément des deux propriétés que nous venons de définir après en avoir montré l'existence, à savoir : la double faculté d'embrasser d'un seul coup toute la superficie du champ visuel, et de concentrer son attention sur l'un quelconque de ses points. Le sensorium peut alors la transporter d'un premier objet à un second, sans perdre la notion de leurs situations relatives ; et c'est cette propriété qui constitue la faculté de s'*orienter*.

Un œil réduit à la vision centrale est dans la plus grande perplexité pour se diriger ; il est dans le cas d'un astronome dont le télescope serait dépourvu de la lunette additionnelle nommée le « chercheur. » Pour découvrir un astre dans l'étendue de la sphère céleste, il faut pouvoir embrasser d'un seul coup toute la région du ciel où l'on sait qu'il se trouve, chose presque impossible au moyen du télescope seul, dont le champ superficiel est extrêmement limité. On y arrive, au contraire, aisément, au moyen du *chercheur* qui possède un champ de vision beaucoup plus étendu, et dont l'axe, parallèle à l'axe du télescope, assure la position de ce dernier.

La clinique fournit à chaque instant des témoignages du rôle important joué par cette faculté ! Elle nous montre tantôt des malades qui, réduits à la vision centrale, et y jouissant d'une perception suffisante pour lire quelques lettres rapprochées, sont cependant impuissants à se diriger sur un territoire nouveau pour eux ; et, tantôt, comme pour leur faire contraste, d'autres amblyopes qui, atteints de scotômes centraux, errent constamment relativement à la position exacte de l'objet dont ils ont reçu l'impression.

§ 87. — Du point aveugle ou de Mariotte (punctum cœcum) ; cercle de pénétration du nerf optique dans l'œil.

Si toute la surface de la rétine joue, dans l'acte de la vision, le rôle de surface focale sensible, il est cependant un point, ou même un cercle, anatomiquement différent de cette surface et dans lequel cette sensibilité fait entièrement défaut.

Supposons que vous soyez dehors un soir de clair de lune; *fermez un œil*, le gauche par exemple, et de l'autre fixez un instant la lune ; puis d'un mouvement lent portez transversalement, c'est-à-dire dans le parallèle occupé par la lune, votre regard de droite à gauche, c'est-à-dire vers le nez. Pendant un premier temps de ce mouvement, vous continuez à voir la lune comme si elle s'éloignait vers la droite, mais tout d'un coup il se produit un phénomène curieux. Si votre regard est à peu près exactement maintenu dans le parallèle lunaire, il arrive à votre grande surprise un instant où la lune disparaît; vous ne la voyez plus. Cependant continuant le mouvement, la voilà qui reparaît au bout d'un court moment. Si alors vous mesuriez l'étendue angulaire du mouvement opéré, vous trouveriez que cet angle est d'environ 15°.

Mais il n'est pas besoin de la présence de la lune au-dessus de l'horizon, pour vous édifier sur la réalité de cette observation, et vous pouvez la reproduire dans votre cabinet.

A cet effet dessinez sur un tableau, noir je suppose, placé verticalement devant vous, une petite croix blanche et, un peu à droite, sur la même horizontale, un cercle coloré en blanc.

Fermez alors, comme dans l'observation précédente, l'œil gauche et fixez attentivement votre regard sur la petite croix blanche, vous voyez indirectement, à quelque distance, le cercle blanc sur votre droite.

Vous vous éloignez alors du tableau très doucement, l'œil droit toujours fixé sur la croix, le cercle blanc paraît de plus en plus net : quand tout d'un coup, il disparaît.

Si, dans ce moment, vous mesurez votre distance au tableau, celle de la croix au cercle étant d'ailleurs connue, vous trouvez encore que cette dernière distance sous-tend, dans votre œil, un angle de 15°.

Continuant à vous éloigner, le cercle reparaît pour ne plus disparaître.

La même expérience faite avec l'autre œil, donnerait, en sens inverse, le même résultat.

Déplacez-vous, durant la disparition du cercle, l'œil, soit en haut, soit en bas, le cercle réapparaît comme dans le déplacement sur la droite ou sur la gauche.

Il existe donc, dans le champ visuel de chaque œil, une partie où l'on ne distingue rien, un point qui demeure insensible à la lumière qui le vient frapper. Ce point a reçu le nom de *tache aveugle* ou de Mariotte, qui l'a signalé le premier.

Il est situé, comme on l'a vu, à 15° environ du point de fixation ou du pôle de l'œil, et sur la rétine, du côté nasal de ce dernier.

Or, en cette région, et à cette distance environ, existe dans l'œil un cercle remarquable, à savoir : le cercle de pénétration du nerf optique.

Et c'est en effet ce point qui, dans toute la surface de la rétine, demeure seul insensible à la lumière qui le frappe : Donders, par l'observation ophtalmoscopique, Coccius par l'auto-ophtalmoscopie, s'en sont l'un et l'autre directement assurés.

Ces diverses expériences faites avec soin ont permis de définir la forme même de la tache aveugle; on lui a trouvé les formes et les dimensions du disque optique. On a reconnu ainsi : 1° que ce dernier avait un diamètre apparent (tache aveugle, de 3°5 environ) et, un réel de 1^{mm}5 à 1^{mm}8 ; 2° que sa distance au pôle de l'œil ou *fovea centralis*, était de centre à centre, de 3^{mm}8, ou angulairement de 15° environ.

Pour désigner autrement, dit Helmholtz, la grandeur apparente que la tache aveugle occupe dans le champ visuel, nous dirons que onze pleines lunes pourraient s'y ranger à la file sans dépasser son diamètre, et qu'à une distance de 6 à 7 pieds, une figure humaine peut y disparaître en entier.

Nous ajouterons à ce rapprochement cette autre donnée approximative. La lune sous-tend un angle visuel d'environ 1/2 degré. Le mouvement de l'œil, dans notre première expérience, faite sur le disque lunaire, correspond donc à environ 30 fois le diamètre apparent de cet astre.

Insensibilité des fibres du nerf optique à la lumière. — Mais de toutes ces observations, la conséquence la plus importante à retenir est leur résultat physiologique : Il appert en effet de ces expériences que les *fibres mêmes du nerf optique sont insensibles à la lumière*, au moins dans les limites de leur cercle de pénétration.

D'autres considérations démontrent non moins péremptoirement qu'elles le sont encore jusque dans la rétine.

On le conclut immédiatement de la simple observation de leur disposition anatomique. Les fibres du nerf optique se distribuent dans les couches superficielles de la membrane, et parallèlement à sa surface. Elles en occupent le tiers antérieur. Cette distribution a lieu par rayonnement dans le plan même de ces couches. Tout rayon lumineux qui rencontre une fibre en un point de son parcours éveillerait donc, si elles étaient directement sensibles, une sensation qui ne pourrait être rapportée par le sensorium à ce seul point, mais bien à tous les points de la surface rétinienne parcourus par cette fibre radiée. Il n'y aurait donc plus localisation exclusive de la sensation en un point, mais sur tout un rayon du cercle.

Or, nous avons vu que les sensations visuelles étaient propres et exclusives à chaque point impressionné.

Il appert de cette dernière remarque, comme de l'observation précédente, que les fibres du nerf optique ne sont pas les organes directs de la sensation lumineuse. Leur rôle ne peut donc être que celui d'organe de communication entre la rétine, siège des sensations lumineuses, et le cerveau, lieu d'élaboration supérieure de ces sensations.

La façon dont se comporte la tache aveugle dans la vision nous servira plus loin, § 122, d'exemple pour la distinction des différentes formes de scotômes. Elle est très nettement formulée dans l'appréciation suivante de M. Helmholtz :

« Au *punctum cœcum* ne répond aucune espèce de sensation, » et les expériences démontrent bien, directement, qu'en cet endroit la sensation fait défaut. » On n'en démontre l'existence que par des épreuves *négatives*. La région du point aveugle se traduit *exactemen* dans notre sensorium comme une absence de toute sensation, ainsi qu'il en est pour les régions de l'espace situées en dehors des limites de la rétine.

§ 88. — Coup d'œil d'ensemble sur les propriétés de la rétine.

Les propriétés de l'organe visuel que nous venons de définir se manifestent dans nombre d'espèces dès les premiers actes de la vie de relation. Il y a donc lieu de les considérer comme *innées*, ainsi que l'accord primordial du *principe de direction visuelle* avec *la conscience* du mécanisme locomoteur (conscience musculaire). (§ 383.)

D'après « Abbots » *(On Sight and Touch*, London 1864), sir Joseph Bank, a vu un poussin chercher à attraper une mouche, pendant que la coquille traînait encore à sa queue. Suivant le même auteur, des faits de ce genre s'observent généralement chez les oiseaux qui construisent leur nid, à une faible hauteur. » (Citation de M. Donders.)

Ces observations-là sont de tous les jours, et vulgaires dans la vie des champs.

Dans les observations faites sur des aveugles-nés mis par une opération en possession subite du sens de la vue, entièrement nouveau pour eux, Daviel et Janin rapportent que les malades, en commençant à voir, portaient la main, *en avant, en ligne directe* de leurs yeux : ils ne se trompaient pas sur le *haut* et le *bas* relatifs.

En un mot, leur sensation était immédiatement *extériorisée* et non seulement elle leur révélait un objet *extérieur*, le différenciant ainsi de leur *moi*, mais encore faisait en même temps naître l'idée de sa *direction* dans l'espace par rapport à ce moi.

Les observations faites par Chéselden et Nunneley, quoique différentes en apparence de celles-ci, s'y rapportent cependant, et conduisent à la même conclusion. Les malades, rapportent ces observateurs, disaient que les objets *touchaient leurs yeux,* mais la surface et non le fond de ces organes (ce que n'ont pas entièrement apprécié ces observateurs). Car, ajoutent-ils, quand ils marchaient, *ils portaient les mains étendues en avant*, comme pour se préserver d'un choc.

Si la notion de la *distance même* n'apparaît pas subitement éveillée chez ces sujets, l'*extériorité* de la sensation l'est assurément, et même sa direction : c'est sur le diamètre rétinien qu'ils avancent leurs mains protectrices.

Quant à la *forme* et à la *dimension des objets*, les mêmes observations témoignent *unanimement* que les malades opérés n'en avaient primitivement *aucune idée*. Le contact leur révélait des corps polis ou rugueux, pesants ou légers, froids ou chauds, voilà tout ; quant à la *forme*, tout leur parut nouveau : *ils ne reconnurent à la vue aucun des objets* qui leur avaient été *jusque-là familiers par le contact*.

En présence de ces observations, nous ne croyons pas faire preuve de témérité en considérant la rétine comme le seul organe apte à nous révéler la *direction* et la *forme*. En elle est déposé le sens géométrique tout aussi positivement que celui des couleurs.

Par cette proposition, nous rompons évidemment avec la doctrine la plus généralement acceptée, celle, déjà près de deux fois séculaire, de l'évêque Berkeley :

« La vue, disait ce philosophe, n'est qu'un élément à introduire parmi les enseignements interprétés par le toucher et l'éducation. »

Dissentiment, dirons-nous cependant, qui est moins radical qu'il ne semblerait au premier abord.

Une éducation *complète* des éléments de la vie de relation doit sans doute être considérée comme la résultante de l'apport de *tous les sens ;* et la doctrine de l'évolution progressive des espèces impose, comme conséquence, cette proposition à tous ses adeptes.

Mais l'éducation progressive des individus transmet sans doute à leurs successeurs ses résultats acquis, au moyen de localisations organiques précises et spéciales.

L'absence de toute notion de la *forme* ou de la dimension chez l'homme dont la rétine n'a jamais reçu d'image, la présence ultérieure de cette notion quand l'habitude ou l'exercice sont intervenus, suffisent à établir que la rétine est le siège exclusif de l'apparition, puis du développement de cette idée et de ses dérivés : le toucher immédiat ne suffit jamais à la procurer à lui seul.

D'autre part, s'il est impossible de reconnaître chez l'homme, à sa naissance, l'existence de cette notion, il est clair qu'on la constate dès la première heure, dès les premières minutes, chez nombre de jeunes animaux (exemple ci-dessus des poussins d'Abbotts).

La notion de la forme est donc localisée dans la rétine : c'est là que l'âme trouve déposée la notion de l'espace étendu et de ses divers attributs. C'est là, et là seulement, qu'elle pourra faire connaissance avec les bases de la géométrie, forme et dimensions.

Dans les observations dont nous venons de résumer l'esprit, la notion de la *distance* absolue ou relative des objets manque d'abord entièrement aux sujets ; ils ne l'acquièrent que graduellement et par l'éducation.

Sur ce point, ces observations sont incomplètes, et l'on n'en peut tirer de conséquence en un sens, ni dans l'autre. La notion des *distances* proprement dites, comme on le verra plus loin, est un résultat ou effet de la *vision associée* ou *binoculaire ;* et, dans les cas dont il s'agit, nul renseignement ne fait connaître si les opérations avaient porté sur les deux yeux, et si la vision y a fonctionné binoculairement.

Quoi qu'il en soit, deux propositions s'imposent invinciblement en présence de ces faits :

Au lever du rideau, manifestation immédiate de deux notions absolu ment reu velles chez les sujets : d'abord *le toucher à distance*, c'est-à-dire la propriété d'*extériorisation* de la sensation, unie à celle du *sentiment de la direction*.

Secondement, la notion, non moins immédiate, d'une *forme* ou *figure* déterminée des objets. (Notion de la continuité des surfaces et de leurs intersections, les lignes.)

Rien ne peut mieux donner l'idée d'une conception innée, disions-nous en 1865, que ces propriétés si opposées de la vue et du toucher : l'une révélant la *distance*, le médiat ; l'autre imprimant non moins nettement la notion de l'*immédiat*.

La rétine, disions-nous, est donc un petit cerveau dans lequel se localisent les *propriétés exclusives* et *spéciales* renfermées sous les idées :

1° De lumière ;

2° De couleur ;

3° D'extériorisation des sensations ;

4° De projection individuelle de ces sensations sur une direction géométrique déterminée (la normale à sa surface) ;

5° De la sensation de continuité des surfaces et des lignes dans l'étendue d'une image de mêmes quantité et qualité de lumière.

Les attributs géométriques de l'*espace*, la notion des formes et la distinction des objets entre eux sont de simples corollaires de ces merveilleuses propriétés.

Ces propriétés sont, de plus, *innées* dans l'*individu*.

Maintenant, le sont-elles dans l'espèce elle-même et de toute éternité (ce que l'on semble supposer quand on prononce le mot *inné* ; et ce qui ne nous serait pas plus intelligible qu'aux écoles dites empiristiques) ; — ou bien ont-elles été acquises par les races qui les possèdent, graduellement, par la transmission des bienfaits d'une éducation héréditaire, conservée dans l'évolution organique.

La discussion d'une semblable question semblerait au premier abord entièrement hors de propos dans un précis de science pratique. Ses termes sont loin d'être encore incontestés, et cela ne surprendra personne, vu leur grand voisinage de la métaphysique. Nous ne nous y déroberons pourtant pas, obligé que nous nous voyons à suivre sur ce terrain des écoles physiologiques rivales.

Tous ceux qui ont lu le grand ouvrage de M. Helmholtz (optique physiologique) savent quelle place tiennent, dans les théories qui nous occupent ici, les écoles désignées par l'éminent auteur sous le nom d'écoles *empiristiques* et *nativistiques ;* écoles en apparence très opposées. Or, il nous a paru que ces divergences entre écoles purement physiologiques dans leur objet, ne reposaient que sur des malentendus ; car, acquises les unes et les autres à l'idée transformiste ou évolutionniste, elles devaient logiquement concorder et non se scinder.

Pour les unes et les autres, en effet, le fait de la transmissibilité héréditaire de propriétés, attributs, tendances ou qualités notoirement acquis par la race, à une époque quelconque de son développement, est d'incontestable observation.

Or, la communauté de ce point de départ chez les physiologistes modernes ne laisse plus de place parmi eux aux deux principes opposés que semblent proclamer les dénominations, si contraires, de nativistiques et d'empiristiques. Ces distinctions, immenses en métaphysique, n'ont plus raison d'être entre partisans de l'évolution transformiste.

Dès que les nativistiques peuvent limiter la notion de l'innéité dans l'*individu*, et les empiristiques étendre l'éducation à la race, ces deux expressions peuvent qualifier la même doctrine et le différend entre eux disparaît.

Une seule question subsiste, mais elle est de pure métaphysique, et, en cette qualité, ne nous regarderait pas. Cependant la physiologie, dans ces rudes problèmes, côtoie de trop près la métaphysique ; elle rencontre trop fréquemment ses dogmes autoritaires en travers de sa route, — et le discord dont nous venons de parler en est un exemple entre mille, — pour que nous ayons le droit de délimiter nos territoires par de claires définitions.

Dans l'espèce, cette nécessité s'impose et, particulièrement, quant au sens à attacher dorénavant à l'expression tant de fois séculaire, d'*idées innées*.

Quand j'étudie, par l'observation, une race animale et que je constate qu'une certaine qualité de dressage, que je n'ai qu'avec beaucoup de peine et de soins réussi à faire acquérir par un individu de cette race, me coûte moins de peine et de soins à faire naître chez le produit immédiat de ce sujet; moins encore chez le produit au second degré, et qu'enfin arrivé à un certain terme de la série descendante, la qualité en question apparaît spontanément et sans nouvelle direction de ma part, chez ce dernier produit, pour continuer ensuite à se manifester chez les successeurs sans nouvelle intervention de l'enseignement, je ne puis conclure autre chose que ceci : voilà une qualité présente dans cette race depuis tant de générations, et qui y faisait défaut auparavant; voilà une qualité acquise par la race, une qualité *nouvelle* pour elle, mais qui, pour les jeunes qui apparaîtront maintenant, sera une qualité (ou idée) *innée*.

Voilà un sens nouveau qui s'attache forcément au terme « *inné*; » que ne connaissait pas l'ancienne philosophie, et qui naît directement de l'observation de l'évolution, du développement des races.

L'âme (nous ne nous appesantissons pas sur sa définition, la prenant comme la simple intégrale des qualités mentales), dans cette observation des faits, se voit donc enrichie. Elle a *gagné* quelque chose par la voie *des sens*. Elle n'est pas aujourd'hui chez cet animal ce qu'elle était chez son arrière-aïeul au centième degré, elle a acquis un attribut de plus et qui désormais fait partie d'elle.

La masse intellectuelle ou morale de cette race est donc susceptible de *plus* ou de *moins*. Second point : ces qualités ou idées semblent « sensoriellement » localisées. Expliquons-nous : nous venons de reconnaître dans le mécanisme spécial de la vision que les notions de *forme* et de grandeur, de distance, en un mot, d'*espace*, *naissent* chez l'homme dans la rétine.

Et, d'autre part, que nombre d'animaux offrent, au moment même de la naissance, ces notions parfaitement développées. Il est, dès lors, difficile d'admettre que la rétine, point de départ, siège et organe générateur de ces notions, ne fasse point partie intégrante et capitale du siège plus étendu de l'âme pensante et n'y occupe une partie essentielle de son département géométrique.

Voilà donc un département intellectuel — celui de la *psychique géométrique* — qui prend bien manifestement naissance, dont le foyer initial des rayonnements futurs est bien évidemment localisé, *dans un organe du sentiment, dans la cellule nerveuse rétinienne*.

Quand nous nous trouvons en présence d'un de ces encéphales sublimes dans lesquels s'épanouit en souverain le génie géométrique, comme ont été ceux d'un Newton ou d'un Descartes, notre pensée remonte de génération en génération l'échelle transformiste, et venant enfin rencontrer la cellule rétinienne, montre avec stupeur dans cet infiniment petit, l'œuf qui a produit ces géants.

Nous voilà bien loin de cette jolie phrase qui jadis suffisait à dissiper ces grandes obscurités : « L'homme est une intelligence servie par des organes. »

Or, dans les exemples qui servent de base à ces déductions, chez cet aveugle-né qui ne conçoit la distance que comme la longueur du temps employé à se rendre d'un lieu à un autre, la *forme* que comme la différence entre le rude et le poli, le pointu ou l'émoussé, qui n'a, en un mot, nulle notion de la forme, ni de l'espace, aussi longtemps que sa rétine ne les lui a pas révélés, où se trouve chez celui-là l'intelligence géométrique? N'est-elle pas absolument sans étendue tant que la

rétine ne lui a pas apporté non ses services, mais sa surface, la sensation géométrique elle-même ?

Nihil est in intellectu (géométriquement) *quòd non priùs fuerit impressum in retinâ.*

Nous aurons à rappeler ces conclusions et peut-être à les développer, lorsque nous aborderons, dans notre dernière partie, l'étude de la vision associée ou binocu-laire, complément nécessaire de ces remarquables mécanismes.

SIXIÈME LEÇON

DES ABERRATIONS OPTIQUES

L'œil étant très légitimement assimilé, dans son mécanisme pro-ducteur d'images, à un appareil lenticulaire centré, se trouve par là en présence de trois sortes d'aberrations ou défectuosités pos-sibles :

L'aberration de parallaxe ou de distance,

L'aberration de sphéricité ou de courbure,

L'aberration de chromatisme ou de réfrangibilité.

Nous allons les étudier successivement.

§ 89. — Aberration de parallaxe ou de distance.

Et d'abord, qu'entend-on, en optique physiologique, par aberration de parallaxe ?

Chacun sait qu'une image nette étant formée sur un écran au moyen d'une lentille collective, cette image devient aussitôt confuse, pour peu que l'on éloigne ou que l'on rapproche l'objet de la len-tille. Pour conserver la netteté de l'image, on est obligé d'éloigner l'écran de la lentille à mesure que l'objet s'en rapproche et *vice versa*.

Or, dans l'œil, la lentille paraît, à première vue, constante de forme et de position ; d'autre part, l'écran destiné à recevoir l'image ne paraît pas moins invariable dans sa distance à la lentille. Com-ment l'œil réalise-t-il donc cette condition de procurer des images nettes aux distances les plus diverses ?

La réponse à cette question est dans la proposition suivante.

§ 90. — Il existe dans l'œil une faculté d'adaptation aux distances variables.

Que nous puissions voir très nettement à des distances variables, c'est un fait sur lequel nous n'avons nul besoin d'insister : chacun en a suffisamment conscience.

Le champ visuel, considéré dans son sens antéro-postérieur, a donc deux limites : l'une, distante ; l'autre, rapprochée.

Dès 1759, Porterfield avait montré que l'œil humain, quand il ne déploie aucun effort (*indolent state*) (voy. § 78), se trouve tout préparé pour la formation des images d'objets situés à l'horizon ; il est naturellement adapté pour le parallélisme des rayons incidents. Sa limite éloignée est donc à l'horizon ou à l'infini.

Mais, au fur et à mesure que les objets se rapprochent, l'œil peut continuer à les percevoir nettement, seulement, il est vrai, jusqu'à une distance propre à chacun, *et avec la production d'un certain effort*. Cette limite, variable avec l'âge et d'autres conditions que nous étudierons, est dite le *punctum proximum*.

Chez l'homme adulte de vingt-deux ans, cette distance est, en moyenne, de 4 pouces ou 11 centimètres.

Pour la commodité des calculs, nous prendrons l'homme à vingt ans, et sa limite rapprochée à 10 centimètres, suppositions très peu distantes de la réalité dans la généralité des cas.

Comme dans le passage de l'une de ces limites à l'autre, le globe oculaire, très scrupuleusement observé, ne témoigne d'aucune espèce d'altération dans sa forme ; que, d'ailleurs, dans le voisinage de la limite inférieure, chacun a la conscience de la production d'un effort ; il est nécessaire que l'organe éprouve, et même exécute en lui-même, certaines modifications en rapport avec ce résultat.

[Nous ne pouvons nous empêcher de reproduire ici les remarquables propositions formulées, dès 1759, par Porterfield.

« L'œil, dans son état naturel, est adapté pour les objets éloignés ; il ne peut voir distinctement les objets rapprochés que par un effort conscient et volontaire, en vertu duquel se contracte le *ligament* ciliaire, qui se trouve ainsi dans un état de *violence*.

L'*effort* nécessaire pour amener la contraction de ce ligament est la cause pour laquelle les yeux sont si vite fatigués par l'application de la vue de près.

La raison pour laquelle nous ne pouvons voir instantanément, soit de près, soit de loin, est qu'un certain temps est nécessaire pour adapter l'œil à une distance donnée.

Tout ce qui affecte le ligament ciliaire doit aussi affecter notre vue. » (L'auteur cite deux observations médicales dans lesquelles il a su distinguer une paralysie, ainsi qu'un spasme ou contracture du ligament ciliaire ; ce passage serait une belle introduction au chapitre des affections de l'accommodation.)

Une expérience concluante met ces faits en toute évidence.

a) *Expérience des deux épingles de Porterfield*. — Si l'on vise d'un *seul œil* deux épingles alignées et plantées sur une règle à des dis-

tances différentes, on reconnaît que, tant que l'on voit distinctement
l'une d'elles, la seconde paraît nébuleuse ou inversement; on se
convainc encore, dans la même expérience, qu'il dépend d'un effort
volontaire de distinguer nettement l'une ou l'autre, ét que l'effort est
d'autant plus difficilement soutenu que l'attention se porte sur une
épingle plus rapprochée. — D'une manière banale, on peut reproduire cette expérience en essayant de voir à la fois distinctement
une ligne que l'on vient d'écrire et la plume qui. l'a écrite, si on rapproche celle-ci à moitié de la distance séparant l'œil du papier. On
reconnaît alors invinciblement qu'au moment où l'écriture paraît
nette, le bec de la plume se montre trouble et diffus; et que le contraire a lieu dès que l'on fixe attentivement cette dernière; c'est alors
l'écriture qui se brouille.

   b) Procédé de Scheiner. — Cette expérience, due à *Porterfield*,
devient tout à fait précise et convaincante, si on la complète par
l'addition du procédé de *Scheiner*, qui peut servir en même temps à
déterminer la position du *punctum proximum*, et donner ainsi aux
considérations qui précèdent une valeur mathématique.

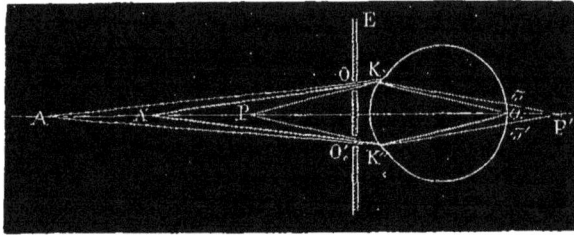

Fig. 28.

   On vise une épingle, un fil, un cheveu, toujours d'un seul œil, à
quelques trente ou quarante centimètres de soi, si on peut les voir nettement à cette dernière distance. Une carte percée de deux trous d'épingles O, O' (fig. 28), que sépare un intervalle un peu moindre que le
diamètre pupillaire (2 mill. 1/2 à 3 millimètres, par exemple), est
alors placée en avant et tout près de la cornée. Dans les conditions
supposées, c'est-à-dire l'objet étant dans le champ de la vision nette,.
ces deux orifices très petits ne donnent cependant lieu qu'à une seule
image. Rapproche-t-on alors l'épingle, tant que l'on est dans le
champ de la vision distincte possible de A à A', on n'observera toujours qu'une seule image.

   . Mais continue-t-on à rapprocher l'épingle, à l'amener par exemple
en P, en deçà de A', alors deux images ω, ω' apparaissent, dont la
distance mutuelle croît avec ce mouvement. On voit, d'ailleurs, que

ces images sont formées par les faisceaux $o\,\bar{\omega}\,\mathrm{P}'$, $o\,\bar{\omega}'\,\mathrm{P}'$ qui ne se réunissent plus qu'en P', au delà de la rétine.

Chez la généralité des hommes de vingt à vingt-deux ans, dont l'œil est naturellement adapté pour les rayons parallèles (*indolent state*), on a trouvé que les deux images $\bar{\omega}$, $\bar{\omega}'$ commençaient à remplacer l'image unique P, quand l'épingle visée était amenée à 10 ou 11 centimètres de la cornée.

Dans cette expérience, on peut remarquer que si l'on intercepte par un écran (une carte à jouer) l'orifice *droit* de l'écran, c'est l'image de gauche qui disparaît. Comme les images sont toujours projetées en sens *renversé*, quant à la symétrie rétinienne, on en conclut que cette image avait bien son siège du côté *droit* de la rétine, c'est-à-dire du même côté que l'orifice de l'écran qui la détermine. Le diagramme de la figure 28 représente donc bien l'état des choses.

Passons au cas de la myopie, c'est-à-dire pour lequel les objets situés à l'horizon sont vus confusément, où la vue nette n'a lieu qu'à une distance finie, telle que A dans la figure 29.

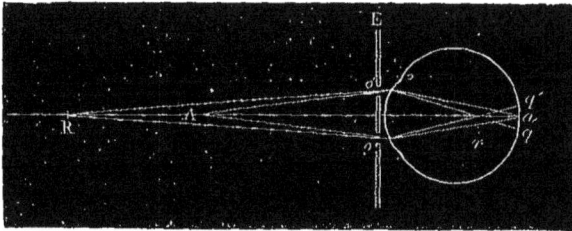

Fig. 29.

Dans un cas semblable, l'épingle placée en R, *au delà de* A, dessine son image en r, en avant de la rétine, en plein corps vitré. Elle n'est donc pas vue ; mais donne lieu, par le prolongement des faisceaux $o\,r$, $o'\,r$, aux doubles images q, q', qui se fusionnent en une seule a dès que l'épingle est arrivée au point A.

Ce point A a reçu le nom de *punctum remotum*, c'est le point le plus distant de tous ceux qui peuvent donner une image nette chez le sujet en expérience.

On voit en outre que, dans un tel cas, les images telles que q, q' d'un objet situé au delà du point A, sont formées sur les moitiés de la rétine *opposées* au trou correspondant de l'écran ; eu égard au renversement sensoriel, leurs projections virtuelles sont donc vues de ce même côté, elles sont *homonymes;* c'est-à-dire que si l'on bouche l'orifice gauche o, c'est l'image q' qui disparaît, celle de la moitié opposée de la rétine, et inversement pour o'. Continuant alors le mouvement de rapprochement de l'épingle, cet objet ne détermine plus qu'une image unique, jusqu'en un certain point A' en deçà duquel elle recommence à en fournir deux, comme dans le premier cas ; mais alors ces images, encore comme dans ce premier cas, ne sont plus *homonymes*, mais *croisées*.

On voit, par cette analyse, que, dans tout le parcours A A', une seule image est formée sur la rétine. L'œil, entre ces limites, jouit donc de propriétés qui font défaut dans une lentille inorganique. Celle-ci ne donnerait une image unique sur un écran fixe que pour une distance unique de l'objet. L'œil, entre les limites A et A', se modifie donc spontanément, et d'une façon parfaitement mesurée, pour maintenir l'écran en rapport de foyer conjugué avec l'objet. Ces deux limites sont celles du champ antéro-postérieur de la vision, ou le *punctum remotum* et le *punctum proximum* de ce champ des images simples.

La méthode que nous venons de décrire permet de les déterminer avec exactitude dans chaque circonstance ; c'est un optomètre parfait.

c) *Méthode rectifiée de de Haldat.* — Nous avons démontré le même fait au moyen de l'expérience suivante non moins concluante [1].

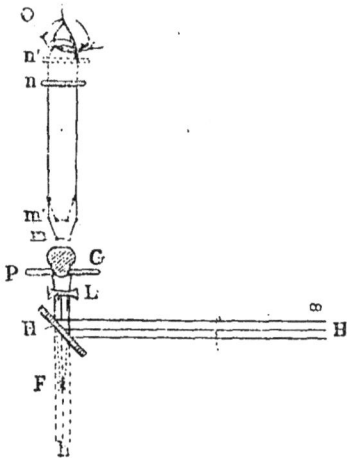

Fig. 30.

Sur l'orifice du porte-objet P d'un microscope (fig. 30), on place, le cristallin regardant en bas, un œil frais G, dépouillé de sa cornée, et portant à sa face postérieure, devenue supérieure, une petite fenêtre qui laisse apercevoir le corps vitré. Sous le porte-objet, un miroir plan H, incliné à 45 degrés, est disposé vers un objet très distant sur la ligne horizontale HH' ; dans une certaine position du microscope (l'objectif étant en *m*), l'image réfractée de cet objet est vue très nettement dans la fenêtre scléroticale. Cela posé, vient-on à interposer entre le porte-objet et le miroir une lentille *dispersive* L de 10 à 11 centimètres de longueur focale, l'image première devient immédiatement confuse pour l'observateur O en rapport avec le microscope. Mais s'il remonte le corps du microscope d'un certain nombre de mil-

1. Voir *Ann. d'oculistique*, avril 1864 ; *Précis de la réfraction de l'œil*, 1865, addition à Mackenzie.

limètres (2,5 à 6 millimètres, suivant les animaux employés), l'objectif s'élevant de m en m', l'oculaire, de n en n' ($m\,m' = n\,n'$), l'image redevient nette. Cette image a donc reculé elle-même de la même quantité. Or, l'interposition de la lentille dispersive de 10 centimètres revient exactement au rapprochement de l'objet de l'horizon à 10 centimètres de l'œil, en F foyer de la lentille. On voit manifestement, par cette expérience, que l'œil réclame une modification dans sa forme ou dans sa puissance réfringente, pour passer de l'état indolent correspondant à l'horizon (rayons parallèles), à une adaptation rapprochée. Le déplacement relatif du foyer mesure environ chez lui de 2 1/2 à 3 millimètres.

Cette expérience est importante à un double point de vue : non seulement elle démontre la proposition que nous avons énoncée en débutant, mais, modelée sur celle de de Haldat, elle expose les côtés défectueux de l'application primitive.

Par des méthodes analogues, de Haldat avait, en effet, *cru montrer* à l'Académie des sciences, et la section de physique avait *cru* voir, que l'œil jouissait d'un *foyer constant* pour toutes les distances. Erreur expérimentale, qui avait eu pour conséquence la condamnation *à priori* de toute recherche ultérieure relative à l'hypothèse de l'existence chez l'homme d'une faculté active d'accommodation.

Pour compensation, disons que cette erreur a donné lieu aux belles recherches de Sturm, sur les foyers des ellipsoïdes à trois axes, d'où a pu naître, plus tard, une très remarquable analyse du mécanisme de l'astigmatisme (voir ce dernier mot, 19ᵉ leçon).

d) Méthode ophtalmoscopique. — On observe, au moyen d'un ophtalmoscope fixe, un œil humain maintenu également fixe. On a eu soin d'en dilater préalablement la pupille, mais sans aller jusqu'à la paralysie complète de l'iris et du muscle ciliaire.

Nous mettant alors dans de tels rapports de distance avec l'œil observé, que l'image de la flamme de la lampe ophtalmoscopique se dessine exactement sur le fond choroïdien, pendant que le sujet tient son attention fixée sur le point le plus distant de la chambre, nous voyons distinctement les contours de l'image de la lampe. Maintenant nous appelons l'attention du sujet toujours dans la même direction, sur un objet qui se rapproche de lui; nous constatons alors que l'image de la lampe, premièrement très nette, devient étalée, diffuse, mal délimitée. Dernière preuve d'un changement de l'état dioptrique pendant le passage de la vision distante à la vision rapprochée. Cherchons maintenant en quoi consiste cette modification?

§ 91. — **Recherche du siége organique et du mécanisme de l'adaptation de l'œil aux distances, ou de l'accommodation.**

Nous savons que dans les systèmes dioptriques lenticulaires inorganiques, l'image d'un objet qui se rapproche de la lentille n'est conservée nette que par l'une ou l'autre des deux conditions suivantes : soit, 1° L'éloignement de l'écran ; soit, 2° L'accroissement de force réfringente de la lentille, proportionnellement au rapprochement de l'objet.

Auquel de ces deux modes la nature a-t-elle recours dans le cas de l'œil humain ?

L'écran rétinien s'éloigne-t-il de la lentille?

Cette modification de la distance mutuelle de la lentille cristalline et du plan rétinien a été supposée produite par l'action des muscles moteurs extérieurs à l'œil (Boërrhave, Olbers, Home, Ramsden), dont la pression pouvait amener, suivant ces physiciens, l'accroissement de longueur de l'axe antéro-postérieur de l'organe.

Or, on verra aux §§ 383, 386, dans l'analyse de l'équilibre tant statique que dynamique du globe oculaire, qu'il n'existe parmi les muscles qui enveloppent cet organe, aucun agent dont l'action puisse, physiologiquement, produire un semblable allongement. Par leur équilibre mutuel, les muscles droits et les muscles obliques (antagonistes entre eux, au point de vue qui nous occupe) ont pour effet le maintien de la forme normale du globe. Si l'on imagine que l'un de ces groupes voie, pour une cause ou une autre, s'exagérer son action, c'est une déformation par raccourcissement de l'axe antéro-postérieur qui, seule, en pourrait résulter.

D'ailleurs, dans plusieurs cas de paralysie complète des muscles oculaires, on a pu trouver l'accommodation intacte.

Par contre, il n'est point de jour où l'on ne puisse constater les conditions contraires, c'est-à-dire une abolition complète de l'accommodation, malgré la persistance d'activité de tous les muscles extrinsèques de l'organe.

Faisons remarquer enfin, après Helmholtz, que si l'accommodation était l'effet de l'action desdits muscles extérieurs, on l'observerait encore après l'extraction de la lentille qui laisse les muscles intacts ; or, l'on sait par l'expérience de Donders, qu'il n'en est rien. (Voyez § 93, même leçon, et Aphakie § 242 et suivants.)

Ce même point de fait est encore mis en évidence par les modifications par défaut ou par excès, paralysies ou spasmes, que l'on peut amener artificiellement dans l'accommodation, au moyen de l'atropine et de la fève de Calabar, toxiques qui sont dépourvus de toute influence sur les muscles moteurs du globe oculaire.

Dans l'œil physiologique, il n'existe donc aucun mécanisme qui éloigne l'écran rétinien de l'appareil dioptrique.

b) *L'accommodation n'a pas lieu par le déplacement en avant, et en masse, du cristallin.* — Si la rétine ne s'éloigne pas du cristallin pour les besoins de l'accommodation, réciproquement, le cristallin ne s'éloigne pas davantage de la rétine.

La lentille oculaire étant suspendue en équilibre entre deux liquides contenus en espaces clos (humeur aqueuse, — humeur vitrée), ne pourrait changer de place et être transportée, en masse, en avant, sans comprimer ou déplacer l'humeur aqueuse. Mais celle-ci, en sa qualité de liquide, est incompressible et, d'autre part, nulle communication anatomique n'existe entre elle et le corps hyalin. Le cristallin ne saurait donc se mouvoir dans un sens ou un autre sans éprouver en même temps, une altération dans sa forme.

Une autre preuve de cette impossibilité est fournie par l'analyse des déplacements des images par réflexion fournies par les surfaces du cristallin pendant l'acte fonctionnel de l'adaptation. L'observation et la mensuration de ces modifications catoptriques, que nous verrons plus loin apporter la démonstration directe du mécanisme de l'adaptation, donnent en même temps la preuve indirecte du point de théorie que nous établissons en ce moment. Dans la séance de l'Académie de médecine (*Bulletin* du 28 décembre 1875), pressé sur les détails de ce beau mécanisme, dans une discussion assurément superflue, nous avons été conduit à chercher par le calcul de combien il faudrait faire avancer le cristallin en masse et sans altération de sa forme, pour produire, dans l'image catoptrique fournie par sa surface antérieure, un changement de grandeur comparable à celui fourni par l'observation.

Helmholtz avait déjà demandé au calcul quel pourrait bien être l'effet produit sur la grandeur même de cette image par un déplacement en masse de la lentille, égal au mouvement partiel constaté dans la position du sommet de sa courbure antérieure, et il avait trouvé que cette image ne serait pas réduite de plus d'un *quarantième* de sa dimension primitive; quantité tout à fait inappréciable, même à la loupe.

Renversant la question, nous avons cherché quelle étendue il faudrait supposer au déplacement du cristallin pour produire, dans l'image, une modification de l'ordre de grandeur de celle observée, qui est des quatre dixièmes, soit de près de moitié. Or, nous avons trouvé que si le cristallin était rapproché de la cornée jusqu'au contact avec cette membrane, c'est-à-dire, déplacé de 4 millimètres au lieu de 4 dixièmes de millimètre, l'image n'aurait encore varié que dans le rapport de 1.34 à 1, c'est-à-dire subi une diminution du quart seulement de sa valeur première; or, dans cette hypothèse, la chambre antérieure aurait disparu. Pour obtenir l'identité des variations (4 dixièmes), il faudrait disposer d'une chambre antérieure double en profondeur de ce qu'elle est réellement, et en faire parcourir *toute l'étendue au cristallin.*

c) L'accommodation n'est point produite par l'iris. Rôle de cette membrane. — Entre la cornée et le cristallin, les deux lentilles oculaires, nous rencontrons l'iris. L'iris dont les mouvements sont isochrones avec les phases de l'accommodation, ne serait-il pas l'agent de ce mécanisme inconnu ?

Cette hypothèse a, naturellement, été soutenue, et l'une des premières; nous ne jurerions pas qu'on ne lui trouvât encore des partisans.

Comme explication de son prétendu mécanisme, on avait avancé que l'iris jouait dans l'acte de la vision le rôle des diaphragmes dans nos instruments d'optique. Ce diaphragme avait pour objet, disait-on, de retenir les rayons périphériques et de contribuer ainsi à la correction de l'aberration de parallaxe comme à celle de sphéricité.

Les auteurs de cette hypothèse ne remarquaient pas que, pour venir en aide à l'accommodation rapprochée, c'étaient les rayons périphériques que le diaphragme eût dû laisser passer à l'exclusion des rayons centraux. Quand cette objection capitale se produisit, on supposa alors, pour justifier l'hypothèse première, que, dans le cristallin, l'aberration de sphéricité avait lieu en sens inverse de ce qu'on l'observe dans les lentilles inorganiques. Mais, indépendamment du péril d'une telle argumentation, où des hypothèses nouvelles sont appelées à justifier de précédentes hypothèses, on aurait pu simplement observer : qu'avec des degrés très différents d'ouverture pupillaire, on voit nettement en des instants différents, c'est-à-dire lors d'éclairages variables, à midi et au crépuscule, par exemple, les mêmes objets et aux mêmes distances.

Mais de Grœfe a donné une observation, et d'autres analogues ont été rapportées depuis, — dans laquelle était contenue l'indépendance de l'accommodation par rapport à l'iris. Dans un cas de traumatisme oculaire, suivi d'aniridie complète, l'accommodation était demeurée intacte.

Ajoutons que, dans cette même expérience, on a constaté que, pendant l'accommodation rapprochée, les procès ciliaires, auxquels M. Rouget de Montpellier avait attribué un rôle compressif sur le cristallin, ne sont jamais mis en contact avec la lentille, pas plus d'ailleurs que le muscle ciliaire lui-même.

Conclusion : — D'après cela, il faut penser que c'est la force réfringente même du système dioptrique qui doit, par ses modifications, répondre aux nécessités de l'accommodation de l'œil aux distances.

Or, ce système dioptrique se compose de quatre éléments que nous pouvons, sans rien compromettre, supposer réduits à deux : l'un homogène ou quasi-tel :

La cornée réunie à l'humeur aqueuse.

Le second composé du cristallin et de l'humeur vitrée.

La modification du système ne peut porter que sur l'un de ces deux éléments ou sur tous les deux à la fois.

C'est ce que nous allons rechercher.

Commençons par la cornée.

§ 92. — Du rôle de la cornée dans l'accommodation. — L'accommodation n'est point amenée par un changement de courbure de la cornée.

Les expériences catoptriques de Young, de Haldat, Max Langenbeck, Cramer, Helmholtz ont fait voir que les images par réflexion d'un objet brillant dans la cornée ne variaient ni de forme ni de position, ni d'étendue pendant le passage de la vision distante à la vision rapprochée. (Voir au § 93 le mécanisme des images de Purkinje et de Sanson.)

La cornée est donc invariable de forme pendant l'exercice de l'accommodation. Une expérience très ingénieuse de de Haldat avait, dès le commencement de ce siècle, écarté la cornée du nombre des organes pouvant, par une modification active de leur forme, apporter un changement dans l'état de l'adaptation.

Emprisonnant la cornée entre l'humeur aqueuse qui la baigne à l'intérieur, d'une part, et au dehors, une couche d'eau contenue dans un tube terminé à son extrémité close par un verre à surfaces parallèles et d'une courbure modelée sur celle de la cornée, de Haldat annula par cette disposition les effets du fonctionnement de cette surface comprise ainsi entre deux milieux réfringents de valeur égale. Or, en cet état, il constata que l'œil pouvait toujours s'adapter aux distances variables des objets.

La cornée ne saurait donc jouer aucun rôle actif dans l'accommodation.

§ 93. — Rôle du cristallin dans l'accommodation.

Le cristallin est-il le siège de la modification cherchée?

a) L'accommodation n'a plus lieu en l'absence du cristallin. — Le rôle du cristallin comme agent actif de l'accommodation a été soupçonné dès longtemps.

Descartes, le premier, en proposa l'idée et imagina même avec une parfaite prévision le mécanisme qui devait être finalement reconnu pour le véritable. Mais ce n'était là qu'une vue de l'esprit, et les éléments anatomiques qui devaient, suivant lui, entrer dans le jeu de cet organe ont été reconnus plus tard être de nature très différente de celle que leur attribuait l'illustre philosophe.

Au commencement de ce siècle, Young reprit l'idée de Descartes ; mais obligé d'abandonner les prétendues petites cordes (vaisseaux et nerfs ciliaires) qui devaient tirer sur le cristallin pour en changer la forme, il investit les propres fibres du cristallin d'une énergie musculaire propre à lui permettre de modifier lui-même ses courbures. Cette hypothèse tomba, comme celle de Descartes, devant les acquisitions anatomiques de ce siècle.

Le doute continua donc à envelopper cette question jusqu'à l'intervention de Donders et de son école.

Ce savant, expérimentant sur le fonctionnement visuel d'un jeune homme récemment et heureusement opéré de cataracte aux deux yeux, établit les faits suivants :

Avec des verres de (3″ $\frac{1}{2}$ ou 10^d), placés à cinq lignes en avant de l'œil, ce jeune homme voyait rond et parfaitement net un point lumineux de cette même forme, situé à grande distance. En cet état, provoquait-on, en cachant à l'un des yeux ledit point lumineux, une convergence plus ou moins grande des axes optiques, l'autre œil, demeuré en rapport avec le point lumineux existant, le voyait toujours net, sans altération sensible. Or, on sait que la convergence entraîne sympathiquement à sa suite l'effort accommodatif. Mais dès qu'on éloignait ou que l'on rapprochait la lentille, fût-ce de 1/4 de pouce, le point lumineux changeait sa forme circulaire pour une des modifications du cercle qu'amène l'astigmatisme, à savoir une ellipse.

Dans un autre cas de même ordre, Donders constata que le même point rond lumineux éloigné, étant vu nettement au moyen d'une lentille donnée, la forme ronde faisait place à l'une des formes de l'astigmatisme par la simple addition à la première lentille d'un verre de $+\dfrac{1}{180}$ ou $-\dfrac{1}{180}$!

De toutes ces expériences revérifiées depuis par d'autres observateurs, le physiologiste d'Utrecht put donc conclure avec assurance, « *qu'en l'absence du cristallin, il n'y a plus trace du pouvoir accommo-* « *datif.* »

b) *Le cristallin est le siège de l'accommodation.* — *Démonstration directe.* — L'accommodation de la vue aux objets rapprochés est procurée par une modification que subit le cristallin. Cette modification consiste, en ce que sa surface antérieure devient notablement plus convexe, et se rapproche de façon assez marquée

de la cornée, pénétrant par son sommet dans la chambre antérieure
et chassant sur les côtés l'humeur aqueuse déplacée. Pendant ce
mouvement, la surface postérieure, dont la concavité antérieure augmente un peu de courbure, ne se déplace point.

La démonstration directe de cette proposition est fournie par l'observation des images amplifiées de Purkinje et Sanson. On sait que,
sous ce nom, on désigne les images que donnent par réflexion d'un
objet brillant, la surface de la cornée, la surface antérieure et la surface postérieure du cristallin (§ 216, leçon 14e). De ces trois images,
les deux premières sont droites, la troisième est renversée.

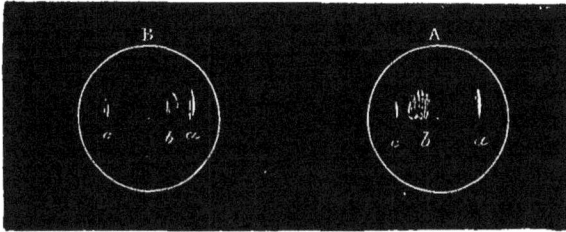

Fig. 31.

La figure 31 montre ce que deviennent ces images pendant le
passage de la vision distante à la vision de près.

Des situations relatives qu'elles occupent dans la vision indolente,
représentées dans la figure A, elles arrivent à occuper celles indiquées
dans la figure B, lors de l'accommodation rapprochée.

A représente leur situation dans l'œil accommodé à distance; B,
dans l'œil adapté pour la vision rapprochée. Dans les deux figures,
a, est l'image réfléchie par la cornée; b, celle de la surface antérieure; c, celle de la surface postérieure de la lentille. Dans la figure
B, on remarque que l'image b, est notablement plus *petite* et qu'elle
s'est *rapprochée* de l'image cornéenne a; ce qui implique une augmentation de la courbure de la surface correspondante du cristallin.
Helmholtz, perfectionnant ces expériences par l'application de l'ophtalmomètre a reconnu, en outre, un changement analogue dans
l'image c, mais peu marqué relativement. La surface postérieure de
la lentille devient donc quelque peu plus concave en avant; mais, la
différence est légère. Quant à l'image cornéenne, elle demeure absolument invariable de grandeur et de situation.

(Voir pour plus de détails notre article : Accommodation du *Dictionnaire encyclopédique*.)

Pendant ce mouvement, on voit l'iris s'avancer dans la chambre
antérieure en rétrécissant son orifice central (pupille). Il coiffe plus

étroitement la courbure antérieure du cristallin ; mais ce mouvement, en tant que déploiement d'activité, ne dépasse pas les limites de la

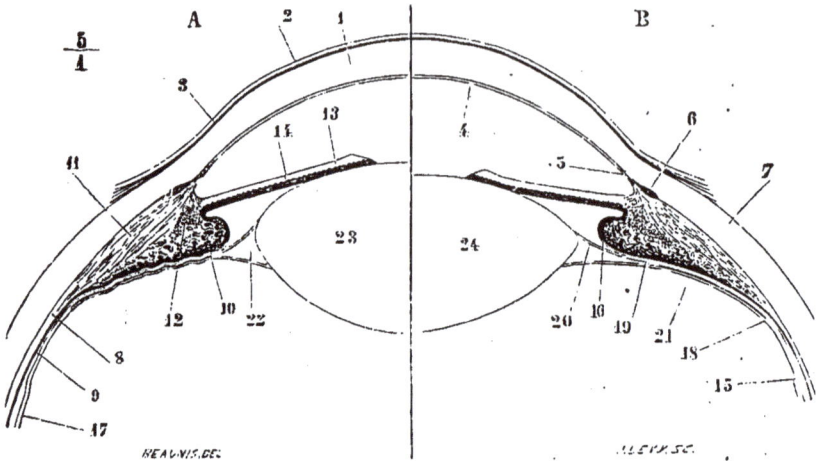

Fig. 32.

La fig. 32 représente ces modifications.
A. Schéma de l'œil accommodé.
B. Schéma de l'œil à l'état indolent.
1.2.3.4.5. Cornée et ses couches principales.
6. Canal de Fontana ou de Schlemm.
7. Sclérotique.
8. Choroïde.
9. Rétine (pars ciliaris).
10. Procès ciliaires.

11. Tenseur de la choroïde (fibres longitudinales du muscle ciliaire).
12. Sphincter ciliaire (muscle annulaire de Rouget, Muller et Arlt).
13.14. Iris.
15. Ora Serrata.
17.18. Membrane hyaloïde.
22. Canal de Petit.
23. Cristallin pendant l'accommodation.
24. Cristallin au repos.

simple application de surface à surface ; son absence, comme on l'a vu, n'altérant en rien la faculté d'adaptation.

§ 94. — **Preuve objective de la propulsion du sommet du cristallin dans la chambre antérieure, pendant l'accommodation.**

Cette propulsion du sommet du cristallin dans la chambre antérieure, pendant l'acte de l'accommodation, peut être constatée *de visu*, à l'œil nu, sur un œil normal.

Après avoir placé devant un sujet intelligent, et qui vous seconde par la parfaite immobilité de son œil, un point de mire destiné à être rapproché graduellement de lui sur une droite parfaitement fixe, on se met soi-même dans le plan de la circonférence transparente de sa cornée, que l'on observe ainsi de profil. On voit alors au centre et *en avant du plan de ce cercle,* une petite ligne noire de peu d'épaisseur, c'est la pupille.

Faisant alors rapprocher du sujet le point de mire (une épingle mobile dans une rainure), et ordonnant au sujet de la fixer de son -

regard attentif, on voit cette ligne noire qui s'avance plus ou moins dans la chambre antérieure. C'est l'iris qui vient à proéminer. Et, comme on sait que cette membrane est constamment appliquée sur la surface antérieure de la lentille, on conclut forcément à une propulsion adéquate de cet organe.

C'est l'accommodation observée sur le fait.

§ 95. — Preuve objective de l'accroissement de profondeur du cul-de-sac de la chambre antérieure pendant l'accommodation.

On doit à Cramer une autre observation, dont la théorie a été développée et étendue ultérieurement par Helmholtz; et qui permet encore de constater objectivement le fait de l'accroissement de profondeur de la chambre antérieure de l'œil, dans sa région périphérique, lors de l'accommodation rapprochée.

Si l'on place latéralement près d'un sujet, une bougie allumée ou toute autre source de lumière homocentrique assez vive, dans le plan équatorial de l'œil, plutôt un peu en arrière de ce plan, l'œil observé ne reçoit de lumière que sur sa moitié cornéale externe, la moitié interne est naturellement dans l'ombre. Mais la réfraction propre de la cornée dessine, *dans la chambre antérieure*, parallèlement au plan de l'iris, une surface caustique dont *l'intersection* avec la partie interne ou obscure *de la cornée* se décèle par un reflet mince en forme de croissant.

En cet état, faisant accommoder le sujet sans autre mouvement de l'œil, on voit ce petit croissant s'élargir; ce qui ne peut s'expliquer que par l'accroissement en largeur de la surface caustique intérieure à la chambre de l'humeur aqueuse. Or, cet accroissement d'épaisseur ne peut avoir lieu lui-même que du côté de la profondeur de la chambre ou du cul-de-sac irien, la cornée étant demeurée immobile.

Le cul-de-sac irien se creuse donc pendant l'accommodation.

§ 96. — Instrument de ces modifications.

Description du muscle ciliaire. — Ces faits admis, quel est l'organe chargé de les réaliser?

Et d'abord, ce ne peut, bien évidemment, être autre chose qu'un organe musculaire, puisqu'il y a mouvement, déplacement produits, et cela sous l'influence soit de la volonté, soit des actions réflexes et instinctives; le sentiment de fatigue éprouvé pendant cet acte conduit à la même conclusion.

D'ailleurs cette nature musculaire a été démontrée par des expériences directes.

Cramer soumettant à la décharge subite d'une batterie électrique, des yeux de phoque, disposés pour l'observation des images de Purkinje, a manifestement observé, au moment du passage du courant, les modifications ci-dessus décrites dans la position et la grandeur relative des images catoptriques fournies par les surfaces du cristallin.

Un muscle seul peut réagir de la sorte contre une stimulation électrique.

Ce muscle ou ces muscles peuvent-ils être ceux qui enveloppent et meuvent le globe oculaire? Nous avons déjà répondu plus haut, § 91, péremptoirement à cette question. Ce muscle ne peut qu'être intérieur à l'œil.

Soupçonné depuis Descartes, il a été finalement découvert par les écoles modernes, et trouvé, comme on devait s'y attendre, dans l'intérieur même du globe oculaire.

Il est enfermé dans cette région longtemps confuse, connue sous

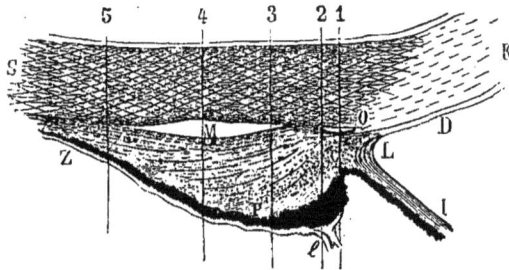

Fig. 33. — Coupe méridienne de la région ciliaire.

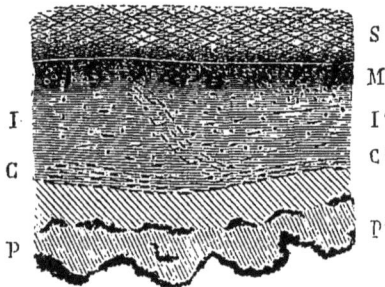

Fig. 34. — Coupe perpendiculaire à la précédente dans (2) de la fig. 32.

S La sclérotique.	CC′ Les noyaux des fibres circulaires ou
MII′ Le tenseur de la choroïde.	du sphincter.
	PP′ Procès ciliaires.

En comparant les deux figures, on voit les noyaux des cellules des muscles annulaires représentés dans la fig. 34 par de *petits traits* horizontaux, et par des points dans la fig. 33, et réciproquement pour les fibres du tenseur.

Ces dessins ont été relevés sur des pièces micrographiques préparées par nous-même en 1868.

le nom de *corps ou ganglion ciliaire* : zone ou anneau compris entre deux plans perpendiculaires à l'axe de l'œil. Le plus antérieur pouvait être représenté par le plan du canal de Schlemm ou de Fontana et passerait un peu *en avant* du sommet antérieur du cristallin.

Le second ou postérieur, que l'on peut placer à la limite antérieure de la rétine, à l'*ora Serrata* (voir zone ciliaire, § 72).

Une coupe méridienne de l'œil (figure 33), montre, en effet, dans cette région une série de fibres étendues suivant les méridiens, entre la choroïde (région des procès ciliaires) et la sclérotique, depuis l'*ora Serrata*, en arrière, jusqu'au canal de Fontana, en avant.

Mais si on fait une coupe perpendiculaire à l'axe de l'œil dans cette dernière région, ou parallèlement au plan dudit canal, on trouve (figure 34) un second groupe de fibres de même nature, dirigées, ces dernières, en anneau, ou circulairement, autour de la tête des procès ciliaires.

Le premier groupe est connu sous le nom de « *tenseur de la choroïde* ; ses points d'attaches fixes sont au canal de Fontana dont la paroi interne n'est que le tendon de ce muscle. Sa découverte est due à Bowman et à Brücke[1].

Le second groupe, reconnu premièrement par Arlt, Müller et Rouget peut être désigné par sa direction annulaire.

Leur ensemble peut être comparé à l'association des fibres composant le releveur de l'anus, avec celles du sphincter du même organe.

§ 97. — Mode d'action de cet organe moteur.

Comment agit ce muscle ? Une certaine obscurité enveloppe encore son mode d'action.

Voici cependant un certain nombre de faits constatés, observés et presque universellement admis et qui peuvent conduire à une conjecture assez rapprochée de la vérité.

Faits d'observation : 1° Après la mort, — en l'absence par conséquent de toute activité musculaire tonique ou autre, le cristallin affecte, par le fait de l'élasticité propre de son enveloppe, la forme qui correspond à son maximum de convexité, celle constatée pendant l'accommodation rapprochée (Helmholtz).

2° Pendant la vie, au repos *complet*, le cristallin présente son maximum d'aplatissement. L'atropine n'ajouterait pas notablement à cet état. (Donders, Coccius).

3° Pendant l'accommodation de près, la pression intra-hyaloïdienne est *accrue* (Coccius, Hensen et Wœlchers).

---

1. Porterfield avait nettement entrevu, dès 1754, la nature musculaire de l'anneau ciliaire.

4° Au même moment, la chambre antérieure offre une tendance à la diminution de pression (Forster).

5° L'observation des albinos (Becker), celle des opérés d'iridectomie (Coccius), les vivisections chez le chien (Hensen et Wœlchers) témoignent ensemble que pendant l'acte accommodatif, il s'accomplit un mouvement reconnaissable de transport *en avant* de toute la région ciliaire et zonulaire.

Coccius y ajoute : l'élargissement simultané de l'espace zonulaire (la zone qui sépare le bord externe du cristallin du bord intérieur des procès).

Hensen et Wœlchers, de leur côté, y joignent l'*enfoncement* vers l'axe optique du *muscle* ciliaire, et le *bombement*, en arrière de lui (?) de la choroïde.

· ′ [Quant aux procès ciliaires, ainsi que nous l'avons dit déjà, se rapprochant plutôt de la sclérotique que du cristallin, ils ne se mettent jamais en contact avec ce dernier ; ils se gonflent et se portent en avant, mais laissent toujours un espace entre eux et l'équateur du cristallin ; c'est tout ce que l'on a pu observer.]

b. Discussion et interprétation de ces faits. — De tous ces faits rapprochés et comparés entre eux, aucune conclusion logique ne peut sortir qui les rattache à une *tension active* des fibres méridiennes pendant l'*action* accommodative.

‹ Tous, au contraire, sont en rapport logique avec un *resserrement* actif du sphincter ciliaire.

La comparaison peut de tous points se suivre entre les deux ordres de fibres ciliaires et les deux ordres de fibres iriennes.

Dans l'iris, en effet, comme dans l'organe ciliaire moteur, on trouve un groupe de fibres radiées ou méridiennes, et un groupe de fibres annulaires ou sphinctériennes, et de part et d'autre, les premières (méridiennes) sous l'influence du système nerveux ganglionnaire, les secondes (annulaires) obéissant au sytème spinal.

· Au point de vue du mécanisme, il n'est pas plus facile dans l'un des groupes que dans l'autre, de supposer aux deux ordres de fibres une action simultanée, qui puisse concorder avec les effets observés. *Ces deux ordres sont nécessairement antagonistes.*

Enfin, dans les deux organes, celles du même ordre agissent visiblement ensemble et sous l'impulsion du même agent nerveux.

Nous donnerons donc comme la plus en rapport avec la logique et tous les faits observés la conclusion suivante :

Conclusion. Dans l'état d'équilibre indolent, correspondant à la distension extrême de la zonule (repos de l'accommodation — vision distante), la tendance élastique, et à retrait sur elle-même de la zonule, l'élasticité propre de la capsule du cristallin, le tonus des fibres du groupe annulaire, d'une part, sont tenus en équilibre par le tonus des fibres radiées ou méridiennes, à leur maximum de brièveté, d'autre part. (Système nerveux ganglionnaire.)

L'accommodation est-elle réclamée, le groupe annulaire ou sphinctérien développe un degré plus ou moins prononcé de contraction active (spinale). Cette force rompt l'équilibre préexistant, au profit de l'élasticité de la zonule et de sa congénère, celle du cristallin. La lentille prend ainsi une forme plus convexe et proémine par sa face antérieure dans la chambre antérieure.

L'accommodation se voit ainsi réalisée. Le retour à l'état initial s'opère naturellement par le mouvement et les actes inverses.

(Conclusion d'un mémoire présenté par nous à la Société de chirurgie de Paris, en avril 1869.)

En résumé, dans l'acte de l'accommodation, le bombement en avant de la face antérieure du cristallin, ou le déplacement de son sommet antérieur, est évalué au moyen des données fournies par les variations de grandeur des images (à $0^{mm},4$) ; ce qui correspond à une réduction du rayon de courbure passant de :

Surface antérieure : 10^{mm}. à 6^{mm}.
Surface postérieure : 6^{mm}. à 5^{mm}.

Comme, pendant ce mouvement, la pupille se resserre également, sous l'influence de la même source d'innervation, l'iris s'avance pareillement par sa région pupillaire, coiffant plus étroitement le cristallin.

§ 98. — Ligne d'accommodation de Czermak.

Pour des objets très éloignés, la distance de l'objet peut changer notablement, sans que la distance de l'image optique aux plans principaux de l'œil varie sensiblement. Lorsqu'un œil est accommodé pour une distance infinie, les cercles de diffusion qui appartiennent à des objets éloignés d'environ 12 mètres, sont encore assez petits pour qu'il n'en résulte aucun trouble sensible dans l'image. Mais si l'œil est accommodé pour un objet rapproché, les autres objets paraissent déjà confus à de petites distances en avant ou en arrière du point fixé. J. Czermak a nommé *ligne d'accommodation* toute partie de la ligne visuelle telle que, pour un état donné de l'accommodation, les objets compris entre les deux extrémités de ce segment de ligne soient perçus sans confusion sensible.

On conçoit que la ligne d'accommodation croît avec la distance de l'objet fixé ; elle devient infinie après 12 mètres (Helmholtz).

§ 99. — **Pendant l'accommodation, le centre de similitude oculaire ne varie pas sensiblement.**

Dans notre mémoire précité[1], parmi plusieurs méthodes propres à nous conduire à la détermination de la position du centre de similitude, nous en avons cité une qui consistait à mesurer l'espace angulaire extérieur correspondant à l'arc rétinien qui sépare du *pôle* oculaire le centre du *punctum cœcum*.

Or, dans les expériences instituées sur ce principe, nous avons pu constater que pendant tous les états de l'accommodation, un même angle extérieur est sous-tendu, dans l'œil, par la distance qui sépare le centre de fixation, de celui du *punctum cœcum*.

La position du centre de similitude serait donc constante pendant l'acte accommodatif.

[Cette proposition réclame de nouvelles investigations : elle ne concorde pas entièrement avec l'établissement des constantes dioptriques de l'œil ; mais elle nous a paru positive dans l'observation].

§ 100. — De l'aberration de sphéricité ou de courbure.

On désigne, par ce terme, en physique inorganique, l'inexactitude de coïncidence, en un seul point, des rayons homocentriques qui tombent sur une lentille près de ses bords, et de ceux qui passent dans le voisinage du centre. Les premiers rencontrant l'axe commun d'autant plus près de la lentille qu'ils passent plus près des bords. (Voir tous les traités de physique.)

La perfection que présentent les images rétiniennes dans toute leur étendue, la propriété de surface focale dont jouit l'entière rétine sur près de 180°, ont pour corollaire l'absence d'une aberration sensible de courbure dans l'appareil qui concentre les rayons. Quelle lentille inorganique voit-on donner des images exactes au delà de 15° en dehors de son axe. L'appareil dioptrique de l'œil en fournit au contraire jusqu'aux environs de 90° de chaque côté de l'axe.

On peut donc, sans erreur pratique, considérer l'œil, normal s'entend, dans les limites de son fonctionnement physiologique, comme exempt de l'aberration de courbure.

§ 101. — De l'aberration de réfrangibilité ou de chromatisme.

On appelle ainsi la différence d'action exercée au passage d'un milieu dans un autre, sur les rayons de différentes couleurs composant la lumière solaire ou blanche.

L'œil est-il soumis à cette aberration ? La lumière blanche s'y

1. *Ann. d'Oculistique*, 1868.

décompose-t-elle suivant la loi du spectre solaire, donnant lieu à des angles de réfraction croissant, comme dans les prismes, du rouge au violet extrême.

L'expérimentation nous apprend que si, par un moyen optométrique quelconque, on·mesure l'action réfringente de l'organe visuel sur les rayons de couleur variable du spectre, on note pour chacun d'eux une certaine longueur focale diffé-. rente; et par certains procédés on peut même montrer que toute nappe conique de rayons blancs tombant. sur la cornée, donne lieu, après réfraction, à deux nappes différemment réfractées, l'une bleue ou violette intérieure, l'autre rouge orangé extérieure, toutes deux d'ailleurs fort voisines.

. Dans la figure 35, le cône réfracté inté-rieur ou violet l_1 l_2 v forme foyer sur l'axe, en avant en v; le cône extérieur orangé, le moins réfrangible, forme le sien, au delà, en r. Entre les deux sommets v et r, la nappe intérieure prolongée rencontre en c_1 c_2 la nappe extérieure non encore concentrée en un seul point. Le lieu de cette rencontre est un petit cercle c_1 c_2 de couleur composée ou blanche. C'est le foyer même des rayons blancs; c'est le cercle extrêmement petit qui, pour chaque point nettement vu, forme le foyer exact. En ce lieu · il n'y a pas chromatisme.

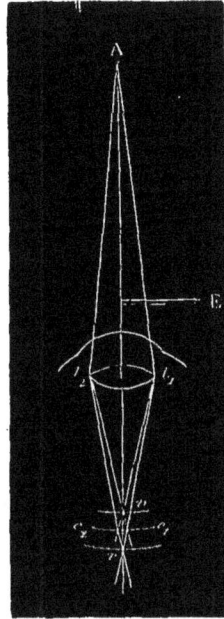

Fig. 35.

Mais si l'écran rétinien est situé *en avant* de ce dernier foyer, le cercle qui y est dessiné est bleu violet au centre, rouge orangé au dehors; c'est le cas d'une insuffisance relative de réfraction (hyperopie ou presbytie) de l'appareil, eu égard à la position de l'objet.

Les couleurs sont disposées en sens inverse si l'écran rétinien est, au contraire, porté au delà du foyer des rayons composés : le cercle est rouge orangé en dedans, bleu violet en dehors. C'est le cas d'un excès relatif de réfraction de l'appareil eu égard à la, position de l'objet (myopie absolue, ou relative).

En résumé l'œil, entre les limites de l'accommodation, est exempt de l'aberration de réfrangibilité ou de chromatisme. L'irisation chro-matique n'apparaît qu'en deçà ou au delà desdites limites; en deçà, par un cercle rouge en dedans, bleu au dehors; au delà, par un cercle bleu au centre, rouge à l'extérieur.

b) *Asymétrie.* — L'irisation ou chromatisme apparaît encore dans une autre circonstance également antiphysiologique ou anormale.

Supposons l'œil exactement accommodé, c'est-à-dire la rétine sur le cercle c_1 c_2 formé par l'intersection des nappes bleue et rouge. Admettons maintenant qu'un écran E placé devant la pupille vienne couper en deux le cône des rayons incidents. A l'instant, on constate expérimentalement, ainsi qu'on pouvait le prévoir, que le petit cercle c_1 c_2 de couleur blanche a fait place à un cercle chromatique. Les deux rayons composants du dernier rayon blanc extrême du côté de l'écran ont été interceptés ; leurs composantes réciproques ne sont donc plus neutralisées et se montrent alors séparées sur le bord de l'image. Il y a irisation.

Ainsi, au foyer même, il peut encore y avoir irisation, si par une circonstance ou une autre, se voit interrompue ou faussée, la loi de symétrie par laquelle le rayon le plus réfrangible d'un côté est compensé par le rayon le moins réfrangible de l'autre.

L'aberration focale ou l'asymétrie oculaire sont donc, en définitive, les seules conditions où apparaisse la propriété chromatique des milieux oculaires. C'est dire que, dans son fonctionnement physiologique, l'œil est exempt de l'aberration de chromatisme.

§ 102. — Différence des longueurs focales pour les rayons extrêmes dans l'œil humain.

Voilà pour ce qui concerne l'œil fonctionnant physiologiquement ; c'est-à-dire avec la réunion de toutes les circonstances de la vie ordinaire et normale, appareil organique sain, et lumière blanche ou solaire.

Mais si l'on change ces conditions, ou que l'on soumette l'œil à s'exercer sous l'éclairage fourni, non plus par une source de lumière composée, mais bien par une source *monochromatique*, la longueur focale de l'appareil changera avec la région du spectre à laquelle appartient cette couleur.

Il résulte à cet égard des expériences de Fraunhofer, d'Helmholtz, de Matthiessen que :

Si l'œil étant d'abord accommodé pour l'infini, perçoit distinctement un point lumineux *rouge* (ligne C du spectre); pour percevoir le même point lumineux dans la région du bleu (ligne G), il sera nécessaire de rapprocher ledit point de 24 à 26 pouces ; ce qui équivaut à un déplacement en avant, du foyer principal de l'œil, de $0^{mm},4$ environ ; soit, en gros, d'une dioptrie et demie.

L'effet de la dispersion moyenne équivaudrait alors $0^d,75$.

Ces déterminations expérimentales servent d'assiette à la méthode optométrique d'Helmholtz (§ 115, a).

SEPTIÈME LEÇON

DE L'OPTOMÉTRIE

§ 103. — **Son objet.**

L'optométrie a pour objet l'étude, par mensuration exacte, des qualités de l'organe de la vision.

Ces qualités sont :

1° Le degré de sensibilité, perception ou acuité de la vision ;

2° La portée de la vue, comme distance ; c'est-à-dire ses limites éloignée et rapprochée, son champ d'action exacte dans le sens antéro-postérieur ;

3° Son étendue comme surface (champ périphérique ou superficiel ;

4° Enfin, l'étude du sens chromatique ou mesure des différences de sensibilité de l'organe aux couleurs [1].

§ 104. — **De l'acuité visuelle et de ses deux facteurs principaux.**

Occupons-nous d'abord de la première de ces qualités, base de toutes les autres, à savoir de l'évaluation du degré de puissance de la perception visuelle ou de sensibilité de la rétine, ou encore de l'énergie ou délicatesse du sens que rend très bien l'expression générale d' « *acuité visuelle.* »

On comprend aisément comment cette première donnée est tout à fait indépendante de la portée de la vue ; qu'un myope, par exemple, ait le même degré de perception qu'un individu offrant l'état opposé de la réfraction. Le premier ayant, supposerons-nous, son *punctum remotum* à 18 pouces, pendant que le second a, en ce lieu même, son *punctum proximum*, et tous deux bornés cependant en ce même point, par la même limite, quant à la dimension du plus petit caractère lisible.

Or, cette propriété de l'organe, sa sensibilité spéciale, offre, dans son expression ou dans son fonctionnement deux formes, deux modalités distinctes. La première, fondamentale, point d'origine et de développement de toutes les autres qualités de l'organe, consiste dans le simple fait de son genre de sensibilité propre, de son mode

---

1. Cette étude, tout à fait à son aurore encore, possède déjà un certain nombre de faits acquis ; cependant, eu égard à l'indécision qui domine encore les théories chromatiques en physiologie, nous la renvoyons aux leçons que nous consacrerons exclusivement à la question du sens chromatique normal et pathologique. (Leçons 21e et 22e.)

de réaction sous son stimulant spécial, à savoir, la différenciation entre le jour et les ténèbres, la notion même de la lumière, transmise ensuite au cerveau.

Le second rôle qu'elle remplit, et non le moindre par ses conséquences, est plus complexe, et se manifeste par plusieurs attributs dont le principal est l'*isolement des sensations* résultant des impressions reçues des différentes régions de l'espace extérieur; à ce premier attribut se lie intimement la propriété connue sous le nom d'extériorisation, dans un sens déterminé, desdites sensations, ou le principe des *directions visuelles*. (Voir leçon 5ᵉ, § 82.)

Or, le rôle rempli par la propriété d'isoler les sensations et de leur attribuer une extériorisation causale, dans une direction déterminée, et géométriquement liée à l'individu, est un objet, ou un effet capital dans la fonction. C'est sur cette qualité que se fondent nos relations avec le monde extérieur : c'est la qualité maîtresse de l'appareil, et en laquelle se résume la définition même de la vision : *Le toucher à distance!* (Voir § 83.) Objet si supérieur qu'on pourrait, sans exagération, énoncer que la sensibilité générale à la lumière déposée dans la rétine, est simplement un premier pas fait par la nature animée pour l'atteindre.

Dans tout le cours de nos recherches sur les lois de la vision binoculaire, nous avons avec insistance mis en relief l'importance de la propriété d'extériorisation des sensations dans une direction donnée, attribut de l'élément rétinien photo-esthésique, le bâtonnet ou le cône. Le mécanisme du relief corporel, de la détermination du lieu de chaque point vu dans l'espace; la notion de la distance absolue ou relative des différents objets, de leur grandeur, en un mot de toutes les qualités géodésiques de l'appareil, ne sont que des conséquences de l'individualité du rôle rempli par chaque élément, des corollaires directs de son exclusivisme fonctionnel en rapport avec son individualité anatomique. La notion des formes, de la continuité d'un dessin, ne sont elles-mêmes que des conséquences de cette faculté supérieure.

A défaut de tout autre indice, l'importance capitale de ce facteur de l'opération, *la faculté de distinguer* les objets les uns des autres, apparaît dans tout son éclat au premier coup d'œil jeté sur l'anatomie comparée. Quel est, dans l'échelle animale, le fait anatomique qui se montre comme le rudiment central de l'organisation progressive de l'œil, celui autour duquel, pour la réalisation duquel, semblent converger tous les autres? C'est l'*isolement des sensations!*

Dès que l'animal a dépassé le premier degré de développement oculaire, à partir de l'apparition du *point visuel* des animaux inférieurs, lequel se borne à séparer la lumière de l'obscurité, jusqu'au merveilleux instrument d'optique qu'offre l'œil de l'oiseau de proie, tous les efforts de la nature gravitent autour d'un seul objectif : d'abord, la distinction de la direction d'origine des impressions lumineuses ; puis, le perfectionnement graduel du degré de cette distinction, s'accusant dans l'accroissement du nombre des éléments dans les yeux agglomérés ; de l'œil de la mouche, à mosaïque convexe, à celui du faucon, à mosaïque concave, comme est le nôtre, tous les progrès concourant à diminuer l'angle qui sépare deux de ces canalisations élémentaires de la lumière ou de sa direction !

La faculté isolatrice dans la rétine, c'est donc la multiplication des yeux : c'est le passage de l'œil élémentaire à l'œil composé : le chiffre qui la mesure, donne en même temps le degré de perfection atteint par l'organe dans la *race ou l'individu considérés*.

Or, ce chiffre nous est donné par l'inverse de l'angle séparant les deux directions les plus voisines que l'on puisse isoler dans un œil, l'angle du *minimum visibile* de Porterfield.

C'est là, assurément, la qualité caractéristique de la véritable puissance de *pénétration* de l'organe, et celle qui a, *physiologiquement*, droit à la qualification d'*acuité*.

Nous soulignons ici le mot physiologiquement, devant mettre en lumière, dans un instant, une confusion faite dans la pratique, entre la faculté isolatrice des sensations et la sensibilité propre de la rétine, confusion sur laquelle l'éveil a été donné par une remarque fort judicieuse de M. le D^r Em. Javal.

Ainsi, en clinique, la qualification *acuité visuelle*, appliquée à la symptomatologie morbide, est évaluée d'après les variations simples de l'angle minimum défini ci-dessus ; or, cet angle, dont l'unité se rapporte à un élément anatomique, soit constant, soit bien peu variable d'un sujet à l'autre dans une clinique, n'est pas, en réalité, l'objet visé dans une analyse de symptomatologie morbide. Dans cette dernière circonstance, il s'agit, au contraire, d'altérations plus ou moins graves, soit de la sensibilité propre de la rétine, soit de la transparence des milieux dont elle accuserait les troubles. Les grands écarts des chiffres relevés en ce cas ne peuvent d'ailleurs dépendre des variations de dimension nécessairement minimes d'un élément anatomique relativement fixe et invariable comme est le bâtonnet.

Cette confusion a amené un grave malentendu signalé, avons-nous dit, par M. Javal qui a, le premier, exprimé que l'acuité visuelle devrait être évaluée d'après l'inverse des *carrés* de l'angle *minimum,* et non d'après l'inverse des *premières puissances* de cet angle ou de ses lignes trigonométriques.

Mais en appelant l'attention sur cette évidente méprise, en appliquant toujours indistinctement aux deux manifestations fonctionnelles dont il s'agit ici la même appellation « d'acuité visuelle, » notre savant confrère a laissé subsister plus d'une condition propre à maintenir les malentendus.

Dans un mémoire inséré en mai 1879, dans les *Annales d'oculistique*, nous nous sommes attaché à préciser plus expressément les attributs différentiels à mettre en lumière, entre les deux principaux éléments constituant la puissance visuelle, et à déterminer exactement leurs rapports.

Le résumé de cette étude va faire le sujet des paragraphes suivants.

§ 105. — Mesure du degré de la sensibilité propre de la rétine.

La puissance de perception de l'organe visuel repose donc sur deux éléments ou facteurs distincts quoique intimement associés, à savoir :

La propriété isolatrice déposée dans chaque élément sensible de la rétine ;

La sensibilité commune propre à tous ces éléments.

Nous avons exposé, de plus, que le premier de ces facteurs variait évidemment en raison inverse de l'angle sous-tendu par l'élément.

Il est indiqué maintenant de chercher la loi que doivent suivre les variations de la sensibilité générale et de leur trouver une unité de mesure.

Pour ne pas compliquer l'argumentation, nous supposerons — ce qui est sensiblement exact pour une région donnée de la rétine — que chaque unité élémentaire de cet écran sensible jouit du même degré d'énergie réactionnelle, vis-à-vis de son stimulant spécial, au moins dans la région centrale qui seule nous occupe ici. Et, comme l'organe n'a de rapports physiologiques avec nul autre agent ou facteur naturel, nous sommes forcés de voir, dans l'intensité de cet agent, la mesure de la réaction de l'organe ou de la sensibilité générale, comme, inversement, nous trouverions, dans les manifestations réagissantes de celui-ci, la mesure de l'intensité lumineuse.

Ces deux énergies sont, réciproquement, la mesure l'une de l'autre, et ne peuvent avoir, ni l'une ni l'autre, d'autre mesure, d'autre terme de comparaison que leur congénère.

L'énergie ou le degré de la sensibilité élémentaire n'aura donc de limite ou d'unité comparative que dans la quantité de lumière ou le degré d'éclairement; comme — inversement — le degré de l'éclat lumineux n'a, physiologiquement, d'autre mesure que son degré d'action sur notre rétine, la réponse de cet organe à l'impression qu'il en éprouve.

Si donc on veut comparer deux sujets sous le rapport unique du degré ou de l'activité de leur sensibilité élémentaire, ce ne pourra être que dans la manière dont ils répondent à une sollicitation lumineuse identique.

On fera l'inverse d'une épreuve photométrique; on déterminera comparativement à quelles distances deux sujets cessent de percevoir un point lumineux suffisamment clair ou brillant, isolé et d'assez faible superficie pour que son image soit comprise dans l'étendue d'un élément rétinien.

L'exemple de cette épreuve est offert dans les différents essais classiques tentés pour fixer la valeur du *minimum visibile* simple.

C'était par là que nous avions, nous aussi, abordé la question en 1862, et qu'ainsi que nos devanciers, nous avions dû abandonner cette voie, eu égard à l'inconstance et à la grande inégalité des résultats. *Inégalité:* les chiffres obtenus variaient entre $0^{mm},003$ et $0^{mm},00013$, quant à l'étendue de l'image rétinienne correspondante. *Inconstance:* Dans la même épreuve, la limite à laquelle on croyait devoir s'arrêter variait d'instant en instant; l'objet pris pour type disparaissait, puis reparaissait, pour s'évanouir encore, et cela à des distances assez différentes pour enlever aux résultats toute apparence de certitude. La mobilité de ces essais était telle que la qualité étudiée finissait par ne plus s'offrir à l'esprit que comme une simple et vague *impressionnabilité*.

Il n'y avait point d'ailleurs à s'en étonner; la limite, dans chacun de ces essais, ne dépendant pas moins de la quantité de lumière que de la délicatesse du sens.

Dès lors avant de rechercher dans de telles épreuves la base d'un système de comparaison, la première condition à remplir eût été de se procurer préalablement une source d'intensité lumineuse *constante* pour toutes les épreuves tant expérimentales que cliniques. Or, l'industrie ni la science appliquée ne sont encore en mesure de réaliser pratiquement cette unité.

§ 106. — **Mesure du degré de la faculté isolatrice. Du** *minimum separabile* **par opposition au** *minimum visibile.* **Choix et détermination métrique de l'unité de mesure..**

Mais ce qui nous est refusé, en l'état actuel des sciences appliquées, en ce qui concerne la mesure directe de la sensibilité générale, va nous devenir facile, au contraire, si nous nous adressons à la faculté isolatrice. De ce côté, en effet, nous allons rencontrer toutes les conditions désirables pour fonder un système de mensurations; n'avons-nous pas devant nous une fonction toute géométrique, et conséquemment de facile abord?

Enfin, comme nous le verrons tout à l'heure, le plus simple des rapports existe entre les deux éléments que nous considérons ici, et quand l'un d'eux aura pu être soumis à une méthode numérique rationnelle, les déterminations du second s'ensuivront immédiatement.

Le pouvoir isolateur des sensations est directement lié à l'épaisseur, à l'étendue superficielle de l'élément qui isole : et si nous nous reportons aux considérations que nous avons présentées et sur lesquelles se fonde la notion de la surface (§ 84), nous reconnaissons que, pour établir une distinction entre deux objets identiques très voisins, il faut qu'il existe entre eux, soit une différence notable d'éclairement ou de couleur, soit, s'ils sont de même teinte ou de même éclat, un élément rétinien au moins, intermédiaire entre eux, et tranchant nettement avec l'un et l'autre.

De cette simple exposition, il résulte que *la limite* expérimentale d'une telle faculté est atteinte quand deux traits égaux en épaisseur, et de même éclat, sont séparés par un intervalle de même grandeur, d'une intensité lumineuse ou colorée, faisant suffisant contraste avec les traits qui l'embrassent.

Dans ces conditions, en effet, à partir du moment où les images de ces deux traits débordent l'étendue diamétrale de l'élément anatomique ou photo-esthésique correspondant, lorsque ces images couvrent, en partie, l'élément intermédiaire et que, réciproquement, la clarté de ce dernier empiète sur leur territoire, l'effet produit est la notion d'une sensation uniforme ou continue, celle d'un élément superficiel. Donc, à la limite, au moment même où va avoir lieu cette confusion des trois traits distincts en une seule teinte, chacune de ces trois images couvre, à elle seule, un élément rétinien entier. L'angle sous-tendu, au centre de réfraction de l'œil, par chacune de ces trois images, en ce dernier instant, est ce que Hook et Porterfield ont mis, les premiers, en relief sous le nom de *minimum visibile*.

Cette expression de *minimum visibile* prête, malheureusement, à cause de l'élasticité du mot *voir*, son radical, à une double entente. Pour que le terme qui représente l'arc sous-tendu par l'élément rétinien isolateur, directeur (cône ou bâtonnet), contienne en lui-même sa signification exclusive, nous proposerons d'adopter la qualification de *minimum separabile*. La suite de cette discussion justifiera pleinement cette innovation.

Par contre, celui de *minimum visibile*, peut, étant plus compréhensif, être conservé pour servir de vocable direct pour représenter la *visibilité* simple, la sensation simple de la présence d'un objet dans une direction donnée.

Cet angle minimum, qui a pour correspondant objectif la dimension diamétrale de l'élément photo-esthésique ou bâtonnet, offre donc par sa précision, sa constance, une donnée toute préparée pour servir d'unité à un système de mesure.

C'est celle qu'en 1862, en présentant nos échelles au Congrès international ophtalmologique, nous avions cru devoir adopter, et qui, d'après les expériences que nous avions instituées, avait été fixée à une minute, ou 60 secondes d'arc.

Cette même unité avait été également choisie, et en même temps, pour la construction de ses échelles, par M. Snellen d'Utrecht. Mais, dans cette dernière application, elle portait plutôt sur le *minimum visibile* que sur le *minimum separabile*, comme nous le reconnaîtrons un peu plus loin.

§ 107. — Critiques dont cette unité a été l'objet.

Quoi qu'il en soit, cette unité de mesure a été, depuis peu, l'objet de quelques critiques. On lui a reproché d'être un peu faible, sans pourtant prendre sur soi d'en proposer une autre plus élevée. A cet égard, il a été fait une certaine confusion, inévitable d'ailleurs, entre l'acuité *normale* et l'acuité *moyenne*.

M. Ém. Javal a rencontré plus d'un jeune sujet dont la puissance de perception dépassait notre numéro 1 ; et nous admettons cette observation que nous avons également eu occasion de faire aussi pour notre part. Elle est conforme également au témoignage apporté par Hook.

Ce savant, à qui l'on doit les premières recherches dans cette voie (1759), expose que sur *cent* personnes, *une* à peine peut distinguer deux étoiles dont la distance apparente est inférieure à 60 secondes.

Cette exception est cependant loin d'atteindre la limite suggérée par M. Émile Javal et qui s'élèverait jusqu'à *une fois et demie* la valeur de celle de Snellen, et qui nous paraîtrait excessive, si elle s'appliquait à nos échelles. Mais les épreuves qui l'ont procurée ont porté sur les tableaux de M. Snellen qui, formés de caractères isolés, s'écartent assez notablement du principe du *minimum separabile* et, comme on le verra, sont soumises par là à l'influence des variations de l'éclairement.

D'autres évaluations beaucoup plus excessives ont été proposées par diverses écoles allemandes, qui ont mis en avant des chiffres comme 32 et 37 secondes d'arc pour le *minimum separabile*. Malgré la considération que méritent des travaux sérieux, nous trouvons dans l'assiette de ces dernières expérimentations des éléments de défiance et de doute. Dans ces expériences, portant sur des filets lumineux ouverts dans des écrans opaques ou recevant une lumière intense, on nous paraît s'être mis dans des conditions quelque peu

extraphysiologiques et où la diffraction, l'irradiation, l'éblouissement, devaient plus ou moins modifier les perceptions et en affaiblir
la précision.

En résumé, le chiffre de 60 secondes d'arc (ou d'une minute) n'est
pas si distant de la moyenne que l'on était porté à le supposer. Les
évaluations supérieures à ce chiffre, et bien constatées, sont plus
rares que communes. La réduction de ce chiffre à 50 secondes, que
nous nous disposions à admettre, est probablement excessive, au
moins comme *moyenne commune*. Elle peut être celle, élevée, des
jeunes sujets des champs, dont les yeux se rapprochent plus de l'état
de nature que ceux déjà déprimés par la vie industrielle. D'autre
part, enfin! qui nous assure que, dans ce mélange de races qui se
sont croisées sur notre sol, l'élément rétinien ait bien exactement le
même diamètre?

Il n'y a donc nulle évidence qu'en adoptant, en 1862, M. Snellen
à Utrecht, et nous en France, chacun de notre côté et spontanément
(car nous ne connaissions pas à cette époque le magnifique traité de
Porterfield), le chiffre de 60″, déjà rencontré par Hook, il n'y a nulle
certitude, disons-nous, que nous ayons commis une notable erreur,
et qu'il y ait lieu de réduire cette unité.

Ce qui devra seulement être réduit, c'est l'étendue de l'arc rétinien,
estimée par nous à $0^{mm},005$, en conséquence de la distance du
deuxième point nodal à la rétine, évaluée alors elle-même à 17 mill.,
et qui ne doit pas excéder 14 à 15 millim. La valeur la plus probable
de cet arc doit être de $0^{mm},004$.

Cette première donnée obtenue, nous devons, comme nous l'avons
reconnu plus haut, déterminer les rapports qui peuvent la rattacher
à la sensibilité propre de la membrane. Mais, pour être admis, ces
rapports exigent la connaissance préalable de quelques théorèmes de
physique appliquée qui vont nous arrêter quelques instants.

**§ 108. — Lemme. — Des rapports de l'intensité lumineuse avec l'élément réti-
nien photo-esthésique, suivant que l'image d'un objet embrasse plusieurs ou
un seul de ces éléments.**

a) Quand un objet lumineux est placé devant l'œil, il y fait pénétrer une quantité de lumière égale au produit de sa surface par la
quantité de lumière émanée de chaque unité élémentaire de cette
surface. Cette dernière est celle représentée par le cône lumineux
ayant pour sommet cet élément infiniment petit, ou point, de la surface du corps éclairant, et pour base, ou section droite, la surface de
la pupille.

Secondement, si l'objet est graduellement éloigné de l'œil, le
cercle pupillaire découpe, dans la sphère de rayons partant en éven-

tail de chaque point de l'objet, ou sommet du cône élémentaire, une surface qui, pour deux distances données, comprend deux nombres de rayons inversement proportionnels aux carrés des distances.

Et comme la surface de l'objet qu'on éloigne est la même, ainsi, par conséquent, que le nombre des cônes élémentaires, la quantité de lumière qui pénètre dans l'œil est, elle-même, inversement proportionnelle aux carrés des distances de l'objet.

Mais, d'autre part, l'image de l'objet sur la rétine diminue exactement dans la même proportion. Toute la lumière qui pénètre dans l'œil et qui diminue en raison inverse des carrés des distances, se concentre pour chacune de ces variations sur une surface qui s'est réduite *dans la même mesure.* Ce qu'un même élément rétinien, impressionné pendant toute la durée de l'éloignement graduel de l'objet, perd, d'un côté, par la réduction d'intensité du faisceau élémentaire, il le gagne, d'autre part, par la concentration progressive des faisceaux lumineux sur une surface devenue elle-même plus petite, et régulièrement, dans la même proportion.

Cet élément demeure donc tout ce temps sous l'influence du même degré d'intensité lumineuse.

Cette proposition, anciennement connue, est due au Dr Lardner[1]; il l'avait, après démonstration, formulée ainsi : un objet qui s'éloigne sous un éclairage constant, produit dans l'œil une image qui conserve elle-même une intensité lumineuse constante.

Cette proposition n'est pas cependant aussi absolue que le ferait penser cette formule : elle comporte dans son application organique, une limite, une réserve.

Elle est sensoriellement exacte, tant que l'image de l'objet continue, malgré l'éloignement dudit objet, à embrasser *plus d'un élément rétinien.*

b) Mais elle n'est plus applicable à partir du moment où cette image, par suite de l'augmentation de la distance de l'objet, se voit réduite à l'étendue *d'un seul élément rétinien.* A partir de cet instant, la quantité de lumière qui pénètre dans l'œil continue évidemment à diminuer suivant la proportion du carré des distances, mais désormais, sans que la réduction de l'image procure à l'unique élément qui en est le siège, aucun apport compensateur.

Cet élément, auquel se réduit désormais tout l'organe, voit donc l'impression lumineuse diminuer en lui, progressivement avec le carré de la distance : la constance de l'intensité lumineuse lui fait désormais défaut.

Ces deux rapports de l'intensité lumineuse avec l'élément rétinien,

---

1. Nunneley, Organs of Vision, p. 313.

différencient nettement ce qui se passe lorsque la vision s'exerce avec le concours de la faculté isolatrice ou sans son concours.

Dans le premier cas, quelle que soit, pour un éclairage constant, la distance d'un objet, tant que cette distance n'excède pas celle du *minimum separabile*, c'est-à-dire que l'image n'est pas réduite à tenir tout entière dans l'étendue d'un élément, *l'intensité lumineuse demeure constante sur le même élément rétinien*.

A partir de cette distance, l'intensité lumineuse, toujours concentrée sur cet unique élément, y diminue progressivement avec le carré des distances.

Une seule faculté se trouve alors en exercice, la sensibilité générale de la rétine à la lumière [1].

109. — Des rapports de la sensibilité élémentaire ou propre de la rétine avec la faculté isolatrice.

Supposons maintenant tous les caractères d'une échelle optométrique, fondée sur le principe du *minimum separabile*, réunis sur un même tableau à la distance 1, et sous l'éclairage *minimum* permettant la lecture du caractère 1.

Tous les autres types, plus grands, seront naturellement lisibles aussi.

Or, il résulte du théorème précédent que, quel que soit celui de ces optotypes sur lequel l'attention se porte, l'élément rétinien photoesthésique correspondant est soumis, en ces circonstances, au même degré d'intensité lumineuse.

Cela posé, abaissons graduellement l'éclairage : le n° 1 devient invisible; continuons ainsi jusqu'à la limite d'éclairement pour lequel le n° 2 va devenir à son tour illisible; l'intensité lumineuse sur tous les caractères est encore la même par élément, mais il est clair qu'elle y a baissé dans le rapport inverse du carré des distances, ici de 1 à 1/4.

On peut supposer, en effet, qu'au commencement de l'expérience, avant que l'éclairage ne baissât, le caractère n° 2 était à sa distance 2; en ce moment, l'intensité lumineuse était la même pour le n° 2 que pour le n° 1, les deux images étant alors réduites pour l'un et pour l'autre à un seul élément.

Maintenant l'éclairage baisse, ces deux optotypes s'évanouissent en même temps: mais l'intensité lumineuse redevient suffisante pour le n° 2, au moment où il est rapproché à la distance 1, c'est-à-dire

---

1. Il est bien entendu qu'on néglige ici l'effet des couches d'air sur la lumière, influence qui, par l'inconstance de son degré, compliquerait singulièrement la question, s'il s'agissait de grandes distances; mais qui peut être passée sous silence dans les limites de nos expériences et de la pratique à laquelle elles correspondent.

lorsque la quantité de lumière qu'il envoie vers l'œil s'est accrue dans
la proportion du carré de la distance, c'est-à-dire de 1 à 4. Mais
comme son image a grandi dans le même rapport, l'intensité lumineuse, par élément, demeure la même que lorsque le n° 2 était à sa
distance normale 2, après l'abaissement de l'éclairage, c'est-à-dire
quatre fois moindre.

A la fin de l'expérience, chaque élément rétinien du n° 2 reçoit
donc une quantité de lumière dont l'intensité a diminué dans le rapport inverse des carrés des distances. En ce moment, l'angle visuel
du *minimum visibile* a simplement doublé. Si donc la sensibilité élémentaire de la rétine est proportionnelle à la lumière qui l'impressionne, à un angle visuel double correspond une sensibilité élémentaire qui a décru dans le rapport du carré de l'arc visuel, exactement
comme s'est accru le nombre des éléments impressionnés.

En d'autres termes, pour produire un même effet donné, sous un
angle *minimum separabile* double, triple, etc..., la quantité de lumière
nécessaire, *par élément*, varie en raison inverse des carrés de ces
nombres, c'est-à-dire comme 1/4, 1/9, etc...

Et comme la sensibilité élémentaire est proportionnelle à l'intensité lumineuse, elle diminuera suivant la même raison géométrique
et comme s'accroît le nombre des éléments impressionnés.

Dans les conditions expérimentales que nous venons d'exposer, on
reconnaît ce qui se passe quand, plaçant un sujet devant une échelle
optométrique, nous nous proposons de déterminer la mesure de son
acuité visuelle en notant la distance et le numéro du dernier caractère qu'il peut lire (toujours dans l'hypothèse de l'application du
principe du *minimum separabile*).

Car, en supposant toutes choses égales en ce qui concerne la portée de la vue ou la réfraction, l'abaissement de la sensibilité propre
élémentaire, dans ce dernier cas, produit exactement les mêmes
effets que l'abaissement de l'éclairage dans l'expérience précédente,
les deux énergies étant rigoureusement proportionnelles.

Il résulte de cette dernière proposition que la sensibilité élémentaire de la rétine est liée à la faculté d'isoler les sensations par ce
rapport précis, que, pendant que cette dernière varie en raison inverse de la progression simple de l'arc mesurant le *minimum separabile*, la première, la sensibilité élémentaire, suit, dans ses degrés,
une autre série, à savoir : celle formée par les carrés successifs des
termes de la première.

Toute satisfaction est donnée par là à la remarque de M. Javal :
L'*acuité visuelle* suit *la loi des carrés*, si l'on donne ce nom à la sensibilité élémentaire considérée isolément (ce que l'on fait d'ailleurs
implicitement, ou inconsciemment, dans la pratique journalière).

Comme, d'autre part, on devrait continuer à dire, ainsi que nous l'avons fait jusqu'à présent, que l'*acuité* suit la loi des proportions simples, si l'on n'entend désigner par ce mot — ce qui serait plus conforme à la physiologie et au principe même de nos tables optométriques (*minimum separabile*) — que la seule faculté isolatrice.

Remarque relative à la proposition qui précède. — La loi si remarquable qui relie entre elles la sensibilité élémentaire et propre de la rétine et la faculté isolatrice doit, pour elle-même, arrêter un moment notre attention.

Cette loi consiste, comme nous venons de le voir, en ceci que : pendant que l'angle du *minimum separabile* suit une progression simple, linéaire, la sensibilité élémentaire suit, dans ses degrés, la série des carrés des termes de la précédente.

En d'autres termes, pour un *effet égal* produit sur le sensorium, c'est-à-dire pour obtenir la distinction du plus petit espace clair séparant deux objets de même diamètre que lui-même, à un angle ou arc *double* correspondent, soit, à sensibilité égale, un éclairement *quatre* fois moindre, soit à éclairage égal, une sensibilité élémentaire *quatre* fois plus faible. Dans les deux cas, pour produire le même effet que dans les conditions normales où un seul élément est impressionné, il a fallu un éclairage quatre fois plus faible, jeté sur quatre éléments doués d'une sensibilité normale, ou le même éclairement répandu sur quatre éléments devenus chacun quatre fois moins sensibles.

En définitive, ou la même quantité de lumière partagée entre quatre éléments quatre fois moins sensibles, ou une lumière quatre fois moindre partagée entre quatre éléments doués de la sensibilité normale.

On ne pouvait avoir une meilleure démonstration *à posteriori* de la relation absolue qui relie entre elles la lumière et la sensibilité élémentaire.

§ 110. — Conséquences relatives à l'optométrie.

L'étude attentive des propositions de physique appliquée qui précèdent, va nous permettre de formuler les conditions à imposer à tout système optométrique visant l'évaluation de l'acuité visuelle, que ce terme soit appliqué à la sensibilité élémentaire ou à la faculté isolatrice.

Rappelons d'abord les principes à ce relatifs :

1° La sensibilité élémentaire de la rétine n'est point jusqu'à présent susceptible d'être mesurée directement; n'ayant de corrélation directe qu'avec la lumière, elle ne dépend que de l'éclairage.

2° Mais, pour un éclairage quelconque, elle a un rapport déterminé avec la faculté d'isoler les sensations ou de distinguer les objets : celle-ci suivant la progression inverse simple du *minimum separabile*, la sensibilité élémentaire sera représentée par la série des termes de la première élevés à la *seconde puissance*.

La première conséquence de ces rapports, c'est que la base de tout système de mensuration de la perception visuelle doit, dans l'état actuel de la science, être prise dans le *minimum separabile*.

Dans l'impossibilité où nous sommes de mesurer *directement* la sensibilité élémentaire de la rétine, n'ayant que la quantité de lumière pour terme de comparaison, et ne possédant, par contre, pour mesurer cette dernière, point d'autre criterium que notre rétine, ne pouvant, en définitive, établir à cet égard que des rapports, pouvons-nous espérer en trouver de plus précis que ceux contenus dans la formule des inverses des carrés dudit *minimum separabile*.

Et d'abord, pour des épreuves aussi délicates, ce système nous présente cet avantage incomparable, d'être absolument indépendant de la quantité de lumière employée. La proposition du § 108 ne nous a-t-elle pas appris que, dans un tel système optométrique, l'intensité lumineuse est constante par élément, à toute distance, quel que soit le type visé, dans les limites du *minimum separabile*.

Par contre, tout optomètre qui reposerait sur la simple sensibilité à la lumière ne saurait jamais nous offrir une constante propre à servir d'étalon ou d'unité. Imaginez, en effet, le dernier terme de la *visibilité* simple atteint, pour un éclairement donné, il suffira d'accroître cet éclairement pour reculer la limite premièrement obtenue.

A moins que de nouveaux travaux et un assentiment général ne nous apportent une unité lumineuse fixe, un invariable foyer de lumière, il y aurait donc autant d'unités que de sources d'éclairage.

Dans les épreuves au moyen du *minimum separabile*, le sujet n'est jamais dans l'indécision sur le moment précis où s'accuse la limite, tout d'un coup annoncée par le *brouillement* quasi subit de l'ensemble des traits.

Car, franchit-on cette limite, tous les optotypes disparaissent en même temps (en supposant, bien entendu, qu'ils soient chacun à leur distance propre) : nulle indécision chez l'observateur quant à la manifestation de cette limite.

Supposez maintenant qu'au lieu de se servir, dans cet objet, de caractères ou optotypes en traits assemblés et obéissant aux conditions que nous venons de rappeler, on y ait substitué des traits, soit fins, soit plus ou moins épais, mais *isolés*, comme des lettres capitales plus ou moins espacées, dont la seule caractéristique soit la forme, le dessin qu'elles rappellent. On observera ceci :

Pendant l'accroissement de distance qui a lieu graduellement entre le sujet et le tableau des lettres-objets, il arrive un moment où l'épaisseur du trait rentre dans la limite offerte par la largeur d'un élément rétinien, tandis que l'autre dimension, la longueur, en occupe encore plusieurs.

A partir de ce moment, la limite n'est plus imposée que par la quantité de lumière. Selon qu'au commencement de l'expérience, l'éclairage aura été plus ou moins intense, le trait isolé, ayant dépassé la distance pour laquelle son image offre moins d'épaisseur que l'élément rétinien, continuera encore à être perçu à une distance plus ou moins grande, suivant le degré de l'éclairage initial. Et cela est si vrai qu'en quelque point que la visibilité s'arrête, il suffit d'apporter un supplément d'éclairage pour faire réapparaître le trait.

A partir de ce point, la *surface* de l'image a virtuellement disparu, par l'évanouissement d'une de ses dimensions ; il ne lui reste plus qu'une longueur, elle est devenue une ligne mathématique.

« Tandis que la *visibilité* d'une lettre croit indéfiniment, avec l'éclairage, la *lisibilité* atteint nécessairement, avec un certain éclairage suffisant, une limite qu'elle ne peut dépasser, car elle résulte de la composition mosaïque de la rétine[1]. »

En un mot, le criterium fourni par la faculté isolatrice ayant disparu, la limite pour laquelle l'intensité lumineuse sur le même élément demeure constante étant franchie, la sensibilité élémentaire est seule en jeu, et l'on rentre dans le second cas de l'expérience analysée au § 108 : L'intensité de l'impression diminue en proportion du carré de la distance de l'objet.

§ 111. — Du *minimum separabile* **comme base d'une méthode photométrique.**

Une conséquence imprévue et intéressante ressort encore de cette discussion.

Si la mesure des variations de la sensibilité propre de la rétine ne peut trouver encore, dans la détermination de ses rapports avec la lumière, un étalon, ou une unité; si l'on doit, pour obtenir ces rapports, emprunter le secours de la loi du *minimum separabile*, il est piquant de rencontrer, dans une application de cette même loi, les rapports inverses, à savoir : le fondement d'un système de mesure pour l'intensité lumineuse elle-même, en un mot, une méthode *photométrique*.

Telle est pourtant la conséquence du simple renversement des termes de la proposition du § 109.

A éclairement égal, la sensibilité rétinienne de deux sujets est,

1. Javal, *loc. cit.*

avons-nous reconnu dans ce paragraphe, en raison inverse du carré de l'arc mesurant l'angle visuel du *minimum separabile* propre à chacun d'eux ;

Inversement, à sensibilité égale, deux éclairements différents seront entre eux dans ce même rapport, vu la corrélation absolue des deux éléments, sensibilité ou éclairage, dans leurs rapports avec ledit angle visuel.

Le procédé pratique est facile à déduire :

Supposons-nous en possession d'échelles optométriques correctement exécutées sur la base du *minimum separabile*.

Un observateur, doué d'une vue parfaitement physiologique, étant placé devant un de ces tableaux, et à l'unité de distance que l'on jugera convenable d'adopter, les différentes sources de lumière qu'il s'agira de comparer seront successivement placées à une même distance réglée des échelles, et l'on notera le numéro du dernier caractère lu avec le secours de chacune d'elles. Les intensités de ces sources de lumière seront entre elles en raison inverse des carrés des numéros correspondant à chacune d'elles.

On peut du reste varier singulièrement les dispositions à suivre pour l'application de ce principe. Nous nous bornons ici à le poser.

§ 112. — **Échelle optométrique, mesure de l'acuité visuelle. Addition pour la mesure de l'astigmatisme.**

Ces préliminaires établis, la question pratique qui va s'imposer est la construction d'une échelle optométrique satisfaisant aux conditions théoriques qui viennent d'être exposées.

Pour y répondre, nous n'avons nulle modification sérieuse à introduire dans le plan de celle présentée par nous au Congrès international d'ophtalmologie de 1862. Comme elle, le nouveau tableau d'optomètres reposera sur le principe du *minimum separabile ;* et, comme rien n'a de fait ébranlé jusqu'ici la base adoptée en 1862, et indiquée, il y a plus d'un siècle, par Hook, et qui évaluait cet angle *minimum* à 60 secondes ou à un arc rétinien d'environ $0^{mm},004$, nous ne nous croyons pas en droit de nous en écarter.

Nos optotypes seront, comme les précédents, choisis dans les modèles minuscules de la typographie courante, offrant des pleins séparés par des clairs de même dimension qu'eux-mêmes, et offrant, en outre, les mêmes intervalles entre les lettres d'un même mot.

D'autre part, les lettres courtes, composant la majorité dans les mots adoptés, devront cependant être coupées par des lettres longues. Une série continue d' *m, n, u,* qui se suivraient comme dans le mot *minimum,* si l'on supprimait les points sur les *i* se rapprocherait bientôt d'une suite de points. Or, notre attention ne peut embrasser à la fois, et par conséquent compter, un nombre tant soit peu notable de points. Il faut, entre chaque groupe de trois ou quatre objets identiques, quelque objet plus grand qui rompe l'uniformité et leur ôte le caractère de « *multitude.* »

Tel est le système de nos tables nouvelles, comme il a été le principe des premières présentées au public spécial en 1862. Comme dans les précédentes, les optotypes sont des multiples exacts les uns des autres, obtenus par l'amplification photographique. Ils sont au nombre de douze et sont pris, d'après une expérience de dix-huit années, dans *la série naturelle des nombres,* de façon' à répondre à tous les besoins de la pratique, tout en évitant la superfluité ou l'encombrement.

L'unité de distance étant le mètre, notre n° 1 fournit l'unité objective dans des traits pleins de $0^{mm},3$, corde ou tangente de l'arc de une minute à 1 mètre, comme $0^{mm},004$ est celle du même arc sur la circonférence rétinienne.

L'échelle, dans son ensemble, contient les types suivants :

N^os des types ou distances.		Largeur du trait.
m.		mm.
0,33	....	0,1
0,50	....	0,15
1	....	0,3
1,50	....	0,45
2	....	0,6
3	....	0,9
5	....	1,5
7	....	2,1
10	....	3
15	....	4,5
30	....	9
50	....	15

Nous donnons ici, en regard (fig. 35 *bis*), un spécimen détaché de la seconde édition de nos *échelles,* dues à l'habileté et aux soins de l'opticien auquel la profession est déjà redevable de la confection première de la série métrique, M. P. Roulot, 3, rue des Vieilles-Haudriettes, à Paris.

Ce spécimen un peu imparfait, et qui est rendu moins précis encore par l'affaiblissement du contraste dû à la teinte paille du papier sur lequel il est reproduit, ne comprend, vu l'exiguité de l'espace dont nous pouvons disposer, que les *cinq* plus faibles optotypes de nos échelles ; mais il est facile de se représenter, par leur moyen, le reste de la série ascendante dont les échelons sont indiqués ci-dessus.

EXTRAIT DE L'ÉCHELLE OPTOMÉTRIQUE

Du Dʳ GIRAUD-TEULON

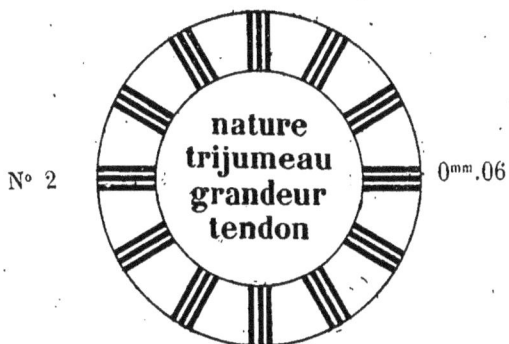

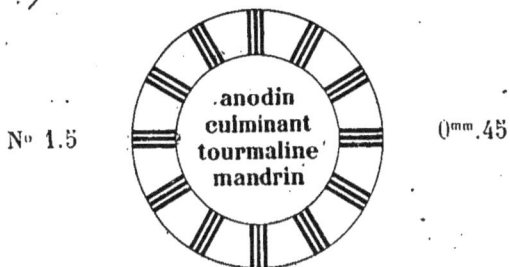

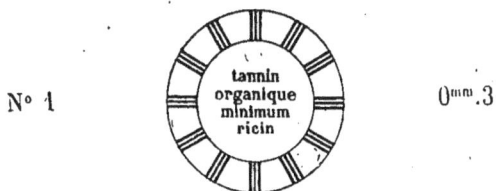

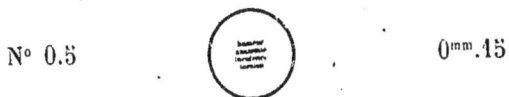

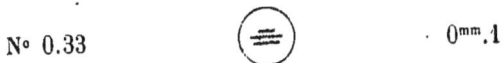

Nº 2

nature
trijumeau
grandeur
tendon

0ᵐᵐ.06

Nº 1.5

.anodin
culminant
tourmaline
mandrin

0ᵐᵐ.45

Nº 1

tannin
organique
minimum
ricin

0ᵐᵐ.3

Nº 0.5

0ᵐᵐ.15

Nº 0.33

0ᵐᵐ.1

Fig. 35 bis.

b) Mesure de l'acuité visuelle. — D'une manière générale, on peut dire que la perception visuelle varie en raison inverse du diamètre apparent du plus petit objet visible à une distance donnée.

Ce principe, appliqué à l'échelle optométrique, se traduirait ainsi : Plus, pour une même distance *d*, croît l'angle du *minimum separabile* chez un sujet donné, d'autant moindre sera la faculté de distinguer l'un de l'autre deux objets égaux entre eux et séparés par un intervalle de même étendue, ou ce que l'on a appelé l'acuité visuelle de ce sujet.

Or, cet angle *minimum* a, dans chaque circonstance, pour mesure, sa tangente $\dfrac{D}{d}$, D étant la dimension, ou le rang dans la série métrique, du dernier caractère lu distinctement.

Si donc, la distance *d* demeurant la même (c'est ordinairement la plus grande de celles que l'on peut se procurer dans une salle de consultation), ce *dernier* caractère, pour des sujets qui se succèdent, suit la progression :

$$1 \ . \ 2 \ . \ 3 \ . \ 4 \ . \ . \ . \ . \quad 10 \ . \ . \ . \ ,$$

l'acuité visuelle, inverse de la tangente de l'arc, suivra la progression inverse :

$$1 \ . \ \frac{1}{2} \ . \ \frac{1}{3} \ . \ \frac{1}{4} \qquad \frac{1}{10} \ . \ . \ .$$

ou, plus généralement, aura pour mesure : $\dfrac{d}{D}$ (l'inverse de la tangente).

Cette formule a servi à déterminer en physiologie, et jusqu'ici en clinique, la mesure dont nous nous occupons ici. En physiologie, elle donne la valeur de l'élément rétinien photo-esthésique entre différentes races ou individus de constitution normale.

Mais, en clinique, les rapports que l'on se propose de déterminer dans les épreuves optométriques correspondent à des abaissements de la sensibilité rétinienne, ou bien à des défauts de transparence des milieux, l'élément photo-esthésique étant, dans ces circonstances, sensiblement le même.

Or, M. le Dr E. Javal a fait très judicieusement remarquer que pendant que l'acuité visuelle, telle qu'elle a été définie plus haut, suit la progression *inverse simple* de l'angle visuel *minimum*, à cet angle correspond, dans chaque cas, une surface ou un nombre d'éléments photo-esthésiques qui croissent comme les *carrés* des dénominateurs de ladite série, laquelle devient alors :

$$1 \ . \ \frac{1}{4} \ . \ \frac{1}{9} \ . \ \frac{1}{16} \ . \ . \ . \ . \ \frac{1}{100} \ \text{etc.}$$

De sorte que si l'acuité visuelle classique a pour expression

$$V = \frac{d}{D},$$

la sensibilité propre de la rétine S devra avoir pour mesure :

$$S = \left(\frac{d}{D} \right)^2.$$

c) *Diagnostic et mesure de l'astigmatisme.* — Nous avons fait une addition pratique utile dans cette présente et seconde édition de nos tables.

Ces tables portent avec elles les moyens de déterminer rapidement le degré de l'astigmatisme, non seulement d'après la méthode de Donders (fente sténopéique); mais, en outre, par l'application non moins facile de celle d'Otto Becker (§ 309).

Pour procurer ce résultat, nous avons eu l'idée de placer chacun de nos optotypes (exception faite des deux premiers et des deux derniers de la série, eu égard à leurs dimensions extrêmes en sens opposé), au centre d'un cercle ou zone formée de rayures parallèles, assemblées par groupes de trois, et dont les épaisseurs et les intervalles mutuels répondent à la dimension correspondante du *minimum separabile* (voir le spécimen ci-dessus).

Les groupes sont d'ailleurs disposés suivant les divisions duodécimales du cadran horaire, ce qui permet de les désigner immédiatement.

Il suit de là qu'un œil emmétrope, ou tout amétrope neutralisé par le verre approprié, doué d'une perception *régulière*, doit pouvoir distinguer et compter avec la même netteté toutes les rayures de tous les groupes composant la couronne circulaire dudit type.

Sous ce rapport, ces zones circulaires pourraient servir, à elles seules, de caractères pour la mesure de l'acuité visuelle. Les mots qu'elles enveloppent ne joueraient plus que le rôle de simples jalons indicateurs. L'échelle, ainsi réduite, pourrait être utilisée indépendamment de la langue ou de la nationalité.

En cas d'asymétrie dans l'organe (astigmatisme), des troubles se manifestent immédiatement dans les groupes de rayures correspondant aux différents méridiens de l'œil, ainsi que dans la forme de la zone qui les enveloppe.

On trouvera au chapitre *astigmatisme* la description des méthodes classiques fixant l'interprétation de ces troubles et de ces modifications, et leur application à la détermination et à la mesure du degré de cette anomalie (leçon 19, § 309 b).

§ 112 *bis.* — De la valeur comparative de la mesure de l'acuité visuelle relevée au trou d'épingle.

Un trou d'épingle percé dans une plaque métallique mince ou une carte noircie, et placé devant l'œil, transforme (§ 73, leçon 5) l'organe en une chambre noire, à peu près mathématique. A ce titre elle peut servir à la mesure approchée de l'acuité visuelle.

Supposons un instrument de ce genre, de 1 millimètre de diamètre, placé tout près devant l'œil : ce petit orifice peut être considéré comme le sommet commun du cône qui embrasse l'objet extérieur, et du cône inverse qui enveloppe son image sur la rétine.

Or, ledit orifice étant à 30 millimètres à peu près de cette membrane, se trouve ainsi à une distance de l'image, double de celle du deuxième point nodal ($G_2 = 15^{mm}$, § 138 et suivants). Cette image est donc sensiblement et *grosso-modo* d'un diamètre double de celui qu'à l'œil nu (l'œil étant supposé emmétrope), l'objet dessinerait sur la rétine.

Dans de telles conditions expérimentales, *l'expérience* nous apporte, d'autre part, pour mesure approchée de l'acuité visuelle, $V = \dfrac{1}{1.5}$ ou les $\dfrac{2}{3}$ de l'acuité physiologique ; or, le calcul devrait nous donner une acuité *double* et non pas des $\dfrac{2}{3}$ de l'unité physiologique.

Le diamètre de la plus petite image séparable, au trou d'épingle, est donc *trois* fois celui qui correspond aux conditions physiologiques. Lors de l'expérience au trou d'épingle, l'action exercée sur la rétine réclame donc trois éléments linéaires au lieu d'un, à égalité d'effet produit, si on prend pour terme de comparaison l'exercice physiologique.

Or, si l'on se reporte aux considérations développées au § 109, la cause de cette différence ne peut être recherchée que dans une insuffisance de la sensibilité propre de l'organe, ou une insuffisance de stimulation, c'est-à-dire de lumière.

La première hypothèse n'étant pas en cause, examinons ce qu'est, dans ce cas, l'éclairage.

Nous voyons à cet égard que dans l'épreuve, avec un trou d'épingle de 1 millimètre de diamètre, la quantité de lumière qui pénètre dans l'œil, comparée à celle qui, dans les conditions ordinaires, traverse la pupille (dont le diamètre moyen est de 3 millimètres), est tout justement d'un *neuvième* $\left(\dfrac{1}{9} \right.$, raison inverse du carré des diamètres des diaphragmes $\left. \right)$.

Tout s'explique dès lors ; et il est tout à fait logique que l'acuité, mesurée au trou d'épingle, nous donne pour résultat les $\dfrac{2}{3}$ de celle qui correspond à l'exercice physiologique.

Si, effectivement, l'acuité isolatrice (*minimum separabile*) est, à la limite, $\dfrac{2}{3}$ au lieu de 2, elle n'est donc que le $\left(\dfrac{1}{3}\right)$ de ce qu'elle devrait être; ce qui ne peut être que si la sensibilité propre de la rétine, *ou* l'éclairement sont eux-mêmes le $\dfrac{1}{9}$ $\left(\text{carré de } \dfrac{1}{3}\right)$ de l'unité de mesure.

Or, dans l'espèce, la sensibilité rétinienne est supposée physiologique, tandis que, d'après ce que nous venons de démontrer, la quantité de lumière est en effet réduite par le trou d'épingle au $\dfrac{1}{9}$ de l'unité de comparaison. C'est là une application des principes du § 109.

§ 113. — De la vue sous le rapport de sa portée ou de l'état de la réfraction de l'œil : Des limites éloignée et rapprochée du champ visuel.

Occupons-nous maintenant de la mesure de la vue dans sa portée, c'est-à-dire de la *détermination de ses limites éloignée* et *rapprochée dans un cas donné.*

Les anciens désignaient les limites de cette portée de la vue sous les dénominations de *punctum proximum* et *punctum remotum* qui emportent avec elles leur signification. (Voir la leçon précédente.)

Nous ne les retiendrons aujourd'hui que pour un certain état de la vue, la myopie, qui seule, a un *punctum remotum* à une distance finie.

On se rappelle que l'œil régulier, physiologique, quand il ne fait aucun effort, se trouve tout préparé pour les rayons parallèles : son *punctum remotum* est alors à l'horizon ou à l'infini.

C'est la position physiologique du *punctum remotum* dans l'œil construit normalement, dans l'œil nommé *emmétrope* (§ 78).

§ 114. — Détermination du punctum proximum.

Presque tous les moyens employés pour la détermination du *punctum proximum* sont excellents. L'objet pris pour point de mire, naturellement choisi dans des objets de petite dimension, et en rapport avec l'acuité la plus commune de la vision, ne fût-ce qu'une épingle, remplira à merveille le but proposé. Au moment où, en le rapprochant lentement de l'œil, il devient confus, on mesure sa distance à l'œil, et l'on a la distance du *punctum proximum*.

A cet effet, une épingle, un fil noir sur un fond blanc, les caractères 0,33 ou 0,50 de nos tableaux optométriques, des crins tendus dans un petit cadre (optomètre de Græfe), et glissant sur une échelle métrique, font tous d'excellents optomètres. On leur donne une précision bien plus grande en les faisant servir de point de mire à l'optomètre de Scheiner (voir fig. 28 *a* et *b*, § 90), ou, en employant une carte percée de deux trous d'épingle, séparés entre eux par un intervalle moindre que le diamètre de la pupille (2 à 3 millimètres). Quand on se sert de cet instrument et que le petit objet visé, graduellement rapproché du sujet, vient à sortir du champ de la vision nette, au lieu de devenir confuse, *trouble*, son image devient *double;* phénomène qui rend beaucoup plus sensible le moment précis où commence le défaut de netteté.

Nous avons exposé au § 90, fig. 28, le mécanisme de l'application de cette méthode : au moment où le petit objet visé, passe *en deçà* du *punctum proximum* ou limite inférieure (rapprochée) du champ de la vision, il donne lieu à deux images *croisées*.

Remarque. La mesure du punctum proximum chez un sujet qui n'y voit plus de très près, ou dont l'acuité a été plus ou moins diminuée, exige une modification dans le procédé. Le petit objet, adopté dans la méthode précédente, peut en effet être au-dessous, *comme dimension* de celui qui correspond à l'acuité de la vision chez l'individu à l'étude, ou qui serait en rapport avec la distance qui devra mesurer la limite rapprochée de la vision.

Pour sortir de cet embarras, on n'a qu'à rendre le sujet artificiellement *myope* et d'une quantité donnée. On rapproche ainsi d'un seul coup, et en bloc, tout le champ de son accommodation. Appliquant alors le procédé ci-dessus, on détermine le *punctum proximum* dans cette nouvelle condition, et il ne reste plus ensuite qu'à défalquer la quantité de réfraction, en plus, dont on a artificiellement doté l'œil du sujet.

Un exemple pratique fait saisir immédiatement le mécanisme du procédé.

Un sujet, pour une raison ou une autre, ne distingue le caractère n° 1/3 de l'échelle métrique à aucune distance entre 1 et 33 centimètres. Je place devant son œil, et tout près de lui, une lentille convexe de 3 dioptries ou 33 centimètres de longueur focale. Le caractère qu'il ne pouvait déchiffrer auparavant, lui apparaît alors avec netteté dans une étendue déterminée, d'un certain point à un autre, entre 0 et 33 centimètres. Le champ entier de l'accommodation s'est en effet vu transporté entre ces limites, par le fait de l'interposition de la lentille de 33 centimètres devant l'œil.

Mesurant alors les deux limites relativement rapprochée et

éloignée auxquelles devient confus, sur la règle de 33 centimètres, le caractère qui sert à l'épreuve, on obtient, supposerons-nous, les distances d, d' mesurant 22 centimètres et 125 millimètres, par exemple, qui correspondent à $4^D,5$ et 8^D.

Ces chiffres nous offrent les limites *relatives* de l'étendue du champ visuel lorsque nous avons *ajouté* 3 dioptries à la réfraction primitive du sujet. Les limites réelles seront donc chacune de 3 dioptries plus distantes, c'est-à-dire mesurées *réellement* par $(4^D,5 - 3)$ et $(8^D - 3)$, ou $1^D,5$ et 5 dioptries ; équivalant comme distances à un *punctum remotum* de 66 centimètres et un *proximum* de 20 centimètres.

§ 115. — Détermination du punctum remotum ou limite éloignée.

a) *Méthode élémentaire.* — Pour déterminer le *punctum remotum* dans les méthodes anciennes, on suivait le même procédé que pour le *punctum proximum* ; seulement au lieu de rapprocher, on éloignait graduellement le petit objet servant de point de mire (cas de la figure 29, § 90). La méthode était défectueuse : au fur et à mesure, en effet, que l'objet visé s'éloigne, son image diminue sur la rétine et au moment où il devient confus, l'expérimentateur ne sait plus s'il doit attribuer la perte de la netteté, à l'excès relatif de la réfraction de l'œil, ou à la diminution de l'image ; en outre il est tout à fait en dehors des bases régulières de la mesure de l'acuité.

Il faut donc qu'à chaque accroissement de distance, l'objet visé augmente de dimension dans un rapport donné, d'une part, par cette distance, de l'autre par l'acuité de la vision. On remplit cette double condition de la manière suivante : le sujet est placé en face des échelles optométriques, lesquelles sont naturellement offertes à la plus grande distance dont on puisse disposer, au moins 5 mètres et mieux encore 7 ou 10 mètres, et dans les meilleures conditions d'éclairage possibles.

La distance de 7 mètres (et au besoin de 5 mètres, ce qui pourtant est bien juste) peut être, dans la pratique, admise comme analogue à celle de l'horizon ; l'ouverture d'un cône de rayons divergents, ayant pour base le cercle pupillaire et pour hauteur 7 mètres, ne différant pas assez du parallélisme pour altérer notablement la position du foyer conjugué.

La différence est donnée par la formule $l_1\, l_2 = \varphi'\, \varphi'' = 300$ millimètres carrés ; or $l_1 = 7000$; d'où $l_2 = \dfrac{300}{7000} = 0^{mm},04$ et comme on sait que, pour 10 dioptries, le déplacement du foyer sur l'axe mesure au plus 3 millimètres, c'est-à-dire par dioptrie, $0^{mm},3$, une différence de lieu de $0^{mm},04$ est donc inférieure à celle qui correspondrait à 1/10 de dioptrie.

Cela posé, supposons-nous en présence d'un sujet qui, placé à 7 mètres des échelles, ne lit point le caractère n° 7. Ce sujet offre donc soit un excès de réfraction (par rapport aux rayons parallèles), soit une acuité visuelle inférieure à l'acuité normale. Notre premier soin doit être de distinguer ces deux états l'un de l'autre ; ce que nous faisons en éprouvant l'acuité au trou d'épingle.

Cette épreuve préalable nous révèle les 2/3 de la véritable acuité ; en en prenant les 3/2, nous avons donc la mesure réelle de ce facteur (§ 112 *bis*). Le reste de l'épreuve coule de source. Le sujet ouit, par exemple, d'une acuité réelle de 2/5 à l'œil nu. Il est clair qu'à la distance de 7 mètres, avec une portée normale (emmétropie), il lui est impossible de lire le caractère n° 7, ou de 5 mètres, le numéro 5 ; mais, de la première de ces distances, il doit lire 7 : 2/5 ou 35 : 2 ; mettons : 30 : 2, ou 15,

et de la seconde, 5 : 2/5 ou 25/2 ou 12. (Si ce dernier caractère fait partie de l'échelle.)

Voilà pour le cas où l'on aurait affaire à un œil emmétrope (ou à peu près tel), atteint d'un certain degré de diminution de l'acuité.

Si donc l'épreuve ne répond pas à ces conditions, on en conclut que le sujet est affecté d'un certain degré d'excès de réfraction.

Pour déterminer ce degré, on fait rapprocher le sujet des tableaux en le priant de lire tout haut le plus fin des caractères qu'il puisse distinguer ; comme son accommodation est alors en jeu, on est certain à l'avance qu'il lira celui qui est en rapport avec son acuité.

Dès qu'il a lu le plus fin des caractères qu'il puisse distinguer, on le fait graduellement reculer, et l'on arrive vite à celui qui est en rapport avec son acuité. Il n'y demeure pas longtemps, car en le faisant s'éloigner davantage, ce caractère devient bientôt confus ; à cet instant, sa distance au tableau est celle de son *punctum remotum ;* et on en est aussitôt convaincu ; car, un pas de plus, et les *deux autres typés* qui suivent celui-ci dans la série ascendante, disparaissent presqu'à la fois.

Telle serait la méthode élémentaire : mais on voit qu'elle entraîne bien des tâtonnements, des à peu près et des longueurs.

Heureusement, une méthode aussi rapide et facile qu'élégante et que l'on doit à M. Donders, abrégeant infiniment l'épreuve, permet de laisser la précédente dans le cadre théorique.

b) Méthode de Donders. — Nous avons exposé plus haut qu'une personne, qui, mise en face du tableau des types progressivement décroissants de nos échelles, lirait à 7 mètres de distance, avec netteté, le numéro 7 de l'échelle métrique, jouirait d'une acuité visuelle égale à l'unité, et que, de plus, n'éprouvant nulle amélioration de cette perception par l'interposition d'un verre, soit convexe, soit concave, cette personne serait par là même tout naturellement adaptée par les rayons parallèles; son point « *remotum* » est à l'horizon.

Mais voici un second sujet qui, placé à la même distance des tableaux, ne lit plus, ni le numéro 7, ni même 10, ni peut-être 15; son acuité, mesurée au trou d'épingle, nous révèle cependant une perception égale à l'unité. Il diffère donc du premier, seulement par la portée de sa vue, par le « *quantùm* » de sa réfraction. Il n'est pas apte à s'adapter pour les rayons parallèles. Alors nous plaçons devant son œil (il faut ici éprouver chaque œil séparément à son tour) des verres concaves de plus en plus puissants, c'est-à-dire en commençant par les plus faibles de la boîte d'essai.

Ces verres, successivement essayés, améliorent de plus en plus la vision; enfin l'un deux permet la vue nette des caractères composant le numéro 7 : ce sera, supposerons-nous, le numéro 2 négatif.

Qu'est-ce à dire, et qu'en devons-nous conclure ? évidemment ceci : que pour donner aux rayons parallèles la faculté de se concentrer exactement sur l'écran rétinien, il faut leur imprimer la *divergence* que présenteraient les rayons partis d'un objet situé à 0^m,50 de l'œil.

Les rayons parallèles qui viennent frapper une lentille dispersive de 0^m,50 de longueur focale, par exemple, en émergent en effet comme s'ils partaient du foyer de cette lentille situé du côté de l'incidence.

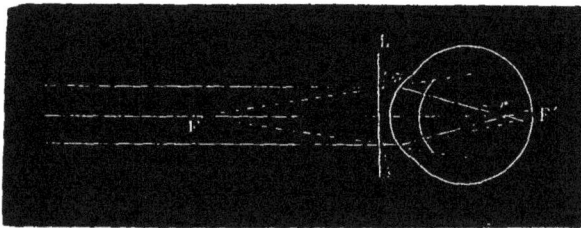

Fig. 36.

Dans la figure 36, on voit un œil ainsi conformé que les objets éloignés, ou envoyant vers lui des rayons parallèles, ne déterminent qu'une vision absolument confuse, mais qui s'éclaircit à mesure que l'on place devant lui des verres concaves de plus en

plus forts, devenant parfaitement nette pour une certaine lentille
divergente L dont le foyer est en F; le foyer conjugué de ce point F
dans l'œil, est donc sur la rétine en F', comme, en l'absence de la
lentille L, serait celui d'un objet réel placé en F. De l'horizon à ce
point F, les objets forment donc image dans le corps vitré en r ; ce
dernier point se rapprochant de F', jusqu'au moment où l'objet arrive
en F. R ou F est donc le *punctum remotum* du sujet.

On peut donc dire que le *punctum remotum* chez un sujet dont la
limite distante et en deçà de l'infini, est *au foyer même* de la lentille négative la plus faible qui réunit sur sa rétine les rayons incidents
parallèles.

c) Méthode chromatique de M. Helmholtz.— La méthode suivante conduit à des résultats encore plus précis. Elle repose sur le principe
d'optique physiologique formulé au paragraphe 101 et relatif aux
conditions qui réalisent l'achromatisme fonctionnel de l'œil. Seulement l'auteur n'emploie pas la lumière blanche, mais une source lumineuse composée uniquement de deux couleurs opposées l'une à
l'autre dans leur degré de réfrangibilité.

On se procure cet'e source particulière de lumière en faisant passer
des rayons solaires à travers des verres ordinaires teints en violet.
Ces verres éteignent les rayons du milieu du spectre, ne laissant
passer que les rayons extrêmes rouges et violets. Si l'on se sert
d'une lampe, on emploie avec plus d'avantages les verres teints en
bleu cobalt, lesquels ne laissent passer qu'en petite proportion
l'orangé, le jaune et le vert, mais admettent pleinement le rouge
extrême, le bleu et le violet.

M. Helmholtz place un verre teint comme il vient d'être dit, en face
d'une étroite ouverture pratiquée dans un volet de chambre obscure.
La lumière qui le traverse peut être considérée comme une source de
rayons rouges et violets. Or, suivant ce que l'on a vu dans la proposition (§ 101), ce point lumineux produit sur l'œil de l'observateur
un effet différent, suivant la distance pour laquelle cet œil se trouve
accommodé ou adapté. S'il est accommodé pour les rayons rouges, les
rayons violets donnent lieu à un cercle de dispersion : un point
rouge central apparaît, entouré d'un cercle violet. Inversement, si
l'œil est adapté pour le violet, ce sera une auréole rouge qui bordera
le centre violet. Pour une distance d'adaptation moyenne entre le
point de concours des rayons parallèles incidents violets et le point
de concentration des rayons parallèles rouges, on a un cercle formé
de la superposition de deux cercles de dispersion égaux, l'un rouge,
l'autre violet, dont l'effet résultant sera une impression unique de la
couleur intermédiaire, le *bleu pourpre.*

En résumé, tant que la source de lumière ou le point brillant est

situé entre les limites de l'accommodation, le trou lumineux apparaît
net et de cette couleur intermédiaire. Mais du moment où l'objet sort
desdites limites, alors apparaissent les auréoles que nous venons de
décrire : il y a cercle de dispersion *bleu violet* au centre, avec *auréole*
rouge, si l'écran rétinien est *en avant* du foyer moyen, c'est-à-dire si
le point lumineux a passé en deçà du *punctum proximum*. Les couleurs sont disposées en sens inverse, *centre rouge, auréole bleue*, si
l'objet lumineux a franchi, en s'éloignant, la limite distante (fig. 35).

d) Combinaison ou association des deux méthodes précédentes. — On
peut très avantageusement combiner les deux méthodes de Donders
et d'Helmholtz. En plaçant la source de lumière colorée à la distance
de 6 mètres, les rayons qu'elle émet peuvent être considérés comme
parallèles ; si donc le sujet a *un punctum remotum* à une distance
finie (s'il est myope), le point de mire sera entouré d'une auréole
bleue, alors le verre concave le plus faible qui annulera cette auréole
bleue aura pour longueur focale la distance même du *punctum remo-*
tum. Ce moyen métrique est d'une grande précision. Des personnes
inexpérimentées reconnaissent bien plus sûrement la présence d'une
auréole colorée qu'elles ne savent quelquefois affirmer le plus ou
moins de netteté d'une image.

§ 115 *bis*. — Nouveau procédé optométrique de M. Prompt.

M. le Dʳ Prompt, ancien élève de l'École polytechnique, a présenté l'année
dernière.(1879) à plusieurs Sociétés savantes de Paris un nouveau procédé propre à
déterminer les limites antérieure et postérieure de la portée de la vue.

Voici la description qu'il en donne :

« Supposons qu'on place devant la pupille, et très près de l'œil, une épingle ordinaire et qu'on regarde un objet quelconque offrant des surfaces claires et sombres
séparées par des lignes droites parallèles à l'épingle, par exemple, une échelle optométrique formée des groupes de lignes parallèles pour la détermination de l'astigmatisme, comme notre nouvelle échelle (§ 112).

« Si ces lignes sont dans les limites de la vision nette, elles sont vues en parfaite
netteté *à travers l'épingle* qui est comme si elle n'existait pas.

« Mais il n'en est plus de même, si ces lignes objectives sont *en deçà* ou *au delà*
des limites de la vision nette ;

« Alors l'épingle apparaît.

« Dans le premier cas (presbytie), si l'on promène l'épingle parallèlement aux
dites lignes, l'épingle et les lignes se meuvent ensemble, mais en *sens inverse*.

« Si l'objet est au delà du punctum remotum (myopie relative), le mouvement
des lignes et de l'épingle a lieu dans le même sens. »

L'auteur fait observer avec raison que le mécanisme qui préside à ces phénomènes est exactement le même que celui par lequel on se rend compte de la célèbre
expérience des deux épingles de Lecat.

On sait en quoi consiste cette expérience :

Deux épingles sont placées l'une B, voir la fig. 37, tout près de l'œil, comme celle
de M. Prompt ; l'autre, plus ou moins distante, mais dans le champ de la vision
nette. Cette fois, on place un peu au delà de la première, et à une distance que

nous supposerons, pour la clarté de la démonstration, être égale à celle du foyer antérieur de l'œil, c'est-à-dire à 12 ou 13ᵐᵐ de la cornée, une carte noire percée d'un trou d'épingle. On a ainsi, par hypothèse, sur une même droite, l'axe de l'œil, les deux épingles et l'orifice sténopéique. On remarque alors avec un grand étonnement que les deux épingles sont *vues* en sens inverse l'une de l'autre, si elles sont dirigées réellement dans le même sens ; et qu'elles sont vues dans le même sens, si elles sont, en fait, disposées en sens contraire.

Avec un moment de réflexion, on a raison de ce paradoxe. L'épingle *éloignée* A forme son image *a* au fond de l'œil, à travers le système combiné du trou d'épingle et de l'œil, suivant les lois ordinaires de la chambre noire, c'est-à-dire que l'épingle et son image sont en sens inverse l'une de l'autre.

Mais il n'en est pas de même de l'épingle *rapprochée ;* celle-ci se trouve en *deçà* du foyer antérieur de l'œil et est éclairée par un cône divergent de rayons, transformés, par réfraction, en un faisceau parallèle dans le corps vitré.

L'ombre de l'épingle ou son image sera donc dessinée *droite* sur la rétine, c'est-à-dire dans le sens même qu'elle affecte vis-à-vis de l'œil. Sa projection, extériorisée par la rétine, étant ensuite renversée, cette épingle est dès lors toujours vue en sens contraire de celui qu'elle affecte en réalité. L'épingle éloignée, qui a son image renversée, étant, au contraire, vue dans son sens exact.

Les mêmes circonstances se rencontrent dans le procédé optométrique de M. Prompt : son épingle, placée très près de l'œil (fig. 38), étant rencontrée par le cône divergent incident qu'envoie vers l'œil un point lumineux éloigné, absorbe certains des rayons de ce cône et d'une manière générale, *doit* ainsi porter ombre sur l'écran rétinien.

Seulement, eu égard aux différences présentées par l'angle d'ouverture du cône incident, cette ombre sera, suivant les cas, *droite, nulle* ou *renversée*. Elle sera *nulle*, si tous les rayons du cône incident vont, après la réfraction, converger *en un seul point sur la rétine*. Il est clair que, dans ce cas, les rayons enlevés au cône incident par l'épingle, ne devant pas atteindre d'autre point rétinien que leurs congénères, leur absence ne pourra être notée dans le nombre.

C'est le cas de l'effet *nul* de l'épingle de M. Prompt sur l'image de tout objet placé dans le champ de la vision nette : Tous les cônes lumineux vont former sur la rétine leur foyer, l'ombre ne saurait apparaître, l'épingle n'est pas vue.

Mais son ombre ou son image apparaît, au contraire, dès que cette condition n'est pas remplie. Les rayons manquant à l'appel font tache dans le cercle de diffusion. Et il est facile de voir sur les figures 37 et 38 que cette ombre doit être dessinée dans le même sens que l'épingle elle-même, si le cône de réfraction doit former son sommet ou le foyer conjugué de l'objet *au delà* de la rétine, et dans le sens contraire, si ce même sommet du cône doit être formé dans le corps vitré.

Le premier cas répond à la presbytie ; le second, à la myopie absolues ou relatives.

Or, nous savons que la projection extériorisée de ces images s'opère par renversement : les déplacements de l'ombre qui se forme dans le sens même du mouvement réel seront donc estimés (en sens contraire) comme s'exécutant en sens opposé : Inversement, ceux qui seront renversés par la réfraction, étant redressés par la projection extériorisée, seront vus dans le sens même du mouvement réel.

M. Prompt se sert comme objet de l'attention, dans l'application de cette méthode optométrique, d'une surface divisée en rectangles très allongés, alternativement blancs et noirs (mosaïque).

L'épingle, placée tout près des cils, est tenue parallèlement au long côté de ces rectangles. En deçà ou au delà de la position focale, c'est-à-dire en dehors du champ de l'accommodation, l'ombre de l'épingle se montre sur les rectangles blancs.

Les figures ci-dessous représentent ces mécanismes.

Expérience de Lecat (fig. 37).

Soient B l'épingle voisine de l'œil,
   A l'épingle distante,
   ω L'orifice étroit de l'écran opaque au foyer antérieur de l'œil.

Le cône divergent incident de lumière qui pénètre de l'orifice ω dans l'œil, a pour sommet ω, pour base, la cornée C C'. Dans le corps vitré, il est transformé en faisceau cylindrique.

L'ombre ou image de l'épingle B est donc imprimée *droite*, sur la rétine en *b*, par les rayons parallèles *ib*. Cette image est projetée à l'extérieur, sensoriellement en *b'*, renversée.

L'épingle A a son image régulière renversée en *a*, et redressée en projection en *A*.

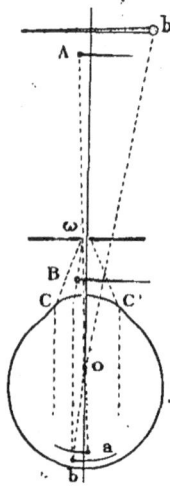

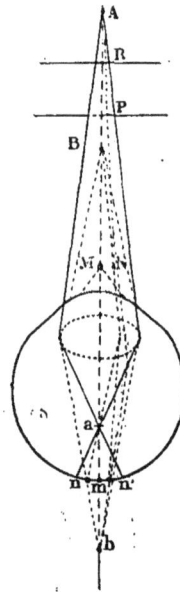

Fig. 37.   Fig. 38.

Optomètre de Prompt (fig. 38).

Soient R, P, les limites extrêmes du champ de la vision nette.

L'épingle de M. Prompt est placée en M. Le point lumineux A situé *au delà* du champ de la vision nette, formant son foyer dans le corps vitré en *a*, donne lieu à une image ou ombre de l'épingle en *m* et *n* pour les deux positions successives M et N (images renversées).

Le point lumineux étant alors transporté en B, les ombres de M et N dans les mêmes circonstances sont formées en *m* et *n'*, en sens inverse du cas précédent.

Dans le premier cas, la projection est donc *droite*, c'est-à-dire du même côté que N ; dans le second, elle est *renversée* comme dans l'expérience de Lecat.

§ 116. — **Du champ superficiel ou périphérique de la vision. Son étendue normale.**

La rétine tout entière est une surface focale (§ 76) ; les images s'y peignent partout avec une netteté qui paraît objectivement égale. La sensibilité de l'écran jouit-elle de la même propriété, l'acuité y est-elle aussi la même dans toute l'étendue de sa surface? L'appréciation de cette qualité relative de la vue dans les différentes régions du tableau, tant sous le rapport physiologique que dans les cas cliniques, est ce qu'il faut entendre par « mesure du champ superficiel ou périphérique de la vision. »

Pour résoudre ce problème on s'appuie sur les points de fait suivants :

Un œil normal qui pointe son regard ou son attention sur un point de mire placé devant lui, et l'y fixe avec persévérance, est cependant parfaitement averti de la *présence et de la direction* de tout objet visible qui se présente dans le champ superficiel ouvert devant lui, et cela presque jusque dans le plan même de l'équateur du globe de l'œil, c'est-à-dire dans le plan virtuel de la circonférence cornéale, au moins du côté temporal. Il jouit donc des principales propriétés de la vue jusque dans ce plan, c'est-à-dire, en moyenne, dans un rayon de 90 degrés autour de l'axe antéro-postérieur de l'œil. Il faut naturellement déduire de cette surface d'activité sensorielle les régions limitées du côté interne par la protubérance nasale, en haut par les arcades orbitaires et les sourcils, en bas par la région malaire.

Les observations physiologiques montrent que toute cette étendue de la surface rétinienne ne jouit pas d'une égale sensibilité. La perception y diminue du centre à la périphérie, où elle n'a plus guère que des qualités d'avertissement. Ce manque de netteté dans la vision indirecte paraît tenir à une moindre sensibilité ; car, à une faible distance du point fixé, la netteté de la vision a diminué bien plus rapidement que la netteté objective des images rétiniennes. L'anatomie confirme cette appréciation : les bâtonnets et les cônes deviennent moins nombreux et moins serrés du centre de la *fovea* à l'*ora serrata*.

La surface visuelle, nous le verrons dans l'étude de la pathologie, est souvent réduite par des altérations matérielles ou simplement sensorielles ; et l'on a même pu établir certaines relations de coïncidence entre les formes géométriques des lacunes superficielles dans le champ visuel et certaines formes morbides. On arrive à ces déterminations par le procédé suivant :

§ 117. — **Procédé pratique. — Campimètre.**

Ayant dressé une large feuille de papier dans un cadre à ce destiné, on divise la surface de cette feuille soit en quatre angles droits,

soit en un plus grand nombre d'angles égaux et ayant même sommet;
— On peut encore la diviser en petits carrés égaux. — Marquant alors
d'une manière bien visible le point de centre, on maintient sur
ce point toute l'attention du malade dont l'un des yeux a été préalablement couvert. Cela fait, on promène sur le tableau, *en partant de
la périphérie,* un crayon porté sur un manche un peu long et dont la
pointe tranche nettement par son éclat avec le fond du tableau. On
marque sur ce dernier les points où cette pointe apparaît ou disparaît.
On obtient ainsi d'une manière très suffisamment exacte une figure
qui représente, en sens inverse, l'image de séparation sur la rétine des
parties sensibles et insensibles. — Au nombre des lacunes partielles
ou isolées, on aura soin de ne pas comprendre comme pathologique, la lacune correspondant à l'entrée du nerf optique ou *punctum
cœcum* de Mariotte, et qui se trouve à 15° du point de fixation, du
côté nasal (rétinien), un peu au-dessous du plan horizontal (§ 87).

§ 118. — Méthodes de mensuration du champ visuel. — Campimètre de Wecker.

Le procédé pratique sommaire que nous venons d'indiquer ne donne
que des résultats grossièrement approximatifs : la nécessité d'obtenir
des mesures plus exactes a donné successivement lieu aux perfection-
nements suivants :

Le premier en date et le plus élémentaire consiste dans la régularisation du procédé primitif, par la substitution d'un tableau fixe à
la feuille de papier, et l'adoption de moyens accessoires pour fixer
absolument la tête du sujet à une distance constante. Ce moyen consiste dans l'adaptation au tableau d'une mentonnière pour recevoir la
tête du sujet.

Le tableau, d'un fond noir, porte une croix blanche en son centre,
pour servir de point de mire fixe ; des divisions rectilignes partant de
ce point, partagent le tableau en angles égaux représentant les méridiens de l'œil de 15 en 15°. Une boule blanche mue par un mécanisme
dissimulé, avec la main qui la fait mouvoir, derrière le tableau, permet de marquer les limites de la visibilité tout le long de chaque
méridien. Rien n'est donc plus simple que de déterminer l'étendue
relative du champ sensible de la rétine, pour un certain nombre de
degrés, autour de l'axe antéro-postérieur.

§ 119. — Périmètre de Förster.

A cette méthode, Förster en a substitué une autre plus exacte, en ce
qu'elle permet de relever le degré de la sensibilité rétinienne jusque
dans le plan même de la cornée ou de l'équateur de l'œil (voir le
§ 82, fig 27); ce que ne saurait évidemment réaliser le tableau-plan,

dont l'application ne peut guère dépasser un angle de 60° avec l'axe visuel. Förster projette le champ visuel sur une demi-sphère par laquelle il représente la sphère extérieure concentrique à l'œil, mais disposée en sens inverse. Cette demi-sphère est figurée par une bande circulaire de laiton noirci mesurant 180°, large de quelques centimètres et d'un rayon de 33 centimètres. Cette demi-circonférence peut prendre toutes les positions angulaires autour de l'axe commun qu'elle a avec l'œil, c'est-à-dire occuper successivement tous les méridiens ; un point visible, mobilisé sur cet arc, remplit ici le rôle de la boule d'ivoire du campimètre. La tête du malade est fixée de la même manière.

L'avantage de cette méthode, comme de tout périmètre, sur le campimètre, est d'abord dans l'exactitude des relevés, beaucoup plus étendus. Si les deux principes, projection sur un plan perpendiculaire à la direction du regard, ou sur la sphère même concentrique à la rétine, sont d'une valeur très rapprochée dans les angles voisins de l'axe, les résultats de leurs applications diffèrent rapidement avec l'accroissement de ces angles.

Si on compare le campimètre au périmètre on voit, en effet, que le premier n'est en somme que le plan tangent à la surface du second ; que, par conséquent, dans le premier, des accroissements angulaires égaux sont représentés par l'accroissement très inégal de leurs tangentes. De plus, dès 50 à 60°, ces tangentes sont déjà démesurément grandes ; et, vers cette limite, leur mesure ne permet plus de les délimiter objectivement sur le tableau.

Dans les méthodes périmétriques, au contraire, à des déplacements égaux de l'objet (boule d'ivoire mobile) correspondent des angles égaux dans le champ visuel, et cela, non seulement de 0° à 60° et à 90°, mais même à une certaine distance au delà du plan équatorial de l'œil. Or on sait, et cela par les résultats mêmes fournis à Förster par la méthode périmétrique, que dans nombre d'affections amblyopiques le mal commence à s'accuser à l'extrême périphérie. Pour des observations complètes et délicates, les deux méthodes à cet égard ne sauraient entrer en comparaison.

Elles ne peuvent pas davantage se valoir l'une l'autre au point de vue de la représentation graphique. Le diagramme périmétrique fondé sur l'égalité des déplacements angulaires, s'obtient en divisant les projections d'un méridien en 90 parties égales ou leurs multiples convenus. Dans le diagramme campimétrique, il faut évaluer chaque angle par la mesure de sa *tangente*, avant de l'inscrire sur la ligne méridienne. On le peut sans doute aisément au moyen d'un tableau préalablement divisé ; mais c'est évidemment une complication.

La méthode campimétrique n'a pour elle que la rapidité de son emploi, et n'est bonne que pour les applications sommaires d'une clinique fréquentée. Dans ces limites, elle rend assurément des services; mais pour tout cas délicat, elle doit céder la place à sa rivale la périmétrie.

§ 120. — Périmètre de Badal, perfectionnement du diopsimètre de Robert-Houdin.

Le *périmètre* de Badal qui nous reste à décrire, est la régularisation méthodique au point de vue du relevé des mesures exactes, d'une instrumentation très ingénieuse, due à Robert-Houdin et qui a été présentée sous le nom de « *diopsimètre* » devant le congrès ophtalmologique international de 1867 (voir les comptes rendus de ce congrès).

L'instrument de M. Badal se compose d'un quart de cercle de 15 centimètres de rayon, l'analogue de la demi-circonférence du périmètre de Förster, et dont le centre coïncidera, dans l'expérience, avec celui de l'œil. Ce quart de cercle est placé de champ à l'une des extrémités d'un tube de 15 centimètres, dont l'autre extrémité, munie d'un œilleton, doit être mise en rapport avec l'œil. Le long du tube et sur l'arête qui correspond au quart de cercle, règne une fente assez large pour que le quart de cercle puisse former image dans l'œil et suivant l'un de ses méridiens.

Un œil sain verra donc cet arc de cercle dans toute son étendue, tout en demeurant fixé par sa *fovea*, et suivant l'axe du tube, sur un point de mire placé plus ou moins loin sur cet axe prolongé.

L'œil à explorer étant dans cette situation, l'observateur placé derrière le malade, fait mouvoir sur le quart de cercle à glissement doux, une petite boule d'ivoire, un cube à faces diversement colorées, dont l'apparition ou la disparition accusées par le sujet indiquent le point de l'arc de cercle où cesse la vision périphérique. L'angle de chaque méridien observé, celui du rayon visuel qui limite le champ périphérique dans ce méridien sont très facilement relevés, comme dans toutes les autres méthodes.

Le principe particulier de cette instrumentation, repose sur la facilité que procure au maintien du regard fixe, l'obligation de voir constamment le point de mire au bout du tube. La tendance à s'écarter de la ligne de visée est ainsi prévenue à l'avance.

§ 121. — Étendue physiologique ou normale du champ superficiel de la vision

Schéma de Förster. (Comptes rendus du congrès ophtalmologique international de 1867, à Paris.) — Le champ visuel se représente dans la méthode périmétrique (voyez § 117) par la projection, sur un plan, de la demi-sphère rétinienne ; cette projection peut être figurée sur un cercle divisé en quatre quadrants, et chacun de ceux-ci en six secteurs de 15°, correspondant aux méridiens de la sphère oculaire, ou de demi-heure sur le cadran horaire. Le zéro est à l'extrémité gauche du diamètre horizontal. Chacun des rayons divisant ces

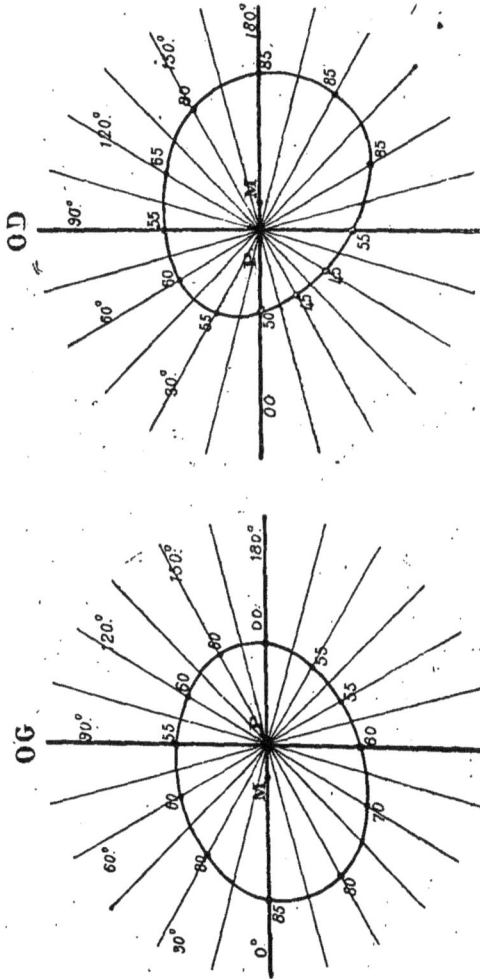

Fig. 39.

secteurs est ensuite partagé en parties égales soit au nombre de *neuf*, représentant par unité un intervalle de 10° degrés, soit de 6 seulement comprenant, entre deux divisions, un arc de 15°.

Suivant Förster, le centre du cercle figurant le point de fixation du regard à l'horizon, l'étendue du champ visuel *en dedans* (côté temporal de la rétine) ne dépasse pas 50 à 55°, mais atteint jusqu'à 85° en dehors (côté nasal rétinien).

Le relevé de notre champ visuel (on peut le voir dans la figure 39 ci-dessus) nous a donné à très peu près les mêmes résultats.

La tache de Mariotte (*punctum cœcum*) est en *M* dans ce tableau, à 15° en dedans du point de fixation sur la rétine.

Une diminution sur ces mesures doit faire supposer l'existence d'une amblyopie ; et la forme même de la réduction se lie, en bien des cas, à l'origine de la maladie.

On verra plus loin, § 337, leçon 21, que cette même méthode est applicable au relevé de la sensibilité chromatique sur toute la superficie de la rétine.

§ 122. — Remarques sur l'interprétation à donner aux scotômes et lacunes du champ visuel.

Quelques considérations très judicieuses, empruntées à M. Helmholtz, jettent un grand jour sur l'interprétation à donner aux différentes manifestations sous lesquelles s'offre la suspension d'action de la sensibilité rétinienne, comme les lacunes et les limites reconnues au champ visuel.

Comme nous l'avons dit ci-dessus, la surface de notre champ visuel répond à l'image de la rétine projetée au dehors ; ses limites sont celles de la rétine elle-même. Et l'espace que nous voyons devant nous, et dont les limites se perdent dans cette circonférence idéale qui sépare l'étendue ouverte devant nous de celle qui se développe en arrière, n'est en somme que le lieu géométrique objectif que nous révèle le sentiment d'exercice de la faculté de projection sensorielle de notre rétine. C'est l'ensemble des sensations communiquées par la propriété d'extériorisation dont jouit cette membrane nerveuse.

Supprimez la lumière, faites la nuit dans notre milieu, l'espace disparaît ; nulle impression ne nous avertit désormais de sa présence. Il ne vit plus que par le souvenir des sensations passées : sa notion a été déposée dans la mémoire.

Quant à l'espace qui s'étend en arrière de nous, nulle circonstance objective ne nous accuse non plus son existence. La notion que nous en possédons est comme celle de l'espace antérieur lors d'une nuit complète ; elle nous est fournie par la mémoire d'abord, le jugement ou la psychique ensuite. Sensoriellement il n'existe pas.

C'est au même point de vue que nous devons nous mettre pour apprécier les différentes formes de lacunes qui peuvent se présenter dans le champ visuel et qui sont désignées en pathologie sous le nom de *scotômes*.

Nous en avons un premier exemple dans l'ignorance sensorielle où nous sommes de l'existence, dans la rétine, de la région dite du *punctum cœcum*, ou lieu de pénétration du nerf optique (voir § 87).

Cette partie insensible de notre rétine, ou plutôt l'absence de la rétine elle-même en ce lieu, nous échappe absolument. Il a fallu la découvrir par procédés scientifiques. L'espace qui lui correspond est pour nous comme celui qui s'étend en arrière de notre personne. Et si le champ visuel en entier demeure vivant pour nous dans sa forme hémisphéroïdale, c'est que, vu l'asymétrie de position de cette région dans les deux yeux, l'un de ces organes complète à cet égard en tous les instants l'action de l'autre. La mémoire et le jugement font ensuite le reste.

Cet exemple nous servira à différencier nettement dans nos appréciations soit physiologiques, soit pathologiques le scotôme par suspension ou destruction localisée de la sensibilité de la rétine (paralysie), d'une tache étendue devant elle et qui ne l'a point détruite dans ses éléments sensibles.

Le premier cas nous représente une *absence de sensation*, comme dans le cas de la tache aveugle ; — le second s'accuse par la *sensation* d'une ombre, d'une tache, d'un noir *objectifs projetés*, extériorisés dans le champ visuel.

On comprend que cette différenciation symptomatique ait pour corollaire immédiat une signification différenciant le diagnostic causal. La présence d'une tache noire ou rouge suivant exactement les mouvements du regard, et demeurant dans un rapport constant de position avec le point de fixation, pourra annoncer au médecin ce que lui fera découvrir l'examen ophtalmoscopique, un produit matériel quelconque dans les couches antérieures de la rétine.

Une simple insensibilité localisée ne présentera, au contraire, rien de directement reconnaissable à l'ophtalmoscope dans la région malade, si la sensibilité seule est atteinte ; et si l'observateur y reconnaît une altération anatomique, cette altération sera une destruction du tissu rétinien lui-même.

HUITIÈME LEÇON

OPTOMÉTRIE. — PARTIE INSTRUMENTALE

L'œil est, avons-nous vu, un instrument de réfraction très comparable dans son mécanisme et ses effets à ceux qui obéissent aux lois de la réfraction sphérique ou lenticulaire.

Ceux-ci, d'un usage banal, servent, comme chacun sait, et en tout instant, à modifier les qualités ou le fonctionnement de l'organe.

Leur étude comparative et celle de leurs rapports avec l'œil, s'imposent donc à nous en cet endroit de notre travail, et formeront la base pratique de l'optométrie.

§ 123. — Des instruments modificateurs de la réfraction de l'œil.

a). *Besicles ou lunettes.* — La première conséquence des lois de la réfraction sphérique, exposées au début de ces leçons, nous montre dans l'interposition devant l'œil d'un verre de lunette un moyen immédiat soit de diminuer, soit d'accroître l'ouverture du cône des rayons divergents incidents sur l'organe, en d'autres termes, d'ajouter ou de retrancher à l'état de la réfraction de l'œil.

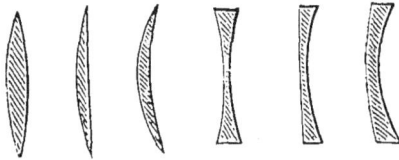

Fig. 40.

Tous ces verres, quels qu'ils soient, sont empruntés à la forme circulaire : leur action sur la lumière a été décrite et analysée dès le commencement de ce travail (voir § 60, 3e leçon.)

La figure 40 représente dans leur ordre, de gauche à droite, les six formes que peuvent affecter les lentilles sphériques :

Les trois premières, qui vont en s'amincissant du centre vers les bords, exercent sur tout faisceau incident de rayons parallèles un effet de concentration ou de convergence et ont reçu le nom de lentilles positives, collectives ou convergentes ; ce sont les verres biconvexes, plan-convexes, convexe-concaves (ou ménisques) convergents ;

Les trois dernières, qui vont en s'élargissant du centre vers les bords, forment la série dispersive, divergente ou négative ;

Bi-concaves, plan-concaves ou convexe-concaves (ou ménisques) divergents ; leur étude individuelle est donnée au § 60.

Soit collectifs, soit dispersifs, ils peuvent être ramenés à deux types ; le type proprement sphérique, le type cylindrique à base circulaire.

On se représente aisément la génération géométrique du verre sphérique ; il est produit par une simple révolution autour d'un axe passant par le centre, suivant la direction commune aux diamètres des deux faces.

Quant aux verres cylindriques, pour se représenter ces verres, il faut, jetant les yeux sur la figure 40, imaginer qu'une ligne droite se promène sur la portion de circonférence, parallèlement à elle-même *en demeurant perpendiculaire* au plan du papier. Cette ligne sera la génératrice d'un cylindre construit sur la courbe comme directrice. Tous les rayons compris dans le plan du papier traversant ce verre obéiraient aux lois déjà formulées de la réfraction sphérique. Tous ceux contenus au contraire dans un plan perpendiculaire au papier, couperaient le cylindre suivant ses génératrices, c'est-à-dire suivant des lignes parallèles, et n'éprouveraient aucune déviation.

Ces verres peuvent appartenir au système collectif ou au système contraire, suivant que leur génératrice a été promenée sur l'arc circulaire correspondant à l'une ou l'autre des séries collective ou dispersive précédentes. Sous cette forme, plan-cylindriques, ou associés à des calottes sphériques par la mise en rapport de leurs surfaces planes (cylindro-sphériques), ils servent à modifier de manière inégale la réfraction oculaire dans deux méridiens faisant l'un avec l'autre 90°.

On se rend facilement compte de cet effet : Tout *plan* lumineux qui coupe le cylindre suivant une de ses génératrices, traverse ce cylindre comme il ferait une glace à faces parallèles ; les rayons lumineux qu'il contient n'y éprouvent aucune réfraction.

Le coupe-t-il au contraire perpendiculairement à ces génératrices, les rayons qu'il contient y éprouvent les lois mêmes de la réfraction sphérique, telles qu'elles sont étudiées et formulées dans notre premier chapitre.

Dans tout plan intermédiaire, la réfraction se trouve modifiée proportionnellement à l'angle de l'inclinaison. Et l'on comprend ainsi que deux verres plan-cylindriques de même rayon, mis en rapport par leurs surfaces planes, et ayant leurs génératrices dans des plans rectangulaires entre eux, produisent l'effet d'un verre sphérique. Ces verres sont dits verres à la *Chamblant*.

Ces verres, en effet, peuvent remplacer, peut-être même avantageusement, les verres bi-sphériques. La réfraction qui croît d'un diamètre au suivant pour l'une des faces et qui, pour l'autre, suit la dégradation progressive inverse, se trouvent, dans cette association, assez régulièrement modifiés, d'un plan à l'autre, pour représenter dans chaque plan diamétral la même quantité de réfraction.

En jetant les yeux sur la figure 40, on voit en outre immédiatement que la lentille bi-sphérique doit réaliser un effet double de la lentille plan-sphérique (à égalité de rayons de courbure et de surface, bien entendu).

b) Ménisques ou verres bi-sphériques à faces de courbure inégale. — Si l'on considère la troisième espèce, ménisques ou verres périscopiques, on voit que leur action collective ou dispersive dépend du sens de leur dégradation en épaisseur. La forme dans laquelle la courbe *extérieure* offre un rayon de courbure plus court, ou une courbure plus prononcée que la face interne, représente donc une série de petits éléments prismatiques dont le sommet ou l'angle est dirigé vers la circonférence du verre. Cette lentille appartient donc au système collectif : les rayons incidents étant, à l'émergence, rapprochés de l'axe.

La conclusion opposée s'appliquera naturellement aux ménisques de la seconde série dans lesquels la courbure extérieure est moindre.

En ce qui regarde le choix à faire pour l'usage ordinaire entre ces diverses formes de lentilles, voici le jugement formulé par Donders ; et la pratique nous a toujours paru le confirmer.

« Les lentilles plan-concaves et plan-convexes ont, à égalité de pouvoir réfringent, l'aberration de sphéricité la [plus grande; on les rejette par cette raison de l'usage ordinaire comme lunettes. Les bi-convexes et bi-concaves sont plus avantageuses à cet égard. Aux lentilles périscopiques, ou ménisques, est attribué le mérite, en sus de celui de la moindre aberration, de procurer des images plus exactes dans le regard oblique, ainsi que l'a montré Wollaston. Les yeux peuvent donc se mouvoir plus librement sous les verres ; de là leur nom de périscopiques (περισκοπειν, regarder circulairement). Disons cependant que l'on voit encore très convenablement dans des directions obliques à travers des lentilles bi-convexes ou bi-concaves, au moins quand elles ne sont pas extrêmement fortes. Mais dans ce cas, les périscopiques ont le désavantage du poids. Indépendamment de cette raison, elles ne mériteraient pourtant pas encore la préférence. Dans bien des cas, les verres périscopiques sont de nature à produire des troubles par réflexion de la lumière sur les surfaces concaves tournées vers l'œil. Enfin, ajoutons le prix qui n'est pas quelquefois tout à fait indifférent. »

On leur opposera encore (aux lentilles périscopiques) le petit inconvénient qu'elles ont dans la pratique journalière, de ne pas neutraliser le même verre, suivant qu'on lui présente la face convexe ou concave, les longueurs focales ne se comptant point, dans les deux sens, de la même distance de la surface (voir le § 60).

D'après ces considérations, il n'y a donc nulle raison de renoncer aux verres bi-convexes ou bi-concaves en faveur des périscopiques.

c) Lunettes à la Franklin et verres à double foyer. — Ces lunettes ou ces verres ont pour propriété de réunir dans la même monture le verre qui corrigera la réfraction dans le regard horizontal (au loin) et dans la vision rapprochée, dont la direction est inclinée de haut en bas.

Ils sont, suivant les cas, composés soit de deux verres juxtaposés par un commun diamètre horizontal, soit de deux courbures différentes taillées dans le même verre. Tout le soin qui s'impose ici est de bien adapter la monture au visage du sujet, pour éviter que la ligne de jonction des deux parties réfringentes se trouve en rapport avec l'un des deux champs de vision.

§ 124. — Verres prismatiques. Calcul de l'angle de déviation.

Ces verres, composés de simples prismes à faces planes, sont les instruments les plus élémentaires de la réfraction. Leur effet est de dévier du côté de *leur base* le rayon émergent, et, conséquemment, de déplacer l'objet *virtuellement* du côté de leur *sommet* ou angle réfringent.

Soit, fig. 41, B A C, un prisme triangulaire, I I', la direction d'un rayon incident perpendiculaire sur la première face A B, ne se réfractant, par conséquent, qu'à sa sortie, et à partir de la seconde face inclinée A C.

$p\ p'$ étant la perpendiculaire sur cette dernière face AC, α serait l'angle d'incidence, sur cette face, du rayon II', $\varepsilon > \alpha$, l'angle de réfraction.

or on a : $\dfrac{\sin \alpha}{\sin \varepsilon} = \dfrac{1}{n}$, n étant l'indice de réfraction du verre ;

mais, vu la perpendicularité réciproque des lignes II', et AB d'une part, pp' et AC, de l'autre, $\alpha = A$. ;

on a donc : $\dfrac{\sin A}{\sin \varepsilon} = \dfrac{1}{n}$ ou $\sin \varepsilon = n \sin A$.

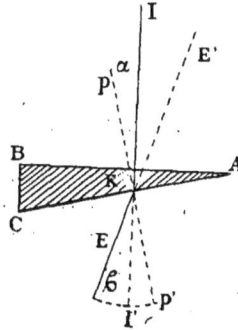

Fig. 41.

Ayant ainsi déterminé la valeur de ε, pour un prisme donné, l'angle de déviation IKE' de l'image vers le sommet de l'angle, et égal à ($\beta - A$), sera aussitôt trouvé.

Voir au § 460 le tableau, établi sur cette formule, des déviations angulaires produites par des prismes variant de 5° à 41° (limite de la réflexion totale).

§ 125. — Verres de lunettes. Choix de la substance.

Nous reproduisons ici simplement le jugement exprimé par Donders, jugement auquel nous nous associons.

« Il n'est nullement indifférent de fabriquer les verres de lunettes avec une substance ou une autre, Le flint et particulièrement le cristal de roche sont plus durs sans doute et moins exposés à être rayés. Cette circonstance peut les faire recommander dans le cas de verres convexes si menacés sous ce rapport.

Mais en regard de cet avantage, il faut placer leur plus grand pouvoir de dispersion. A cet égard, pour les verres de numéros élevés, la préférence doit être accordée aux verres de *crown-glass*, et particulièrement pour les verres concaves. Cependant le bas prix du crown le rend également propre à la confection des verres convexes, rien n'étant plus abordable à toutes les bourses que leur remplacement. » Ajoutons qu'il est avantageux pour l'uniformité des calculs d'avoir le même indice de réfraction, dans la série positive et dans la série négative; ce qui n'aurait pas lieu si les verres convexes étaient fabriqués avec une substance, et les verres concaves avec une autre.

Les verres achromatiques ne conviennent point comme lunettes. Dans le cas de courts foyers, l'achromatisme entraîne trop de poids dans les verres, et, pour les longues distances focales, se servit-on de cristaux combinés, on n'éviterait pas la dispersion de la couleur. (Donders.)

a) Indices de réfraction communs. — Ajoutons pour les circonstances où le praticien serait conduit à faire entrer dans quelque calcul le pouvoir réfringent des verres usités en oculistique, que les substances les plus communément employées ont pour indices de réfraction les coefficients suivants :

Crown-glass..	1.53	(Burow.)
Flint..	1.60	
Quartz ou cristal de roche.............................	1.55	
Verre rouge..	1.72	
Verre vert...	1.62	
Verre pourpre..	1.60	

Verres en cristal de roche. — On nous interroge souvent sur la préférence à donner à telle ou telle matière pour la confection des verres de lunettes, et notamment on nous demande si le cristal de roche ne l'emporte pas sur les matériaux ordinaires, à savoir : le flint ou le crown-glass.

Le cristal de roche (quartz hyalin), est un cristal à double réfraction. Un tel cristal, pour ne pas donner lieu à de doubles images, doit être taillé en lames *perpendiculaires* à son axe de double réfraction, ou à son axe cristallographique. Les rayons perpendiculaires à une des faces de ces lames, ou parallèles à son axe cristallographique, suivront donc les lois de la réfraction simple.

Cette circonstance exige déjà un soin et une habileté supérieurs chez le fabricant; et si l'on joint à cette première circonstance, la considération du prix de la substance et les difficultés particulières de la main-d'œuvre, on comprendra qu'ils soient d'un prix relativement élevé.

En revanche, ils offrent l'avantage de ne pas se couvrir de buée et de ne pas se rayer.

Sous le premier de ces points de vue, ils pourraient être de préférence choisis par les marins, les mécaniciens de chemins de fer, etc.

Mais, eu égard à sa qualité bi-réfringente, un grand soin doit être apporté dans le choix des lunettes formées de cette matière; car pour peu que leurs faces ne soient pas *parfaitement perpendiculaires à l'axe*, ces verres donnent lieu à des phénomènes d'irisation plus ou moins perturbateurs.

Pour reconnaître si un verre vendu comme tel, est bien du cristal de roche, et s'il a été bien taillé, voici les procédés que suivent les opticiens compétents.

Le verre à essayer est interposé entre deux plaques de tourmaline coupées *parallèlement* à leur axe et dont les axes sont disposés à angle droit. On sait que par cet arrangement la seconde plaque intercepte tous les rayons qui sont tombés perpendiculairement sur la première; ce croisement donne donc lieu à l'obscurité.

Toute substance transparente, jouissant de la réfringence simple, du crown, par exemple, ne changera rien à cet état de choses; le verre de flint ou de crown, interposé entre les deux tourmalines, demeurera donc obscur.

Mais il n'en est plus de même si, entre les deux plaques de tourmaline, on glisse une lame de quartz taillée perpendiculairement à son axe. Le cristal ainsi taillé possède le pouvoir extraordinaire de faire tourner le plan de polarisation de la lumière polarisée (par la première lame de tourmaline) d'une quantité angulaire qui dépend de son épaisseur. Ce plan ainsi changé de direction, contient dès lors une lumière qui peut traverser la seconde lame de tourmaline, et à l'obscurité succède une clarté plus ou moins notable, et suivant l'épaisseur du verre essayé, offrant même toutes les couleurs successives du spectre.

Deux prismes de Nicol, opposés à angle droit, produiraient le même effet.

Des verres peu épais en cristal de roche exigent un essai de ce genre comme contrôle. Mais les verres épais peuvent être reconnus à l'œil nu.

Dans le cas d'une forte épaisseur, c'est-à-dire d'une forte courbure, les rayons périphériques ne sont plus sensiblement parallèles à l'axe du cristal, comme lorsqu'il s'agit de verres à long foyer. Ces rayons donnent alors lieu à la double réfraction. Si le verre est bien taillé, on constate alors à sa périphérie des anneaux colorés concentriques; mais en cas de taille défectueuse ou asymétrique, ces anneaux sont déformés et au lieu d'appartenir au cercle, passent à la forme hyperbolique.

En résumé, tant de précautions et un prix si élevé relativement, pour si peu d'avantages, assurent au crown-glass, tous les droits à la préférence.

§ 126. — Du principe qui doit servir de base à la mesure de l'action des lentilles.

Dans notre précis de la réfraction publié en 1865 dans le supplément au grand ouvrage de Mackenzie, reproduisant une théorie proposée par nous l'année précédente (Ann. d'oculistique, 1864), nous avions esquissé une théorie nouvelle des appareils lenticulaires, en nous mettant au point de vue de la quantité d'effet ou de travail produit.

[Cette même idée a été reprise par nous et établie sur des fondements indiscutables au commencement de cet ouvrage, où elle sert de base à une exposition nouvelle de la belle théorie de Gauss.]

La définition et la conclusion de ce premier travail peuvent être sommairement condensées dans cette proposition simple :

« La *force* d'une lentille (ou le travail réfrigent qu'elle produit) est inversement proportionnelle à sa longueur focale principale » (voir notre Ire leçon).

En langage algébrique, cette propriété a pour expression :

« En appelant R, R′ les pouvoirs réfringents de deux lentilles F et F′ leurs longueurs focales principales,

$$R : R' :: F' : F.$$

« Les actions réfringentes de deux lentilles sont en raison inverse de leurs longueurs focales principales » (voir § 8).

De l'unité de mesure du travail réfringent ou de la force des lentilles. — Si de cette proposition on veut passer à l'expression de la mesure de la force relative des lentilles, on n'a plus qu'à faire choix d'une unité ; et de convenir, par exemple, de prendre pour *unité*, dans la mesure des quantités de réfraction développées par les lentilles,

l'éffèt réfringent de celle qui aurait pour longueur focale principale
l'*unité linéaire* elle-même.

Si donc, dans l'expression précédente,

$$R : R' :: F' : F$$

on suppose F' = l'unité linéaire, R' sera l'unité dans la mesure des
pouvoirs réfringents et l'on aura :

$$\frac{R}{R'} = \frac{F'}{F} \text{ ou } \frac{R}{1} = \frac{1}{F}$$

ou enfin :

$$R = \frac{1}{F}$$

*La mesure de l'action réfringente d'une lentille est l'inverse de sa
longueur focale principale;* autrement dit, les longueurs focales de
différentes lentilles étant 1, 2, 3, 4....

Leurs actions réfringentes seraient représentées par les nombres
1, 1/2, 1/3, 1/4.

Que ces lentilles, d'ailleurs, soient positives ou négatives, puisqu'à
égalité de rayon de courbure et d'indice de réfraction, de semblables
lentilles s'annulent réciproquement.

§ 127. — Application de ces principes; choix d'une nouvelle unité dans la mesure des actions réfringentes des lentilles ou verres de lunettes.

En 1864, au moment où nous exposions pour la première fois cette
théorie, l'art de l'opticien, département attaché et subordonné aux
observatoires astronomiques publics et à leur système de numération,
évaluait encore ses rayons de courbure, ses longueurs focales et tous
autres éléments de l'optique, dans le système *duodécimal.*

L'unité de longueur focale et de rayon de courbure était alors en
France, le *pouce de Paris*, le pouce anglais à Londres, et de même
pour les autres pays.

· Pour ce qui regarde le nôtre, l'unité de réfraction a donc été
jusqu'ici le pouvoir réfringent développé par une lentille de 1 pouce
de longueur focale principale.

Or une telle lentille peut être considérée comme une lentille très
forte, si on la compare aux quantités de réfraction que nous ·
devrons ajouter ou retrancher à celles que nous offriront les milieux
oculaires dans leurs anomalies.

Les verres employés pour venir au secours de la vision défectueuse,
varient, dans leurs plus grands écarts habituels, entre 1 pouce et demi
ou 2 pouces de longueur focale, et une toise de 72 pouces et même
parfois un peu davantage. Il est presque sans exemple que des len-

tilles de 1 pouce aient jamais dû être employées comme moyen thérapeutique.

Il suit de là que toutes les mesures de réfraction sur lesquelles on doit opérer, dans le système de numération anciennement suivi, se trouvaient être des *fractions* de l'unité, puisqu'elles avaient pour expression $\frac{1}{F}$, F étant toujours plus grand que l'unité.

Or les médecins et chirurgiens ne sont pas grands mathématiciens ; et d'ailleurs ne sauraient l'être qu'au détriment d'autres connaissances qui leur sont plus directement nécessaires. Les opérations sur nombres fractionnaires, pour simples qu'elles soient, les dérangent pour le moins, et nous ne leur en faisons pas un crime. C'est à nous de leur aplanir ce chemin-là.

A cet effet, nous proposions de renverser les termes de la convention numérique servant de base aux calculs de la réfraction. Faisons porter, disions-nous, les fractions sur les longueurs focales ; les quantités de réfraction, qui sont leurs inverses, deviendront des nombres plus grands que l'unité ; et il sera même possible de choisir une unité telle, que ces nombres soient des entiers, et se prêtent ainsi aux plus faciles supputations. A cet effet, nous renversions d'abord la série des boîtes d'essai, série dont le numéro 1 correspondait à la lentille la plus forte (celles de 1 pouce de longueur focale), et nous donnions au contraire ce même numéro à la plus faible, au numéro 72.

De la sorte, les numéros successifs des nouvelles boîtes, au lieu de 72, 60, 48, 36, 30, 24 et 18 devenaient :

$$1. \ \frac{6}{5}, \ \frac{3}{2}, \ 2, \ \frac{12}{5}, \ 3, \ 4, \text{etc., etc.}$$

En multipliant par 10, c'est-à-dire prenant une unité 10 fois plus faible, tous les nombres de cette série fussent devenus des nombres entiers, mais bien grands pour l'usage journalier. L'adoption d'une unité trois fois plus faible seulement, permettait de remplacer chaque nombre obtenu, par le nombre entier le plus voisin, sans erreur pratique sensible, ce qui nous conduisit à proposer la série suivante :

$$216 - 108 - 72 - 54 - 48 - 36, \text{ etc.,}$$

et dont les quantités de réfraction pouvaient sans erreur sensible être représentées par les nombres suivants :

$$1 - 2 - 3 - 4 - 5 - 6, \text{ etc.,}$$

ou la série presque régulière des nombres naturels :

Les avantages de cette modification sautaient aux yeux. Dans le système ancien se proposait-on de modifier, par addition, la quantité de réfraction d'un œil, comme dans la presbytie par exemple ; on était forcé de poser une équation de l'ordre que voici :

Le sujet a, par exemple, son *punctum proximum* à 18 pouces, et on veut lui donner le moyen de lire nettement et sans fatigue à 7 pouces; le problème à résoudre sera le suivant : reporter à 18 pouces l'image d'un objet placé à 7. La lentille $\frac{1}{x}$ nécessaire pour cet objet sera donnée par la formule :

$$\frac{1}{x} = \frac{1}{7} - \frac{1}{18}$$

ou

$$\frac{1}{x} = \frac{18}{7 \times 18} - \frac{7}{7 \times 18} = \frac{18 - 7}{7 \times 18} = \frac{11}{126} = \frac{11}{120} \text{ environ,}$$

ou, enfin : $\frac{1,1}{12}$ (à $\frac{1}{10}$ de 12ᵉ près.)

Dans le système proposé, au contraire, les quantités de réfraction élément principal des opérations, étant exprimées suivant la série croissante des nombres entiers, les calculs étaient étonnamment simplifiés et se faisaient même de tête. On voit, en effet, qu'il suffisait pour cela de jeter simplement les yeux sur la série numérique de la boîte, dans laquelle chaque verre porte pour numéro le coefficient de réfraction qu'il représente.

Dans le cas dont il s'agit, on n'avait donc qu'à retrancher de la quantité de réfraction développée par une lentille de 7 pouces ou 30 unités, le coefficient de réfraction de la lentille de 18 pouces, qui, dans la série porte le n° 12, soit 12 unités de réfraction. Et l'on trouve sans nul effort, que 30 — 12 étant égal à 18 unités, le verre réclamé porte le n° 18 ou correspond à la lentille de 12 pouces.

Le résultat se lisait à l'instant sur la série numérique même inscrite sur la boîte.

Et ainsi pour tous autres problèmes analogues, résolus tous avec la même rapidité.

C'est en ces termes que, dans notre précédent traité, nous avons pu exprimer en fonction de cette même *unité dioptrique* (la lentille de 216 pouces ou de 18 pieds ou 6 mètres), en nombres entiers, la valeur réfringente de l'œil lui-même et en second lieu de l'étendue accommodative.

Ces applications seront reproduites plus utilement dans l'exposition du système métrique.

En 1866, cette même idée fut reprise par Zéhender qui proposa de prendre des verres équidistants de 1/48, et de composer ainsi les boîtes d'essai avec les verres :

48. 24. 16 — 12... 2.

M. Burow, paraît-il, avait eu la même pensée dès 1863 ou 1864; et avait proposé de prendre pour unité la valeur réfringente d'une lentille de 120 pouces de Prusse.

Toutes ces propositions n'ont de valeur qu'au point de vue de la réalisation du principe de *l'équidistance des termes*, sous le règne de l'incohérence de la fabrication des verres du commerce dans le système duodécimal[1]. Aujourd'hui que nous sommes en possession de la numération métrique, elles perdent évidemment de leur importance.

Ce qui appert uniquement de cet historique, c'est d'une part, le besoin qui se faisait sentir de toutes parts d'une unité de réfraction commune sur le terrain international, comme entre les termes de la série d'essai, et d'autre part, la nécessité non moindre de pouvoir opérer sur des nombres entiers.

En Allemagne et en France, plusieurs se mirent à l'œuvre dans ce but et les premiers à ce qu'il semble seraient en Allemagne M. Burow (1863), nous, en France (1864); à l'insu l'un de l'autre, pouvons-nous ajouter; car d'une part M. Burow ignorait encore en 1868 notre travail inséré dans les *Ann. d'ocul.* en 1864, et reproduit en 1865 dans le traité de Mackenzie; et quant à nous, à l'heure qu'il est, nous ne connaissons encore *que le titre* de la première publication de cet auteur, *non traduit en français*, et assurément peu répandu, car M. Helmholtz n'en dit rien dans sa Dioptrique physiologique.

(Ueber die Reihenfolge der Brillenbrennweiten.)

Sans date indiquée par l'auteur.

§ 128. — Introduction du système métrique dans la mesure des quantités de réfraction.

Historique. — C'est en cet état que se trouvait, lors de l'ouverture à Paris du congrès de 1867, la question de la mesure pratique des quantités de réfraction. La nécessité était universellement reconnue d'une unification internationale dans les mesures, et du choix d'une unité qui permît de faire les calculs usuels avec facilité et comme extemporanément. Ce consensus général se formula dans cette assemblée, par la nomination d'une commission chargée de préparer les bases d'une refonte du système, et sur son rapport au congrès de Londres, en 1872, les résolutions suivantes furent adoptées :

1°. Opportunité d'adopter le système métrique.

2°. Nécessité de numéroter les verres d'après leur longueur focale principale, et non d'après leur rayon de courbure.

3°. Convenance de prendre pour *unité* un verre assez faible pour qu'il n'y eût jamais à employer de verres intercalaires, et telle, en outre, que les numéros des verres fussent exprimés par des *nombres entiers*.

4°. Enfin on ne devait se laisser influencer en rien par la question de l'outillage, et procéder par une réforme radicale.

Cette dernière condition eût pu retarder longtemps encore la réalisation d'un programme aussi unanimement approuvé; — car la question de l'outillage, dépen-

1. Cette nécessité de l'introduction de l'équidistance des termes dans la série, sur laquelle nous semblons glisser ici, était une des plus urgentes à satisfaire. On le comprendra aisément après un coup d'œil jeté sur nos anciennes boîtes d'essai, dans lesquelles les différences de valeur réfringente entre deux verres consécutifs offraient les variations, les inégalités les plus étendues et les moins justifiées. Nous n'avons pas besoin de nous appesantir sur un sujet d'une aussi éclatante évidence.

dant du commerce et de l'industrie, pouvait longtemps entraver les efforts de la science. Heureusement, une circonstance inespérée nous fit rencontrer dans l'industrie lunetière parisienne tous les éléments réunis déjà, et entassés pêle-mêle dans un atelier, de la refonte si impérieusement réclamée.

C'est à la suite de cette rencontre que nous pûmes présenter à l'Académie de médecine, dans sa séance du 9 juin 1874, une série métrique complète remplissant *toutes* les conditions imposées par la décision du congrès de 1872. Cette série comprenait toute l'étendue qui sépare une lentille de 2m de longueur focale (prise pour 'unité dioptrique), d'une lentille de 5 centimètres, c'est-à-dire de 40 verres différents entre eux par intervalles *équidistants*, mesurés par la valeur réfringente d'une lentille de 2 mètres ou 72 pouces anciens.

En présentant cette série, nous ne nous dissimulions pas qu'elle offrait pourtant quelques inconvénients. Ainsi elle imposait l'emploi d'un trop grand nombre de verres. La partie de la série comprise entre les numéros 10 et 40 était trop riche pour les usages journaliers; la région opposée, au contraire, un peu pauvre.

Mais comment résoudre cette difficulté et se maintenir *en même temps* dans les conditions *édictées* par le congrès de Londres, *proscrivant* les termes fractionnaires intercalaires! Le système décimal n'a pour facteurs que 1, 2 et 5. L'unité métrique même était, de l'aveu de tous, trop forte pour ne pas nécessiter l'introduction de termes fractionnaires; et d'autre part, 5m et 10m donnent de bien faibles quantités de réfraction pour une unité. Le nombre des verres, ou au moins leurs numéros, auraient été bien grands.

Il appartenait à la commission du congrès de trancher cette difficulté. M. Donders se fit son interprète, et nous fit l'honneur de nous proposer l'abandon de notre unité de 2 mètres pour nous en tenir *absolument à la série métrique*. « En ce qui concernait les termes fractionnaires ou intercalaires, ajoutait le savant professeur d'Utrecht, nous devrions pouvoir écrire, 0.5 — 1 — 1.5 et, en un mot, toutes les fractions décimales de la *dioptrie*, fixée elle-même à 1 mètre. »

En entendant un étranger à notre pays, et de cette compétence, proposer l'adoption complète et radicale du système métrique lui-même, et cela au nom des intérêts scientifiques, il ne pouvait y avoir lieu à hésitations de notre part, à nous héritiers de la tradition réformatrice, mère du système métrique, et nous envoyâmes notre adhésion immédiate à une modification de notre système à laquelle tous les esprits concouraient d'un commun accord.

C'est ainsi qu'au congrès tenu à Bruxelles, en septembre 1875, et conformément aux délibérations des ophtalmologistes allemands réunis à Heidelberg quelques jours auparavant, furent acclamées les propositions de M. Donders, résumées dans l'exposition suivante :

§ 129. — **Numération métrique. Exposition.**

L'unité nouvelle, dans les mesures de réfraction, la *dioptrie*, est donc la quantité de réfraction développée par une lentille de 1m de longueur focale (l'ancienne lentille de 3 pieds ou 36 pouces 11 lignes).

Cette lentille portera le n° 1. C'est elle dont la valeur servira de terme équidistant entre les verres successifs de la boîte, qui formeront ainsi la série naturelle des nombres entiers 1, 2, 3, 4... jusqu'à 20 qui représente, par conséquent, la valeur réfringente d'une lentille de 5 centimètres.

Seulement, les besoins journaliers de la pratique demandant entre les verres faibles, ou du commencement de la série, des intervalles moindres, et, du côté des verres forts, la nécessité se faisant sentir en sens inverse, il sera pourvu à cette compensation par la suppression d'un verre sur deux dans la région forte de la série, et par l'introduction des termes fractionnaires 0,25, 0,50, 0,75, où besoin sera, entre deux numéros successifs de la région faible.

Cette dérogation à la condition d'une série uniquement formée de nombres entiers est d'ailleurs singulièrement atténuée dans ses conséquences par la qualité *décimale* de ses termes intercalaires. Le calcul est exactement le même que celui qui porterait sur des nombres entiers, puisqu'il n'y a de différence entre eux que par l'introduction de la virgule décimale. L'exception n'en est donc pas une.

Cette même observation s'étendra au principe qui transporte aux quantités de réfraction les avantages possédés antérieurement par les longueurs focales, et résultant de leur expression par des nombres entiers. Ces longueurs focales sont d'abord moins souvent employées dans les calculs; de plus étant dorénavant des parties entières ou décimales du mètre, les opérations qui portent sur elles participeront à toutes les facilités offertes par la numération décimale.

TABLEAU DE LA SÉRIE MÉTRIQUE

Dioptries.	F en mètres.	Numéros anciens.	Dioptries.	F en mètres.	Numéros anciens.
0.25	4.000	»	5.50	0.182	6 1/2
0.50	2.000	72	6.	0.166	6.
0.75	1.333	60 / 48	7.	0.143	5.
			8.	0.125	4 1/2
1.	1.000	36	9.	0.111	4.
1.25	0.800	30	10.	0.100	3 2/3
1.50	0.666	24	11.	0.091	3 1/2
1.75	0.571	20	12.	0.083	3 1/4
2.	0.500	18	13.	0.077	2 5/6
2.25	0.444	16	14.	0.071	2 3/4
2.50	0.405	14	15.	0.066	2 1/2
3.	0.333	12	16.	0.062	2 1/4
3.50	0.286	11 / 10	17.	0.059	2 1/6
			18.	0.055	2.
4.	0.250	9	19.	0.052	1 11/12
4.50	0.222	8	20.	0.050	1 4/5
5.	0.200	7.			

Un seul coup d'œil jeté sur cette table montre combien désormais seront faciles les calculs; ne se réduiront-ils pas *toujours*, dans la pratique de l'oculistique, à une simple addition de deux des termes de cette série, ou à la soustraction d'un plus faible d'un second plus fort. Opérations qui, l'une et l'autre, se feront évidemment de tête et avec la plus merveilleuse aisance.

Il en sera de même du passage de la quantité de réfraction à la valeur de la longueur focale correspondante, ou inversement. La plus aisée des opérations y conduira en un instant..

Et la difficulté ne sera pas plus grande pour passer du système nouveau à l'ancien, ou inversement, comme on le voit dans les deux notes suivantes :

§ 130. — Passage de la longueur focale métrique d'une lentille donnée, à sa valeur en dioptries métriques, ou réciproquement.

D'après la définition même de la dioptrie, « *inverse de la longueur focale*, » si on appelle N un nombre de dioptries donné, et F la longueur focale exprimée en fractions de l'unité métrique, on a entre ces deux quantités la relation :

$$N = \frac{1^m}{F}, \text{ ou } F = \frac{1}{N};$$

plus généralement, $\qquad N \times F = 1.$

Si donc on veut savoir quelle est la longueur focale d'une lentille mesurant, par exemple, 7 dioptries, on posera :

$$F \times 7 = 1^m \text{ ou } F = \frac{1^m}{7} = 0^m,142.$$

Inversement, si l'on demande quelle est la valeur en dioptries, d'une lentille de $0^m,142$, on écrira :

$$N \times 0,142 = 1$$

ou

$$N = \frac{1^m}{0.142} = \frac{1000}{142} = 7.$$

§ 131. — Passage du système ancien (duodécimal) au système métrique, et réciproquement; ou traduction de l'une des notations dans l'autre.

La transition d'un système à l'autre ne demande pas plus d'effort que le calcul qui précède.

Appelons N le nombre de dioptries développées par une certaine lentille, et n le numéro ou la *longueur focale exprimée en pouces* de la même lentille dans l'ancien système de numération ;

Sachant que : *Une* dioptrie du nouveau système correspond à une lentille de 1 mètre ou de 37 pouces de Paris, $(1^m = 3', 0'', 11''')$, on a :

$$1^D \text{ (syst. métrique)} = \frac{1}{37} \text{ de l'ancienne unité de réfraction ;}$$

et, par suite, N dioptries $= $ N fois le $\frac{1}{37}$ de cette unité ;

si donc on appelle n le rang, dans l'ancienne série, de la lentille ayant la même valeur réfringente que N, comme cette valeur réfringente serait $\dfrac{1}{n}$, on aura :

$$N \times \frac{1}{37} \text{ ou } \frac{N}{37} = \frac{1}{n};$$

ou encore $N \times n = 37.$

(Dans la pratique courante, on prendra, pour la plus grande facilité du calcul de tête, le nombre 36, au lieu de 37).

Exemple : A quel nombre de dioptries (ou à quel rang dans la nouvelle série) correspond une lentille de 12 pouces (n° 12 de l'ancien système)? nous poserons :

$$N \times 12 = 37,$$

ou $$N = \frac{37}{12} = 3^D.$$

Réciproquement, si l'on demande à quel numéro de l'ancien système, ou à quelle longueur focale en pouces, correspond une lentille de 7 dioptries, nous n'aurons qu'à poser :

$$7^D \times n = 37,$$

ou $$n = \frac{37}{7} = 5'' 4''', \quad \text{ou environ le n° 5.}$$

Les considérations qui précèdent suffisent à établir la supériorité de la réforme introduite par le système métrique sur l'ancien mode de mesure de la réfraction.

On peut encore leur ajouter la remarque suivante :

Les calculs imposés par les problèmes de la réfraction oculaire se trouvent rattachés par le simple déplacement d'une virgule aux évaluations des plus grands comme des plus petits espaces, et se placeront en intermédiaires entre les mesures télescopiques et celles opposées de la micrographie. Une même raison mathématique, l'*unité métrique*, la *dioptrie*, sera également applicable aux uns et aux autres.

Entre ces deux grandes classes d'applications se trouve l'*œil* : il est facile, par la plus simple des formules, de le rattacher lui-même aux unes aussi bien qu'aux autres.

§ 132. — **Expression optométrique de la quantité d'action réfringente exercée par l'œil, à l'état de repos, ou mesure de sa réfraction statique.**

Si l'œil, comme instrument d'optique, est justement comparable à la chambre noire des physiciens, munie d'une lentille collective, il est évidemment permis, au point de vûe de son action sur les rayons parallèles incidents à sa surface antérieure, de l'assimiler aux lentilles sphériques.

Mais, dans la pratique ordinaire, les lentilles sphériques simples ont une épaisseur généralement négligeable devant leur longueur focale, et l'erreur commise n'est pas notable, à prendre pour point de départ des mesures de cette longueur focale, au lieu de l'une de ses surfaces, son centre de figure.

Pour l'œil, il en est autrement; considéré comme appareil réfringent sphérique composé, il faut tenir compte de la position et de l'écart mutuel de ses deux plans principaux, faire abstraction de cet écart, le tenir pour non avenu (voir § 42), et faire partir du second plan principal l'origine de la longueur focale postérieure, la seule qui nous intéresse ici.

Or si l'on se reporte à la figure 19, § 64, on voit que ce plan H_2 est à 20^{mm} de la surface postérieure de la rétine, lieu du foyer des rayons parallèles ($F_2 = 20^{mm}$). L'inverse de cette longueur focale $= \dfrac{1}{20^{mm}}$, soit 50 dioptries, représentera donc la quantité de réfraction développée par l'œil emmétrope à l'état d'indifférence : si l'œil avait à prendre place dans nos boîtes d'essais, il y porterait donc le n° 50.

RS $= 50^D$ est donc l'expression très approchée de la valeur réfringente de l'œil à l'état statique, dans le sens direct des rayons pénétrants.

§ 133. — Expression optométrique de la valeur réfringente d'un effort accommodatif donné.

Après avoir évalué la quantité de réfraction développée par l'œil à l'état de repos, ou son action sur les rayons parallèles (RS, réfraction statique, = 50 dioptries), pour compléter l'assimilation commencée, il convient de déterminer maintenant la valeur de la lentille qu'il faudrait ajouter à sa réfraction statique, pour réunir sur la rétine les rayons partis d'un point situé à une distance finie; en un mot, d'établir l'équivalence dioptrique de l'effort accommodatif nécessaire pour voir distinctement à cette distance finie d.

Or, pour poser les éléments de ce calcul, où supposera-t-on placée cette lentille supplémentaire? On verra, dans la leçon prochaine, § 142, les difficultés considérables que présente cette question, si on tente de la résoudre d'une façon absolue.

Heureusement que les nécessités de l'optométrie pratique peuvent être satisfaites à beaucoup moins de frais. On verra, toujours dans la prochaine leçon (§ 144), combien sont simplifiés tous les calculs de

cet ordre, sans nul sacrifice quant à la précision des résultats utilisables,
si l'on se borne à comparer les effets dioptriques réalisés dans l'intérieur de l'œil, à ceux produits par l'interposition d'une lentille sphérique placée *en son foyer antérieur,* c'est-à-dire à 12 ou 13 millimètres
en avant du sommet de la cornée, position moyenne naturellement
indiquée par la conformation du visage pour tout verre de lunette.

Supposons donc deux yeux emmétropes isolément en présence
d'un même objet, placé à une distance *d* du foyer antérieur de l'œil.

L'un de ces yeux fait l'effort voulu pour voir nettement l'objet ;

L'autre, paralysé par l'atropine, ne le voit qu'au moyen d'une certaine lentille sphérique placée audit foyer antérieur.

Il est clair que l'effort accommodatif développé par le premier œil
équivaut, comme résultat, à l'action développée par la lentille placée
devant le second.

Et comme, dans ce problème tel qu'il est posé, rien ne peut varier
que la distance *d*, la quantité de travail développée par l'œil non paralysé peut être très régulièrement comparée à celle développée par la
lentille apposée devant le second œil.

La réponse à la question posée va, dès lors, se trouver immédiatement.

La lentille placée devant le second œil, en son foyer antérieur, et
qui va lui procurer la vision nette de l'objet placé à la distance *d*,
est précisément celle dont la longueur focale serait égale à *d*.

Rappelons ici la fig. 36 du § 115, sur laquelle se base la neutralisation de la myopie par la lentille négative L ; imaginons que les rayons
incidents sur l'œil, partent du point F, situé à la distance *d*, et que,
pour leur permettre de se réunir sur la rétine, il faille que ces rayons
émergent de la lentille L en parallélisme, nous voyons à l'instant
qu'il suffira pour cela de substituer à la lentille négative L, une lentille positive de même longueur focale. L'effet que nous voulons réaliser étant exactement l'inverse de celui que la lentille négative L
procure pour la neutralisation ou mensuration de l'excès de réfraction.

La lentille L, prise en sens positif, de longueur focale $F = d$, donne
donc à l'émergence, aux rayons incidents partant de F, la direction parallèle, et les réunit ainsi sur la rétine.

La quantité de réfraction qu'elle développe $\dfrac{1}{F}$ ou $\dfrac{1}{d}$ est donc

celle que doit procurer l'effort accommodatif pour faire passer l'œil
de l'état indolent (rayons parallèles) à l'adaptation pour la distance *d*.

D'où la proposition générale :

Dans l'œil physiologique régulièrement constitué, la quantité de
réfraction qui doit être ajoutée à la réfraction statique de l'organe,
pour passer de l'horizon à une distance donnée de l'œil, est donc

exprimée, *en dioptries*, par l'inverse de cette distance mesurée en fractions du mètre.

Telle est l'expression numérique du travail accompli par un œil pour passer de la vision indifférente à l'horizon, à une distance donnée.

Cette proportion est l'équivalente, dans le système métrique, de celle que nous formulions au § 49 *bis* de notre précédente édition [1]

« Dans l'œil type ou emmétrope, la quantité de réfraction dynamique procurant la vision nette à la distance *n* (lisez ici *d*) est égale à $\frac{1}{n}$ ou à l'action d'une lentille de longueur focale égale à *n*. »

C'est cette quantité, que, par opposition à l'expression de réfraction statique, consacrée pour représenter l'œil à l'état indifférent, nous avions proposé de nommer la *réfraction dynamique* : la fonction qui la procure étant, comme on l'a vu, de nature musculaire, ou le produit d'une force active.

Ces expressions ont été généralement adoptées.

Corollaire :

Expression de la quantité de réfraction dynamique à développer pour faire passer la vision nette d'un point à un autre. — Si la quantité de réfraction dynamique nécessaire à développer pour passer du regard indolent de l'horizon, ou du parallélisme, à une distance finie *d,* est égale à l'inverse (nombre de dioptries) $\frac{1}{d}$ de cette distance, la quantité de réfraction réclamée pour passer de cette distance *d* à une distance plus courte *d'*, sera évidemment la différence des actions

$$\frac{1}{d'} - \frac{1}{d} ;$$

les nombres *d, d'* étant exprimés en millimètres, leurs inverses sont des dioptries.

Exemple : Quelle quantité de réfraction dynamique faut-il que l'œil développe pour passer de la vision nette de 33 centimètres à 18 centimètres ?

Réponse : $\frac{1}{180} - \frac{1}{330} = 5^D.5 - 3^D = 2^D.5.$

On comprend combien souvent un pareil problème devra se présenter à nous.

---

1. *Précis de la réfraction.* Supplément à Mackenzie.

§ 134. — Évaluation numérique de la réfraction dynamique totale ou de l'amplitude accommodative.

La formule du § précédent fournit encore en corollaire la réponse à la question que nous venons de poser.

L'homme adulte, au moment où il atteint son complet développement, c'est-à-dire à 20 ans environ, peut voir très nettement les objets délicats jusqu'à 10 centimètres environ de l'œil, dans l'exercice monoculaire.

Il jouit donc, à cet âge, de la faculté d'ajouter à sa réfraction statique une réfraction dynamique qui porte son point rapproché de l'horizon jusqu'à 10 centimètres, c'est-à-dire qui se mesurerait d'après le paragraphe précédent, par une lentille collective de 10 centimètres ou de 10 dioptries. C'est cette étendue qui représente l'amplitude de l'accommodation physiologique au moment du développement normal de l'âge adulte.

§ 135. — Division de l'étendue accommodative en parties aliquotes dans le système duodécimal.

Historique. — La quantité de réfraction dynamique qui mesure l'étendue de l'accommodation avait été pour les besoins de la pratique, divisée en parties aliquotes ou équivalentes. Cette idée avait été proposée et réalisée par Donders dans la proposition suivante :

L'étendue de l'accommodation peut être indifféremment représentée par une lentille de 4 pouces ou par six lentilles de 24 pouces, correspondant chacune aux positions suivantes du punctum proximum :

de l'∞ ou du parallélisme à...................	24″........	1/24
de 24″ à..	12″........	1/24
de 12″ à..	8″........	1/24
de 8″ à...	6″........	1/24
de 6″ à...	4″ 4/5.....	1/24
de ce dernier point à..........................	4″........	1/24

Et si l'on reporte ces mêmes quantités entre 4″ et l'œil, on aura successivement encore, entre 4″ et 2″, six autres lentilles de 1/24 correspondant aux stations suivantes du *punctum proximum* :

$$4'', \quad \left(3'' + \frac{3}{7}\right), \quad 3'', \quad \left(2'' + \frac{2}{3}\right), \quad \left(2'' + \frac{2}{5}\right), \quad \left(2'' + \frac{2}{11}\right), \quad 2'',$$

en dessous de 4″.

Cette division est devenue aujourd'hui sans objet; la mensuration des quantités de réfraction dans le système métrique, ou en dioptries, rend inutile la conservation des subdivisions aliquotes. La dioptrie, unité de réfraction, permettant de représenter *toutes* les mesures en nombre entiers ou décimaux, toute addition ne serait qu'une complication.

Nous croyons cependant devoir mentionner cette convention, qui a régné quinze années dans la science et y a rendu de grands services. Cette mention pouvant faciliter aux futures générations scientifiques la lecture des travaux glorieux qui ont fondé l'ophtalmologie moderne.

§ 136. — Des lunettes sténopéiques et des conserves.

En sus des instruments (lunettes) dont nous avons parlé, et destinés à modifier la direction des rayons incidents sur l'œil, il en existe qui ont pour objet de modifier la quantité ou la qualité (couleur) des rayons qui pénètrent dans l'organe. Ce sont les lunettes sténopéiques et les conserves.

a) Lunettes sténopéiques. — M. Donders a donné le nom de « sténopœiques » (στενος, étroit, οπη, petite ouverture) à des instruments qui consistent en un petit écran opaque, placé tout contre l'œil, et portant à son centre une petite ouverture (comme le trou d'épingle) variant d'un 1/2 à 1 millimètre 1/2 de largeur.

Ces écrans, portés en guise de lunettes, sont employés :

1° Pour garantir de la lumière diffuse les yeux dont les cornées portent des portions opaques, et que gêne considérablement la dissémination de la lumière pénétrante, à sa rencontre avec ces parties opaques réfléchissantes, ou même simplement translucides. La netteté des images régulières gagne beaucoup par l'usage de ces lunettes.

2° On en retire encore de grands avantages dans les circonstances où une pupille artificielle, une iridectomie, une synéchie iridienne antérieure, suite de kératotomie, ayant déformé, agrandi la pupille, ou altéré la courbure de la cornée, produisent de trop grands cercles de diffusion.

3° Dans les hauts degrés de myopie, dans lesquels l'acuité a elle-même beaucoup souffert ; dans ce cas, leur mode d'action est la diminution notable des cercles de diffusion, toujours grands avec une pupille large comme celle des myopes. Par leur moyen, la vision monoculaire permet de se procurer de grandes images : on y arrive en rapprochant autant qu'on le veut les objets. Et quant à la vision de loin, elle est analogue, avec leur secours, à celle que procurent des verres qui neutralisent imparfaitement la vision, sauf cet avantage qu'elles dessinent des images plus grandes (§ 112 *bis*).

Dans ces circonstances, l'usage du trou d'épingle monté sur écran fixe, circonscrit la vue à un espace très limité, et ne peut s'appliquer qu'à des occupations sur objets rapprochés.

Fente sténopéique horizontale. — Si l'on est dans la nécessité de les conseiller pour la vie extérieure, dans laquelle la convergence des axes optiques varie à chaque instant, on remplacera le trou d'épingle par une petite fente horizontale, d'un millimètre de hauteur, qui laisse des bandes de diffusion dans le plan horizontal, mais procurera cependant encore de grands avantages relatifs, et dont le clignement naturel aux myopes permet de se faire une idée (§ 262).

Dans les cas où la lunette sténopéique a pour objet de préserver les images rétiniennes de la diffusion qu'amène un albugo de la cornée, il convient de l'armer de l'addition apportée par M. Donders. Ce savant garnit l'ouverture de l'écran d'un petit cône de 3 1/2 millimètres de hauteur et qui défend l'entrée de l'orifice aux rayons latéraux. Dès lors, les seuls rayons utiles pénètrent à travers les parties transparentes de la cornée.

b) Lunettes destinées à modifier la qualité de la lumière (couleur). — Ces instruments portent généralement le nom de « conserves ; » ce sont simplement des verres de couleur, de nuances diverses et de teintes graduées, à faces parallèles, et qui, d'après cela, n'agissent sur la réfraction que par leur couleur. On les fait verts, bleus ou gris fumée, tendant plus ou moins sur le noir.

On s'est longtemps et beaucoup servi des diverses nuances du vert. Ces verres excluent les rayons extrêmes du spectre ou du moins en diminuent plus particulièrement la quantité. Leur coefficient de réfraction se rapproche le plus de celui de la lumière blanche ou composée : ils n'ont donc, par le fait de la couleur, que peu ou point d'action réfringente ; mais, augmentant relativement la quantité de lumière jaune, en excluant le rouge et le bleu, ils laissent pénétrer les rayons les moins agréables, les moins doux à la rétine, les plus irritants, les rayons jaunes. Cette couleur (le vert) est donc plutôt à éviter dans les circonstances mêmes qui exigent l'emploi des conserves.

La teinte bleue est aujourd'hui reconnue très préférable, particulièrement le bleu cobalt de Berlin (verre très pur et très bien fabriqué). Cette couleur exclut particulièrement l'orangé ; en outre c'est par son rang dans le spectre, la moins riche en rayons calorifiques : elle est donc, à tous égards, la mieux tolérée par des membranes plus ou moins irritables. Enfin, disons encore qu'elle agit un peu à la façon d'un verre collectif, le bleu étant la nuance la plus réfrangible du spectre. Quant au gris fumée, tendant jusqu'au noir, son emploi n'est indiqué qu'à titre d'écran ou de voile, quand on veut surtout garantir l'œil de la lumière elle-même, sans se préoccuper autrement de l'acuité visuelle. Or, ce n'est pas le cas en général. Les conserves ont pour effet, non d'exclure, mais de modifier la lumière. Elles doivent permettre l'exercice de la vision, laisser par conséquent entrer toute la lumière utile, en excluant seulement celle qui, par sa qualité, peut nuire. Or, le bleu, en excluant la lumière jaune orangé, irritante, laisse la faculté visuelle presque complète.

, « Nous laissons provisoirement intact le jugement qui précède, porté par la généralité des Écoles vers 1865, sur les qualités physiologiques des diverses couleurs spectrales. Ce jugement n'a pas encore été directement réformé. Cependant nous croyons que la question appelle une étude nouvelle. Nous ne serions pas surpris que la découverte, faite par Boll, de la photochimie rétinienne exigeât des conclusions absolument refondues sur cette matière, particulièrement en ce qui concerne l'influence de la lumière jaune, que les expériences de l'École de Rome semblent devoir faire considérer comme beaucoup plus appropriée à la rétine qu'on n'était disposé à le croire d'après des vues théoriques.

« Plusieurs observations cliniques que nous avons eu occasion de faire nous ont, en effet, porté à accorder une valeur thérapeutique très positive aux verres de couleur jaune dans des cas d'hyperesthésie rétinienne. »

Pour compléter ce qui concerne les lunettes sténopéiques, voir au § 112 bis, la mesure de l'effet quantitatif produit sur l'acuité visuelle par la lunette à trou d'épingle.

NEUVIÈME LEÇON

DIOPTRIQUE OCULAIRE

§ 137. — De l'application des formules de Gauss à l'organe de la vue ; Détermination des constantes dioptriques de l'œil.

L'œil est un appareil de réfraction, composé de surfaces en apparence sphériques, centrées et séparant des milieux en apparence homogènes.

Il est donc permis de tenter de le soumettre aux applications numériques dont le besoin pratique a enfanté la méthode de Gauss (voyez leçons 1ʳᵉ, 2ᵉ, 3ᵉ), c'est-à-dire de déterminer la position de ses points cardinaux ou focaux, principaux et nodaux ; en d'autres termes, ses constantes dioptriques, dont la possession rendra facilement solubles tous les problèmes numériques concernant son fonctionnement.

Deux méthodes exposées aux §§ 57 et 62 de la 3ᵉ leçon, peuvent conduire à ce but.

La première, exposée au § 57, consiste, après avoir mesuré directement les rayons de courbure, les distances mutuelles des surfaces de séparation des milieux, et les indices de réfraction de ces milieux, à remonter, par les formules dudit paragraphe, à *la position* sur l'axe desdits points cardinaux.

La seconde, indiquée au § 62 de la même leçon, aborde le problème en sens inverse : elle détermine *expérimentalement* la *position* des points cardinaux sur l'axe du système, et tout le tableau des formules dioptriques s'en conclut à l'instant.

La première de ces méthodes, fondée sur des mesures anatomiques, est celle qui a été employée par Listing.

Nous lui opposerons, pour des motifs qui vont être exposés tout à l'heure, la seconde méthode, que nous considérons comme plus expressément physiologique.

§ 138. — Première méthode (anatomique) ou de Listing, par mensuration directe des rayons de courbure des surfaces et des indices de réfraction des milieux. (Œil schématique résultant.)

Considérant les différents milieux réfringents qui constituent l'appareil dioptrique oculaire comme des milieux homogènes, les surfaces courbes qui les séparent comme des portions de sphères dont les centres sont sur un axe commun, Listing mesure directement les *rayons de courbure de ces surfaces*, leurs distances mutuelles, les indices de réfraction des différents milieux, et, sur ces données, détermine, au moyen des formules de Gauss (voyez les leçons 1er, 2e, 3e), les éléments de l'œil inorganique qui représenterait l'organe vivant et le remplacerait dans les calculs théoriques.

L'établissement de l'œil schématique de Listing, que nous donnons ci-dessous, est le résultat de ces recherches. Le tableau entier en est présenté dans la Dioptrique d'Helmholtz (traduction française), ainsi que dans l'ouvrage fondamental de Donders (accommodation et réfraction de l'œil). Malgré la beauté de ce grand travail, qui a enfanté, chemin faisant, d'intéressantes et sérieuses découvertes (comme celle de l'*ophtalmomètre* et ses applications, par exemple), nous ne le reproduirons pas, vu sa longueur et la complexité de ses détails. Nous n'en retiendrons que les conclusions au fur et à mesure de leur application.

La première est la construction de l'œil schématique de Listing tel qu'il a été établi par ce savant, et dans le second tableau ci-dessous, ce même diagramme modifié par Helmholtz. (Voir la fig. 19, § 64.)

TABLEAU DES CONSTANTES DIOPTRIQUES DE L'ŒIL

(Suivant Listing, modifié par Helmholtz)

Les mesures sont prises à partir du sommet de la cornée

	L'ŒIL EST ADAPTÉ POUR	
	loin.	près.
Mesures relevées directement :		
Rayon de courbure de la cornée.................	8mm	8mm
— de la surface antérieure du cristallin.......	10	6
— de la surface postérieure id.	6	5.5
Position de la surface antérieure du cristallin......	3.6	3.2
— de la surface postérieure id.	7.2	7.2
Calculées :		
Distance focale antérieure de la cornée...........	23.692	23.692
— postérieure id.	31.692	31.692
Distance focale du cristallin....................	43.707	33.785
Distance de la surface antérieure du cristallin à son point principal antérieur.......................	2.1073	1.9745
Distance de la surface postérieure du cristallin à son point principal postérieur.......................	1.2644	1.8100
Leur distance mutuelle........................	0.2283	0.2155
Distance focale postérieure de l'œil...............	19.875	17.756
Distance focale antérieure de l'œil...............	14.858	13.274
Position du 1er foyer principal....................	(—12.918)	(—11.241)
— du 1er point principal....................	1.9403	2.0330
— du 2e point principal....................	2.3563	2.4919
— du 1er nodal...........................	6.957	6.515
— du 2e nodal...........................	7.373	6.974
— du foyer postérieur.....................	22.231	20.248

Déduite de ces chiffres, la longueur transparente de l'œil serait ici : 22mm.231.

§ 139. — Remarques sur les résultats de cette méthode.

On remarquera, dans le schéma de Listing, que les deux points nodaux sont situés, l'un et l'autre, *en avant* de la surface postérieure du cristallin. Or, d'après la théorie même de Gauss, le centre de similitude géométrique des images est nécessairement *entre* les deux points nodaux ; ce point est donc, dans l'œil de Listing, forcément *en avant* du deuxième point nodal, c'est-à-dire aussi *en avant* de la surface postérieure de la lentille.

Or, il résulte des expériences directes de Wolkmann, de Vallée (voir § 77), des nôtres, ainsi que de nos propres démonstrations théoriques (*Ann. d'oculistique*, 1868, mars-avril), que le *centre de similitude* est au contraire *réellement* placé à un millimètre, au moins, *en arrière* de la surface postérieure de la lentille. La physiologie expérimentale se montre donc ici en désaccord avec les résultats du calcul *à priori*.

Ce défaut de concordance entre les résultats du calcul et le fait expérimental est assez notable pour nous arrêter un instant et nous inviter à en rechercher la cause ; or, si nous ne nous trompons, la voici : La méthode de Listing s'appuie sur la double supposition de l'homogénéité des milieux et de l'exactitude de la courbure sphérique de leurs surfaces limitantes. Par suite de cette double condition, les résultats numériques obtenus ne sont applicables que dans l'étendue d'une très faible amplitude (α) de la surface sphérique, de chaque côté de l'axe. Pour peu qu'on s'en écarte, pour peu que cos α (§ 6) vienne à différer sensiblement de la longueur du rayon de la surface (comme c'est le cas dans l'œil), les images par réfraction sont remplacées pas des caustiques, en d'autres termes, deviennent rapidement confuses.

Or, loin d'être dans ces conditions, loin d'offrir des images confuses à quelque distance de l'axe, l'appareil visuel jouit d'un *aplanatisme* presque absolu ; les images y sont parfaites dans un champ d'amplitude sphérique supérieur à 60°, atteignant même jusqu'à 90° du côté externe, ainsi qu'on le voit dans les expériences périmétriques. (Voir leçon 7e, § 116.)

On ne saurait évidemment négliger une telle disproportion d'effets entre les appareils purement physiques et ceux du règne organique.

Cette différence étant rapprochée de celle qui s'observe dans la constitution des appareils qui nous occupent en ce moment, quand on voit d'un côté des surfaces simples et des milieux homogènes, et de l'autre, une série de courbures dont le rayon varie avec la distance à l'axe, associées à des milieux dont la densité n'est pas plus régulière ; en présence de la prétention d'assimiler à des milieux homogènes, des milieux dont l'indice de réfraction varie non seulement d'une couche à l'autre, mais entre les différentes régions d'une même couche ; on peut sans témérité conclure que les formules applicables à l'un des cas ne sauraient l'être avec la même exactitude à l'hypothèse opposée. On serait même bien plus fondé à affirmer que leur exactitude dans l'un des cas implique leur inexactitude dans l'autre.

Ces considérations nous ont porté à chercher à construire un schéma qui s'appuie plutôt sur les faits expérimentaux, et le paragraphe prochain exposera la marche que, dans cet objet, nous avons été conduit à adopter.

§ 140. — Méthode physiologique.

Nous avons cru trouver, dans les éléments physiologiques du problème, des bases plus indiscutables que celles adoptées par Listing et conduisant plus rapidement à des résultats non moins assurés.

La méthode que nous avons suivie est exposée au § 62, et consiste à déterminer tout d'abord, *par l'expérience directe*, et sans considération des courbures, *la position même* (ou, suivant la définition d'Helmholtz, la distance à la cornée) *des points cardinaux* de l'œil.

Les plus importantes de ces données et les plus accessibles à l'expérience sont les *foyers principaux*, et les longueurs focales correspondantes. Commençons donc par ces éléments.

1° *Détermination de la position du second foyer principal de l'œil* (foyer postérieur. — Nous n'apprendrons à personne que, lors de l'état indolent de l'organe, ce point remarquable est situé au pôle postérieur de l'œil [sur la membrane même qui limite en arrière la couche des bâtonnets de la rétine]. (Leçon 5ᵉ, § 80.)

. Le second foyer principal ou postérieur de l'œil, dans son ensemble, et lors de l'absence de tout effort accommodatif, est donc à 23^{mm},80 en arrière du sommet antérieur de la cornée.

2º *Position du second point nodal.* — Nous possédons une notion expérimentale qui nous donne avec une certitude presque égale la position du second point nodal. C'est le résultat des expériences relatées (§ 77) et qui établissent la position du *centre de similitude* pour les objets distants : centre fixé par Wolkmann, Vallée, Burow, et par nous-même, *en arrière de la surface postérieure* du cristallin (et non en avant, comme Listing est *amené par le calcul* à le faire), et à une distance que l'on peut évaluer *au plus*, en nombre rond, à 15 millimètres du pôle même de l'œil.

Or, Gauss a démontré que le centre de similitude est nécessairement compris *entre* les deux points nodaux ; et Ad. Martin a conclu de cette démonstration la proposition suivante : à savoir que si l'objet est à *l'infini*, le centre de similitude se confond avec le *second point nodal lui-même.*

Le second point nodal est donc, à très peu près, fixé à 15 millimètres en avant de la surface postérieure de la rétine.

3º *Détermination des longueurs focales principales.* — *a*) Ces deux premières données nous conduisent tout naturellement à la connaissance des *longueurs focales principales.*

Nous savons, en effet (§ 36), que la distance du second point nodal au foyer postérieur d'un système réfringent est égale à la première longueur focale principale : $G_4 = F_1$; F_1 est donc égale à 15 millimètres.

b) *Seconde longueur focale principale.* — Dans tout système réfringent, les deux longueurs focales principales sont entre elles comme les indices de réfraction des milieux extrêmes :.

$$\frac{F_1}{F_2} = \frac{n_1}{n_2} \quad (\S\,30).$$

Or, parmi les milieux organiques qui, sans être absolument homogènes, se rapprochent cependant le plus de cette condition, il faut placer le dernier milieu oculaire, le corps vitré. L'indice de réfraction de ce corps ne s'écarte pas sensiblement de celui de l'eau, et tous les physiologistes sont d'accord pour le fixer au chiffre de $\frac{103}{77}$, ou 1.34.

D'après cela, F_1 étant égal à 15^{mm}, F_2, seconde longueur focale principale,

$$= F_1 \times 1.34, \quad 15 \times 1.34 = 20, \quad F_2 = 20^{mm}.$$

4º *Position (distance à la cornée) du premier foyer principal.* — Nous voilà donc en possession, et avec une précision qui ne le cède à nulle autre, des deux longueurs focales principales et de la position de *l'un des foyers principaux, le second.* Si nous déterminons celle du premier de ces points, et par conséquent leur écartement mutuel, nous aurons en main tous les éléments dioptriques de l'œil.

La méthode physiologique expérimentale va nous fournir encore cette donnée ; elle nous sera procurée par une application expérimentale nouvelle de la formule établissant la relation de la grandeur relative des images aux foyers conjugués et principaux :

$$- \frac{\beta_1}{\beta_2} = \frac{l_1}{F_1} = \frac{F_2}{l_2} \quad (\S\ 33).$$

Chacun connaît la méthode ingénieuse appliquée par Ruete et Donders à l'étude des inclinaisons des méridiens oculaires lors des mouvements des yeux, et fondée sur la persistance des impressions sur la rétine. C'est elle que nous allons emprunter ici :

L'application de cette méthode au cas actuel consistera, après avoir fixé avec attention pendant un certain temps un objet de dimension connue et de forme et de couleurs tels qu'il se détache très nettement sur le fond de la perspective, à en projeter l'image persistante complémentaire sur un plan placé à une autre distance également connue, et à comparer ensuite les grandeurs relatives de ces images et de ces distances respectives.

Ainsi soit β la dimension, préalablement mesurée, d'un objet placé à une distance D de la cornée ;

Soit de même β′ la grandeur de la projection de l'image rétinienne ($β_0$) de l'objet β, mesurée sur un écran placé à une distance d de la cornée.

On aura pour chacun de ces couples conjugués, et en appelant $β_0$ l'image rétinienne elle-même, pour le premier couple :

$$-\frac{β}{β_0} = \frac{l_1}{F_1}.$$

Pour le deuxième :

$$-\frac{β′}{β_0} = \frac{l′_1}{F_1}$$

l_1 et $l′_1$ étant les distances de l'objet β et de la projection β′ au *foyer antérieur* de l'œil.

Si l'on divise ces deux équations membre à membre il vient :

$$\frac{β}{β_0} \times \frac{β_0}{β′} = \frac{l_1}{F_1} \times \frac{F_1}{l′_1},$$

ou :
$$β : β′ :: l_1, l′_1,$$

ou enfin :
$$β : β - β′ :: l_1 : l_1 - l′_1.$$

qui donne :
$$l_1 = \frac{β}{β - β′} \times (l_1 - l′_1).$$

Or, dans cette équation, tous les éléments du second membre sont plus ou moins aisés à déterminer : $l_1 - l′_1$ par exemple, n'est autre chose que D − d.

D'autre part, on connaît β ; il n'y a donc à mesurer que β′ pour avoir β − β′ et par suite, la valeur de l_1 *distance de l'objet au foyer antérieur de l'œil.*

Voici maintenant comment nous avons procédé pour nous procurer la valeur de β′, ou *la grandeur de la projection de l'image rétinienne*, sur le plan placé à la distance d de la cornée.

L'expérience, après de nombreux tâtonnements dont nous épargnons l'exposé au lecteur, a été instituée comme il suit :

Un cercle de papier bleu indigo, portant en son centre pour fixer l'attention, un petit pain à cacheter rouge et de 4 centimètres de diamètre, est placé verticalement à 1m,015 de la cornée, maintenue elle-même à cette distance fixe par le contact de l'orbite avec un œilleton.

A 75 centimètres du plan de l'objet, et à quelques centimètres *au-dessous* de la ligne de visée, était placé un petit carré de carton quadrillé à divisions millimétriques. (Papier des architectes.)

L'œil, après avoir été maintenu dans la fixation parfaite pendant quelques secondes, (de 20 à 30″), en rapport avec le centre du disque bleu, était rapidement descendu sur le papier quadrillé, et l'image complémentaire jaune orangé du disque bleu se trouvait à très peu près exactement encadrée, circonscrite par *un* des carrés centimétriques.

Pour bien apprécier ces limites de contact, au moment où notre regard s'abaissait du disque vers le carton intermédiaire, nous glissions rapidement devant l'œil le verre correcteur de notre presbytie.

Par là les rapports de contact acquéraient une netteté beaucoup plus satisfaisante,

L'observation en effet est délicate et doit être faite rapidement, l'image complémentaire devenant promptement estompée à la circonférence.

Après nombre d'observations pratiquées alternativement avec chaque œil, puis binoculairement, les mesures moyennes suivantes ont été relevées :

L'objet ayant $0^m,04$ de diamètre, l'image, à son *premier instant de projection sur le papier quadrillé*, mesurait 0,01 en empiétant quelque peu sur le trait de la division centimétrique.

Le calcul offrait donc les bases suivantes :

D distance de l'objet β à la *cornée* = ... 1015^{mm}

d, distance de l'image projetée à la cornée...................... 265

$D - d = l_1 - l'_1 = 750$............................ 750

$$\beta = 0^m,040 \quad = 40$$
$$\beta' = 0^m,01005 \quad = 10,05$$
$$\beta - \beta' \quad = 29,95$$

d'où $$l_1 = \frac{750 \times 40}{29,95} = 1001,67$$

d'où $D - l_1$, ou distance du foyer antérieur à la cornée = $1015 - 1001,67 = 13^{mm},33$.

Ce chiffre n'a d'ailleurs pour nous que la valeur d'une indication très approchée : en posant $\beta' = 10,05$ nous avons voulu exprimer seulement que l'image β' débordait d'un peu les limites linéaires du centimètre, car il est très difficile d'embrasser avec certitude, *à la fois*, les deux limites extrêmes de l'image.

OEil schématique résultant :

Les données numériques fournies par l'expérimentation directe sont donc avec une approximation satisfaisante et après avoir négligé les décimales du second ordre :

1° Longueurs focales principales :

$$F_1 = 15^{mm} \qquad F_2 = 20.$$

d'où leur somme, $F_1 + F_2 = 35$.

2°. Distance mutuelle des foyers principaux :

De F_1 à la cornée.................................. 13.33

De la cornée au deuxième foyer principal.................... 23.30

Ou distance des deux foyers.............................. 36.63

Et en retranchant la somme des deux longueurs focales, ci...... 35.

Le reste nous donne la distance mutuelle des deux points principaux, ci... 1.63

En nombres ronds prenant pour les longueurs focales :

$$F_1 = 15^{mm} \qquad F_2 = 20^{mm}.$$

Position des foyers principaux :

Le 1er à 13,33 en avant de la cornée,

Le 2e à 23,30 en arrière de la cornée ou sur la rétine.

Points principaux :

Position : le 1er à 1,63 en arrière de la cornée ;

Le 2e à 1,63 en arrière du précédent.

Points nodaux :

Positions : Le 2ᵉ à 15ᵐᵐ en avant de la rétine;
        Le 1ᵉʳ à 1ᵐᵐ,63 en avant du second.

[Ces points sont marqués sur la figure 19, § 64 en :

F_1 et F_2 pour les points focaux ;
H_1 et H_2 —   principaux ;
K_1 et K_2 —   nodaux.]

Pour les deux premiers groupes (F_1, F_2 et H_1 et H_2) il y a presque identité entre les nombres et les positions de ce schéma avec celui de Listing.

La seule différence sensible est dans la position des points nodaux et la longueur de l'axe transparent de l'œil lui-même.

Le second point nodal de Listing est en K_1, où nous plaçons, nous, le premier de ce groupe.

D'autre part, la longueur de l'axe transparent de l'organe est pour nous de 23ᵐᵐ,30, condition qui est aussi la même dans les *premières données* de Listing.

Mais on a vu un plus haut (§ 138) que *partant* originellement de cette même longueur de 23,30, Listing est conduit par le calcul à aboutir, en résultat, à une longueur différente ; ainsi :

La distance du deuxième point principal au sommet de la cornée est suivant lui de... 2.36
La deuxième longueur principale....................................... 19.875

         Faisant en somme 22.23

ou 1ᵐᵐ,07 de moins que la longueur (23,30) de l'axe transparent réel.

§ 141. — Connaissant les constantes dioptriques de l'œil dans son ensemble, déterminer celles des systèmes réfringents qui le composent.

Les calculs qui précèdent reposent sur la considération de l'œil envisagé dans son ensemble. Ils s'écartent, en cela, de la marche suivie par nos prédécesseurs, qui ont analysé séparément, avant d'en faire la sommation, les actions réfringentes de la cornée et de la lentille intrà-oculaire.

Or il est indifférent de regarder le système composé comme la somme de ses deux parties constituantes, ou l'une d'elles comme la différence entre le tout et l'autre partie.

Après avoir établi, dans la mesure du possible, l'équivalent dioptrique de l'œil dans son entier, cherchons donc maintenant celui de ses deux systèmes composants, pris isolément.

a) Occupons-nous d'abord de la cornée.

Cornée. — Constantes dioptriques. — La quasi-identité, comme valeur réfringente, des indices de réfraction de l'humeur aqueuse et de l'humeur vitrée permet, dans l'hypothèse de la suppression du cristallin, de considérer la cornée comme une simple surface sphérique séparant l'air d'un milieu uniforme ayant pour indice de réfraction 1,34, celui de l'air étant 1. (Nous ferons abstraction ici, comme Listing, de la forme plutôt ellipsoïdale de cette surface.)

Cela posé, admettant que la surface de séparation soit régulièrement sphérique, que son rayon, directement mesuré, soit bien celui relevé dans les belles recherches de l'école de Heidelberg, on peut, en appelant f' et f'' les longueurs focales principales de ce système simple, prendre pour leurs valeurs approchées, celle que fournit à Donders l'application des formules de Gauss, à savoir :

$$f' = 23^m,69$$
$$f'' = 31^m,69$$

Les points principaux se trouvent l'un et l'autre au sommet même de la cornée, et les points nodaux réunis, à 8^{mm} *en arrière*, au centre de courbure, comme dans tout système simple.

b) *Constantes dioptriques du cristallin.* — Connaissant la valeur des constantes dioptriques de l'œil pris dans son ensemble et celle de la cornée considérée isolément, déterminer les constantes dioptriques du cristallin.

Rappelons d'abord les équations générales qui relient entre elles, dans un système résultant, les données fournies par les systèmes qui le composent.

Ces formules sont (voir les §§ 4 et 5, leçon 3e) :

$$F_1 = \frac{f' \varphi'}{\varphi' + f'' - d} \qquad\qquad F_2 = \frac{f'' \varphi''}{\varphi' + f'' - d}$$

$$h_1 = -\frac{d f'}{\varphi' + f'' - d} \qquad\qquad h_2 = -\frac{d \varphi''}{\varphi' + f' - d}$$

dans lesquelles f' et f'', longueurs focales principales de la cornée, considérées isolément, sont égales $f' = 23.69$, $f'' = 31.69$. Quant à F_1 et F_2, longueurs focales principales de l'œil entier, elles sont $F_1 = 15^{mm}$, $F_2 = 20^{mm}$.

Dans les mêmes formules, h_1, distance du premier point principal du système résultant *en avant* du premier principal de la cornée, est égale à — 1.63, c'est-à-dire, en réalité, se trouve *en arrière* de la cornée, à ladite distance.

Telles sont les données de la question, en y ajoutant la suivante, à savoir : que la lentille cristalline, séparant deux milieux de même pouvoir réfringent, possède deux longueurs focales principales identiques (§ 30), et qu'en outre, par suite de ce même fait, les points nodaux se confondent avec les points principaux correspondants.

Nous ajouterons donc aux formules qui précèdent l'égalité suivante :

$$\varphi' = \varphi'',$$

φ' et φ'' étant les longueurs focales principales du cristallin, ce qui nous permettra d'écrire :

$$F_1 = \frac{f' \varphi'}{\varphi' + f'' - d} = 15;$$

$$h_1 = -\frac{d f'}{\varphi' + f'' - d} = -1.63, \quad \text{ou} \quad \frac{d f'}{\varphi' + f'' - d} = 1.63,$$

$$h_2 = -\frac{d \varphi'}{\varphi' + f'' - d},$$

d représentant ici la distance du premier principal du second système composant au deuxième principal du premier composant; c'est-à-dire du premier du cristallin à la cornée, où sont confondus les deux points principaux du premier système.

Nous avons donc trois équations pour trois inconnues, φ', d et h_2.

Pour les résoudre, posons d'abord accessoirement $\varphi' + f'' - d = N$.

Il vient
$$\frac{f' \varphi'}{15} = N, \qquad \frac{d f'}{1.63} = N,$$

d'où
$$\frac{\varphi'}{15} = \frac{d'}{1.63},$$

ou enfin $$d = \frac{1.63\,\varphi'}{15}.$$

Remplaçant alors d par cette valeur dans $\varphi' + f'' - d = N = \dfrac{\varphi' f'}{15}$, il vient :

$$\varphi' + f'' - \frac{1.63\,\varphi'}{15} = \frac{\varphi' f''}{15},$$

qui donne, en y remplaçant f' et f'' par leurs valeurs, $f' = 23.69$, $f'' = 31.69$ pour $\varphi' = \varphi'' = 46$, longueurs focales du cristallin.

Maintenant, pour avoir la distance d du premier point principal du deuxième système composant, au point principal unique du premier composant, il faut remplacer φ' par sa valeur dans l'équation :

$$d = \frac{1.63\,\varphi'}{15},$$

ce qui nous donne $d = 4.99$ pour la distance du premier point principal du cristallin à la cornée.

Reste enfin la distance h_2 fournie par la troisième équation :

$$h_2 = -\frac{d\,\varphi''}{N} = -\frac{4.99 \times 46}{46 + 31.69 - 4.99},$$

ou $h_2 = -3.15$.

Or, h_2 représente la distance du deuxième point principal du système résultant au deuxième point principal du second système, comptée positivement *en arrière* de ce dernier.

Comme, en ce cas, elle est négative, le deuxième point principal du système résultant doit donc être situé *en avant* du deuxième principal du deuxième système composant, ou ce dernier *en arrière* du premier.

Comme, d'autre part, le second point principal du système résultant, l'œil entier, est à $23^{mm}.30 - 20$ de la rétine, ou 3.30 de la cornée ; le second plan principal du cristallin sera donc à une distance de la cornée égale à $3^{mm}.30 + 3.15 = 6.45$.

En résumé, les constantes dioptriques du cristallin, considérées isolément, seraient donc :

$$\varphi' = \varphi'' = 46^{mm}.$$

Distance des points principaux à la cornée : le premier à $4^{mm}.99$, le second à 6.45. En nombres ronds : H_1 à 5^{mm}, H_2 à 6.50 de la cornée.

Et comme ladite lentille est plongée entre deux milieux du même pouvoir réfringent, les points nodaux coïncident avec les principaux.

§ 142. — Modifications apportées par l'accommodation : 1° dans les constantes dioptriques de l'œil ; 2° dans celles du cristallin.

Nous avons vu (§ 133) qu'une lentille de 10 centimètres de longueur focale, placée au foyer antérieur de l'œil dont l'accommodation est paralysée ou absente, ramène sur la rétine le foyer conjugué d'un objet placé lui-même à 10 centimètres dudit foyer antérieur.

Nous en avons conclu que l'effort accommodatif développé par l'œil physiologique, dans les mêmes circonstances, c'est-à-dire pour passer de l'horizon à un point situé à 10 centimètres, pouvait être *représenté* ou *mesuré* par la valeur réfringente d'une lentille f de 10 centimètres ou 10 dioptries métriques.

Mais le nouveau système composé remplace-t-il de tous points celui qui résulte des modifications intra-oculaires éprouvées par le cristallin pendant l'accommodation ?

Assurément non. Les constantes dioptriques du système composé par l'association d'un œil inerte, et de la lentille f placée *devant* lui, ne sauraient être les mêmes que celle du même appareil modifié par l'acte physiologique. Ces constantes deviennent nécessairement autres quand l'addition de la lentille correctrice se fait par apposition *devant* l'œil, ou par interposition dans son intérieur.

Les modifications apportées au système dans le premier cas sont étudiées au paragraphe 144 ; on y voit que, lors de l'apposition de la lentille f au foyer antérieur de l'œil, la longueur focale postérieure principale résultante ne change pas ; mais que le foyer lui-même s'avance, ainsi que le *second point nodal*, et tous les deux d'une même quantité. Or, le déplacement de ce dernier point entraîne à sa suite un accroissement relatif de l'image rétinienne de l'objet fixé, et la sensation physiologique perçue est en rapport avec cette donnée numérique. L'objet visé *semble* de dimension supérieure à la notion dont on a conscience.

Ajoutons que si, comme tout l'indique expérimentalement, le centre de projection sensorielle coïncide avec le centre de similitude dioptrique ou le deuxième point nodal de l'œil non accommodé, et est ainsi constant, l'angle visuel proprement dit se trouve accru de ce chef ; l'image est plus grande, et le sommet de l'angle virtuel sous-tendu par elle ne change pas.

Dans l'accommodation artificielle, il y a donc sensation très positive de l'accroissement de l'image amenée par le déplacement du deuxième point nodal ; or, il n'en est pas ainsi lors de l'accommodation physiologique. Ici l'accroissement de l'objet est parfaitement en rapport avec la décroissance de sa distance. Cette conclusion, tirée de la constance de dimension relative des images, est encore appuyée par l'observation directe. Dans notre travail inséré dans le journal de Robin (n° 2, 1868), et les *Ann. d'oculistique* (mars-avril, même année), sont relatées des expériences qui nous ont confirmé dans cette opinion que, lors de l'accommodation, si le centre de similitude de l'œil se déplace, ce ne saurait être d'une quantité sensible.

[Cette expérience étant des plus délicates, nous la rappelons avec les réserves dues, provoquant à son égard le contrôle de nouvelles observations.]

Quoi qu'il en soit, nous nous retrouvons ici en présence des mêmes causes de désaccord que nous avons signalées entre les écoles allemandes et nous, lors de l'établissement du schéma de l'œil à l'état indolent. (Voir les §§ 138 et suivants.)

Dans cette seconde question, relative à l'œil accommodé, comme dans la première étude sur l'œil statique, Listing et Helmholtz n'ont tenu compte que des éléments fournis par la mesure directe de la courbure des surfaces et leurs distances mutuelles ; ils ont, pour ainsi dire volontairement, négligé les enseignements apportés sur ce point par les observations physiologiques, ceux relatifs, par exemple, à la *position* du centre de similitude dans ces appareils.

Ces conditions, au contraire, nous ont paru prépondérantes, et c'est encore à elles que nous avons demandé une base plus incontestable pour les calculs. La grandeur des images est peut-être, de tous ces éléments, celui qui entraîne le plus grand nombre de conséquences pratiques importantes et qui, en définitive, est le grand point dans la vision.

Partant des constantes indiscutables (entre des limites très restreintes) propres à la cornée, considérée isolément avec le milieu postérieur d'indice 1.34, nous nous proposerons de déterminer d'abord les éléments dioptriques fixes de l'œil accommodé pour une distance déterminée. Nous prendrons pour base les chiffres expérimentaux les plus communément admis, et en déduirons les constantes dioptriques du système réfringent *inconnu*, qui, *placé en arrière de la cornée*, reproduit, dans le système résultant, les conditions focales de l'œil naturel, avec conservation de la progression naturelle des images *ou la constance du centre de similitude*.

Cette condition nous guidera avec tout autant de·sûreté, et plus de concordance avec la physiologie de la vision, que la mensuration fort délicate des courbures des surfaces combinées avec une quantité absolument inconnue, ou plutôt avec une hypothèse entièrement arbitraire, sur la valeur de l'indice de réfraction d'un milieu aussi complexe qu'est le cristallin.

Maintenant comment allons-nous faire passer dans le calcul cette hypothèse assurément probable et que nos expériences nous permettent d'admettre, à savoir : *la constance de position du centre de similitude* pour tous les états de la réfraction accommodative ou dynamique?

L'argumentation suivante va nous diriger dans cet essai :

Dans la figure ci-dessous, 42, on voit que o étant le sommet commun des triangles oAB, oab, K_1, K_2, les deux points nodaux,

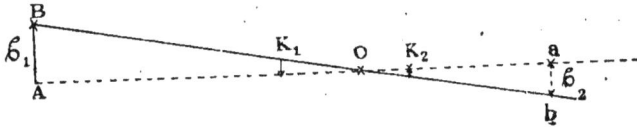

Fig. 42.

on a, pour un système réfringent quelconque :

$$o K_1 : o K_2 :: oA : o a$$
$$:: \beta_1 : \beta_2 :: l_1 : F_1$$

autrement dit, en langage vulgaire, « le centre de similitude divise la distance des deux nœuds réels, (points nodaux), en deux parties directement proportionnelles aux dimensions de l'objet et de l'image. »

D'autre part, nous savons (§ 77) que *lorsque* $l_1 = \infty$, *le centre de similitude coïncide avec le 2ᵉ nodal*.

Si donc nous admettons jusqu'à nouvel ordre que le centre de similitude demeure en une position invariable pour toutes les distances de l'objet fixé, ou pour tous les états accommodatifs de l'organe, ce centre de similitude sera à une distance constante de la rétine = 15ᵐᵐ, et de la cornée égale à 8,30 ; cette distance étant celle même du 2ᵉ nodal lors de l'adaptation à l'horizon ; et faisant ensemble 23.30 (longueur moyenne de l'œil transparent). Pour un quelconque de ces états, si nous appelons ψ_1, ψ_2 les longueurs focales principales de l'œil pris dans son ensemble, l'_1, l'_2 les distances respectives d'un couple conjugué aux foyers correspondants, nous aurons $l_1 l'_2 = \psi_1 \psi_2$.

D'autre part, la distance $o K_2$ du centre de similitude (ancien second nodal), au nouveau second nodal est égal à $\varphi — (\psi_1 + l'_2)$. et comme :

$$\varphi = 15^{mm}, \quad o K_2 = 15^{mm} — (\psi_1 + l'_2);$$

or on a d'une manière générale,

$$o K_1 : o K_2 :: l'_1 : F_1;$$

ou comme dans le cas actuel,

$$o K_1 : o K_2 :: l'_1 : \psi_1;$$

il vient :

$$o K_1 = \frac{o K_2 . l'_1}{\psi_1}.$$

Cela posé, proposons-nous de rechercher les constantes dioptriques de l'œil pour l'état réfringent de l'appareil adapté pour une distance de 11 à 12 centimètres de la cornée, ce qui correspond à très peu près à la limite inférieure de la vision rapprochée à l'âge de 22 ans environ. Dans cet état de l'adaptation, ou pour cette distance de l'objet, l'expérience relatée au § 90, fig. 30, nous permet d'évaluer à 2^{mm} environ le recul du foyer conjugué postérieur de l'objet.

De telle sorte que les distances respectives des deux dits foyers conjugués aux foyers principaux correspondants, à savoir l'_1 et l'_2 peuvent être supposées égales l'_1 à 110^{mm}, l'_2 à 2^{mm}; ainsi donc on aurait :

$$l'_1\, l'_2 = 110 \times 2 = \psi_1\,\psi_2$$

et comme on a déjà : $\psi_1 + l'_2 + o\,K_2 = 15$

et que, d'autre part, ψ_1, ψ_2 sont liées entre elles par l'équation :

$$\psi_2 = \psi_1 \times 1{,}34.$$

Les relations précédentes nous donnent donc en définitive :

$$\psi_1\,\psi_2 = \psi^2 \times 1{,}34 = 220, \qquad \text{d'où } \psi_1 = 12^{mm}{,}80\,;\ \psi_2 = 17^{mm}{,}17\,;$$

remplaçant ψ_1 par sa valeur dans $\psi_1 + l'_2 + o\,K_2 = 15^{mm}$, il vient pour $o\,K_2$, distance du deuxième point nodal du système accommodé à celui du système indolent,

$$o\,K_2 = 15 - (12.80 + 2) = 0^{mm}{,}20.$$

Mais nous avons vu que $o\,K_1$, distance du centre constant de similitude au premier point nodal du système accommodé, était donnée par la formule

$$o\,K_1 : o\,K_2 :: l'_1 : (G_2 - \psi_1),$$

d'où $$o\,K_1 = \frac{o\,K_2 \times l'_1}{12.80} = \frac{0{,}20 \times 110}{12.80} = 1^{mm}{,}71.$$

Nous pouvons maintenant constituer le schéma oculaire correspondant ; à cet effet, nous reconnaissons d'abord que la distance mutuelle des points nodaux étant $o\,K_1 + o\,K_2 = 1{,}71 + 0{,}20 = 1^{mm}{,}91$; valeur qui est également celle de la distance mutuelle des points principaux.

La *position* de ces différents points cardinaux devient dès lors facile à déterminer : et d'abord, le second point principal est nécessairement à une *distance de la rétine :*

$$= \psi_2 + l'_2 = \psi_1 \times 1{,}34 + 2 = 17{,}17 + 2 = 19^{mm}{,}17$$

ou à 4^{mm},13 de la cornée.

Quant au premier principal, il est à 1^{mm},91 en avant du précédent, c'est-à-dire à 2^{mm},22 de la cornée ($h_1 = -2^{mm}{,}22$). (Le point correspondant du système indolent n'en est qu'à 1.63.)

Quant au premier foyer principal, il est de ce dernier point à 12^{mm},80 ou à (12.80 − 2.22) de la cornée, soit 10^{mm} ; ce qui est en conformité avec notre point de départ.

En résumé, au point de vue pratique, nous aurons un schéma suffisamment approchant de la réalité, en reculant, sur notre figure 19, de 2 millimètres environ, soit en Φ_1, le foyer antérieur F_1 de l'œil à l'état indifférent ; en avançant, de la même quantité, ou en Φ_2 le foyer postérieur F_2 ; et en laissant à très peu près en leur place les plans principaux, qui ne s'en éloignent en réalité que d'une fraction de millimètre (voir fig. 19, § 64).

Quant aux points nodaux, le déplacement qu'ils subissent intéresse infiniment peu ; ce déplacement, quel qu'il soit en chaque cas, laissant intacte et constante la position du centre de similitude seul important à connaître.

b) Constantes dioptriques du cristallin accommodé. — Pour déterminer ces constantes, nous n'avons qu'à suivre exactement le plan même du calcul qui nous a servi à trouver celles du cristallin non accommodé (voir le § 141 b).

En substituant dans les formules du § 141 aux quantités f', f'', F_1, h_1, les valeurs qui leur correspondent dans ce cas-ci, à savoir à f' et f'' (cornée) : $f' = 23.69$, $f'' = 31,69$, F_1 devenu $\psi_1 = 12.80$; $h_1 = -2.22$, nous obtenons pour $\varphi' = \varphi'' = 30^{mm},94$ longueurs focales principales du cristallin, naturellement égales entre elles.

d, distance du premier principal du deuxième système composant (cristallin) au deuxième du premier système (cornée), devient égal à $5^{mm},36$.

Enfin h_2, distance du deuxième point principal de l'œil au deuxième du cristallin, donnée par la formule

$$h_2 = -\frac{d\,\varphi'}{\varphi' + f'' - d} = 2,89,$$

et comme le premier de ces points est lui-même à $4^{mm},13$ de la cornée, la distance du second à la cornée devient par suite, $2,89 + 4,13 = 7^{mm},02$.

Telles sont, en définitive, les constantes dioptriques du cristallin adapté à la distance de 12 centimètres :

Longueurs focales principales $30^{mm},94$.

Position des deux points principaux, ou leur distance à la cornée :

Le premier à $5^{mm},36$,

Le second à $7^{mm},02$ du sommet de cette membrane.

§ 143. — Remarques critiques.

Quel est maintenant entre les schémas que deux méthodes si différentes nous apportent, celui qui mérite le plus de confiance. Il ne nous appartient pas d'en décider.

Mais nous pouvons dire que si l'on considère les excessives difficultés pratiques que rencontre une telle recherche, ces deux voies opposées nous ont conduit à des chiffres plus propres à s'affirmer mutuellement qu'à se combattre.

Plusieurs se demanderont, à ce propos, pourquoi nous avons cherché à redresser ce qui, en définitive, est bien fait. Nous avons déjà exposé (§ 141) les motifs de cette étude nouvelle. Pas plus que dans nos précédentes recherches, nous n'avons été poussé par le besoin d'innover; et nous ne prenons pas ce nouveau chemin dans la puérile intention de procéder par soustraction, là où les autres ont procédé par addition.

Notre unique but était de nous appuyer sur une base *exclusivement expérimentale et physiologique*, plus assurée à nos yeux que l'application, sans réserve, des formules de l'optique mathématique à des milieux non homogènes.

Considérant la différence que semblent devoir faire supposer dans le mécanisme intime de la réfraction, des effets aussi contraires en certains points que ceux constatés entre les milieux homogènes et nos milieux organiques — l'aplanatisme presque absolu de ces derniers par exemple — on pouvait n'être pas sans incertitude sur le degré d'approximation réalisé par l'application à la physiologie des formules mêmes de la physique pure. Et cette incertitude s'accentuait en présence du conflit de chiffres offert par le tableau schématique de Listing.

Dans ce tableau on remarquera que les constantes dioptriques sont calculées d'après les rayons de courbure pris sur un *œil moyen* dont le diamètre antéro-postérieur *transparent mesuré* préalablement, est de $23^{mm},30$; tandis que cette même longueur, telle qu'elle résulterait des constantes obtenues par le calcul, est de $22^{mm},70$ ou même $22^{mm},23$; différence de 0,60 à 1 *millimètre*.

Nos éléments à nous, fondés sur des bases d'expérimentation physiologique, laissent également prise à quelques doutes ; il est en effet difficile d'affirmer *la position* du centre de similitude ou du foyer antérieur de l'œil à moins d'un millimètre près. Nous nous hâtons d'en convenir.

Si l'on nous demande donc quel avantage nous avons cru procurer par cette refonte des constantes dioptriques de l'œil, nous nous justifierons par les motifs suivants :

D'abord notre méthode est exclusivement fondée sur les données de la physiologie.

Secondement elle offre une grande facilité de vérification ; ses éléments, la position des points cardinaux, étant des plus aisée à déterminer (un seul excepté avons-nous dit, le premier foyer, soit, ce qui revient au même, le centre de similitude, ou encore le deuxième point nodal).

Enfin la concordance très suffisante que nous rencontrons entre les résultats obtenus par deux méthodes aussi parfaitement opposées, nous paraît, à ce point de vue seul, une contribution de quelque prix apportée par nous dans cette étude.

En considérant le peu d'étendue réelle des écarts qui différencient les deux méthodes, nous pouvons nous arrêter avec plus de sécurité à des *moyennes* qui assurent la valeur ultérieure des applications numériques entre des limites d'erreur dont on connaît d'avance le peu de gravité.

Ces difficultés d'ailleurs ne sont pas nouvelles, et Donders les a lui-même signalées, lorsque dans son ouvrage magistral, il chercha précisément à résoudre ces mêmes problèmes.

Voyez, par exemple, au chap. XXV (Aphakie) les réserves qu'il pose relativement aux valeurs réelles des longueurs focales du système cornéen, si simple pourtant en apparence ; et les désaccords qu'il accuse entre les constantes calculées et celles qui résultent de la détermination du verre correcteur de l'aphakie ; quelle que soit l'hypothèse numérique, nul calcul ne satisfait aux conditions plénières de la question ; et l'auteur est amené par la nécessité à cette conclusion mélancolique :

« Il résulte de là (de la comparaison de l'œil schématique d'Helmholtz avec les résultats fournis par les expériences directes de Knapp) que le rapport entre la quantité de réfraction dynamique mesurée dans l'œil, et celle mesurée dans la lentille f et par laquelle est procuré l'effet accommodatif équivalent, n'a point les caractères d'un coefficient positif ; que, par conséquent, nulle proportion exacte n'existe entre la lentille auxiliaire, correspondant à l'amplitude accommodative, et la modification réelle éprouvée par le cristallin dans les mêmes circonstances ; que, néanmoins, nous nous rapprochons assez de la vérité en admettant que la lentille cristalline, pour parfaire l'acte accommodatif, reçoit l'addition d'une lentille supplémentaire équivalant aux 9/10 de l'amplitude extérieurement mesurée et exprimée par les 10 dioptries, valeur réfringente de la lentille de 10 centimètres de longueur focale. Ce résultat est loin d'être indifférent. Il nous permet de tirer parti des éléments précédents du calcul, en demeurant fidèles aux faits d'observation physiologique. »

(DONDERS. *Accommodation et réfraction de l'œil*, éd. anglaise, p. 79.)

Nous engagerons donc le lecteur, s'il se trouve dans l'obligation de mettre en équation quelque problème de dioptrique oculaire, à prendre pour données de ses calculs les nombres entiers qui se rapprochent le plus des constantes dioptriques citées ci-dessus, ou des nombres fractionnaires à une seule décimale ; on est aujourd'hui d'accord sur ce point, quant aux longueurs focales principales que l'on a dégagées de leurs décimales et que l'on admet aujourd'hui, sous les valeurs $F_1 = 15$, $F_2 = 20$, au grand bénéfice du temps, sans dommage aucun quant à la précision.

Nous donnons ci-dessous le tableau de ces simplifications qui constituera un œil schématique pratique tout aussi assuré que s'il était armé de la quatrième décimale.

SCHÉMA PRATIQUE DE L'ŒIL

1° *Œil entier* (état indolent).

Longueurs focales principales $F_1 = 15^{mm}$; $F_2 = 20^{mm}$.

Position des foyers principaux (distance au sommet de la cornée) ;
Le 1er foyer à $13^{mm},33$ *en avant* de la cornée : prendre 13,30.
Le 2e foyer à 23,30 *en arrière*, soit............... 23,30.

Position des plans principaux :
Le 1er à 1,63 *en arrière* de la cornée ; ⎫ Prendre 1,60 dans les deux cas.
Le 2e à 1,63 en arrière du précédent. ⎰

Position des points nodaux :
Le 2e point nodal à 15^{mm} en avant de la rétine.
Le 1er nodal à 1,63 *en avant* du précédent : prendre 1,60.

Systèmes composants :

Cornée : $F_1 = 23^{mm},69$; $F_2 = 31,69$.
Cristallin : $\varphi' = \varphi'' = 46^{mm}$.
Position de ses points principaux et nodaux qui sont confondus : Le 1er à 5^{mm} de la cornée, le 2e à 6,45, 6,50 de la cornée.

Œil accommodé pour 12 centimètres :

Longueurs focales principales, $F_1 = 12^{mm},81$: prendre 12,80.
$F_2 = 17,17$: prendre 17.20.

Position des foyers principaux :
Le 1er à 10,50 de la cornée (en avant) ;
Le 2e à 2^{mm} en avant de la rétine.

Points principaux :
Position : Le 1er à $2^{mm},22$ en arrière de la cornée, et à $21^{mm},08$ en avant de la rétine.
Le 2e à $19^{mm},17$ en avant de la rétine, et à $4^{mm},13$ en arrière de la cornée.

Points nodaux :
Position : Le 2e à $14^{mm},80$ en avant de la rétine ;
Le 1er à $1^{mm},91$ en avant du précédent.

Cristallin : constantes dioptriques pendant l'accommodation à 12 centimètres
$$\varphi = \varphi'' = 30,94 \text{ soit } 31^{mm}.$$

Points principaux et nodaux confondus :
Le 1er à 5,36 en arrière de la cornée ;
Le 2e à 7,92   id.

§ 144. — **Système résultant de l'association de l'œil et d'une lentille sphérique donnée : Constantes dioptriques.** (La lentille étant placée au foyer antérieur de l'œil.)

Une des questions les plus communes, et de la plus fréquente application dans la pratique de l'oculistique, est la connaissance (numérique) des modifications apportées à l'état de la réfraction de l'œil par l'apposition devant lui d'une lentille donnée (verre de lunette).

Ces rapports sont rendus d'une simplicité remarquable par l'observation préalable que voici :

D'une manière générale on peut admettre que, communément, les verres de lunettes sont placés en avant des yeux à une distance moyenne de 10 à 12 millimètres. Cette dernière distance est bien celle nécessaire, si l'on veut éviter que les cils balaient le verre à chaque mouvement de clignement des paupières ; elle est d'ailleurs en rapport avec la saillie nasale et celle du rebord orbitaire.

Cette distance pourrait d'ailleurs varier, en plus ou en moins, de deux ou trois millimètres, sans affecter d'une manière sensible les résultats de l'action du verre sur la fonction.

Or cette distance moyenne de 12 à 13 millimètres correspond à un point éminemment remarquable du système dioptrique oculaire, *le foyer principal antérieur ;* et la convention préalable qui suppose la place des verres à cette distance, apporte dans les calculs une merveilleuse facilité.

On le reconnaîtra dans l'énoncé de quelques propositions extraites d'un travail présenté par nous, en 1869, à l'Académie des sciences, concernant les effets des lentilles sur la grandeur et la position des images oculaires, et dont le simple énoncé suffira à faire ressortir le grand intérêt pratique. (*Ann. d'oculist.*, sept.-oct. 1869.)

1re PROPOSITION.— *Valeurs particulières et remarquables des quantités cardinales du système résultant, quand une lentille positive de foyer* f, *se trouve au foyer antérieur de l'œil.*

1° *Longueurs focales principales* F_1, F_2 du système résultant :

Ce sont les mêmes que celles de l'œil considéré isolément :

$$F_1 = G_2 = \varphi' \qquad\qquad F_2 = G_1 = \varphi''$$

φ' et φ'' étant les longueurs focales principales de l'œil à l'état indolent.

2° *Position des foyers principaux.* — Le premier foyer ou antérieur du système combiné, est dans ces circonstances, le même que celui du second système : c'est le point occupé par la lentille *f.*

3° Quant au second foyer ou postérieur du système combiné, il est porté *en avant* du second foyer ou postérieur du second système, d'une certaine quantité $\dfrac{\varphi' \, \varphi''}{f}$ (quatrième proportionnelle aux longueurs focales des systèmes composants).

4° Il est clair que cette même quantité mesure également le déplacement dans le même sens du *2e point principal et du 2e nodal.*

Les premiers principal et nodal ne changent point.

Cas de la lentille négative. — La lentille négative étant placée au foyer principal antérieur de l'œil, les longueurs focales principales du système combiné sont encore celles mêmes de l'œil.

Le premier plan principal de ce système combiné coïncide encore avec celui du second système composant (l'œil).

Mais le second plan principal du système résultant, est *repoussé en arrière* du deuxième plan principal du second système composant, d'une quantité $\dfrac{\varphi' \, \varphi''}{f}$ la même que pour la lentille positive.

[Cette étude renfermait en outre plus d'une proposition nouvelle, dont quelques-unes nous offrent une utilité pratique assez sérieuse pour leur mériter une place en un ouvrage consacré à la dioptrique physiologique. Elles feront l'objet des paragraphes suivants.]

§ 145. — Influence sur l'état de réfraction de l'œil, de l'éloignement de la lentille. (OEil emmétrope.)

a) *Lentille positive.* — Une lentille positive, mise en rapport avec l'œil emmétrope, et au foyer principal antérieur de cet œil, agit sur la réfraction de l'organe comme le ferait un accroissement de son pouvoir réfringent ; elle le rend myope, et d'autant plus que la lentille employée est plus forte.

Cet effet se prononce d'autant plus que l'on éloigne davantage la lentille de l'œil ;

—mais jusqu'à cette distance seulement, qui égale la somme de la longueur focale principale de la lentille et de celle antérieure de l'œil.

A cette distance même, la lentille se trouve sans influence sur l'état réfringent de l'œil ; les rayons parallèles à l'incidence, ou dans le premier milieu, se trouvent encore parallèles à l'émergence dans le dernier. (Cas de la dérogation apparente aux lois de Gauss, § 51.)

Dans ces conditions, l'image des objets éloignés se fait *renversée au foyer antérieur de l'œil :* chacun de ses points produit sur la rétine un cercle de diffusion *égal en surface* à celle de la pupille (les rayons passant par le foyer antérieur étant parallèles dans le dernier milieu). C'est le cas d'un œil presbyte à la dernière limite : les rayons partis de l'objet allant former leur foyer en arrière de l'œil, à l'infini.

Éloigne-t-on davantage la lentille : cette image réelle et renversée des objets situés à l'horizon, formée au foyer postérieur de la lentille mobile, joue désormais, relativement à l'œil, le rôle d'un objet réel qui s'éloigne.

b) Lentille négative. — Dans les mêmes circonstances, une lentille négative mise en rapport avec l'œil emmétrope, à la distance du foyer antérieur de cet organe, agit sur sa réfraction comme un élément de diminution : elle le met dans les conditions de l'hypermétropie.

Au fur et à mesure qu'on éloigne cette lentille de l'œil, les images des objets situés à l'horizon forment toujours leur image *droite* au foyer antérieur de ladite lentille, s'éloignant avec elle de l'œil, diminuant ainsi, d'une manière continue, le degré de cette hypermétropie, et cela, sans limites.

[*N. B.* — Les trois paragraphes qui terminent cette leçon (146-147-148) sont placés ici avant leur ordre logique, pour la convenance des rapprochements géométriques. Nous invitons le lecteur à en reporter l'étude à la suite des leçons consacrées aux amétropies dont ils supposent les définitions et attributs déjà connus.]

§ 146. — De l'effet des lentilles et de leur distance à l'œil sur la quantité de réfraction dans l'amétropie : Des distances neutralisantes.

Si, d'après ce qui précède, une lentille positive, mise au foyer antérieur de l'œil *emmétrope,* augmente dans cet œil l'effet réfringent, le met ainsi dans les conditions de la myopie, cette même lentille, placée de la même manière devant un œil myope, augmentera le degré de cette myopie, et devant un œil hypermétrope, en diminuera, au contraire, le degré.

Convenablement choisie, elle pourra donc corriger complètement cette dernière anomalie.

a) Correction du déficit de la réfraction (Hypermétropie). — Mais il n'est pas toujours nécessaire de changer la lentille dont on s'est ainsi servi, pour corriger un déficit de réfraction. Nous avons vu tout à l'heure qu'en éloignant simplement ladite lentille de l'œil, on produisait encore l'accroissement de la force réfringente de cet appareil. Une lentille *qui ne corrigerait pas tout d'abord* le déficit de réfraction de l'œil hypermétrope, le pourra donc corriger exactement si on la porte à une certaine distance.

Or, le travail précité nous a appris que cette distance, dite *neutralisante,* égale l'excès de la propre longueur focale principale de la lentille sur celle (prise en valeur absolue) du *punctum remotum* négatif de l'œil affecté de déficit, foyer conjugué *virtuel* de la rétine.

Il est évident que, pour offrir cette condition, il faut que la longueur focale de la lentille expérimentée soit plus grande que la distance du *punctum remotum* virtuel de l'œil, ou la lentille employée plus *faible* que celle mesurant le déficit de la réfraction dans l'œil examiné.

Plus cette lentille sera faible, plus grande, par conséquent, sera sa distance neutralisante.

Plus forte que la lentille exactement neutralisante, la lentille renverserait le sens de l'anomalie, et, comme nous l'avons vu, rendrait myope l'œil hypermétrope, comme le fait la lentille plus faible lorsqu'elle a dépassé la distance neutralisante.

b) *Correction de l'excès de réfraction* (*myopie*). — De même une lentille négative mise en rapport avec un œil amétrope quelconque (foyer antérieur de l'œil), diminue dans cet œil l'effet réfringent. Elle rend donc plus hyperope l'œil affecté de déficit de réfraction, mais diminue, au contraire, l'excès de réfraction dans l'œil myope. Elle pourra donc corriger l'amétropie par excès, mais évidemment non celle par déficit.

Nous avons démontré de plus, dans le travail précité, que l'effet de diminution sur l'action réfringente de l'œil amené par cette lentille négative était *d'autant moindre* que la lentille négative en était plus éloignée.

Une lentille négative ne pourra donc, par son éloignement de l'œil, acquérir la propriété neutralisante de la myopie, que si, à la distance minimum, c'est-à-dire au foyer antérieur de l'organe, sa valeur réfringente propre *dépasse* déjà l'excès qu'il s'agit de corriger.

Dans ce cas seulement, en la portant à une certaine distance, on procurera la neutralisation de l'excès de réfraction ; et nous avons vu que cette distance était égale à l'excès de celle du *punctum remotum* du sujet, sur sa propre longueur focale.

§ 147. — Influence des lentilles et de leur distance à l'œil sur la dimension et le sens des images ophtalmoscopiques. (Œil emmétrope.)

Un œil (ou un méridien oculaire) emmétrope, en rapport ophtalmoscopique avec une lentille positive ou négative, donne une image *réelle et renversée*, dans le premier cas, *virtuelle et droite*, dans le second, mais *constante en dimension* quelle que soit la distance de la lentille à l'œil examiné.

Dans ces conditions, en effet, la lentille se trouvant en rapport avec des rayons parallèles, l'image du disque optique est toujours formée au foyer principal de ladite lentille, quelle que soit sa distance à l'œil ; le rapport de grandeur du disque à son image est donc toujours celui de la longueur focale antérieure de l'œil à celle de la lentille (voir fig. 43) :

$$-\frac{\beta_1}{\beta_2} = \frac{\varphi'}{f}.$$

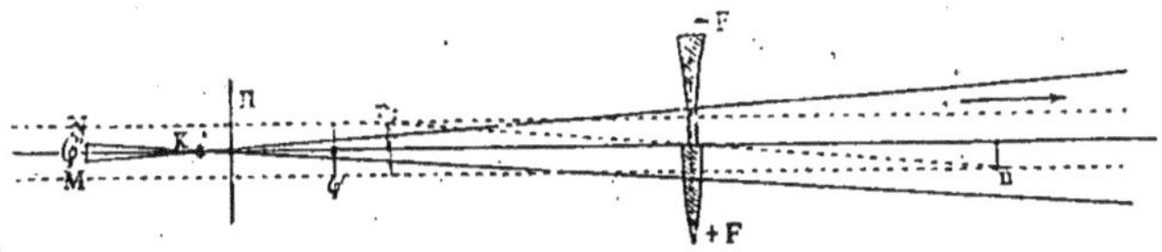

Fig. 43. — Œil emmétrope.

MN, diamètre de la papille optique ;	H, fusion des plans principaux ;
K, fusion des points nodaux ;	φ' φ'', position des foyers principaux (comptés du plan H).

Côté inférieur de la figure : lentille convexe. — *n* image renversée de l'extrémité N du diamètre de la papille par la lentille + F.
Côté supérieur : lentille concave. — n_1 image droite de l'extrémité supérieure du diamètre de la papille.
On voit, sur la figure, que l'image réelle et renversée de la papille dans l'œil *emmétrope*, et qui se fait à l'infini, donne lieu à la *même image*, m n ou m_1 n_1 sous l'influence de la lentille ± F. et à la même distance de la même lentille ; quelle que soit la distance de la lentille à l'œil, les images m n ou m_1 n_1, se promènent sur les parallèles pointées sur la figure.

Amétropie. — Dans l'amétropie, l'éloignement de la lentille positive ou négative n'est plus sans influence sur la dimension de l'image ophtalmoscopique; celle-ci *croit* ou *décroît* d'une manière continue avec la distance à l'œil.

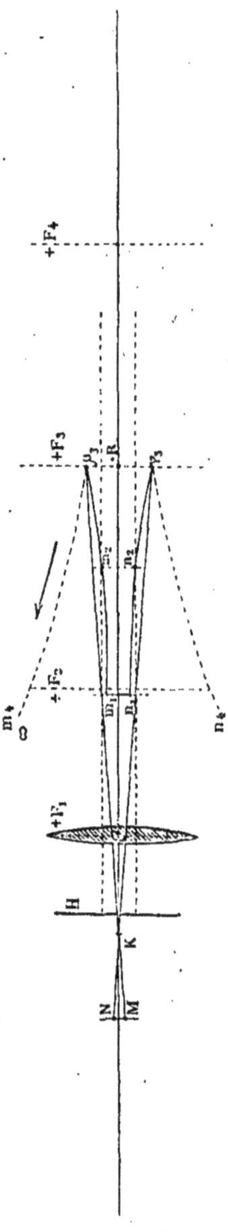

Quels que soient le degré et le sens de l'amétropie, quand la lentille est placée à une *distance* de l'œil (mesurée du premier plan principal de ce dernier) *égale à sa propre longueur focale* (et dans le sens de cette dernière, — c'est-à-dire en avant de l'œil si la lentille est *positive*, en arrière de lui dans le cas contraire), l'image ophtalmoscopique est exactement la même (en dimension) que celle que donnerait la même lentille, *à toute distance*, pour l'œil ou le méridien emmétropes.

[Cette proposition, vraie pour tous les cas, en théorie, n'est évidemment applicable en pratique qu'à la seule lentille positive, puisque la lentille négative, mise *en arrière*, de l'œil, ne répondrait pas aux conditions de l'ophtalmoscopie.]

Il résulte de cette proposition que pour *ladite distance de la lentille*, les images de tous les diamètres du disque optique, ou celle du disque optique dans tous les méridiens, quel que soit leur état de réfraction, par conséquent pour un méridien myope aussi bien que pour un méridien hypermétrope, sont égales entre elles, étant égales à celles du méridien emmétrope.

On remarquera cependant que dans cette circonstance (quand $d = f$), pour être égales, les images des deux méridiens principaux rectangulaires inégaux en quantité de réfraction, ne coïncident pas. L'une, celle du méridien myope, est *en deçà*, l'autre *au delà* du foyer principal antérieur de la lentille mobile, et leur distance relative augmente avec la différence de degré des états de réfraction opposés. Ces différences de distance, en rapport avec celles du degré des amétropies en présence, lorsqu'elles sont notables, rendent les deux images inconciliables entre elles et produisent ce qu'on désigne sous le nom de *métamorphisme* des images, comme dans la cornée conique, par exemple.

Mais lorsque les anomalies opposées ne présentent pas de très grands écarts, la différence de distance des images n'est pas telle que, vues monoculairement, elles ne puissent être assez distinctes toutes les deux à la fois pour être rapportées par le sensorium à une distance moyenne intermédiaire, unique. Le disque optique donne alors la sensation d'une figure à diamètres égaux, ou exactement circulaire. Il est supposé, bien entendu, que le disque optique, ce qui est le cas ordinaire, présente lui-même une conformation régulière.

Fig. 44.   Dans la figure 44, œil myope mis en rapport avec une lentille positive (+F), mêmes notations générales que ci-dessus; la lentille est portée successivement aux distances (comptées de H) F_1, F_2, F_3, F_4.

Le point R est le *remotum* supposé de l'œil considéré; $m_1 n_1$, $m_2 n_2$, m_3, n_3, m_4, n_4

(images renversées) représentent les positions et les grandeurs successives de l'image

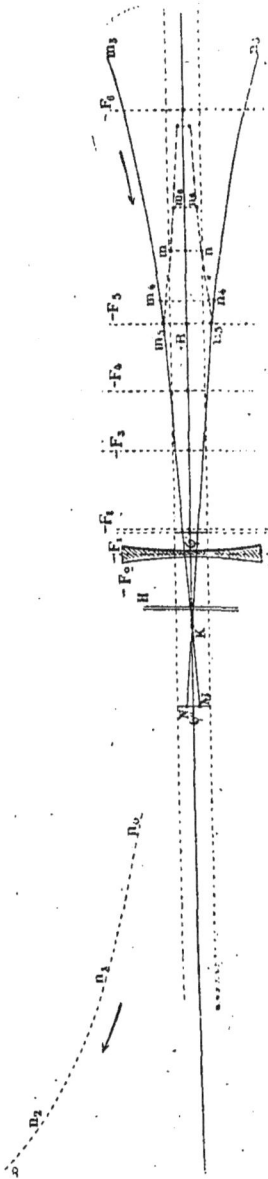
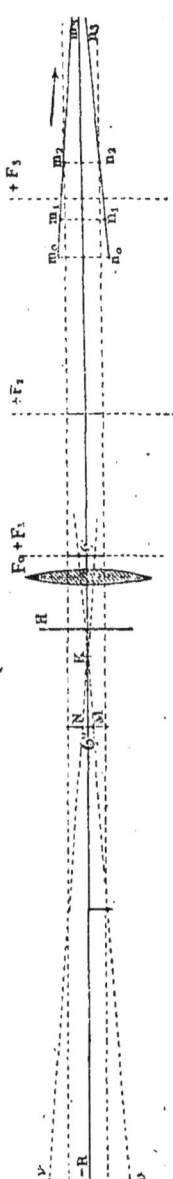
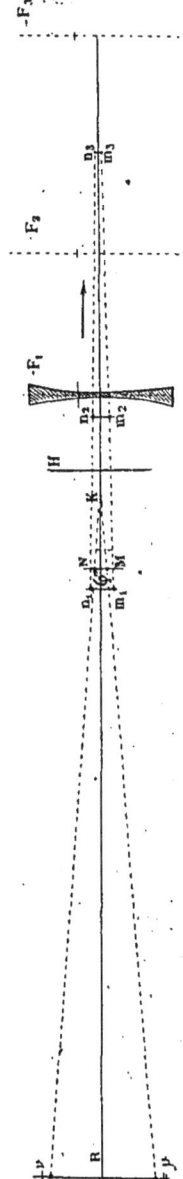

Fig. 45.   Fig. 46.   Fig. 47.

de la papille MN, pour les positions successives F_1, F_2, F_3, F_4 de la lentille. On voit que ces images croissent d'un mouvement continu de $m_1 n_1$ jusqu'à $m_3 n_3$, où l'image est celle même que l'œil donnerait sans le secours de la lentille, celle-ci occupant, en ce moment le *punctum remotum* (R) lui-même.

De ce point, la lentille est-elle éloignée davantage jusqu'en F_4, c'est-à-dire à une distance égale à sa propre longueur focale, l'image $m_4 n_4$ est désormais l'image *virtuelle* de $m_3 n_3$, ou de l'image *renversée* formée par l'œil lui-même en son *punctum remotum ;* pour la position F_4 même, cette image est renvoyée à l'infini négatif, et infiniment grande.

On remarquera, dans cette progression constante de la grandeur de l'image, qu'elle se trouve en un certain point $m_2 n_2$, reposée sur les deux parallèles à l'axe de la figure précédente. En ce point, en effet, la lentille F est en F_2, à une distance du plan principal H égale à sa propre longueur focale, et l'image $m_2 n_2$ a la même dimension que si cet œil était emmétrope.

C'est dire que, pour les distances moindres, telles que $m_1'n_1$, l'image ophtalmoscopique, dont le mouvement d'agrandissement est continu, est *plus petite* que dans l'œil emmétrope (tout étant égal d'ailleurs).

Dans la figure 45, qui expose les rapports du même œil myope avec une *lentille négative* successivement portée aux distances F_0, F_1, F_2 (foyer principal antérieur de l'œil), F_3, F_4, etc..., la courbe pleine $(m_3 - m_0)$ reproduit la décroissance graduelle des images *réelles* et renversées jusqu'à ce que la lentille objective négative occupe le point F_3, c'est-à-dire le *punctum remotum* du sujet, distance pour laquelle l'image est celle même que donnerait l'œil nu.

De ce point à F_0, décroissance constante de l'image qui demeure renversée, mais virtuelle ; on remarque qu'en un point *mn*, l'image est égale à ce qu'elle serait pour l'œil emmétrope. (Ses limites sont encadrées dans les parallèles de la figure.)

En ce point, la lentille F serait à une distance du plan H, égale à sa propre longueur focale.

Avec les mêmes notations générales, la figure 46 établit la loi de progression des images données par une lentille *positive* en rapport avec un œil hypermétrope, $m_0 n_0$, $m_1 n_1$, $m_2 n_2$, $m_3 n_3$, etc..., nous représentent cette décroissance continue des images pour les positions successives F_0, F_1, F_2, etc..., de la lentille. Comme dans le cas précédent, l'image $m_2 n_2$ est égale à celle que donnerait l'œil emmétrope (comprise entre les mêmes parallèles que dans la figure 43) avec la même lentille : cette position correspondant ici, à une distance entre H et F, égale à la longueur focale principale de cette dernière.

La figure 47 représente enfin les modifications apportées dans la grandeur des images, dans le cas de la mise en rapport de l'œil hypermétrope avec une lentille négative.

On peut deviner à l'avance ce que seront ces modifications.

Une lentille négative ne saurait rendre positive la réfraction d'un œil hypermétrope ; elle ne pourra qu'entraîner à sa suite l'image virtuelle de la papille. Aucune position de la lentille ne peut neutraliser l'amétropie, ni rendre les images égales à ce qu'elles sont dans l'œil emmétrope.

§ 148. — **Application de ces données, dans la pratique ordinaire de l'ophtalmoscopie, au diagnostic de l'amétropie symétrique ou asymétrique (astigmatisme).** (Voir les figures 44, 45, 46, 47.)

[Nous n'envisagerons ici naturellement que le cas de la lentille positive et même d'une puissance réfringente supérieure au degré de l'amétropie, comme est, dans tous les cas, à de bien rares exceptions près, la lentille dite ophtalmoscopique.]

Cela posé, en dehors du cas tout particulier où la lentille ophtalmoscopique est à une distance du premier plan principal de l'œil égale à sa propre longueur focale

($d = f$), lors de l'examen ophtalmoscopique d'un œil dont les deux méridiens rectangulaires sont doués de réfractions inégales (asymétrie oculaire ou astigmatisme), le disque optique, pour exactement circulaire qu'il soit en lui-même, apparaîtra généralement sous la forme ovalaire ou elliptique.

Dans ces circonstances, la lentille doit être considérée en deux positions différentes :

1° A une distance d moindre que sa propre longueur focale ;

2° Au delà de cette distance.

(Nous avons envisagé tout à l'heure la position notable $d = f$.)

Nous comprenons dès lors que partant de sa plus courte distance à l'œil (du foyer antérieur de l'organe, par exemple), la lentille, au fur et à mesure de son rapprochement de ladite distance $d = f$, tend à donner à tous les méridiens une image égale à celle du méridien emmétrope, l'égalité étant atteinte quand la lentille arrive à cette position.

Pendant ce mouvement, dans le méridien *myope* (et ce que nous disons du méridien s'appliquerait à tout l'œil en cas de symétrie), l'image grandit constamment ; dans le méridien hypermétrope elle décroît, au contraire, de façon également continue ; et la rapidité de la progression est proportionnelle au degré de l'amétropie considérée.

Il résulte de là que dans cette première phase du mouvement, c'est-à-dire entre l'œil et la distance $d = f$, l'image la plus grande, mais qui va en décroissant, appartient à l'œil ou au méridien hypermétrope, — la plus petite, par conséquent, au méridien myope ; que si les deux méridiens sont inégalement *myopes*, *l'image la plus grande* appartient au méridien le moins *myope*, ou, s'ils sont inégalement hypermétropes, au méridien le plus *hypermétrope*.

D'une manière générale, conclurons-nous, lorsque la lentille positive est à une distance de l'œil *moindre* que sa longueur focale et les images réelles et renversées, l'image *la plus grande* appartient au méridien *le moins réfringent*.

Pour une distance de la lentille *supérieure à sa distance focale* à elle-même, les rapports mutuels de ces images sont renversés.

L'image *la plus grande* appartient à l'œil ou au méridien *le plus réfringent*.

Diagnostic ophtalmoscopique de l'astigmatisme (Image renversée, lentille positive). — En résumé, dans l'œil *emmétrope* (l'accommodation étant, c'est entendu, suspendue), pour toute distance de la lentille, l'image du disque optique reste identique à elle-même et de même grandeur.

Dans un œil simplement amétrope (symétrique) par excès ou par déficit, l'image grandit ou diminue avec la distance de la lentille à l'œil, mais demeure toujours, dans sa forme, géométriquement semblable à elle-même : circulaire, si le disque optique est lui-même circulaire (ce qui est le cas ordinaire) ; ovale, s'il est ovale.

Dans un œil asymétrique, l'éloignement de la lentille fait varier non seulement les dimensions, mais la forme même de l'image du disque optique. Ovale à grand axe dirigé dans un certain sens, lorsqu'une faible distance sépare la lentille de l'œil, l'image devient exactement circulaire quand cette distance égale la longueur focale de la lentille ; à une distance plus grande, la direction du grand axe de l'ovale change et est désormais perpendiculaire à sa précédente position.

Dans la première phase de ce mouvement, c'est-à-dire entre l'œil et la distance $d = f$, le *diamètre le plus grand* appartient au méridien *le moins réfringent*.

Dans la seconde phase, c'est-à-dire au delà de la position $d = f$, c'est le contraire ; le diamètre apparent *le plus grand* décèle le méridien le plus réfringent.

Pendant tout le cours du mouvement d'éloignement de la lentille, le méridien *le moins réfringent* décroît ; le méridien le plus réfringent croît, au contraire ; son image augmente.

TROISIÈME PARTIE

DIOPTRIQUE PHYSIOLOGIQUE

DIXIÈME LEÇON

VISION UNI-OCULAIRE — CLINIQUE

§ 149. — De l'œil emmétrope ou dioptriquement physiologique.
Définition.

On désigne sous le terme « *emmétrope* » (moyenne mesure) l'œil dans lequel, en l'absence de tout effort, les rayons incidents parallèles sont réunis en foyer exact sur la couche photochimique sensible de la rétine (voir fig. 64, § 201). Cet œil est, ainsi que nous l'avons vu, celui des populations vivant au grand air dans les conditions les moins éloignées de l'état naturel ou le moins atteintes par la civilisation (voy. § 78) [1].

L'expression (moyenne mesure ou *emmétropie*) vise à l'avance les cas possibles dans lesquels les rayons parallèles qui viennent tomber sur la cornée iraient former — toujours en l'absence de toute action dynamique développée par le sujet — leur foyer, soit *en avant*, soit *en arrière* de la couche sensible de la rétine. Or ces cas se rencontrent,

---

1. L'emmétropie est-elle, *en fait*, comme elle peut être admise au point de vue de la dioptrique théorique, l'état ordinaire ou général de l'œil humain, au point de vue de la réfraction ?

Les recherches statistiques sur les yeux sains d'*adultes* sont encore trop peu nombreuses et trop peu précises, pour pouvoir, soit l'affirmer, soit le nier.

Mais chez les enfants et les jeunes gens, elles ont pu être suivies avec beaucoup plus d'assurance ; et chez eux l'emmétropie semble réellement plus rare que l'hypermétropie. (Cohn — Érissmann — Conrad — Emmert — Pflüger — Laqueur, etc.)

« Les relevés statistiques de ces auteurs permettent de considérer comme un point désormais acquis le nombre considérable des hypermétropes pendant les vingt premières années de la vie. »

Ces relevés démontrent, en outre, que « de l'enfance à la jeunesse, le nombre de ces hypermétropes diminue progressivement — et qu'en même temps, comme on le sait bien, le nombre des myopes, très faible dans les classes inférieures, suit une marche ascendante rapide et assez régulière. »

(HALTENHOFF, Congrès de Genève, 1877.)

et fréquemment, mais pas assez pour ne pas être considérés comme des anomalies ou des états pathologiques. Nous les étudierons en leur lieu, ne les citant ici que comme justification du terme « emmétropie..»

L'œil emmétrope pouvant être fonctionnellement malade, comme tout autre, ce terme ne voudra donc pas dire : *normal ;* cette expression ne s'adresse qu'à la condition de sa réfraction statique : elle répond seulement à l'idée de l'état dioptrique physiologique.

§ 150. — Influence physiologique de l'âge sur les qualités de la vue.

L'œil, comme tous les autres organes, subit les effets de l'âge ; l'œil emmétrope n'est donc point exactement le même aux différentes époques de la vie.

En mettant de côté les altérations ou dégénérescences que peuvent éprouver ses tissus constituants, il subit deux sortes d'atteintes qui, par leur marche régulière et progressive, doivent être considérées comme des mouvements physiologiques. Tels sont : 1° l'affaiblissement progressif et régulier de son pouvoir accommodatif ; 2° la diminution également progressive de l'acuité de ses perceptions.

Commençons par la plus saillante de ces atténuations fonctionnelles, fatales et prévues, la presbyopie.

§ 151. — Presbyopie ; définition ; développement.

La fonction qui, dans l'œil, témoigne la première de l'influence des années, c'est l'accommodation. L'étendue de cette énergie commence à diminuer dès le très jeune âge.

On peut suivre, dans le bel ouvrage consacré par Donders à l'étude des anomalies de la réfraction, le déplacement imposé par le progrès des années aux limites éloignée et rapprochée du champ visuel antéro-postérieur. Les courbes schématiques en sont reproduites aux figures 104-107 de ce bel ouvrage.

Dix années de nouvelles observations ont amené quelques corrections de détail dans les éléments de ces courbes. A la réunion ophtalmologique de 1875, à Heidelberg, l'auteur a présenté de nouveaux diagrammes plus précis : nous les donnons ci-dessous, d'après M. Landolt.

Dans cette table, les chiffres placés sur le haut de la figure indiquent l'âge ; sur la colonne verticale, la position des points *proximum* et *remotum, p* et *r*, est évaluée en dioptries à droite, en millimètres à gauche.

La courbe *rr* représente la position du *punctum remotum* et correspond à l'état de la réfraction statique. Cet état demeure constant jusqu'à cinquante ans, époque à laquelle, selon M. Donders, l'œil deviendrait déjà d'une moindre puissance réfringente. Le *punctum remotum* passe alors, virtuellement, au delà de l'infini ; en d'autres termes, le foyer

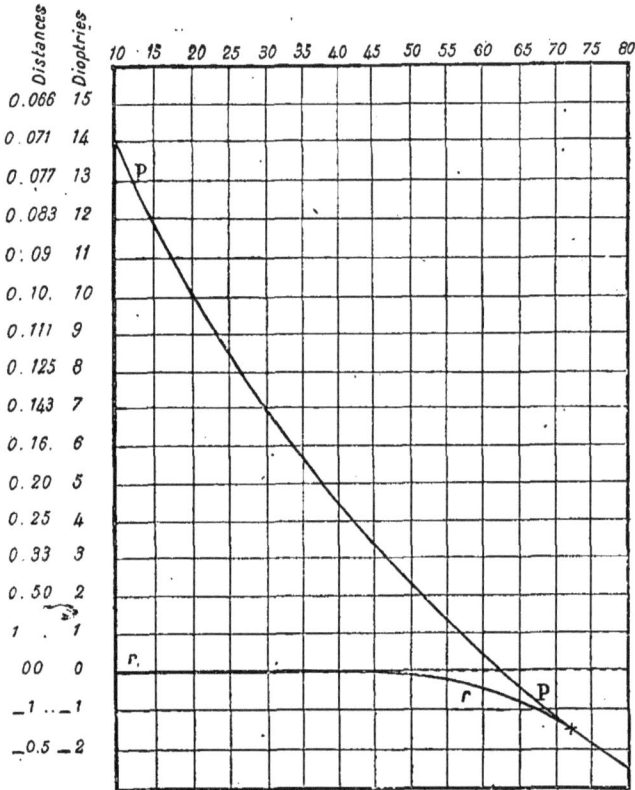

Fig. 48.

principal postérieur de l'œil est transporté quelque peu *au delà* de la rétine. C'est l'*hypermétropie acquise* de M. Donders.

Cet état ne serait pas à proprement parler une condition physiologique, mais bien une première manifestation de sénilité.

La courbe *pp* représente les éloignements successifs du *punctum proximum*, ou l'état maximum de l'accommodation réalisable par le sujet aux différents âges.

L'intervalle vertical compris entre les deux courbes donne, pour chaque année, l'*amplitude accommodative* à un âge donné. Nous y remarquons avec étonnement qu'après soixante-cinq ans, cette amplitude est moindre que la mesure du déficit de la réfraction statique à cet âge. Ce qui impliquerait la nécessité de l'usage des verres convexes pour *la distance*, dès cette époque de la vie. Notre expérience particulière ne nous permet pas d'accueillir cette notion nouvelle sans réserve : les individus auxquels nous avons jusqu'ici dû conseiller l'emploi des verres convexes pour le loin, dès soixante-cinq ans, nous ont toujours paru, vu leur moindre nombre, devoir être classés dans les hypermétropes vrais. La généralité, en France, ne réclame pas de verres convexes, pour la distance, dès soixante-cinq ans.

§ 152. — Des causes de la presbyopie.

La presbyopie, consistant exclusivement en une diminution de la réfraction *dynamique*, reconnaît nécessairement pour cause une diminution absolue ou relative de la *force* qui préside à la fonction, un affaiblissement du muscle ciliaire. Mais si l'on remarque que cet affaiblissement s'accuse dès la dixième ou quinzième année, on est conduit à chercher une seconde raison à cet effet. Les muscles ne perdent point, si jeunes, leur énergie.

Dans le recul du point *p*, dès le jeune âge, il faut reconnaître, en sus de l'affaiblissement de la puissance, l'action d'un second facteur : l'augmentation de la résistance. Le densité du cristallin croît avec les années, particulièrement dans ses couches corticales.

Le pouvoir d'adaptation diminue donc, et par l'affaiblissement de la force, et par l'accroissement de la résistance.

Mais cette proposition n'est pas encore complète. M. Helmholtz a fait voir qu'une lentille de même forme que le cristallin, et dont les couches corticales auraient la même densité que le noyau, aurait un foyer plus long que le cristallin normal. Il suit de là, qu'avec la sclérose progressive du cristallin doit croître, tout étant égal d'ailleurs, le degré de convexité supplémentaire à imposer à la lentille, pour produire un effet donné.

Nous devrons donc dire que la réfraction dynamique décroît en raison directe de l'affaiblissement du muscle ciliaire, et en raison composée de la sclérose de la lentille, et de la diminution de force réfringente qui en est la conséquence [1].

En voyant fuir également le point *r*, on s'est demandé si la raison

---

1. La constance de ces données physiologiques, ou tout au moins leur grande universalité, permet de répondre à une question qui a été fréquemment posée en dioptrique physiologique : à savoir si, par un *effort volontaire* ou conscient, on pouvait changer le sens de son accommodation; en d'autres termes, si le myope pouvait arriver, par sa volonté, à reculer son *punctum remotum*, ou l'emmétrope réussir à voir nettement avec des rayons convergents. C'est ce que l'on a appelé *l'accommodation négative*.

La régularité de la courbe ci-dessus, l'épreuve par l'atropine (voir hypermétropie, § 227), montrent l'une et l'autre que cette faculté n'existe point.

n'en était point que l'œil fût *primitivement* hypermétrope. On a dû abandonner cette supposition, en constatant que dans l'œil myope, le point *remotum r* s'éloignait également un peu dans la vieillesse. Dans ces dernières circonstances il a, d'ailleurs, été constaté que le cristallin s'aplatissait quelque peu à l'époque sénile.

Mais jusqu'à cette époque, il conserve, ou semble conserver ses courbures physiologiques.

Il en est de même de la cornée, à l'aplatissement de laquelle on a longtemps attribué la presbytie. Or, la cornée ne change point de courbure. La lentille avance un peu dans la chambre antérieure avec l'iris, et cela fait paraître la cornée moins bombée. C'est tout ce que l'on a pu constater dans des expériences très exactes, au moyen de l'ophtalmomètre. Mais on remarquera que ce dernier fait exerce sur l'état de la réfraction de l'œil une influence opposée à celle que l'on cherchait à tort, dans un aplatissement de la courbure de la cornée, aplatissement qui ne s'observe pas.

§ 153. — Définition de la presbyopie pratique.

La presbyopie, comme son nom l'indique (πρεσβυς, vieillard), n'est donc que l'expression symptomatique de la diminution, *par le fait des années*, de l'état de la réfraction dynamique, ou de la force qui préside à l'accommodation. Elle ne saurait, d'après cela, dit judicieusement M. Donders, être considérée comme une anomalie, qu'au même titre que les rides et les cheveux gris. Maintenant, si elle commence, comme nous venons de le voir, sous le rapport arithmétique, même avant la puberté, si elle est continue, où en placerons-nous l'origine? Il y a ici, évidemment, place à quelque arbitraire.

Or, où commence le fait morbide? Au moment où la vue n'est plus d'accord avec les exigences de la vie civilisée, avec la nécessité du travail manuel dans les arts, etc., etc. On est presbyte, dès que l'on ne peut plus lire les mêmes caractères d'imprimerie que tout le monde; qu'on ne peut plus jouir de la vue d'une gravure, et voir aisément et nettement un objet délicat, tenu dans la main.

Mais ici, il y a encore une indéterminée : l'écriture est devenue plus fine, les caractères communs d'imprimerie, plus déliés que dans les siècles précédents. Quel terme commun convient-il donc de fixer? M. Donders, dont la grande expérience en cette matière doit avoir, ici, l'influence prépondérante, propose de marquer à huit pouces (22 centimètres), la limite inférieure (le *punctum proximum*) au delà de laquelle on doit considérer le sujet, comme entré désormais dans la phase pratique de la presbyopie.

Or, c'est vers 40 ans que le point *proximum*, se trouve générale-

ment vers cette distance de 20 à 25 centimètres. Le sujet n'a plus,
alors, que 4,5 dioptries de réfraction dynamique à son service...

Telle est à peu près, la limite inférieure de l'action accommodative,
qui marque le commencement de l'emploi des lunettes convexes dans
la vision rapprochée.

§ 154. — Presbytie (symptomatologie).

La presbytie s'offre généralement sous l'aspect suivant : « Un homme
a constamment joui d'une excellente vue à distance ; sous ce rapport,
ses facultés n'ont encore que peu souffert. Mais il touche à quarante
ou quarante-cinq ans, et commence à éprouver une certaine difficulté
à lire de petits caractères, à voir les détails d'une gravure, d'une miniature, le soir, particulièrement. Ouvrant un livre imprimé un peu fin,
un premier mouvement instinctif le porte à le rapprocher de ses
yeux ; mais ce mouvement est immédiatement suivi du mouvement
contraire ; il rejette la tête en arrière, éloigne le livre, puis le porte
avec empressement à la fenêtre, ou près de la lampe, cherchant instinctivement une lumière plus vive. On voit même parfois le sujet
interposer entre son livre et ses yeux la lampe ou la bougie dont il
s'éclaire (Porterfield). L'effet demandé est obtenu ; la vive lumière a
changé l'état des choses ; le sujet recouvre la perception nette qui lui
manquait ; non pas, il est vrai, comme on pourrait le croire, par le
fait de l'augmentation d'une lumière insuffisante ! non. A cet âge,
l'acuité de la vision n'est pas physiologiquement assez amoindrie
pour requérir un tel supplément d'éclairage. Le bénéfice éprouvé est
dû à l'action réflexe de la lumière sur l'ouverture pupillaire, dont la
contraction subite diminue les cercles de diffusion qui accentuaient
auparavant l'inexactitude du foyer visuel.

On peut s'en assurer aisément en faisant l'épreuve au trou d'épingle,
dont le double effet est d'amoindrir à la fois les cercles de diffusion
et la lumière elle-même.

Bientôt ces perturbations, se prononçant davantage, portent le
sujet à chercher d'autres secours dans l'emploi des lunettes : il essaye
celles des personnes âgées de son intimité. L'effet satisfaisant qu'il
éprouve du secours de faibles verres convexes, le rassure bientôt sur
la condition de ses yeux ; et le diagnostic est ainsi le plus souvent
porté avec justesse, par le malade lui-même, ou par le premier opticien venu.

§ 155. — Diagnostic.

Le diagnostic sera-t-il le même de la part du médecin spécialiste ?
Oui, à quelques réserves près, c'est-à-dire sous celle de la détermination expresse du *punctum proximum*.

A première vue, cependant, les symptômes que nous venons ·de décrire définissent suffisamment la presbytie. On peut surtout considérer comme caractéristique, l'effet obtenu par les verres convexes faibles, et bien inférieurs au degré nécessaire à la correction du déficit accommodatif. En effet, au moment où le sujet éloigne avec dépit le livre qu'il a vainement rapproché de ses yeux, placez devant ces derniers les verres convexes les plus faibles de la boîte, 0ᴰ, 75 ou 0ᴰ,50 par exemple, à l'instant transformation : le sujet lit couramment, et de plus, cette amélioration se soutient.

En serait-il ainsi au cas où ce serait la réfraction statique qui fût en défaut. Aucunement : d'abord, à position à peu près égale du *punctum proximum*, chez un sujet affecté de déficit de la réfraction propre ou statique de l'œil, la vision de près serait possible quelques instants, plus ou moins. La cessation de la vue n'aurait lieu qu'après effort couronné d'abord de succès, puis fatigue consécutive. En second lieu, les·verres faibles dont nous venons de parler, soulageraient sans doute un moment, comme chez le premier sujet ; mais ce résultat ne serait que de courte durée. Avant qu'il fût longtemps, la tension oculaire deviendrait encore pénible, puis inefficace.

Il en est tout autrement chez le presbyte : nul effort chez ce dernier ne permet la vue, même un instant, en deçà de son *punctum proximum*. Les cercles de diffusion résistent à sa volonté. Mais à peine le verre est-il approché de ses yeux que ceux-ci disparaissent ou complètement ou seulement en partie. Mais cette diminution seule suffit au maintien d'une vision possible pendant un très long temps.

En cette comparaison se dessine nettement la différence à établir entre la presbyopie ou diminution de la réfraction dynamique, et le déficit qui porte sur la réfraction statique. (Voir *Hypermétropie*).

§ 156. — Correction de la presbyopie.

Avant de songer à corriger le déficit physiologique de la réfraction dynamique, il faut préalablement l'avoir reconnu et mesuré. Cette mesure s'obtient par la détermination de la distance à laquelle se trouve chez le sujet donné, le *punctum proximum*. (Le procédé est décrit au § 114.)

Mais cette recherche n'est indiquée que dans les cas où, pour une cause ou une autre, on a lieu de soupçonner une presbytie prématurée. La question, au simple point de vue physiologique, consiste à établir le tableau des quantités supplémentaires de réfraction correspondant aux différents âges, dans l'état physiologique. M. Donders, en faisant partir la presbyopie de la quarantième année, suppose ainsi que le minimum de réfraction dynamique, permettant l'usage de l'œil nu dans les applications de la vue de près, est de 4ᴰ,5.

Sur cette base, il propose la table suivante :

Age.	A.	Presbyopie ou déficit :
40	4.5	$4.5 - 4.5 = 0.$
45	3.5	$4.5 - 3.5 = 1.$
50	2.5	$4.5 - 2.5 = 2.$
55	1.5	$4.5 - 1.5 = 3.$
60	0.5	$4.5 - 0.5 = 4.$
65	$- 0.5$	$4.5 + 0.5 = 5.$
70	$- 1.$	$4.5 + 1. = 5.5.$
75	$- 1.5$	$4.5 + 1.5 = 6.$
80	$- 2.5$	$4.5 + 2.5 = 7.$

On voit que nulle à l'âge de 40 ans, la presbyopie augmenterait régulièrement *d'une* dioptrie tous les 5 ans ; et que dès 45 ans, il conviendrait de donner au presbyte *une* dioptrie entière de soulagement par l'apport du verre convexe n° 1.

Le taux commun des nécessités pratiques nous conduirait à adopter une 1/2 dioptrie de moins. C'est au moins ce que l'observation journalière nous enseigne. Le n° 2 est assurément un peu fort à l'âge de 50 ans, et c'est le petit nombre qui réclame un secours dès 45 ans ; à 40 ans, c'est une exception probablement pathologique.

A cela près, nous adoptons très volontiers le nouveau schéma de M. Donders, que nous trouvons un peu plus exact que le précédent. Comme d'ailleurs, il offre plutôt un guide qu'une règle obligatoire, et que dans les cas de doute on peut recourir à la détermination directe du *punctum proximum*, cette loi ne peut être que très avantageusement invoquée dans la pratique courante.

On résumera donc cette règle, dans la pratique, en partant de ce principe, que l'adaptation rapprochée de la vue exige toujours la disposition de 4 dioptries à 4 1/2. Toutes les fois donc que la détermination directe du *punctum proximum* fixant la distance réelle de ce point au delà de 22 centimètres de l'œil, indiquera l'abaissement au dessous de $4^D,5$ du chiffre de la force accommodative, il y aura lieu de parfaire ledit chiffre de $4^D,5$.

§ 157. — Hygiène de la presbytie.

Les verres convexes, appropriés au déficit de l'accommodation, peuvent-ils exercer sur la vue du presbyte une influence défavorable ? — Au moment où se pose la question du choix d'un verre, le médecin se trouve en présence d'un préjugé aussi regrettable que généralement répandu. Les lunettes, livrées quant à leur choix, au plus déplorable laisser aller, sont cependant l'objet d'une défiance presque universelle. Il est, dit-on, et ce ne sont pas les gens du monde qui, seuls, émettent cette opinion, il est antiphysiologique de remplacer par un élément étranger une force naturelle de l'économie.

L'exercice n'est-il pas une condition indispensable de santé et de vie pour les forces physiologiques.

Rien assurément de plus exact que cette loi; *mais sous la réserve qu'il y ait une force à mettre en œuvre.*.

Or, dans les termes de la question posée, il n'y en a *plus*. La presbytie consiste, avons-nous vu, en ceci, que devant pouvoir lire ou travailler à 25 centimètres de distance, le sujet n'a plus de force à son service que jusqu'à 40 centimètres, par exemple. L'âge a produit chez lui ce double effet : en même temps que ses forces ont décru, le travail que réclame de lui la nature s'est élevé. L'endurcissement du cristallin a marché du même pas que faisaient, en sens inverse, les puissances préposées à le modifier dans sa forme. Demanderez-vous à un homme de 60 ans de soulever un poids de 100 kilogrammes, quand à 30 ans, il n'en pouvait porter que 50? (Voir § 152.)

Vous voulez, dites-vous, pour obéir aux lois de la physiologie, que le presbyte continue à exercer les forces dont il dispose encore. Eh bien! l'*unique* moyen de maintenir en exercice la force accommodative qui lui reste, c'est *précisément* l'usage des lunettes *appropriées*, c'est-à-dire de celles qui *suppléent* au *déficit* constaté, mais *ne vont pas au delà*. Le verre indiqué est, en effet, celui-là seulement qui corrige exactement ce déficit, celui qui mesure précisément la différence de réfraction nécessaire pour passer de 40 centimètres à 25. Son usage *suppose* donc le maintien en exercice de la force qui permettrait la vue nette à 40 centimètres, c'est-à-dire tout ce que le sujet possède encore.

§ 158. — Causes générales du préjugé régnant à l'endroit des lunettes convexes.

Lorsque l'on énonce cette proposition qu'il ne faut pas s'habituer à l'usage de verres *trop* forts, on ne fait qu'affirmer gravement un pur truisme. Il est clair que des verres *trop* forts sont trop forts.

Mais à quels signes le public reconnaît-il des verres trop forts? Uniquement à ce fait que l'individu objet de son blâme, prend ou a pris des lunettes avant 45 ou 50 ans. Pour peu qu'il en change ensuite plus ou moins rapidement, la condamnation est irrévocable. Le sujet s'est perdu la vue *avec* des verres trop forts.

Le public qui porte ce jugement ne se demande naturellement pas s'il ne prendrait pas, en cette circonstance, l'effet pour la cause; si quelque trouble visuel primitif, si quelque maladie antécédente ne justifient pas, au contraire, et parfaitement, l'adoption de ces verres dits trop forts.

La nature humaine a une telle propension à chercher en dehors du *moi* la cause de ses maladies !

Or, une amblyopie progressive, une cataracte à développement lent, un glaucôme, etc., etc., conduisent tout naturellement à l'emploi de verres relativement élevés; ceux-ci ne sont introduits qu'à titre de conséquence, à la suite de la maladie qui est *la cause* et non l'effet.

Mais sans être obligé à des supposition aussi graves, il est nombre de cas où, sans la moindre déperdition éprouvée par son acuité visuelle, un sujet réclame le secours de verres non seulement forts, mais même *très* forts, non seulement quelques années, mais beaucoup d'années, avant l'époque de la presbyopie physiologique. Ces cas sont ceux dans lesquels le *punctum proximum* se trouve — et souvent dès le jeune âge — fort *au delà* de la distance normale.

Des cas, en un mot, répondant à l'idée, et à l'expression de : *Presbyopie prématurée*.

§ 159. — Presbyopie prématurée.

La presbyopie prématurée reconnaît pour origine deux causes prochaines, comme la vision de près repose sur deux facteurs : 1° elle provient d'un déficit dans la réfraction statique, ou la force réfringente dont est doté l'œil dans ses rapports avec les rayons parallèles; 2° ou dans la quotité de réfraction dynamique qui doit y être ajoutée pour la distance de l'attention rapprochée (§ 133).

Le déficit éprouvé par cette somme ne peut donc être amené que par celui éprouvé par l'une ou l'autre de ses parties, ou, en cas exceptionnels, par toutes les deux à la fois.

Celui des deux qui est le plus fréquemment observé et en grande proportion, c'est le déficit de la réfraction statique. Le déficit commence le plus souvent à s'accuser par la précocité du recul du *punctum proximum* (voir leçon 16°, *Hypermétropie*). La première supposition à faire, en cas de presbyopie précoce, devra donc porter de ce côté-là (voir diagnostic de H, § 235).

Si la recherche méthodique suggérée par ce symptôme doit faire écarter la réfraction statique de la question, si cette dernière est intacte, il y aura donc lieu à porter son attention du côté des états morbides propres à diminuer la force du muscle ciliaire, comme les maladies débilitantes, les fièvres, les parésies musculaires qui leur succèdent, la chloro-anémie, les intoxications, et enfin le *glaucôme*. « Quand un malade demande fréquemment à changer de verres, dit Donders, surveillez la *tension du globe* [1]. »

---

1. Cette question intercurrente de la tension du globe est de la plus haute impor-

La presbyopie prématurée annonce souvent aussi une cataracte débutante : l'endurcissement des couches corticales allonge, comme nous savons, le foyer.

Le contraire, c'est-à-dire la myopie, s'observe pourtant parfois dans les mêmes circonstances.

Un affaiblissement musculaire, une paresse de l'accommodation, peuvent être pris pour une presbytie commençante. Mais comme cette affection, la paralysie ciliaire, marche rarement sans la mydriase; que celle-ci annonce souvent une paralysie de la 3e paire, on a, dans ce cortège de symptômes, des avertissements suffisants (voir §§ 322, *Paralysies de l'accommodation*).

§ 160. — Cas dans lesquels le verre convexe, en apparence approprié, peut cependant être trop fort.

Le préjugé général qui arme le public contre les verres réputés *trop* forts, rencontre cependant parfois son application.

Ainsi, dans certains cas, l'usage des verres convexes, même les mieux appropriés à l'insuffisance de la réfraction, ont pu produire de mauvais résultats. Mais ces cas sont nettement définis, et le mal venait non du verre lui-même, mais d'une complication méconnue.

Supposons, par exemple, le cas fort commun d'une presbytie com-

---

tance. Nous croyons, par ce motif, devoir reproduire ici quelques lignes fort graves que nous empruntons textuellement à M. Donders :

« Un excès reconnu dans la tension de l'œil, une différence entre la tension des deux yeux, impliquent immédiatement le soupçon d'un glaucôme simple. Si, en même temps, l'examen ophtalmoscopique fait reconnaître un commencement d'excavation du nerf optique, si une légère pression du doigt détermine une pulsation artérielle; si, par une faible lumière, le champ périphérique, sans être, à proprement parler, restreint, est cependant moins sensible du côté interne; que le médecin soit attentif! J'accorde que l'iris jouit encore de sa mobilité normale; l'ouverture pupillaire est d'étendue normale, la profondeur de la chambre antérieure, la sensibilité de la cornée sont intactes; il n'existe point encore d'anneaux lumineux autour des bougies; cependant les vaisseaux sous-conjonctivaux sont quelque peu dilatés. Ces éléments ne sauraient être traités légèrement. Je tiens au malade le langage sérieux que voici : « Il existe chez vous un commencement d'affection très grave, et « dont le développement est tantôt rapide, tantôt lent; l'art peut cependant l'en- « rayer dans sa marche; de cela je puis vous répondre. Vous reviendrez me voir dans « un mois. Si pourtant des douleurs se déclaraient, si l'œil devenait rouge, accourez « sans aucun retard, fussiez-vous même indisposé; car la moindre négligence — « mais la négligence seule — amènerait chez vous une cécité irrémédiable. Voici « quelques lignes pour votre médecin ordinaire. D'ici là, ménagez vos yeux. Je ne « vous interdis pas absolument la lecture, usez-en pourtant avec réserve; adoptez « de grands caractères typographiques, reposez-vous souvent, et surtout au moindre « signe de malaise local. »

« Ces paroles préparent le malade à la proposition de l'iridectomie, qui ne peut guère manquer d'être faite à sa première visite. L'humanité exige impérieusement que les préjugés de l'ignorance n'entravent pas plus longtemps l'emploi de l'iridectomie dans le glaucôme. »   (DONDERS, *Anomalies de la réfraction.*)

pliquée de *diminution sensible de l'acuité* de la vue, exigeant, par
conséquent, un agrandissement sensible de l'image. Voilà le sujet
tout naturellement porté à rapprocher de ses yeux l'objet de son application, et amené par là à choisir un verre plus fort que celui suffisant à remédier à la seule portée de la vue. Les assistants pourraient
dire avec raison alors que le verre est *trop* fort.

Eh bien! dans ce cas-là même, ce n'est pas le verre qui est trop
fort; le mal vient de l'obligation où est le sujet de pointer *binoculairement* sur un point trop rapproché. Le malade est placé dans des
conditions plus ou moins voisines de celles que nous étudierons plus
loin sous le nom d'*asthénopie par insuffisance des droits internes* (§ 265).
L'effort trop considérable auquel il est astreint, pour amener ses axes
optiques sur un point de convergence mutuelle trop peu distant, produit dans ses yeux un excès de tension intérieure qui ajoute bientôt
ses effets aux dispositions morbides où se trouve déjà l'organe.

Aussi, quand il doit remédier à une presbytie compliquée de diminution plus ou moins notable de l'acuité, le médecin oculiste a-t-il
des indications nouvelles à remplir. Comme l'affaiblissement de l'acuité
n'a d'autre correctif que l'agrandissement des images, et que la
dimension de celles-ci, ne dépend que de la distance des objets [1], il y
a nécessairement une limite à poser. Elle dépendra naturellement
dans chaque cas, et du degré d'amoindrissement de la vision, et des
nécessités professionnelles imposées au sujet. Sur ces bases, le médecin
fixera le *minimum* d'étendue des objets du travail; il conseillera le
choix exclusif de caractères typographiques plus gros, l'adoption
d'une écriture plus largement exécutée... etc.

En même temps, diminuant d'un demi à un centimètre et même un
centimètre et demi, la distance mutuelle des centres des deux verres
convexes dans leur monture, il fera produire aux lunettes un effet
prismatique propre à soulager l'action des muscles droits internes
(voir § § 491,492).

Mais quant au verre lui-même, quel qu'il soit, il n'est pas trop
fort, s'il est employé monoculairement. La loupe, le microscope
même ne sont point d'un usage dangereux, au point de vue de la
réfraction, qu'au contraire ils soulagent. Avec ces instruments, *employés par un seul œil,* l'organe se met de lui-même, au maximum de
son relâchement accommodatif.

---

1. Nous ne nous occupons pas ici de l'emploi d'instruments complexes fondés
sur l'association de deux verres (comme microscopes et télescopes), hors de question
dans cette circonstance.

§ 161. — Directions à suivre dans l'usage des lunettes.

La pose des lunettes ne doit pas être la même pour le presbyte et pour le myope. Chez le presbyte, les lunettes ne servent qu'à la vision rapprochée, c'est-à-dire sous un certain degré de convergence des axes optiques, et dans un plan passant par la ligne des centres des deux globes (ligne horizontale), et le point de convergence situé, lui, au-dessous du plan horizontal du regard. Il convient donc que, pour le presbyte, le plan des verres soit incliné à angle droit sur cette direction.

Il convient en outre que le presbyte puisse voir par-dessus ses lunettes, tant pour prendre du repos que pour distinguer alors les objets distants. Cette disposition est indispensable chez les peintres presbytes : elle est réalisée pour eux par les lunettes Franklin, ou celles à double foyer, c'est-à-dire dans lesquelles une ligne transversale médiane sépare deux demi-verres dont l'inférieur offre un pouvoir refringent (déterminé) supérieur à celui qui le surmonte (v. § 123).

Eu égard à la tension oculaire (déterminée par la convergence binoculaire), il importe que les verres convexes, surtout si l'objet est un peu rapproché, exercent une action prismatique de nature à soulager les muscles de la convergence (voir les § § 491,492, asthénopie musculaire). A cet effet, comme nous venons de le dire au paragraphe précédent, leurs centres devront être rapprochés, portés en dedans de 1/2 à 1 et 1/2 centimètre.

§ 162. — Diminution graduelle de l'acuité de la vision par le progrès des années.

Au moment de définir la presbyopie, en commençant cette leçon, nous avons indiqué sommairement deux facteurs comme coopérant incessamment à affaiblir le fonctionnement de l'œil, à savoir : 1° la diminution progressive de la faculté accommodative (nous venons de nous en occuper); et 2° la réduction également progressive de l'acuité ou perception proprement dite dont les deux facteurs principaux, sont, comme nous avons vu (leçon 7e, § 104), la transparence des milieux, et le degré d'énergie ou d'activité de la sensibilité de la rétine.

Concurremment avec la détermination du *punctum proximum*, il y a donc toujours indication à s'assurer du degré d'activité de la perception rétinienne ou, en d'autres termes, à mesurer l'acuité visuelle. On a vu, dans les paragraphes qui précèdent, l'influence que peut exercer une diminution un peu accentuée de cette faculté, sur le choix du n° des verres à conseiller dans un cas donné de presbytie.

La première base à établir, dans toute étude pratique de la vue d'un sujet, c'est donc le degré de l'acuité (voir § 105), et le résultat de cette analyse devra être rapproché du tableau dressé par le docteur. de Haan, et qui. donne la courbe de la décroissance graduelle de la finesse du sens même de la vue, avec le progrès des années, indépendamment de tout état de la réfraction ou de maladies évidentes.

Ce tableau a été dressé sur 281 observations relevées au moyen de l'échelle de M. Snellen, sur des sujets de 77 à 82 ans. En voici un extrait :

Jusqu'à 20 ans, l'acuité de la vision est un peu supérieure à celle qui forme l'unité de l'échelle de M. Snellen et de la nôtre.

```
A 20 ans..................... 20/20 ou 1.
A 40 ans, elle n'est plus tout à fait égale à l'unité.
A 50 ans, elle n'est plus que des 18/20.
A 55        —            16/20,
A 60        —            14/20.
A 75        —            12/20.
A 80        —            11/20.
```

§ 163. — Symptômes concomitants de la diminution de l'acuité visuelle. Myiodopsie. — Scotômes mobiles. — Mouches volantes.

La diminution graduelle de la perfection du sens même de la vue avec le progrès des années, et qu'accuse d'une manière si sensible ce tableau, a particulièrement sa cause dans les altérations variables de transparence que présentent les milieux de l'œil, par suite d'une nutrition de ces tissus qui a perdu plus ou moins de sa vitalité. Avant de s'en apercevoir par la mesure de ses effets, les malades en sont très souvent avertis par l'apparition, dans le champ de la vision, de petites ombres plus ou moins sensibles qui le traversent en certaines circonstances, et qui, lorsqu'elles ont acquis une certaine importance, ne laissent pas de préoccuper fortement ceux qui les ont constatées sur eux-mêmes. Elles reçoivent alors le nom de « *mouches volantes* » et, à ce titre, méritent de notre part quelque attention. Ces apparitions font partie d'une catégorie de phénomènes qui a reçu le nom d'images entoptiques.

On appelle « images entoptiques » toutes les apparitions qui se présentent dans le champ de la vision et qui n'ont point de raison d'être extérieure ou objective. Elles sont de plusieurs sortes et leur étude offre, au double point de vue de la physiologie et de la pathologie, le plus grand intérêt.

a) Les plus communes entre ces images consistent en de petits corps gris ou pâles, qui se montrent au-devant de nous, et se lient aux mouvements du regard, particulièrement quand l'œil reçoit la lumière,

moyennement vive, de surfaces uniformément éclairées. On les rend
visibles avec facilité en faisant pénétrer dans l'œil des faisceaux de
lumière parallèles ou peu convergents, qui dessinent sur la rétine des
cercles plus ou moins étendus. Un trou d'épingle d'un 1/2 millimètre
de diamètre environ, étant tenu à 13 millimètres de l'œil (au foyer
antérieur de celui-ci), tous les rayons qui le traversent sont réfractés
dans le corps vitré à l'état de parallélisme. Cette petite ouverture
dessine donc sur la rétine un cercle plus ou moins étendu, suivant la
dimension pupillaire, si on a soin de diriger le regard vers une surface blanche ou bien éclairée, comme une muraille au soleil, les
nues, etc.

Dans ces circonstances, on aperçoit, passant devant soi, de petits
corps plus ou moins apparents (inégalement accusés), et formés de
petits granules parfaitement ronds, égaux généralement, les uns
isolés, les autres groupés, d'autres formant des chapelets linéaires,
d'autres enfin des chapelets entortillés. Tous ces petits corps ont ce
caractère commun, d'apparaître au moment d'une direction plus ou
moins vive du regard de bas en haut, de suivre ce même mouvement,
de s'arrêter avec lui, après l'avoir un peu dépassé, puis de descendre
lentement vers la position première et enfin de disparaître. Ces
ombres persistent cependant quelquefois, mais c'est qu'alors elles
sont plus accusées.

En plaçant au-devant de l'œil (voir la fig. 49) et toujours à la même
distance, non pas un trou d'épingle seulement, mais deux trous très
petits et disposés comme ceux de l'optomètre de Scheiner, c'est-à-
dire séparés par un intervalle inférieur à l'ouverture pupillaire, on
a fait pénétrer dans l'œil deux cylindres de rayons parallèles au
lieu d'un. Le même corps rencontré par ces cylindres de lumière a
pu alors porter sur la rétine une ou deux ombres, suivant sa position
par rapport au lieu d'intersection mutuelle des deux cylindres; la
situation de ces images doubles, par rapport aux cercles lumineux
dessinés par les deux cylindres sur les rétines, a permis alors de
déterminer, avec une certaine approximation, la position même des
petits corps qui les produisaient. Ce procédé, dû à Sir D. Brewster,
a fait connaître que tous ces petits corps étaient suspendus dans le
corps vitré à des distances très variables; les uns se montrent en
contact avec le cristallin, les autres avec la rétine. On a même pu
penser que quelques-uns de ces derniers appartenaient à la couche
granuleuse de cette membrane. Ces apparitions dans le champ de la
vision ont reçu le nom de « spectres perlés. »

Dans quelques autopsies oculaires, l'examen du corps vitré, au
moyen du microscope, a permis à M. Donders d'y reconnaître les
mêmes petits corps qu'il avait pu observer sur lui-même.

Au moyen d'un procédé très simple, l'éminent professeur a pu mesurer, avec une assez grande approximation, la distance de ces petits corps à la rétine (voir la note ci-dessous). Il a reconnu ainsi qu'ils étaient suspendus, les uns dans le voisinage immédiat de cette membrane, les autres dans le voisinage du cristallin, autrement dit, dans le corps vitré ; et de plus que, dans cette circonstance, ce milieu possédait un certain excès sur le degré de sa fluidité normale. Ce judicieux observateur a reconnu, en outre, par déduction logique, que leur densité (à ces corpuscules) était inférieure à celle du liquide dans lequel ils étaient plongés. Leur mouvement de retour, par *descente*, au point qu'ils occupaient au commencement du mouvement du regard se portant *de bas en haut*, doit, en effet, être interprété, *vu le renversement des images* (nous parlons ici de ceux en rapport avec la rétine, car ceux situés dans le voisinage du cristallin, donneraient une impression contraire), comme un mouvement d'*ascension* consécutif à l'arrêt du regard.

Sous la dénomination générale de « mouches volantes » nous distinguons, dit M. Donders :

a) De petits *cercles isolés*, offrant des contours, les uns obscurs, les autres pâles, avec un centre brillant, d'un diamètre de 1/28 à $\frac{1}{128}$ de millimètre, et distants de la rétine de 1/3 de millimètre à 4 millimètres. Dans le mouvement de regard de bas en haut, leur déplacement vertical peut être de 1 1/2 millimètre ; dans le sens horizontal, à peine leur constate-t-on un mouvement.

b) Des *chapelets en cordons de perles* de 1 à 4 millimètres de longueur, situés comme les précédents.

c) *Groupes cohérents de petits cercles* de taille variable, les uns pâles, les autres plus sombres, plus foncés que les autres formes : ce sont, à proprement parler, les *mouches volantes*. Ils sont constitués par la réunion des deux catégories précédentes.

d) *Enfin des plis ou membranules* présentant l'apparence de petits rubans brillants, limités par des lignes plus opaques sans être cependant très marquées. L'idée la plus exacte qu'on s'en puisse faire, c'est celle d'une plicature irrégulière dans une membrane extrêmement fine. Leur siège est généralement dans les 2 à 4 millimètres de la rétine.

On constate pourtant encore leur présence immédiatement en arrière de la lentille. Dans ce cas, les déplacements apparents qu'ils éprouvent lors des brusques mouvements du regard, se manifestent en sens contraire de ceux cités plus haut et offerts par les corpuscules voisins de la rétine. Pendant que ceux-ci descendent, on voit, au contraire, monter ceux voisins du cristallin. On en comprend aisément la raison, le centre de projection sensorielle et de mouvement du globe se trouvant intermédiaire à ces deux régions.

Ces derniers corps, les plis et membranules, forment un groupe symptomatologique d'un ordre plus sérieux que les simples mouches volantes, en ce sens que lorsqu'ils atteignent un certain volume, ils deviennent parfaitement visibles à l'ophtalmoscope et prennent alors le nom de *corps flottants ou de flocons* dans le vitré.

Cette analyse précise et délicate a rendu à la pratique un immense service, en permettant d'éclairer avec certitude les malades sur les vraies causes d'un phénomène pour eux éminemment perturbateur. On peut aujourd'hui leur affirmer que ces symptômes, dans leurs degrés légers et moyens, ne sont que des altérations légères d'éléments physiologiques à peine transformés ; qu'ils siègent dans le corps vitré et surtout qu'ils sont indépendants tant du tissu *nerveux* oculaire, que de celui du centre cérébral, et qu'ils n'annoncent par conséquent ni l'amaurose, ni la paralysie.

Leur volume et leur coloration foncée sont seuls en droit d'éveiller les préoccupations. Quand, de l'état de simples mouches, ils passent à la condition de vrais corps flottants, et que le sujet est atteint de myopie ou de toute autre forme de choroïdite, alors il est sage de les prendre en considération. Ils indiquent toujours par l'augmentation de la teinte foncée, de leur nombre ou de leur volume, l'étendue de leurs déplacements, *un plus haut degré de fluidité momentanée du corps vitré,* et, par induction, *un accroissement de congestion dans la choroïde.*

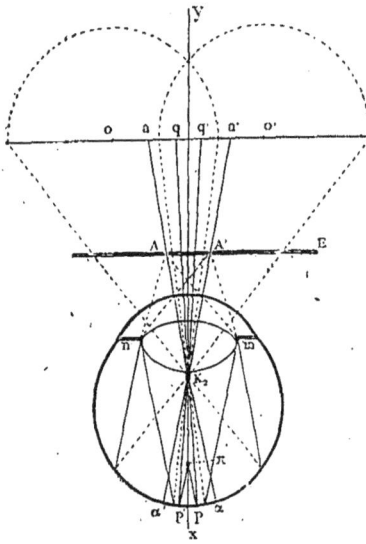

Fig. 49.

Les malades, une fois prévenus de ce fait, reconnaissent alors, aux plus grands troubles qu'ils éprouvent, les conséquences d'un excès d'application de près, ou de quelque *écart* de régime dans plusieurs départements fonctionnels ; en un mot, l'effet d'une fluxion sanguine vers la choroïde.

Nous insistons sur cette conclusion finale qui limite pratiquement la portée de ce phénomène pathologique. Après avoir été singulièrement exagérée, et jusqu'aux proportions, sans fondement, de menace de prochaine amaurose, on a été, comme il arrive souvent dans cet ordre d'idées, jusqu'à leur enlever toute signification morbide. Dans cette dernière proposition, le danger changeait de nature : on risquait de lui opposer trop d'insouciance.

En fait, si des mouches volantes variant peu, et peu nombreuses, ne doivent point préoccuper outre mesure, il est d'autre part, important de leur accorder attention comme à des signes évidents d'un certain degré de ramollissement du vitré, et de s'attacher d'autant plus expressément aux règles de l'hygiène oculaire, que le nombre et la teinte foncée des scotômes mobiles indiquera un plus haut degré de stase ou de fluxion sanguine dans la choroïde.

En tout cas, et au point de vue de la pratique ophtalmologique, la myiodopsie devra être considérée tout au moins comme un témoin, s'offrant spontanément, d'un embarras, actuel ou passé, dans la membrane nourricière de l'œil, et conséquemment comme un indice d'une fatigue de l'organe.

Note additionnelle au § 163.

Calcul servant de base à la méthode de Brewster pour la détermination de la position des corps flottants dans le vitré (voir fig. 49).

K_2, second point nodal; centre de réfraction, de similitude et de projection sensorielle.

E, l'écran opaque portant les deux trous d'épingle A A′.

mn = diamètre de la pupille.

$a A K_2 a$ — rayons non déviés passant par A et A′; axes communs des faisceaux
$a′ A′ K_2 a′$ — coniques divergents incidents lumineux, et des faisceaux réfractés cylindriques dont la section droite est la pupille;

a et $a′$, lieux de la projection extériorisée des points a et a^i, sur le plan vertical de projection.

o, $o′$, centres des cercles de diffusion projetés sur le même plan et dont la moitié seulement est dessinée pour la simplicité du dessin.

π, corps opaque dans le vitré.

p, $p′$, ses ombres portées sur la rétine par les faisceaux lumineux cylindriques.

q, $q′$, leurs projections sur le plan vertical, suivant les lignes de direction visuelle pK_2, $p′K_2$.

Appelons encore d (l'inconnue) la distance du point opaque π à la rétine; D la distance du point K_2 au plan de projection.

Les deux triangles $\pi p p′$, $a a′ K_2$, dont les côtés sont respectivement parallèles, nous donnent, comme triangles semblables :

$$a a' : p p' :: \varphi' : d. \quad (1)$$

De même les triangles $a′ a K_2$, $a a′ K_2$, semblables comme opposés par le sommet, nous donnent :

$$a a' : a a' :: D : \varphi', \quad (2)$$

et, par la même raison, les triangles $p p′ K_2$, $q q′ K_2$ nous donnent à leur tour :

$$q q' : p p' :: D : \varphi', \quad (3)$$

et, par suite :

$$a a' : a a' :: q q' : p p',$$

ou $aa' : qq' :: \alpha\alpha' : pp' :: \varphi' : d:$

d'où $$d = \frac{qq' \times \varphi'}{aa'}.$$

Quant à aa', on voit sur la figure 49 que la valeur de cette quantité est donnée par la proportion : $aa' : AA'$ (écart mutuel des orifices de l'écran) $:: D : (G_1 = \varphi'')$, distance de l'écran au 2ᵉ point nodal.

§ 163 *bis a*). — De la mesure du diamètre de la pupille et des cercles de diffusion.

Dans les *Annales d'oculistique*, n° mai-juin, 1876, M. Badal a fait connaître un procédé très simple pour obtenir à un moment donné la dimension de l'ouverture pupillaire, et en même temps l'étendue des cercles de diffusion.

La mesure du diamètre pupillaire est fondée sur la généralisation de la méthode proposée par Robert-Houdin au congrès de 1867. Le pupillomètre de cet ingénieux observateur (voir le compte rendu du congrès) se composait d'un petit cylindre en forme d'œilleton qui s'appliquait sur l'orbite devant l'œil, et portait, à son extrémité opposée, une plaque de cuivre percée en son centre de deux très petits orifices capillaires, l'un fixe, l'autre dont la distance au premier pouvait varier et être mesurée à chaque observation.

Placé devant l'œil, exposé à une large surface suffisamment lumineuse, et à la distance de 12 millimètres, position du foyer principal antérieur de l'organe, cet instrument envoyait vers la cornée deux faisceaux coniques de rayons lumineux, que la réfraction transformait en faisceaux cylindriques de rayons parallèles, et qui dessinaient chacun un cercle de diffusion sur la rétine, cercles ayant pour diamètres celui même de la pupille (comme dans le procédé de Donders pour la détermination de la distance des corps entoptiques, § 163). Dans l'application de cet instrument, il était clair qu'au moment où les cercles de diffusion étaient tangents, la distance de leurs centres était la mesure de leurs diamètres, et comme ce diamètre était égal à la fois à celui de la pupille et à l'écartement des orifices capillaires (vu le parallélisme des rayons dans le vitré), la mesure de cet écartement donnait en même temps celui du diamètre de la pupille.

M. Badal a étendu cette méthode en montrant que, dans son application, *quelle que soit la distance des orifices à l'œil*, dès que *les deux cercles de diffusion sont amenés au contact, l'écartement des orifices est égal au diamètre de la pupille.*

La figure ci-contre permet de s'assurer de l'exactitude de cette proposition.

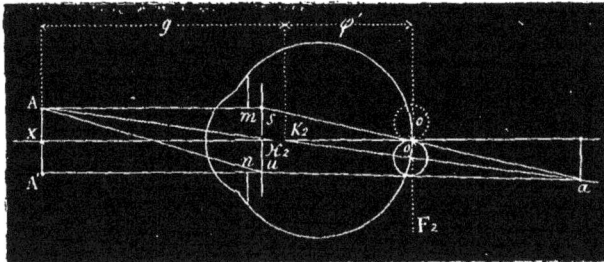

Fig. 50.

Admettons; en effet, que dans la figure 50, A et A′ représentent les orifices de l'écran à la distance de l'œil pour laquelle les deux cercles de diffusion o, o' sont exactement tangents, au point de fixation F_2, foyer principal de l'œil.

Soit H_2 le second plan principal de l'œil. Si l'on a $H_2 s = AX$ (demi-intervalle de AA'), le point A fait son image par réfraction sur la ligne qui se rend de s à F_2 ($S F_2 a$) : mais m fait aussi son image sur la même ligne, si m est l'extrémité du diamètre de l'ouverture pupillaire correspondant au *cercle de diffusion* o, m et A sont donc sur la même parallèle à l'axe; donc $AA' = mn$.

2° La même figure permet de déterminer l'étendue des cercles de diffusion.

On voit, en effet, que si l'on appelle α la distance des deux orifices, β le diamètre de l'un des cercles de diffusion, ou le mutuel écartement de leurs centres au moment du contact, g la distance du plan des orifices au premier point nodal; φ' la distance du deuxième nodal à la rétine, dans l'œil emmétrope, on a :

$$\beta : \alpha :: \varphi' : g,$$

d'où

$$\beta = \frac{\alpha \varphi'}{g}$$

En d'autres termes, le diamètre des cercles de diffusion est égal à l'écartement des points lumineux, multipliés par le rapport $\dfrac{\varphi'}{g}$.

Pour simplifier le mode opératoire, M. Badal a fixé à 15 centimètres la distance g. Pour réaliser cette condition, l'œilleton du tube est adapté à l'œil, de façon que le plan de la cornée soit à une distance de 14 centimètres des plaques portant les orifices. La cornée étant d'ailleurs à environ 9 à 10 millimètres du premier point nodal.

L'équation $\dfrac{\beta}{\alpha}$ devient alors $\dfrac{\beta}{\alpha} = \dfrac{15}{150} = 0.1$.

Dès que l'on a lu α sur la plaque mobile, on en déduit aisément la grandeur β des cercles de diffusion.

3° Le calcul de ces mêmes cercles, dans l'amétropie, nécessitera une légère correction.

Si l'on suppose connu le degré de l'amétropie, on sait qu'il faut admettre un raccourcissement (H), ou un accroissement (M) de la distance du deuxième point nodal à la rétine, mesurant $0^{mm}3$, par dioptrie (voir §§ 204 et suiv).

Dans l'équation $\dfrac{\beta}{\alpha} = \dfrac{\varphi'}{g}$, il faudra donc augmenter ou diminuer le numérateur φ' de tel nombre de fois $0^{mm}3$ que l'on a de dioptries en déficit ou en excès.

(M. Badal a fait construire avec plus de rigueur le pupillomètre de Robert-Houdin, et lui a fait adapter une graduation dans laquelle l'index donne *en millimètres* ou fractions de millimètre, le diamètre de la pupille.)

Nous donnons dans le paragraphe ci-dessous le plan d'une application de cet instrument à la méthode entoptique de Brewster pour la détermination de la position des corps flottants dans le corps vitré.

§ 163 *bis b*). — Détermination de la situation des corps qui flottent dans l'humeur vitrée.

Par la méthode entoptique ou subjective (application du pupillomètre).

Nous avons décrit sommairement, au § 163, la méthode employée par Donders pour la solution de ce petit problème : M. Badal, par des considérations de même ordre, arrive encore plus simplement au même objet, au moyen du pupillomètre. Cette détermination comprend deux opérations distinctes.

La première consiste à mesurer le diamètre de la pupille (voir le paragraphe précédent).

Soit (fig. 51) D ce diamètre; soit, en outre, p le corps flottant dont il s'agit de déterminer la distance x à la rétine.

Pour simplifier la figure, on peut supposer ce point sur l'axe optique, la démonstration serait, du reste, la même pour toute autre situation.

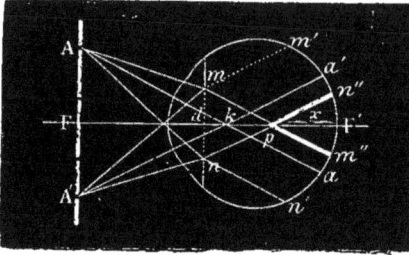

Soit K le point nodal, F le foyer antérieur de l'œil.

Le pupillomètre étant placé à ce foyer antérieur, chacune des ouvertures sténopéiques A, A′ enverra à l'œil un cône de rayons lumineux qui ira se peindre sur la rétine suivant un cercle de diffusion; et sur ce cercle le point p projettera son

Fig. 51.

ombre. Il est facile de comprendre qu'il est toujours possible de donner aux orifices A et A′ un écartement tel que l'ombre du point p se trouve juste à la circonférence des cercles de diffusion, et à la partie de cette circonférence la plus voisine de l'axe passant par le point p, comme il est indiqué en n'' et m''.

Cela posé, puisque le pupillomètre est placé au foyer antérieur, le rayon nn'' est parallèle à A′a', de même mm'' est parallèle à Aa; les triangles npm, AKA′ sont donc semblables, et on a, en remarquant que $dp = dF' - x$, que FK = 20ᵐᵐ, et en désignant AA′ (l'écartement des orifices correspondant à cette 2ᵉ position des cercles de diffusion) par E, et mn par D :

$$\frac{dF' - x}{D} = \frac{20^{mm}}{E},$$

d'où

$$x = dF' - \frac{20 \times D}{E}.$$

Or, dF', distance de la rétine à la pupille (ou, plus exactement, à l'image de la pupille formée par le cristallin) est égale à 18ᵐᵐ,5. Si on ne tient pas à une approximation de plus de 1/10, on pourra donc écrire :

$$x = 18,5 - 20 \times \frac{D}{E} = 20 \times \frac{E - D}{E}.$$

En résumé, « la distance cherchée du corps flottant à la rétine est égale, en millimètres, à 20 fois le rapport de la différence des écartements successifs des deux orifices du pupillomètre au plus grand de ces écartements. »

§ 164. — Des phosphènes.

La lumière est l'agent spécial de la sensibilité rétinienne; en d'autres termes : les vibrations de l'éther dont le nombre d'oscillations est compris entre 483 et 709 millions de millions par seconde, c'est-à-dire entre l'extrémité rouge et l'extrémité violette du spectre solaire, exercent sur cette membrane une réaction ou sensation qui répond « seule » à l'idée ou notion de lumière.

Mais d'autres agents mécaniques peuvent également développer en elle une sensation de même ordre.

Quand nous comprenons soit un œil, soit les deux yeux, dans un courant voltaïque de quelques éléments, de 4 à 8, d'une pile de Daniel, par exemple, et que tout d'un coup nous interrompons le courant, le choc, insensible sous d'autres rapports, qui résulte de la rupture du courant, est accusé dans l'organe par une sensation lumineuse (un éclair violet en général) extrêmement subtile. .

Sous une forme plus brutale, un coup de poing donné sur l'œil fait voir, suivant l'expression populaire, trente-six chandelles. Ici encore une action mécanique développe, non pas de la lumière, mais une *sensation* lumineuse, c'est-à-dire l'accusé de réception de la rétine. Il ne faut pas croire en effet qu'il y ait, dans cette circonstance, de la lumière produite pouvant aller solliciter une autre rétine, ou revenir, par réflexion sur un corps poli extérieur, influencer à nouveau la rétine. .

[Cette remarque est pour répondre à une question de médecine, légale citée par Helmholtz :

Dans un cas judiciaire, un individu qui avait reçu dans l'obscurité, un coup sur l'œil, prétendait avoir reconnu son agresseur à l'aide de la lueur provoquée par le coup.]

Or les effets d'une action mécanique appliquée à l'œil, celle-ci étant dirigée avec modération, peuvent devenir très instructifs et recevoir des applications tant physiologiques que cliniques.

Phosphènes. — Le toucher de la sclérotique, en un point limité, provoque une apparition lumineuse à laquelle Serres (d'Uzès) a donné le nom de *phosphène*. La forme apparente de l'objet lumineux est déterminée par celle du corps compresseur. Cette apparition se montre à l'opposite du point comprimé, sur la normale même à la surface sclérale au lieu touché.

Pour déterminer ce phénomène, il convient d'être dans une obscurité incomplète, les yeux à peine entr'ouverts et les paupières relâchées. On appelle l'attention du sujet vers le point de l'espace diamétralement opposé à celui que l'on se propose de comprimer sur le globe.

Comme instrument de compression on peut prendre le bord unguéal du petit doigt, ou mieux encore, une pointe très mousse et arrondie d'un gros crayon comme les crayons Faber. On a même fait de petits styles d'ivoire arrondis dans cet objet.

L'image produite lors de la compression affecte une position exactement diamétrale relativement au point comprimé, et une configuration en rapport avec celle du corps compresseur. La netteté d'impression n'est d'ailleurs que générale et quelque peu grossière, eu égard à l'épaisseur des parties qui communiquent la pression à l'organe sensible.

Le point capital de cette expérience au point de vue physiologique, est la *localisation de l'impression extériorisée au lieu même de l'espace qui formerait physiologiquement son image rétinienne au point sur lequel a été portée la compression.* De sorte que si, pendant qu'on le comprime, l'œil porte son attention sur un point extérieur très éclairé, au moment où l'anneau lumineux arrive au contact apparent avec cet objet, on reconnait que le point touché et l'objet sont aux deux extrémités du même diamètre de l'œil.

Une très faible partie de la rétine échappe à cette exploration ; elle n'a pas plus d'un centimètre d'étendue : c'est la région polaire de l'œil.

Cependant on est assuré qu'en cette région même un choc mécanique un peu brusque donne naissance à l'apparition d'un phosphène. Dans des mouvements vifs, un œil, siège de quelque congestion choroïdienne, voit apparaître parfois, la nuit, un anneau lumineux se manifestant inopinément. C'est le *petit phosphène* ou *de Brewster :* il apparaît dans la région en rapport avec le pôle oculaire et est dû à l'ébranlement spontané de la propre papille du sujet, dans un mouvement brusque de l'organe.

L'exploration des phosphènes est un moyen extemporané, et qui n'est jamais à négliger, de découvrir une paralysie rétinienne, partielle ou générale, en cas d'hémiopie, d'atrophie du nerf optique soupçonnée, ou de cataracte.

La région paralysée ne répond point à l'excitation par un phosphène, et l'on a là un moyen de diagnostic très fréquemment précieux.

La région dans laquelle on doit, d'après ce qui vient d'être dit, rechercher la présence du phosphène, est donc une zone plus ou moins étendue, limitée en avant par l'équateur de l'œil et s'étendant, en arrière autant que l'on peut, sans provoquer de douleur.

§ 165. — **Phénomènes de polarisation dans l'œil.** — **Houppes de polarisation de Haidinger.**

Ce n'est que depuis peu d'années, qu'a été observé dans l'œil un phénomène positif de polarisation de la lumière. Sa découverte est due à Haidinger, et le nom de ce savant a été donné au phénomène.

Il se manifeste dans les circonstances expérimentales suivantes : « Regardant à travers un prisme de Nicol, une feuille de papier blanc, bien éclairée, ou un nuage lumineux, la région sur laquelle l'attention est maintenue fixe, et qui correspond en position et en étendue, à la *macula lutea*, au lieu de demeurer d'un blanc uniforme, comme le fond éclairant, se divise en quatre parties de dimensions à peu près égales, non séparées par des droites rectangulaires, mais par les deux branches d'une hyperbole, dont les surfaces intérieures, les plus claires, se dessinent en bleuâtre; l'espace corréspondant à l'extérieur des branches de l'hyperbole, offrant une coloration jaunâtre.

Lorsqu'on fait tourner le prisme de Nicol, la figure de polarisation tourne du même angle. Le plan de polarisation contient le second axe de l'hyperbole.

La surface occupée par le phénomène, paraît à tous les observateurs d'une étendue en rapport avec celle de la tache jaune.

L'apparition des houppes de polarisation, est des plus instables; elle a lieu subitement, mais dès que la rétine est un peu fatiguée de l'attention prêtée à l'observation, elle disparaît et fait place au tourbillon de fins globules que nous décrirons dans un instant.

Parmi les couleurs monochromatiques, le bleu est la seule qui produise les houppes de polarisation. On ne les voit pas dans les parties les moins réfrangibles du spectre. Interposez un verre bleu entre la surface blanche et le Nicol, les teintes indiquées ci-dessus sont renversées: les surfaces hyperboliques, qui étaient bleuâtres, paraissent simplement claires, et les houppes jaunes, qui les séparent, deviennent obscures.

Or, la physique nous apprend que lorsque la lumière est polarisée, soit par réflexion, soit par réfraction simple ou double, toutes les couleurs subissent toujours à peu près également la polarisation. C'est seulement dans l'absorption de lumière chromatique par des corps bi-réfringents, que la lumière de certaines couleurs peut être polarisée, tandis que celle des autres couleurs ne l'est pas. Or, la plupart des fibres et des membranes organiques, sont faiblement bi-réfringentes, et se comportent en général, comme des cristaux à un axe, dont l'axe serait parallèle à la longueur des fibres, ou perpendiculaire à la surface des membranes.

Ces considérations ont fait supposer à M. Helmholtz que la production des houppes de polarisation, peut être expliquée en admettant que les éléments jaunes de la tache jaune, sont faiblement bi-réfringents, et qu'ils absorbent plus fortement le rayon extraordinaire de la couleur bleue, que son rayon ordinaire.

(Ce point de science pure, est tout entier à étudier; il n'a point reçu jusqu'ici d'application quelconque).

§ 166. — De la perspective aérienne.

On comprend sous cette dénomination, dit M. Helmholtz, l'obscurcissement et le changement de couleur que les images d'objets éloignés subissent par le fait de la transparence incomplète des couches d'air, qui séparent ces objets de l'observateur.

L'air, lorsqu'il contient un peu d'eau à l'état de brouillard, ce qui a lieu pour les couches les plus basses, surtout dans le voisinage des grands cours d'eau, agit comme un milieu trouble, qui paraît *bleu* lorsqu'il est éclairé par réflexion, devant un fond sombre, et qui colore en *rouge* la lumière d'objets éclairés qui le traverse. Plus la couche d'air est épaisse entre l'œil de l'observateur et l'objet éloigné, plus la coloration de cet objet se modifie, soit en bleu, lorsqu'il est plus sombre, soit en rouge, lorsqu'il est plus clair que la couche d'air interposée. C'est ainsi que les montagnes éloignées paraissent bleues, que le soleil couchant paraît rouge.

C'est surtout lorsque l'air présente une transparence bien plus grande ou bien moindre que de coutume, que nous pouvons constater facilement l'influence exercée sur notre jugement par la perspective aérienne.

Dans le premier cas, les chaînes de montagnes éloignées paraissent bien plus rapprochées et plus petites qu'à l'ordinaire ; dans le second, elles paraissent plus grandes et plus éloignées. C'est sur cette circonstance que repose une illusion à laquelle l'habitant de la plaine n'échappe pas, quand il arrive dans un pays de montagnes.

En plaine, et surtout dans le voisinage de grandes nappes d'eau, l'air est ordinairement trouble, tandis que, dans les pays de montagnes, il présente ordinairement une transparence extrême ; il en résulte que les sommets des montagnes éloignées, surtout lorsqu'ils sont couverts de neige et éclairés par le soleil, apparaissent au voyageur avec une netteté qu'il n'a encore rencontrée, qu'en regardant des objets rapprochés. Aussi commet-il, en moins, des erreurs énormes dans l'appréciation des distances et des hauteurs, jusqu'à ce que quelques courses sur le terrain lui aient appris à mieux évaluer les distances. » Helmholtz.

§ 167. — Mécanisme de l'apparence bleue du firmament.

Le bleu du firmament est une lumière réfléchie. Elle nous parvient perpendiculairement à la direction des rayons solaires, ou même parfois en sens presqu'inverse.

Cette réflexion ne porte pas sur toutes les ondes ; car elle serait blanche, comme lorsqu'elle nous est renvoyée par un beau nuage blanc. Étant *bleue*, il y a donc lieu de considérer qu'elle n'est l'effet de la réflexion que des ondes les plus courtes du spectre.

— On a attribué ce bleu à la couleur propre de l'air ; mais, dit Tyndall, si l'air est bleu, comment la lumière du soleil levant ou couchant, qui traverse de grandes distances d'air, peut-elle être jaune, orangée ou même rouge ? Le passage de la lumière à travers un milieu bleu ne saurait rougir la lumière.

— Ce n'est pas la lumière réfléchie par l'air qui est orangée ou rouge, c'est la lumière transmise; et voici l'explication qu'en donne Tyndall.

Supposons que de très petites particules étrangères soient diffusées dans notre atmosphère : des ondes de toutes grandeurs viennent les frapper, et à chaque collision, une portion de l'onde incidente est écartée et renvoyée en plus ou moins grande quantité en arrière. Or, une onde de grande largeur relativement auxdites particules, perdra peu dans ce conflit, tandis qu'une onde relativement courte, perdra relativement beaucoup.

Il résulte de là qu'en supposant aux particules une dimension dans un certain rapport avec les ondes les plus courtes du spectre, ces particules réfléchiront — en sens divers, mais surtout en sens contraire à la direction du faisceau lumineux, les ondes en rapport de grandeur avec elles. La lumière solaire *transmise* de l'horizon, ou plutôt de quelques degrés au-dessous de l'horizon, perdra donc surtout des rayons violets, bleus, bleuâtres, verts, et nous arrivera jaune, orangée ou même rouge. — (Coucher ou lever du soleil.)

Et celle qui du firmament nous sera renvoyée par ces particules, faisant fonctions de corps réfléchissants, sera violette, bleue, bleuâtre, verte, couleur, à midi, des parties du ciel opposées au soleil.

Cette solution du problème, très rationnelle, ne demande pour être admise, que la preuve ou une probabilité suffisante de l'existence dans l'atmosphère de particules diffusées, de dimensions en rapport avec celles des ondes courtes de la lumière. On doit à M. Tyndall de nombreuses et très curieuses expériences qui montrent à quel extrême degré de ténuité se trouvent réduits les corps chimiques, propres à donner à un milieu liquide ou gazeux les teintes bleues, les plus prononcées, sous l'influence d'un faisceau lumineux.

Lisez à ce propos son intéressant chapitre sur la production artificielle des firmaments bleus.

La première explication satisfaisante sur l'aspect bleu du ciel, est due à Gœthe; voici comme Tyndall rapporte les observations judicieuses (sur ce point limité de la science) de l'illustre poète :

« Gœthe regardait le zénith à minuit, et ne voyait au-dessus de lui que l'obscurité de l'espace; pendant le jour, au contraire, il voyait au-dessus de sa tête le firmament bleu ; et il en concluait avec raison que la couleur du ciel était due à ce que la lumière du soleil (réfléchie vers nous) tombait sur un milieu trouble, derrière lequel se trouvait un fond noir. Il n'expliquait pas en réalité (Tyndall dit même : il ne comprenait pas) l'action physique des milieux troubles ; » mais son observation ne mérite pas moins d'être signalée.

Analysé plus scientifiquement, ce même phénomène est celui par lequel Helmholtz a expliqué depuis comment le pigment noir de l'uvée (Iris) pouvait donner lieu à l'aspect des *yeux bleus* (voir § 71).

§ 168. — Influence du mouvement sur la sensibilité rétinienne.

Aux limites de la visibilité simple, ou de l'impressionnabilité de la rétine, un mouvement modéré de l'objet lumineux rend sa visibilité plus facile.

Cette remarque, qui peut rendre compte de certains phénomènes dans des cas particuliers, résulte d'une observation intéressante d'Arago.

« Je me promenais, dit cet illustre observateur, au milieu de la journée, en marchant du nord au midi, sur la terrasse méridionale de l'Observatoire. Toute la partie des dalles au midi de mon corps, était donc éclairée en plein par la lumière directe du soleil ; mais les rayons de l'astre étaient réfléchis par les carreaux de vitre des fenêtres de l'établissement placés derrière moi. Il y avait donc là une image secondaire, une sorte de soleil artificiel au nord, dont les rayons, venant à ma rencontre, devaient former une ombre du nord au midi. Cette ombre était naturellement très faible ; en effet, elle était éclairée par la lumière directe du soleil. Son existence ne pouvait donc être constatée que par la comparaison de cette lumière directe et de la lumière située à côté, composée de cette même lumière directe et des rayons très affaiblis, réfléchis par les carreaux. Or, le corps restait-il immobile, on ne voyait aucune trace de l'ombre ; faisait-on un geste avec les bras, un mouvement brusque du corps donnait-il lieu à un déplacement sensible de l'ombre ; aussitôt on apercevait l'image du bras ou du corps. »

§ 169. — Absorption des rayons calorifiques.

On sait que les vibrations lumineuses ne sont pas les seules manifestations des mouvements communiqués à l'éther : avec elles pénètrent dans l'œil des vibrations exclusivement calorifiques répondant à la région ultra-rouge du spectre, des ondulations exclusivement chimiques répondant à l'extrémité opposée.

Recherchant ce que devenaient dans leurs rapports avec les membranes et milieux intra-oculaires, ces rayons de l'extrémité ultra-rouge, ou calorifiques, M. Janssens est arrivé aux conclusions suivantes :

Chez les animaux supérieurs, les milieux de l'œil qui sont d'une transparence si parfaite pour la lumière, possèdent au contraire la propriété d'absorber d'une manière complète les rayons de chaleur obscure, opérant ainsi une séparation des plus nettes entre ces deux espèces de radiations.

Au point de vue de leur effet sur l'organe de la sensibilité spéciale, cette propriété des milieux que doit traverser la lumière avant de l'atteindre, acquiert une grande valeur. Si l'on considère, par exemple, que dans nos meilleures sources artificielles de lumière (lampe Carcel), l'intensité calorifique de ces radiations obscures est décuple de celle des radiations lumineuses, on comprend l'importance de la protection apportée à la rétine par un semblable filtrage.

Ces radiations obscures s'éteignent avec une rapidité extrême dans les premiers milieux de l'œil. Pour la source que nous venons de citer, la cornée en absorbe les deux tiers, l'humeur aqueuse les deux tiers du reste, de sorte qu'une fraction extrêmement faible arrive seule aux milieux postérieurement situés.

Quant à la cause de cette propriété des milieux de l'œil, elle réside tout entière dans leur nature aqueuse : leur mode d'action sur la chaleur est identique à celle de l'eau.

Une dernière réflexion semble naturelle à l'endroit de nos sources artificielles de lumière ; ne doit-on pas les considérer comme bien imparfaites encore, puisqu'il existe, pour les meilleures d'entre elles, une si grande disproportion entre les rayons utiles et ceux qui sont étrangers aux phénomènes de la vision.

§ 170. — Absorption des rayons chimiques. — Fluorescence.

La propriété de la couche superficielle des substances diathermanes de faire éprouver à toute espèce de chaleur rayonnante qui les frappe, une perte particulière et constante, incomparablement plus grande que la perte qui correspond à une couche d'égale épaisseur prise dans le même milieu, rapprochée de la multiplicité des couches distinctes composant le cristallin, le corps vitré et les autres milieux réfringents de l'œil, fait comprendre comment la conformation de cet admirable appareil peut suffire, dans les cas ordinaires, à garantir la rétine de tout effet calorifique nuisible de la part des rayons lumineux.

Restaient à chercher les moyens de protection qui devaient ou pouvaient garantir ce même appareil contre l'influence des rayons chimiques ou ultra-violets; ou, plus généralement, il y avait à s'assurer des effets que pouvaient exercer sur l'appareil sensible ces rayons doués d'une action chimique.

Cette question a été l'objet des recherches spéciales de MM. Brücke, Helmholtz, et de notre compatriote le professeur Regnauld.

On sait que les corps fluorescents absorbent toujours d'une manière notable les rayons qui provoquent leur fluorescence.

Or, ces savants ont reconnu que chez l'homme et chez quelques autres mammifères, la cornée soumise aux rayons ultra-violets manifeste une fluorescence prononcée ; ainsi en est-il du cristallin.

Dans le corps vitré, la membrane hyaloïde offre seule une faible fluorescence : la rétine, Helmholtz l'avait le premier démontré, développe aussi de la fluorescence, mais à un moindre degré que le cristallin.

Dans ces expériences se trouve exposée et définie la propriété physique connue sous le nom de *fluorescence*.

Fluorescence. — On appelle ainsi la propriété dont jouissent certains corps diaphanes de développer par eux-mêmes un certain éclat, lorsqu'ils sont soumis à l'influence des rayons ultra-violets ; ils émettent alors les rayons qu'ils ont commencé par absorber. Ce phénomène prend le nom de *phosphorescence*, si sa durée excède le temps pendant lequel ils sont soumis à l'accès des rayons pénétrants.

Cette propriété est, en somme, un cas particulier d'une loi plus générale : tous les corps, même les plus transparents, sont plus ou moins des absorbants de la lumière ; et Kirckoff a démontré par son analyse spectrale, que lesdits corps transparents absorbent plus particulièrement les rayons qu'ils émettent eux-mêmes (voir leçon 12°, § 186).

ONZIÈME LEÇON

DE PLUSIEURS PHÉNOMÈNES VISUELS NON CLASSÉS

Dans l'étude clinique de la vision, d'autres perturbations se rencontrent encore, en dehors de celles qui dérivent de la réduction graduelle du champ de l'accommodation, ou de celle de l'acuité visuelle proprement dite ; perturbations de formes diverses qui ne trouvent de classement que dans l'analyse de leurs caractères et que, pour cette raison, nous réunirons, malgré leurs dissemblances, dans un même chapitre. La raison s'en apercevra en ceci que leur exposition descriptive et analytique en formera presque toute l'histoire.

Ces perturbations appartiennent, pour la plupart, aux phénomènes dits *entoptiques*, au premier rang desquels on trouve la multiplicité des images ou la polyopie uni-oculaire.

§ 171. — Spectre étoilé du cristallin. — Phénomènes de la polyopie uni-oculaire.

Quand on rapproche de soi, en deçà du *punctum proximum*, l'optomètre à cheveux ou à soies de de Graëfe, on cesse de voir distinctement chaque fil. D'après la théorie, rien à cela de surprenant, chaque point focal étant remplacé par un cercle de diffusion. Mais ce qui surprend à bon droit, si l'on examine bien attentivement cette image confuse du fil, c'est qu'elle n'est pas simplement confuse, elle est double, triple, ou multiple en un mot. Au lieu d'un fil, mal défini, grossi, on voit sur une ombre vague, se dessiner un certain nombre de fils inégalement perceptibles, mais incontestables.

Si, au lieu d'un fil, on prend un point, de moins d'un millimètre d'étendue, se détachant en noir sur fond blanc, ou en blanc sur fond noir, et qu'on fasse sur lui la même expérience, dès qu'on l'apporte en deçà du *punctum proximum*, le même phénomène apparaît : au lieu d'un point plus large, plus confus, on aperçoit distinctement, autour d'un point central, une petite couronne de points semblables qui l'enveloppe.

Le phénomène est très net si l'on fait l'expérience avec le trou d'épingle placé contre le jour, et se détachant sur le fond éclairé du ciel ou sur une muraille blanche.

Après avoir constaté ce phénomène, rapprochons encore le trou d'épingle de nous, ou plutôt, rendons-nous, pour la

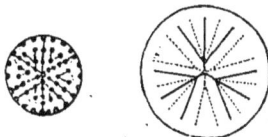

Fig. 52.

distance à laquelle nous le tenons, un pied, je suppose, très myope ou très hypermétrope, en plaçant devant notre œil un verre positif ou négatif de 10 à 12 centimètres; alors, au lieu de la couronne de points entourant le point central, nous voyons devant nous un cercle lumineux pâle plus ou moins grand, étoilé, c'est-à-dire divisé en segments réguliers appartenant au type hexagonal. Dans cette situation relative, éloigne-t-on ou rapproche-t-on l'écran percé du trou d'épingle, on constate que chacun de ces segments de cercle correspond à l'un des points de la première expérience; qu'en éloignant l'écran, chaque petit point de la couronne agrandie devient un segment, et réciproquement dans le mouvement inverse. Ajoutons que tous ces phénomènes disparaissent et font place à la vision nette d'un seul point, dès que l'écran rentre dans le champ de la vision distincte (voir fig. 52).

Il suit de là qu'il existe dans l'œil quelque appareil qui y joue le rôle de l'optomètre de Scheiner, multipliant comme lui les images, quand l'objet visuel est placé en deçà ou au delà du point d'adaptation.

La figure étoilée et régulière de l'expérience précédente rappelle trop celle de la formation histologique du cristallin, pour ne pas indiquer tout d'abord que cet organe est lui-même l'optomètre multipliant dont nous venons de constater les effets. On s'assure qu'il en est ainsi en observant, à l'éclairage latéral, le cristallin d'une personne plutôt âgée, après dilatation de la pupille. On voit alors objectivement ledit optomètre hexagonal. Enfin, on le retrouve si l'on reprend avec des cristallins d'animaux un peu âgés, et objectivement, les expériences que nous venons de rapporter, en prenant un écran de verre dépoli pour remplacer la rétine. On reproduit alors les segments triangulaires dont chacun correspond à une image, au delà ou en deçà du foyer, mais qui tous se fusionnent en un seul lorsque l'écran est au foyer. On a reconnu, de plus, que les phénomènes dont il s'agit sont d'autant plus accusés que le cristallin porte plus évidentes les traces de ses divisions hexagonales histologiques, c'est-à-dire qu'il est, *cæteris paribus*, plus âgé.

C'est donc à cet organe qu'il y a lieu d'attribuer :

1º Le spectre étoilé, qui se produit quand on se place en présence d'une source plus ou moins abondante de lumière, parcourant le corps vitré à l'état de rayons parallèles (expérience des spectres perlés) ;

2º Les images multiples de la polyopie uni-oculaire, lesquelles se manifestent quand, en deçà ou au delà de la distance pour laquelle l'œil est adapté, l'objet visible n'est pas trop éloigné du point d'adaptation (comme dans le cas des points en couronne de l'expérience ci-dessus).

Des images multiples se rencontrent parfois en l'absence du cristallin. Il est clair, dès lors, qu'elles ne sauraient, en semblables circonstances, lui être attribuées. On reconnaît alors que, si le cristallin manque, il existe un autre réseau qui le remplace dans ses fonctions d'optomètre multiplicateur. Ce sont de petits tractus membraneux, développés par une iritis ou formés par la capsule après l'extraction du cristallin, et qu'on peut reconnaître à l'ophtalmoscope. De plus, au moyen d'une lentille qui corrige l'aphakie (leçon 16e), on fait disparaître du même coup la polyopie.

Le mécanisme par lequel sont produites les images multiples de la polyopie uni-oculaire avait fait penser, au premier moment, que le cristallin était composé de différents segments ayant anatomiquement des foyers différents. Sur cette idée reposait la conception de l'une des formes de l'astigmatisme irrégulier. L'analyse plus exacte du phénomène, montre que les foyers de deux segments ne sont pas différents, quoique, dans certaines circonstances, ces segments donnent des images différentes. Ces images distinctes ne se rencontrent, en effet, qu'en deçà et au delà du foyer même de la réfraction actuelle de l'œil. Mais, au foyer exact, toutes se confondent et se fusionnent. Les segments ont donc même foyer pendant l'acte physiologique, et le cristallin n'est pas, comme on l'a dit, une lentille à plusieurs foyers.

C'est au spectre étoilé que sont dues et la forme des étoiles, constante pour un même œil, différente pour chacun, et les apparences stellaires de tous les points fortement lumineux et très éloignés ou très petits.

Quand on regarde bien fixement et d'un seul œil, une étoile, sa forme stellaire apparente demeure invariable. Bien plus, quand nous changeons d'objet, que nous passons d'une étoile à une autre, ou à une planète, ou à un réverbère très éloigné, nous retrouvons, sauf l'éclat ou la dimension du petit cercle un peu diffus du centre, la même division des branches, leur bifurcation inégale identique.

Changeant maintenant d'œil, nous retrouvons la même constance dans le phénomène, quelle que soit la petite lumière considérée ; mais la figure stellaire, constante pour le même œil, est différente d'un œil à l'autre. Et nous ajouterons que l'observation reprise à des jours différents, reproduit encore pour chaque œil, le même dessin étoilé que les jours précédents.

L'observation de ce phénomène nous permet de résoudre un autre problème encore. Nous verrons, lors de l'étude de la dynamique des mouvements oculaires, que longtemps a été agitée la question de savoir si, lors des mouvements par inclinaison de la tête sur son axe vertical, les axes principaux des globes oculaires conservent constamment les mêmes rapports avec ce dernier.

Or, si pendant l'observation d'une étoile comme dans la description précédente, nous inclinons la tête sur l'une des épaules, nous voyons tourner avec elle la figure stellaire. Voici, par exemple, le dessin d'une étoile, pour l'un de nos yeux, dans deux positions successives de la tête, droite, et ensuite inclinée à 45° sur l'épaule.

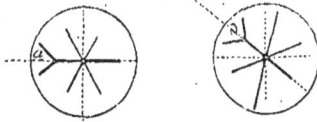

S'il y a quelque écart en ces circonstances entre les axes de la tête et des yeux, il s'est donc assurément peu étendu (voir pour le complément de cette étude, les §§ 391 et 392).

Fig. 53.

Les images multiples fournies par le cristallin lors d'une adaptation inexacte de l'appareil, formeront un des caractères symptomatiques les plus précieux pour le diagnostic des aberrations de la réfraction dynamique (voir le § 323 de la leçon 20e).

(Nous signalerons encore une application que nous reproduirons en appendice à la fin du volume, de cette propriété du cristallin, à l'explication du phénomène du *ligament noir* en astronomie.)

Note additionnelle au §´171

Scintillation des étoiles. — On ne confondra pas l'apparence stellaire (branches étoilées du phénomène que nous venons de décrire) avec un autre phénomène qui a avec ce dernier une certaine affinité ou parenté : nous voulons parler de la *scintillation des étoiles*.

Ce dernier phénomène est exclusivement d'ordre physique, tandis que le précédent est entièrement physiologique.

On appelle scintillation la *couleur* mobile et changeante des étoiles, entourant excentriquement d'une espèce de nébuleuse aux apparences intermittentes et saccadées, l'image de l'étoile même.

Ce phénomène est rattaché, dans la science, au principe des interférences lumineuses. Les rayons des étoiles traversant, pour parvenir jusqu'à nous, d'immenses espaces où il peut exister des variations de densité des milieux, les diverses ondes qui les composent y éprouvent sans doute des résistances inégales et ne nous arrivent ainsi que plus ou moins en retard les unes par rapport aux autres. D'où ces apparences colorées mobiles et intermittentes.

Pour expliquer l'absence de ce phénomène lors de l'observation des planètes, lesquelles ne scintillent point ou du moins fort peu, on a allégué (Arago) que leur disque peut être considéré comme une agrégation d'étoiles ou de petits points émettant isolément leur lumière. Les images de différentes couleurs propres à chacun de ces points considérés isolément, se superposant, en arrivant à nous, par empiétement contigu, formeraient du blanc.

Peut-être l'immense différence de distance de ces astres est-elle simplement la raison d'être de ces différences d'apparence; on ne sait rien des milieux qui les séparent de nous, pas plus d'ailleurs, que de leurs qualités propres.

§ 172. — Observation de l'arbre vasculaire rétinien. — Expérience de Purkinje.

Dans des expériences intéressantes, Purkinje, a montré que l'on pouvait se procurer à soi-même, une image subjective de la distribution de l'arbre vasculaire de la rétine.

On y arrive de plusieurs manières.

Voici les principaux de ces procédés, dont nous empruntons la description à Helmholtz, qu'il devait lui-même à Purkinje, et à H. Müller.

« 1° Au moyen d'une lentille convergente, à court foyer, on concentre une lumière très intense, de préférence la lumière solaire, en un point de la surface externe de la sclérotique, le plus *éloigné* possible de la *cornée*, de manière à former sur la sclérotique, une image

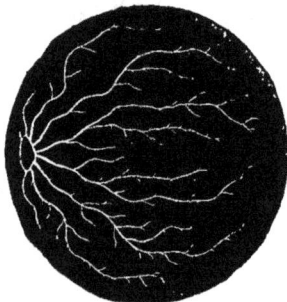

Fig. 54.

petite, mais très éclairée de la source lumineuse. Pendant cette opération, le regard est porté sur un fond obscur, et l'on imprime au foyer formé sur la sclérotique, un mouvement de va-et-vient. Le champ visuel obscur semble alors éclairé d'un rouge jaunâtre, et il apparaît un réseau de vaisseaux sombres, dont les ramifications rappellent celles d'un arbre, dépouillé de ses feuilles, et qui répondent aux vaisseaux rétiniens tels que les offrirait une préparation injectée (fig. 54).

2° La seconde méthode employée pour l'observation des vaisseaux rétiniens, est la suivante : dans une chambre obscure, on dirige le regard vers la région la plus sombre, et plaçant une bougie allumée à 90° environ, avec la direction du regard, on lui donne un mouvement de va-et-vient, soit au-dessous de l'œil, soit latéralement. On voit bientôt le fond obscur se recouvrir d'un reflet mat et blanchâtre, sur lequel se dessine l'arbre vasculaire obscur.

3° Nous nous procurons les mêmes résultats, à la lumière du jour, et suivant un mécanisme analogue, de la manière suivante :

Dans une chambre bien éclairée par la réflexion de la lumière solaire, sur un mur opposé, ou bien encore, le matin au réveil, par l'introduction récente du jour dans votre chambre, placez-vous obliquement par rapport à la fenêtre, de façon à ce que la lumière vienne raser la surface de la cornée, soit de dehors en dedans, soit de bas en haut. Couvrez l'un des yeux avec la main, celui qui sera exclus de l'expérience, puis *fermez* l'autre en dirigeant mentalement le regard dans une direction faisant 90° à 120° avec celle de la lumière incidente. Cela fait, avec le doigt indicateur, déprimez très légèrement et de très peu la paupière inférieure de ce dernier, par de petits mouvements répétés, de façon à procurer des accès intermittents, d'un filet lumineux, par une très légère béance périodique de la fente palpébrale.

«A chacun de ces mouvements, vous verrez apparaître dans la région sur laquelle est dirigée le regard, l'arbre vasculaire se détachant en beau noir sur un fond moitié pâle et moitié obscur. »

4° Une quatrième variante, obéissant au même mécanisme, repose sur l'emploi d'un système instrumental fort ingénieux, dû à Robert-Houdin, et présenté par nous, en son nom, au congrès international ophtalmologique de 1867, et décrit et représenté dans les comptes rendus de cette assemblée, p. 69.

Cet instrument, nommé rétinoscope, consiste en un petit opercule, percé d'un orifice latéral : l'opercule est destiné à clore hermétiquement l'œil, sauf en un point excentrique qui, mis à cheval sur le bord scléro-cornéal, permet le passage d'un mince faisceau lumineux qui entre dans l'œil à 90° avec la direction du regard. L'autre œil étant, comme nous l'avons dit, tenu fermé.

La lumière est fournie par un jour très vif, et mieux encore par une bougie très rapprochée, dont l'éclat est renforcé par une petite loupe encastrée dans l'orifice latéral de l'opercule.

L'apparition de l'arbre vasculaire repose sur les mêmes conditions géométriques que dans le procédé précédent; il y est conservé, comme dans les autres cas, par de petits mouvements de va-et-vient de l'opercule.

5° La cinquième méthode pour l'observation des vaisseaux rétiniens, consiste à regarder à travers une ouverture étroite, *très étroite* (un trou d'épingle très fin en un écran noir), un grand champ éclairé, le ciel par exemple, en donnant à cette ouverture un rapide mouvement de va-et-vient. Les vaisseaux rétiniens apparaissent très finement dessinés, foncés sur fond clair, et se meuvent, dans le champ visuel, dans le même sens que l'ouverture.

6° On retrouve encore la même figure vasculaire en regardant dans un microscope composé, sans y mettre d'objet, de manière à voir seulement le cercle uniformément éclairé du diaphragme. Si l'on fait mouvoir l'œil au-dessus du microscope, on voit les vaisseaux de la rétine se dessiner très finement et très nettement dans le champ de l'instrument.

b) Mécanisme de la production de l'ombre. — Pour procéder du simple au composé, prenons la méthode la plus simple; celle du trou d'épingle, *très fin*, promené dans un plan perpendiculaire à la direction du regard, à une distance de l'œil approximativement égale à celle du foyer principal antérieur de cet organe, 12 à 13 millimètres de la cornée.

Le faisceau lumineux qui tombe sur l'œil, sous une divergence conique dont la hauteur est cette distance du foyer à la cornée, et la base ou section droite est l'ouverture pupillaire, constitue, dans le corps vitré, un cylindre de rayons parallèles, intercepté par les vaisseaux dans la région antérieure de la rétine, et portant ombre sur les plans plus profondément situés; mécanisme des plus élémentaires (voir le § 163).

Dans cette circonstance, on observe que les ombres portées se déplacent dans le sens même des mouvements du trou d'épingle. La raison en est simple : l'ombre elle-même suit naturellement la marche inverse de celle de la lumière. Mais les images rétiniennes sont projetées à l'envers; ces ombres *paraîtront* donc se déplacer dans un sens deux fois renversé, ou direct.

Ce mécanisme est rendu sensible dans la figure 49, du § 163.

Supposons que le faisceau de lumière suive d'abord la direction A*a;* l'ombre portée du corps opaque $\bar{\omega}$ dessinée en *p*, dans la moitié opposée de la rétine, se trouve projetée sensoriellement, extériorisée suivant *pq*, c'est-à-dire dans la même moitié du champ visuel que A.

Le trou d'épingle étant transporté en A', l'ombre portée *p′* est maintenant projetée du côté de A′.

Le trou d'épingle étant porté de *gauche à droite*, l'ombre semble donc se déplacer à l'extérieur, sur le champ de la perspective, dans le même sens, c'est-à-dire encore de *gauche à droite*.

Dans la méthode de Purkinje, dans celle de Robert-Houdin, dans le procédé très simple du mouvement imprimé à la paupière infé-

rieure, quand l'œil est rasé par un filet de lumière naturelle, pénétrant presque tangentiellement au bord extrême de la cornée, le mécanisme de la production de l'ombre est un peu différent. Dans ces
circonstances, la lumière, ne pouvant atteindre que l'extrême circonférence de la rétine, ne saurait produire l'ombre directe portée par
les vaisseaux de la région polaire (qui est, comme on le verra plus
loin, celle que l'on observe en effet), puisqu'elle est fort loin de la
rencontrer, dans son trajet direct. Cette ombre portée ne peut donc
être l'effet que de faisceaux *réfléchis*.

On s'en assure aisément : admettons pour un instant que, dans
l'expérience, la lumière vienne *raser* de *dehors* en *dedans* notre cornée
gauche (c'est-à-dire de gauche à droite). Au moment où nous ouvrons la
fente palpébrale horizontale, qui donne accès à la lumière, nous avons
très nettement la sensation de la *vue directe du lieu d'origine de ce
faisceau lumineux :* nous la localisons exactement par projection extériorisée sur *notre gauche extrême ;* c'est *une sensation absolument régulière.*

Or, en même temps, la région *droite* de notre champ visuel qui
devrait être tout à fait obscure, offre une teinte pâle demi obscure,
et cette région correspond à la moitié gauche de notre rétine qui ne
reçoit aucune lumière directe (la chambre est supposée obscure dans
la région sur laquelle se porte notre regard intentionnel). Or, c'est sur
cette région du champ visuel (la droite) qu'est projetée subitement
l'arborisation rétinienne. Cette apparition ne peut donc être que l'effet
d'un faisceau lumineux atteignant la demi-sphère externe ou gauche
de notre rétine, et il n'y en a d'autres, dans les conditions de l'expérience, que ceux *réfléchis* par l'image
périphérique dessinée sur la moitié
droite extrême de la rétine.

Cela posé, il n'est pas plus difficile que dans les cas précédents, de
s'expliquer l'identité de sens du déplacement de la lumière et du mouvement apparent des ombres portées (fig. 55).

Prenons ici, pour exemple plus
facile à manier comme moyen de
démonstration, l'instrument de Robert-Houdin ; et suivons la marche

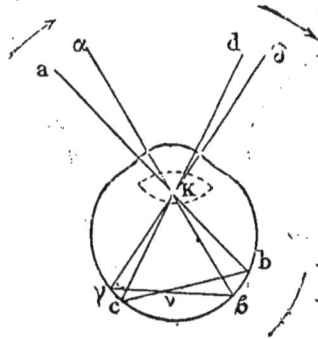

Fig. 55.

des faisceaux lumineux dans deux positions successives, la lumière
étant déplacée aux environs du bord scléro-cornéal, de *a* en *α* (fig. 55),
de *dehors en dedans*, ou de gauche à droite. Le faisceau pénétrant,
passant par le second point nodal K, donnera sur la région opposée et

périphérique de la rétine, deux *images* lumineuses successives, *b*, *b̃*, se rapprochant, dans le passage de la première à la deuxième position, de la région polaire ou centre de fixation. Les ombres portées sur l'hémisphère *opposé c* et *γ*, étant naturellement déplacées en sens *inverse*, celle produite par la lumière, dans la *seconde position γ* sera donc plus distante du pôle lui-même que celle *c*, qui correspond à la première position *b*.

Mais alors, dans leur projection extériorisée, la seconde ombre portée *δ* sera donc plus distante de l'axe visuel que la première *d*, c'est-à-dire, plus à *droite* que la *première*, comme on le voit des directions *c d, γ δ*.

La translation des ombres aura donc lieu dans *le même sens* encore que, dans le premier cas, elles suivent le même mouvement, de gauche à droite, ou de haut en bas (et *vice versa*) que les foyers primitifs.

Ce mécanisme est encore le même dans le cas où le phénomène est produit en regardant dans le champ lumineux d'un microscope. Les rayons qui pénètrent dans l'œil viennent de se rencontrer, avant cette incidence, dans le plan de l'*anneau oculaire*, fort voisin du foyer antérieur de l'œil et suivent, dès lors, dans le corps vitré, un même chemin, très voisin de celui suivi à l'émergence du trou d'épingle (voir § 56).

Dans ces deux circonstances, on remarque que les ramifications vasculaires qui se manifestent le plus nettement sont celles dont le sens général est perpendiculaire au sens du mouvement. Ainsi, les vaisseaux les plus nettement perçus, sont ceux à direction verticale, lorsque le mouvement de va-et-vient a lieu dans le sens horizontal, et réciproquement.

Cette particularité rappelle la même observation faite lorsque l'on examine les images entoptiques des corpuscules du corps vitré (mouches volantes plus ou moins accentuées), à travers une fente sténopéique tantôt verticale, tantôt horizontale.

§ 173. — Remarques sur le paragraphe précédent.

Nous venons, dans l'analyse du mécanisme par lequel se trouvent produites les ombres portées, objet de ce chapitre, de classer et même au premier rang, parmi les méthodes dans lesquelles ces ombres sont l'effet d'une réflexion opérée dans l'intérieur de l'œil, et d'un côté de la sphère à l'autre, l'ingénieux procédé de Robert-Houdin. Nous le faisons en toute assurance, l'ayant expérimenté un grand nombre de fois, et nous avons le regret de nous trouver, à cet égard, en opposition avec une autorité considérable.

Lorsque, dans la session du congrès de 1867, l'appareil de Robert-Houdin fut l'objet d'une discussion dans les comités, M. Helmholtz parut hésiter à admettre que la lumière pénétrât, comme le supposait l'auteur, et comme nous l'admettions également, par l'ouverture pupillaire et suivant une tangente au bord scléro-cornéal.

L'illustre physiologiste était disposé à penser que la voie suivie par le faisceau lumineux, pouvait ou devait être la voie directe à travers la sclérotique et la choroïde, exactement d'ailleurs comme dans le procédé décrit ci-dessus au début de cette exposition, et qui lui appartient.

Une trace de ce doute se retrouve même dans le procès-verbal des séances : tout en approuvant hautement le petit et ingénieux appareil de l'auteur, « je ferais cependant mes réserves, disait l'éminent physiologiste, quant au procédé au moyen duquel M. Robert-Houdin se procure l'image entoptique des vaisseaux rétiniens. »

Eh bien! après les douze années écoulées depuis cette petite discussion, nous croyons devoir retourner le sens de ces réserves. Nous ne nous sentons pas assuré que, dans la méthode de M. Helmholtz, le phénomène puisse reconnaître pour origine la transmission directe de la lumière à travers la sclérotique et la choroïde.

Pour oser être affirmatif, il faudrait avoir essayé nous-même de faire concentrer avec une loupe, un faisceau de rayons solaires, sur le globe oculaire entre l'insertion de l'un des muscles droits, et le pôle postérieur de l'organe, opération peut-être un peu délicate pour l'œil sur lequel on la devrait tenter; et qui exige d'ailleurs le concours d'un collaborateur expérimenté. Nous n'avons pas eu cette opportunité, et si nous ne l'avons pas avidement recherchée, cela tient aux considérations théoriques suivantes, qui se sont présentées à nous comme presque égales à des impossibilités.

En premier lieu, la région antérieure de la choroïde, occupée par les procès et l'anneau ciliaires, est une des mieux défendues par le pigment contre toute pénétration lumineuse. Quand on songe à l'impénétrabilité de l'iris, à l'état d'atrésie complète, on a peine à concevoir qu'au travers de l'épaisse et obscure région ciliaire, une lueur quelconque trouve à se faire jour.

La seconde difficulté qui nous frappe est la suivante : comment le foyer lumineux placé successivement en *a*, et en *b*, dans l'hypothèse

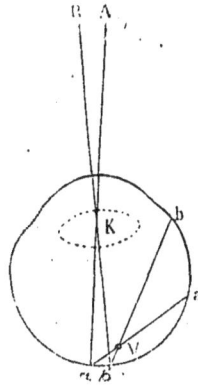

Fig. 56.

de M. Helmholtz (voyez fig. 56), assez puissant pour déterminer sur la face opposée de la rétine une ombre portée *α*, *b*, suffisamment

sensible, n'impressionnerait-il pas *d'abord* la rétine qu'il vient de traverser par sa première face en *a* et *b*? (fig. 56.)

Parce que, nous objectera-t-on, ce faisceau lumineux aborde la
rétine en sens contraire de la direction physiologique; et il est certain
que cette circonstance introduit dans la question .de grandes différences. Mais d'une différence dans les effets à la nullité de l'action,
il y a loin, et considérer un tel foyer comme sans effet sensible sur la
rétine, cela nous semble quelque peu téméraire. Nous voyons la pression du doigt en ce même point, déterminer un phosphène, l'interruption d'un courant électrique y produire un éclair, et le foyer d'une
loupe recevant la lumière *solaire* directe, serait comme non avenu!
Y a-t-on bien songé!

On ne nous contestera pas pourtant, quand nous évoquerons la découverte de Boll, que ce faisceau, suffisant pour illuminer la moitié opposée de la rétine, ne doit pas siéger ou passer *en indolent* dans la couche
du pourpre rétinien de la moitié de la membrane qu'il traverse
immédiatement, ou sans intermédiaire. Et si nous suggérons la crainte
que la fin de l'expérience ne donne lieu, en ce dernier point, à un scotôme, ou, tout au moins, à une image consécutive plus ou moins prononcée, on ne nous taxera pas de témérité. Les expériences dans lesquelles nous voyons le pourpre rétinien sensible, même après la
mort, à l'abord de la lumière, et continuer alors même ses opérations
chimiques, donnent trop de raisons d'être à nos craintes sur ce
point.

Loin donc d'admettre que la méthode de Robert-Houdin ait été mal
interprétée par son auteur, loin de croire que le mécanisme auquel
elle obéit soit celui admis comme la base de la méthode de
M. Helmholtz, nous serions beaucoup plus disposé à supposer que
cette dernière méthode n'est elle-même qu'une application méconnue
du mécanisme du procédé de Robert-Houdin.

Nous nous imaginons que lorsqu'il a réuni vers l'équateur de l'œil
les rayons solaires reçus par la loupe, M. Helmholtz ne s'est pas
entièrement garanti contre toute échappée de quelque faisceau
direct ou indirect pénétrant dans l'œil en rasant la cornée et allant y
former du côté interne un petit foyer de réflexion. Et nous nous ran-
geons d'autant plus à cette idée, que M. Helmholtz, après avoir reçu
sur sa sclérotique le foyer d'une loupe plongée dans les rayons solaires, n'aurait pas même une image consécutive que ne pourrait
manquer d'avoir produite en ce point la décomposition du pourpre
rétinien.

Ajoutons que notre procédé, qui consiste à faire entrer les rayons
lumineux par une fissure palpébrale, ne leur donnant accès possible
qu'en rasant la surface même de l'iris (voir ci-dessus), démontre irré-

sistiblement la possibilité du mécanisme même de la méthode de Robert-Houdin.

Particularités à relever dans les observations sur les images de Purkinje. — L'arborisation vasculaire se montre généralement d'un noir parfait, se détachant sur un fond semi-obscur, recouvert d'une surface opaline.

Quelquefois cependant les ramifications arborisées *noires* sont, sur un de leurs côtés, bordées de blanc; enfin, lorsque l'image noire a duré quelque temps et qu'on ferme les paupières, ou que l'on enlève la source éclairante, l'image arborisée noire est instantanément remplacée par sa complémentaire blanche qui s'efface graduellement comme une image consécutive négative, mais beaucoup plus vite.

Pour que le phénomène ait lieu, il faut que la source éclairante soit sinon *vue*, du moins *sentie* dans la direction excentrique qu'elle occupe. Le phénomène disparaît (sauf l'apparition de la complémentaire) avec la source éclairante.

§ 174. — Corollaire de l'expérience de Purkinje : le lieu des images rétiniennes est la couche la plus externe ou la plus postérieure de la membrane.

Au centre des anses terminales des vaisseaux rétiniens, s'observe une lacune, soit simplement chagrinée à sa surface, soit tout à fait *vide* et donnant la sensation de la profondeur. Pendant l'observation, si le regard est intentionnellement maintenu avec fixité sur ce centre et sur ce vide, qui rappelle l'excavation de la papille optique dans l'observation ophtalmoscopique, on voit l'arborisation vasculaire se déplacer, à droite ou à gauche, ou de haut en bas, dans le sens du mouvement, mais sans jamais voiler par ses limites la partie médiane de cette lacune ou excavation virtuelle. On a là comme une sensation de l'épaisseur de la membrane.

Or, l'immobilité entière du centre de cette lacune autour duquel oscillent, en de certaines limites, les bords mêmes de la lacune, et plus en dehors, l'anneau des anses vasculaires, correspondant à *la fixité de l'attention*, montre bien aussi que c'est sur ce plan profond que doivent se dessiner les images, car il est difficile de supposer que le point de mire soit localisé dans un plan différent du reste de l'image.

Le mouvement des ombres vasculaires ne permettant pas de douter d'autre part, que le lieu des images ne soit postérieur au plan des vaisseaux qui les produisent.

C'est cette observation importante qui a permis à Helmholtz d'établir que :

« Le lieu de formation des images rétiniennes est bien la couche la plus externe, ou le plan postérieur de la membrane. »

§ 175. — Pourquoi le mouvement du foyer lumineux est-il nécessaire à la sensation de l'ombre des vaisseaux?

Voici l'explication que donne de cette particularité mécanique l'illustre auteur de l'*Optique physiologique* :

« Dans deux des méthodes décrites ci-dessus et qui ont pour effet l'apparition de l'image subjective de l'arbre vasculaire de la rétine, la lumière arrive à la rétine suivant une direction insolite, et, pour cette raison, l'ombre des vaisseaux rétiniens vient se former sur des parties de la rétine qui ne reçoivent pas cette ombre dans la vision ordinaire, et qui, par suite, sont facilement impressionnées par cet état inaccoutumé.

« Dans une dernière méthode, au contraire (observation du ciel à travers une ouverture étroite, animée d'un rapide mouvement de va-et-vient), la lumière suit sa voie ordinaire et entre dans l'œil par la pupille. Si la pupille entière est libre, et l'œil tourné vers un ciel clair, chaque point du plan pupillaire laisse arriver des rayons de lumière au fond de l'œil, absolument comme si la pupille elle-même était la surface lumineuse. Sous l'influence de cet éclairage, les vaisseaux rétiniens doivent projeter sur la partie de la rétine située derrière eux une ombre large et estompée, de manière que la longueur du cône d'ombre totale ne soit que de quatre à cinq fois le diamètre du vaisseau. Comme d'après E.-H. Weber, le diamètre du vaisseau le plus épais de la veine centrale mesure $0^{mm},038$, et que, d'après Kölliker, l'épaisseur de la rétine est de $0^{mm},22$, on peut admettre que le cône d'ombre totale des vaisseaux n'atteint pas la surface postérieure de la rétine.

« Mais si nous amenons une ouverture étroite au devant de la pupille, l'ombre des vaisseaux devient nécessairement plus étroite, plus nettement dessinée, et l'ombre totale devient plus longue, de sorte que les parties de la rétine qui sont généralement dans la pénombre viennent se trouver soit dans l'ombre complète, soit dans la partie éclairée de la rétine.

« Si, dans la vision ordinaire, nous n'apercevons pas l'ombre des vaisseaux, c'est sans doute parce que la sensibilité des parties ombragées de la rétine est plus grande, leur excitabilité moins émoussée que celle des autres parties de cette membrane sensible; mais dès que nous modifions la position de l'ombre ou son étendue, elle devient perceptible, parce que le faible éclairage vient alors rencontrer des éléments rétiniens fatigués et moins excitables. Les plus excitables, au contraire, des éléments rétiniens, ceux qui, auparavant, étaient dans l'ombre, viennent d'autre part à se trouver, en partie, en pleine lumière et sont plus sensibles à cet éclairage. C'est ce qui explique comment, surtout au commencement de l'expérience, il arrive parfois que, pour quelques instants, l'arbre vasculaire se dessine en clair sur fond sombre, et comment, chez certaines personnes, la partie claire du phénomène peut moins attirer l'attention que la partie sombre. Aussitôt que, dans notre expérience, l'ombre des vaisseaux vient à conserver quelque temps sa nouvelle position, les parties nouvellement ombragées deviennent peu à peu plus sensibles, celles primitivement ombragées paraissent, au contraire, perdre très vite leur excès d'excitabilité, et le phénomène disparaît.

« Pour le voir d'une manière durable, il est donc nécessaire de faire varier constamment la position de l'ombre, et dans les mouvements rectilignes de la source lumineuse, les vaisseaux dont l'ombre change de place sont les seuls qui restent visibles. » (*Opt. phys.*, p. 220.)

Nous avons voulu reproduire *in extenso* cette argumentation, d'abord par esprit d'équité, secondement par nécessité; n'étant jamais parvenu à nous l'assimiler, il nous eût été trop difficile de chercher à la résumer.

Et d'abord, comment le fait d'être projetée sur la rétine, suivant une direction *insolite*, donne-t-il à l'ombre des vaisseaux la faculté d'être sentie par la rétine? Un objet qui est habituellement en situation de porter ombre sur cette membrane, finit-il donc par être sans effet sur elle?

Un corps opaque qui passerait devant notre œil, soixante fois par heure, cesserait-il, pour cela, d'être senti (vu) par nous?

Maintenant, en ce qui regarde la méthode par le trou d'épingle, pour nous rendre compte du phénomène, M. Helmholtz ajoute :

« Avant cette interposition du trou d'épingle, chaque point de la surface pupillaire peut être considéré comme émettant lui-même un faisceau conique divergent de rayons marchant vers la rétine; or, chacun de ces *cônes divergents* doit projeter sur les couches postérieures de la rétine, une ombre large et estompée... etc.,» et M. Helmholtz s'attache à évaluer les dimensions angulaires de ces cônes lumineux portant ombre, pour les comparer à l'épaisseur du vaisseau.

Or, c'est ici que l'auteur introduit une confusion. Si nous acceptons sa manière d'argumenter, si nous considérons chaque point de la pupille comme lumineux par lui-même, comme émettant dans toutes les directions, un cône de rayons *divergents*, il ne saurait exister d'ombre projetée sur la rétine, chaque cône voyant son ombre effacée par les cônes lumineux voisins:

La comparaison de la dimension des cônes de lumière pouvant produire ombre, avec celle du corps qui doit la porter, ne peut reposer sur ce mode d'argumentation. Il faut, dans ce cas, considérer chaque point du ciel comme dessinant son image nette sur la couche rétinienne sensible (œil emmétrope ou moyen nécessairement) et, dans son chemin, rencontrant un vaisseau. Or, en prenant les données de l'auteur, le plus gros vaisseau de la veine centrale, ayant $0^{mm},038$ de diamètre et étant situé à environ $0^{mm},200$ de la rétine, serait vu, de la couche sensible de cette membrane, sous un angle dont la tangente serait de $\frac{4}{20}$; or, la pupille est, en moyenne, à 20 millimètres de la même couche d'images; et si nous lui supposons, ce qui n'est pas loin de la vérité, une largeur moyenne de 4 millimètres, le cône lumineux convergent dans l'œil aurait aussi pour ouverture $\frac{4^{mm}}{20^{mm}}$; diamètre apparent ou angulaire au moins égal à celui du vaisseau lui-même.

Dans ces conditions, l'ombre *du plus gros* vaisseau aurait donc pour dimension au plus un simple point mathématique. Les ramifications n'en produiraient aucune.

Il est donc très simple et très naturel que, lorsque nous portons les yeux sur la surface éclairée du ciel, l'arbre vasculaire de la rétine ne se manifeste aucunement.

Où l'étonnement commence, c'est avec l'expérience du trou d'épingle.

Car, dès que nous plaçons cette petite ouverture devant l'œil, et, en moyenne, à la distance du foyer antérieur de cet organe, les cônes réfractés de la vision ordinaire du ciel deviennent des *cylindres* formés de rayons parallèles; cylindres ayant pour section droite la largeur même de la pupille, 4 millimètres. Or, ceux-ci devraient évidemment projeter sur les couches postérieures de la rétine les ombres d'un corps opaque de la dimension d'un vaisseau rétinien : n'est-ce pas par ce même mécanisme que, dans la méthode de Brewster et de Donders, sont mesurées les dimensions des corps bien plus petits suspendus dans le vitré aux abords de la rétine, et qui produisent les marches volantes?

Et pourtant cette interposition du trou d'épingle, *par elle-même*, ne fait apercevoir aucune ombre.

Pour que l'arbre vasculaire se manifeste, il faut une condition de de plus, *le mouvement du foyer lumineux.*

Que nous regardions le ciel à l'œil nu, ou bien à travers le trou d'épingle, pas plus dans l'un des cas que dans l'autre, il n'y a d'ombre perçue, aussi longtemps que le trou d'épingle demeure immobile. L'ombre n'apparaît qu'avec le mouvement de l'ouverture étroite.

Telle est donc la seule différence entre les deux cas : le *mouvement.*

Telle est la seule question qu'il s'agisse de résoudre; non pas celle de savoir, comme le dit en poursuivant M. Helmholtz, pourquoi, *dans la vision ordinaire, nous n'apercevons pas l'ombre des vaisseaux*, puisque dans ce cas ces ombres n'existent pas; mais pourquoi, dans le second cas, après l'interposition du trou d'épingle, *où elles existent théoriquement*, nous ne les percevons pas; et, secondement, pourquoi elles apparaissent quand le foyer lumineux isolé est animé *d'un mouvement de va-et-vient?* Voilà bien la question.

Or, sur ce dernier point, le fond de l'argumentation de M. Helmholtz repose sur la différence d'excitabilité des différentes parties de la rétine, suivant qu'elles ont précédemment reçu, ou non, une excitation récente. Mais au *moment* où a lieu l'interposition de l'ouverture étroite, toutes les parties de la rétine sont dans le même état : en ce moment même, l'ombre est formée et elle n'est point perçue.

La différence d'excitabilité des différentes parties de la rétine ne peut donc y être pour rien.

Le problème demeure donc entier :

Par quel mécanisme, l'ombre existante (théoriquement) est-elle rendue sensible, et par le mouvement seul du foyer lumineux?

Tel est l'objet qui s'offre encore aux recherches des physiologistes.

§ 176. — Circulation rétinienne capillaire.

On sait que si à une belle lumière, celle d'un nuage blanc fortement éclairé, on expose quelques instants les yeux fermés, le champ visuel d'un beau rouge qui s'offre à l'attention, présente bientôt une animation singulière, caractérisée par la présence d'un grand nombre de tourbillons contigus à peu près égaux en diamètre, et qui en couvrent la surface. Dans chacun de ces tourbillons, on voit courir d'un mouvement vif des nuées de petits globules animés d'une certaine vitesse de déplacement soit circulaire, soit oscillatoire autour d'un centre commun à chaque tourbillon. Alors, et pour peu que l'on ait eu occasion d'observer au microscope la membrane interdigitaire d'une grenouille vivante, on ne peut se méprendre sur l'origine ou le siège de ces phénomènes; on a évidemment devant soi le spectacle de la circulation sanguine capillaire.

La première pensée qui s'offre, quant au siège de cette circulation, c'est qu'elle appartient aux paupières elles-mêmes. Effectivement, le phénomène disparaît si l'on ouvre les yeux, et l'on pourrait s'arrêter à cette première apparence.

Il n'en est pourtant pas ainsi; et l'on peut, quoique avec moins d'éclat et de netteté, se procurer le même phénomène les paupières ouvertes.

Le moyen qui nous a le mieux réussi pour cela consiste à fixer un certain temps notre attention sur un nuage bien éclairé au travers d'un verre coloré : un verre jaune nous a paru le plus convenable à la production du phénomène. On perçoit la même sensation en gardant les yeux ouverts sous une toile blanche pliée en deux ou trois doubles.

Alors à un certain moment de l'observation, le champ visuel jaune se trouble, s'obscurcit, devient, vers la région fixée, jaune rougeâtre, et sur la surface de cette sorte d'obnubilation rougeâtre, on reconnaît les petits tourbillons de l'expérience précédente, faite les paupières closes. Ces tourbillons ont même dimension circulaire apparente, leurs éléments globuleux eux-mêmes ont également à très peu près les mêmes dimensions : le tout est cependant notablement moins accentué et s'efface en général assez rapidement.

Ces mêmes observations ont été faites antérieurement par Vierordt, Purkinje, J. Müller et bien d'autres. On les trouve décrites et diversifiées dans l'ouvrage d'Helmholtz.

Nulle membrane vasculaire n'existant en ces cas entre la lumière et la rétine, c'est donc bien à la vascularisation seule de cette dernière (dont le siège est dans ses couches antérieures) qu'est due l'apparition de ces tourbillons de globules.

§ 177. — Réflexion diffuse de la lumière par les milieux transparents oculaires.

La transparence des milieux antérieurs de l'œil n'est pas aussi absolue qu'une observation superficielle porterait à le faire croire.

Les fibres de la cornée et du cristallin paraissent unies par une substance intermédiaire d'un pouvoir réfringent peu différent du leur, de manière que sous une lumière modérée, ces parties semblent complètement transparentes et homogènes. Mais si l'on concentre sur elles une lumière intense, au moyen d'une lentille convergente, la lumière réfléchie sur la limite de leurs éléments devient assez forte pour les faire paraître troubles et blanchâtres. Il résulte de cette expérience qu'une partie de la lumière qui traverse ces milieux est diffusée et atteint des parties de la rétine où elle n'arriverait pas par l'effet d'une réfraction régulière. Ainsi lorsqu'on examine une lumière brillante devant un fond tout à fait sombre, on remarque qu'il se répand sur ce fond un reflet nébuleux blanchâtre, qui présente sa plus grande intensité aux environs de la lumière. Dès que l'on cache la source lumineuse, le fond reprend son aspect noir. Je crois que ce fait doit être expliqué par la diffusion de la lumière (Helmholtz).

§ 178. — Des radiations lumineuses que l'on aperçoit autour d'un point lumineux, dans l'obscurité.

« Lorsqu'étant dans l'obscurité, on regarde un point très lumineux, la flamme d'une bougie, par exemple, et que l'on ferme à moitié les paupières, on voit des rayons qui semblent émaner de la source de lumière et se diriger vers les yeux. Ces rayons sont si nets et si bien déterminés, ils semblent, en quelque sorte, si matériellement exprimés, qu'on serait tenté de les prendre avec la main. »

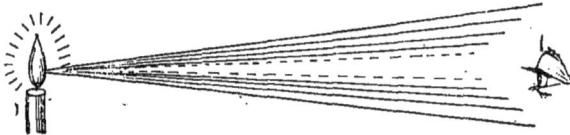

Fig. 57.

Cette image rayonnante est purement *subjective*, ajoute le précis observateur[1] auquel nous empruntons cette saisissante description ; et c'est pour cette raison que nous la plaçons ici, parmi les phénomènes entoptiques.

1. Robert-Houdin. *Comptes rendus de l'Académie des sciences*, 1869.

Nous ajouterons à cet exposé quelques détails signalés par Vallée et qui compléte-ront avantageusement le tableau :

« Cette apparition est plus frappante que dans toute autre circonstance, si l'on a les yeux mouillés de pleurs. Elle exige, pour être bien complète, que l'on regarde la bougie de face, en tenant la tête droite et les yeux à la hauteur de la bougie. Celle-ci paraît alors présenter comme appendices *deux rayons de feu* à peu près verticaux. »

Ce phénomène si commun a occupé beaucoup de savants, et cependant le dernier mot, à notre connaissance du moins, n'est pas encore donné.

Voici le résumé dû à Troüessart des principales solutions proposées par les au-teurs pour ce petit problème :

« Les deux rayons principaux sont toujours dirigés *perpendiculairement aux deux paupières*, et en suivent les mouvements, comme l'avait déjà fort bien observé Galilée. Il les expliquait par la *réflexion* des rayons directs qui se fait sur les bords humides des paupières. Rohault a développé cette explication, qui a été réfutée par Briggs et Lahire.

« Les larmes, dit ce dernier, forment dans l'angle de la cornée, avec chaque pau-
« pière, un prisme curviligne dont la base a trois côtés, le premier sur la cornée, le
« second, à peu près d'équerre sur le premier, sur le rebord de la paupière, et le
« troisième, concave, est en rapport avec l'air et tourne sa convexité vers les deux
« premiers. Or, quand le pinceau efficace, venant de la bougie, entre, par le fait
« du rétrécissement de l'une des paupières, dans le prisme des larmes, les rayons
« lumineux éprouvent une *réfraction* qui les détache du pinceau principal et les
« éparpille dans le plan vertical correspondant à la bougie ; les autres, à mesure
« qu'ils s'éloignent davantage de l'axe, éprouvent de plus fortes réfractions, de
« façon que, pour chaque paupière, il y a un rayon de feu continu. »

Lors de cette observation, un second point important se remarque :

C'est par le rapprochement de la paupière *supérieure* de la ligne médiane que l'on voit apparaître les rayons de feu dirigés *vers le bas* (et réciproquement pour la pau-pière inférieure). On s'en assure aisément au moyen d'une carte approchée peu à peu de l'axe de l'œil et portée de *haut* en *bas*. Dès qu'elle arrive vers le bord de la paupière supérieure, on voit disparaître les rayons *d'en bas* (et inversement pour la paupière inférieure).

Il ressort de cette observation que l'image *rétinienne* déterminée par la présence de la paupière supérieure et y produisant la traînée de feu, est formée dans la partie *supérieure* de la rétine (et de même pour l'inférieure).

Le sens de cette déviation des rayons incidents indique suffisamment qu'ils sont réfractés par un prisme dont la base est tournée excentriquement.

Cette conséquence ne permet pas d'admettre que la traînée ou rayon de feu soit produite par la déviation d'un des rayons directs de la bougie, comme le supposait Lahire. L'analyse de la marche des rayons *directs*, à leur rencontre avec le ménisque des larmes, montre que ces rayons déviés en divergence, ne pourraient entrer dans la pupille. Pour que des rayons entrent dans la chambre postérieure de l'œil, sous cette influence, il faut que leur direction première soit inclinée sur l'axe *de dehors en dedans*, c'est-à-dire qu'ils proviennent d'une source *excentrique relativement à l'axe cornéal*.

Suivons, en effet, dans son parcours, la marche du dernier rayon envoyé par la flamme de la bougie (le plus excentrique, celui appartenant à la surface d'enveloppe du cône lumineux formant directement l'image de la bougie sur la rétine), rayon qui, convergeant dès son entrée dans la chambre antérieure, *rase* le bord pupillaire.

Comparons-lui maintenant le rayon immédiatement suivant que nous supposerons pénétrer dans la cornée après avoir rencontré le ménisque des larmes. Ce rayon est dévié vers la base du ménisque : il est donc plus ou moins notablement écarté du bord pupillaire et ne saurait ainsi entrer dans l'œil.

Aucun rayon envoyé *directement* par la bougie ne peut donc contribuer à la formation du *rayon de feu*. Seuls peuvent produire cette traînée des rayons partant d'une *source excentriquement* placée par rapport à l'axe de l'œil, et se dirigeant vers lui de dehors en dedans.

Cette nécessité n'avait pas échappé à Troüessart ; cependant il n'avait pas tiré de sa première analyse une conviction suffisante à la transformer en principe.

« J'avais d'abord supposé, dit-il, avec Galilée et Rohault, que les rayons supérieurs et inférieurs étaient dus aux *réflexions multiples* sur les bords des paupières humides, et qu'ils étaient analogues à ceux qu'on observe en approchant très près de l'œil un corps un peu convexe sur lequel se réfléchit une vive lumière. J'ai constaté depuis, par l'expérience que j'ai indiquée, qu'il y avait réellement un effet de *réfraction ;* mais il est *très probable* qu'une grande partie de la lumière qui forme ces rayons est *réfléchie sur les paupières* avant d'être réfractée par l'humeur lubréfiante. » (Troüessart, *Recherches sur quelques phénomènes de la vision.* Brest, 1854.)

Le mécanisme et l'expérience sommairement indiqués par Troüessart ont été repris et analysés ultérieurement par Robert-Houdin, dans un travail publié en 1869.

Voici cette expérience :

Ouvrez largement les paupières, puis approchez tout près de l'œil, et de côté, un petit corps convexe et brillant, une aiguille polie, par exemple, une sonde de Bowman encore, tenues verticalement, ou tout autre objet lisse et poli analogue (même, tout simplement, la face convexe de l'ongle) ; à l'instant vous voyez apparaître dans le champ horizontal un rayon de feu tout semblable, à la vivacité près, à ceux dont nous nous occupons. Seulement, au lieu d'être multiple, il est unique ; et de plus, au lieu d'être vu du *côté opposé* de l'axe de l'œil, il est vu du *même côté* que l'objet servant de miroir réflecteur. Mais la nature de l'impression lumineuse est la même ; si on les observe (ces rayons de feu) les uns et les autres alternativement, on reconnaît que leur *tissu* (que l'on nous permette cette image) offre chez tous une succession non interrompue de fins petits globules (irisés) et d'égale dimension, et sur la nature desquels l'habitude des observations entoptiques ne permet pas de douter. Ce sont les images des globules physiologiques du vitré, si bien décrits par Donders sous le nom de *spectres perlés.*

L'expérimentation vient donc confirmer les indications géométriques ; ces traits de feu si parfaitement identiques doivent être l'effet d'une même cause, à savoir : une *réflexion* de la lumière de la bougie sur un objet situé latéralement à l'axe du système.

Mais si ces phénomènes ont une de leurs causes prochaines commune — celle que nous venons de dire — une dissemblance signalée les différencie. La traînée lumineuse (rayon de feu) suit, dans les deux cas, une direction absolument contraire.

Il existe donc entre les deux phénomènes, si entièrement comparables par tous leurs autres caractères, quelque point de mécanisme différentiel méconnu, et, eu égard au renversement du sens de l'impression, on peut affirmer à l'avance : 1° que ce fait mécanique doit être la conséquence d'une *déviation ou réfraction* s'accomplissant quelque part entre le point de réflexion et le centre dioptrique de l'œil ; 2° que cette réfraction doit avoir pour effet de porter l'image du point de réflexion sur la moitié de la rétine située du même côté que ce point lui-même relativement à l'axe.

Or, en considérant les conditions matérielles du phénomène observé, il est clair que l'organe de cette réfraction ne peut être que le ménisque concave, le larmier prismatique qui règne sur le bord du sillon oculo-palpébral, et dont l'action a été depuis longtemps analysée.

Nous sommes donc désormais en mesure de conclure que la production du phénomène que nous analysons repose sur deux circonstances essentielles et suffisantes :

La première est la présence d'une surface de réflexion donnant accidentellement, au-dessus et au-dessous de la cornée et très près d'elle, lieu à une petite image brillante de la bougie, et envoyant ainsi vers l'œil des rayons dirigés sous un angle très ouvert en avant.

La seconde est l'action réfringente prismatique du larmier oculo-palpébral.

Maintenant, où est ladite surface réfléchissante ?

Robert-Houdin la voit dans le bord même lisse et poli de la marge palpébrale ; la figure ci-dessous, que nous lui empruntons, expose entièrement le mécanisme producteur tel que nous l'admettons nous-mêmes, sous la seule réserve qui va suivre.

Complètement d'accord avec cet auteur sur la marche générale des rayons, telle qu'elle est exposée dans cette figure, nous différons avec lui quant au siège même de la réflexion préalable de la bougie.

Nous ne pouvons admettre que le bord des paupières soit le siège de cette réflexion. Pour lisse qu'il soit, il ne saurait être comparé comme pouvoir réfléchissant avec la sonde de Bowman (argent) de l'expérience relatée plus haut. Et cependant, lors de l'expérience latérale avec ce petit cylindre d'argent, l'image obtenue est bien inférieure en vivacité à celle du phénomène spontané.

En second lieu, le bord cylindro-convexe des paupières, comme le cylindre de Bowman, ne donne lieu et ne doit donner lieu qu'à un trait de feu unique. Or, dans le phénomène naturel, le faisceau est multiple, large, en éventail.

La plus légère observation ne nous permet pas d'en douter : chacun des rayons de feu verticaux se compose bien manifestement d'un véritable groupe ou faisceau de fascicules se développant en éventail vers l'observateur, et partant d'un sommet *unique se perdant dans la source de lumière.*

Cette dernière circonstance montre que les points de réflexion sont *multiples :* car les points d'incidence et de réflexion le sont eux-mêmes, comme le montre le fait de de leur intersection commune dans l'axe qui unit directement la source de lumière à son image rétinienne.

Comment une arête continue cylindrique, le rebord arrondi de la paupière, pourrait-elle donc fournir une série de surfaces de réflexions voisines et jouant le rôle de miroirs isolés ?

Il y a évidemment une cause à ce phénomène de multiplicité.

Sur ce point, nous nous éloignons donc de la plupart des auteurs. Dans l'opinion du plus grand nombre d'entre eux, le faisceau des rayons de feu ne serait pas originairement multiple. Unique, en réalité, il est multiplié, éparpillé par quoi ? Par l'interposition des cils.

Cette explication ne peut tenir contre l'expérience. Pour s'en convaincre, on n'a qu'à ouvrir largement l'œil, relever la tête et demeurer le regard fixé sur la bougie : la cornée est alors tout à fait découverte *en haut,* et le faisceau supérieur des rayons de feu est dans toute sa splendeur.

En ce moment, le rebord inférieur de la pupille est au niveau même de la paupière inférieure, mais *nulle touffe* de cils ne se trouve sur le chemin d'aucun des rayons pénétrant dans l'œil.

Secondement, place-t-on devant l'œil un peigne fin, les dents dirigées verticalement (expérience invoquée, on ne sait pourquoi, par les partisans de l'opinion que nous combattons ici, et qu'elle détruit immédiatement), nulle modification ne survient dans le phénomène observé. Les rayons de feu toujours présents et au même lieu, malgré le déplacement du peigne, sont seulement un peu affaiblis comme par une gaze : voilà tout.

[Par compensation, cette même expérience nous donnera tout à l'heure le secret de la véritable influence exercée par les cils.]

Où donc est le siège, non de l'image réfléchie, mais *des images* réfléchies de la bougie, qui produisent chacune un des fascicules composant chacun des deux groupes de rayons de feu verticaux?

Si l'on regarde de près l'œil à demi ouvert d'une personne placée en face d'une fenêtre, le bord libre de la paupière arrivant au contact de la cornée, on voit régner le long de la ligne courbe de ce contact, non seulement le ménisque concave déjà décrit, mais *sur son arête antérieure,* un petit chapelet curviligne de six à huit millimètres, plus ou moins, formant une ligne onduleuse, brillante, en avant de la rainure cornéo-palpébrale.

Cette ligne présente une série de petits sommets arrondis et brillants et se peut comparer sans complaisance à une série linéaire de petits miroirs microscopiques convexes. Quand on a un instant considéré ces petits sommets onduleux brillants, l'esprit ne conserve aucune hésitation : c'est bien là le lieu des réflexions multiples de la bougie.

Si l'on se demande maintenant par quoi est formée cette ligne onduleuse, on ne peut l'attribuer qu'à l'inégalité des surfaces en contact (la muqueuse palpébrale et la convexité cornéenne). L'arête du ménisque ou larmier n'a pas le tranchant vif d'une arête de prisme cristallin; elle se compose d'une série de dépressions et d'élévations successives dont les plus accentuées paraissent en rapport avec les canalicules méibômiens.

Chacun de ces sommets formerait ainsi un petit miroir microscopique donnant lieu en même temps à une réfraction régulière dont le sens serait dû à l'épaisseur même du prisme curviligne.

La figure suivante (58) résumerait la marche géométrique des rayons dans ces circonstances.

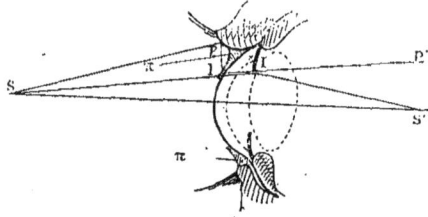

Fig. 58.

S s′ Axe visuel sur lequel est placée la bougie S.
SI s′ Rayon extrême et dernier, pénétrant directement dans l'œil après réfraction, et rasant la pupille en I.
SP l Rayon réfléchi par les inégalités du bord brillant ciliaire de la paupière, réfracté en l par le prisme des larmes, et pénétrant suivant l IP′, renvoyant par conséquent l'impression P′ en sens inverse, ou du côté de l'autre paupière.

En résumé, le phénomène des *rayons de feu* reposerait sur le mécanisme suivant:

Sur le bord ondulé antérieur du ménisque formé par les larmes dans la rainure cornéo-palpébrale, se produirait une série de très petites images de la source même de lumière (bougie). La réflexion qui se fait de ces petites images vers la cornée, dans le plan d'incidence et de réfraction perpendiculaire à cette membrane, plan passant par l'axe de l'œil, ou par la bougie et son image directe rétinienne, rencontrant le prisme concentrique des larmes, s'y voit réfractée en sens contraire à son entrée dans l'œil, c'est-à-dire du côté de la base du prisme. La traînée lumineuse se fait par conséquent sur la rétine dans le même méridien et du côté même de son point de pénétration. La projection sensorielle en renvoie naturellement la localisation du côté opposé.

La grande proximité du point d'émergence des rayons lumineux de la cornée, petites facettes brillantes du sillon oculo-palpébral, explique d'autre part la forme spectrale des rayons de feu et leur punctuation par les images des granules du vitré, suivant le mode de production du spectre perlé.

Trainée rougeâtre horizontale ou spectre multiple de la bougie, phénomène secondaire dans l'observation précédente. — Cette étude nous révèle accessoirement le mécanisme d'un dernier phénomène partiel qui accompagne les rayons de feu.

Au moment où nous rapprochons les paupières pour donner naissance à ces derniers, nous voyons apparaître, dans le plan médian *horizontal*, une longue traînée lumineuse rougeâtre partant de la bougie dont elle reproduit les images multiples très rapprochées, assez nettes et distinctes dans le voisinage de la bougie, devenant confuses et irisées à quelque distance ; se divisant même à un certain moment, de chaque côté, en deux branches, en X très écrasé. Troüessart, qui a étudié le premier ce phénomène accessoire, l'attribue, avec raison selon nous, à la *diffraction* produite par les *cils* sur l'image *directe* de la bougie. Il est très facile de le reconnaître, car c'est lui qui se manifeste dans l'expérience des dents du peigne, où il se produit avec une netteté démonstrative.

La bifurcation en X écrasé que présente cette traînée à son extrémité, reproduit parfaitement l'action croisée des rangées de cils des deux paupières, quand elles se rapprochent. Si l'expérience des dents de peigne, instituée pour venir en aide à la théorie de la multiplicité des rayons de feu, par l'interposition des cils, a conduit à une conclusion contraire à celle poursuivie par ses auteurs, elle a, en revanche, incidemment donné l'explication d'un phénomène inexpliqué jusqu'à elle.

§ 179. — De l'irradiation.

On désigne par ce mot cette illusion visuelle générale qui fait attribuer à une surface de forme définie, relativement éclairée ou blanche, une étendue plus grande qu'à une autre exactement égale à la première, mais moins éclairée ou moins éclatante.

Cet effet s'accroît si l'œil n'est pas exactement adapté : mais il est très sensible entre blanc et noir, à dimensions égales et accommodation parfaite.

Jetez les yeux sur les deux tableaux optométriques de Snellen, l'un sur fond blanc, l'autre sur fond noir ; les optotypes imprimés en blanc sur fond noir, paraissent à tout le monde notablement plus étendus dans toutes leurs dimensions, que ceux en noir sur fond blanc ; et cependant ils sont absolument égaux.

Cet effet est très sensible dans le cas de surfaces très lumineuses. Nous ne jugeons jamais exactement, dit M. Helmholtz, les dimensions des fentes ou des trous qui laissent s'échapper une vive lumière : ils nous paraissent toujours plus larges qu'ils ne sont réellement, et cela même avec l'accommodation la plus exacte. De même les étoiles fixes apparaissent sous forme de petites surfaces lumineuses. Dans un gril de barreaux fins et dont les vides sont exactement égaux aux pleins, les vides nous paraissent toujours plus larges que les barreaux, si nous tenons le gril devant un fond éclairé.

Cette observation de M. Helmholtz a été invoquée par nous dans la discussion des expériences qui ont été instituées pour la détermination du *minimum visible* (§ 112).

Tous les phénomènes compris dans l'expression générale d'irradiation, poursuit l'auteur de l'optique physiologique, se réduisent à ce fait que les bords des surfaces éclairées paraissent s'avancer dans le champ visuel, et empiéter sur les surfaces obscures qui les avoisinent; et cela, indépendamment de l'aberration de sphéricité comme de l'accommodation.

Pour l'éminent auteur, ce phénomène doit être mis sur le compte de la dispersion des couleurs et des autres aberrations monochromatiques de l'œil. Malgré l'adaptation la plus exacte et la formation d'une image géométriquement parfaite, ces cercles de diffusion produisent ce premier effet, « qu'au bord de l'image rétinienne d'une surface *éclairée*, la lumière s'étend au delà de l'image géométrique de la surface. »

Mais on doit ajouter que par suite du même mécanisme géométrique, par contre, l'obscurité empiète en sens inverse sur le bord de l'image éclairée.

Il résulte de là que comme dans les phénomènes de contraste, ou plutôt en sens contraire de ce qui s'observe dans ces derniers, la zone qui limite l'image éclairée est moins vive que l'ensemble de cette surface, comme inversement, la zone qui borde les surfaces voisines obscures est moins saturée d'obscurité que l'ensemble de ces dernières.

D'après cela, dirons-nous avec M. Helmholtz : « Tant qu'on ne tient compte que de l'*intensité objective*, les surfaces lumineuses ne sauraient donc paraître agrandies, par les cercles de diffusion : c'est le contraire, qui devrait s'observer; la surface dont l'*intensité lumineuse est diminuée*, à sa périphérie, par le fait de la diffusion, ne devrait pas paraître agrandie.

C'est ici qu'intervient l'explication du phénomène, proposée par le savant physiologiste. Et ici il faut prêter toute son attention parce que l'auteur va nous transporter dans un ordre d'idées nouveau. Il introduit ici les vues particulières des écoles allemandes sur la sensation elle-même en général, et la mesure de ses degrés, *la sensation subjectivement considérée*.

« Si l'on considère, nous dit-il, que la *sensation* lumineuse (comme toutes les autres sensations d'ailleurs) ne varie que peu ou point pour les degrés très élevés de l'*intensité* objective, il s'ensuit qu'on doit remarquer bien moins la diminution de lumière dans la surface éclairée, que la diminution d'obscurité des surfaces obscures contiguës, ou l'éclairement de ces mêmes bords. On doit donc être beaucoup plus frappé de l'augmentation de surface des parties claires que de celles des parties obscures; l'auteur dit même qu'on doit remarquer l'une et *nullement* l'autre.

Nous avons essayé de reproduire ici l'opinion même de l'illustre physiologiste, sur le mécanisme de cette curieuse illusion sensorielle. Le lecteur lui fera l'accueil que lui suggérera la nature habituelle de ses déductions en matière de sensation ou d'observation. Pour nous, ce mode ´d'argumentation est trop subtil pour l'oreille de notre logique : nous l'enregistrons, mais en avouant qu'il n'a pas fait la lumière dans notre esprit. Nous préférons quant à nous, la gêne et la petite honte d'un point d'interrogation, à l'embarras d'avoir à rendre clair pour autrui ce qui demeure obscur pour nous-même.

Mais avant même de nous poser cette question métaphysique, nous placerons encore un autre point d'interrogation devant les prémisses mêmes de cette argumentation. Qu'est-ce qui permet à l'auteur de poser en principe qu'il existe des cercles de diffusion (provenant de la dispersion des couleurs et des autres aberrations monochromatiques) autour d'images qu'il suppose lui-même *géométriquement parfaites?* Une théorie peut-être! mais assurément par l'observation.

Pour en finir avec ce sujet, nous consignerons encore, pour mémoire, une plus ancienne explication tentée à l'endroit de ce phénomène, dont la raison d'être nous échappe en réalité.

« Un très grand nombre de physiciens et de physiologistes ont admis pour les phénomènes d'*irradiation*, une autre explication, que Plateau a défendue et exposée en détail. Ils admettent que chaque fibre nerveuse de la rétine peut, lorsqu'elle est excitée, provoquer l'excitation dans les fibres voisines, de telle sorte que celles-ci donnent lieu à une sensation lumineuse, sans recevoir de lumière objective. Ce serait là un exemple de *sensation sympathique*. -

« D'autres nerfs sensitifs peuvent présenter aussi des sensations sympathiques de ce genre : c'est ainsi que bien des personnes éprouvent, par exemple, une sensation de chatouillement dans le nez, lorsque l'œil reçoit une vive lumière : ou bien elles sentent un frisson dans le dos lorsqu'elles entendent des sons aigus ou stridents. »

Cette hypothèse est-elle bien rationnelle? Nous n'oserions l'affirmer. Premièrement, doit-on, dans ces circonstances, prendre ce mot *sympathique,* dans son sens physiologique, c'est-à-dire comme expression d'une action réflexe du centre cérébral ou d'un centre local intermédiaire, et qui, à la suite de l'ébranlement de la fibre, accroîtrait l'étendue sensorielle de l'image géométrique. Ou bien, doit-on y voir seulement le résultat d'une communication de l'ébranlement vibratoire par contiguïté?

Il est vrai que, dans cette supposition, on accroîtrait *directement*

la surface géométrique de l'image objective elle-même! Non; sachons
ignorer quand nous ne pouvons mieux faire. Le champ ouvert à
l'observation n'est pas définitivement défriché. Qui sait, par exemple,
si les recherches nouvelles sur le mécanisme profond de la photochimie rétinienne n'ouvriront pas de nouveaux points de vue sur ces phénomènes qui éblouissent autant notre esprit que notre organe visuel.

§ 180. — De quelques illusions produites par une fausse appréciation oculaire.

C'est ici le lieu de s'occuper encore de quelques faits singuliers dans lesquels
l'estimation faite par nos yeux de certaines inclinaisons angulaires se trouve en
plein désaccord avec la réalité. Il s'agit d'un groupe de faits curieux, méritant assurément la qualification d'*illusions du sens visuel*, et dont les principaux servent de
sujet au § 28 de la troisième partie de l'*Optique physiologique* de M. Helmholtz.

a) Dans une première observation, M. Helmholtz expose que :

« La moitié d'une droite de longueur définie, préalablement divisée (comme une
règle métrique), paraît plus grande que l'autre moitié non divisée. »

Dans une seconde expérience :

« Qu'une droite étant divisée en ses deux moitiés, sans inscription de divisions,
l'œil droit *voit* la moitié droite plus grande, tandis que la moitié gauche de la ligne
paraît plus grande à l'œil gauche. »

Avant de chercher avec l'auteur à nous expliquer ces phénomènes, disons tout
de suite qu'ayant désiré, à différentes fois, nous assurer de leur réalité expérimentale, nous n'y sommes pas parvenu, ni pour le premier, ni pour le second des cas
que nous venons de rapporter.

Nous n'avons pas été plus heureux dans le contrôle de l'illusion décrite par le
même auteur à propos des angles droits.

Les angles représentés dans la figure 169, page 700, et qui donnent à M. Helmholtz
la sensation d'angles droits, nous apparaissent à nous tels qu'ils sont dans son dessin,
celui du côté droit plus petit que son adjacent, c'est-à-dire aigu ; et cela, que nous les
envisagions, soit avec l'œil droit, soit avec le gauche, suivant l'invitation de l'auteur.

Notre estimation ne diffère pas moins de la sienne en ce qui concerne les angles
représentés dans la figure 174, page 721. Tous ces angles, 1, 2, 3, 4, nous paraissent,
comme ils le sont en réalité, égaux entre eux et à 90 degrés, et non pas coupant inégalement l'espace autour du point de rencontre des deux droites (rectangulaires), qui
les déterminent.

Quelque effort que nous y apportions, nous ne découvrons pas dans ces cas particuliers les erreurs d'appréciation qu'y aperçoit M. Helmholtz; non plus que dans
la comparaison des deux triangles équilatéraux différemment rayés que représente
la figure 175. (*Loc. cit.*, Opt. phys.)

Nous devons donc les considérer comme des appréciations personnelles.

Mais il en est différemment des exemples que nous allons reproduire et pour lesquels la généralité des observateurs est unanime dans le jugement porté.

b) Premier exemple : Lignes parallèles de Hering (fig. 59). — Dans cet exemple,
deux droites parallèles, représentant sur le papier deux horizontales distantes de
quelque 7 à 8 millimètres, sont bordées sur leurs côtés opposés par une série de
petites hachures inclinées sur les parallèles, et symétriquement disposées, comme
dans la figure que voici :

· Or, quoique parfaitement parallèles, c'est-à-dire équidistants sur toute leur longueur, ces groupes de lignes présentent aux yeux deux bandes planes, dont la pre-

mière semble élargie en son milieu, la seconde, au contraire, paraissant étranglée
dans cette même région médiane.

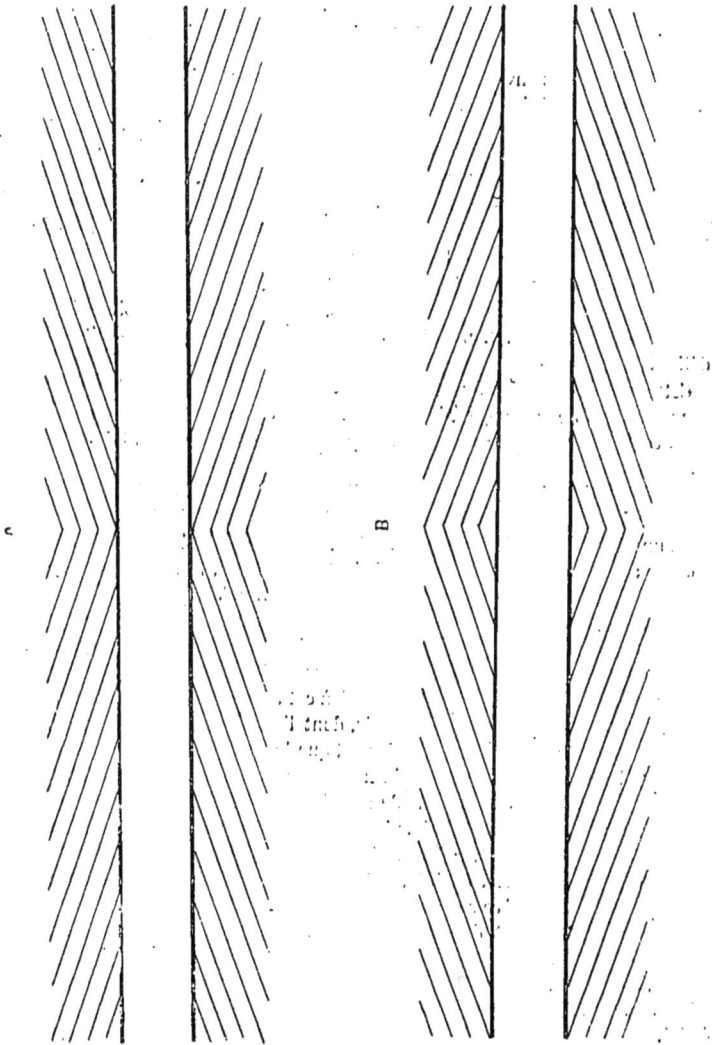

Fig. 59.

c) *Deuxième exemple : Lignes parallèles (à croisillons coupés) de Zöllner* (fig. 60).
— Dans cette figure 60, dont tous les éléments sont deux à deux parallèles, les bandes
noires verticales, parfaitement parallèles entre elles, paraissent, au contraire, soit
convergentes, soit divergentes, selon le sens des lignes inclinées qui les croisent ;
elles s'écartent de la verticale suivant une direction inverse de celle des obliques
qui les coupent.

: ' Ces apparences sont constatées par la généralité des observateurs. La recherche de leur mécanisme ou de l'origine du faux jugement qu'elles occasionnent est donc un objet qui s'impose au physiologiste.

§ 181. — Mécanisme de ces illusions.

a) M. Helmholtz envisage à deux points de vue successifs les phénomènes exposés dans les pages précédentes.

Il les rattache d'abord à un premier ordre de faits dont voici le plus simple :

« Quand une bande ou une ligne relativement large est coupée obliquement par une ligne plus ou moins déliée dont elle interrompt ainsi la continuité sur une étendue appréciable, les deux portions coupées de ladite ligne apparaissent déviées de leur direction commune première : elles semblent être, non plus la continuation l'une de l'autre, mais former deux parallèles à angle un peu plus ouvert, de chaque côté des bords de la bande qu'elles rencontrent. ».

M. Helmholtz croit même reconnaître, en outre, en ces points de rencontre, comme un petit crochet, une petite inflexion formée aux extrémités de la ligne déliée?

Cette première illusion du sens visuel est facile à saisir dans la figure 61 que j'emprunte à un auteur français, M. Prompt. Cette figure, à quelques minimes détails près, représente le même fait général que celle portant le nᵒ 176 dans l'ouvrage de M. Helmholtz.

Cette première circonstance, l'agrandissement apparent de l'angle aigu, que l'on retrouve dans l'expérience de Hering et dans les bandes de Zöllner, paraît à M. Helmholtz une des raisons d'être du phénomène. Il exprime ainsi son opinion à cet égard :

« Les angles *aigus* paraissent en général *trop grands*, lorsque nous les comparons avec des angles droits ou obtus non divisés. » (H., p. 724.)

Cette propriété de l'angle aigu est également la base du mécanisme proposé par M. Prompt, et il la fait reposer sur des expériences de même ordre que celles invoquées par M. Helmholtz, et dont voici la plus satisfaisante :

Le dessin représenté fig. 62 et qui est dû à cet auteur, offre un carré parfait, composé de losanges extrêmement allongés, dont l'une des diagonales mesure le côté même du carré, tandis que l'autre n'en est que la dixième partie.

Eh bien ! il est visible que ce dessin nous paraît présenter un carré long, plus long d'un dixième environ, suivant une de ses dimensions.

De plus, si on coupe ce carré suivant la direction commune des petits axes des losanges qui le composent, ou parallèlement au côté qui semble le plus long, cette apparence se voit encore exagérée, et le côté du carré formé par les pointes des losanges produit une légère sensation d'épanouissement en éventail.

L'auteur, ne trouvant dans ces expériences d'autre fait objectif à relever que l'agrandissement apparent de l'espace occupé par les branches des angles aigus, conclut, comme M. Helmholtz, que la raison d'être du phénomène ne peut être cherchée que dans la propriété des angles aigus de paraître plus grands qu'ils ne sont en réalité.

Cette expression nouvelle du fait observé nous rapproche-t-elle de la solution du problème, ou ne fait-elle, au contraire, que reculer la difficulté? Voilà ce que l'on peut bien se demander, car il est clair que nous ne saisissons pas beaucoup mieux le mécanisme de cette illusion sous cette forme que dans son simple énoncé.

L'école allemande possède de plus grandes clartés : .

Pour trancher cette dernière difficulté, M. Helmholtz renvoie à *la loi* au moyen de laquelle il s'explique la production des phénomènes de contraste simultané, d'irradiation, etc...

• *Dans les perceptions sensorielles, toutes les différences nettement perceptibles paraissent plus grandes que les différences égales à celles-ci, mais plus difficiles à percevoir...* »

On ne saisit pas bien, à première vue, ni peut-être même après réflexion, la relation qui relie l'agrandissement apparent de l'angle aigu à cette formule magistrale

A.   B.   C.

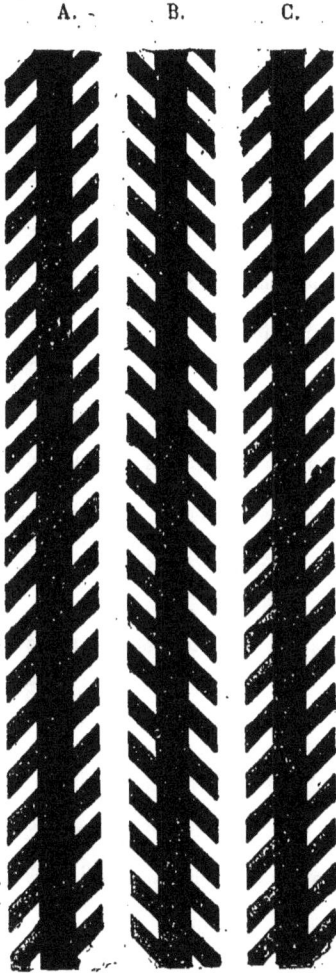

Fig. 60.

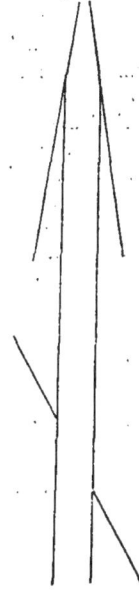

Fig. 61.

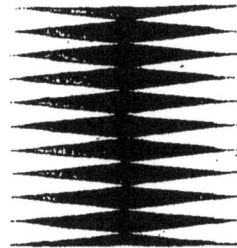

Fig. 62.

donnée *ex cathedrá*. M. Helmholtz le sent lui-même, devons-nous croire, car il ajoute :

« Or, ce qu'on aperçoit le plus distinctement, à la vision directe, c'est la concordance des directions de même espèce. On perçoit plus distinctement la différence de direction que présentent, à leur intersection, les deux côtés d'un angle aigu ou obtus, que l'écartement qui existe entre l'un des côtés et la perpendiculaire que l'on suppose menée sur l'autre, et qui n'est pas figurée. »

« En d'autres termes, la quantité dont un angle diffère de zéro ou de 180 degrés paraît exagérée par rapport à celle dont il diffère de 90 degrés; un angle aigu paraît donc plus grand et un angle obtus plus petit qu'ils ne sont en réalité. » (H., p. 727.)

Nous avouons n'être pas beaucoup plus éclairé après avoir lu ces lignes qu'auparavant; et nous ne voyons pas pourquoi M. Helmholtz a écrit ces deux propositions dans l'ordre où nous venons de les reproduire, plutôt que de les aligner en sens inverse et d'écrire :

« Les angles aigus nous paraissent plus grands et les angles obtus plus petits qu'ils ne sont en réalité, DONC nous percevons plus distinctement la différence qui sépare les uns de zéro, les autres de 180 degrés, que l'un quelconque des deux, de 90 degrés. »

Cet ordre-là n'offre peut-être pas un enchaînement moins logique. Mais passons.

Nous avons à faire remarquer maintenant que dans l'expérience en question, il ne s'agit aucunement de vision *indirecte*, mais bien d'une surface visée on ne peut plus directement. Si l'on répète l'expérience sous une inclinaison tant soit peu prononcée, ou si la bande des parallèles et la ligne qui la coupe sont très prolongées, l'illusion cesse et le sentiment de la prolongation rectiligne des deux parties de la droite interrompue reparaît intact et conforme à la réalité.

En troisième lieu, est-il bien exact de dire que, dans lesdites expériences, nous comparions un angle aigu ou obtus à un angle droit idéal qui l'encadrerait au sommet, au point de concours de la bande et de la droite déliée qui la coupe?

Cette affirmation est également fort arbitraire, et on étonnerait assurément plus d'un observateur, même habitué aux opérations géométriques, si on prétendait qu'au moment où il jette les yeux sur ces figures, il fait de la trigonométrie même inconsciente. Ce qui est vrai, c'est qu'il *voit*, il *sent* une inflexion dans des lignes qui, en réalité, sont droites, mais qu'il ne fait pas acte de *jugement* ou de comparaison. Il *sent* tout bonnement, et apprend ensuite avec surprise que sa sensation est incorrecte.

C'est également dans la comparaison des angles que M. Prompt place la cause de l'illusion que nous étudions ici, et une argumentation de même ordre est à lui opposer.

Dans l'opinion de M. Prompt, l'illusion produite par l'angle aigu reconnaît pour raison d'être une erreur de jugement (ou une fausse mesure dans une comparaison) qui, *en vertu de quelque motif déterminé*, tend à s'exercer toujours dans le même sens, et ce motif déterminé se trouve dans notre façon habituelle d'estimer, d'évaluer les *angles*.

Analysant alors les opérations visuelles au moyen desquelles nous apprécions les différences ou les rapports entre ces quantités, l'auteur arrive à cette conclusion que nous n'avons d'autres éléments pour établir une comparaison entre les angles formés par deux lignes quelconques, dans l'espace, que les rapports offerts par les angles dièdres des méridiens contenant chacune de ces lignes.

Or, il est facile d'établir géométriquement, et c'est ce que fait notre confrère, que cet angle dièdre est *le plus petit* de tous ceux que peuvent former entre elles deux lignes droites comprises dans ces méridiens. En une seule circonstance, il y a égalité entre l'angle desdites droites et l'angle dièdre des plans qui les contiennent, c'est quand elles sont l'une et l'autre dans un même plan perpendiculaire à la ligne de visée.

En ce cas seul, notre jugement sur la valeur de l'angle sera correct; dans toute autre circonstance, l'angle inscrit sur la rétine (dièdre) est plus petit que l'angle réel; nous prenons donc l'habitude d'attribuer inconsciemment à l'angle observé une valeur supérieure à sa valeur réelle.

§ 182. — Critique de ces opinions.

Ces conclusions sembleraient assez légitimes si, en fait, dans les conditions auxquelles elles s'appliquent, nous nous occupions d'apprécier des valeurs angulaires. S'il s'agissait, dans l'espèce, d'un ingénieur ou d'un homme spécial appliqué à une estimation d'angles, nous le verrions, en effet, *fermer un œil*, et *avec l'autre* comparer, comme il vient d'être dit, des angles dièdres.

Mais quand les yeux fonctionnent en association, c'est-à-dire dans la vision binoculaire ou naturelle, celle qui, seule, crée chez nous l'habitude invoquée par M. Prompt, nous ne pouvons plus apprécier lesdits angles, au moins comme on le fait en géométrie plane. Tout angle réel, dans l'espace, présente pour chaque œil une mesure différente, et de leur concours résulte, non l'estimation des angles d'un triangle, par exemple, mais la notion de la localisation dans l'espace de ses trois sommets.

Dans la vision binoculaire ou naturelle, nous ne relevons donc point d'angles ; nous *sentons* leurs sommets là où ils sont, ainsi que les directions mêmes de leurs côtés dans l'espace, et non des projections planes. Il ne peut donc nous demeurer de l'exercice de la vision naturelle, aucune habitude quant à la mesure, même inconsciente, des angles.

Si maintenant nous revenons aux dessins de Hering et de Zöllner, l'illusion, si propre à intriguer, que nous offrent ces figures, reçoit-elle véritablement quelque éclaircissement de la nouvelle forme que l'on vient de lui donner, en la rapportant à « la propriété, inconnue dans sa cause, qu'auraient les angles aigus de paraître plus grands qu'ils ne sont réellement. »

Nous appuyant sur cette sensation (celle produite par l'angle aigu), nous devrions dire :

L'ensemble formé par l'une des longues parallèles et les petites obliques qui la coupent, représentant une bande plus ou moins large, ainsi que fait de son côté la longue bande centrale, l'augmentation apparente et inconsciente de l'angle aigu formé par ces lignes entre elles fera prendre une inclinaison apparente à la bande centrale, et n'affectera pas la direction parallèle des petites obliques parallèles.

Ainsi, dans les dessins de Hering, la bande centrale A paraîtra élargie en son centre, et la bande B, au contraire, étranglée.

Et dans les figures de Zöllner, les parallèles A et B sembleront écartées *par en haut ;* les parallèles B et C, au contraire, rapprochées.

Mais en quoi sommes-nous plus avancés en présentant sous cette nouvelle forme le phénomène en question, si nous ne pouvons comprendre, ni pourquoi, ni comment, l'angle aigu paraît plus grand ; ni comment, dans cette circonstance, ce sont les grandes parallèles qui doivent être influencées et non les petites ?

Par quel lien l'une ou l'autre de ces circonstances se rattache-t-elle à la proposition souveraine de la métaphysique allemande ?

« Dans les perceptions sensorielles, toutes les différences nettement perceptibles paraissent plus grandes que les différences égales à celles-ci, mais plus difficiles à percevoir. »

Pour notre compte, nous ne le voyons pas.

Il paraît, du reste, que l'illustre physiologiste de Heidelberg n'a lui-même qu'une confiance limitée dans cet ordre d'arguments ; car il abandonne la considération exclusive des apparences capricieuses de l'angle aigu, ne croyant pas hors de propos de pousser ses recherches dans une autre direction.

Quelques faits expérimentaux additionnels, portant sur ces mêmes dessins de Hering et de Zöllner, lui suggèrent, en effet, de nouveaux aperçus.

Ainsi l'illusion produite par les bandes de Zöllner disparaît ou plutôt ne se produit pas, si l'expérience est faite à la lumière d'une étincelle électrique. Il en est de même si, l'observation ayant été faite avec une absolue immobilité du regard, on cherche à retrouver les mêmes apparences dans la contemplation des *images consécutives;* l'illusion ne se produit pas; le parallélisme des lignes se maintient partout.

Ces faits suggèrent à M. Helmholtz la pensée que le faux jugement porté dans ces circonstances pourrait bien se rattacher aux mouvements du regard.

Des expériences directes très curieuses viennent, en effet, à l'appui de cette dernière conclusion, sans pourtant jeter un grand jour sur le mécanisme cherché.

« Si l'on promène, dit M. Helmholtz, une pointe d'épingle ou de crayon perpendiculairement à la direction des bandes parallèles de Zöllner, et parallèlement à leur plan — ou bien que, la pointe demeurant immobile, on promène en sens inverse le plan contenant le dessin, le regard étant d'ailleurs bien arrêté sur la pointe du crayon ou de l'épingle, la figure affecte un mouvement étrange. Les bandes du rang impair s'*élèveront* pendant que celles de rang pair *descendront;* et réciproquement, quand le mouvement change de sens. »

« L'élévation a lieu pour celles des bandes dont les croisillons obliques vont, par leur extrémité la plus basse, *à la rencontre* du point fixé par le regard. »

M. Helmholtz ajoute : « Ces extrémités supérieures des bandes montantes s'inclinent sur le côté regardant la pointe fixée par le regard, et exagèrent ainsi l'inclinaison caractéristique de l'expérience première. »

Notre observation ne nous a pas paru confirmer celle du savant physiologiste. Pour nous, l'inclinaison première se conserve pendant toute la durée du mouvement.

Quoi qu'il en soit de ce détail, ces expériences permettent de concevoir que dans l'illusion dite des bandes de Zöllner, le mouvement du regard peut jouer un certain rôle. M. Helmholtz admet donc cette cause *en concurrence* avec l'agrandissement apparent de l'angle aigu.

A notre sens, ou plutôt, si nous nous abandonnions à notre instinct, cette dernière cause, le mouvement du regard, aurait en sa faveur autant de possibilités obscures que l'agrandissement de l'angle aigu paraît réunir d'objections positives. Mais toute relation directe manque encore entre le mouvement du regard et le déplacement, soit en haut, soit en bas, des parallèles de Zöllner, et *à fortiori* avec leur inclinaison mutuelle.

Car nous ne pouvons admettre avec M. Helmholtz que ces difficultés soient résolues par les considérations qui suivent :

« Ces circonstances donnent lieu, pour les directions des lignes et pour les distances, à une sorte de *contraste* dont l'effet est analogue à celui étudié déjà au sujet des intensités lumineuses et des couleurs. Les différences entre les directions à peu près semblables paraissent augmentées; en coupant une ligne par un ou plusieurs traits obliques, on la fait paraître s'inclinant en sens inverse de ces traits. L'hypothèse de Th. Young permettait de ramener les phénomènes de contraste des intensités lumineuses et des couleurs à la comparaison d'excitations différentes quantitativement, mais qualitativement égales. Si l'on se représentait les signes locaux des fibres rétiniennes comme étant les sensations de deux qualités répondant à deux directions quelconques de coordonnées, et dont l'intensité varierait d'une manière continue dans la surface, on pourrait ramener les contrastes des directions aux mêmes particularités de la distinction des intensités de la sensation, que le contraste des couleurs. » (Helmholtz, p. 731.)

Considérations qui placent, en définitive, les phénomènes curieux dont nous venons de nous occuper sous la loi qui tient déjà sous sa dépendance — suivant l'illustre professeur — tous les phénomènes de contraste, cette loi déjà citée par nous, et à laquelle, par respect, nous nous abstiendrons de joindre aucun adjectif :

« Dans les perceptions sensorielles, toutes les différences *nettement perceptibles*
paraissent *plus grandes* que les différences égales à celles-ci, mais *plus difficiles à*
percevoir. »

Loi à laquelle, en toute humilité, nous substituerions volontiers la suivante :

« Dans l'analyse des effets et des causes, et pour les perceptions intellectuelles de
leur enchaînement, des relations nettement *perceptibles* semblent devoir être plus
profitables que des rapports plus profonds peut-être, mais assurément *trop obscurs*
pour être généralement *perçus.* »

Aussi nous déroberons-nous à la discussion de ces majestueuses formules ressortissant à une dialectique sans doute concluante pour des esprits plus ouverts ; quant
à nous Français, l'entrée nous en est fermée ; Pascal, d'Alembert, Laplace, ne nous.
y ont pas préparés. Moins ambitieux que l'École que nous venons d'interroger, nous
préférerons le silence à de sonores obscurités ; et nous demeurerons, ces problèmes
à la main, attendant leur solution d'un peu plus de lumière jetée sur ces phénomènes
eux-mêmes par des recherches nouvelles, ou sur les mécanismes qui leur ont été
supposés, par des explications plus à notre portée.

DOUZIÈME LEÇON

DES IMAGES ACCIDENTELLES OU PLUTOT CONSÉCUTIVES

§ 183. — Persistance des impressions sur la rétine. — Résultats généraux des observations.

Les traités classiques de physique contiennent tous un chapitre
dans lequel la physique proprement dite côtoie la physiologie, et qui
porte le titre placé en tête de cette leçon.

Son premier paragraphe aura pour point de départ l'observation
de ce fait banal qui sert de jeu à l'enfance, et qui consiste dans l'apparition du chemin de feu tracé dans l'air par une baguette de bois,
agitée vivement et dont l'extrémité est incandescente. Ce phénomène
démontre la survivance de l'impression faite sur un point de la rétine
à la cessation de sa cause, et a naturellement appelé des recherches ayant pour objet de déterminer le temps pendant lequel se per-
pétue une impression lumineuse faite sur la membrane sensible.

On a établi que la durée de cette persistance reconnaissait deux
facteurs principaux : l'intensité de l'impression lumineuse et la durée
de cette impression même, en supposant une sensibilité donnée et
constante dans la membrane. Pour se représenter cette durée dans
les conditions d'un éclairage ordinaire, on notera que pour qu'un
disque tournant, à secteurs égaux alternativement blancs et noirs,
produise une impression tout à fait uniforme, il faut lui faire exécuter
de vingt-quatre à trente révolutions par seconde.

Mais cet ordre de phénomènes ne s'arrête pas là; et suivant les circonstances, à la première et plus ou moins durable impression éprouvée par la rétine, succède une série de phénomènes entoptiques, ou qui se passent dans l'organe, et dont l'étude offre un puissant intérêt et physiologique et même pathologique.

Ces phénomènes sont connus sous le nom d'images *consécutives* ou accidentelles; et le sens de ce qualificatif va ressortir très nettement de l'exposé même des faits généraux observés auxquels il se rapporte.

Cet exposé nous l'emprunterons à l'optique physiologique de M. Helmholtz, eu égard à sa grande précision, ajoutant que nous nous en approprions toutes les observations que nous avons, nous et tant d'autres, maintes fois répétées.

§ 184. — Des images consécutives.

Lorsque, après avoir regardé avec fixité et pendant un temps variable — court en général — une fenêtre, par exemple, éclairée du dehors, si l'on dirige ensuite rapidement son regard sur un fond obscur, on observe les phénomènes suivants :

Image positive. — Premièrement, on voit, sur ce fond noir ou obscur, apparaître l'image virtuelle de la fenêtre avec ses *qualités premières, blanche* dans ses parties premièrement éclairées (les carreaux), *noire* dans ses parties premièrement obscures, les montants et membrures de la fenêtre.

Image négative. — Bientôt cette image s'efface, d'abord sur ses contours, puis sur sa surface entière, faisant place, soit graduellement, soit brusquement, à une image en tout semblable à la première, avec cette différence toutefois que tout ce qui était clair dans celle-ci devient obscur dans la nouvelle, et réciproquement.

Par opposition dans le langage comme on l'observe dans le fait, la première de ces images est dite *positive*, la seconde *négative*.

Celle-ci disparaît graduellement à son tour, se fondant dans le champ général obscur, mais dure toujours beaucoup plus de temps que la première.

Ajoutons que l'image positive ne se montre que si la durée de l'impression primaire n'a pas été trop prolongée (moindre qu'une seconde en général) ou pas trop éclatante; et qu'inversement, l'image négative n'apparaîtra pas — dans des yeux sains et reposés du moins — si l'impression primaire a été de durée très courte et d'intensité moyenne.

Nous ne parlons ici que d'éclairements modérés.

Éclairement intense. — Si l'éclairement est intense, l'intensité des images persistantes, surtout de la négative, augmente avec la durée de l'action lumineuse.

Lumière éblouissante. — Dans le cas d'une lumière primaire très vive, éblouissante, on observe de plus des phénomènes entoptiques spéciaux, des apparences colorées successives que nous allons sommairement rappeler.

Ainsi, le *blanc* primitif passe rapidement par un *bleu verdâtre* à un bel *indigo*, puis au *violet ;* ces couleurs sont pures et claires ; puis vient un *orangé sale* ou *gris,* au moment du passage de l'image du *positif* au *négatif.*

Dans l'image négative, cet orangé se transforme souvent en jaune sale.

Lorsque la lumière primaire n'a agi que très peu de temps, l'orangé est le plus souvent la dernière couleur perçue, et l'image disparaît avant l'entier épuisement des phases.

Lumières colorées. — Enfin, ces résultats se retrouvent en partie si, au lieu d'employer la lumière blanche ou solaire, on fait intervenir les lumières monochromatiques.

. Dans ce cas, l'image *positive*, ou de même couleur que l'objet (sur fond noir), est plutôt produite par l'action *momentanée* de la lumière primaire.

. L'image *négative*, au contraire, s'obtient mieux lorsqu'on a plus longtemps fixé l'objet, comme on l'a vu pour la lumière blanche ou composée. Cette image négative est nettement dessinée et de couleur *complémentaire :* celle du rouge, vert bleu ; du jaune, bleu ; du vert, rose, et réciproquement.

. Nous devons rappeler ici la définition du mot *complémentaire* dans le chapitre des couleurs. Ce mot se dit de deux couleurs qui, réunies, forment du *blanc* plus ou moins pur. Par analogie, et comme simplification dans le langage, nous étendrons cette qualification au rapport du *blanc* avec le *noir*, quoique leur réunion ne donne pas le blanc, mais le gris.

. Enfin, nous ferons observer que, dans toutes ces expériences, le regard, après fixation de l'objet primaire éclairé, est projeté sur fond noir ou obscur, le plus souvent en fermant les yeux et en les couvrant hermétiquement d'un bandeau plus ou moins épais, parfaitement appliqué.

Dans ces circonstances, on observe encore l'important fait que voici :

Lorsque l'image négative a progressivement disparu, que le champ visuel a pris une teinte sombre plus ou moins uniforme, si l'on relâche quelque peu le bandeau, permettant ainsi à quelque lumière diffuse d'impressionner à nouveau la rétine — à travers les paupières fermées — on voit, à l'instant, réapparaître l'image négative disparue.

Toutes ces circonstances jouent dans l'interprétation des phénomènes un rôle important.

Ajoutons encore que les résultats, moins la netteté des images et de leurs nuances, sont encore les mêmes si le regard est projeté sur un fond grisâtre peu éclairé.

Lumières éblouissantes. — Lorsque l'impression primaire a été fort vive, éblouissante, soit par son intensité, soit par suite de quelque disposition primitive de l'organe, les deux phases que nous venons de décrire peuvent se succéder plusieurs fois, passant derechef du négatif au positif, et *vice versa.* Dans ces circonstances, les couleurs complémentaires s'interposent même avec certaines irrégularités. On sent qu'en ces cas les limites du fonctionnement régulier de l'appareil ont été plus ou moins dépassées. Explication sera donnée plus loin de ce phénomène en apparence anomal:

b) Signification et conséquences de ces observations. — Deux faits importants ressortent de ces observations :

1° Dans l'image positive, la survivance de la sensation à l'impression qui l'a produite ;

2° Dans l'image négative, quelque chose de plus. Par quel mécanisme une image positive se transforme-t-elle plus ou moins subitement en sa complémentaire ?

Cette transformation, dans la théorie classique, s'explique par l'épuisement de la sensibilité de la rétine pour les couleurs qui l'ont frappée, la membrane demeurant encore impressionnable pour les ondes lumineuses des régions complémentaires du spectre : explication très concevable quand les conditions de l'expérience admettent un accès fort ou faible de lumière, soit directe, soit diffuse, dans les yeux.

. Mais l'image négative se montre encore lors de l'absence certaine de toute introduction dans l'œil de lumière extérieure ou nouvelle. Comment s'expliquer, alors que la rétine n'est sollicitée ou excitée par aucune lumière nouvelle, que cette membrane puisse manifester un déficit dans sa réaction ? Contre quoi réagirait-elle ?

§ 185. — Mécanisme de la production des images négatives dans le cas de l'absence complète de tout accès de lumière extérieure.

M. Helmholtz propose à cet égard la solution suivante :

« Le champ visuel obscur ne l'est, dit-il, qu'en apparence ; il existe dans l'œil, indépendamment de toute influence extérieure, une source d'éclairement que l'auteur désigne sous le nom de *lumière propre de la rétine.* »

De la lumière propre de la rétine. — L'éminent physiologiste ne s'explique pas très positivement sur l'origine de cet éclairement autochtone :

« En réalité, dit-il, il n'y a pas de champ visuel complètement obscur ; même lorsqu'on exclut toute lumière extérieure, il reste toujours une certaine *excitation faible de la rétine par des causes internes,* et qui produit le *chaos lumineux,* la *poussière lumineuse* du champ visuel obscur. » Et plus loin : « Et comme ces causes jouent un rôle important dans certains phénomènes, tels que les *images accidentelles,* nous les réunirons sous la désignation de *lumière propre de la rétine.* »

Qu'à la suite d'expérimentations de l'ordre de celles exposées ci-dessus, qu'en d'autres circonstances encore, il existe dans l'œil, entièrement soustrait aux influences extérieures, une cause d'*excitation faible de la rétine,* cela est incontestable.

De la nature et de l'origine de la lumière propre de la rétine. — Maintenant, cette cause siège-t-elle dans la rétine même ? est-elle, comme le suppose M. Helmholtz, *le produit de sa propre activité ?* cet organe, en un mot, peut-il, en pleine obscurité, par son pouvoir propre et sans le concours d'aucun agent extérieur, engendrer soit de la lumière, soit un accroissement de l'obscurité ?

Pour la première question, nous pouvons répondre affirmativement, mais en sortant du domaine de la physiologie pour entrer dans celui de la pathologie. Les phénomènes entoptiques connus sous le nom de photopsie, de chrupsie, de phosphènes spontanés, sont concluants à cet égard. Mais, en dehors d'eux, nous ne connaissons nul exemple d'apparition de lumière dans un œil maintenu *depuis un certain temps* dans l'obscurité complète. Nous soulignons les mots « un certain temps ; » on en verra la raison tout à l'heure. Passons à la seconde question.

L'œil est-il parfois le théâtre ou le témoin d'un accroissement réel du *noir* absolu qui l'enveloppe (toujours depuis un certain temps) ; y a-t-il, en un mot, un *noir* plus noir que l'obscurité même ?

Le seul phénomène entoptique qui nous paraisse répondre à cette question paradoxale, a été décrit par Gœthe sous le nom de *bandes nébuleuses mobiles.* Helmholtz le reproduit comme il suit d'après Purkinje et ses propres vérifications :

« Ce sont des bandes larges plus ou moins courbées, séparées par des intervalles moins noirs, et qui se propagent sous forme de cercles concentriques vers le centre du champ visuel, pour y disparaître, et tantôt se coupent en ce point sous forme d'arcs mobiles, ou bien encore tournent en cercles autour de ce point en formant des rayons curvilignes. Leur mouvement est lent, de sorte qu'une semblable bande met ordinairement huit secondes à parcourir son trajet

et à disparaître entièrement (Purkinje). Pour ma part, ajoute Helmholtz, je les vois le plus souvent représenter deux systèmes d'ondes
circulaires qui s'avancent lentement vers leurs centres situés des deux
côtés du point visuel. La position des centres m'a paru correspondre
aux points d'entrée des deux nerfs optiques; leur mouvement est syn-
chrone à la respiration. »

Nos propres observations sont identiques avec cette dernière, mais
elles comportent quelques réserves.

Et d'abord, c'est que ce phénomène est loin d'être constant, loin de
se produire à volonté. On peut passer des nuits sans l'observer, quoiqu'en le recherchant avec attention; le plus souvent il survient à
l'improviste.

Enfin, d'après notre expérience personnelle, ce phénomène doit
confiner par quelques côtés au territoire pathologique. Nous l'avons
le plus souvent observé concurremment avec quelques autres indices
de perturbation circulatoire, comme de la lourdeur de tête, la rupture de l'équilibre général produite par le réveil. Ajoutons que ces
ondes successives, tranchant en *noir* sur l'obscurité même, en offrent
parfois de colorées, affectant divers degrés de violet, nous n'osons
dire de pourpre, quoique nous ayons cru y noter quelque apparence
de rouge ou de rose.

Dans ces circonstances concomitantes, on ne peut méconnaître tout
au moins des troubles passagers dans la circulation de l'organe, en
un mot, des conditions anormales ou même peut-être pathologiques
et de l'ordre de la photopsie.

Quoi qu'il en doive être, retenons ici seulement, pour la discussion
qui nous occupe, ce point capital, à savoir : que les ondes circulaires
ou bandes nébuleuses de Gœthe contiennent en elles un élément
inconstant, capricieux, exclusif d'une détermination nettement physiologique.

Or, la lumière, relative tout au moins, qui détermine le phénomène
représenté par l'image négative, est une circonstance parfaitement
régulière et constante, s'accentuant, il est vrai, dans certains états
personnels, mais ne manquant jamais, ne connaissant pas le caprice;
en un mot, comme l'image négative elle-même, se montrant toujours
dans les mêmes circonstances et avec les mêmes caractères généraux.
C'est donc un acte essentiellement physiologique. Jusqu'à ce que des
faits nouveaux nous aient montré la possibilité d'une activité photo-
génique spontanée de la rétine, il nous faut donc chercher la cause
prochaine du phénomène qui nous occupe dans des conditions physiques, constantes et inséparables du fait principal.

Voici celles que nous suggère l'examen attentif de ces circonstances.

Au moment de transcrire les lignes qui vont suivre et dans lesquelles nous nous proposions d'exposer notre manière de nous rendre
compte de ce phénomène difficile à interpréter, nous avons rencontré
dans la littérature spéciale, toutes formulées déjà, les idées que nous
nous formions de son mécanisme.

Elles sont dues à notre savant ami le professeur Monoyer (de Lyon),
et ont été publiées par lui, pour la première fois, dans le *Bulletin de
la Société des sciences naturelles de Strasbourg*, en 1868.

§ 186. — De la lumière emmagasinée dans les milieux transparents de l'œil, ou fluorescence, comme origine supposable du phénomène.

Parmi les conditions physiologiques inséparables de toute production d'images dans l'œil, il n'en est aucune qui s'adapte aussi parfaitement à la question soulevée que la propriété inhérente aux milieux
transparents de l'œil d'emmagasiner pour un certain temps la lumière qui les a traversés, propriété connue sous le nom de *fluorescence* (§ 170).

On sait que, lors de l'absorption des rayons lumineux par les corps
transparents ou au moins translucides, il arrive qu'une portion de ces
rayons y développe certains effets chimiques, à la suite desquels
lesdits milieux se mettent à émettre, à leur tour, de la lumière diffusée dans tous les sens; la substance elle-même devient aussi *éclairante*. Tel est l'état lumineux désigné sous le nom de *phosphorescence*,
s'il dure plus longtemps que l'action de la lumière primaire, et *fluorescence*, ou dispersion intérieure vraie, s'il cesse avec l'action de la
lumière initiale.

Or, les milieux transparents de l'œil sont doués de la fluorescence.
Cela a été démontré par les recherches de Brücke, d'Helmholtz, de
notre collègue le professeur Regnauld.

Eh bien, ne serait-ce pas là la source de la lumière propre de
la rétine? Non pas la stricte fluorescence, phénomène éphémère, et
dont la définition implique la cessation avec la cause qui l'a produit,
mais une faible phosphorescence, c'est-à-dire la fluorescence quelque
peu persistante, car les deux propriétés n'ont que cette survivance
pour caractère différentiel.

Au point de vue strict, nous dépassons ici quelque peu le réel
enseignement expérimental. Il n'est effectivement pas démontré, par
des expériences positives, que la fluorescence des milieux dépasse la
durée de l'action lumineuse primaire. Mais, d'autre part, on remarquera de quelle délicatesse supérieure est l'organe chargé ici de l'observation. C'est la couche profonde de la rétine qui se trouve préposée
à l'enregistrement des effets produits par ses couches antérieures. Le

phénomène est si intime, la quantité de lumière phosphorescente nécessaire pour le produire si minime, qu'il est très concevable que des expériences de physique pure *non dirigées vers cet objet*, n'aient pas eu qualité pour l'accuser s'il existait.

A l'appui de cette hypothèse, l'emmagasinement *temporaire* de la lumière après la traversée des milieux de l'œil, nous rappellerons le caractère, *temporaire* également, de la durée des manifestations possibles de la *lumière propre de la rétine*. La dissipation de la lueur intérieure, après un temps très limité ; le retour plus ou moins attendu, mais fatal, à une obscurité parfaitement noire, est, nous semble-t-il, un fait en parfaite concordance avec la supposition d'un état intermédiaire entre la fluorescence et la phosphorescence, ou d'un emmagasinement d'une durée assez appréciable de la lumière primaire. Les deux circonstances sont parfaitement concordantes.

Nous nous associons si entièrement à la conception de M. Monoyer que nous n'avons pas eu le courage d'abandonner notre propre exposition en faveur de la sienne. C'est une manière indirecte de nous rattacher de loin à l'honneur qui lui en revient. On ne nous le reprochera pas, nous l'espérons, en considération de cet avantage qu'une idée nouvelle qui reconnaît deux origines différentes, et conduisant par des voies non concertées à des conséquences identiques, reçoit de cette concordance spontanée un peu plus d'appui que d'une simple adhésion *a posteriori*.

§ 187. — Découverte de Boll. — Existence d'une couche de substance de couleur pourpre tapissant la surface postérieure de la rétine.

Les problèmes soulevés par les faits qui précèdent et d'autres qui n'intéressent pas moins l'optique physiologique, vont voir s'ouvrir de nouveaux aspects par tout un ensemble de faits aussi imprévus que considérables.

Chacun sait qu'au commencement de 1877 la science s'est enrichie d'une véritable révélation sur la constitution intime et le fonctionnement de la rétine. Le professeur Boll, de l'Université de Rome, venait de reconnaître et de démontrer que les images rétiniennes n'étaient point de simples effets vibratoires d'ordre physique, directement transmis des ondes lumineuses aux éléments nerveux primitifs, mais de véritables images photographiques impliquant une altération préalable du tissu, en d'autres termes, *un acte chimique*. Dans la couche externe ou postérieure de la membrane de Jacob, il existe une substance matérielle, colorée, inconnue jusqu'à nos jours, et dont la décomposition, sous l'influence de la lumière, se traduit par des altérations de sa couleur propre, en rapport avec les qualités et quantités de la lumière incidente. La face externe de la rétine, en un mot, repose sur une plaque sensibilisée à photographie. Un intermédiaire inconnu, non soupçonné, se montre donc entre la physique pure et la physiologie. Cette couche, dont l'existence est demeurée méconnue jusqu'ici, est une subtile étendue de couleur rouge (Boll) ou plutôt pourpre (Kühne), qui baigne le tiers externe environ de la hauteur des bâtonnets, reposant avec eux sur la couche mosaïque, ou épithélium hexagonal choroïdien (le tapis chez les animaux).

« Pour la démonstration de cette couleur rouge, dit Boll, l'animal le mieux approprié est la grenouille. Quand on divise le globe oculaire, et qu'avec de fines pinces on soulève la rétine du fond obscur que lui forment la choroïde et son pigment, elle apparaît au premier moment d'un rouge intense, au point de faire croire qu'on a extrait de l'œil un caillot sanguin.

« Pendant les dix et même les vingt premières secondes, dans les cas favorables (premier stade), cette couleur pâlit peu à peu, puis disparaît, ne laissant après elle qu'une légère teinte estompée, jaunâtre. Alors, pendant les trente à soixante secondes qui suivent, quelquefois pendant un temps plus long, la rétine offre un éclat de satin (deuxième stade). Peu à peu cet aspect brillant se perd aussi et la rétine devient complètement transparente, état dans lequel elle reste pendant quinze minutes et même plus (quatrième stade).

« L'examen microscopique montre que la couleur rouge du premier stade et l'éclat de satin du second ont leur siège exclusif dans la substance à lames fines qui constitue les membres externes du bâtonnet. » (Leçon 4e, § 67.)

b) *Propriétés photographiques de la couche pourpre rétinienne.* — Pourquoi un fait aussi saisissant que la présence d'une couleur aussi peu méconnaissable qu'un rouge souvent intense, tapissant la face postérieure de la rétine, a-t-il échappé si longtemps à l'observation de tant de scrupuleux anatomistes? Pourquoi la rétine, décrite par ces derniers comme translucide jusqu'à la découverte de l'ophtalmoscopie, reconnue comme parfaitement transparente à la suite seulement de cette grande découverte, n'a-t-elle pas, dès le principe, été investie de ses véritables caractères et présentée avec la couche rouge qui la tapisse en dehors?

On vient de le voir dans l'exposition même qui précède : c'est que le rouge rétinien est une propriété excessivement fugace, ou plutôt instable ; que l'action de la lumière la détruit incessamment ; que, partant, des rétines, étudiées toujours après une certaine durée d'exposition à la lumière du jour, n'offraient plus à l'anatomiste leur apparence physiologique, mais une surface décolorée.

Le rouge rétinien est, en effet, soumis à une destructibilité aussi assurée que rapide par la lumière. Celle d'un jour ordinaire en achève la décoloration en une demi-minute. Au soleil, la destruction en serait presque instantanée.

Mais si la lumière détruit la substance rouge, par contre, l'obscurité la conserve.

Ces deux propriétés opposées contiennent en elles le caractère ou la qualité photographique des images rétiniennes, mis d'ailleurs en évidence par des expériences directes.

Des yeux de grenouille, de cabiai, de lapin, exposés dans des conditions expérimentales faciles à concevoir, et préparés ensuite dans l'obscurité ou, comme nous le verrons plus loin, à la lueur de certains éclairages monochromatiques, ont permis de reconnaître manifestement, à la face postérieure des rétines exposées, les images très nettes des fenêtres éclairées ayant servi d'objet, et dans lesquelles aux parties claires correspondait la pâleur de la membrane ; les parties noires (membrures de la croisée) étant représentées par la couleur rouge fondamentale inaltérée.

Ces expériences ont été reprises et développées encore, presque aussitôt après leur publication, et confirmées par le professeur Kühne (de Heidelberg) [1].

c) *Expériences confirmatives de Kühne.*— Dans ces expériences nouvelles, entreprises comme contrôle des précédentes, Kühne reconnut d'abord que c'était beaucoup moins la fraîcheur des rétines à laquelle il fallait s'attacher qu'à la précaution nécessaire de les préserver de l'accès de la lumière. Le temps ne faisant plus défaut aux préparations, ce savant put reproduire avec plus de constance et de régularité les résultats acquis par l'auteur de la découverte, et même y ajouter quelques faits nouveaux, dont certains d'une grande importance.

La propriété photographique de l'appareil visuel a d'abord été mise directement hors de cause par des relevés très nets des images positives des croisées servant d'objet. Mais de plus, observation très féconde en résultats, l'auteur a pu reconnaître expressément que pendant la vie, lors de l'exercice de la vision, le rouge rétinien se reproduisait au fur et à mesure de sa décoloration.

Pénétrant plus avant dans cette voie, l'auteur put bientôt se rendre maître de toutes les circonstances de cette opération physiologique, et découvrir le siège, la matrice de cette reproduction.

d) *Siège et organe de la reproduction du pourpre rétinien.*—L'heureuse expérience qui démontre ce nouveau fait si considérable est des plus curieuses.

Sur un œil fraîchement énucléé et ouvert en la forme ordinaire, par division équatoriale, à la lumière sodique, l'auteur soulève délicatement un lambeau de la mem-

1. Ce rouge rétinien avait été déjà rencontré sur des espèces inférieures, mais sans donner lieu à des recherches suivies, et regardé simplement comme fait curieux par Hannover, en 1840, chez les vertébrés ; par Krohn, en 1842, chez les céphalopodes ; par Leydig, dans le type des vertébrés, rouge chez les amphibies, jaune chez les poissons.

En mars 1877, les professeurs Schuck et Zenekerkank le trouvèrent à Vienne, chez un supplicié, tel que Boll l'avait décrit dans la grenouille et le lapin.

Kühne, depuis, fit même des expériences sur le pourpre rétinien humain.

brane rétinienne qu'il sépare du pigment sous-jacent, et dont la face postérieure se montre d'un beau rouge. Il glisse sous ce lambeau une mince plaquette de porcelaine et l'expose ainsi à la lumière du jour, où bientôt il pâlit et se décolore.

Reportant alors la pièce dans la chambre à préparation éclairée à la lumière sodique, l'auteur retire la plaque de porcelaine et laisse retomber *sur son ancien lit pigmenté* le lambeau rétinien décoloré. Après quelques minutes de repos dans ce contact, la rétine a recouvré sur sa face postérieure son revêtement rouge, et à un degré tel, que le secteur rétinien soumis à l'expérience ne pouvait se distinguer par sa nuance des secteurs voisins.

L'auteur conclut donc avec une grande probabilité de vérité que, dans ce fonctionnement si intéressant, la rétine ne se comporte pas seulement comme une plaque photographique sensibilisée, mais comme un véritable laboratoire photographique, dans lequel le préparateur reproduit sans discontinuité la matière sensible, au fur et à mesure de sa décoloration. De cette décisive expérience on peut conclure, en premier lieu, que ce n'est pas à l'abord incessant du sang vital qu'il faut attribuer comme on aurait été tenté de le faire, la revivification directe de la matière colorante. C'est à un procédé vital sans doute, mais à l'une de ces propriétés de la vie qui survivent plus ou moins longtemps à la vie elle-même.

Cette même expérience, en second lieu, en précisant le siège du mécanisme, en le localisant dans la couche épithéliale mosaïque, vient apporter un nouveau poids à l'opinion des anatomistes qui rattachaient cet épithélium à la rétine et non à la choroïde. La reproduction du pourpre rétinien par les tissus sous-jacents ne se prolonge pas longtemps après la mort. Elle cesse complètement avec l'activité nutritive interstitielle des tissus, ce qui arrive très rapidement tout au moins, comme on le sait, chez les mammifères.

e) Extraction du pourpre rétinien. — Plus heureux que Boll, son rival de seconde main est parvenu à isoler le rouge ou pourpre rétinien; Kühne a réussi à le dissoudre dans la bile.

Par là fut tranché le doute qui suspendit quelque temps les conclusions de la brillante découverte du professeur de Rome. Ne pouvant isoler la précieuse matière, Boll n'osait affirmer que cette coloration fût le témoignage assuré de l'existence entre les bâtonnets d'une substance propre et indépendante. N'était-ce pas un simple effet optique de l'ordre des phénomènes de coloration des lames minces (interférences), et produit dans les lamelles superposées qui constituent les membres externes des bâtonnets? Question qui tombait d'elle-même lorsque ladite matière fut isolée.

D'après les recherches de Capranica, l'érythropsine de Boll serait, comme composition et au point de vue de ses propriétés chimiques, spectroscopiques et photochimiques, extrêmement voisine de la *lutéine.* Cette dernière substance s'extrait des corps jaunes des ovaires des mammifères, du jaune d'œuf des ovipares, du sérum du sang, de la graisse jaune du lait, des cellules du tissu adipeux, ainsi que de diverses parties jaunes des végétaux usuels. Quelques-uns l'ont déclarée identique à l'hématoïdine.

L'isolement du pourpre rétinien, permettant l'étude plus précise des qualités de cette substance, a même conduit Kühne à quelques autres constatations différant sur certains points de celles de Boll.

Après avoir donné, dans les derniers temps, à la substance nouvelle la qualification de pourpre rétinien, le professeur de Rome avait cru depuis se montrer plus exact en changeant cette dénomination en celle de rouge rétinien (érythropsine).

Selon Kühne et son collaborateur Ewald, la couleur de la rétine est bien positivement *pourpre* et non *rouge.* Sa complémentaire est franchement *verte;* fraîche, elle se décompose en rouge et en violet; enfin, sa coloration la plus vive est produite sous un rayon pourpre. Cette détermination précise nous oblige à adopter dorénavant, de préférence au nom d'érythropsine (rouge rétinien), la première désignation proposée par Boll, le *seh-purpur* ou pourpre rétinien.

f) *Influence des lumières monochromatiques sur le pourpre rétinien.* — L'étude des propriétés du pourpre rétinien ne devait pas se limiter à celle de l'influence exercée par la lumière composée ou blanche. Il y avait évidemment indication de rechercher si la photographie rétinienne possédait ou non les avantages poursuivis par sa congénère de l'industrie, à savoir, la reproduction des couleurs. On dut donc analyser le pourpre rétinien dans ses rapports avec les lumières monochromatiques.

Voici les résultats sommaires de ces recherches.

Suivant Boll, la couleur fondamentale de la rétine est modifiée diversement suivant la longueur différente des ondes lumineuses.

Tous les rayons qui ont des ondes plus longues que celles du rouge rétinien, c'est-à-dire entre C et A du spectre, modifient la couleur fondamentale dans le sens de la partie la moins réfrangible du spectre et, en même temps, la rendent plus intense.

Cela veut dire qu'entre les raies C et A, la couleur propre de la rétine se voit *renforcée*, augmentée de ton.

Tous les rayons qui ont des ondes plus courtes, c'est-à-dire de D à H, modifient la couleur fondamentale dans le sens de la partie la plus réfrangible et, en même temps, la pâlissent.

Les résultats obtenus par Kühne sont assez sensiblement différents. Suivant ce dernier, toute lumière monochromatique décolore et pâlit le pourpre ; comme le fait la lumière blanche, mais plus lentement.

Les différentes régions du spectre agissent selon l'ordre décroissant suivant de rapidité : jaune vert, vert jaune, vert, vert bleu, bleu verdâtre, bleu, indigo, violet, ensuite jaune et orangé, plus tard enfin, l'ultra-violet et le rouge. Ces résultats ont de nombreux points communs, mais aussi quelques discordances, tenant sans doute aux grandes difficultés des préparations anatomiques sous la faible lumière de la raie D du spectre.

g) *Circonstances anatomiques concomitantes.* — Au fur et à mesure de sa décoloration, la rétine, comme ramollie dans sa couche de Jacob, ne se laisse plus détacher facilement de l'épithélium pigmentaire hexagonal ; elle se déchire de plus en plus aisément, entraînant avec elle des fragments pigmentés.

Les rétines demeurées à l'abri de la lumière présentent le phénomène opposé, un endurcissement, une indépendance relatifs plus grands de la couche des bâtonnets et du pigment (rétino-choroïdien).

Ainsi donc, la décoloration de la rétine est accompagnée d'un ramollissement adéquat et de l'extrémité des bâtonnets et du pigment sur lequel ils reposent.

Boll va plus loin ; l'observation des pièces anatomiques conservées lui a fait voir que, dans les yeux qui n'avaient point reçu l'influence de la lumière, les interstices des bâtonnets étaient complètement indemnes de toute pénétration de filaments pigmentaires, tandis que, dans les yeux précédemment exposés à la lumière, d'épais cordons de pigment brun pénétraient dans ces interstices et s'étendaient même jusqu'à la base des bâtonnets et à la membrane limitante externe : conditions confirmatives du rôle joué par la couche mosaïque dans la production du pourpre rétinien, et de son action directe sur les bâtonnets eux-mêmes.

§ 188. — L'action exercée par la lumière sur la rétine est d'ordre chimique. Photochimie rétinienne.

Une première et importante conclusion ressort de cet ensemble de faits intéressants.

La lumière, soit composée, soit simple, exerce sur le pourpre rétinien, et conséculivement sur les membres externes des bâtonnets,
une action qui en altère la composition, une altération de nutrition,
une altération chimique.

Mais, nous dira-t-on, est-ce bien là une action chimique ?

Les rayons plus particulièrement dits chimiques, les rayons ultra-
violets, sont, nous l'avons vu, sans action sur la rétine. Boll le
démontre dans ses expériences ; la physiologie, d'autre part, nous
l'apprend également.

Qu'est-ce donc que cette chimie qui commence par exclure de son
cadre les conditions jusqu'ici caractéristiques de l'action chimique ?

Il est certain que, si la qualité de chimiques ne devait être donnée
qu'aux rayons agissant sur les sels d'argent ou quelques autres réac-
tifs du même ordre, les altérations produites par les rayons lumineux
proprement dits, ou compris entre les raies A et G du spectre, ne
pourraient recevoir cette qualification.

Mais les actions chimiques de la physiologie ne sont pas comprises
entre d'aussi étroites limites. Les rayons jaunes, par exemple — qui
ne passent pas pour particulièrement chimiques — sont les plus actifs
dans la décomposition de l'acide carbonique au sein des parties vertes
des plantes (Draper).

D'autre part, les rayons ultra-violets sont spécialement puissants
dans la décomposition de la résine de gaïac ou du sulfate de quinine.

Or, les uns et les autres sont sans action sur la rétine ; mais à côté
d'eux, les rayons rouges, verts, bleus, violets, jouissent d'une évidente
action altérante sur la substance qui nous occupe. Quel nom donner
à cette action modificatrice moléculaire, si on lui refuse celui d'action
chimique ?

Nous conclurons donc que :

« L'action de la lumière sur la rétine est essentiellement d'ordre
chimique et peut, à bon droit, être dénommée une photochimie. »

Cette proposition, à la lumière de laquelle nous nous proposons
d'étudier à nouveau les phénomènes de la vision colorée, comporte
cependant les réserves suivantes.

§ 189. — Réserves à faire encore sur le caractère photographique des images rétiniennes.

Certains faits nouveaux, en contradiction apparente avec les conclusions qui précèdent, doivent, à ce point de vue, attirer un moment notre attention.

Il résulte, en effet, des recherches de Kühne, que le *pourpre* n'est pas dans la rétine
la seule substance que puisse impressionner la lumière, bien qu'elle soit la seule
qui, jusqu'ici, s'accuse à nos yeux.

Il existe, en effet, d'après cet observateur, des animaux dont les rétines ne paraissent point colorées en pourpre, et qui jouissent cependant de la faculté de distinguer les couleurs.

Les mêmes observations démontrent encore que, dans les rétines étudiées jusqu'à ce jour, les bâtonnets seuls, et non les cônes, présentent le pourpre rétinien. La *fovea centralis*, centre de la vision, son point le plus parfait, uniquement formée de cônes, ne contient pas de pourpre.

Ce fait a été rigoureusement constaté par l'auteur chez deux sujets humains morts dans l'obscurité. Le pourpre rétinien, magnifiquement conservé dans toute l'étendue de la rétine (bâtonnets), faisait entièrement défaut dans la région polaire (cônes).

La vision, avec ses attributs de sensibilité pour les couleurs, peut donc s'exercer en l'absence de la coloration pourpre de la rétine.

Cette observation semblerait, au premier abord, devoir porter atteinte à la propriété photochimique, dont les faits antérieurement exposés conduisent naturellement à investir la rétine.

Cependant, s'il convient d'avoir égard à cette particularité exceptionnelle et de ne pas se montrer trop précipité dans les conséquences que comporte la théorie photochimique, on devra pourtant prendre en considération les circonstances suivantes :

Et d'abord, la région remplie par les cônes forme, malgré sa prépondérance fonctionnelle, une trop faible étendue de la surface générale de la rétine pour que son apparence exceptionnelle d'écran non photographique puisse annuler les enseignements apportés par le reste de la surface, disons mieux, par sa quasi-intégralité. Et si l'on considère, en outre, la *continuité* parfaite de ces régions, tant au rapport anatomique qu'au point de vue de la sensibilité, l'idée d'une différence de mécanisme a peine à s'y faire une place.

Secondement, si l'on réfléchit attentivement à ces faits, les dernières observations de Kühne ne disent point, en réalité, que la matière chimiquement impressionnable à la lumière soit absente dans la région des cônes ou dans la rétine des animaux, où n'a pas été rencontré le *pourpre*. Un seul fait en ressort : c'est que la *couleur*, qui seule jusqu'ici révèle cette matière, fait en ce cas-là défaut ; d'où l'on ne peut conclure avec assurance qu'à l'absence seule de l'attribut couleur qui l'a fait reconnaître, et non à celle de la substance elle-même ; car, constatant sa présence dans la grande généralité des cas, et son absence seulement dans un point circonscrit et doué d'une perfection fonctionnelle supérieure, il est tout aussi légitime de supposer en ce point dans l'érythropsine ou la purpurine une destructibilité supérieure que de décréter son absence. Son absence, en effet, ne laisse plus de place qu'à cette autre supposition, moins probable assurément, à savoir : que la couche mosaïque qui la sécrète dans toute l'étendue de la surface sensible et l'y dispose pour la formation des images, perd brusquement sa faculté sécrétoire dans la région même où les images sont les plus parfaites, sans que sa constitution anatomique soit en rien modifiée.

Or, considérant la délicatesse infinie des qualités qui caractérisent la purpurine, il est assurément plus naturel de penser que, par suite de circonstances particulières et toutes encore inconnues, quelque modification chimique, dont la cause échappe, a pu transformer son apparence ou son vêtement extérieur, que de conclure à son absence première.

Ces contradictions — plus apparentes que réelles — n'ont point échappé aux physiologistes. Un des plus autorisés, M. Paul Bert, dans une leçon sur les rapports de la lumière avec les êtres vivants, rappelant la découverte de Boll, s'exprimait à son propos ainsi :

« On a cru tout d'abord avoir trouvé dans cette découverte l'explication du phénomène vision, qui se réduirait à une sorte de photographie rétinienne. Mais il a bientôt fallu en rabattre. »

Citant alors les expériences restrictives de Kühne que nous venons de reproduire, le savant professeur, revenant sur le fait principal, continue ainsi :

« Ce phénomène intéressant, et qui *a sans doute des rapports d'ordre nutritif* avec les conditions de l'impulsion lumineuse, est donc loin de présenter l'importance qu'on a voulu lui attribuer tout d'abord. »

« J'attache plus d'intérêt au fait, découvert par l'Anglais Dewar, que la mise en action de la rétine par la lumière amène toujours, comme conséquence immédiate, l'apparition d'un courant électrique. » (Soirées scientifiques de la Sorbonne. *Revue scientifique,* 20 avril 1878.)

Nous nous associons avec empressement aux appréciations du savant professeur, mais sous la réserve du concours que se prêtent les deux découvertes, et non avec l'admission implicite d'un conflit entre elles. Le fait découvert par Dewar, au point de vue du principe ou caractère de l'action de la lumière sur la rétine, nous semble, comme à M. Bert, absolument démonstratif. Le dégagement d'électricité est une caractéristique irréfragable des actions chimiques. Mais l'altération de la couleur propre de la purpurine rétinienne emporte aussi ce caractère. Les deux faits témoignent, en même temps, d'une altération locale de la nutrition ou d'un effet chimique.

Celui de Dewar a, nous le reconnaissons, en outre, deux avantages sur son congénère : le premier, d'étendre la démonstration aux portions de la rétine exceptionnellement dépourvues de l'apparence pourprée, et, à cet égard, il comble une lacune importante.

Sa seconde supériorité est celle de l'antériorité de date. Mais une découverte isolée a toujours quelque chose de contestable et d'incertain, et la science ne peut que bénéficier à la concordance de deux sources de lumière qui viennent, sans interférences, faire rencontrer sur un même point obscur des ondes de même sens.

Nous conclurons donc en toute assurance ce chapitre par la proposition énoncée plus haut :

« La formation des images rétiniennes est un acte *photochimique.* »

§ 190. — Nouvelles considérations introduites dans la théorie physiologique des couleurs à la suite de la photochimie rétinienne.

Nous nous demanderons maintenant avec Boll :

« Quels rapports peuvent présenter ces faits avec les résultats les plus saillants de l'ancienne physiologie des couleurs, par exemple, avec les phénomènes de contraste, des couleurs entoptiques, de la théorie Young-Helmholtz? »

Occupons-nous, pour commencer, du mot *couleur*, qui, dans les analyses que ce sujet comporte, va prendre désormais deux significations, n'en ayant jusqu'à présent connu qu'une seule.

Jusqu'à ce jour, en effet, le phénomène désigné sous le nom de *couleur* n'était en somme qu'une sensation, une réaction de l'organisme sensible contre une impression d'ordre physique. Entre l'action, inconnue dans son mode d'exercice, de l'onde lumineuse sur l'élément nerveux primitif rencontré et excité par elle, nul autre intermédiaire connu qu'un filet nerveux. Nul rapport pénétrable pour nous entre l'ondulation lumineuse et la réponse de l'organisme à son contact, contenue dans le mot couleur.

Ce mot ne vise donc jusqu'ici que la sensation éprouvée par l'individu, sa réaction subjective. Maintenant si nous admettons, comme dit Boll, que les faits observés chez la grenouille et quelques autres animaux se vérifient chez l'homme avec les mêmes caractéristiques, nous nous trouvons en présence d'une seconde signification que va prendre ce mot *couleur*, signification non plus subjective, mais bien objective; car ce terme se trouve naturellement employé par l'anatomiste pour caractériser les phénomènes objectifs que lui présente l'examen des rétines animales dans les expériences sus-relatées. Les altérations qu'il y observe, après l'exposition aux différents rayons du prisme, sont en effet désignées par lui par le changement de couleur qu'il y constate, et il n'a pas d'autre expression à donner à sa sensation.

Or, il importe de ne pas laisser s'établir de malentendu et de ne pas confondre l'indication de la couleur donnée par l'anatomiste, avec celle qu'accuserait le sujet en expérience s'il s'exprimait dans notre langue.

Ce dernier, soumis par exemple à l'action d'une lumière *jaune*, lorsqu'il accuse cette couleur, exprime la modification éprouvée par la constitution intime de sa rétine lors de l'*absorption* de cette lumière par son tissu, phénomène toujours le même en présence de la même nuance spectrale. Mais, au même instant, s'il pouvait étaler sur le porte-objet de son microscope la rétine ainsi influencée, l'anatomiste nous désignerait sous le nom de *rouge clair* l'apparence que lui offrirait ladite rétine par sa face externe ou postérieure. Or, cette apparence, qui se nomme la couleur propre du corps, n'est que l'effet de la réflexion diffuse par les premières couches d'un corps de partie de la lumière qui les a pénétrées, l'autre partie demeurant absorbée par lui.

Or, c'est cette dernière qui, seule, agit chimiquement, la précédente l'ayant abandonné.

Dans les mêmes circonstances, c'est-à-dire mise en rapport avec la même région du spectre, la rétine sera donc toujours modifiée de même manière dans sa constitution intime, et de même aussi, par suite de cette modification, la *couleur propre* de sa face externe sera dans les mêmes cas modifiée aussi de façon toujours identique. Mais les deux caractéristiques, différentes entre elles, n'en seront pas moins constantes en tous cas identiques, n'en seront pas moins les témoignages invariables, exclusifs et parallèles d'un seul et même fait : l'altération chimique constante, quoique inconnue, éprouvée par le pourpre rétinien fondamental.

En ce sens expressément défini, le terme « couleur » peut être employé par nous flanqué de deux adjectifs soit différents, soit plus ou moins semblables suivant les cas, mais répondant l'un au témoignage objectif, l'autre au témoignage subjectif, fournis par la rétine, d'une même et identique modification éprouvée par elle.

C'est pour prévenir, à cet égard, un malentendu menaçant, et auquel il n'a pas complètement échappé lui-même, que Boll s'exprime ainsi sur ce conflit de mots :

« Qui nous assure, dit-il, qu'une rétine devenue *jaune* ou une rétine devenue *bleue* ait pour l'âme cette même signification de *jaune* et de *bleu* et non pas la signification inverse, c'est-à-dire du bleu pour la rétine jaune et du jaune pour la rétine bleue ? »

Et effectivement, ne trouvons-nous pas dans les expériences fondamentales de la photographie rétinienne l'image d'une fenêtre sur cette membrane avec ses panneaux décolorés et ses membrures d'un *rouge intense*, quand nous savons que, subjectivement, l'impression est : carreaux ou panneaux *clairs*, membrures noires.

Le pourpre rétinien ne répond-il pas en effet, à l'obscurité ou au noir pour le sensorium, comme sa décoloration, son blanc satiné correspond à la sensation de la lumière blanche ou composée.

§ 191. — **Des images persistantes et consécutives.** — **Mécanisme de leur production, tant dans la théorie purement physique** (Young-Helmholtz), **que dans la théorie photochimique.**

Le point de départ de cette étude comparative exige une exposition préalable de la théorie physique classique la plus généralement en faveur, celle connue sous le nom d'Young-Helmholtz. Nous allons en donner un court résumé par anticipation sur l'étude analytique qui en devra être faite (voir leçon 22ᵉ, §§ 351 et suiv), à la lumière de la pathologie du sens chromatique.

a) Résumé de la théorie d'Young-Helmholtz. — Dans cette théorie, on suppose d'abord le spectre solaire réduit à trois couleurs principales : le *rouge*, le *vert* et le *violet*, dont l'action isolée ou, au contraire, en diverses proportions associées, détermine toutes les sensations colorées.

A chacune de ces trois couleurs correspond, dans la théorie d'Young, une fibre spéciale et exclusive. Leur ébranlement deux à deux devait, dans la pensée de l'auteur, répondre à toutes les sensations correspondantes aux combinaisons deux à deux des couleurs principales, se résolvant dans les nuances intermédiaires.

Mais au jugement d'Helmholtz, cette conception ne représentait pas tous les phénomènes observés ; elle laissait en dehors d'elle, sans explication possible, certains faits expérimentaux dont il fallait pourtant tenir compte. Nous exposerons et discuterons ces faits quand nous reprendrons pour l'analyser, cette théorie (§ 351).

Bornons-nous pour le moment, à énoncer la modification introduite par Helmholtz dans la théorie d'Young, pour y faire rentrer les nouveaux faits reconnus incompatibles avec elle.

Dans la pensée du physiologiste de Heidelberg, les trois fibres fondamentales d'Young ne sont pas aussi exclusives que le supposait cet auteur.

« Chaque région du spectre agit *à la fois* sur les trois ordres de fibres, mais d'une manière très différente :

« Le rouge simple excitant, par exemple, fortement les fibres sensibles au rouge, très faiblement les congénères : sensation *rouge* et ainsi des autres ; l'excitation égale de toutes les fibres par la lumière composée donnant la sensation du blanc ou des couleurs blanches. »

Ces préliminaires établis, comparons l'une et l'autre théorie (celle physique d'Young-Helmholtz et celle fournie par la découverte de Boll), au point de vue de la facilité qu'elles peuvent offrir l'une et l'autre à se rendre compte de ces deux faits remarquables : 1° la persistance des impressions primitives ; 2° leur dégénérescence successive témoignée par les phénomènes des images négatives.

b) 1° *Fait de la persistance première.* — Dans la théorie physique, comme dans la seconde, le fait fondamental de la persistance s'explique, pour ainsi dire, par son seul énoncé :

Dans la première, la fibre nerveuse ébranlée met plus de temps à revenir au repos qu'elle n'en a mis à entrer en vibration. Simple traduction du fait observé, dans l'*hypothèse* d'une vibration physique transmise directement de l'éther à un filet nerveux.

Dans la théorie chimique, il n'y a pas besoin de recourir à une hypothèse. La sensation « survivant à l'impression » n'est que le témoignage de la survivance même de l'image matérielle à l'action qui l'a produite. Cette image et la sensation qu'elle engendre durent le temps nécessaire à la reproduction, à la réparation du pourpre rétinien (expérience de Boll).

2° *Images négatives, dans la théorie physique* (Young-Helmholtz). — Le mécanisme de la succession de l'image négative consécutive à l'image primaire repose, on se le rappelle, sur deux circonstances principales :

Premièrement, l'épuisement momentané de la sensibilité de la rétine pour la couleur qui l'a frappée ;

Deuxièmement, la mise en évidence de cet épuisement, lors de l'action d'une nouvelle cause excitante, soit une lumière nouvelle extérieure, soit ce que l'on a appelé la lumière propre de la rétine (fluorescence : voyez le § 185, même leçon).

c) Comment, maintenant dans cette théorie, se rendrait-on compte de l'apparition de l'image consécutive, négative ou complémentaire ? Par le raisonnement suivant :

L'ébranlement communiqué aux fibres rétiniennes lors de la production de l'image, survit à la cause qui l'a déterminé ; en d'autres termes, l'excitation dure plus longtemps que sa cause. Voilà pour la première phase du phénomène.

Mais on constate un peu plus tard que sous l'influence d'un nouvel accès de lumière extérieure, ou sous celle de la fluorescence des milieux qui joue le même rôle eu égard à la couche sensible, l'image persistante change d'aspect et prend la couleur complémentaire.

Eh bien ! cela signifie que la substance nerveuse primitivement excitée perçoit plus faiblement la lumière réagissante que ne le font les autres parties de la rétine : leur sensibilité est amoindrie plus ou moins, épuisée pour de nouvelles excitations semblables.

Cette conséquence est assurément en harmonie avec les lois générales de la physiologie du système nerveux, tant sensitif que moteur.

Mais, dans l'espèce, elle se heurte à l'anatomie.

Dans l'hypothèse de Young, à chaque élément rétinien photo-esthésique isolateur (bâtonnet) doit, de toute nécessité, correspondre *une triade* de fibres chromatiques : car l'image est tout entière formée sur la surface postérieure de la membrane de

Jacob, et celle-ci n'est constituée que par des bâtonnets ou des cônes; or, vingt années de progrès micrographiques admirables ont été absolument impuissants à montrer trois, ni même deux fibres dans un bâtonnet.

Or, trouvons-nous une semblable discordance dans les réponses de la théorie photochimique? C'est ce que nous allons rechercher.

Des images négatives dans la théorie photochimique. — Examinons sous ce jour nouveau les conditions d'apparition de l'image négative.

Une lumière monochromatique donnée altère chimiquement, d'une manière constante et uniforme, le pourpre rétinien qu'elle vient rencontrer. Or le bâtonnet, ou élément nerveux primitif, plonge par son tiers extérieur dans le bain formé par cette substance. Toute l'hypothèse à formuler se borne donc à admettre dans cet élément nerveux la faculté de sentir de manières *différentes* le contact intime de milieux *différents*, exactement comme les papilles de tous les nerfs de sensibilité générale ou spéciale réagissent différemment contre l'excitation directe apportée par les corps différents qui viennent les toucher, ou seulement les effleurer. Les nerfs gustatifs ou olfactifs, par exemple, ne portent-ils pas au sensorium des indications aussi multipliées qu'est la nature des liquides ou des effluves qui viennent caresser leurs épanouissements? Ajoutons que l'altération *anatomique* même du bâtonnet (Boll), après une impression un peu prolongée, témoigne suffisamment des effets qu'il a lui-même éprouvés dans le bain de pourpre altéré (voir § 187-*h*).

Inversement, quand la cause primaire (l'objet lumineux) a été soustraite, la fibre nerveuse, au fur et à mesure de la reconstitution chimique du pourpre rétinien sous l'influence de l'obscurité, annonce par ses témoignages successifs la revivification graduelle du bain normal. Ces témoignages, ce sont les sensations successives provoquées par ce que l'on est convenu d'appeler la lumière propre de la rétine (voir plus haut), dans ses rapports avec la substance pourpre dans son état actuel au moment considéré, c'est-à-dire, pour chaque moment, la nuance complémentaire de la portion de l'érythropsine non encore revivifiée.

Quand la réparation est devenue complète, la sensation est le blanc affaibli de la lumière propre (phosphorescence), s'il en reste encore dans l'œil; s'il n'en existe plus, le rouge rétinien, non sollicité, répond au noir, ce qui est conforme à l'observation.

Ce mécanisme n'a peut-être contre lui que d'être trop naturel. Image de celui qui s'applique aux autres sens, il n'exige aucune hypothèse nouvelle et sa formule n'est que la simple déduction des faits dont le sens commun est l'expression banale.

L'explication est-elle moins simple dans le cas de la lumière composée? Aucunement.

Ce que nous venons de dire de l'action d'une onde lumineuse, d'un ordre de réfrangibilité déterminé, est exactement applicable — les expériences le montrent suffisamment — à l'action de deux, de trois, d'un nombre quelconque de ces ondes lumineuses. Chacune d'elles, nous l'avons vu dans les observations portant sur le contraste successif, laisse, après l'impression faite, l'élément touché plus ou moins insensible pour une nouvelle onde de même rang dans la série chromatique, mais respecte sa sensibilité pour les autres ondes ou complémentaires.

Comment se traduira cette observation dans le langage imposé par les faits nouveaux? Ne sera-t-on pas autorisé à dire : chaque onde détruit ou altère chimiquement la molécule de l'érythropsine ou de la purpurine d'une façon qui lui est propre et exclusive, sans détruire en elle l'aptitude à subir de nouveaux changements déterminés sous l'action des autres ondes également déterminées.

Associées ou synchrones dans leur action, les ondes lumineuses agissent toujours individuellement de la même manière. La résultante seule est complexe ; mais la constance et l'identité de cette résultante, ou sensation composée, dans des circonstances expérimentales identiques, démontrent que le rôle joué par chaque élément composant a été, lui aussi, constant et uniforme en ce qui le concerne.

Ce mécanisme n'est-il pas, en même temps, la plus simple des réponses à cette proposition — question posée par Helmholtz en ces termes, à propos de la sensibilité obscure de la rétine pour les rayons ultra-violets?

« Admettons, dit-il, que la rétine *perçoive la lumière qu'elle émet elle-même*, etc... »

Quoi de plus probable, en effet, que cette conclusion?

La lumière emmagasinée par la rétine dans ses régions antérieures transparentes, et qui rayonne ou s'épanche dans tous les sens, rencontre à sa périphérie, à sa limite même, la couche de purpurine. Comment imaginer qu'elle ne la modifie pas chimiquement au contact immédiat, quand elle a déjà la propriété de l'influencer à distance ?

Paradoxe offert par la théorie de Young. — Le paradoxe expérimental qui avait servi de base à la modification apportée par Helmholtz à la théorie de Young, se trouve aussi lui-même réduit dans la théorie chimique à ses véritables proportions. Le fait expérimenté était, on se le rappelle, le suivant :

Un œil *reposé* est moins profondément impressionné par une couleur spectrale pure que s'il a été premièrement *fatigué* par la couleur complémentaire. »

Ce paradoxe apparent est-il en conflit avec la nouvelle théorie, comme il l'était dans celle de Young?

Il ne nous le semble pas : il constitue un simple enseignement, une notion nouvelle.

Quand un pinceau de rayons monochromatiques, bleus, par exemple, vient rencontrer la rétine, et qu'il pénètre la molécule élémentaire d'érythropsine et en modifie la constitution chimique, il se présente deux cas :

Ou cette molécule est intacte, n'a subi aucune altération récente, ou bien, au contraire, pour nous placer dans les conditions de la question proposée, elle vient, dans les instants précédents, d'être atteinte par des rayons de la couleur complémentaire, ici, le *jaune*, qui l'ont laissée modifiée d'une certaine façon.

L'expérience physiologique nous apprend qu'en cet état l'impression sensorielle faite par les rayons bleus est plus vive, plus accusée, que dans le cas où la molécule est intacte.

Nous n'avons qu'à enregistrer le fait. Il revient à dire que la modification préalablement amenée par les rayons jaunes dans la molécule, l'a rendue plus libre pour les combinaisons qu'y déterminent les rayons bleus. On ne l'eût peut-être pas imaginé *a priori*; mais il paraît que cela est ainsi, et, comme la chose n'a rien de contradictoire avec ce que l'on observe en chimie générale, on n'a qu'à noter là un nouveau fait d'observation.

En deux mots, le fait signalé par Helmholtz, qui pouvait paraître paradoxal dans la théorie physique pure, ne l'est plus dans la considération d'un processus d'ordre chimique. Comme nous ne connaissons rien des rapports mutuels des atomes dans le sein de la molécule, le fait dont il s'agit ne peut pas plus nous surprendre que son contraire.

Dans ces actes de chimie interstitielle, qu'y a-t-il de surprenant à ce que les atomes composant les molécules exercent certaines actions réciproques les uns sur les autres?

§ 192. — De la lumière propre de la rétine dans la théorie photochimique.

La théorie photochimique n'est pas en moins parfait rapport avec les faits d'observation qui ont donné naissance à la question de la lumière propre de la rétine. On comprend immédiatement que l'emmagasinement de la lumière dans les milieux transparents de l'œil (hypothèse de la phosphorescence de Monoyer) ne reçoit nul échec des propriétés reconnues dans la substance purpurine.

On peut même dire que les qualités photochimiques de cette substance, et sa génération sur place après sa destruction, jettent un nouveau jour sur une des circonstances les plus complexes de certaines phases des images consécutives.

On sait que, dans le cas d'une excitation produite par une lumière primaire intense, l'image consécutive éprouve une série de passages alternatifs du positif au négatif, et *vice versa*, avant de s'effacer entièrement. Cette observation avait conduit Plateau à supposer dans la rétine l'existence d'une force de réaction à phases oscillantes, dans laquelle chaque demi-oscillation correspondait à la couleur complémentaire de l'autre moitié : hypothèse absolument arbitraire et donnant d'ailleurs lieu à des conclusions démenties par les faits.

Considérées comme résultant des processus chimiques nécessaires à la reproduction de la purpurine, ces phases ou oscillations irrégulières deviennent bien plus intelligibles.

Si, en effet, après une impression lumineuse modérée, physiologique, la restauration moléculaire de la substance suit une marche régulièrement progressive, si chaque teinte effacée y reparaît à son moment physiologique, il se conçoit aisément qu'un grand trouble, comme celui apporté par une lumière éblouissante, altère trop profondément la constitution des molécules pour que leur réparation ne reflète, par des irrégularités, une telle perturbation.

Cette opinion trouve un point d'appui de quelque valeur dans les observations semi-pathologiques dans lesquelles ces mêmes phénomènes sont produits sous l'influence de lumières à moitié intenses, mais sur des yeux fatigués et quelque peu malades.

De ces derniers exemples la transition est des plus faciles aux phénomènes de la photopsie franchement morbide, aux apparitions lumineuses spontanées, comme il s'en manifeste dans tant d'états pathologiques.

On ne saurait être surpris qu'une circonstance quelconque propre à déterminer des troubles nutritifs dans la choroïde, ne fût-ce qu'une congestion passagère, amenât, comme conséquence, des troubles adéquats dans la sécrétion ou l'état de la purpurine dont elle est la matrice. Le mécanisme de la perturbation éclate ici dans tout son jour et éclaire tous les phénomènes de cet ordre depuis la production des ondes nébuleuses de Gœthe jusqu'aux éclairs photopsiques les plus sérieux.

§ 193. — **Conclusions : Des applications possibles des conséquences de la découverte de la photochimie rétinienne à la physiologie et à la pathologie.**

L'introduction des propriétés photochimiques de la rétine dans l'étude des images consécutives n'est, dans son ébauche écourtée, qu'un premier pas fait dans celle de ses applications à la physiologie et à la pathologie.

Nous n'avons pas besoin d'insister pour faire prévoir la fécondité d'une pareille étude. Il nous suffira de citer les questions relatives à l'irradiation, au contraste simultané, dans l'analyse desquelles la nature de la lumière propre de la rétine doit entrer en composition ou en conflit avec la délicatesse chimique du pourpre rétinien.

Au même titre aurions-nous à vous signaler, dans le domaine de la physiologie pathologique, tous les phénomènes subjectifs contenus dans les chapitres de la photopsie, des phosphènes, de l'achromatopsie ou daltonisme[1], en un mot, toutes les perversions sensorielles ayant leur siège dans le laboratoire des couleurs. Les principes formulés dans les développements qui précèdent indiquent suffisamment dans quel esprit les recherches ultérieures nous semblent devoir être conduites.

Ces prévisions sont aujourd'hui aussi opportunes qu'étaient anticipées celles qui, il y a une douzaine d'années, avaient été lancées dans le grand public à propos d'une acquisition nouvelle faite par la médecine légale. On se rappelle l'annonce à sensation donnée, il y a quelque quinze années, par un journal américain promulguant longtemps avant son éclosion, la découverte de la photographie rétinienne. Les imaginations promptes avaient déjà tiré des conséquences pratiques considérables de la prétendue découverte, et, avant même que les circonstances et procédés de cette dernière ne fussent connus du monde savant, la médecine légale avait, disait-on, obtenu déjà d'importants renseignements de l'examen des rétines d'individus assassinés.

On se rappelle le remarquable rapport lu par notre regretté collègue Vernois devant la Société de médecine légale (décembre 1869) au sujet d'une épreuve photographique communiquée à cette Société savante par un confrère de province, et représentant la rétine d'une femme assassinée. Sur cette épreuve on avait cru reconnaître l'image de l'assassin, celle d'un enfant tué avec sa mère, enfin le chien de la maison se précipitant vers la malheureuse petite victime (*sic*).

Se fondant sur des considérations générales très plausibles, et même sur des expériences directement instituées dans cet objet, mais surtout sur les circonstances corrélatives du prétendu dessin et de la cause criminelle à instruire, Vernois[2] n'eut pas de peine à réduire à leur juste valeur les imaginations de l'ardent médecin légiste. Mais des expérimentations négatives n'ont de valeur qu'à titre suspensif et provisoire, et les conclusions de Vernois, légitimes pour son époque, seraient aujourd'hui trop radicales ; car s'il était, comme il le dit, parfaitement impossible à cette date de retrouver sur la rétine d'un cadavre la représentation de quelque objet l'ayant impressionnée au moment du dernier battement du cœur, cette assertion serait aujourd'hui démentie.

Quant à la conclusion médico-légale, elle n'est pas moins vraie aujourd'hui qu'il y a dix ans, et avant de pouvoir reconnaître sur la rétine d'une victime le portrait de son assassin, il se passera peut-être quelque temps.

Si semblable communication était présentée aujourd'hui, elle ne serait pas écartée par une simple fin de non-recevoir, jugement toujours suspecté. Mais on lui demanderait en témoignage l'apport de tous les détails d'exécution assurant l'accomplissement non seulement des conditions si spéciales imposées à la conservation des images, mais encore du perfectionnement des procédés nécessaires pour en obtenir, sans les altérer, l'amplification.

Car, pour être réelles en principe, les propriétés photographiques de la rétine sont loin encore d'être chose maniable et qu'on puisse toujours diriger à sa satisfaction. Que l'on parvienne un jour à reconnaître les derniers optogrammes inscrits sur une rétine humaine, comme on cherche aujourd'hui à les découvrir ophtal-

---

1. On lira avec intérêt, sur ce sujet, un très remarquable travail de MM. Delbœuf et Spring, publié dans la *Revue scientifique* du 23 mars 1878, et qui semble rattacher directement la cécité relative pour le rouge à la composition de la substance pourpre de la rétine ?

2. Vernois, *Applications de la photographie à la médecine légale* (*Annales d'hygiène publique et de médecine légale*, 1870, 2ᵉ série, t. XXXIII, p. 239).

moscopiquement sur la rétine vivante, nous devons l'espérer plutôt qu'en nier la la possibilité.

Mais jusqu'à ce jour les faits acquis, difficilement obtenus, n'ont pas encore dépassé l'enceinte des laboratoires de physiologie expérimentale, et n'ont été réalisés que grâce à la grande habileté des expérimentateurs, appuyés sur une science approfondie. Il importe de joindre ce correctif à la vulgarisation d'un principe nouveau, riche seulement de conséquences possibles, de crainte que l'abus de conclusions trop hâtives ne remplace par des illusions actuelles des résultats encore à l'état d'espérances.

N'oublions pas que l'on a annoncé comme acquises les qualités photochimiques de la rétine avant de s'être douté de l'existence de la couche du pourpre rétinien, qui en est le siège!

§ 194. — Théorie des couleurs. — Des phénomènes de contraste ; définitions.

C'est un fait d'observation fort ancien, mais particulièrement élucidé par les beaux travaux de M. Chevreul (1832), que de la juxtaposition ou du rapprochement de deux surfaces de couleurs, ou simplement de nuances différentes, résulte pour l'œil soit un renforcement de leur teinte à l'une et à l'autre, une plus grande vivacité d'éclat, soit, au contraire, un affaiblissement de leurs différences de coloration. Ces faits ont, d'une manière générale, reçu le nom de phénomènes de *contraste*.

Dans l'énoncé qui précède, l'influence réciproque des deux couleurs l'une sur l'autre est caractérisée par l'épithète de *simultanée ;* caractéristique qui a pour objet de différencier ces phénomènes des sensations que nous venons d'étudier sous le titre d'images *consécutives ou accidentelles*, et qui, ainsi qu'on l'a vu, offrent à un haut degré ces oppositions et ces contrastes, mais seulement en succession et non simultanément.

Le caractère le plus fréquemment observé dans ces phénomènes de contraste apparemment simultané, lorsqu'on opère en opposant à une couleur monochromatique donnée, le blanc pur ou le gris clair, c'est-à-dire dans des circonstances faciles à analyser, consiste en ceci : que cette dernière (*blanc ou gris*) se recouvre d'une teinte *complémentaire* de la surface monochromatique juxtaposée.

Or ce fait éveille trop manifestement le souvenir des expériences de contraste successif (images consécutives), pour que l'esprit ne se mette à l'instant en garde, et ne craigne d'être la dupe d'une confusion entre ces deux ordres de phénomènes. Il est donc de la plus haute importance, dans l'analyse de ces observations, de différencier avec le plus grand soin les influences isochrones ou *actuelles*, de celles qui ressortiraient à une action *consécutive*.

Nous aurons donc à distinguer deux sortes de contrastes :

Le contraste *successif ;*

Le contraste positivement *simultané;*

§ 195. — De la part à faire au contraste successif (images consécutives)
dans les observations de contraste simultané.

Au chapitre des images consécutives, nous avons reconnu un fait
considérable et général, à savoir que lorsque nous avons arrêté, un
temps plus ou moins long, notre attention sur une surface colorée de
moyenne intensité, à une impression persistante plus ou moins fugi-
tive de ladite couleur, succède de façon subite, une impression beaucoup plus durable, et qui ne s'efface ensuite que par transitions
régulières, de la sensation de la couleur complémentaire.

Si, encore sous cette impression, nous portons alors notre regard
sur une nouvelle surface, c'est-à-dire sur un autre plan coloré, cette
image *négative* que nous portons en nous, ajoutera dans le fond nouveau son influence à celles de même nuance qu'elle y rencontre, ou,
ce qui revient au même, *affaiblira* dans ce fond nouveau les nuances
complémentaires à elle-même ou semblables à celles du premier fond
considéré.

On a là un exemple très net du contraste *successif*.

C'est celui produit par l'image persistante négative du premier
fond considéré (inducteur).

Ce genre de contraste *successif* est celui rencontré le plus communément. Pour qu'une image consécutive pût produire l'effet opposé,
c'est-à-dire *raviver* dans le nouveau fond les nuances de même ordre
que celles du fond primitivement observé, il faudrait que l'image
persistante fût *positive*, c'est-à-dire encore dans sa phase primitive,
et produite par une lumière ou impression de *grande* intensité : ce
qui n'est pas le cas ordinaire. Une fois prévenu, un observateur en
saura toujours faire la distinction.

Ce mécanisme ne saurait manquer de se produire dans nombre de
circonstances où l'on croirait étudier les seuls phénomènes de contraste réciproque et actuel.

Il suffit, en effet, pour que les deux éléments concourent à la production du phénomène d'ensemble, que le regard vienne à se déranger quelque peu du point de repère offert à l'attention.

Il le peut faire, en effet, de façon inconsciente et présenter ainsi les
circonstances dont nous allons donner le tableau dans l'expérience
générale et très simple que voici :

Disposez un large pain à cacheter blanc au milieu d'un champ
coloré.

Lorsque l'attention a été maintenue sur le centre (défini par une
petite croix) de ce cercle blanc, pour peu que le regard oscille dans
le plan objectif, dans des limites même très étroites, le fond coloré

se borde d'un plus vif éclat d'un côté, tandis que vers l'extrémité opposée du même diamètre, le cercle blanc se borde d'un liseré de la couleur complémentaire du fond. Cela est classique.

Mais le phénomène se présente aussi en dehors de toute condition de mobilité de l'attention. Sans cesser de maintenir celle-ci sur le centre du cercle blanc, rapprochez-vous quelque peu dudit point de mire, l'image du cercle persistant sur la rétine, vient à découper par projection extériorisée un cercle de moindre étendue sur la surface objective du pain à cacheter. Ce dernier se couvre donc d'une zone circulaire extérieure très marquée de la couleur complémentaire du fond.

S'éloigne-t-on au contraire, les rapports d'étendue de l'image consécutive et du cercle objectif changent de sens : une zone d'une vivacité plus ou moins accentuée se dessine *autour du cercle sur le fond coloré* et de la même couleur que lui.

On reconnaît là évidemment dans le 1er cas (rapprochement de l'observateur), l'influence de l'image *négative* du fond qui déborde sur le blanc central ; et, par contre, si le sujet s'éloigne, l'image négative du blanc délimitant une zone de rétine moins épuisée par la couleur du fond.

Mais dans ces expériences mêmes, si elles sont bien sérieusement conduites et avec la certitude que le regard n'a pu errer, on peut reconnaître, *par contre*, très nettement, l'action *simultanée* et réciproque des deux couleurs juxtaposées.

Pour peu que la surface du fond soit étendue, relativement à celle en rapport avec le siège de l'attention, cette dernière offre elle-même, dans son centre, une nuance plus ou moins reconnaissable de la complémentaire du fond. On ne peut méconnaître là un fait de contraste simultané.

§ 196. — Du contraste simultané par opposition au contraste successif. Expériences et observations.

Deux surfaces de couleurs différentes étant juxtaposées, il résulte le plus souvent de ce rapprochement :

Que les couleurs plus foncées le paraissent davantage par l'opposition des couleurs claires voisines, et réciproquement; — ou bien encore :

Qu'une teinte complémentaire de la couleur voisine se répand sur chacune. Mais il se rencontre aussi des cas où ce phénomène n'a pas lieu, et où la couleur influencée l'est dans le sens même de sa voisine, et non de la complémentaire de cette dernière.

Pour constater sûrement le contraste *simultané* pur, il faut, avons-nous vu, se mettre à l'abri de toute possibilité d'intervention de la production d'images consécutives ou accidentelles. Il faut ainsi exclure avec soin l'impression directe, même momentanée, sur le centre de l'attention, du champ inducteur.

Les effets du contraste simultané, à l'inverse de ceux du contraste successif, sont d'autant plus perceptibles que le champ inducteur et le champ induit sont moins distants en couleur; ils ressortissent à de faibles différences de coloration.

La raison de cette condition se reconnaîtra plus tard.

Les deux procédés suivants permettent de s'assurer la réalisation de cette condition, l'absence de toute intervention d'une image consécutive, en d'autres termes, du contraste successif.

Nous avons dit plus haut, au § 195, relatif au rôle joué par les images consécutives dans ces phénomènes, comment, dans des observations où l'on s'est parfaitement assuré de la fixité du regard, on peut constater cependant, *sur la région fixée*, la présence de la com-plémentaire du fond.

Ce fait peut être mis en plus grande évidence par le procédé suivant :

a) « Qu'on prenne un fragment de papier blanc ou gris, au bout d'une petite pince, et tenant un œil fermé, qu'on le regarde fixement avec l'autre. Si l'on place ensuite derrière ce morceau de papier une grande feuille ou surface colorée qui remplisse la plus grande partie du champ visuel, on voit immédiatement la couleur complémentaire teindre le petit papier. » (HELMHOLTZ).

On arrive encore au même résultat par la méthode que voici :

b) « *Contraste par ombres colorées.* — Les circonstances les plus favorables à l'observation du phé-nomène de contraste simultané sont réunies dans l'expérience des ombres colorées.

Le moyen le plus facile de les observer consiste à éclairer simul-tanément une feuille de papier, *d'un côté* L, par la lumière affai-blie du jour, et de l'autre, par la lumière d'une bougie B (fig. 63). — La lumière naturelle L, c'est-à-dire la lumière blanche provenant, soit d'un ciel nuageux, soit d'une surface blanche éclairée par le soleil, soit enfin du disque lunaire, pénètre à travers une ouverture

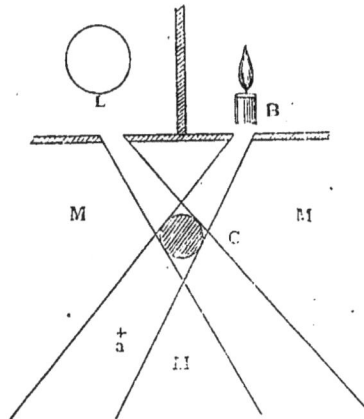

Fig. 63.

qui ne doit pas être trop large, afin qu'il puisse se former des images

nettes. On place ensuite en avant du papier un corps opaque quelconque (le doigt, un crayon C) qui projette aussitôt deux ombres sur
le papier.

Nommons *ombre de la lumière naturelle* celle qui se formerait seule
en l'absence de la bougie, et *ombre de la lumière artificielle*, celle dont
la formation dépend de sa présence. La première est éclairée par la
lumière jaune rouge de la bougie, et ne reçoit rien de la lumière du
jour. Elle apparaît donc avec une coloration objective jaune rouge.

La *seconde* (ombre de la bougie), éclairée par la lumière du jour,
ne reçoit rien de la bougie; sa couleur objective est donc blanche.

Mais cette dernière n'apparaît pas telle; elle se montre avec une
coloration *bleue*, c'est-à-dire *complémentaire* de la coloration du fond
jaune rouge blanchâtre ou mixte M, qui reçoit les deux lumières.

Or, que le regard soit maintenu sur l'ombre de la lumière naturelle, ou qu'il y revienne après avoir erré sur le fond, cette ombre
est toujours vue *bleue*, d'une nuance un peu moins vive dans le premier cas que dans le second, mais, enfin, toujours bleue. »

(HELMHOLTZ.)

Ce phénomène, on le voit, est le même, en somme, que celui réalisé
par le premier procédé; seulement il offre une grande netteté et
laisse moins de doutes encore chez l'observateur.

Il nous reste maintenant à en expliquer le mécanisme.

§ 197. — Mécanisme de la production du contraste simultané : Explication proposée par M. Helmholtz.

Après de longues circonlocutions et des inductions qui ont le caractère confus propre aux discussions de pure philosophie, l'opinion à
laquelle s'arrête l'illustre auteur de l'*Optique physiologique* est celle
qui fait dépendre le contraste simultané de notre seul *jugement*, en
un mot de la *métaphysique*.

Avec Fechner, M. Helmholtz considère les sensations du *contraste
simultané pur*, comme un acte du *jugement*, de la *psychique* (p. 545) ;
et il s'en justifie par cette remarque : « Ceux de mes lecteurs qui sont
encore peu familiarisés avec l'influence des actions psychiques sur les
perceptions sensuelles, admettront peut-être difficilement qu'une
fonction psychique puisse nous faire *voir*, dans le champ visuel, une
couleur qui n'y est pas. »

Comme nous ne voulons altérer en quoi que ce soit la pensée de
l'auteur sur ce sujet, et qu'il y est très sobre de développements, nous
reproduirons, *in extenso*, le passage de ce chapitre important qu'il
signale lui-même comme le plus concluant à ses yeux et le plus propre
parmi les faits expérimentaux à servir de base à sa doctrine.

« Pour prévenir toute mobilité du regard pendant les expériences, marquons un point quelconque *a*, situé dans l'ombre bleue (celle de la bougie); plaçons devant la bougie un écran opaque de manière à ne laisser parvenir sur le papier pendant un certain temps, que la lumière du jour, jusqu'à ce que l'effet consécutif de la lumière jaune rouge ait complètement disparu, et que la lumière du jour paraisse de nouveau complètement blanche, et, fixant le point *a*, enlevons l'écran qui masquait la bougie ; aussitôt l'ombre de la bougie se colore en *bleu* et reste telle, même sans que le regard ait subi la moindre oscillation. De plus, la couleur par contraste se présente aussitôt sur la surface de cette ombre, lorsqu'après avoir fermé et recouvert les yeux pendant un certain temps, on les ouvre brusquement en les dirigeant vers elle.

« Qu'on place un tube, noirci intérieurement, dans une position telle qu'en regardant à travers, l'œil ne puisse voir que des parties du papier placé dans l'ombre de la bougie; si on ne laisse arriver d'abord que la lumière du jour, et qu'après avoir appliqué l'œil à l'ouverture du tube, on laisse arriver aussi la lumière de la bougie, dans ces conditions, l'observateur ne voit aucune des parties éclairées par cette lumière ; elles sont non avenues pour lui, et les parties du papier qu'il voit à travers le tuyau ne présentent aucun changement d'aspect.

« Mais si l'on dirige le tube de manière à apercevoir une partie du champ éclairé par la lumière jaune rouge artificielle, l'ombre de la bougie devient *bleue ;*

[Tout cela est clair et reproduit simplement les faits identiques à ceux qui constituent le contraste simultané; mais attention à ce qui suit :]

« *Une fois ce bleu développé* d'une manière bien intense, ajoute M. Helmholtz, si l'on dirige de nouveau le tube de manière que le champ visuel ne contienne plus que ce bleu subjectif, *sa coloration subsiste*, soit qu'on laisse, soit qu'on ne laisse pas la lumière de la bougie arriver sur le reste du papier, ce qui est évidemment indifférent, puisque, dans ces conditions, l'observateur n'en perçoit rien.

« Mais au moment où l'on supprime le tube, le bleu subjectif disparaît aussi, parce qu'on reconnaît son identité avec le blanc qui recouvre le reste du champ visuel.

« Il n'y a pas d'expériences, ajoute en terminant M. Helmholtz, *qui fasse voir d'une manière plus frappante et plus nette l'influence du jugement* sur nos déterminations des couleurs. Dès que par suite du contraste successif ou simultané, nous avons *jugé bleue* la couleur de l'ombre de la bougie, cette couleur paraît rester bleue, même après élimination des conditions qui ont déterminé ce jugement, jusqu'à ce que la suppression du tube ait rendu possible une nouvelle *comparaison* avec d'autres couleurs, et que de nouveaux *faits* provoquent en nous un *jugement* différent.

« La sensation bleue, nous dit le physiologiste de Berlin, demeure bleue tant que nulle nouvelle nuance n'est apportée auprès d'elle qui soit de nature à provoquer une *comparaison*, et conséquemment à établir un *jugement*, une opération psychique. »

Or, un mécanisme beaucoup plus simple s'offre ici, et sans qu'il soit besoin de l'intervention d'un ordre d'idées aussi complexe que la succession d'opérations mentales.

Sans sortir de l'ordre des phénomènes sensibles ou de perception, on peut aisément comprendre qu'il en puisse être ainsi ; et c'est ce que nous allons nous efforcer de faire voir dans le paragraphe qui suit.

§ 198. — Mécanisme de la production du contraste simultané pur. Notre théorie ; discussion de celle de M. Helmholtz.

Voici quel serait, suivant nous, le mécanisme — *exclusivement physique* — de la production du contraste *simultané* pur ou réel.

Rappelons comme type l'expérience si simple du fragment de papier blanc ou gris tenu au bout d'une pince, et en arrière duquel on étend subitement une surface unie, étendue et *colorée* (§ 196 *a*).

Si pendant cette expérience, nous avons pu conserver la conscience absolue de l'immobilité de notre regard, nous devons exclure de l'explication du phénomène toute intervention du contraste successif. Il est certain pour nous qu'en se peignant sur la surface d'ensemble de la rétine, le fond coloré n'a pu envoyer un seul rayon direct sur la région rétinienne centrale, siège de l'image du papier blanc ou gris, objet invariable de l'attention.

Et cependant, sur cette image immobile, une teinte complémentaire s'est répandue.

D'où peut-elle venir ?

Le fait de physique organique qui a paru à M. Monoyer d'abord, à nous ensuite, expliquer l'existence de la *lumière propre de l'œil*, la *fluorescence* de ses milieux, ne pourrait-il rendre compte également de celui-ci.

Deux mots de M. Monoyer à la fin de son article additionnel à la théorie présentée par Wundt, nous feraient penser qu'il est de cet avis.

Dans l'espèce, la teinte du fond, pour aller impressionner la région excentrique générale de la rétine, a traversé l'ensemble des milieux transparents que nous savons être doués de fluorescence, c'est-à-dire de la propriété de retenir la lumière monochromatique qui la traverse, et de l'émettre ensuite directement dans tous les sens comme un corps lumineux par lui-même.

Or on sait, depuis les découvertes de Kirchoff, qu'un corps, lumineux par lui-même et doué en même temps de transparence, *absorbe ou intercepte* les ondes lumineuses de mêmes périodes que les siennes.

La lumière blanche qui, dans l'expérience dont il s'agit ici, traverse ces milieux teints de la couleur du fond, y sera donc dépouillée des ondes lumineuses de même durée d'oscillation, c'est-à-dire que ses complémentaires seules arriveront à la rétine.

Le disque blanc sera donc *vu* sous la teinte de la complémentaire au fond.

Appliquons cette argumentation à l'expérience même de M. Helmholtz en la suivant d'un bout à l'autre (voir fig. 63, § 196).

Dans la première partie de ces expériences, M. Helmholtz marque un point *a* dans l'ombre bleue (celle provenant de la bougie); il place ensuite devant la bougie un écran opaque de manière à ne laisser parvenir sur le papier, pendant un certain temps, que la seule lumière du jour, jusqu'à ce que l'effet consécutif de la lumière jaune rouge ait complètement disparu, et que la place occupée par le point *a* soit devenue complètement blanche; fixant alors le point *a*, on enlève l'écran qui masquait la bougie.

Aussitôt l'ombre de la bougie se colore en bleu, etc.

Rien de plus simple ; le point *a* est sur une partie du papier qui ne reçoit que de la lumière blanche (comme le disque de papier blanc de la première expérience); cette partie paraît donc blanche tant que l'écran cache la bougie. Mais au moment où l'on enlève cet écran, tout le fond éclairé de lumière mixte ou jaune rouge envoie sa lumière à l'œil en observation. Ses milieux sont teints de cette couleur (fluorescence), et quand les rayons partis de la région du point *a*, rayons blancs ou formés de toutes les ondes du spectre, viennent frapper l'œil pour se rendre à la rétine, ils laissent en route, dans les milieux transparents, les rayons jaunes rouges qui s'y trouvent absorbés, et seuls arrivent à la rétine leurs complémentaires bleus.

Mais M. Helmholtz ajoute à l'expérience ce détail : Pour assurer, pendant la même expérience, la parfaite fixité du regard, il la recommence en emprisonnant absolument l'œil dans un tube étroit noirci à l'intérieur, et dont l'embouchure l'enveloppe assez exactement pour le protéger contre l'accès de toute autre lumière que celle qui lui parvient suivant l'axe du tube. Dans cet état, l'œil, comme dans le premier cas, maintient son attention sur le point *a* dans le centre de l'ombre de la bougie.

Dans cette condition, que la bougie soit masquée par l'écran ou découverte, l'ombre de la bougie demeure blanche; cela n'a rien de

surprenant pour personne, puisque l'œil en expérience est tout à fait
à l'abri de ce qui se passe en dehors de cette région limitée et bien
défendue qu'il considère. Il n'y a naturellement lieu à aucun phénomène d'influence ni de contraste.

« Mais, ajoute M. Helmholtz, si l'on dirige le tube de manière à
apercevoir une partie du champ éclairé par la lumière jaune rouge
mixte, l'ombre de la bougie devient *bleue*. »

Rien de plus naturel encore; les milieux deviennent fluorescents
de jaune rouge, et dès lors peuvent absorber les rayons de même
nuance qui sont compris dans les rayons composés ou blancs
venant de la région *a* (ombre de la bougie), comme ils le font quand
ils reçoivent ces mêmes rayons obliquement au lieu de les recevoir
directement. Seulement, dans ce second cas, impressionnant la région
centrale, ils pourront en outre y laisser une image consécutive négative, c'est-à-dire *bleue*, qui ajoutera son effet à celui produit par la
fluorescence.

« Or ce bleu, une fois développé d'une manière *bien intense*, ajoute
l'auteur, si l'on dirige de nouveau le tube de manière que le champ
visuel ne contienne plus que ce bleu *subjectif, sa coloration subsiste*
soit qu'on laisse, soit qu'on ne laisse pas la lumière de la bougie
arriver sur le reste du papier, ce qui est évidemment indifférent
puisque dans ces conditions l'observateur n'en perçoit rien. »

Au lieu de cette fin de phrase, de l'aveu de l'auteur absolument
superflue, M. Helmholtz aurait mieux fait de nous dire combien de
temps « cette coloration *bleue* subsiste. » Elle subsiste comme peut le
faire toute image consécutive négative, en proportion de son intensité; et M. Helmholtz, paraît s'être attaché à rendre *intense* ce bleu
développé subjectivement, c'est-à-dire cette image consécutive négative.

Tout cela est fort naturel encore.

Enfin, M. Helmholtz ajoute :

Mais au moment où l'on supprime le tube, le bleu subjectif disparaît aussi, *parce que*, ajoute l'illustre physiologiste, « on reconnaît son
identité avec le blanc qui recouvre le reste du champ visuel. »

Nous aurions dit, nous, parce que, si intense que puisse être une
image négative consécutive formée dans les conditions qui viennent
d'être exposées, lesquelles ne comportent rien d'éblouissant, ces
images négatives, maintenues avec plus ou moins de peine au moyen
d'un tube étroit noirci qui les défend contre toute cause de dérangement extérieur, disparaissent tout naturellement devant un large
fond blanc dont la lumière vient tout d'un coup remplir l'œil.

Si, comme il l'exprime en terminant, M. Helmholtz ne connaît pas
d'expérience qui « fasse voir d'une manière plus frappante et plus

nette, l'influence *du jugement* sur nos déterminations des couleurs, » nous dirons, nous, que voilà un fondement bien léger pour appuyer l'introduction de la « psychique » dans l'interprétation des phénomènes sensibles.

Dans l'expérience du tube étroit, M. Helmholtz double le phénomène du contraste simultané d'un résultat de contraste successif, voilà tout ; et la plus grande durée de la sensation bleue n'a pas d'autre cause.

QUATRIÈME PARTIE

DIOPTRIQUE PATHOLOGIQUE

PATHOLOGIE FONCTIONNELLE DE LA VISION UNI-OCULAIRE

TREIZIÈME LEÇON

DES DIFFÉRENTES ESPÈCES DE LÉSIONS FONCTIONNELLES

§ 199. — **Diagnostic différentiel des différentes espèces de lésions fonctionnelles. Amblyopies. — Anomalies de la réfraction et de l'accommodation.**

Les altérations de la fonction visuelle, considérées dans chaque œil pris isolément, peuvent se rapporter à trois classes principales :

1° Défaut de transparence des milieux dioptriques ;

2° Amblyopies ou altérations de la sensibilité spéciale ;

3° Anomalies de la réfraction et de l'accommodation.

Entre ces trois classes, le diagnostic différentiel sera aisé à établir.

Un œil affecté d'affaiblissement visuel est-il atteint dans la transparence des milieux ? L'éclairage latéral et l'ophtalmoscope tranchent promptement la question. Cette première hypothèse exclue, le sujet ne peut voir distinctement à *aucune distance*, aucune espèce de verre ne peut lui procurer de loin la vision nette ; le cas appartient à l'amblyopie (Donders).

Une autre épreuve, non moins décisive, consiste à faire viser le sujet à travers un trou d'épingle placé tout près de l'œil. Voilà l'œil réduit à l'état de chambre obscure élémentaire ; la réfraction n'y joue pour ainsi dire plus de rôle (voir § 73, leçon 5ᵉ) ; s'il y a vision suffisamment nette, il ne saurait y avoir amblyopie ; et l'on est en présence d'une *anomalie de la réfraction, soit statique, soit dynamique.*

§ 200. — Considéré comme instrument dioptrique, l'œil offre, en effet, deux modes d'action : l'une fixe, constante, statique en un mot ; c'est la force réfringente qu'il développe à l'état de repos, et au moyen de laquelle les images des objets éloignés sont dessinées sur l'écran rétinien ; — l'autre variable, facultative, dynamique, en vertu de laquelle ces images sont maintenues à la même distance de la lentille, pendant que les objets se rapprochent. La première ne dépend que de la structure même de l'œil; la seconde est sous la dépendance d'un appareil musculaire (voir §§ 78 et 96, 132, 133).

Leurs anomalies, ainsi qu'elles-mêmes, forment donc tout naturellement deux chapitres distincts.

§ 201. — Anomalies de la réfraction statique ou amétropie. — Définitions.

On appelle *état de la réfraction d'un œil*, RS, la force réfringente statique dont il jouit, lors du repos absolu, du sommeil ou de la para-

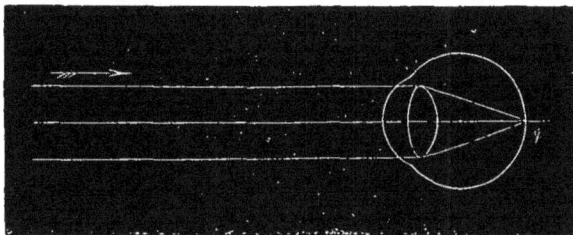

Fig. 64.

lysie de sa faculté d'accommodation. Cela posé, on nomme « *emmétropie* » l'état de la réfraction qui correspond à la réunion exacte des rayons parallèles sur la couche des bâtonnets de la rétine, pendant le repos de l'accommodation (fig. 64, § 78).

Par contre, on appellera *amétropie* (α privatif), la déviation de cette condition. Un œil sera amétrope qui, étant au repos, concentrera les

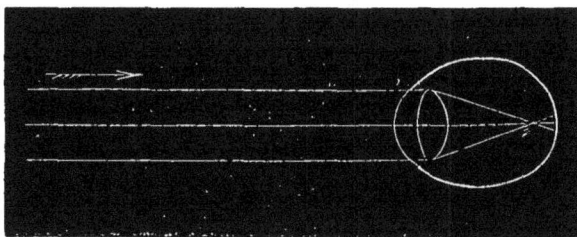

Fig. 65.

rayons parallèles *en deçà*, ou bien, au contraire, *au delà* de ladite couche sensible de la rétine. Si ce foyer des rayons parallèles est *en avant* de la rétine (fig. 65), l'œil est dit *myope*. Si, au contraire, il est *en arrière* de la membrane sensible, on le nommera *hypermétrope* (fig. 66).

Un simple coup d'œil sur ces trois figures fait voir que si, dans l'œil *emmétrope*, les rayons propres à former foyer sur la rétine, pendant le repos accommodatif, doivent tomber sur la cornée à l'état dè *parallélisme;* pour produire, dans les mêmes conditions, le même effet dans l'œil *myope*, ils doivent tomber sur la cornée à l'état de *divergence*, et dans l'œil *hypermétrope* à l'état de *convergence*.

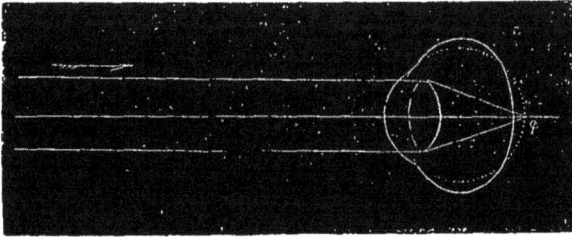

Fig. 60.

On remarquera cette nouvelle méthode de classification des différentes vues. Elle repose sur la détermination du « *punctum remotum,* » sur la manière dont l'œil se comporte, eu égard aux rayons parallèles.

Les anciens s'étaient attachés, au contraire, à la considération du « *punctum proximum.* »

L'avantage du nouveau point de départ est hors de toute contestation possiblè.

L'ancienne méthode, en faisant porter la classification sur le point rapproché, prenait une base résultant elle-même de *deux actions réunies et confondues dans une même manifestation*, à savoir : la réfraction statique, celle qui ne dépend que de la forme même de l'organe ; et la réfraction dynamique qui est placée sous la dépendance d'un mécanisme musculaire. On confondait ainsi deux éléments essentiellement distincts ; auquel d'entre eux rapporter le résultat obtenu ?

Dans la nouvelle méthode, chacun des mécanismes apparaît avec ses effets propres : elle offre donc sur l'autre tous les avantages de la simplicité.

§ 202. — En quoi consiste anatomiquement l'amétropie.

Répétons les définitions :

L'œil emmétrope est celui dans lequel, pendant le repos de l'accommodation (*Indolent state* d'Young), les rayons parallèles incidents sur la cornée, vont *naturellement* former foyer *sur* la rétine.

L'amétropie consiste, elle, en ce que les rayons parallèles, toujours pendant le sommeil de A, réfraction dynamique, sont réunis en deçà ou en delà de la rétine.

Dans les yeux atteints de semblable anomalie, le rapport régulier de la quantité de réfraction développée par l'appareil dioptrique, au diamètre du globe, se trouve altéré. Quel est, des deux termes, celui

qui est ainsi changé ? Est-ce la quantité de réfraction qui a varié
d'une manière absolue ? Est-ce, au contraire, la dimension du globe
qui s'est modifiée, l'appareil réfringent restant le même ?

De nombreuses mensurations, très nombreuses, exécutées sur des
yeux emmétropes, myopes, hypermétropes, ont irrésistiblement établi
que, dans l'immense majorité des cas [1], l'œil myope présente un diamètre trop long en présence d'un appareil réfringent régulier ; tandis
que l'œil hypermétrope présente invariablement la disposition
inverse, un œil relativement trop court, en rapport avec un appareil
réfringent régulier.

Au point de vue mathématique, si nous voulons représenter l'une
ou l'autre de ces anomalies, nous pourrons indifféremment exprimer
dans nos formules que l'œil a vu, soit son foyer, soit l'écran rétinien,
se déplacer : le rapport qui constitue l'anomalie sera toujours le
même.

Mais on comprend qu'au point de vue clinique, il soit nécessaire
de savoir laquelle des deux circonstances s'observe réellement. Or,
nous venons de voir qu'*en fait*, dans une amétropie, c'est le globe
oculaire qui change seul de longueur : la longueur focale de l'appareil réfringent est sensiblement la même dans l'œil emmétrope, myope
et hypermétrope.

§ 203. — Détermination optométrique d'une amétropie et de son degré (méthode subjective).

Ayant théoriquement défini l'œil emmétrope et ses anomalies,
comment déterminerons-nous leur existence lors de l'analyse optométrique ?

D'après ce qui précède, il est évident que nous devrons nous proposer de reconnaître : 1° si tel œil donné, lors du repos de son
accommodation, réunit sur sa rétine et tout naturellement les rayons
parallèles — et, s'il n'en est pas ainsi, à quelle distance de lui se
trouve son *punctum remotum*.

En un mot, nous lui appliquerons, après avoir paralysé son accommodation, si cela est nécessaire, la méthode ci-dessus décrite de
Donders (§ 115.)

Pour fixer les idées, prenons le cas où ce *punctum remotum* est

---

1. Nous n'entendons pas dire ici que, dans un petit nombre de cas, la myopie
constatée ne puisse être et ne soit le résultat d'un changement éprouvé par l'appareil dioptrique. Mais, dans ces circonstances, il est presque sans exemple que ce
changement ne porte ou sur une altération de tissus plus ou moins notable des
membranes ou des milieux transparents, ou sur une modification de la réfraction
dynamique ou accommodation, en général de nature spasmodique. Ces cas n'appartiennent pas à la myopie commune.

en avant du sujet, à une distance finie, en un mot, supposons un sujet myope.

Dans l'application de cette méthode, le sujet est placé à une distance suffisante, soit de 6 à 10 mètres et plus même si l'on peut, en face des échelles typographiques ; à cette distance, il se déclare, supposerons-nous, dans l'impossibilité de lire aucun caractère plus ou moins en rapport avec l'étendue de son *minimum separabile* pour cette distance, en d'autres termes, avec son acuité visuelle, préalablement vérifiée, ou au moins approximativement relevée (méthode du trou d'épingle, § 112 *bis*).

On fait alors passer devant son œil, à 10 ou 12 millimètres de la cornée, la série croissante des verres concaves de la boîte d'essai.

Le premier *ou le plus faible* de ces verres successifs qui procure la vision nette ou parfaite (eu égard à l'acuité préalablement reconnue), réunit donc exactement sur la rétine les rayons parallèles, qui, sans lui se rencontreraient encore dans le corps vitré (voir fig. 36, § 115).

Nous avons vu de plus (au même § 115) que la longueur focale de ce verre, placé par hypothèse au foyer antérieur de l'œil (12 millimètres environ de la cornée) mesurait précisément la distance à ce même point du *punctum remotum* de l'observé.

Ce verre, comme chacun sait, donne, en effet, à leur émergence, aux rayons parallèles qui viennent le frapper, la divergence même qu'ils affecteraient, s'ils partaient naturellement du *punctum remotum* de l'individu ; et l'on voit que ce verre neutralise, corrige exactement l'amétropie.

Quel rapport, au point de vue dioptrique, relie entre eux ces deux faits ?

C'est ce que nous allons établir.

§ 204. — Dans l'œil amétrope, la distance de la rétine au foyer principal postérieur et la longueur focale de la lentille neutralisante sont des longueurs focales conjuguées.

D'après ce que nous venons de voir, l'excès relatif de la réfraction statique dans un œil affecté de myopie, étant corrigé par l'interposition devant l'œil d'un verre négatif de longueur focale *f*, il y a réciprocité focale conjuguée entre la rétine d'une part, et un point situé à une distance *f* du foyer antérieur de l'œil. En deux mots, en l'absence de tout effort accommodatif, le *punctum remotum* du sujet et la rétine sont les foyers conjugués de l'œil au repos.

Cela posé, on peut nous demander quelles sont les constantes dioptriques d'un tel œil, ce qui nous conduira du même coup à la détermination de l'expression mathématique du degré de cette amétropie.

La méthode est simple et le tableau en est tracé au § 144 : *constantes dioptriques du système résultant de l'association de l'œil et d'une lentille donnée.*

Nous voyons, dans ce paragraphe, que lorsqu'on place une lentille négative de longueur focale f, au foyer antérieur de l'œil :

1° Les longueurs *focales principales* du système résultant de cette association, demeurent celles même de l'œil ;

2° Que le foyer antérieur demeure également constant dans sa position (au centre de la lentille f, par conséquent) ;

3° Seul, le foyer postérieur est déplacé (la longueur focale postérieure demeurant la même) ; il *recule* avec le deuxième plan principal, dans le cas de la lentille négative, de la quantité $\dfrac{\varphi' \; \varphi''}{f}$;

φ' et φ'' étant les longueurs focales principales de l'œil.

Or, nous venons de reconnaître (au paragraphe précédent) qu'une myopie était neutralisée quand on plaçait au foyer antérieur de l'œil une lentille négative d'une longueur focale égale à la distance de son *punctum remotum.*

L'œil myope, ou pour lequel le *punctum remotum* et la rétine sont des foyers conjugués, devient donc, par l'interposition de la lentille — f, un œil emmétrope dont les longueurs focales principales sont φ', φ'', celles de l'œil physiologique, mais dont le foyer principal postérieur a été *reculé* de la distance $\dfrac{\varphi' \; \varphi''}{f}$.

Il résulte de cette courte analyse que, dans ces circonstances, l'interposition de la lentille $(-f)$, n'a apporté à l'œil donné d'autre modification que de *reculer de la quantité* $\dfrac{\varphi' \; \varphi''}{f}$ le foyer des rayons parallèles.

$\dfrac{\varphi' \; \varphi''}{f}$ est donc la distance qui sépare le foyer principal postérieur de l'œil myope *du foyer conjugué de son punctum remotum.*

Or, dans tout système dioptrique, si on appelle $l_1 \; l_2$ les distances respectives de deux foyers conjugués aux foyers principaux correspondants, φ', φ'' les longueurs focales principales, on doit avoir $l_1 \, l_2 = \varphi' \; \varphi''$ (2° leçon, § 32). C'est, en effet, ce qui se vérifie ici ; car, dans le cas du myope, l_1 n'est autre que f, et l_2, c'est $\dfrac{\varphi' \; \varphi''}{f}$..

Multiplions l_1 par l_2, nous avons, comme on devait le prévoir,

$$f \times \frac{\varphi' \; \varphi''}{f} = \varphi' \; \varphi'';$$

b) *Hypermétropie*. — Maintenant voici un deuxième sujet, d'un genre tout opposé : placé comme le premier, après paralysie de son accommodation, celui-ci, devant les échelles typographiques, et incapable, tout comme le précédent, d'y distinguer les caractères en rapport avec son *minimum visibile*, aucun des verres négatifs n'améliore sa vue, tout au contraire.

Mais prend-on la série croissante en force réfringente, celle des lentilles positives, plus ou moins tôt on en rencontre une qui a pour effet de procurer le degré de vision cherché.

Or, qu'a fait cette lentille ? Elle a, comme dans le cas précédent, neutralisé l'anomalie existant chez le sujet, en donnant, à l'émergence, aux rayons *parallèles* qui viennent le frapper, la *convergence* qui conduirait ces rayons à son propre foyer principal postérieur.

L'analyse du cas précédent nous apprend ce qui s'est passé dans celui-ci.

Nous ne fatiguerons pas le lecteur par la répétition des raisonnements que nous venons de produire au sujet du myope. Tout ce que nous avons énoncé relativement à l'œil myope, peut être répété textuellement en changeant simplement $(-f)$ en $(+f)$; le mot *reculé* appliqué au mouvement du foyer postérieur de l'œil dans la myopie, sera remplacé ici par le mot : *avancé ;* et la mesure de ce mouvement sera encore $\dfrac{\varphi' \varphi''}{f}$.

La figure 67 représente ces rapports de distances conjuguées dans les deux genres d'amétropie.

Le cercle ponctué complet représentant l'œil emmétrope :

La moitié supérieure de la figure représente l'œil hypermétrope : la moitié inférieure, l'œil myope.

F_1 et F_2 sont les foyers principaux de l'œil emmétrope.

Maintenant, dans la partie inférieure de la figure, on a marqué en F_1 la position

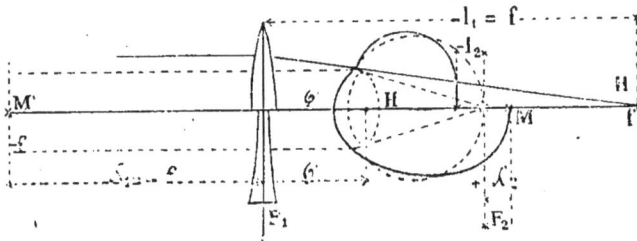

Fig. 67.

d'une lentille négative de foyer $-f$ que l'on suppose neutraliser l'excès de réfraction de l'œil myope ; et l'on a vu que cette neutralisation avait lieu par le recul de F_2 en M, le point M', foyer antérieur principal de la lentille neutralisante $-f$, et le point M sont donc, par rapport au système réfringent de l'œil (dont φ' et φ'' sont les longueurs focales principales), un système de foyers conjugués; et si l'on appelle :

λ_1 la distance de M' à $F_1 = f$,

λ_2 celle de M à F_2,

on a $\qquad\qquad \lambda_1 \lambda_2 = \varphi' \varphi'', \qquad$ ou $\qquad f \lambda_2 = \varphi' \varphi'',$

ou $\qquad\qquad\qquad \lambda_2 = \dfrac{\varphi' \varphi''}{f}.$

Cette quantité $\dfrac{\varphi' \varphi''}{f}$, distance de la rétine au foyer postérieur, dans l'œil hypermétrope, aura encore pour conjuguée par rapport aux foyers principaux de cet œil, la longueur focale f de la lentille neutralisante. Seulement elles devront l'une et l'autre, les deux longueurs focales conjuguées, prendre le signe —; la rétine, en effet, est, dans cet œil, placée *entre* le cristallin et le foyer postérieur de l'œil; l_2 est donc une quantité négative; mais, d'autre part, le produit $l_1 l_2 = \varphi' \varphi''$ est nécessairement positif (φ', φ'' étant toutes deux de même signe); l_1 doit donc être également négatif. Or, qu'est-ce que l_1? C'est la distance au foyer *antérieur* de l'œil, du *punctum remotum* de cet œil, et cette distance, égale à f, est à prendre négativement. C'est dire que les rayons qui formeraient naturellement leur foyer sur la rétine de cet œil auraient leur point de concours à une distance f *en arrière* du foyer antérieur de l'œil; c'est-à-dire que ce foyer est *virtuel* et que les rayons dont s'agit tombent en *convergence* sur la cornée (voir la fig. 67, moitié supérieure).

Avec ces réserves quant aux signes, les choses se passent donc absolument de même dans les deux cas : dans l'œil hypermétrope, comme dans l'œil myope, la distance de la rétine au foyer principal postérieur de l'œil et la longueur focale principale de la lentille neutralisante, sont des quantités conjuguées par rapport aux foyers principaux de l'œil.

Par analogie, on pourra donc dire que la longueur focale de la lentille neutralisante est en même temps la distance du *punctum remotum* de l'œil hypermétrope au foyer antérieur, mais prise *négativement;* c'est-à-dire *virtuellement* et en arrière de l'œil.

Et finalement on conclura que, dans un œil amétrope, la rétine, d'une part, et de l'autre le *punctum remotum* du sujet, ou, ce qui revient au même, *le foyer de la lentille neutralisante*, sont des *points conjugués de l'œil.*

Nous verrons plus loin (§ 219) (diagnostic ophtalmoscopique de l'amétropie), que lors de l'observation d'un œil amétrope, par excès de réfraction, l'image réelle renversée de la papille, dans la myopie, en l'absence de toute lentille additionnelle, se fait au *punctum remotum* de l'œil; et que l'image *droite* de la papille, dans l'œil hypermétrope, est *virtuellement* au *punctum remotum* virtuel de cet œil, ou à la distance de la longueur focale neutralisante, et en arrière de l'organe.

§ 205. — **Expression mathématique du degré de l'amétropie.**

Au paragraphe 202, même leçon, nous avons dit qu'il résultait de nombreuses mensurations des éléments constitutifs de l'appareil réfringent de l'œil, que l'excès ou, au contraire, le déficit de la réfraction statique de l'œil se rencontraient presque constamment avec des appareils réfringents réguliers, et coïncidait, dans la plupart des cas, avec un allongement de l'axe antéro-postérieur de l'œil dans la myopie, un raccourcissement dans l'état contraire, ou hypermétropie.

Le paragraphe précédent nous donne à son tour la mesure de cet allongement dans l'excès de réfraction, et de raccourcissement dans son déficit. Cette mesure est donnée par la distance de la rétine au foyer principal postérieur de l'œil, qui, dans l'œil emmétrope à l'état indolent, coïncide exactement avec la couche externe de la membrane de Jacob.

Cette distance est, comme nous l'avons vu, $\pm \dfrac{\varphi' \varphi''}{f}$.

On peut donc, avec cette formule sous les yeux, établir le diagramme de toute amétropie.

La quantité linéaire dont s'allonge ou se raccourcit un œil amétrope, celle que nous venons d'inscrire, est, comme on le voit dans la formule ci-dessus, inversement proportionnelle à la longueur focale de la lentille neutralisante f, ou directement proportionnelle au nombre de dioptries qui mesurent la force réfringente de cette lentille (voir les figures 64, 65, 66, 67).

Autrement dit, si l'on suppose que les lentilles neutralisantes, pour différents sujets, aient successivement pour longueurs focales :

$$f = 1 , 1/2 , 1/3 , 1/4 , \text{etc.}$$

l'excès d'allongement ou de raccourcissement de l'œil sera donné dans cette succession de cas par la série suivante :

$$\varphi' \varphi'' \times 1, \quad \varphi' \varphi'' \times 2, \quad \varphi' \varphi'' \times 3, \text{ etc.}$$

En d'autres termes, au fur et à mesure que la lentille neutralisante représentera un nombre de dioptries suivant la série naturelle des nombres 1, 2, 3, 4, etc.,

L'accroissement de longueur de l'œil dans l'excès de réfraction, son raccourcissement dans le déficit de cette quantité, correspondront à la série suivante :

$$L, \quad L+1, \quad L+2, \quad L+3, \quad L+4, \text{ etc., etc.}$$

D'après ces considérations, il est naturel de prendre pour mesure du degré de l'anomalie la quantité linéaire dont le globe se trouve, soit allongé, soit raccourci. Or, L représentant la longueur de l'œil normal ou emmétrope, si nous prenons pour *unité* l'allongement ou le raccourcissement qui correspond à une lentille de 1 dioptrie, la série dioptrique ascendante qui suit les nombres naturels 1, 2, 3, représentera exactement la série ascendante même des degrés de l'anomalie.

En d'autres termes, *la valeur dioptrique de la lentille neutralisante donnera l'expression même du degré de l'amétropie.*

On peut d'ailleurs se représenter exactement les longueurs propres à cet accroissement de distance entre la rétine et le foyer postérieur de l'œil.

Si nous supposons $f = 1^m$ ou 1000^{mm},

il vient :
$$l_2 = \frac{\varphi' \, \varphi''}{1000} = \frac{15^{mm} \times 20^{mm}}{1000} = 0^{mm}3.$$

L'unité des variations de longueur de l'œil, dans l'amétropie, est donc de 3 dixièmes de millimètre par dioptrie neutralisante ou de 3 millimètres pour 10 dioptries : valeur que nous reconnaissons pour être très approchée de celle que mesure dans l'œil l'étendue du champ de l'accommodation.

La base fondamentale des déterminations qui précèdent est prise dans les propositions démontrées au § 144 de la leçon 9°, et que nous avons suffisamment reproduites dans ces paragraphes.

Elles consistent, comme on a vu, en ceci qu'une lentille $\pm f$ étant mise au foyer antérieur de l'œil, les longueurs focales principales du système résultant demeurent celles de l'œil, mais que le foyer postérieur est porté en avant ou en arrière de la quantité $\frac{\varphi' \, \varphi''}{f}$ suivant que f est positive, ou négative.

Un œil emmétrope devant lequel on met une lentille positive $+ f$ est donc rendu myope d'une quantité mesurée par $\frac{1}{f}$ ou du nombre de dioptries qui mesure la force de ladite lentille ;

Et inversement, rendu hypermétrope de la même quantité, si la lentille f est négative.

§ 206. — Optomètres de de Graëfe, — de Perrin et Mascart, — de Badal, — de Loiseau.

On a essayé, depuis la nouvelle ère ouverte à l'ophtalmologie, de remplacer la méthode de Donders pour la mensuration de la portée de la vue, et l'emploi dispendieux des boîtes complètes de verres, par quelque instrument portatif propre à économiser le temps, l'espace, le volume et le prix des appareils.

a) 1° *Optomètre de de Graëfe.* — Le premier essai de ce genre est dû à de Graëfe, qui transforma en optomètre la lunette de Galilée, en réglant convenablement le choix de l'oculaire et de l'objectif, et en munissant le tuyau de tirage d'une échelle des valeurs réfringentes correspondantes à chacun de leurs intervalles.

Cet instrument eût été parfait s'il avait permis en même temps et de mesurer l'acuité visuelle et surtout, celle-ci étant déterminée, de faire porter l'attention du sujet sur des images en rapport avec cette acuité. Mais chacun sait que, dans la lunette de Galilée, la grandeur des images varie — et grandement — avec chaque écartement des verres. Or, s'il est facile de consigner dans un tableau spécial le rapport de ces images, ou la valeur du grossissement pour chaque distance de l'oculaire à l'objectif, ce tableau n'apporte pourtant nul avantage à la pratique. Car, pour chaque observation, on est dans l'incertitude pour décider si l'amélioration accusée par le sujet soumis à l'examen provient d'une adaptation plus harmonique, ou d'une image plus agrandie. On ne doit donc pas s'étonner de ce que l'instrument de de Graëfe n'ait point pris place dans la pratique.

b) 2° *Optomètre de MM. Perrin et Mascart.* — Sur un principe analogue a été établi l'optomètre de MM. Perrin et Mascart. Ces messieurs ont renversé le sens de l'oculaire et de l'objectif dans la lunette de Galilée; autrement dit, ont fait l'oculaire positif et l'objectif négatif; l'objet à viser était de plus à distance rapprochée et fixe; mais, dans ce système, la grandeur des images n'est pas plus constante que dans celui de de Graëfe. L'image étant supposée égale à l'unité lors de la position moyenne (emmétropie), y augmente progressivement, dans les deux sens, avec le mouvement de la lunette mobile, de façon à atteindre, aux deux extrémités de sa course, le double de la grandeur première; et cela encore dans une étendue relativement limitée, et comprise entre un excès de réfraction de 1/3 (ou 3″), et un déficit de 1/6 (6 pouces). Ce qui est fort loin d'atteindre les limites d'application à imposer à une méthode optométrique.

Mais le côté défectueux de cet instrument et qui lui interdit, tout aussi bien qu'à celui de de Graëfe, tout espoir d'établissement dans le domaine de la pratique, c'est la variation de grandeur des images. Sur des images variant de dimension avec l'état de la réfraction, il n'est point possible de fonder un diagnostic tant soit peu certain : car on ne sait à laquelle des variables rapporter la réponse reçue du sujet : si c'est à la neutralisation de l'anomalie, ou à la production d'une image plus grande.

Ces lacunes sont comblées dans l'appareil que nous allons décrire : l'acuité visuelle et l'état de la réfraction y sont déterminées du même coup.

c) *Optomètre de Badal* (*Ann. d'oculistique*, 1876, 1re livraison). — Cet instrument, des plus simples, est composé d'un tuyau cylindrique muni à l'une de ses extrémités d'un œilleton, et contenant : 1° une lentille bi-convexe *fixée* à une distance déterminée et constante de l'œilleton (distance que nous définirons tout à l'heure), et 2° du côté opposé à l'œilleton par rapport à la lentille, une plaque photographique servant d'objet de visée et rendue mobile au moyen d'un pignon et d'une crémaillère. Voilà tout l'instrument, plus son support.

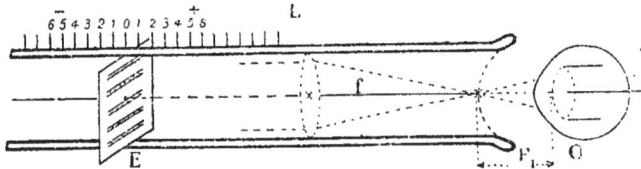

Fig. 68.

L'œil étant appliqué à l'œilleton, et le bord orbitaire en contact avec le rebord de cet œilleton (voyez fig. 68), le foyer principal postérieur de la lentille contenue dans le tube, et le foyer principal antérieur de l'œil *coïncident :* c'est-à-dire que la lentille est fixée à une distance de la cornée *égale à la somme de ces deux longueurs focales principales.*

En cette situation relative, les deux systèmes lenticulaires, l'œil d'une part, l'instrument de l'autre, réalisent cette combinaison curieuse que nous avons analysée aux §§ 51 et suivants de la 3ᵉ leçon, et qui constituent une dérogation apparente aux formules de Gauss. Les rayons parallèles, dans le premier milieu, sont encore tels dans le dernier, le foyer postérieur du premier système se trouvant coïncider avec le foyer antérieur du second.

Mais en constatant que cette combinaison particulière échappait à l'application directe des formules de Gauss, nous ajoutions qu'elle en retenait, en compensation, deux propriétés exceptionnelles qui dédommagaient amplement les géomètres de la perte des premières.

Ces propriétés sont renfermées dans les deux propositions suivantes :

1° Pour un couple de points conjugués du premier au dernier milieu, les distances conjuguées, comptées des foyers principaux des milieux extrêmes, λ_2 et l_1, sont entre elles dans un rapport constant :

$$\frac{\lambda_2}{l_1} = - \frac{\varphi'\varphi''}{f_1 f_2} \quad (\S \ 52) \ ;$$

2° Dans les mêmes circonstances, quelles que soient les distances conjuguées l_1 ou λ_2 dans les milieux extrêmes, les images, dans ces milieux, sont dans un rapport *constant* et égal au rapport des longueurs focales principales extrêmes :

$$- \frac{\beta_1}{\beta_3} = \frac{f_2}{\varphi'} \quad (\S \ 53).$$

Ces deux propositions constituent toute la théorie dont l'instrument de Badal réalise l'application.

Ainsi, pour la première, à quelque distance l_1 que soit l'objet (plaque photographique mobile), du foyer antérieur de la lentille f, la distance λ_2 de l'image au foyer postérieur de l'œil,

$$\lambda_2 = - \frac{\varphi'\varphi''}{f^2} \, l_1.$$

Or, l'expression $- \dfrac{\varphi'\varphi''}{f^2}$ est une quantité *constante :* pour tous déplacements de la plaque photographique égaux à l_1, $2l_1$, $3l_1$,... les distances de l'image au foyer postérieur de l'œil seront donc également λ_2, $2\lambda_2$, $3\lambda_2$...

En d'autres termes, à un déplacement par intervalles équidistants de l'objet dans le premier milieu, correspondront, dans le dernier, des déplacements équidistants de l'image, eu égard au foyer principal postérieur du deuxième système (l'œil).

Comparons maintenant la valeur de ce déplacement $\lambda_2 = - \dfrac{\varphi'\varphi''}{f^2} \, l_1$ au déplacement du foyer dans la méthode de Donders ; ou cherchons, en d'autres termes, quelle lentille, placée au foyer antérieur de l'œil, comme dans cette dernière méthode, a pour effet de déplacer dans le dernier milieu l'image de la même quantité :

$$- \frac{\varphi'\varphi''}{f^2} .$$

Pour le savoir, appelons F la lentille de Donders qui réalise cette égalité ; nous aurons : $- \dfrac{\varphi'\varphi''}{F}$ (déplacement dans la méthode de Donders) égale $= - \dfrac{\varphi'\varphi''}{f^2} \, l_1$ dans le système de l'optomètre; ou $\dfrac{1}{F} = \dfrac{l_1}{f^2}$, ce qui revient à dire qu'en supposant à la lentille F la longueur focale correspondant *à l'unité de réfraction*, nous aurons $l_1 = f^2$ pour l'étendue du déplacement de l'objet (plaque photographique) qui correspond à l'addition à l'œil *d'une unité* de réfraction par la méthode de Donders.

De même, $2l_1 = 2f^2$, correspondront à 2 *unités* de réfraction,

$$3l_1 = 3f^2 \dots \quad 4l_1 = 4f^2,$$

et ainsi de suite.

Dans cette hypothèse, comme nous venons de le dire, le déplacement correspondant des images dans l'œil se fait aussi par quantités égales,

$$\lambda_2, \quad 2\lambda_2, \quad 3\lambda_2, \quad \dots .$$

Dans l'appareil de Badal, la lentille (f) choisie est d'une longueur focale de 0^m062, dont le carré $= 0^m004$.

La graduation de l'instrument est donc des plus simples, puisque les déplacements de l'objet correspondant à des additions ou soustractions de réfractions $\left(\dfrac{1}{F}\right)$ successivement égales, sont eux-mêmes des intervalles égaux ; que, de plus, la grandeur de l_1 correspondant à l'unité de réfraction, est égale à $0^m,004$, on n'aura qu'à inscrire en deçà et au delà du foyer antérieur de la lentille, ou zéro de l'appareil, des divisions équidistantes de 4 millimètres. *Chaque intervalle représentera une dioptrie métrique.* — Il n'est pas besoin d'ajouter que *l'excès* de réfraction à corriger correspond au mouvement s'exécutant du *zéro vers la lentille,* et le *déficit* au déplacement en sens opposé.

II. La seconde proposition, non moins importante, qui sert de base à cet ingénieux appareil est, avons-nous dit, la *constance du rapport de grandeur de l'objet à l'image*, quelle que soit la distance β_1 du premier. $\dfrac{\beta_1}{\beta_2} = \dfrac{f_2}{\varphi'}.$

L'objet étant constant, *les images, dans le dernier milieu, demeurent donc de même grandeur pour toutes les positions de l'objet.*

D'après cela, si la dimension de la photographie, servant d'objet, est choisie de façon à répondre au *minimum visibile* du sujet, à quelque distance qu'on la transporte dans l'instrument, la recherche de l'état de la réfraction pourra toujours porter sur ce *minimum visibile.*

Une photographie, ou plaque-épreuve, prise sur les échelles typographiques classiques et réduite de façon que l'angle visuel du N° 1 y représente une minute d'arc, remplit donc exactement le rôle des échelles elles-mêmes.

On a obtenu jusqu'ici ce premier numéro, en réduisant le N° 1 des échelles de M. Snellen, calculé pour 1 pied ou 33 centimètres, à la dimension qu'il devrait avoir pour sous-tendre, à 0^m063, le même angle d'une minute. Cette distance est, en effet, celle pour laquelle l'objet arrivé *au contact* avec la lentille y serait vu sous le même angle qu'à l'œil nu.

Cette remarquable propriété distingue cet appareil de tous les autres de même ordre. Elle permet de déterminer, en même temps, l'acuité et l'état de la réfraction, et le second de ces résultats n'est même réalisé que parce que le premier l'a été d'abord.

Dans l'appareil de M. Badal, l'étendue du champ de réfraction mesurée, part de + 15.8 dioptries positives et va jusqu'à — 20 dioptries ; soit 35.8 dioptries en totalité ; il permet donc de mesurer l'état de la réfraction depuis une myopie de de 2″ 1/3, jusqu'à une hypermétropie de 2 pouces.

L'auteur essaie en ce moment, s'il ne lui sera pas possible pratiquement, en choisissant une lentille de 5 centimètres, de donner à son optomètre la même étendue absolument qu'aux boîtes d'essai, à savoir : de $+ 20$ à $- 20$ dioptries.

c) *Concordance absolue de la méthode optométrique de Badal avec celle de Donders.* — Les détails compris dans les paragraphes précédents fondent donc la caractéristique et la mesure du degré de l'amétropie sur la détermination, par la lentille neutralisante de Donders, de la distance du *punctum remotum* réel ou virtuel de l'œil amétrope.

Dans l'emploi de la méthode optométrique de Badal, on mesure directement, non la distance du *punctum remotum,* conjuguée de l'allongement ou de la réduction en longueur de l'œil, mais directement cette dernière quantité.

On s'en assure en se reportant à l'exposé ci-dessus du mécanisme de l'optomètre de M. Badal ; on voit que, dans ce dernier instrument, les distances successives de l'objet mobile au foyer antérieur de la lentille varient, pour chaque variation dioptrique, d'une unité, par déplacements linéaires égaux ; de sorte que tant du côté de l'instrument que du côté de l'œil, c'est-à-dire dans les deux milieux extrêmes, à des déplacements égaux d'un des foyers conjugués correspondent des déplacements égaux de l'autre. Il n'y a que le coefficient qui diffère.

En résumé, les distances de la rétine au foyer postérieur de l'œil qui, dans l'amétropie, constituent le degré de l'anomalie, et sont mesurées, dans la méthode de Donders, par les valeurs successives de la lentille neutralisante (F), sont fournies, dans celle de M. Badal, par les variations également régulières de la distance l_1 de la plaque-épreuve à la lentille, variations dont la relation avec la lentille neutralisante de Donders est donnée par le rapport constant $\dfrac{1}{F} = \dfrac{l_1}{f^2}$; formule dans laquelle $\dfrac{1}{F}$, inverse de la lentille neutralisante, est le nombre même de dioptries expression du degré de l'amétropie.

Remarque à propos de la plaque photographique servant d'échelle. — Nous avons dit plus haut que dans l'optomètre de Badal, la plaque photographique était une réduction de l'échelle de Snellen.

Quand nous écrivions ces lignes, nous n'étions pas encore suffisamment édifié sur la valeur comparative de cette échelle ou de la nôtre au point de vue du principe du *minimum separabile.*

On a vu au § 111, leçon 7e, que pour être indépendante de l'éclairage, la détermination optométrique devait être établie sur le véritable *minimum separabile,* c'est-à-dire sur des caractères formés de traits pleins de même épaisseur, séparés par des clairs de même étendue.

Cette remarque est plus nécessaire encore qu'en toute autre application, dans la construction de l'appareil de Badal. Imprimée en clairs se détachant par transparence sur fond noir, l'influence de la quantité de lumière y est plus marquée que dans les tableaux imprimés qui forment les échelles communes. L'acuité du même sujet est donc estimée notablement plus haut dans l'optomètre par transparence que dans lesdites échelles. C'est même dans son usage et dans les différences que nous y relevions souvent, que nous est plus sensiblement apparue la qualité d'incertitude ou de mobilité que nous avons signalée dans les échelles à caractères isolés (voyez § 112, leçon 7e).

Nous savons d'ailleurs que ces observations ont été appréciées par M. Badal et que ses instruments seront désormais modifiés dans ce sens.

d) *Optomètre du Dr Loiseau,* (*Ann. d'oculistique,* t. LXXX, 1re livraison). — Cet instrument et le procédé qu'il a pour objet de rendre réalisable, reposent, comme le précédent, sur l'application des propriétés des lentilles associées à l'œil, et que nous avons démontrées en 1869 et analysées dans la 9ᵉ leçon, §§ 144 et suivants de cet ouvrage.

Dans ce travail, nous avions établi que :

1° Lorsqu'une lentille quelconque est placée au foyer antérieur de l'œil, les longueurs focales principales du système résultant demeurent les mêmes que celles du second système composant (l'œil) ;

2° Que le *premier foyer* ou *antérieur* du système combiné est encore le même que celui de ce second système (l'œil) ;

3° Mais que le second foyer, ou postérieur dudit système résultant, est porté *en avant* d'une quantité : $\dfrac{\varphi'\,\varphi''}{F}$; dans laquelle φ' et φ'' sont les longueurs focales principales de l'œil, et F la longueur focale de la lentille interposée audit foyer antérieur.

Une première conséquence dérive de ces prémisses : c'est que si la lentille F est positive, l'œil devant lequel on la place est rendu *myope* par *avancement* de son foyer postérieur, de la quantité ci-dessus : $\dfrac{\varphi'\,\varphi''}{F}$; dans laquelle φ' et φ'' sont les longueurs focales principales de l'œil emmétrope.

Or, cette même quantité $\dfrac{\varphi'\,\varphi''}{F}$ est celle dont la lentille F reculerait ce même foyer principal postérieur dans l'œil emmétrope, si elle était négative et, par là, neutraliserait la myopie, conséquence d'un éloignement anatomique existant entre l'écran rétinien et le foyer postérieur, distance égale à cette même quantité : $\dfrac{\varphi'\,\varphi''}{F}$.

Tels sont les éléments de dioptrique générale qui ont servi de base à la conception du nouvel optomètre de M. Loiseau :

Dans l'œilleton d'un tuyau de lorgnette (fig. 69), il place une lentille de 10 *centi-*

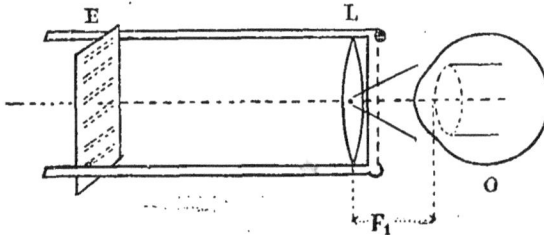

Fig, 69.

mètres de longueur focale, et l'œilleton encadre l'œil soumis à l'épreuve, de façon que la cornée soit à très peu près à 13 millimètres de ladite lentille.

L'œil emmétrope en question est donc rendu myope par translation *en avant* de son foyer postérieur d'une quantité mesurée par :

$$\frac{\varphi'\,\varphi''}{10^c} = \frac{15 \times 20}{100} = \frac{300}{100} = 3^{mm}.$$

Si donc cet œil, emmétrope, paralysé préalablement par l'atropine, est appelé à porter son attention sur une échelle optométrique (dont la grandeur des optotypes va être tout à l'heure déterminée), placée elle-même à 10 centimètres de la lentille ou du foyer antérieur de l'œil, cette échelle sera très distinctement vue à travers la lentille, comme elle le serait à l'œil nu par un myope de 10 dioptries (inverse de 10 centim.).

Maintenant, au lieu d'un emmétrope, supposons que le sujet soumis à l'épreuve soit amétrope; il est clair que cette lecture lui devient impossible.

Admettons de plus que l'on remplace la lentille F de 10 centimètres par une autre de 12 centim. 1/2, et que cette dernière rende au sujet la vision nette des caractères de l'échelle; qu'en conclurons-nous? que la quantité dont le foyer de cet œil a été porté en avant ne mesure plus que : $\dfrac{\varphi'\,\varphi''}{125^{\text{mm}}}$; il était donc déjà éloigné de la rétine d'une quantité mesurée par :

$$\frac{\varphi'\,\varphi''}{100^{\text{mm}}} - \frac{\varphi'\,\varphi''}{125^{\text{mm}}} = \frac{\varphi'\,\varphi''}{500^{\text{mm}}} = \frac{\varphi'\,\varphi''}{0.50}.$$

Ce sujet était donc *myope et de 2 dioptries.*

Le même raisonnement, appliqué au cas contraire, nous apprendrait que si, au lieu d'une lentille de 125 millimètres de longueur focale, nous avions dû en employer une de 83^{mm},3 pour rendre au sujet la vision nette de l'échelle, le foyer antérieur de l'œil ainsi éprouvé, eût dû être *rapproché* de $\dfrac{\varphi'\,\varphi''}{83.33}$, au lieu de $\dfrac{\varphi'\,\varphi''}{100}$; c'est-à-dire d'une quantité supérieure à la première et égale à

$$\frac{\varphi'\,\varphi''}{83.3} - \frac{\varphi'\,\varphi''}{100} = \frac{16.66\,\varphi'\,\varphi''}{83.33},$$

ou
$$\frac{\varphi'\,\varphi''}{0^{\text{m}},50},$$

c'est-à-dire de l'écart qui correspondrait à un *déficit de réfraction*, mesuré par une lentille de 0.50 de foyer ou de 2 *dioptries.*

L'auteur conclut donc avec raison que si on laisse constante la distance de la lentille additionnelle au tableau optométrique, l'état de la réfraction statique de tout œil à éprouver sera donnée par l'équation :

$$\text{Am. (mesure de l'amétropie)} = 10 \mp N,$$

N étant la *valeur dioptrique* de la lentille qui, substituée à la lentille de 10 dioptries, procure la vision nette à l'œil soumis à l'épreuve et paralysé par l'atropine.

Dans cette expression, la valeur *positive* est, d'après ce que l'on vient de voir, afférente à (l'*excès* de réfraction ou *myopie*); comme la valeur *négative* est celle qui correspond à (son déficit, ou à l'hypermétropie).

On peut, pour plus de clarté, dire comme l'auteur, que le degré de l'amétropie sera toujours exprimé par la valeur 10 — N, ou N — 10, *pris positivement;* la première afférente à la myopie, la seconde à l'hypermétropie.

Mesure de l'étendue accommodative. — Pour obtenir cette quantité, avant de paralyser l'accommodation par l'atropine, on cherchera le verre *le plus faible* de ceux qui, substitués à la lentille de 10 centimètres, permettent la lecture. Le maximum d'accommodation obtenu dans cette épreuve donnera le *punctum proximum* du sujet.

On s'occupera ensuite du *punctum remotum* comme il vient d'être dit ci-dessus, en paralysant l'accommodation par l'atropine.

L'auteur ajoute à ce sujet :

« L'intervention de l'atropine, qui fournit pourtant le résultat le plus exact, n'est pas indispensable à la recherche de l'état de la réfraction ; car, parmi les verres qui permettent la lecture, le plus fort correspond au relâchement complet du muscle ciliaire, comme le plus faible correspond à son maximum de contraction. L'amplitude de l'accommodation sera dès lors obtenue en retranchant le second verre du premier ; et la presbytie, la parésie de l'accommodation auront pour mesure la différence qui existe entre A et le chiffre qui représente l'accommodation physiologique afférente à l'âge du sujet. »

Cette réflexion est des plus exactes en ce qui concerne la myopie ; mais en cas d'hypermétropie, on n'est que rarement certain d'obtenir ainsi le relâchement complet de l'appareil accommodateur ; aussi, dans ce cas, pour avoir des résultats assurés, rien ne remplace l'atropine.

Calcul de la dimension des optotypes. — Nous avons dit plus haut que la dimension des caractères de l'échelle devait être préalablement déterminée.

Le principe sur lequel est fondé le système optométrique dont nous nous occupons ici rend cette détermination bien aisée :

Dans tout système dioptrique, le rapport de grandeur de l'objet à l'image est donné par la formule : $-\dfrac{\beta_1}{\beta_2} = \dfrac{l_1}{F_1}$ (leçon 2ᵉ, § 33).

Or, ici F_1 est constante, quelle que soit la lentille employée, et égale à φ', longueur focale antérieure du système, soit 15 millimètres.

D'autre part, l_1 distance de l'objet au foyer principal antérieur du système est également constante.

Pour un optomètre donné, l_1 étant constant, le rapport de grandeur de l'objet à son image rétinienne, doit donc aussi être constant et égal à $\dfrac{l_1}{F_1}$; dans le cas considéré on a donc : $-\dfrac{\beta_1}{\beta_2} = \dfrac{100}{15}$.

Les échelles optométriques adoptées par l'auteur sont établies sur le type de celles de Snellen ; l'épaisseur du trait isolé qui forme le corps des caractères, et qui correspond à l'acuité 1 (physiologique), donne sur la rétine de l'œil emmétrope une image de 0ᵐᵐ0015 ; on a donc $-\beta_1 = \dfrac{100 \times 0,0045}{15} = 0^{mm}03$ pour l'unité des caractères à 10 centimètres.

Dans le cas où pour étendre le champ d'application de l'instrument, on l'armerait d'une lentille fixe de 5 centimètres de longueur focale ou de 20 dioptries, la plaque d'épreuve devrait porter des caractères deux fois moins épais, ou dont l'unité ne serait plus que de 0ᵐᵐ015.

On voit, par ce qui précède, que la méthode optométrique de M. Loiseau correspond entièrement, et comme détermination du degré de l'amétropie, et au point de vue de la grandeur des images rétiniennes, à la méthode de Donders, qu'elle peut très avantageusement remplacer sous le rapport pratique, eu égard au peu de volume et à la facilité de transport de l'appareil.

Nous ne ferons à son endroit que la même remarque que nous avons récemment formulée relativement à l'optomètre de Badal. Nous avons signalé à ce dernier la convenance exposée dans la note insérée par nous dans le numéro des *Annales d'oculistique* de mai-juin (1879), à propos du travail de M. Javal sur la physiologie de la lecture, de substituer aux types optométriques, formés de caractères isolés, des types établis sur le principe du *minimum separabile*.

(Nous n'avons traité, dans cette rapide exposition, que les questions de principes.

Pour les détails concernant la construction de l'instrument, nous renvoyons aux *Ann. d'oculistique*, juillet-août 1878; janvier-février 1879).

N.-B. — Dans cette description détaillée on verra, exposée en même temps, la facile transformation des mêmes appareils en phakomètre ou instrument propre à mesurer la valeur dioptrique des lentilles. Nous ne nous y arrêterons pas.

§ 207. — **Dans l'amétropie par excès (myopie), l'image rétinienne, tout étant égale d'ailleurs, est plus grande que dans l'œil emmétrope. Elle est, au contraire, plus petite dans l'anomalie opposée. — L'image est égale dans les trois espèces d'yeux, après la neutralisation de l'amétropie.**

Nous avons rappelé, dans les paragraphes précédents, les effets produits sur l'état de la réfraction dans un œil par l'interposition au-devant de lui, et *en son foyer principal antérieur* (c'est-à-dire à 12 millim. environ en avant de la cornée), d'une lentille quelconque $\pm\ f$.

Les longueurs focales du système résultant y sont les mêmes que celles de l'œil lui-même, le foyer antérieur principal y demeure aussi le même; seuls changent *de place* le foyer principal postérieur et avec lui le deuxième point nodal. Tous deux sont déplacés de la quantité

$$\mp\ \frac{\varphi'\ \varphi''}{f}.$$

[Ce signe $\mp$ se rapporte au deuxième plan principal; il veut dire ici que le déplacement a lieu d'arrière en avant dans le cas de la lentille positive et inversement dans le cas contraire.]

Partant de ces données, on peut apprécier l'influence de la neutralisation d'une amétropie, ou du déplacement du second point nodal, sur la grandeur des images.

Nous savons d'abord que l'*angle visuel* sous lequel est vu un objet quelconque nous est donné par l'angle qui, du deuxième point nodal comme sommet, embrasse l'image rétinienne. Cet angle est celui qui, du premier nodal, embrasserait l'objet lui-même.

Or, dans le cas qui nous occupe, que l'on interpose la lentille f, ou qu'on ne l'interpose pas, le premier point nodal ne changeant pas de place, l'objet situé à l'horizon, qu'il soit vu ou ne soit pas vu, sous-tendra le même angle audit premier nodal.

Mais il est visible que le deuxième point nodal, s'éloignant ou se rapprochant de la rétine avec la lentille $\pm\ f$, l'angle, égal au précédent et dont il sera le sommet embrassera sur la rétine un arc *plus grand* dans le cas de son déplacement *en avant*, c'est-à-dire de la lentille *positive*, plus petit dans le cas contraire.

Or, quel est, dans l'œil emmétrope regardant au loin un objet, la grandeur de l'angle visuel, ou l'unité de grandeur de l'image rétinienne? Cet angle, on le sait, a pour tangente $\dfrac{1}{G_2}$; et comme $G_2 = \varphi'$, l'arc rétinien est ainsi proportionnel a φ', *longueur focale antérieure de l'œil*.

Maintenant, lorsque dans un œil amétrope, on a corrigé l'anomalie de la réfraction au moyen de la lentille $\pm f$, on a, venons-nous de dire, tout simplement avancé ou reculé le deuxième point principal, le deuxième foyer, et le deuxième nodal d'une même quantité $= \left(\dfrac{\varphi'\,\varphi''}{f} \right)$; mais $G_2 = \varphi'$ est demeuré le même. Ainsi donc, pour cet œil, après correction et formation d'image nette, l'arc rétinien correspondant est devenu proportionnel à φ', comme dans l'œil emmétrope.

En un mot, l'image nette, après neutralisation de l'amétropie, est, dans l'œil corrigé, celle même de l'œil emmétrope.

La neutralisation de l'amétropie a uniquement consisté à *ramener* sur la rétine l'image de l'œil emmétrope, qui se formait précédemment en deçà du foyer dans l'œil myope, — au delà de ce point, dans l'œil hypermétrope.

Dans le premier cas elle était donc *plus grande*, avant la neutralisation, puisque le rayon du cercle, auquel appartenait l'arc, compris entre les côtés de l'angle, était *plus grand;* inversement elle était *plus petite* dans l'amétropie par déficit.

CorollAire I. — *L'acuité visuelle dans l'amétropie doit être mesurée après sa neutralisation.* — Il résulte de là que pour avoir une unité comparable dans la mesure de l'acuité visuelle entre un œil amétrope et un œil emmétrope, il faut commencer par neutraliser l'amétropie, condition qui seule établit l'égalité de l'arc rétinien pour un même angle visuel, entre l'œil amétrope et l'œil régulier.

Toutes les conditions sont réalisées à cet égard et de la même manière exactement, lors de l'application de la méthode de Donders ou de l'optomètre de Badal; le mécanisme de la neutralisation y étant exactement le même. La seule précaution à employer consiste à se mettre à l'abri de l'intervention de la force accommodative ; c'est-à-dire qu'il faut, pour obtenir des résultats comparables, avoir neutralisé cette dernière par l'atropine, dans l'hypermétropie, soit reconnue, soit supposée.

On ne devra donc jamais — si l'on tient à être exact — confondre l'acuité visuelle prise à l'œil nu et au *punctum remotum* chez un myope, avec celle obtenue par la neutralisation de la myopie et à distance. Le chiffre relevé serait évidemment supérieur à la mesure correcte.

Supposons, en effet, que l'on ait relevé chez trois sujets myope, emmétrope et hypermétrope un chiffre égal pour l'acuité visuelle, ou le même *minimum separabile*, en opérant directement, c'est-à-dire sans neutralisation de l'amétropie. Quand la neutralisation aura *di-*

minué l'arc rétinien du myope, la même étendue sensible (*minimum visibile*), exigera donc un angle plus grand que celui mesuré d'abord. L'acuité visuelle relevée était donc en réalité, sous les apparences de l'égalité, inférieure à l'unité.

En d'autres termes, l'acuité mesurée directement (c'est-à-dire sans neutralisation de l'amétropie) donne chez le *myope* un chiffre trop fort.

Le résultat serait tout contraire chez l'*hypermétrope*. L'image (confuse) que donnerait un objet éloigné dans cet œil y serait plus *petite* que dans l'œil emmétrope, puisque la neutralisation, qui l'accroît, a pour effet de la rendre égale à celle de l'emmétrope (nous supposons ici l'œil sans accommodation facultative).

COROLLAIRE II. — *Acuité visuelle de l'œil accommodé*. — Si maintenant celle-ci entre en action, un autre élément entre en jeu : le pouvoir réfringent de l'organe est augmenté sur place; φ' et φ'' deviennent plus courts. $G_2 = \varphi'$ (la nouvelle longueur focale antérieure) détermine donc encore, pour un même angle visuel, une image ou arc rétinien moindres que dans l'œil emmétrope.

On peut donc dire que, en dehors de la neutralisation pour la distance, l'amétropie par excès donnera, tout étant égal d'ailleurs, une image supérieure au seul terme de comparaison qui existe, celle de l'œil emmétrope — et que le contraire aura lieu pour l'amétropie par déficit.

Si l'on veut maintenant avoir sous les yeux les termes numériques de ces comparaisons, on notera qu'un *même angle visuel* embrasse des arcs rétiniens proportionnels aux quantités suivantes :

Dans l'œil emmétrope à.. . φ' ;

dans l'œil myope à. . . . . . $\varphi' + \dfrac{\varphi' \, \varphi''}{f}$;

dans l'œil hypermétrope à. . $\varphi' - \dfrac{\varphi' \, \varphi''}{f}$.

§ 208. — Astigmatisme.

Il existe bien encore une troisième classe d'anomalies de la réfraction statique : elle est connue sous le nom d'*astigmatisme*, et consiste dans l'inégalité des quantités de réfraction statique dans les différents méridiens de l'œil.

Cette inégalité a pour cause une asymétrie dans la conformation de l'organe qui cesse d'être un appareil centré. L'étude et la correction d'une telle disposition devant reposer, vu le peu d'étendue de nos ressources industrielles, sur la considération des quantités de réfractions propres à deux méridiens seulement de l'œil astigmate — les

deux méridiens les plus différents en réfraction — l'étude dioptrique
de cette anomalie ne sera qu'une application de l'histoire des deux
anomalies principales par excès ou par défaut des appareils régulièrement centrés.

Elle fera l'objet d'un chapitre spécial (voir leçon 19e).

QUATORZIÈME LEÇON

OPHTALMOSCOPIE

§ 209. — Principes fondamentaux de l'ophtalmoscopie.

L'œil est, comme il a été surabondamment établi, une chambre
obscure, fermée, en avant, par un appareil dioptrique absolument
comparable à une lentille collective.

Sur le fond de cet œil formant écran, les objets extérieurs éclairés
dessinent une image nette et renversée de leur propre figure ; — tous
ceux du moins qui sont à la distance pour laquelle l'œil est accommodé. Pour cette distance, les objets vus nettement, et l'écran ou
rétine sont, eu égard à l'appareil réfringent, dans la situation réciproque de foyers conjugués. Il résulte de cette loi de réciprocité, qui
relie les foyers conjugués, que, si l'un est l'image de l'autre, réciproquement, ce second est l'image du premier.

Si donc l'œil, par un procédé ou par un autre, était éclairé et
l'extérieur au contraire obscur, les parties qui composent les surfaces
profondes de l'œil, comme vaisseaux, interstices pigmentaires, objets
figurés et colorés quelconques, formeraient au dehors, dans l'air, et
à la distance pour laquelle l'œil est accommodé, des images réelles et
renversées qu'on pourrait recevoir sur un écran, si l'on connaissait
cette distance pour laquelle l'œil est accommodé.

On peut même dire que ces images existent constamment, le pigment intérieur de l'œil n'absorbant pas complètement la lumière
qui y pénètre. Mais, vu leur excessivement faible intensité, par rapport à la lumière diffuse de l'extérieur, ces images ne sont réellement
que théoriques. En fait, cependant, on peut dire que chacun a devant
soi l'image aérienne de sa propre rétine [1].

1. Cette proposition a été singulièrement interprétée dans quelques ouvrages de
vulgarisation : Nous avons lu quelque part « que chacun pouvait ainsi *voir l'image
de sa propre rétine.* » Les auteurs qui ont ainsi commenté la théorie, ne se sont
pas aperçus que les rayons qui vont former ladite image aérienne de la rétine,
continuaient leur chemin, s'éloignaient de l'œil après avoir formé foyer, mais
n'avaient nul pouvoir de revenir par eux-mêmes vers leur point de départ.

Cela posé, que reste-t-il à faire pour s'emparer de cette image ? Premièrement : éclairer l'œil intérieur, en laissant autour de lui l'espace relativement obscur. Secondement, se placer sur le chemin de l'image aérienne du fond de l'œil, pour recevoir les rayons qui la forment.

Deux propositions difficiles à concilier ; car, d'après les lois de la dioptrique, pour se trouver sur le chemin des rayons qui sortent d'un œil, il faut se placer, en même temps, sur la route de ceux qui y pénètrent. De sorte que les termes de la question semblent impliquer contradiction. C'est même cette contradiction qui a si longtemps retardé la réalisation de l'ophtalmoscopie, en laissant penser qu'il ne sortait aucun rayon de l'œil. Mais la pupille n'apparaît noire que parce que, dans les circonstances ordinaires, l'extérieur de l'œil est beaucoup plus éclairé que l'intérieur ; et secondement, que si on l'éclaire avec une lumière artificielle même éclatante, on est toujours, par la nature même des choses, en dehors du chemin suivi par cette lumière à sa sortie.

§ 210. — Éclairage de l'œil. — Manifestation de la lueur oculaire.

La réalisation de cette première partie du problème, l'éclairage de l'œil a été obtenue de diverses manières. Cumming et Babbage, en Angleterre, y sont arrivés en mettant l'œil à observer en face d'une lampe, et, se plaçant eux-mêmes en arrière de la lampe, préservés par un écran de son éclat direct. Leur regard, rasant alors le bord de l'écran, le bord de la lampe et suivant l'axe même de l'œil soumis à l'examen, a pu constater que la pupille, ainsi observée, était *rouge* et non *noire*. C'est la première manifestation scientifique du phénomène de la « lueur oculaire. »

Plus tard, et pour atteindre le même but, la perception de la lueur oculaire, Helmholtz a procédé d'une autre manière. Le plan qu'il adopta

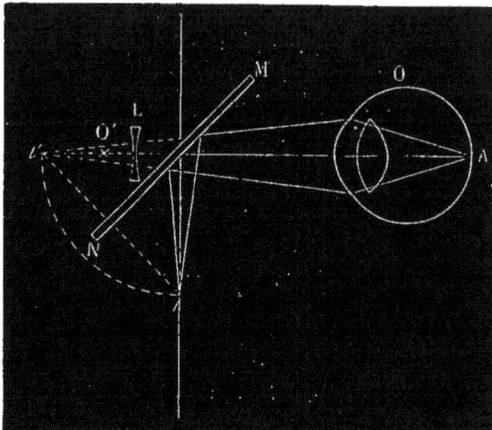

Fig. 70.

et dont la description appartient, de droit, à l'histoire de la science, est le suivant :

Ayant placé une lampe sur le côté et un peu en arrière du sujet à observer, en garantissant ce dernier, par un écran, des rayons directs de la source de lumière, Helmholtz, placé devant lui, reçut sur une glace non étamée à faces parallèles, jouant le rôle de miroir réflecteur, les rayons de la lampe, et obtint de cette disposition les effets suivants : O (fig. 70) étant l'œil à observer, et O′ celui de l'observateur, *l* la lampe, MN, la glace-miroir, était inclinée sur l'axe commun à l'observateur et à l'observé, de façon à ce que, conformément aux lois de la catoptrique (égalité des angles de réflexion et d'incidence), le faisceau réfléchi vers l'œil suivît l'axe même *l*′A de l'organe.

Dans ces circonstances, l'œil observé, naturellement accommodé pour la perception de l'image nette de la flamme, devait la voir en un point *l*′ symétrique de *l* par rapport à la glace MN.

De son côté, l'observateur, placé sur l'axe O′ A, derrière la glace-miroir, se trouvait sur le chemin des rayons émergeant de l'œil observé, puisque, d'après les lois de la réfraction, ces derniers doivent suivre, en sens inverse, exactement le chemin suivi lors de la pénétration.

De même que lors de l'incidence première sur la glace, partie seulement de ce faisceau venant vers l'observateur traversait la glace sans déviation, l'autre partie était réfléchie vers la source de lumière et par conséquent perdue comme effet utile. Celle pourtant qui traversait la glace suffisait encore à procurer la manifestation de la *lueur oculaire*.

On reconnaît bien que ce n'était là qu'une *lueur* et non une image ; les faisceaux partis de la lampe se rendent en effet en *divergeant* vers l'œil observé, ils *convergent* donc quand ils en sortent, vers le sommet du cône émergent *l*′.

Ces faisceaux sont donc impropres à former une image dans l'œil de l'observateur emmétrope (celui pour qui nous écrivons) : ils n'y peuvent inscrire que des cercles de diffusion.

Ce n'est donc encore jusqu'ici que la moitié du problème qui se voit réalisée ; l'observateur ne peut encore reconnaître dans cette lueur rien qui ressemble à une image des objets figurés du fond.

§ 211. — Réalisation de l'image.

L'observateur placé, comme il vient d'être dit, en présence de la pupille de l'œil observé émettant des rayons parallèles, comment s'appropriera-t-il ces rayons ? telle est la seconde partie du problème à résoudre.

Deux méthodes s'offrent pour cela : celle dite à l'*image droite*, la seconde portant le nom de *méthode* par l'*image renversée*.

Procédé de l'image droite.

a) *Émergence parallèle.* — Plaçons en avant de l'œil observé une lentille concave de 12 pouces de longueur focale, par exemple, ou de 3 dioptries. Les rayons parallèles, émergeant de la pupille, rencontrent la lentille, et en sortent dans la divergence qu'ils affecteraient s'ils émanaient d'un point F situé à 12 pouces ou 33 centim. en arrière de cette lentille (son foyer principal postérieur).

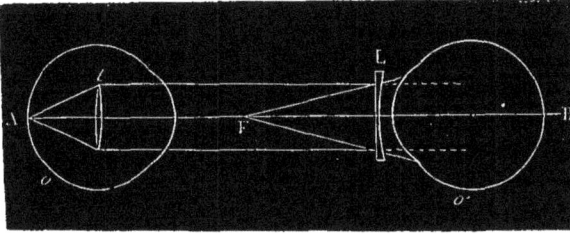

Fig. 71.

Soient fig. 71, O l'œil observé ;
L la lentille négative de 33 centimètres ;
F son 2ᵉ foyer, O' l'œil observateur ;
A un point déterminé du fond de l'œil observé ;
Ce dernier étant supposé accommodé pour l'horizon, les rayons divergents partis de A, en sortent dans le parallélisme ; rencontrant alors la lentille négative L, ils en émergent en divergeant, comme s'ils venaient du foyer F de cette lentille.

Un observateur qui se placerait en O' et qui accommoderait pour la distance F, verrait donc en ce point F l'image virtuelle et *droite* du point A. Tel est le procédé dit *de l'image droite.* Chacun sait, en effet, qu'en regardant au loin (c'est-à-dire avec des rayons parallèles) à travers un verre concave ou dispersif, on voit les objets rapprochés et *droits.* (Voir, figure 72, la construction de l'image.)

Voilà pour les rayons émergents parallèles.

Sera-t-il plus difficile de s'approprier les rayons, s'ils sortent de l'œil observé à l'état de divergence (cas rare, qui sera examiné au chapitre de l'hypermétropie), ou à l'état de convergence, ce qui est le cas général ? Aucunement.

b) *Rayons émergents divergents.* — Si la lentille négative L a eu le pouvoir de faire diverger de F les rayons incidents parallèles de la figure, les rayons, déjà divergents à l'incidence, rendus encore plus divergents par cette lentille, paraîtront partir d'un point situé plus près d'elle, à savoir entre F et la lentille L. L'observateur pourra donc encore parfaitement s'approprier l'image A avec la lentille F, ou sera, au plus, obligé d'en choisir une un peu plus faible.

c) Si, au contraire, les rayons sortent *convergents*, la lentille L devra être plus forte que pour les rayons parallèles, puisqu'elle devra, par une première portion de son action, les amener d'abord au parallélisme, puis, par une seconde portion, les faire diverger du point F.

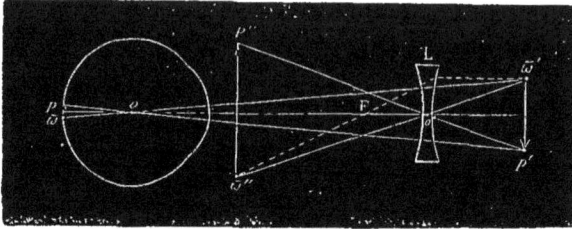

Fig. 72.

La figure 72 montre la marche des rayons dans cette circonstance.

$p\,\bar{\omega}$ étant le diamètre vertical de la papille optique, $p'\,\bar{\omega}'$ en est l'image renversée, formée à une distance finie. Maintenant, on interpose la lentille dispersive L, de foyer F; si l'on applique ici les règles pratiques de la construction des images, on voit que le rayon parallèle à l'axe et passant par $\bar{\omega}'$, offre, après la réfraction, la direction IF $\bar{\omega}''$; d'autre part, le rayon qui, pour aller former l'image $\bar{\omega}'$, passerait, avant la réfraction, par o', y passe encore après l'interposition de la lentille; il n'est donc pas dévié.

$\bar{\omega}''$ se trouve donc à l'intersection de ces deux dernières lignes. L'image $\bar{\omega}''\,p''$, renversée par rapport à $p'\,\bar{\omega}'$, centre de la lentille, est donc droite par rapport à $p\,\bar{\omega}$.

§ 212. — Procédé de l'image renversée.

Mais il existe encore un autre moyen de réaliser l'image cherchée, et nous le trouvons dans le *procédé dit de l'image renversée*.

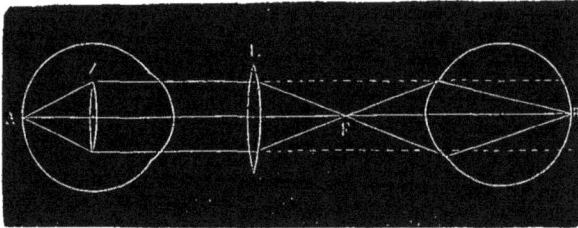

Fig. 73.

L'œil A, observé fig. 73, est toujours supposé adapté pour l'horizon. L'observateur, au lieu d'une lentille dispersive, en prend une seconde, collective au contraire :

Qu'arrive-t-il dans ce cas ? *a*) Les rayons parallèles sortis de A, rencontrant la lentille L et, réfractés par elle, se réunissent au delà d'elle, à son foyer principal F.

Dès lors, l'œil B de l'observateur, placé au delà de F, et s'accommodant pour la distance qui le sépare de ce point, verra le point A en F, dont les rayons divergent vers lui.

Chacun sait, en effet, qu'en regardant à l'horizon avec un verre convexe, il faut, pour avoir une image, s'éloigner de la lentille d'une distance supérieure à sa longueur focale, et alors on voit les objets *renversés* (voir d'ailleurs la construction de l'image, fig. 74).

Qu'arrive-t-il maintenant dans le cas de rayons émergeant de l'œil observé, à l'état de divergence ou de convergence?

b) Rayons émergeant en convergence; c'est le cas général, celui dans lequel l'œil observé est adapté pour une distance finie, distance à laquelle existe dans l'air l'image réelle et renversée de ses parties profondes. De même qu'un objet situé à cette distance se peindrait sur la rétine en envoyant vers la cornée des rayons divergents, inversement, l'image des parties profondes de l'œil, formée en son lieu et place, le serait au moyen de rayons convergents. Ces rayons convergents, l'observateur ne peut les utiliser que s'il se place au delà de leur point de concours à partir duquel ils deviennent divergents; l'œil normal est impropre à s'approprier les rayons convergents. Eh bien, supposons que l'observateur place encore devant l'œil observé la lentille collective L, il est clair que, puisque dans le premier cas (rayons parallèles), cette lentille avait pour effet de concentrer en F les rayons parallèles, des rayons déjà convergents au moment où ils la rencontrent, viendront se réunir plus près d'elle que son foyer principal.

La lentille L ramène donc en deçà de F l'image aérienne indéterminée formée par l'œil observé; et comme L peut être pris d'un très court foyer, l'observateur a toujours la faculté de fixer à une distance à très peu près connue et très voisine de lui, l'image renversée du fond de l'œil observé, et alors il peut se placer lui-même à la distance convenable au delà de cette image.

La figure 74 montre la marche des rayons dans cette circonstance : $p\,\bar{\omega}$ étant le diamètre vertical de la papille optique, $\bar{\omega}'\,p'$ en est l'image renversée à une distance quelconque.

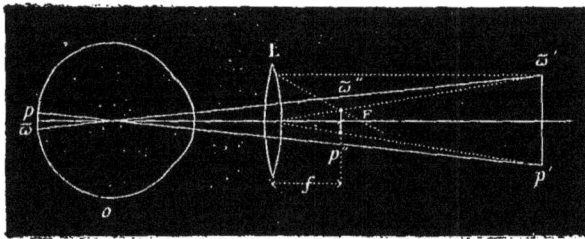

Fig. 74.

Si F est le foyer postérieur de la lentille, l'image $\bar{\omega}'\,p'$ sera ramenée en $\bar{\omega}''\,p''$ en deçà de F, puisque, si l'image $p\,\bar{\omega}$ était à l'infini, ladite lentille la ramènerait à la distance F elle-même.

c) Si les rayons sortaient (par exception) de l'œil observé à l'état de divergence (ce qui suppose le foyer principal de l'œil situé au delà de la rétine), il faudrait évidemment, pour produire le même effet que dans le cas de rayons parallèles, ajouter à la lentille L une force de réfraction suffisant à amener au parallélisme ces rayons divergents (42). Mais rien n'est changé au mécanisme de la méthode.

Tel est, en définitive, le procédé dit « de l'image renversée. » Nous reviendrons plus loin, dans l'étude des anomalies de la réfraction de l'œil, sur les conséquences pratiques à tirer de cette discussion du problème général de l'ophtalmoscopie.

d) Il y a encore un cas qui peut se présenter, quoique bien rarement. C'est celui où l'image $p'\omega'$ de la figure 74 se formerait naturellement tout près de l'œil dont elle émerge. Ce serait le cas d'une myopie très élevée. Pour réaliser les conditions que nous venons d'analyser, il faudrait donc mettre la lentille collective L encore plus près de l'œil que ne l'est l'image : ce qui serait sans effet utile si le champ de l'image est assez étendu. En de telles circonstances, l'observateur voit l'image renversée à l'œil nu.

La lentille collective a cependant encore ici son application. Placée *entre l'observateur et l'image*, mais de manière à ce que son foyer soit entre ladite image et l'œil observé, cette lentille fait alors office de *loupe* ou verre grossissant. Elle amplifie l'image réelle en question ; et comme, dans ce cas, cette dernière est très petite, son intervention ne serait pas sans avantage.

Quiconque aura une idée nette de la marche de la lumière dans les circonstances que nous venons d'étudier, ne dira donc jamais qu'il vient de voir le fond de l'œil, mais *l'image* (soit réelle et renversée, soit droite et virtuelle) *du fond de l'œil*.

INSTRUMENTATION

§ 213. — Des différentes espèces d'ophtalmoscopes.

Dans l'exposé qui précède, nous ne nous sommes occupé que de la formation et de l'acquisition de l'image extra-oculaire ; nous avons supposé l'œil éclairé, et nous avons dit seulement qu'il l'était au moyen d'un miroir qui, réfléchissant la lumière émanée d'une certaine source, située latéralement ou en arrière, permettait à l'observateur de se placer sur le trajet du rayon pénétrant dans l'œil et, conséquemment, du rayon émergent qui suit la même direction.

Les miroirs employés à cet effet sont de trois sortes : 1° Plans : c'est celui de l'inventeur, M. Helmholtz, et qui appartient à l'histoire de la science.

Nous avons commencé par sa description (§ 210, fig. 70) l'histoire théorique de l'ophtalmoscopie.

Mais s'il jouit de ce grand intérêt historique, ce procédé ne laisse pas de présenter certaines imperfections pratiques.

La région éclairée dans l'œil observé est extrêmement réduite ; elle se borne à la faible étendue de l'image de la flamme d'une lampe. Celle-ci étant, supposons-nous, à 90 centimètres de l'œil observé, son image est, comme étendue diamétrale éclairée, à celle de la flamme de la lampe, dans le rapport inverse de 90ᶜᵉⁿᵗⁱᵐ. à 15ᵐᵐ environ, ou de $\frac{15}{900} = \frac{1}{60}$ (de la surface de la flamme de la lampe).

On voit combien un tel éclairage, complet pour la démonstration du fait-principe de l'ophtalmoscopie, était insuffisant pour la pratique.

Ajoutons, en ce qui concerne la quantité de lumière réfléchie vers l'œil, que la lame de verre non étamée [1] n'utilisait qu'une très faible partie de celle émise par la lampe.

M. Hemholtz remédia lui-même à ces deux inconvénients. Il réalisa, en la modifiant avantageusement, une idée conçue premièrement par Brücke, et qui avait pour objet de concentrer préalablement, en un faisceau convergent, les rayons destinés à l'éclairage de l'œil. Par là, on devait déterminer la formation de l'image de la lampe dans l'intérieur même de l'œil, en plein corps vitré, de sorte qu'au lieu d'une *petite* image nette, la rétine et la choroïde recevaient des cercles de diffusion plus ou moins étendus; effet accru encore par la lentille collective des fig. 73 et 74 (dite ophtalmoscopique), et destinée à procurer l'image renversée.

Ruete ajouta à ces avantages l'introduction, dans l'instrumentation, d'un miroir concave qui rassemblait un nombre de rayons utiles encore plus grand, et assurait la formation du foyer lumineux intraoculaire, aussi bien dans l'absence, qu'avec le secours de la lentille collective L, la suppléant dans le cas de l'examen à l'image droite; ajoutant son action à la sienne dans l'exploration au moyen du second procédé.

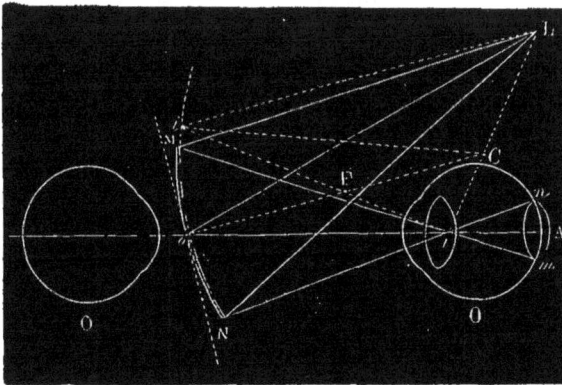

Fig. 75.

La figure 75 montre tous ces avantages réalisés :

Soit MN un miroir concave de rayon o C, Ao l'axe de l'œil observé, L la position de la lampe.

---

1. Est-il besoin de dire que, la glace n'étant pas étamée, une partie des rayons émergeant de l'œil observé la traversaient pour se rendre vers l'observateur, comme, d'autre part, une partie seulement de ceux de la lampe *l* étaient réfléchis vers l'œil à observer, l'autre partie continuant sa route en ligne droite, eu égard au parallélisme des deux faces de la glace plane MN (fig. 70, p. 319).

Ce principe est celui des images spectrales de la féerie moderne.

Pour que le rayon lumineux L*o* soit réfléchi suivant *o*A, il faut que, des deux côtés de la normale C*o*, axe principal du miroir, l'angle d'incidence L*o*C = l'angle de réflexion C*o*A ;

La position du miroir est ainsi déterminée quant à son inclinaison sur A*o*.

Maintenant, où est l'image *l* de L (image réelle et renversée) ?

On la trouve en tirant la ligne LC du point L par le centre de courbure du miroir ; puis en menant le rayon L*i* parallèle à l'axe C*o* ; enfin, en joignant *i* au milieu de la ligne C*o*, foyer principal du miroir ; *l* se trouve ainsi à l'intersection des deux lignes LC, *i*F.

Il ne reste plus qu'à rapprocher ou éloigner le miroir de façon à placer le point *l* vers le centre de l'œil observé. On obtient alors le plus grand des cercles de diffusion possible *mn*.

En résumé, l'éclairage de l'œil est procuré par la formation en *l*, centre (approximatif) de l'œil observé, de l'image réelle et renversée de L, au moyen d'un miroir ardent ou collecteur, au centre duquel un petit orifice ménagé permet à l'observateur de placer son œil. Dans ces conditions, la plus large zone de lumière *m n* est étendue au fond de l'œil observé, si, comme on le voit dans la figure, la source de lumière, le centre de courbure du miroir et le centre de l'œil observé sont à peu près en ligne droite. Cette donnée est facile à réaliser, si l'on a eu soin préalablement de déterminer la longueur du rayon de courbure de son miroir.

Cette règle répondrait à l'examen à l'image droite. Nous verrons plus loin que, dans l'examen à l'image renversée, c'est la position de la lentille collective qui détermine celle du point *l*.

L'ophtalmoscope de M. Ruete est, depuis cette époque, dans la pratique, et le plus répandu. Fixe ou mobile (question de convenance, de commodité, et non de science), il est représenté par les instruments de MM. Jaeger, Stellwag von Carion, Anagnostakis, Ulrich jeune, Hasner, Liebreich, Follin, Desmarres, Cuscò, le nôtre (sauf, pour ce dernier, ce qui concerne son adaptation à la vision binoculaire).

L'objet qu'il réalise a été atteint avec la même exactitude théorique, mais moins de commodité dans le maniement, par les miroirs plans de MM. Coccius, Donders et Epkens, Meyerstein, et convexe de Zehender. Dans ces instruments, le miroir, soit plan, soit convexe, est associé avec une lentille convexe qui réunit sur lui, à l'état de convergence, les faisceaux divergents de la lampe : l'effet est alors identique à celui du miroir concave [1].

§ 214. — Pratique de l'ophtalmoscopie. — Règles à suivre.
Procédé de l'image renversée.

a) Éclairage de l'œil. — *Rapports de distance entre l'œil observé et la lentille objective.* — La première indication à remplir est d'assurer, toutes circonstances égales d'ailleurs, le maximum d'éclairage, c'est-à-dire d'obtenir sur la rétine les cercles de diffusion les plus grands, comme dans la figure 75. Pour cela, il faut que la lentille objective

---

1. Voir le § 303 de notre *Traité de la vision binoculaire.*

ait son foyer *vers* la région du cristallin. La lentille objective doit donc être éloignée de l'œil d'une quantité à peu près égale à sa propre longueur focale.

Cette position de la lentille objective a un autre avantage assez considérable. Étant à une distance de l'œil observé égale à sa propre longueur focale, elle joue, relativement aux parties antérieures du globe oculaire, l'iris notamment, la conjonctive bulbaire, etc., le rôle de loupe. Or, un peu au delà de la distance focale de la loupe, ces parties cessent d'être vues distinctement; elles n'attirent donc plus l'attention avec la même fixité et permettent ainsi à l'observateur de la porter sur l'image aérienne, ce qui n'est pas chose inutile. Quand les détails de l'iris sont vus avec quelque netteté, et il n'est pas besoin que cette netteté soit grande, ils forment pour l'observateur un tableau dont son attention se détache difficilement. L'accommodation obéit en effet à l'attention, sans que l'observateur non prévenu sans doute. Or, l'image réelle et renversée du fond de l'œil est toujours (pour une lentille collective de 2 pouces), à 3 pouces 1/2 environ, et au minimum, du plan de l'iris. On a donc sur le même axe visuel deux images, l'une vers l'horizon (l'image droite et virtuelle de l'iris), l'autre (l'image renversée du fond de l'œil) à 6 ou 8 pouces de soi; ce qui constitue un écart accommodatif de 5 à 6 dioptries; circonstance nullement indifférente. Il est certain que cette discordance est pour beaucoup dans la difficulté éprouvée par certains sujets à se livrer à l'étude de l'ophtalmoscopie. Cet obstacle est très sérieux surtout dans l'observation *monoculaire*. Il est certain qu'il a été et est souvent encore la cause principale de la non-réussite première des essais ophtalmoscopiques qui découragent tant de personnes. Nous verrons plus loin comment cet obstacle se trouve au contraire écarté dans l'observation avec le concours des deux yeux.

b) Rapports de position du miroir réflecteur et de la source de lumière. — Si la lentille collective, placée devant l'œil observé à une distance égale à sa propre longueur focale, est ainsi chargée de réunir dans la région de la pupille ou du cristallin, les faisceaux de lumière destinés à l'éclairage, il convient, pour que l'observateur ait, en chaque instant, présentes à l'esprit les circonstances de détail où il se trouve, que les rayons, réfléchis par le miroir vers la lentille, le soient à l'état de parallélisme.

A cet effet, il faut que la lampe soit à une distance du miroir sensiblement égale à la distance focale de celui-ci [1].

---

1. On sait qu'un miroir concave a pour propriété de réunir en son foyer tous rayons incidents sur lui à l'état de parallélisme, et réciproquement, de réfléchir à l'état de parallélisme tous rayons homocentriques partant de son foyer. (Tous les traités de physique.)

c) Observateur. — Ses rapports de distance avec l'observé. — Quant
à l'observateur, la condition ainsi remplie par le miroir lui permettrait, en écartant ou rapprochant à volonté de l'œil observé, le miroir
et la lampe, de se mettre à une distance convenable de l'image, soit
réelle, soit virtuelle, fournie par les deux procédés. Doué d'une
vue longue, il pourrait s'éloigner; myope, se rapprocher à loisir.

Il y a cependant des limites, et assez rapprochées, à cette latitude
apparente; elles sont imposées, du côté de l'éloignement, par la diminution de l'image dont les détails échappent promptement à l'observateur, obligé de se reculer pour satisfaire aux exigences de l'état de
réfraction de son œil. Du côté du rapprochement, les conditions de
réflexion de la lumière, la proximité de la lampe peuvent amener
également plus d'un obstacle matériel.

Il convient donc de demeurer à une certaine distance, à peu près
constante, ou ne variant qu'entre certaines limites. On l'a fixée naturellement assez rapprochée, la plus rapprochée possible de la lentille
objective. C'est le moyen d'avoir de plus grandes images.

Les distances ont donc été fixées, dès le principe et tout naturellement, pour les vues plutôt courtes, et dès lors il n'y a plus qu'une
préoccupation à sauvegarder : mettre les vues longues en état de voir
des images trop rapprochées pour leur état ordinaire de réfraction.
Chacun comprend ce qu'il y a à faire pour cela. C'est d'armer le miroir ophtalmoscopique de lentilles convexes, disposées dans une
monture située derrière le trou central, ou bien de garnir son œil
d'un verre approprié à son degré de presbytie.

L'ignorance de toutes ces règles a reculé de six à huit années, pour
la France, la possession réelle de l'ophtalmoscopie.

§ 215. — Procédé de l'image droite.

Les développements contenus dans le § 211, même leçon, indiquent, dans ce cas, la conduite à tenir. Nous donnerons simplement le
conseil d'avoir recours, pour l'examen à l'image droite, aux verres
concaves en série que tout ophtalmologiste a dans sa boîte, et qui
peuvent être disposés derrière l'ophtalmoscope, comme le verre
convexe l'est pour le presbyte. Alors on ne change rien aux distances
familières d'exploration, et tous les petits calculs que cet examen
permet de résoudre (comme nous le verrons dans l'étude des anomalies de la réfraction) deviennent d'une grande facilité.

Quantité de modèles différents remplissent cet objet. Les plus complets portent
en arrière du miroir une plaque tournante renfermant, sous diverses combinaisons,
toute la série des verres, tant positifs que négatifs, de nos boîtes d'essai.

De toutes ces combinaisons, celle qui nous paraît la plus simple et la plus complète est celle due au Dr Badal, qui embrasse toute la série dioptrique de 0 à 20 dans les deux sens, avec le 1/4 de dioptrie pour les premiers numéros.

Nous aurons occasion d'en reparler à propos de l'application de l'ophtalmoscope à la mesure des anomalies de la réfraction statique (voir §§ 220 et suivants).

Images secondaires par réflexion. — On est souvent gêné par les images de la lampe et de l'ophtalmoscope, que réfléchissent les deux faces de la lentille objective. Un léger mouvement d'inclinaison du plan de la lentille rejette l'une d'un côté, l'autre en sens opposé.

Il n'est pas en notre pouvoir de nous débarrasser complètement des images semblables fournies par la cornée et les cristalloïdes : leur petitesse seule nous permet d'en faire abstraction; il n'y a même, à proprement parler, que celle formée par la cornée qui soit parfois vraiment gênante et qu'il faut s'habituer à ne point voir.

§ 216. — Éclairage latéral (ou focal).

a) S'il est nécessaire de suivre les enseignements qui précèdent, pour procurer au regard le tableau des parties profondes de l'œil (procédé qui fournit en même temps une vue très avantageuse des parties antérieures), l'examen de ces parties antérieures peut avoir lieu cependant encore d'autre façon.

La projection latérale d'un faisceau de lumière éclatante, renvoyée à l'observateur par la réflexion opérée sur les premières surfaces courbes de l'appareil oculaire, suffit très bien à faire distinguer tous les détails matériels que peuvent présenter ces membranes ou les milieux qu'elles séparent.

S'il existe, dans ou sur ces parties, des éléments plus ou moins opaques, ils deviennent le siège de la diffusion de la lumière réfléchie, et sont alors directement perceptibles pour l'observateur.

La méthode consiste à concentrer, au moyen d'une loupe, les rayons émanés d'une lampe, en dirigeant obliquement les rayons, et se plaçant soi-même sur le chemin du rayon réfléchi, c'est-à-dire à angle

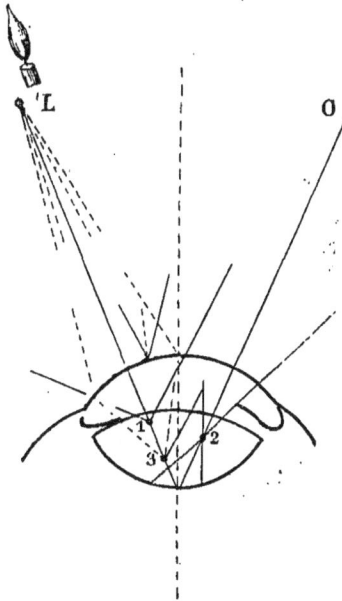

Fig. 76.

égal de l'autre côté de la normale au point d'incidence (voir fig. 76).

b) *Images de Purkinje ou de Sanson.* — Mais quand on éclaire latéralement là région antérieure de l'œil, en sus des altérations possibles des surfaces transparentes ou des milieux, et surtout en leur absence, on rencontre une autre série d'images. Celles-ci ne sont plus l'effet de la réflexion irrégulière ou diffuse; elles sont produites par les trois surfaces des milieux que l'on a sous les yeux et que la nature polie et lisse de ces surfaces dote des qualités des miroirs réfléchissants.

Ces images, au nombre de trois, comme les surfaces qui les produisent, portent le nom de leurs premiers observateurs, *Purkinje* et *Sanson*.

Voici comment on en réalise l'observation :

Lorsqu'on tient (fig. 76) une bougie allumée L à quelques pouces d'un œil sain, on voit s'y former trois images réfléchies 1, 2, 3 de la flamme, situées l'une derrière l'autre. L'image antérieure (1) et la postérieure (3) sont droites, la moyenne (2) est renversée. L'antérieure (1) est la plus brillante et la plus distincte, la postérieure (3), celle qui l'est le moins; la moyenne (2, renversée) est la plus petite des trois, et à l'état physiologique, toujours plus nette et précise que la postérieure.

L'image antérieure (1) est formée par la cornée, la moyenne (2) par la face postérieure (concave) du cristallin, la postérieure (3) par sa face antérieure (ou convexe). Dans la formation de ces images, la cornée et la face antérieure de la lentille agissent comme miroirs convexes; la cristalloïde postérieure comme miroir concave. Cette dernière donne donc lieu à une image réelle, ou positive, et renversée; les deux autres surfaces à des images droites et virtuelles, celle de la cornée ayant son siège du même côté que la lumière incidente relativement à l'axe de l'œil, et dans l'humeur aqueuse; celle de la cristalloïde antérieure du même côté encore, mais plus profondément dans l'humeur vitrée.

En conséquence de ces qualités des images, et de leur siège, quand on imprime un mouvement à la bougie, les deux images droites se déplacent dans le même sens que celle-ci, l'image renversée en sens opposé; les deux groupes se rapprochent donc ou au contraire s'éloignent l'un de l'autre, suivant que l'observateur (placé toujours symétriquement à l'axe de l'œil observé par rapport à la bougie) rapproche ou éloigne de lui-même la bougie qu'il tient à la main.

Pour simplifier cette étude, nous nous abstiendrons de calculer en détail le mécanisme de la formation de ces images; pur problème de catoptrique. Qu'il nous suffise de dire que, de ces trois images, deux s'offrent toujours (dans l'œil sain) immédiatement à la vue. Ce sont d'ailleurs, sous le rapport pratique, les plus utiles à consulter; à savoir l'image droite cornéenne, et l'image renversée fournie par la cristalloïde postérieure. Tant que le cristallin est limpide, cette dernière, quoique très petite, est toujours fort nette.

Une seule manque souvent et par suite des conditions optiques variables offertes par chaque cas. C'est l'image (3) formée par la face *antérieure* du cristallin.

La raison en est simple : si, en face d'une source quelconque de lumière envoyant vers lui des rayons *divergents,* un miroir *convexe* donne *toujours* lieu à une image virtuelle et droite, le résultat n'est plus le même si de l'objet lumineux arrivent sur le miroir des faisceaux *convergents.* L'image alors change et de sens et de distance, et rentre dans la discussion des images fournies par les miroirs concaves.

Or, c'est ce qui arrive pour les rayons appelés à former l'image donnée par la surface antérieure du cristallin. Ces rayons, une fois dans la chambre aqueuse, y sont à l'état de *convergence,* et dès lors, suivant le degré de cette convergence, donnent, relativement au miroir convexe, lieu à toutes les variations offertes par la discussion des images dans le cas de rayons divergents et de miroirs concaves : l'image peut être, suivant les cas, soit réelle, soit virtuelle.

Inversement en est-il de l'image fournie par la surface postérieure de la lentille toujours formée par des rayons convergents.

Or, des faisceaux convergents, tombant sur une surface réfléchissante concave, sont dans le même cas, quant au lieu de l'image, que des faisceaux divergents rencontrant une surface convexe ; l'image est toujours de même sens, ici réelle.

On comprend par là comment les deux images de la cornée et de la surface postérieure du cristallin sont toujours visibles, et comment, seule, celle donnée par la surface antérieure de la lentille, peut éprouver des modifications optiques équivalentes à sa disparition, suivant le degré de convergence des rayons destinés à la former.

Au point de vue pratique, on rend l'expérience beaucoup plus nette en donnant à la source lumineuse un plus grand éclat : il suffit pour cela de se servir pour foyer d'éclairement de l'image d'une lampe fournie par le miroir de l'ophtalmoscope (employé d'ailleurs obliquement), ou plus commodément encore par une *lentille convexe* que l'on rapproche ou que l'on éloigne, par un facile tâtonnement, des surfaces que l'on veut explorer.

Pour cette observation, il faut avoir soin, comme l'indique la figure 76, de se placer, eu égard à l'axe catoptrique, dans une position symétrique avec la bougie.

La recherche de ces images est un précieux moyen de diagnostic dans le cas de soupçon de cataracte commençante ou dans celui tout contraire d'absence, par luxation ou autrement, du cristallin.

L'image cornéenne servant de point de repère, on cherche l'image renversée ou de la cristalloïde postérieure. On peut négliger celle plus pâle et quelquefois plus difficile à manifester de la cristalloïde antérieure. On en comprend la raison : si l'on *voit* cette petite image, celle de la cristalloïde postérieure, normalement très fine et très nette, et qui se meut en sens contraire des mouvements de celle de la cornée déterminés par le déplacement de la lentille collective, on peut affirmer que le cristallin existe et qu'il est transparent. Si on ne peut la faire apparaître, on peut annoncer, *si d'ailleurs les milieux sont clairs*, que le cristallin n'est pas à sa place ; enfin, si elle est vague, étalée, de couleur ambrée, on peut y reconnaître un commencement de sclérose du noyau.

On voit apparaître alors les moindres obscurcissements qui peuvent siéger sur la cornée, sur les surfaces et dans l'intérieur du cristallin. Si la pupille est largement dilatée, on peut même inspecter les premières couches du corps vitré. Dans cet examen, les opacités, qui se montrent le plus souvent sous un aspect soit blanc, soit grisâtre, deviennent, au contraire, d'un beau noir quand l'exploration est pratiquée directement ou par transparence (ophtalmoscopiquement). C'est par cette méthode que Helmholtz a reconnu que la cornée la plus pure comme transparence, diffuse pourtant, à sa surface épithéliale, une partie assez notable de la lumière incidente pour faire croire souvent à un explorateur inexpérimenté, à la présence de néphélions anciens. Mais, toute cornée présente ce phénomène, et l'on n'y doit faire attention qu'en présence d'une exagération évidente de ces effets (voir § 176).

L'exploration à l'éclairage latéral est d'autant plus profitable, d'abord, que l'acuité visuelle de l'observateur est plus parfaite, cela va sans dire ; en second lieu, qu'il peut s'approcher davantage de l'œil observé ; or, ce maximum de rapprochement repose sur deux éléments : l'amplitude de l'accommodation dont il jouit, d'une part, et de l'autre, sa facilité plus ou moins grande à amener ses axes visuels en convergence sous de grands angles.

Pour aider à la première de ces forces actives, nous avons le verre convexe approprié. Pour venir au secours de la seconde, la puissance adductrice des axes, nous rappellerons une méthode décrite par nous en 1860 au § 232 de notre *Traité de la vision binoculaire*, et qui consiste en une décentration, en dedans, des verres convexes employés binoculairement.

Le lecteur trouvera la description de la méthode et l'exposition des principes sur lesquels elle repose, aux §§ 491 et 492 des présentes leçons.

Dans la pratique de l'oculistique, disons seulement ici que cette méthode consiste à faire monter des lunettes convexes de 3 à 6 dioptries, en insérant dans les deux anneaux les deux régions excentriques opposées d'une même lentille. Ce système nous rend, depuis de longues années, les plus constants services et est dans notre clinique d'un usage journalier. Il est de la plus grande commodité dans l'exploration à l'éclairage latéral, et vaut, comme effet pratique, l'orthoscope de Czermak, pour l'étude de la profondeur de la chambre antérieure et des différences de plans des différentes régions de l'iris.

OPHTALMOSCOPIE BINOCULAIRE

§ 217. — Ophtalmoscope de l'auteur.

L'ophtalmoscope binoculaire, ainsi que l'exprime sa qualification, est destiné à l'usage simultané des deux yeux. Il met l'observateur dans les conditions de la vision ordinaire ou complète, partageant entre les deux yeux de l'observateur les faisceaux émergeant de l'œil observé, faisceaux qui, dans l'ophtalmoscope premièrement en usage, ne se rendaient qu'à un seul œil. Il n'y a, en effet, entre les deux méthodes, que cette unique différence, à savoir que, dans la nôtre, les deux yeux de l'observateur participent à l'observation.

Voici par quel mécanisme est procuré ce partage (fig. 77). L'appareil consiste en une paire de rhomboèdres R, enfermés dans une boîte et placés en arrière du miroir concave ordinaire. Ces rhomboèdres, en *crown-glass*, représentent chacun un double prisme à 45°, propre à produire la réflexion totale sur ses faces inclinées. Ces deux rhomboèdres en contact par un de leurs sommets, se partagent symétriquement l'orifice o, pratiqué dans le miroir ophtalmoscopique. Tout faisceau lumineux divergent, parti d'un point de l'image réelle ou virtuelle, tel que a, et venant traverser l'orifice, s'y divise à droite et à gauche, subit deux fois, de chaque côté, la

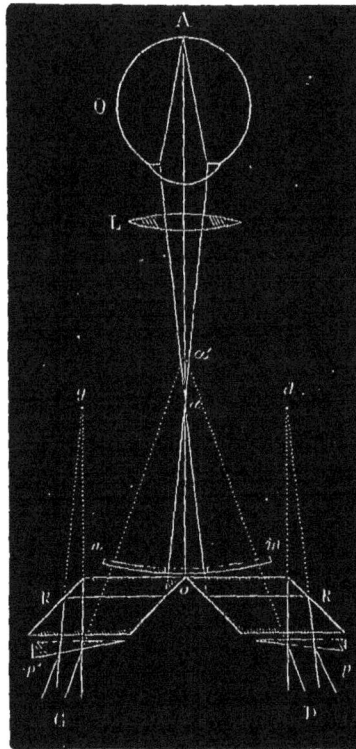

Fig. 77.

réflexion totale et émerge enfin des rhomboèdres, par une des faces droites, parallèlement à la direction première, mais transporté, du centre à l'extérieur, d'une quantité égale à la dimension longitudinale des prismes. Tous les points de l'image première, et par conséquent cette image elle-même, sont donc reproduits à cette dernière distance, à droite en d, et en g à gauche ; or, comme la largeur d'un des rhomboèdres mesure le demi-écartement des yeux, l'observateur se trouve avoir devant lui deux images aériennes placées comme le sont les images stéréoscopiques. Il ne s'agit plus que de les amener à coalescence. On y parvient absolument comme dans le stéréoscope, au moyen des petits prismes à angle réfringent interne p, p', qui jouent le même rôle que dans le stéréoscope, dévient le rayon en dehors à l'émergence, procurant ainsi la fusion des deux images sur la ligne médiane, quelque part en a'.

Dans l'instrument, ces petits prismes sont au nombre de deux de chaque côté; les deux intérieurs appartiennent à des surfaces planes et conviennent aux vues plutôt basses. Les deux prismes, placés à l'extérieur dans les coulisseaux, sont empruntés à des lentilles convexes des n°° 2 ou 3 dioptries (on peut les choisir comme on l'entend), et ont pour objet de diminuer la divergence des rayons pour les vues qui n'ont pas l'accommodation facile pour les objets rapprochés.

Dans les premiers exemplaires mis en circulation, la lumière devait être placée sur le plan méridien et par conséquent au-dessus de la tête du malade. Une modification due à M. le docteur Hunt, de Boston, permet d'incliner le miroir sur l'axe, et de placer la lampe, ainsi que pour l'ophtalmoscopie monoculaire, sur la droite ou sur la gauche du sujet.

Un autre amendement apporté par l'habile constructeur de cet instrument M. Nachet, permet, en mobilisant la moitié extérieure de l'un des rhomboèdres, de donner aux doubles images un écartement variable, et de les mettre ainsi en rapport avec tous les écartements des yeux que l'on peut rencontrer dans une clinique [1].

Pour exposer sans longues phrases le mode d'emploi de l'ophtalmoscope binoculaire, nous donnons ici trois planches qui montrent dès le premier coup d'œil et par leur seule représentation, comment est réalisé le mécanisme pratique dont le schéma géométrique est tracé fig. 77.

La figure 77 A nous montre l'instrument dans son ensemble.

La suivante, la disposition relative du miroir et des prismes. Dans ce modèle, le rhomboèdre de droite est coupé en deux pour obtenir l'écartement variable des yeux (modification de Nachet).

La figure 77 C expose la position respective que doivent prendre l'observé et l'observateur, eu égard à la lampe servant à l'éclairage et qui, dans cette méthode, doit être placée au-dessus et directement en arrière de l'observé. La hauteur de la lampe ou des sièges doit être choisie de façon à ce que le faisceau incident sur le miroir ne passe que de peu au-dessus de la tête de l'observé. La direction des rayons est ainsi plus aisément rendue perpendiculaire à la surface des rhomboèdres.

Qu'il nous soit permis de rappeler ici quelques-uns des avantages qui nous ont paru réalisés par cette modification de la grande découverte de M. Helmholtz, et que l'assentiment public a déjà confirmés.

Le premier et le plus simple consiste en ce que deux yeux présentent, sur un seul œil, double chance de rencontrer un des points

1. Ce perfectionnement, la pratique ne nous a pas convaincu qu'il offrît un avantage égal à sa valeur théorique. Le rhomboèdre mobile, vu la présence de l'encadrement métallique qui le porte, offrant une surface de section moindre que celle de son jumeau, nuit quelque peu à l'étendue de son image. Nous avons été ainsi amené à conseiller la construction de trois modèles dans lesquels les rhomboèdres présenteraient chacun une longueur de 27mm,5, 30 et 32 millimètres correspondant à des écartements oculaires de 55, 60 et rarement 64 millimètres.

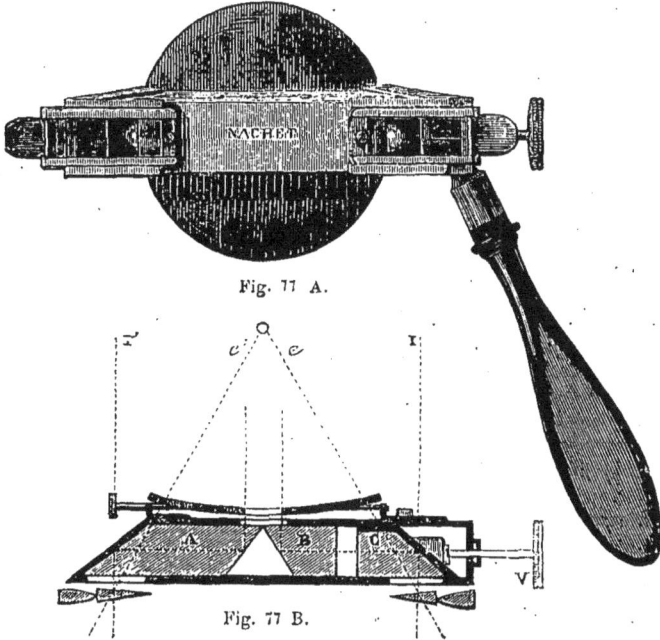

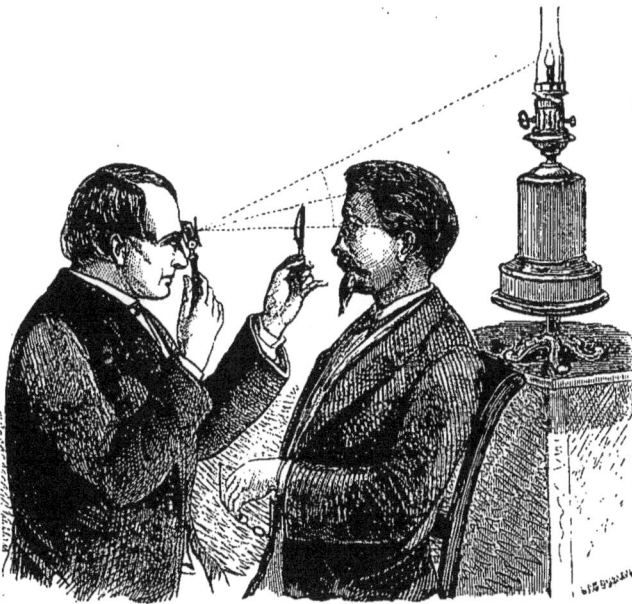

Fig. 77 A.

Fig. 77 B.

Fig. 77 C.

de l'image dont l'observateur veut s'emparer. Dès qu'un des yeux a
rencontré un des points de cette image, l'autre y est aussitôt fixé.
Comme conséquence instantanée de ce premier fait, nous ajouterons
que le concours des deux axes visuels, fixant en outre, et instantanément, la position dans l'espace de l'image aérienne fusionnée, détermine et entraîne avec lui le degré harmonique de l'accommodation.
L'observateur n'est dès lors plus dans cet embarras, inhérent à l'observation monoculaire, que cause un œil trompé par les apparences,
et qui tend à s'adapter à 8 pouces, quand l'objet n'est pas à plus de
4 à 5 pouces de lui. Cette circonstance est, à elle seule, d'un prix
inestimable.

Mais la vision binoculaire ou associée a d'autres effets encore, plus
marquants peut-être. Les objets qui viennent se peindre dans l'image
aérienne ophtalmoscopique, sont des objets à trois dimensions ;
l'image aérienne offre donc aussi ces trois dimensions. Vue monoculairement, la dimension qui appartient à la profondeur disparaît :
elle se présente en projection ; l'image est un dessin et non plus un
objet. La vision binoculaire rend au sensorium les effets de ces trois
dimensions. On sait quel en est le premier résultat : c'est la sensation
du relief ou la détermination, nette pour l'esprit, des positions antérieures ou postérieures relatives des différents détails qui composent
cette image. Géométrie de position, sensation des formes et même
des qualités (dureté ou ramollissement) de ces objets, tels sont les
avantages procurés par la vision naturelle ou associée. Ainsi, on
apprécie parfaitement la distance qui sépare la membrane limitante
antérieure de la rétine ou la couche vasculaire, des couches qui appartiennent à la choroïde. Ainsi, toutes les extravasations, exsudations,
dépôts, corps quelconques soit intrus, soit déplacés, se voient dans
leur position réelle : ainsi, la papille optique se voit avec sa vraie
forme ; il n'y a plus moyen de prendre une papille convexe pour une
papille concave ou réciproquement, etc., etc.

Nous nous arrêtons là ; plus long panégyrique ne serait pas séant
de notre part. Mais, nous rappelant que nos premières énonciations
sur ces qualités de l'instrument binoculaire (en particulier, sur la
sensation de relief) avaient été mises en doute, nous nous laissions
aller, avec quelque complaisance, à les reproduire, maintenant
qu'elles ont trouvé, à l'étranger, des défenseurs impartiaux. Nous
renvoyons le lecteur au remarquable travail publié à ce sujet par
M. le professeur Knapp, d'Heidelberg [1]. Il y verra, scrupuleusement
analysées, toutes les circonstances de l'examen ophtalmoscopique
binoculaire, et y reconnaîtra qu'elles n'avaient pas été surfaites dans

1. *Annales d'oculistique*, janvier 1864, pp. 33 et suiv.

le premier élan de satisfaction d'auteur. Nous lui signalons, en particulier, l'expérience rapportée au n° 1 du § B, et au moyen de laquelle
on peut se procurer la vue du globe oculaire entier, transporté
comme un globe de cristal *en avant* de la lentille objective, et présentant à la fois à l'observateur, et avec leurs distances relatives,
l'iris, la rétine et tout corps opaque qui pourrait être suspendu à une
distance quelconque dans le corps vitré.

On se procure cet avantage en prenant une lentille de 1″ 3/4, par
exemple, pour lentille objective et en l'éloignant, pendant l'observation, jusqu'à 3 pouces de l'œil observé.

M. Knapp a également constaté, dans l'usage de l'instrument binoculaire, l'avantage d'un éclairage plus intense, attendu, dit-il avec
grande raison, qu'un objet paraît plus éclairé si on le regarde avec
les deux yeux que lorsqu'on n'en emploie qu'un seul.

Le champ visuel superficiel est plus étendu : ceci se comprend aisément en songeant qu'outre la partie de l'image commune aux deux
yeux, il y a encore, pour chacun, une partie latérale propre que ne
perçoit point l'autre, mais que perçoit le sensorium.

Enfin, les perceptions sont plus nettes et plus sûres, parce que
l'acte visuel est plus naturel et plus précis avec deux yeux qu'avec
un seul [1].

Le même auteur a opposé au tableau brillant, dressé par lui, des

---

1. Voici, d'autre part, le jugement porté sur notre ophthalmoscope par M. Robert
Carter, dans son récent et complet travail sur l'ophthalmoscopie :

« La différence entre les effets produits par les ophthalmoscopes monoculaires
et binoculaires est très considérable ; et, pour un commençant ou un observateur
inexpérimenté, de la plus grande importance. Pour apprécier exactement cette différence, il faut se souvenir que les difficultés de l'observation ophthalmoscopique sont
de deux sortes. Il y a d'abord la difficulté de voir ; il y a ensuite celle d'interpréter
sainement ce qu'on a vu. La première est la même avec tous les instruments ; mais
les instruments binoculaires réduisent la seconde à un minimum.

« Dans l'emploi de l'ophthalmoscope monoculaire de MM. Coccius ou Liebreich
(image renversée), en dépit de l'abondance de la lumière et de la parfaite netteté
des images, les détails du tableau apparaissent tous dans le même plan. Les vaisseaux de la rétine peuvent être distingués de ceux de la choroïde à leur couleur et
à leur direction ; mais non par une différence appréciable dans leur position relative. Les dépressions formées par l'atrophie choroïdienne, le staphylôme postérieur,
les saillies produites par les hémorrhagies ou suffusions sous-rétiniennes, offrent
bien, sous le rapport de la couleur, des contrastes avec le champ général voisin ;
mais c'est à peine si elles présentent quelques apparences de nature à suggérer,
sans le secours de la réflexion, l'idée de saillie ou de profondeur relatives. La forme
en cupule du disque optique elle-même, la plus marquée de toutes les différences de
surface présentées par le fond de l'œil, si elle se trahit principalement par la
courbure des vaisseaux sur ses bords, est souvent prise, à la vérité par des observateurs inexpérimentés, pour une élévation. On peut sans témérité affirmer que
l'insuffisance d'un seul œil, dans l'appréciation correcte du relief, est la principale
source de difficulté dans l'interprétation des apparences ophthalmoscopiques.

« Sous l'instrument binoculaire, cette difficulté s'évanouit. La différence entre les
impressions procurées par les deux méthodes peut se comparer à celle qui résulte-

avantages de la nouvelle instrumentation, le fait d'un maniement un peu plus difficile, particulièrement quand il s'agit de distinguer les régions équatoriales de la rétine.

Cette objection n'est pas sans fondement, dans l'examen ordinaire. Mais, si l'on dilate la pupille, et qu'on applique le procédé même de M. Knapp, l'éloignement de la lentille de l'œil observé, de légers mouvements de cette lentille à droite, à gauche, en haut et en bas pendant les mouvements opposés de l'œil observé, permettent très aisément une vue successive de toute la surface de l'œil intérieur.

Quant à la difficulté que l'on rencontre quelquefois à faire concorder la convergence avec l'accommodation, c'est là une simple affaire d'harmonie entre les mouvements musculaires des yeux de l'observateur et l'angle des prismes oculaires. Un changement dans cet angle corrige à l'instant cette discordance. L'ophthalmoscope binoculaire doit être, comme tout instrument de ce genre, approprié non seulement à l'œil, mais au système de la vision associée de celui qui doit s'en servir ; et cette adaptation consiste dans la réunion des conditions suivantes :

1° Longueur des rhomboèdres, mesurée sur l'écartement des pupilles ;

2° Choix du prisme oculaire, au point de vue de la réfraction (myopie, presbytie, hypermétropie) ;

---

rait de l'effet produit par un arbre vu en pleine campagne ou dans un tableau. Non seulement on reconnaît à première vue, comme une évidente excavation, le disque du nerf optique, mais on reconnaît de même de petits épanchements de sang, de lymphe, de sérum, ou au contraire, des places atrophiées,. manifestement creusées au-dessous du niveau environnant. Les vaisseaux de la rétine sont vus, du premier coup, émergeant en ligne droite du fond de l'excavation, puis s'étendant dans un plan évidemment antérieur à celui de la choroïde. Dans de jeunes yeux notamment, bien éclairés, les vaisseaux de cette dernière membrane peuvent être suivis distinctement dans toutes ses couches successives.

« Les chirurgiens déjà en possession du maniement assuré des anciens instruments, et exercés dans l'interprétation des apparences qu'ils fournissent, habiles à se débarrasser des illusions optiques, ou chez qui l'usage des données parallactiques est devenu comme instinctif, ne reconnaissent d'abord à l'instrumentation binoculaire qu'une plus grande beauté du tableau offert à leur vue. Mais, pour des observateurs moins savants, il est d'une bien autre valeur.

« Dans l'examen ophthalmoscopique, il y a peu de questions plus importantes, au point de vue du diagnostic ou du pronostic, que celle ayant pour objet de déterminer si une masse de pigment est infiltrée entre les couches de la rétine, ou déposée au-dessous d'elle, dans la choroïde. Il est d'une importance égale de reconnaître avec certitude le commencement d'un épanchement séreux sous-rétinien. Au moyen de la vision binoculaire, toutes ces circonstances sont précisées dès le premier coup d'œil. La vision monoculaire n'y arrive, si elle y parvient, qu'après un examen prolongé et qui souvent n'est pas sans danger.

« Il suit de là, selon moi, que tout observateur qui veut apprendre à se servir de l'ophthalmoscope vite et bien, et éviter les erreurs de l'interprétation sans avoir acquis une bien longue expérience, doit sans hésiter donner la préférence à l'instrument binoculaire. »

3° Choix de *l'angle* du même prisme, au point de vue de l'angle de convergence, déterminé lui-même par les conditions musculaires des yeux de l'observateur.

§ 217 *bis*. — Modifications apportées à l'ophthalmoscope binoculaire pour obtenir une amplification de l'image ophthalmoscopique.

Dans la séance du congrès international de 1872 à Londres, M. Schrœders a présenté au nom de M. le professeur Coccius de Leipzig, une modification apportée par ce savant dans la construction de l'ophthalmoscope binoculaire. Cette modification consistait dans l'application d'une jumelle commune d'opéra, appropriée à la vision des objets rapprochés (principe de la loupe de Brücke), aux orifices de la boîte stéréoscopique de l'instrument. M. Coccius ajoutait à la disposition première la présence d'une lentille additionnelle convexe de 12 pouces, placée symétriquement au-devant de la ligne verticale de contact des rhomboèdres, immédiatement en arrière de l'orifice du miroir; cette dernière lentille avait pour objet l'accroissement de la force amplificatrice de l'instrument. L'image était redressée au moyen de lentilles négatives de 2 à 3 pouces.

Ce perfectionnement réalise un agrandissement de l'image approchant du double de celle obtenue dans les conditions ordinaires et procure les avantages inhérents à toute amplification de cet ordre.

Mais, eu égard au long chemin imposé aux rayons lumineux, l'instrument est peu maniable et son champ est d'une surface bien réduite.

Nous avons essayé, avec succès, d'atténuer ces inconvénients, en prenant pour axes des tuyaux de la jumelle d'opéra, la longueur même des rhomboèdres, en plaçant, comme M. Coccius, l'objectif commun accru notablement en force, entre le miroir et les rhomboèdres, et en mettant les oculaires prismatiques immédiatement en rapport avec la face d'émergence desdits rhomboèdres. L'objectif consiste en une lentille positive de 32 lignes, et chaque oculaire en une lentille négative de 24'''.

Par cette disposition l'instrument ne subit aucun accroissement de dimension, et le champ de vision se trouve augmenté en diamètre dans la proportion où se trouve réduite la longueur focale de l'objectif.

L'observation s'exécute alors dans les conditions habituelles en ophthalmoscopie, mais sur une image accrue dans le rapport de 18/10. En enlevant ces lentilles, l'instrument est alors ramené à ses conditions premières.

§ 218. — Méthode des déplacements parallactiques.

Lors de l'examen ophthalmoscopique, l'image, soit réelle, soit virtuelle du fond de l'œil, a trois dimensions dans l'espace, ainsi que les objets corporels qu'elle reproduit. Dans ces images, soit réelles, soit virtuelles, les points de l'objet situés le plus en avant, donnent également leurs images relativement plus en avant. Ces images procurent donc, à la vision binoculaire, les mêmes sensations de relief, ou de distance relative, des différents plans, que l'objet corporel même qui les fournit.

Mais il n'en est pas de même lors de l'observation uni-oculaire. Dans ce cas, deux points situés à peu de distance antéro-postérieure l'un de l'autre, compris par conséquent dans le même champ d'accommodation ou de Czermak, sont perçus comme s'ils étaient dans le même plan, et l'image aérienne s'offre soumise aux conditions pleines d'illusions de la vision avec un seul œil.

L'histoire ophthalmoscopique du glaucôme est là pour en faire foi.

On peut cependant, au moyen d'un certain artifice, procurer à l'observation uni-oculaire un jugement juste sur l'éloignement relatif de deux points voisins.

Ce moyen consiste à déplacer, légèrement, dans son propre plan, la lentille qui sert à l'observation. Lors de ce déplacement, en effet, deux points voisins inégalement distants, *dans le sens de la profondeur*, éprouvent, dans le sens *de la latéralité* des déplacements inégaux.

Si la lentille employée est *positive* (et l'image renversée), *le point le plus antérieurement situé*, se déplace *davantage et dans le même sens que la lentille.*

C'est le contraire, dans le cas de l'image droite. L'objet qui éprouve le plus grand déplacement est alors le plus distant.

On peut s'en rendre aisément compte par l'argumentation suivante :

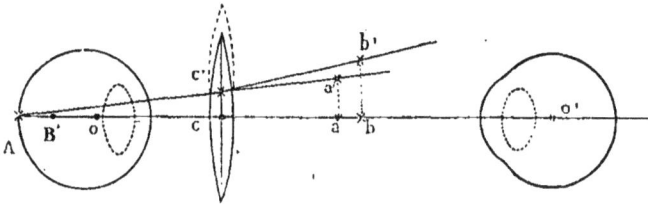

Fig. 78.

Soient, figure 78, deux points B, A, visibles du fond de l'œil ; leurs images réelles *a, b*, et l'observateur *o'* sont situés, par hypothèse, sur une même ligne droite, ainsi que le centre de similitude C de l'appareil optique.

Prenons d'abord le cas de l'image renversée : l'observateur placé en *o'* (fig. 78), vise les points *a, b* images réelles de A et B placées *sur l'axe* du système ophthalmoscopique ; et, vu cette circonstance, distingue difficilement lequel est en avant, lequel est en arrière.

Il déplace alors quelque peu la lentille, en portant son centre de C en C'. Par le fait de ce mouvement, le point *a* est porté en *a'* sur l'axe secondaire AC' ; le point *b* en *b'* sur l'axe secondaire BC' ; chacun conservant d'ailleurs sa distance à la lentille, ce qu'il est inutile de démontrer.

Mais on voit que vu la distance CB plus petite que CA, *l'angle* C'BC est plus *grand que* C'AC. Le point *b* a donc éprouvé un mouvement angulaire *bb' plus grand* que celui de *aa'*.

Le mécanisme est renversé dans la localisation de l'image droite obtenue par la lentille concave. Dans la figure 79, A et B (œil observé O) ont leurs images réelles renversées en *a* et *b* sur l'axe, et dans le même ordre de succession, *b* plus distante que *a*.

Quand la lentille concave intervient, elle renvoie ces images en *a'*

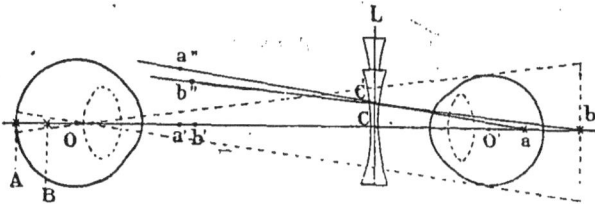

Fig. 79.

et *b'* du côté de l'incidence, dans leurs rapports premiers avec l'œil observateur *o'* ; vient-on alors à transporter son centre C en C', l'axe commun qui porte *a* et *b* est dédoublé en *b*C' et *a*C' ; et il est visible que c'est le nouvel axe C'*a* qui fait avec l'axe principal le *plus grand* angle. C'est donc *a'* qui sera vu dans une position plus écartée de l'axe : c'est ici l'image du point A le plus éloigné de l'observateur.

En résumé, le principe de la méthode dite des *déplacements parallactiques*, consiste en ceci : que dans le cas de l'image renversée (c'est-à-dire placée entre la lentille et l'observateur), le déplacement *en un certain sens*, de la lentille dans son plan, transporte *dans le même sens* les images de deux points inégalement éloignés situés primitivement sur l'axe, en déplaçant *davantage le plus antérieur*.

Dans le cas de l'image renversée, redressée par la lentille concave, les déplacements ont lieu en sens inverse. Si, dans les deux cas, le déplacement angulaire le plus grand est en faveur de l'axe qui porte l'image la plus rapprochée de la lentille, cette image est, dans le cas de l'image renversée, celle du point le plus *antérieur ;* dans l'image redressée, au contraire, celle du point le plus éloigné.

QUINZIÈME LEÇON

OPHTHALMOSCOPIE (*suite*)

§ 219. — Diagnostic ophthalmoscopique de l'amétropie.

La détermination diagnostique de l'état de réfraction d'un œil donné peut se faire indépendamment de toute réponse du sujet et par l'observation ophthalmoscopique seule.

L'image des parties profondes de l'œil se présente en effet avec des caractères propres et exclusifs, suivant qu'elle est offerte par un organe emmétrope, hypermétrope ou myope.

Dans l'œil emmétrope, les rayons émergeant de la cornée sortent en parallélisme. Un observateur emmétrope placé sur leur trajet, et qui aurait la faculté consciente de maintenir au repos sa propre accommodation, se trouverait donc dans les conditions requises pour que ces rayons pussent former, par eux-mêmes, une image nette sur sa rétine (fig. 71-73 §§ 210-212). Si la pupille du sujet observé est assez large, il pourra alors percevoir un petit champ superficiel dans l'étendue rétinienne, comme s'il regardait, au travers d'une loupe diaphragmée, un objet situé au foyer postérieur même de cette loupe.

Mais cette étendue perceptible sera d'autant moindre que le diaphragme (pupille) sera plus rétréci, ou que l'observateur s'éloignera davantage de l'observé.

C'est dire que le plus souvent dans un cas d'emmétropie, l'observateur (toujours supposé lui-même emmétrope) pourra, et dans les circonstances les plus favorables, *tout juste*, en se rapprochant assez de son sujet, percevoir directement quelques détails (vaisseaux) des parties profondes, mais la sensation sera sans netteté, ce qu'on appelle *flou* en photographie.

Lors du *déficit* de la réfraction statique (hypermétropie), ou de son excès (myopie), il en est tout autrement.

Dans le premier cas, les rayons émergent de l'œil observé à l'état de divergence (*image droite*) (voir la fig. 67 *bis*, ci-dessous, correspondant à la moitié supérieure de la figure-diagramme 67, § 204).

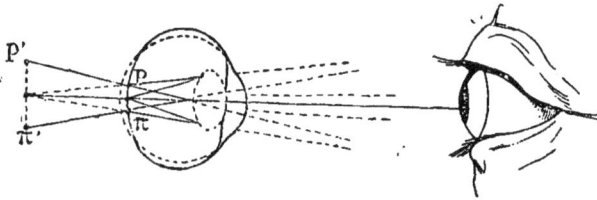

Fig. 67 *bis.*

Ces faisceaux sont donc dans les conditions exactes de la vision des objets dans la nature, ou dans celles de l'observation, à la loupe, d'un objet situé en deçà de son foyer principal.

Cette image droite pourra donc être perçue directement par l'observateur, soit à l'œil nu, soit au moyen d'un verre concave.

Dans le second cas (myopie), la condition est tout opposée. Les rayons qui sortent de l'œil observé le font en *convergence*, et vont former une image réelle et renversée en avant du sujet, et d'autant plus rapprochée de lui qu'est plus élevé le degré de la myopie.

Cette image est alors, quant à sa perception, dans les conditions

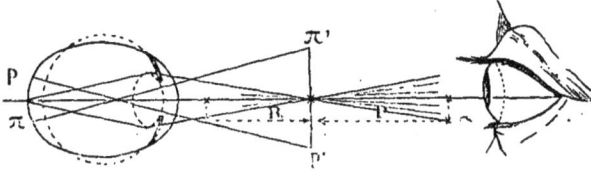

Fig. 67 *ter.*

d'un objet *réel, pour* l'observateur qui serait placé au delà du point de concours des rayons qui vont la former, et à une distance de ce point au moins égale à celle de son propre *punctum proximum* (voir fig. 67, § 204 (moitié inférieure) et 67 *ter*, ci-dessus).

Dans les deux cas, les vaisseaux, ou autres détails rétiniens, pourront donc être vus *à l'œil nu*, mais dans des conditions différentes, caractéristiques et que nous allons examiner sous les deux chefs distincts :

Caractères fournis par l'image .droite; caractères fournis par l'image renversée.

§ 220. — Caractères fournis par le mouvement apparent de l'image.

a) *Image droite (hypermétropie)*. — Nous avons décrit (au § 211), et la fig. 67 *bis*, § 219, représente le procédé ophthalmoscopique dit « de l'image droite. » Dans ce procédé, l'observateur, se servant ou non d'un verre concave, voit devant.lui une image virtuelle et droite des vaisseaux qui rampent dans les membranes profondes. Ces vaisseaux eux-mêmes, *qu'il ne voit pas*, et leur image virtuelle *qu'il voit*, sont donc, par rapport à lui, placés sur des plans différents, les vaisseaux en avant, leur image en arrière. En avant des uns et des autres, et parallèlement à leur plan, se trouve encore le plan .de l'iris, par l'ouverture duquel les rayons arrivent à l'observateur. Tirons par la pensée deux lignes droites qui, de l'œil de l'observateur soient tangentes aux deux bords droit et gauche, de l'ouverture pupillaire ; entre ces deux droites sera compris (dans le plan horizontal) le champ de vision occupé par l'image virtuelle de la rétine et de ses vaisseaux.

Supposons maintenant que l'observateur fasse un léger mouvement, vers sa droite à lui-même : les deux lignes qui circonscrivent ledit champ de vision se déplaceront.avec lui, leur point de rencontre (dans son œil) se portera sur la droite, le champ de vision au contraire se déplacera sur la gauche ; ce sont les bords de la pupille de l'œil observé qui servent de points fixes dans ce mouvement inverse.

Les vaisseaux de l'image droite seront donc successivement cachés par le bord de la pupille du *côté même vers lequel l'observateur se portera,* tandis que, du côté opposé, apparaîtront de nouveaux vaisseaux précédemment invisibles.

En d'autres termes, les vaisseaux sembleront se mouvoir, défiler devant l'observateur dans le sens même de son propre mouvement à lui-même.

b) Image réelle et renversée (myopie; voir fig. 67 ter, § 219).

Dans ce cas-ci, avons-nous vu, l'image est *en avant,* du sujet, et formée par des rayons qui poursuivent *de là* leur route en divergeant.

L'observateur placé au delà, et à une distance au moins égale à celle de son *punctum proximum,* peut donc l'apercevoir comme il ferait un objet réel.

Comme dans le cas précédent, la portion *visible* de cette image est encore comprise dans l'angle formé par les deux droites tangentes à droite et à gauche au bord pupillaire et le point nodal de l'observateur; mais, en ce cas-ci, l'image réelle est *en avant* de l'orifice éclairé formé par la pupille, en opposition avec le cas précédent, où cette image était plus ou moins *en arrière* du même orifice diaphragmé.

Lors d'un mouvement de l'observateur sur sa droite, cet angle se déplace donc par son sommet vers *la droite.* Dès lors il découpe, dans l'image renversée de la rétine du sujet, une portion située d'autant plus *à droite* que le mouvement en question sera plus prononcé.

Or, eu égard au renversement de l'image, sa région droite, à elle, répond à la partie de la rétine située à la *gauche* de l'observateur. Le mouvement de ce dernier, en s'accentuant, lui découvre donc des régions rétiniennes situées de plus en plus sur *sa gauche.* Les parties profondes de l'œil observé semblent donc défiler derrière l'iris, de *droite à gauche,* pendant le mouvement de l'observateur de la gauche vers la droite : c'est-à-dire en ce cas, en sens inverse de son propre déplacement.

On peut mettre ce double phénomène en toute évidence par un exemple banal.

Une rangée de soldats est placée dans une cour fermée, et un promeneur passe devant la porte qui est ouverte : à chaque pas qu'il fait, il verra un soldat de moins du côté vers lequel il s'avance, et un de plus du côté dont il s'éloigne. S'il se croyait immobile, ainsi que la porte, il lui semblerait que les soldats *défilent* devant lui dans le sens qu'il suit en réalité.

Plaçons maintenant le peloton de soldats entre la porte et lui, et supposons qu'il ne puisse voir que ceux qui se détachent dans le jour

de la porte, comme dans le cas de l'image renversée ophthalmoscopique.

Dans le même mouvement que lors du cas précédent, à chaque pas
qu'il fera, le promeneur verra un soldat de plus dans le sens de son
propre mouvement, un soldat de moins en arrière.

S'il se croyait immobile, ainsi que la porte, les soldats lui paraî-
traient donc défiler en sens contraire du mouvement précédent, ou de
son propre mouvement réel.

En résumé, dans le cas d'une image droite et virtuelle, le déplacement des vaisseaux a lieu dans le sens même de celui de l'observateur ; c'est le contraire dans le cas de l'image réelle et renversée.

c) *Limites de ces applications*. — Nous avons exposé au commencement de cette discussion que, dans le cas d'un sujet emmétrope,
la perception de l'image droite était, en réalité, par elle-même *une
limite :* on le reconnaît aisément quand on veut lire un mot occupant
le foyer même d'une loupe. A peine peut-on y distinguer en traits
assez confus une lettre complète : admettez maintenant qu'on intercepte par un diaphragme une zone excentrique de la loupe et que l'on
s'éloigne sur son axe, on se rendra compte de l'incertitude du renseignement direct apporté par l'examen ophthalmoscopique en cas
d'emmétropie. La notion résultant de cette exploration sera plutôt
indirecte, et c'est par exclusion seulement que l'on pourra conclure à
l'état d'emmétropie, c'est-à-dire par suite de l'absence de toute perception nette d'image soit droite, soit renversée.

Ajoutons qu'il faut encore que l'observateur soit maître de relâcher
à volonté son accommodation. A cet égard, l'ophthalmoscope binoculaire présente un certain avantage sur l'instrument monoculaire.
Quand on supprime les prismes convergents placés devant les oculaires, les images fournies par l'instrument sont vues, à droite et à
gauche, sur des axes parallèles, tout disposés par conséquent pour
le relâchement accommodatif. Cette circonstance est bonne à avoir en
mémoire à l'occasion.

Passons au cas de l'*image droite*, dans l'hypermétropie.

Cette image étant formée virtuellement en arrière de l'œil, et
apportée à l'observateur par des faisceaux divergents, sera vue à
toute distance, comme tout objet placé devant l'observateur, ou bien
encore, comme il verrait *à la loupe* un objet placé en deçà de son
foyer principal.

Image renversée. — Celle-ci, avons-nous dit, est *réelle*, située en
avant de l'observé, et d'autant plus voisine de lui que la myopie est
plus élevée.

Tout observateur pourra donc la percevoir nettement sous la seule
condition d'être placé *au delà* du lieu qu'elle occupe, et à une distance

minima égale à celle de son propre *punctum proximum*. Cette distance *minima* mesurée de l'œil observé, est donc exactement égale à la somme des deux quantités suivantes (voir fig. 67 *ter*, § 219) :

1° Distance du *punctum remotum* du sujet (*lieu de l'image*).

2° Distance du *punctum proximum* de l'observateur.

Maintenant il y a lieu de se demander si cette distance qui a un *minimum*, n'a point de limites également du côté de l'éloignement.

Or, elle en a une en effet ; c'est celle à laquelle l'observateur cesserait de se trouver, au regard de son acuité visuelle et de l'éclairement de l'image, en rapport avec la dimension des détails de l'image.

Dans les cas ordinaires cette distance ne peut guère dépasser $0^m,50$ ou 18 pouces.

La somme des distances du *punctum remotum* du sujet et du *proximum* de l'observateur ne peut ainsi communément être portée au delà de 18 pouces ou 50 centimètres.

Si donc nous supposons la dernière, la position du *punctum proximum* de l'observateur, à 6 pouces, il en restera 12 pour le *punctum remotum* du sujet, ce qui correspond à une myopie de 3 dioptries.

Or, ces suppositions sont des moins forcées, et il n'est pas de presbyte qui, avec le verre dont il se sert pour la lecture, ne les puisse accepter.

Toute myopie de 1/12, 3^D et au-dessus, offre donc à l'ophthalmologiste une image renversée des plus *faciles* à percevoir.

Avec cette double donnée, le praticien ne peut donc être un instant embarrassé pour poser le diagnostic objectif d'une anomalie de la réfraction, et même pour en apprécier approximativement le degré. Nous parlerons tout à l'heure de la détermination exacte de ce dernier.

Bornons-nous à établir pour le moment ces deux premières propositions :

S'il existe une anomalie tant soit peu notable, les vaisseaux du fond de l'œil sont nettement visibles *à l'œil nu*. S'ils se déplacent *dans le même sens que l'observateur*, l'image est *virtuelle ;* dans le sens *contraire*, elle est *réelle*.

Le premier cas démontre une *hypermétropie*, le second, l'existence d'une *myopie*.

Hypermétropie.—Avec quelque habitude, le diamètre apparent du calibre des vaisseaux dans l'image droite, donne déjà un premier renseignement sur le degré de l'hypermétropie.

L'image droite, en effet, est d'autant plus grande qu'elle est plus éloignée, ou que l'anomalie est plus faible (dans l'emmétropie l'image virtuelle est à l'infini).

Des vaisseaux fins et déliés annoncent donc une hypermétropie élevée. Le degré cependant ne pourra être précisé qu'après l'application des méthodes exposées plus loin au § 222.

Ajoutons encore un détail :

Chez l'hypermétrope, la pupille est généralement moins large que chez l'emmétrope et *à fortiori* que chez le myope, surtout dans un âge avancé. Dans ce dernier cas, les images par réflexion fournies par le cristallin et la cornée peuvent rendre l'observation difficile. Il peut être convenable alors d'appeler l'atropine à son aide.

Myopie. — Pour celle-ci, comme nous venons de le dire, toute difficulté est absente dès que son degré atteint 1/12 ou 3^D. Avec un peu de bonne volonté on arrive même à recevoir encore une image utile d'une myopie de 15 et même 18 pouces. Mais pour les applications dans lesquelles cette méthode s'impose (l'examen des conscrits par exemple), la limite de (1/12) ou 3^D, semblerait avoir été fabriquée tout exprès en vue de la facilité exceptionnelle de son application pratique.

N. B. L'analyse objective qui précède est supposée exécutée par un œil emmétrope. Il est clair que ses résultats seront les mêmes pour un observateur soit myope, soit hypermétrope, chacun d'eux ayant commencé par neutraliser son amétropie au moyen du verre qui le rend apte à la perception nette des objets situés à l'horizon.

[Nous avons, à dessein, rapproché, dans ce paragraphe, la figure 67 (théorique) du § 204 de l'examen ophthalmoscopique de l'amétropie.

La distance de l'image virtuelle $p'\tilde{\omega}'$ de la figure 67 *bis* est, en effet, exactement la conjuguée $(-l_1)$, de la distance $(-l_2)$ de la figure 67; comme celle $\tilde{\omega}'p'$ de la figure 67 *ter* est la conjuguée λ_1 de la distance λ_2 de la même figure 67.]

§ 221. — Caractères fournis par les variations du diamètre apparent de l'image renversée.

En sus des caractères fournis par les mouvements apparents de l'image à l'œil nu, pour le diagnostic de la *nature* d'une amétropie, une seconde application de l'ophthalmoscope s'offre à l'observateur, moins précise sans doute que les précédentes, mais qui, faite en cours d'observation, et comme involontairement, lui permet cependant de diagnostiquer extemporanément une amétropie, et qui, en particulier, fournit un symptôme objectif précieux au diagnostic de l'astigmatisme.

Cette méthode repose sur les modifications de grandeur imprimées à l'image ophthalmoscopique du disque optique par les mouvements de rapprochement ou d'éloignement imprimés à la lentille ophthalmoscopique elle-même.

La lentille ophthalmoscopique usuelle est, comme on sait, une lentille positive d'un assez court foyer, de 2″ au plus, c'est-à-dire mesurant au moins 20 dioptries métriques.

Le praticien ophthalmologue a intérêt à connaître l'influence exercée sur les dimensions apparentes de l'image du disque optique par la lentille qu'il emploie 'dans ses observations, suivant qu'on l'éloigne ou qu'on la rapproche de l'œil, influence qui n'est pas sans intérêt dans la circonstance qui nous occupe.

Les effets de l'éloignement de la lentille à partir de sa position la plus voisine de l'œil (foyer antérieur de celui-ci), sur la grandeur de l'image ophthalmoscopique dans l'emmétropie et l'amétropie sont exposés au § 147 de la 9ᵉ leçon.

a) En ce qui concerne l'œil *emmétrope* on y voit que, quelle que soit la distance à laquelle on porte de l'œil la lentille ophthalmoscopique, l'image du disque optique ne change point de dimension (voir fig. 43, § 147).

b) Mais il n'en est pas de même dans le cas d'amétropie. Ainsi en ce qui concerne l'*hypermétropie* ou déficit de la réfraction, si l'on considère l'effet produit par la lentille ophthalmoscopique pendant son mouvement *progressif d'éloignement* de l'œil, on constate :

1° Que pendant toute la durée de ce mouvement, l'image du disque optique *diminuera constamment* (voir fig. 46, § 147).

2° Et l'on retiendra de plus *ce fait* que lorsque la lentille arrivera à une distance de l'œil (premier plan principal), égale à sa propre longueur focale (fig. 46, position F_2, image $m_2 n_2$); cette image du disque optique aura les *mêmes dimensions* qu'elle a dans l'œil emmétrope dans toutes les positions de la lentille.

c) *Amétropie par excès, ou myopie.* — Par opposition, dans les mêmes circonstances, nous voyons l'œil myope donner, au fur et à mesure de l'éloignement progressif de la lentille, des images de plus en plus *grandes* (voir fig. 44, § 147); mais, de même que pour l'œil hypermétrope, quand la lentille est arrivée à une distance $d = F$, (position F_2, image $m_2 n_2$), du plan principal de l'œil, l'image est encore, en ce cas, *égale à celle constante* que donne l'œil emmétrope.

Pousse-t-on le mouvement plus loin, il arrive un instant où la lentille F occupe le *punctum remotum* même de l'œil, c'est-à-dire le foyer conjugué réel de la rétine de l'œil myope (position F_3 de la fig. 44).

En cet instant, l'image ophthalmoscopique est celle même de l'œil, abstraction faite de la lentille, qui ne joue en ce point aucun rôle. Si la marche de la lentille continue, l'image ophthalmoscopique continue, il est vrai, à grandir, mais elle est désormais *virtuelle ;* et son accroissement est sans limite, jusqu'à ce que la distance de la lentille à l'image réelle ait atteint une mesure égale à sa propre longueur focale. Depuis le moment où la lentille a dépassé le lieu même de l'image réelle, elle joue, en effet, vis-à-vis de cette image, le même rôle que vis-à-vis d'un objet réel (position F_4; image virtuelle $m_4 n_4$).

En résumé, lors de l'observation ophthalmoscopique, quand la lentille est à une distance du premier plan principal de l'œil *égale* à sa propre longueur focale, si l'on suppose au disque optique *la même dimension anatomique réelle* quel que soit l'œil observé, son image réelle et renversée aura même dimension exactement que l'œil soit emmétrope, myope ou hypermétrope.

2° Maintenant si on *éloigne* la lentille de l'œil, l'image demeurera *constante* en grandeur si l'œil est *emmétrope; décroîtra*, s'il est hypermétrope ; *croîtra*, s'il est myope; si, au contraire, on la *rapproche* de l'œil, l'image : toujours la même pour l'œil emmétrope ; *croîtra* pour l'œil hypermétrope ; *décroîtra* pour l'œil myope.

N. B. Nous aurons à rappeler ces propositions lorsque nous arriverons au chapitre de l'astigmatisme, état complexe, pour le diagnostic ophthalmoscopique duquel elles nous apporteront des éléments tout préparés.

§ 222. — Mesure objective du degré de l'amétropie.

a) *Méthode directe par les boîtes d'essai.* — La nature ou l'espèce d'une amétropie ayant été reconnue au premier coup d'œil par l'examen ophthalmoscopique à l'œil nu des §§ 219-220, l'épreuve peut être complétée par la détermination même du degré de l'amétropie par le même examen objectif, et sans attendre les réponses du sujet, par la mesure de la distance de l'image droite ou virtuelle.

Cette distance, l'analyse exposée au § 204, leçon 13°, nous la fait connaître aisément. Elle est celle du *punctum remotum* réel ou virtuel, au foyer antérieur de l'œil, et dans chaque cas, elle nous est donnée par la longueur focale du verre neutralisant, c'est-à-dire de celui qui, placé au foyer antérieur de l'œil observé, ne laisserait percevoir que la lueur oculaire, rendant parallèles, à l'émergence, tous les rayons partis des profondeurs de l'œil étudié.

Le procédé est alors des plus simples.

a) *Première méthode.* — S'agit-il d'une hypermétropie, caractérisée par les épreuves précédentes, faisons passer successivement devant l'œil observé (et à 12 millim. de la cornée), une série de lentilles convexes, en commençant par les plus faibles. Tant que nous distinguerons les vaisseaux avec netteté, l'hypermétropie subsiste. Mais il arrive un moment où cette netteté devient confusion, et où l'on ne perçoit plus que la lueur oculaire. En cet instant l'hyperopie est annulée, et *la lentille est neutralisante.*

Dans le cas de myopie, supposée d'un degré tel qu'à la distance ordinaire de l'observation, on aperçoive à l'œil nu, l'image renversée, on emploiera les verres concaves; ce sera la seule différence : la neu-

tralisation correspondra encore au moment où les images distinctes
font place à la confusion de la lueur oculaire.

Dans les deux cas, nous le savons, la force réfringente de la lentille
neutralisante donne, en dioptries, l'excès ou le déficit de la réfraction
statique de l'œil observé, comme sa longueur focale principale
exprime la distance du *punctum remotum* réel ou virtuel au foyer
antérieur de l'œil.

Dans le cas de myopie, et pour un degré d'anomalie égal ou supérieur à 1/12 ou 3ᴰ, le simple examen à *l'œil nu* résout le plus souvent la question avec une suffisante approximation.

En se rapprochant de l'observé jusqu'au moment où l'image renversée d'abord très nette, devient légèrement confuse, l'observateur a
atteint le point où *sa distance à l'observé est exactement égale à la
somme des distances du punctum remotum* de ce dernier et de son propre
punctum proximum. Or, comme nous ne supposons pas qu'un ophthalmologue ignore la distance de son propre point rapproché, la conclusion est simple :

L'excès de la distance totale sur cette dernière donne la mesure
linéaire de la myopie du sujet examiné.

Pour un premier aperçu ce procédé est tout à fait concluant. Il
suffit dans tous les cas où l'on n'a pas à déterminer le choix d'un
verre de lunette, dans ses rapports avec l'hygiène de la vue, mais de
classer une myopie parmi les légères, moyennes ou fortes ; au conseil
de revision par exemple (voir § 220).

*b) Application du même principe dans les ophthalmoscopes à réfrac-
tion.* — L'application de cette méthode de détermination objective du
degré de l'amétropie a été rendue notablement plus facile et plus
prompte par la réunion de l'ophthalmoscope et de la série des verres
d'essai sur un seul instrument. Mais pour rendre pratique une pareille
combinaison, il était nécessaire que l'observateur fût supposé dans le
voisinage le plus grand possible de l'œil observé. En effet, pour que
la lentille neutralisante soit, comme elle doit l'être, au foyer antérieur de l'œil, il faut que l'observateur et son sujet soient eux-mêmes
pour ainsi dire au contact, le verre neutralisant devant être immédiatement derrière le miroir de l'ophthalmoscope. Ce rapprochement
complet ne peut être réalisé ; il ne l'est qu'à 1 pouce ou quelques centimètres près, ce qui vicie d'une dioptrie peut-être les résultats.

Quoi qu'il en soit, au point de vue pratique, cette approximation
est généralement suffisante dans les cas où la méthode optométrique
subjective n'est pas applicable.

Dans ladite méthode, un cercle mobile autour de son centre porte,
supposerons-nous, la série des verres métriques depuis 1 jusqu'à
20 dioptries tant positifs que négatifs.

Pour l'appliquer, envisageons d'abord le cas de l'*image droite* : l'observateur, aussi rapproché que possible, appliquant son œil à l'orifice du miroir non armé, voit, supposerons-nous, *très purement* les vaisseaux rétiniens. Il imprime alors au cercle le mouvement qui doit faire passer entre son œil et celui de l'observé toute la série croissante des dioptries positives. Au fur et à mesure de ce mouvement, lesdits détails du fond de l'œil perdent plus ou moins rapidement de leur netteté; enfin, à un certain moment, ils deviennent confus. C'est le point de passage de l'émergence divergente à l'émergence parallèle; c'est la neutralisation. Il n'y a plus qu'à regarder le numéro du verre qui a produit ce dernier résultat.

L'exploration de la *myopie* se fait de la même manière avec la série négative, mais en sens *inverse*. Expliquons-nous : Quel que soit le degré de la myopie, à moins qu'il ne dépasse 40 dioptries, ce qui n'a peut-être jamais été rencontré, l'observateur, placé à un pouce ou 27₁ millim. de l'œil observé, quand il plonge à l'œil nu dans ce dernier, ne reçoit que des rayons émergeant en convergence. La perception la meilleure qu'il puisse avoir du fond de l'œil est donc plus ou moins notablement confuse; l'image réelle et renversée se trouve en effet plus ou moins loin *en arrière* de son propre œil.

Au lieu de faire tourner le cercle portant la série négative jusqu'à ce que les vaisseaux rétiniens deviennent confus (ils le sont dès le commencement), c'est en sens contraire qu'il faut opérer. On cherche par la succession régulière des verres celui qui, au contraire, lui procurera la vision *nette* des vaisseaux de la rétine. Dès que ce point est atteint, l'émergence a dépassé le parallélisme et est devenue quelque peu de la divergence. La limite est donc entre les deux derniers verres essayés.

Nous ne nous arrêterons pas à décrire les différentes combinaisons imaginées pour obtenir sous un moindre volume, et avec le moindre nombre de verres associés par couples, toute la série dioptrique depuis + 20 jusqu'à — 20 dioptries.

Il y en a presque autant que de professeurs; chacun, à un moment donné — nous ne nous en exceptons pas — ayant tenté de se construire son petit ophthalmoscope à réfraction. Celui qui, par son petit volume, le petit nombre de verres employés, l'étendue de la surface de ces verres, la facilité des combinaisons nous a paru devoir obtenir la préférence est celui de M. le docteur Badal.

La description détaillée en est donnée dans le *Bulletin de la Société de chirurgie*, séance du 25 octobre 1876.

c) *Défauts de cette méthode et moyens d'y remédier*. — Cette dernière méthode laisse, dans la pratique, quelque place à l'erreur; il est difficile, sinon impossible, d'éclairer à peu près convenablement l'intérieur de l'œil, au moyen de l'ophthalmoscope, et de placer en même temps, le plan du miroir, ou du disque portant la série de lentilles, à 12 ou même à 15 millimètres de la cornée. Dans l'application, on se tient toujours plus ou moins distant de cette position, quoiqu'on s'en rapproche assez pour se croire en droit de négliger l'écart que l'on commet.

Si l'on prétend à quelque exactitude, il faut s'appuyer dans ses évaluations sur une mesure exacte de la distance ; et, en même temps, éclairer convenablement l'œil en observation.

On y parviendra aisément en se reportant aux propositions rappelées dans nos §§ 145 et suivants, où sont exprimées les modifications apportées à la réfraction de l'œil, par une lentille qui, placée d'abord au foyer antérieur de l'organe, en est graduellement éloignée.

On a démontré dans ces propositions :

1° Que dans toute amétropie la lentille, négative ou positive ($\mp f$) qui, placée *au foyer antérieur de l'œil*, neutralise l'anomalie de la réfraction (et par suite peut lui servir de mesure), a pour *longueur focale* la distance ($\pm l_1$) du *punctum remotum* réel ou virtuel de l'œil amétrope au *foyer antérieur* du système dioptrique (celui de l'œil emmétrope).

2° Que la neutralisation de cette amétropie peut encore être réalisée par des lentilles de même espèce que les précédentes, portées plus ou moins loin de l'œil.

Que, par exemple, dans le cas *d'excès de réfraction* (myopie) une lentille négative ($-f'$) *plus forte* que f en valeur réfringente (on va voir pourquoi), graduellement éloignée du foyer antérieur de l'œil, devenait neutralisante à une distance d de ce point, telle que l'on ait $d = l_1 - f'$ (en valeur absolue), c'est-à-dire à un éloignement égal à la différence entre la distance du *punctum remotum* de l'œil observé et la longueur focale de la lentille.

En ce cas, on voit que $f' = l_1 - d$; cette longueur focale est donc plus petite que (f) qui est égale à l_1, ou sa valeur réfringente plus grande.

3° Répéterons-nous qu'il en est de même en sens inverse, pour l'hypermétropie (déficit de la réfraction), pour laquelle, la lentille en question devra être positive, mais plus *faible* que la lentille neutralisante placée au foyer antérieur lui-même. On a, en effet, en ce cas, d, chemin parcouru par la lentille f', pour devenir neutralisante, $= f' - l_1$ (en valeur absolue) ; ce qui donne pour $f' = l_1 + d$.

Cela posé, revenons à la pratique :

Deux partis se présentent.

Supposons qu'il s'agisse d'un cas de déficit de réfraction (hypermétropie) ; on pourra prendre une lentille positive quelconque inférieure en valeur réfringente à la lentille neutralisante, c'est-à-dire telle que, placée au foyer antérieur de l'œil, elle laisse encore nettement percevoir l'image droite des vaisseaux rétiniens; puis on l'éloigne lentement de l'œil observé jusqu'au point où deviennent confus lesdits vaisseaux. Mesurant alors la distance d, ou le chemin parcouru depuis le foyer antérieur de l'œil, ou même, plus grossièrement, depuis l'œil lui-même, l'équation ci-dessous

$$f' = l_1 + d \quad \text{ou} \quad l_1 = f' - d$$

nous donnera, dans l_1, la distance du *punctum remotum* virtuel de l'œil considéré, ou la mesure de son hypermétropie.

S'agit-il, au contraire, d'un cas de myopie, la même manœuvre devra être pratiquée en prenant une lentille négative, supérieure en puissance, ou inférieure en longueur focale, à la lentille négative qui neutraliserait la myopie au foyer antérieur de l'œil.

On la reconnaîtra à ceci que, par suite de son interposition en ce point, l'œil observé sera rendu hypermétrope, c'est-à-dire que les vaisseaux rétiniens seront vus à l'image droite, au lieu de l'être à l'image renversée, comme ils pouvaient l'être (dans le cas de myopie élevée) avant cette interposition.

Cela fait, éloignant la lentille de l'œil, il arrive un moment où cette image droite devient de plus en plus confuse et finalement se brouille. En ce moment, la lentille employé ($-f'$) est devenue neutralisante, et l'on a entre elle, le *punctum remotum* positif de l'œil, et la distance d directement mesurée, la relation :

$$d = l_1 - f', \quad \text{ou} \quad l_1 = f' + d \text{ (en valeur absolue)},$$

l_1 étant la distance du *punctum remotum* de l'œil considéré et $\dfrac{1}{l_1}$ la mesure de l'excès de réfraction.

Quoique parfaitement rationnel, ce procédé est cependant complexe et embarrassant. Le choix par tâtonnement de la lentille peut donner lieu à des longueurs; de plus, la lentille adoptée, quoique répondant aux conditions théoriques, peut forcer l'observateur à se reculer d'une quantité d trop considérable, et peu compatible avec la vision nette des détails.

Il est donc plus pratique de faire porter les variations sur la force de la lentille en laissant d constante. On fixe donc la valeur de cette distance, à laquelle se fera l'observation, de façon à être suffisamment près de l'œil pour en bien percevoir les détails, et d'autre part assez loin de lui pour que la lumière incidente ne fasse pas avec le miroir un trop grand angle.

Une distance de 10 centimètres nous paraît réunir ces deux conditions opposées.

L'application en devient des plus simples.

Supposons un cas d'hypermétropie :

L'ophthalmoscope à réfraction étant fixé au moyen d'une petite languette ou tige d'épaulement, de 10 centimètres de longueur, qui prendrait appui sur la racine du nez, dépression qui se trouve moyennement dans le plan focal antérieur de l'œil, on arrête le disque tournant portant la série de lentilles, sur une lentille convexe quelconque permettant de voir encore distinctement les vaisseaux à l'image droite : puis on fait défiler graduellement la série croissante des lentilles positives. On en rencontre plus ou moins vite une qui trouble la netteté de la perception : cette lentille f' est la lentille neutralisante, à la distance de 10 centimètres. On a alors $l_1 = f' - 10^c$.

Il en sera de même, *mutatis mutandis*, du cas de la *myopie*. Le plus faible verre concave qui, à 10 centimètres du foyer antérieur de l'œil, laissera distinguer, à l'image droite, les vaisseaux des parties profondes sera, pour cette distance, le verre le plus voisin de celui qui neutralise l'excès de réfraction, et répondra à la formule :

$$l_1 = f' + 10^c \text{ (en valeur absolue).}$$

§ 222 *bis*. — Corollaire : Détermination objective de la position d'un point matériel visible dans l'intérieur du corps vitré (flocons ou corps quelconques).

Dans le paragraphe relatif à la correction de l'amétropie, nous avons vu que dans un œil amétrope quelconque, paralysé dans son accommodation, la longueur focale de la lentille qui, placée au foyer antérieur de l'œil, neutralise l'amétropie, et la distance de la rétine au foyer postérieur de l'œil, étaient des longueurs conjuguées, répondant à la formule

$$l_1 l_2 = \varphi'\varphi'',$$

φ' et φ'' étant les longueurs focales principales de l'œil ; l_1 la longueur focale de la lentille neutralisante, et l_2 la distance de la rétine au foyer postérieur (§ 204).

Si, au lieu d'une amétropie, nous considérions un point matériel, comme serait, par exemple, un corps flottant dans le vitré, le sommet d'une papille optique faisant saillie (Staung papilla), ou, en sens contraire, le fond d'une excavation glaucomateuse, nous pourrions appliquer à ce point visible quelconque la propriété des foyers conjugués, tout comme au fond de l'œil amétrope.

Si donc nous appelons l_1 la longueur focale de la lentille qui donne du corps flottant reconnu, une image située à l'infini (équivalente ici à une lentille neutralisante), nous aurions encore :

$$l_1 l_2 = \varphi'\varphi'',$$

dans laquelle l_1 serait alors la distance du point vu, à la rétine de l'œil examiné supposé emmétrope. Si l'œil examiné était amétrope, comme on aurait pu préalablement avoir mesuré son amétropie, une simple soustraction algébrique donnerait pour cet œil la distance vraie du corps flottant à la rétine.

§ 223. — De l'anneau ou reflet brillant de la région polaire de la rétine.

L'observation ophthalmoscopique de la région polaire de l'œil (*macula lutea*), ou tache jaune, région la moins connue quant aux différences qui peuvent caractériser ses états anatomiques dans la santé et la maladie, présente certaines particularités où la constitution anatomique de la région et l'action de la lumière mêlent assez leurs influences propres, pour que nous les présentions ici sommairement au point de vue purement physique.

La région de la *macula* se distingue d'une manière générale du reste de la surface de la rétine par une couleur, soit plus sombre, soit plus rosée — suivant les sujets — embrassant un cercle d'un diamètre variant entre une fois et demie et deux fois celui de la papille optique.

Au centre, occupé par la *fovea*, se présente parfois (Liebreich) un point blanc ou jaunâtre analogue au reflet brillant de la membrane du tympan. L'existence de ce point est très variable; nous l'avons rencontré dans des cas pathologiques; mais, comme le dit fort bien M. Panas, son apparition au centre de la *macula* n'a encore aucune signification, si l'acuité visuelle centrale est intacte.

La circonstance d'ordre purement physique que nous avons à signaler à propos de cette région si particulièrement prépondérante dans l'œil, et malheureusement si peu étudiée encore, est le phénomène suivant, qui a fait l'objet d'une analyse intéressante de M. le professeur Panas.

Nous lui emprunterons sa description :

« Un reflet, moins constant que le précédent, circonscrit parfois, sous la forme d'une ellipse à grand axe horizontal, le pourtour de la *macula*. C'est Schirmer qui, le premier, a signalé l'existence de cette auréole brillante, désignée par Mauthner sous le nom d'*anneau brillant argenté*; ce qui montre que dans certaines circonstances il offre un grand éclat.

« Ce fantôme, comme l'appelle Brecht, ne se montre qu'exceptionnellement, et surtout chez les enfants, dont le fond de l'œil, est suffisamment pigmenté. Le rétrécissement de la pupille ou sa dilatation artificielle par l'atropine fait disparaître cette auréole. Une dilatation moyenne de l'orifice pupillaire de 3 à 4 millimètres, semble nécessaire à sa production. Chose digne de remarque; tandis que le bord interne est très net, le bord externe de l'anneau lumineux est plus diffus et se perd insensiblement sur le fond éclairé de l'œil. De plus, la largeur de cet anneau varie avec les inclinaisons qu'on imprime au miroir, avec l'intensité de l'éclairage, avec le degré de la dilatation pupillaire. D'après Brecht, ce reflet serait dû à la saillie des vaisseaux qui bordent la *macula*, et son plus ou moins de largeur tiendrait à ce fait que sa limite externe n'est autre que la projection du bord pupillaire sur le fond de l'œil, et dont cet anneau suit les variations.

« Une dernière condition qui favorise l'apparition de ce reflet réside dans la transparence et la pureté parfaite des milieux de l'œil, et cette condition ne se rencontre aussi que dans le jeune âge.» (*Leçons sur les rétinites*; Panas, 1878.)

Ces dernières circonstances caractérisent, en effet, la nature de cet anneau lumineux, qui n'est qu'un simple effet de lumière le plus souvent beaucoup moins accusé que ne semble le comporter sa dénomination un peu exagérée « d'anneau. » Si nous avions cru devoir attacher à ce phénomène une importance quelconque, nous l'aurions plutôt comparé aux reflets du lustre des lames minces, dont le degré ou l'éclat varie avec tous les accidents de lumière. Nous ne l'avons jamais rencontré, en effet, que chez des sujets jeunes et pigmentés, et n'avons pas attribué sa cause à la seule pigmentation, quoique le ton plus obscur du fond choroïdien ait un rôle dans sa manifestation. Nous croyons qu'il faut faire aussi, dans le phénomène, une part à l'épaisseur de la rétine, sensiblement plus grande chez les jeunes sujets que sur les adultes. L'observation journalière à l'ophthalmoscope binoculaire ne nous permet pas de douter de ce dernier fait.

Or, sur une rétine qui « *apparaît* » à l'observateur, mettons : comme deux fois plus épaisse que chez l'adulte, la dépression centrale qui correspond normalement à la *macula*, offre un bord ou limite marginale deux fois plus large et plus accusé que chez l'adulte. Les jeux de lumière y sont donc d'autant plus sensibles ; et ce ne sont que des jeux de lumière que nous représente cet anneau dont l'importance clinique ne s'est pas encore manifestée à nous.

Dans les mêmes circonstances ou plutôt, concurremment avec elles, un reflet brillant s'étale sur la surface concave de la membrane limitante de la rétine — c'est celui qui nous paraît comparable au lustre stéréoscopique. Ce reflet superficiel est comme coupé par la circonférence de la dépression cupuliforme qui détermine la région dite de la *macula*, et cette interruption est accompagnée d'un redoublement d'éclat accusé sur son bord.

Suivant Loring, qui a très sérieusement analysé ces phénomènes, le halo environnant la *macula* (image renversée) est le résultat de la réflexion et de la réfraction, suivant la combinaison des surfaces courbes qui entrent dans la composition de cette portion de la rétine, et de la lumière ophthalmoscopique (*ann. d'ocul.*, t. LXXVIII, p. 242).

Cette explication se rattacherait aux phénomènes de réflexion produits par les lames minces.

§ 224. — Du double contour (apparent) offert par les vaisseaux rétiniens dans l'observation ophthalmoscopique.

Mécanisme de cette apparence. — Peu de temps après l'invention de l'ophthalmoscope, on sait qu'Helmholtz annonça que l'on pouvait distinguer les artères des veines rétiniennes, au double contour offert par les premières sous la lumière ophthalmoscopique.

Cette proposition reçut bientôt un amendement important de la part de Van Trigt qui établit d'abord que cette apparence n'était point due à un double contour réel, mais, selon toute probabilité, à une trace lumineuse, brillante, occupant le centre du vaisseau ; et, en second lieu, que cette circonstance pouvait également s'observer, quoiqu'à un moindre degré, dans les veines. Van Trigt ajoutait que cette raie lumineuse centrale devait être le fait de la réflexion vers l'observateur de la lumière ophthalmoscopique par la paroi antérieure, convexe, du vaisseau.

Cette opinion fut acceptée, par Jœger, qui reprit, en 1854, et développa cette théorie, devenue depuis classique, en ces termes :

« La rougeur plus vive et plus claire des artères est due à la teinte de leur contenu d'abord, et en second lieu, au pouvoir réfléchissant plus puissant de leurs parois. La couleur plus claire et plus transparente de leur centre (tant des artères que des veines), aspect qui rappelle celui que produirait leur éclairage par transmission directe ou transparence, n'est au fond que l'effet d'une réflexion produite par la surface convexe de leurs parois et qui fait rebrousser chemin aux rayons incidents, tandis que les rayons qui viennent rencontrer les parois fuyantes du même vaisseau sont pour la plupart réfléchis latéralement.

« Les vaisseaux sont, en réalité, et dans leur entière largeur, d'une couleur parfaitement uniforme et ne donnent passage à aucune lumière : condition que confirme non seulement leur faible diamètre, mais encore cette circonstance que cette raie brillante n'est sensible que dans ceux qui présentent une direction perpendiculaire à l'axe visuel de l'observateur et disparaît dans les directions obliques par rapport à lui. »

Plus tard cependant, en 1869, le même Jœger, éclairé par les apparences offertes par les vaisseaux rétiniens sous le microscope, reconnaissant même transparence dans leur tissu que dans celui du stroma même de la rétine dans laquelle ils courent, enleva à ces parois vasculaires le rôle qu'il leur attribuait dans la citation qui précède, pour le transporter à la colonne même du sang qui les remplit. Dans le mécanisme précédent on devra donc lire « l'action de la *surface antérieure convexe* de cette colonne, au lieu et place de la *paroi antérieure* du vaisseau.

Les opinions sur ce mécanisme étaient telles quand, à la session de la Société ophthalmologique américaine pour 1870, M. Edw. Loring, peu édifié sur leur valeur, proposa dans une communication spéciale une tout autre explication.

Dans ce travail, aux propositions précédentes :

1° Que la réflexion observée est produite par la colonne sanguine,

2° Que le vaisseau n'est point traversé par la lumière.

M. Loring opposait les propositions diamétralement contraires, à savoir :

1° Qu'eu égard à sa transparence parfaite et égale à celle de la rétine qui l'enveloppe, le vaisseau ne réfléchit point sensiblement la lumière qui le frappe, mais lui donne, au contraire, libre passage ;

2° Que cette lumière, après l'avoir traversé, est renvoyée en arrière, quelque peu par la paroi opposée, mais surtout par les membranes sous-jacentes.

Ces propositions, fondées sur une analyse physique et géométrique des plus correctes, étaient appuyées par d'ingénieuses et concluantes expériences. Par elles se vit établie cette vue délaissée par Jœger et que contenait la phrase citée plus haut et trop vite oubliée : « L'effet observé a l'aspect que donnerait au vaisseau un éclairage par transparence. »

Effectivement, dans son argumentation, M. Loring établit que les parois du vaisseau, le sang qui les remplit, n'ont pas un indice de réfraction sensiblement différent des milieux transparents qui les enveloppent : comment pourrait donc s'opérer à leur surface, soit une réflexion, soit une réfraction sensibles ?

D'autre part, les expériences très probantes décrites par M. Loring, expériences que nous avons reproduites de notre chef, et, en second lieu, au moyen de son ingénieux appareil, nous ont permis, comme à lui, de reproduire dans des tubes de verre et avec des réflecteurs ou par transmission directe de la lumière, toutes les circonstances directes des phénomènes dont il s'agit.

Il n'est donc point douteux pour nous que si les vaisseaux rétiniens de quelque importance se présentent à nous normalement sous la forme d'un double filet obscur séparé par une tranche claire à peu près de même diamètre, cette apparence est due à la réflexion perpendiculaire de la lumière incidente, renvoyée vers l'observateur *par le tapis choroïdien* et les tissus interposés, après avoir traversé perpendiculairement le vaisseau et revenant par le même chemin.

Conséquences cliniques. — Si la condition normale des vaisseaux rétiniens est de se présenter à l'observation ophthalmoscopique sous la forme d'un filet clair central encadré entre deux bandes obscures d'une dimension analogue, l'absence de cette apparence physiologique devra être interprétée comme une circonstance pathologique.

Or, d'après l'étude exposée ci-dessus du mécanisme producteur de cette apparence, son absence ou sa diminution devront être attribuées à quelqu'une des causes immédiates que voici :

1° Une insuffisance générale de la transparence des *milieux antérieurs* à la rétine, réduisant la quantité de lumière qui parvient à cette membrane à des proportions trop faibles pour permettre sa réflexion à un degré utile.

Il est superflu d'énumérer les circonstances cliniques si nombreuses de nature à amener cette diminution de transparence à ce point précis, où les détails généraux de la circulation rétinienne peuvent être reconnus avec assez de netteté pour que l'on constate uniquement l'absence du filet clair central qui nous occupe.

2° La transparence des milieux antérieurs à la rétine étant parfaite, la rétine elle-même peut présenter, soit partiellement, soit dans sa superficie totale ou quasi telle, un *empâtement, œdème, suffusion*, qui voile assez les vaisseaux pour intercepter toute lumière vers les parties plus profondes, ou s'opposer à son retour par réflexion.

3° Les vaisseaux eux-mêmes peuvent être isolément le siège d'un pareil œdème ou empâtement.

Toutes les formes de la rétinite répondent au premier de ces deux derniers paragraphes; l'inflammation, l'œdème périvasculaires localisés, la prolifération du tissu connectif environnant répondent à la seconde de ces catégories.

Il en est de même des altérations des parois vasculaires par dégénérescence athéromateuse ou amyloïde de leur tissu.

4° La réduction considérable du calibre des vaisseaux, comme dans les différentes formes de l'atrophie choroïdo-rétinienne : en ces cas, le vaisseau devient trop délié, sa courbure trop forte par conséquent, pour permettre le passage à un filet lumineux de suffisante étendue pour être perçu.

La présence du pigment le long des gaines des vaisseaux dans l'atrophie progressive (retinitis pigmentosa), pourrait joindre son influence aux autres circonstances pathologiques concomitantes.

5° Aux conditions qui s'opposent au premier passage de la lumière à travers le vaisseau, il est évident qu'il faut joindre celles qui interdisent sa réflexion après ce premier passage.

La circonstance anormale qui s'offre en premier lieu sera l'altération des propriétés réfléchissantes du réflecteur représenté par le tapis choroïdien ; peut-être aussi un trouble des couches les plus profondes de la rétine, comme dans la choroïdo-rétinite, les prodromes du décollement de la rétine, etc.

6° Enfin, les changements de teinte dans le liquide contenu, une couleur trop foncée du sang, le rendant plus ou moins imperméable à la lumière.

Si la différence de coloration entre artères et veines dépasse notablement les proportions ordinaires, elle est par elle-même un signe diagnostique important de l'état de la circulation générale; or, le premier degré de cette différence pourra être reconnu dans la disparition du filet central dans les veines, au moment où celles-ci sont remplies d'un sang trop peu oxygéné.

Ajoutons que ces symptômes peuvent ne pas s'étendre à toute la superficie de la rétine, mais l'affecter seulement par places, et donner ainsi lieu à de nombreuses spécialisations diagnostiques.

§ 225. — Auto-ophthalmoscopie.

En 1851, en donnant connaissance au monde savant de sa magnifique découverte, M. Helmholtz avait *indiqué* sommairement que, par une combinaison, facile à concevoir, de miroirs réflecteurs, il était possible d'étendre l'application de la nouvelle idée à l'examen d'un œil par l'autre chez le même individu.

a) Auto-ophthalmoscope de l'auteur. — Étudiant cette question, nous sommes arrivé à réaliser cet examen par le procédé suivant, qui consiste simplement, au moyen de deux miroirs plans à 45°, à plier, à infléchir deux fois, à angle droit, le système des rayons lumineux qui, dans l'examen classique, relient l'œil observé et l'œil observateur.

Deux miroirs plans, m, m' verticaux et inclinés l'un sur l'autre à 90°, ou faisant chacun avec la ligne *mm'*, qui joint leurs centres, un angle de 45°, sont placés devant les yeux, à un intervalle égal à celui qui sépare les pupilles. L'œil gauche en rapport avec le miroir *m*, l'œil droit avec *m'*. Par suite de la double réflexion en *m* et *m'*, les axes antéro-

postérieurs des deux yeux ne font plus qu'une seule ligne continue, deux fois courbée à angle droit.

Si maintenant on place en L, tout près du miroir *m*, la lentille collective de l'ophthalmoscope; en G, devant l'œil droit, un ophthalmoscope ordinaire récevant les rayons d'une lampe F; on se trouve avoir réalisé toutes les conditions de l'ophthalmoscopie classique. La lumière émanée de F, réfléchie suivant G*m'* par l'ophthalmoscope, rencontre le miroir *m'* qui la renvoie suivant *m'm*; celui-ci, à son tour, la conduit directe-

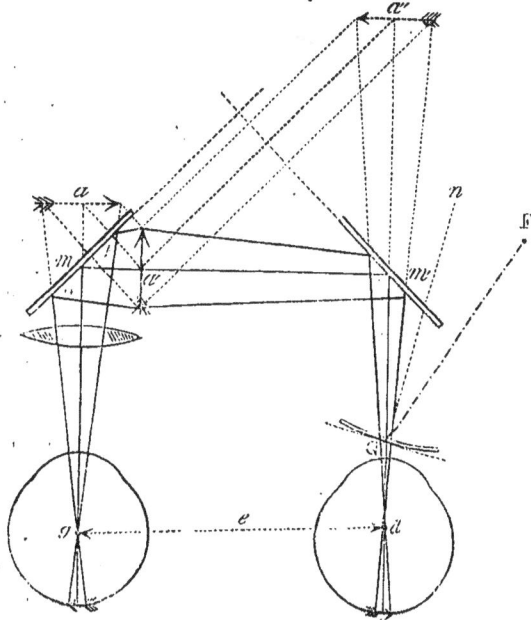

Fig. 80.

ment suivant l'axe optique de l'œil gauche *mg*. Inversement, la lumière émergente revient de *g* en *m*, *m'*, *d*.

La figure montre la position des images *a*, *a'*, *a''* avant et après les deux réflexions : un seul coup d'œil est aussi explicite que tous les développements.

Quelque temps après la présentation de notre instrument à l'Académie de médecine de Paris (16 juin 1863), M. le docteur Liebreich nous montra des essais qu'il avait faits lui-même antérieurement dans cette voie, et qui s'appuyaient sur les mêmes principes. La seule différence qui distingue les deux appareils, à l'avantage de l'étendue de l'examen rétinien, mais peut-être au désavantage de la facilité de son exécution, c'est que les miroirs et l'ophthalmoscope de M. Liebreich étaient mobiles autour d'un centre et exigeaient pour le maniement une grande habileté pratique.

A la même époque, un ophthalmologiste allemand distingué, M. le docteur Heyman (de Dresde), fit connaître une combinaison nouvelle de son invention, allant au même objet et réalisant à peu près les mêmes résultats [1].

b) *Auto-ophthalmoscope de M. Coccius.*—L'auto-ophthalmoscope de M. Coccius est construit sur de tout autres éléments. Dans cet instrument, c'est un œil qui s'ob-

1. Voir, *Annales d'oculistique*, 1863, t. Ier, p. 34, la description de l'appareil de M. Heymann. — M. Carter, dans son nouveau traité d'ophthalmoscopie, dit que M. Zehender (de Berne) a imaginé, en même temps que nous, une combinaison auto-ophthalmoscopique fort analogue à la nôtre.

serve lui-même, l'autre étant fermé. Dans une chambre obscure, l'auteur dirige vers une lampe, mais obliquement, un tuyau de lorgnette terminé, du côté libre, par une lentille collective et, du côté de l'œil observé — observateur, par un miroir ophthalmoscopique plan ou plutôt légèrement convexe, et dont la face polie est tournée du côté de l'œil. Si l'observateur reçoit alors la lumière de la lampe par le trou du miroir et, comme nous disions, obliquement, la lentille convexe qui ferme le tuyau à l'extérieur dessinera sur une région excentrique de la rétine, puisque l'observateur dirige son attention sur un autre point, l'image de la lampe, mais une image diffuse; l'œil sera localement éclairé par des cercles de diffusion. Une partie de cette lumière sera absorbée par la choroïde, mais une autre sortira de l'œil : celle-ci viendra rencontrer, en sortant, le miroir ophthalmoscopique qui est tenu tout contre l'œil. Elle le rencontrera sur les bords de l'orifice. Mais alors cette lumière sera de nouveau réfléchie vers l'œil et une portion y rentrera, suivant une direction symétrique (égalité des angles d'incidence et de réflexion) de la direction de l'émergence. La région de la *macula* ou de l'attention sera donc mise, par cette réflexion, en rapport avec la région excentrique qui reçoit l'image diffuse de la lampe. Dès lors, cette partie, ainsi éclairée, deviendra visible et observable au regard attentif dont le siège est sur la tache jaune. En faisant varier la position de l'instrument, on peut éclairer successivement diverses régions des profondeurs de l'œil et les étudier à loisir.

L'auto-ophthalmoscope de M. Coccius a été présenté, en 1862, au congrès d'ophthalmologie de Paris. (Voir fig. 81 [1].)

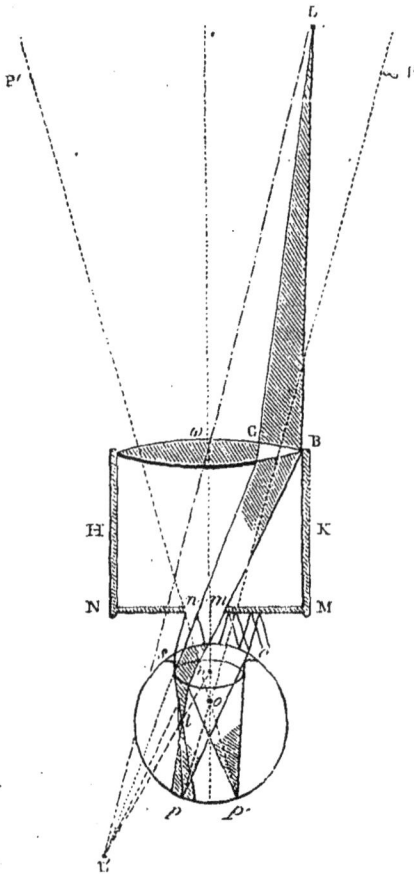

Fig. 81.

HK, tube cylindrique opaque ;
L,   lampe ;
B,   lentille collective couverte aux deux tiers ;
MN, miroir plan ou légèrement convexe, percé en son centre de l'ouverture pupillaire *m n* ;
o,   œil observé et observateur à la fois ;
p,   papille optique éclairée directement par un cercle de diffusion de la lampe L ; ce cercle de diffusion renvoie sa lumière en dehors ; celle-ci rencontrant le miroir *mn*, est réfléchie vers *c* ; les rayons réfléchis, après réfraction dans l'œil, viennent former image en *p''*, image projetée alors sensoriellement en P'.

1. C'est plutôt comme contribution à l'histoire de la science et d'une de ses périodes de grande activité, qu'au regard de la pratique, que nous avons donné cette description instrumentale ; ces instruments ne nous paraissent en effet offrir d'autre

§ 226. — Ophthalmométrie.

a) Ophthalmomètre de M. Helmholtz. — A côté de ces instruments, qui permettent de plonger le regard dans les profondeurs de l'œil, et se fondent sur une connaissance exacte de la dioptrique oculaire, qu'on nous permette d'en décrire un nouveau, qui ne s'applique qu'à l'étude de la superficie de l'organe, et a pour objet d'étudier les changements accomplis dans les courbures des membranes antérieures et transparentes de l'œil, au moyen des lois de la catoptrique ou réflexion de la lumière. Cet instrument, dont l'emploi a permis de donner la dernière précision à la théorie de l'accommodation, et dont l'application sert de fondement à toutes les mesures exactes des courbures de la cornée et des surfaces du cristallin, relevées dans les divers états de l'œil qui vont faire l'objet des chapitres suivants, est l'ophthalmomètre de M. Helmholtz.

Quand on regarde un objet AB, à travers une lame de verre à surfaces parallèles MN, dirigées perpendiculairement à la ligne visuelle, les rayons qui traversent la lame MN la traversent sans réfraction, c'est-à-dire sans déviation, et l'objet AB est vu dans sa position réelle, relativement à l'observateur.

Mais si la glace MN est tenue obliquement sur la direction de la ligne visuelle, comme MN sur la ligne AO, le rayon AO est réfracté, à l'entrée dans la lame de verre, dévié sur la gauche (il y est rapproché de la normale *n*). A la sortie, il reprend sa première direction, ou du moins une direction parallèle à celle qu'il suivait antérieurement, étant dévié d'une quantité égale, en sens contraire. La ligne A'O' que suit ce rayon est donc parallèle à sa direction première AO.

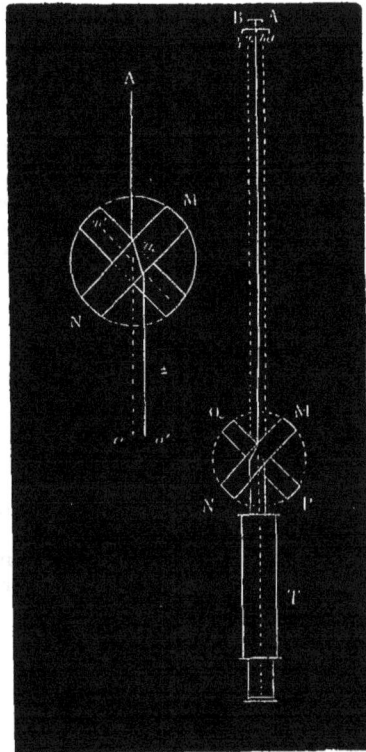
Fig. 82.

Mais il y a, entre lesdites deux directions parallèles, un petit intervalle qui dépend de l'angle d'inclinaison de MN sur AO et de l'épaisseur de la lame.

Cela posé, un petit objet AB est visé à une certaine distance à travers un télescope de Galilée (lunette d'opéra), (dans les exemples qui nous concernent, ce petit objet est l'image d'une lampe sur une cornée, sur une cristalloïde, etc., etc.); on place alors, sur l'axe du télescope, deux lames de verre MN, PQ, inclinées en sens

valeur que la résolution d'un problème mécanique, assez difficile, de dioptrique physiologique. Nous ne croyons pas à leur très grande utilité pratique, eu égard aux difficultés de la manœuvre. Nous ferons cependant exception pour l'un d'eux, le seul qui nous ait paru donner des résultats véritablement utilisables, et encore entre les mains d'un praticien expérimenté, c'est celui du professeur Coccius, que nous venons de décrire.

contraire, en contact par leur épaisseur, comme on le voit sur la figure, et de façon que ledit axe passe entre les deux lames, tangent. à leurs surfaces de contact.

On voit ce qui arrive : l'objet AB, à travers la lame MN, est vu sur la droite; et à travers la lame PQ sur la gauche, déplacé de part et d'autre d'une même quantité.

Or, cette quantité de déplacement varie avec l'angle mutuel des deux plaques qui sont montées dans un cylindre fixe. Quand elles ne font point d'angle entre elles, qu'elles sont perpendiculaires à la direction du regard, il n'y a point de déplacement, l'objet AB est vu simple. Mais tournons les plaques, l'image AB va se dédoubler et, pour un certain angle, les doubles images seront en contact comme ab et αβ de la figure. Il est visible qu'en ce moment la distance ou l'écartement des deux images est égal à leur commune largeur.

Par le degré d'inclinaison donné aux lames MN, PQ, il est donc facile de mesurer l'écart des deux images ou l'étendue de l'une d'elles.

Tel est l'ophthalmomètre de M. Helmholtz; on a pu constater déjà les avantages de son application dans la recherche du mécanisme de l'accommodation; on ne sera pas moins frappé de sa valeur dans les études qui vont suivre.

b)Nouveau procédé d'ophthalmométrie par division de l'oculaire. — Sans prétendre enlever rien à la précieuse et féconde invention d'Helmholtz, nous demanderons la permission de faire suivre son exposition de celle d'une autre combinaison qui peut conduire aux mêmes résultats et peut-être à moins de frais de calcul et de déboursés.

Comme on vient de le voir, l'ophthalmomètre de M. Helmholtz est, en somme, un micromètre à double image. Nous occupant, en 1873, du problème si délicat de la *télémétrie*, nous avons fait nos premiers essais avec cet instrument. Mais la complication relative des calculs nous ayant porté à chercher quelque instrument plus simple, nous avons été conduit à la confection d'un nouveau micromètre à double image, connu sous le nom de *Télémètre par division de l'oculaire.*

Voici la description sommaire de cet appareil, extraite du résumé qui en a été présenté par nous, avec l'instrument lui-même, *le 7 juin* 1875, *à l'Académie des sciences* (voir aux comptes rendus) :

« La méthode proposée repose sur deux principes distincts : Le premier est celui sur lequel se base la construction du micromètre à double image de Rochon, et de l'héliomètre — nous pourrions ajouter : et de l'ophthalmomètre — le doublement de l'image offerte à l'observateur; seulement, au lieu d'être obtenu, comme dans l'héliomètre, par la division en deux moitiés de l'*objectif* de la lunette, cette multiplication de l'image est réalisée ici par la division de l'oculaire, dont l'une des moitiés demeure fixe, pendant que l'autre, liée au mouvement d'une vis micrométrique, peut se déplacer à volonté en glissant sur le diamètre commun.

«L'auteur démontre que, lors de la mise en contact des deux images *virtuelles* présentées à l'observateur, et si l'on suppose la lunette adaptée pour les rayons parallèles, à la sortie, comme à l'entrée, le déplacement du demi-oculaire mobile est — comme dans l'héliomètre — exactement égal à l'*étendue* de l'image réelle fournie par l'objectif. Pour toute autre adaptation donnée de l'instrument, les chemins parcourus par l'oculaire varient proportionnellement à l'étendue de cette image réelle.»

La méthode par division de l'oculaire s'applique à toutes les lunettes : elle ne comporte donc d'autres limites que celles qui résultent de la valeur amplifiante des instruments auxquels on l'adapte.

L'auteur l'a appliquée au problème de la télémétrie avec des résultats très satisfaisants.

Elle trouverait d'autres applications aussi faciles qu'avantageuses dans la *micrographie*, comme moyen de mesurer les images objectives offertes à la dernière pièce de l'oculaire, et serait ainsi des plus propres à la détermination du pouvoir amplifiant des microscopes, comme elle l'est de celui des télescopes (voir l'*Appendice*).

Nous croyons qu'au même titre cet instrument serait d'une parfaite application aux problèmes expérimentaux traités par l'ophthalmomètre, et avec moins de longueurs comme calculs.

SEIZIÈME LEÇON

HYPERMÉTROPIE (H).

§ 227. — De l'hypermétropie ou hyperopie. — Clinique.

Nous avons défini, aux §§ 201 et suivants, l'hypermétropie et les conditions dioptriques qui constituent cette anomalie fonctionnelle. Passons à ses caractères cliniques.

Le déficit de la réfraction statique s'observe dans deux cas : 1° comme fait congénital et pouvant, par conséquent, se constater à tout âge; 2° comme fait acquis, et alors comme phénomène sénile. On a vu, en effet, au § 151, qu'après soixante-dix ans, dans un œil emmétrope, le point « remotum », *r*, reculait lui-même quelque peu au delà de l'infini. L'œil, s'atrophiant dans ses éléments, s'aplatit et devient par là naturellement adapté pour des rayons convergents. Il est encore une autre série de cas dans lesquels un œil peut présenter les conditions dioptriques de l'hypermétropie; mais ce sont des cas pathologiques avec modifications anatomiques ou organiques. Ainsi le cristallin peut être absent, soit par suite d'opération, abaissement ou extraction, soit par luxation ou résorption traumatique; ces cas-là seront spécialement envisagés à l'article « *Aphakie* ».

Nous ne nous occuperons ici que de l'hypermétropie, sans altération sénile ou traumatique du tissu, l'hypermétropie fonctionnelle.

Dans cette forme, elle est, comme nous l'avons dit, congénitale et peut se constater dès qu'il devient possible d'étudier l'œil d'un enfant.

Fonctionnellement, elle se présente sous deux états principaux, elle est *latente* ou, au contraire, *manifeste*.

a) Hyperopie latente. — Au premier abord, on devrait penser que tout sujet affecté de déficit de la réfraction statique est dans l'impossibilité absolue de distinguer nettement les objets éloignés. Il n'en est rien, et la plupart du temps un hypermétrope voit, au contraire, et très bien, les objets distants. A cette fin, il met en jeu une accommodation que l'emmétrope n'appelle en exercice que pour les objets rapprochés. Pour l'observateur, cette hypermétropie est donc dissimulée ou « latente. » Bien plus, sur certains de ces sujets, un verre convexe faible qui devrait, à l'instant où il est présenté, améliorer leur vue, non seulement ne l'améliore pas, mais la trouble. Bien plus encore, un verre concave, ajoutant à cette hypermétropie une dioptrie, ou une fraction, de déficit dans la réfraction, peut parfois momentanément l'améliorer. Et cependant le sujet est bien réellement hypermétrope, comme nous allons le montrer.

Qu'on paralyse, dans de tels cas, par une instillation d'une forte solution d'atropine, l'accommodation du sujet; au bout d'une heure, la vue des objets distants est parfaitement confuse, et ce n'est qu'un verre convexe qui lui rend sa netteté. Dans tous ces cas-là, l'accommodation masquait le déficit; le masquait même, comme dans le cas d'une myopie apparente de une dioptrie, jusqu'à simuler l'excès de réfraction.

Telle est l'hypermétropie latente.

Elle ne se rencontre évidemment que chez les sujets de moins de quarante à cinquante ans, c'est-à-dire qui ont encore de l'accommodation à leur service.

b) Hypermétropie manifeste. — Prenons maintenant un sujet arrivé à ce dernier âge, et très souvent un beaucoup plus jeune; il n'est point besoin de paralyser son accommodation pour reconnaître un déficit de la réfraction. Chez lui, le verre convexe améliore immédiatement la vision de loin. Le caractère de la vue est donc aussitôt reconnu, l'hypermétropie est « manifeste. » Cependant, après en avoir reconnu le degré, si l'on instille l'atropine et qu'on recommence l'épreuve, on reconnaît un déficit plus élevé qu'auparavant, c'est « l'hypermétropie latente » qui se révèle; ajoutée à la première, elle « donne *l'hypermétropie totale*. »

Cet empire du sujet sur son accommodation distingue éminemment l'hypermétropie des états différents de la réfraction. Sous l'influence de l'atropine, chez le myope et chez l'emmétrope, le *punctum remotum* ne s'éloigne pas sensiblement[1].

Il est, au point de vue physiologique, d'autres divisions que l'on a établies dans l'étude de l'hypermétropie. M. Donders distingue encore une hypermétropie absolue, et une hypermétropie relative.

Il appelle « hypermétropie absolue » le déficit de la réfraction dans laquelle le *punctum proximum* est lui-même au delà de l'infini, et où nul effort ne permet au sujet de voir nettement les objets distants. Il désigne sous le nom d' « hypermétropie relative » un état qui a, avec le précédent, ceci de commun que le *punctum proximum* est

---

1. Dans la myopie franche, classique, l'atropine ne fait point reculer le *punctum remotum*. Ce recul ne se produit que dans les cas (pathologiques) de spasmes du muscle ciliaire.

Cette observation, par sa généralité, a servi à établir qu'il n'y a point chez nous d'*accommodation négative* (voir § 151).

encore au delà de l'infini, mais qui s'en distingue par la faculté de
retrouver un jeu accommodatif plus ou moins marqué, par la convergence de l'œil frappé de déficit. En plaçant cet œil dans la situation
du strabisme interne, soit spontanément, soit au moyen d'un prisme
à base en dehors, ces sujets arrivent à distinguer plus ou moins nettement les objets éloignés. Le savant professeur d'Utrecht avait donné
aussi à ce genre d'anomalie le nom de *facultative*. C'est plutôt la convergence strabique, qui en triomphe, qu'il eût convenu d'appeler facultative (voir § 231).

Tous ces genres d'hypermétropie deviennent, après cinquante ans,
de l'hypermétropie absolue.

L'hypermétropie est très généralement héréditaire, comme la myopie, mais cette hérédité se fonde sur des éléments différents. Il est
rare que, dans la famille d'un hypermétrope, on ne trouve pas d'autres hypermétropes ou des individus affectés de strabisme convergent, périodique s'ils sont jeunes, concomitant s'ils sont plus ou
moins âgés.

§ 228. — Caractères anatomiques.

En définissant l'amétropie, nous avons dit que, dans la presque
totalité des cas, l'œil myope présente un diamètre trop long en présence d'un appareil réfringent régulier; tandis que l'œil hypermétrope présente invariablement la disposition inverse, un œil relativement trop court en rapport avec un appareil réfringent régulier. Il
est temps de justifier cette proposition. Commençons par les éléments
qui constituent l'appareil réfringent :

a) *Cornée*. — Cette membrane ne saurait être mise en cause : à
moins de vastes ulcérations centrales, elle n'est chez l'hypermétrope
ni moins ni plus convexe que chez l'emmétrope : un grand nombre de
mensurations l'établissent.

b) *Cristallin*. — Il ne saurait non plus être accusé dans cette circonstance : les mesures positives manquent en ce qui le concerne;
mais elles manquent tout autant en faveur de la proposition inverse;
on ne peut donc supposer, sur aucune base certaine, qu'il soit moins
convexe que dans l'œil emmétrope. Tout ce que l'on sait, c'est qu'il
est plus rapproché de la cornée que dans les yeux emmétropes ou
myopes. Mais cette situation apporterait un élément de myopie et
non d'hypermétropie.

c) *Globe oculaire*. — Les conclusions sont tout différentes en ce qui
regarde l'œil dans son entier. L'œil de l'hypermétrope est un œil
relativement petit, offrant, comme nous avons dit, ce caractère remarquable et inattendu d'une cornée relativement en saillie sur la scléro-

tique aplatie, aplatie en avant et en arrière, mais courbée en excès
dans sa région équatoriale. De telle sorte que, si l'on fait porter le
regard fortement en dedans, de manière à amener tout à fait en avant

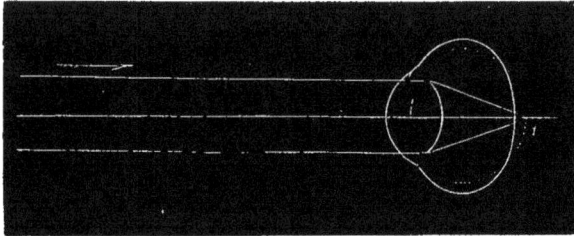

Fig. 66.

la grande circonférence de la sclérotique, le globe oculaire apparaît,
comme le globe terrestre, aplati vers les pôles, renflé à l'équateur...
Les mensurations exactes confirment, et hautement, cette première
conclusion. L'œil hypermétrope d'un individu de moyenne stature a
offert, dans son diamètre antéro-postérieur, des diminutions s'élevant
jusqu'à 3 millimètres sur la longueur moyenne (voir, pour les caractères opposés, dans la myopie, la fig. 65).

§ 229. — Caractères apparents.

Les caractères apparents de l'hypermétropie se rattachent à toutes
les circonstances que nous venons de décrire. Petitesse du globe, aplatissement de la sclérotique en avant, saillie de l'équateur, etc., etc.;
enfin, parfois même, aplatissement apparent des os qui bordent
l'orbite. On remarquera à cet égard qu'une personne affectée d'une
forte différence dans l'état de la réfraction des deux yeux, aura souvent le front aplati, déprimé du côté de l'hypermétropie prononcée.

§ 230. — Strabisme apparent divergent de l'hypermétropie.

Une autre condition anatomique importante à relever dans l'œil
hypermétrope, c'est la situation de la cornée. La cornée y est coupée,
en dedans de son propre axe, par l'axe visuel : et cette déviation
angulaire mesure en moyenne 7°. Or, chez l'emmétrope, cet angle,
dans le même sens, n'atteint que 5°; et, chez le myope, est moindre
encore et quelquefois même disposé en sens inverse (voir la fig. 19,
§ 64, angle α).

Ces dispositions différentes, qui sont constantes, ne sont pas à
négliger. Comme on juge du regard d'une personne par la direction
apparente de ses cornées, l'hypermétrope, quand il dirige son atten-

tion sur l'horizon, c'est-à-dire dans le parallélisme des axes optiques, devra présenter l'apparence du strabisme divergent. Ainsi fera d'ailleurs, quoiqu'à un moindre degré, l'emmétrope. Le myope, au contraire, dans les mêmes circonstances, pourra offrir l'aspect d'un strabisme convergent. Ce sont ces aspects qui ont reçu le nom de « strabismes apparents. »

On s'est demandé à quoi devaient être attribuées ces déviations de l'axe de la cornée sur l'axe optique, en dehors chez l'hypermétrope, en dedans chez le myope. Tout doit faire penser que, dans le premier cas, la position en dehors de l'axe de la cornée dépend de la position en dehors de la tache jaune. Selon toutes apparences, l'hypermétropie est le produit d'un arrêt de développement de la moitié externe de l'œil, anomalie portant la tache jaune plus en dehors que dans l'œil emmétrope.

L'anomalie s'est établie en sens inverse chez le myope : on verra plus loin que la myopie est due à la rétropulsion des membranes profondes amincies. (Cet amincissement portant surtout sur la région externe, il est simple que la tache jaune demeure relativement plus en dedans.)

§ 231. — Strabisme convergent périodique de l'hypermétrope.

L'état de strabisme *apparent divergent*, que nous venons de décrire, *fait souvent place*, chez l'hypermétrope, à un état tout contraire, au *strabisme convergent* réel, avec exclusion de la vision associée. Ce strabisme se manifeste (à son début) au moment où le sujet fixe son attention, même à distance.

Dans l'opinion de M. Donders, l'hypermétrope appelle alors la convergence au secours de la vision nette, excluant un œil de la vision pour faire bénéficier l'autre de la synergie avantageuse que la convergence exerce sur l'accommodation. C'est cet effet que le savant hollandais a désigné sous le nom d' « hypermétropie facultative[1]. »
Ce strabisme convergent est d'autant plus remarquable qu'il fait contraste avec le strabisme apparent décrit quelques lignes plus haut. Il est fréquent, sans être constant, et ne s'observe pas de préférence, comme on pourrait le supposer, dans les degrés élevés de l'hypermétropie.

§ 232. — Caractères fonctionnels. — Asthénopie accommodative.

Un des principaux caractères de l'hypermétropie, celui qui amène, la plupart du temps, le malade au cabinet de consultation du médecin,

---

1. Voir au chapitre du strabisme, dans ses rapports avec les amétropies, notre exposé du mécanisme par lequel sont produits, suivant nous, tant le strabisme convergent *apparent* que le strabisme convergent *réel* de l'hypermétropie (v. § 433).

c'est l' « asthénopie. » A lui seul, il peut suffire au diagnostic, ou du moins puissamment l'éclairer.

Symptomatologie. — La description de cette maladie, car c'en est une, ne saurait être mieux formulée qu'en l'empruntant à l'homme éminent qui a su le premier la reconnaître, la décrire et la guérir.

« Une condition morbide particulière des yeux a longtemps attiré l'attention des ophthalmologistes. Les phénomènes qui la constituent sont éminemment caractéristiques. L'œil a une apparence parfaitement normale; les mouvements en sont réguliers, la convergence des lignes visuelles ne présente aucune difficulté, la faculté visuelle est plutôt aiguë qu'émoussée; et néanmoins, en lisant, en écrivant, en s'appliquant à tout travail rapproché, particulièrement à la lumière artificielle, ou dans un endroit obscur, les objets, après un court espace de temps, deviennent indistincts et confus, un sentiment de fatigue et de tension s'accuse dans les yeux et spécialement au-dessus des yeux, nécessitant la suspension du travail. La personne ainsi éprouvée, ferme alors involontairement les yeux et passe sa main sur le front et les paupières. Après un moment de repos, elle voit de nouveau distinctement; mais les mêmes phénomènes se reproduisent et plus promptement que la première fois. Plus a duré le repos, plus peut être grande également la durée de la reprise du travail. Par exemple, après le repos du dimanche, on commence la semaine avec une ardeur et une fraîcheur nouvelles, bientôt suivies d'un nouveau désappointement. Si l'occupation ne porte pas sur des objets rapprochés, l'acuité de la vision paraît normale et toute sensation désagréable est prévenue. Veut-on, au contraire, malgré la peine qui s'ensuit, l'emporter de haute lutte sur la difficulté et s'appliquer au travail rapproché, les symptômes continuent leur marche ascendante. La tension frontale est remplacée par une douleur continue, parfois une légère rougeur et un écoulement de larmes y succèdent, tout devient confus devant les yeux et le malade ne jouit plus de la vision nette, même à distance. Enfin, après une tension trop longtemps prolongée, le malade est obligé d'abandonner pour longtemps tout travail appliqué. Il est à remarquer que la douleur dans les yeux eux-mêmes, après un travail même longtemps continué, est une chose exceptionnelle. » (DONDERS.)

Telle est la description, cette fois complète, d'une maladie bien commune, description déjà bien des fois essayée, mais toujours confondue avec des éléments qui, de fait, y sont étrangers.

Nomenclature ancienne de l'asthénopie. — On en peut juger par sa nomenclature dans les auteurs classiques; elle suffit à montrer les points de vue sous lesquels l'affection a été successivement envisagée : « debilitas, hebetudo visûs, impaired vision, muscular amaurosis, disposition à la fatigue des yeux, kopiopie, amblyopie sthénique et asthénique, et enfin, plus récemment, fatigue de l'accommodation. »

L'absence de toute altération dans la transparence des milieux, dans les membranes profondes de l'œil, dans le jeu des muscles, montre suffisamment qu'aucun de ces noms ne saurait lui convenir. Seul, le dernier (fatigue de l'accommodation), semblerait au premier abord exprimer la nature du mal ; mais un peu de réflexion doit le faire écarter. Dans les mêmes circonstances et dans un œil emmétrope, quelque durée qu'ait son exercice, la faculté d'accommodation ne se fatigue point plutôt que les autres éléments de l'organe. Si elle se fatigue chez l'hypermétrope, c'est que, dans cet œil, elle est en réalité impuissante, eu égard aux conditions physiques qu'elle a devant elle.

Telle est la condition qui était cachée sous le mot : « prédisposition à la fatigue des yeux ; » cette prédisposition, c'est l'hypermétropie elle-même : c'est l'insuffisance de la réfraction statique et que la réfraction dynamique doit suppléer (Donders). Et, en effet, on voit cette prétendue disposition s'évanouir quand, par l'interposition du verre convenable, on supplée au déficit, cause première de tout le mal.

Mécanisme et nature de l'asthénopie. — La cause évidente de l'asthénopie est dans la continuité d'une action en *excès* du pouvoir accommodatif. Obligé à se maintenir à un type constant de raccourcissement, le muscle ciliaire se voit plus ou moins vite épuisé. Il éprouve alors ce que tout autre muscle ressent dans les mêmes conditions, une fatigue, conduisant, si la cause dure, jusqu'à l'inertie subite ou la syncope du muscle, d'autres fois, au contraire, à un état de spasme ou de contracture. Il n'est pas besoin, pour comprendre ce point de pathogénie, de recourir à des changements dans la rétine, dans la pression des fluides, dans la circulation, changements dont aucune observation régulière ne démontre l'existence. La rétine semble plutôt avoir toujours échappé à toute atteinte sérieuse, dans des cas même où l'amblyopie paraissait imminente.

M. Böhm avait reconnu, dans la symptomatologie de l'affection, qu'elle ne pouvait avoir son siège ailleurs que dans le système musculaire. Ce sont, avait-il parfaitement bien compris, les nerfs du mouvement et non ceux du sentiment qui tiennent la fatigue dans leur phénoménalité.

§ 233. — Époque de la manifestation de l'asthénopie.

Dans les degrés moyens et même un peu élevés de l'hypermétropie, l'asthénopie ne se montre que lorsque l'accommodation facultative, si abondante dans l'enfance et la jeunesse, commence à faire défaut.

On remarque en effet que l'asthénopie apparaît le plus souvent, en même temps que « l'hypermétropie manifeste. » Ainsi, il résulte des statistiques de l'école d'Utrecht, que l'asthénopie se montre généralement d'autant plus tôt que le degré de l'hypermétropie totale est plus élevé. M. Donders a pu même établir cette règle : que l'asthénopie se montre à un âge dont le chiffre est le dénominateur de la fraction $\dfrac{1}{H_m}$ (expression du degré de l'hypermétropie manifeste, dans laquelle H_m, longueur focale de la lentille neutralisante, est exprimée en pouces). Il faut corriger cette formule en y faisant figurer un élément très important, à savoir : le nombre d'heures employées par jour à une vision soutenue de près. La formule de M. Donders n'est exacte que dans les professions laborieuses s'exerçant continuellement ou de façon soutenue sur les objets délicats qui doivent être tenus rapprochés. A cet égard, il y a une différence marquée entre l'hypermétropie et la presbyopie, au point de vue de la production de l'asthénopie. Le presbyte n'a aucune puissance accommodative à appliquer à des distances inférieures à son *punctum proximum*. Il lui est donc impossible de se fatiguer. Il n'y voit pas, voilà tout, en deçà d'une distance donnée. Mais il en est autrement chez l'hypermétrope, et c'est le fait même d'avoir en sa possession une étendue d'accommodation encore notable, mais cependant insuffisante, qui crée chez lui la possibilité de l'asthénopie.

§ 234. — Distinction entre l'asthénopie par hypermétropie et celle par paresis de l'accommodation.

Une simple « paresis de l'accommodation » après les maladies débilitantes, peut amener l'œil emmétrope aux mêmes conditions ; cela est de toute évidence ; mais la différenciation des deux états sera aisée : l'atropine mettra l'asthénope par hypermétropie dans l'impossibilité d'y voir à distance, ce qu'elle ne fera pas chez l'emmétrope. Ce dernier ne sera troublé que dans la vue de près.

Dans le cas de simple paresis ou d'affaiblissement prématuré de l'accommodation, on est en présence d'une *maladie* de cette dernière fonction. C'est une anomalie de la réfraction dynamique que l'on a à traiter et non plus de la réfraction statique (voir les anomalies de l'accommodation, leçon 20ᵉ).

§ 235. — Diagnostic clinique de l'hypermétropie.

A un malade accusant des troubles de la vue, et présentant les caractères extérieurs que nous venons de décrire, on posera cette question : « Pouvez-vous travailler longtemps ? » La réponse négative, décelant l'asthénopie, devra faire soupçonner l'hypermétropie.

La seconde chose à faire sera, après la mesure de l'acuité au trou d'épingle, l'essai de la vision de loin, à l'œil nu d'abord, puis avec des verres convexes. Il arrivera souvent, surtout si le sujet a moins de cinquante ans, que cette dernière épreuve sera sans résultat; avant cette époque de la vie, l'hypermétropie manifeste suppose l'existence d'un haut degré d'H totale.

Il se peut donc, et il arrivera même fréquemment, que l'hypermétropie demeurera latente et qu'aucun verre positif ne soulagera le malade dans la vision de loin. Il pourra même encore arriver, comme nous l'avons dit au commencement, qu'un verre négatif de 1^D semblera améliorer la vue : tant est grande ici l'influence de l'habitude acquise et qui a pu se monter au ton du spasme musculaire.

Pour obtenir une conclusion définitive, il faut donc supprimer le spasme, ce qui est facile, au moyen de l'atropine; ou bien encore procéder à l'examen ophthalmoscopique (voir § 219); car, dans le regard passif, l'hypermétropie manifeste se laisse reconnaître, le spasme cessant dans l'inattention (Donders).

Il est cependant bien des cas où l'on ne peut faire usage de l'atropine; il faut alors recourir à quelque autre méthode d'exploration. Voici une méthode à laquelle, en semblable circonstance, on peut avoir recours :

L'hypermétropie étant un déficit de la réfraction statique, l'hypermétrope emploie une portion de la réfraction dynamique à combler ce déficit. Pour passer de la vision parallèle à une distance rapprochée, il commence donc la convergence progressive avec ce déficit sur sa réfraction dynamique. Comme tous les hommes du même âge, dans des conditions normales de santé, ont un pouvoir accommodatif à peu près égal, quand on arrivera du côté du *punctum proximum*, le déficit de l'hypermétrope se fera sentir, et ledit point sera plus éloigné chez lui que chez l'emmétrope. On pourra donc mesurer l'hypermétropie par le déficit éprouvé par l'accommodation du côté du point *p*. On le mesurera exactement comme celui de la presbytie (voir, correction de la presbyopie, 10ᵉ leçon, § 156). Seulement, on aura un écueil à éviter. Le presbyte, arrivé à son point *p*, ne nous induit pas en erreur : il reconnaît aisément, et à très peu près, le lieu où se trouve ce point *p*. Comme il n'a plus d'accommodation à mettre en jeu, il ne reçoit ni ne donne de renseignements trompeurs.

L'hypermétrope n'est pas dans ce cas; arrivé à son point *p*, il sait trouver encore des efforts à mettre en action, et il devient parfois difficile d'obtenir une réponse exacte. C'est donc moins *la netteté de la vision* qu'il faut interroger chez lui que *la fatigue* qu'il éprouve tôt ou tard à lire à une distance inférieure à son véritable point *p*. Une expérience quotidienne de vingt années nous a éclairé sur la valeur de ce procédé. Il est très suffisant dans la pratique. Nous ne recourons à l'atropine qu'en cas de spasme reconnu ou soupçonné. Dans les cas ordinaires, quand l'ophthalmoscope a démontré objectivement l'existence évidente de l'hypermétropie, il est suffisamment exact de rechercher directement la distance du *punctum proximum.* On mesure la distance de ce point *p*, au moyen de l'optomètre de M. de Graefe, ou du n° 1 des échelles de caractères progressifs. Connaissant la distance de ce point *p*, on la compare à celle donnée par la table (10ᵉ leçon, § 151) pour le même âge. Si le point *p* est à une distance plus grande que le tableau ne l'indique, il y a donc, relativement à l'âge, déficit de la réfraction dynamique. Or, s'il n'y a pas de maladie générale débilitante, de fièvre grave antérieure à accuser, la grande probabilité est que le déficit de réfraction signalé n'est à rapporter qu'à l'hypermétropie.

§ 236. — Causes d'erreur à éviter dans les épreuves diagnostiques exécutées au moyen des verres convexes.

Il ne suffit pas toujours, pour établir le diagnostic de l'hypermétropie, que le sujet ait donné une réponse, en apparence concluante ; dans les essais au moyen des verres convexes (hypermétropie manifeste), on évitera encore de se prononcer. Il faut s'être auparavant mis en garde (par l'essai préalable au trou d'épingle) contre certaines formes d'amblyopie qu'améliore l'usage des verres convexes. Dans certains affaiblissements rétiniens, il arrive souvent que le sujet se déclare soulagé par des verres convexes qui n'ont eu, en somme, d'autre effet que d'agrandir sensiblement les images. Or, pour ces malades, il est quelquefois plus essentiel d'avoir de grandes images que des contours parfaitement définis.

On apportera d'autant plus de soin à la mesure de l'acuité de la vision, que la finesse de perception de la rétine est parfois plus ou moins diminuée dans l'hypermétropie. Cela tient sans doute aux effets de l'arrêt de développement, qui a dû porter sur les éléments nerveux comme sur les autres éléments de l'organe ; mais plus souvent encore à quelque strabisme ancien, redressé par suite de l'amblyopie *ex non usu.*

On devra se précautionner encore contre la circonstance suivante, qui a longtemps conduit à confondre l'hypermétropie avec la myopie. Il n'est pas rare que l'hypermétropie soit accompagnée d'une amblyopie qui peut en imposer pour la myopie. Ainsi, les malades clignent quelquefois, mais surtout approchent de leurs yeux les petits objets, à la manière des myopes. Il faut donc ne pas se laisser abuser par les premières apparences.

Ces malades, en effet, voient mieux les petits objets de tout près

que de quelque distance. C'est là un véritable paradoxe apparent.
De Graëfe a donné de ce fait une raison assez plausible. Il a calculé que, dans ces circonstances, la grandeur des images croissait
beaucoup plus rapidement que la grandeur des cercles de diffusion
(surtout quand la convergence est de la partie, par son action rétré-
cissante sur la pupille). Or, la grandeur des images est plus recherchée que leur netteté par les amblyopes. D'autre part, dans les
mêmes circonstances, on observe les phénomènes connus sous le nom
de « polyopie monoculaire » (11e leçon, § 171), et le cercle de diffusion étant remplacé par plusieurs images d'inégal éclat, l'une d'elles
peut être plus perceptible.

§ 237. — Traitement de l'asthénopie dans l'hypermétropie.

Jusqu'au moment où a été caractérisée la véritable cause de l'asthénopie, tout son traitement a consisté dans le repos de la vue, le
changement de profession, etc. Les plus hardis avaient conseillé parfois l'usage des verres convexes, mais enchaînés par le préjugé, les
verres conseillés étaient toujours insuffisants.

MM. Böhm et Ruete y avaient joint des conserves bleu cobalt.
C'était un pas; le bleu, étant plus réfrangible, agit comme verre
convexe; mais la mesure était encore au-dessous des nécessités.

Le vrai remède est dans le verre convexe; mais le verre convenable. Or, quel est le verre convenable?

Choix des lunettes dans l'hypermétropie. — On est en présence de
plusieurs données : hypermétropie absolue, hypermétropie latente,
hypermétropie manifeste, dont on a su déterminer le degré : Quel
choix doit-on faire dans chaque cas?

a) *Hypermétropie absolue* (le *punctum proximum* est au delà de l'infini). — Ce cas est simple : l'individu est comme amblyope; tous les
efforts de son accommodation ne réussissent pas à le faire voir nettement, même à l'horizon. Les indications à remplir sont nettes :

1° Le *quantùm* de l'hypermétropie totale mesure ou indique la
force du verre correcteur pour la vision à distance.

2° L'hypermétropie totale étant neutralisée, la mesure directe du
punctum proximum dira le chiffre du degré de presbytie du sujet. Ce
chiffre ajouté à celui de l'hypermétropie totale donnera la force du
verre nécessaire à la vision de près.

Il ne sera pas toujours nécessaire de mesurer la distance du *punctum
proximum;* l'âge du sujet fournira souvent une indication suffisante.

b) *L'hypermétropie totale est connue; on l'a mesurée au moyen de
l'atropine.* — Dans l'origine, on avait cru pouvoir conseiller, pour le
loin, comme pour le près, l'usage du verre qui corrige cette hyper-

métropie totale. C'était une erreur; il existe chez l'hypermétrope un précédent établi, une habitude acquise. L'hypermétrope emploie, pour une convergence donnée, une partie déterminée de l'accommodation qui lui reste. En neutralisant tout son déficit, il est porté à employer encore pour la vision de loin, la même dose de son énergie accommodative. Il lui faut donc lutter contre cette tendance, et relâcher cette partie de son étendue accommodative qu'il employait; or, il est aussi pénible parfois de relâcher une accommodation en excès, que de suppléer à une accommodation en défaut. Aussi ce sujet, auquel on donne ce verre correcteur de l'hypermétropie totale, dit-il, ou qu'il n'y voit pas net, ou que le verre le fatigue (103).

Pour la vision de près, le même inconvénient subsiste; à mesure qu'il fait converger ses axes optiques, l'hypermétrope emploie encore la même dose de cette accommodation qui lui est habituelle pour ce degré de convergence; en y ajoutant l'action du verre qui neutralise son déficit total, il a donc encore, pour chaque distance, une réfraction trop élevée. Il est alors obligé de rapprocher l'objet jusqu'au point où son accommodation fera défaut; mais le voilà en danger de rencontrer l'asthénopie musculaire, par suite d'un trop grand rapprochement des objets, et de la tension oculaire que la convergence correspondante amène infailliblement à sa suite. Il n'y a donc pas lieu, quand le sujet révèle l'existence d'un certain degré d'hypermétropie latente, de corriger dès l'abord toute la mesure de ce déficit. La conduite à tenir va ressortir de l'analyse des cas suivants :

c) Quelle conduite devra-t-on tenir quand on aura reconnu l'hypermétropie manifeste? L'asthénopie accommodative se montre le plus souvent à peu près en même temps que l'hypermétropie manifeste. D'autre part, on sait que cette hypermétropie manifeste mesure justement cette quantité de réfraction dynamique que l'hypermétrope emploie à rendre utiles pour lui les rayons parallèles, mais qu'il laisse avec empressement reposer, quand s'offre le secours d'un verre convexe approprié. On sait encore que cette force musculaire, ou accommodation, employée ainsi à la vision de loin, fait, par contre, défaut à l'autre extrémité du champ visuel, et que la distance du *punctum proximum* en est accrue d'autant. On peut donc être certain que le degré de l'H manifeste est le minimum de ce que l'on doit apporter de secours au sujet pour sa vision de près. Quand on l'a corrigée, on a donc placé le sujet en état de lire à la distance du *punctum proximum* de son âge.

Cela peut suffire tant que ce *punctum proximum* est encore *notablement* en deçà du point où commence la presbytie pratique, c'est-à-dire tant que le sujet est très jeune; précisons : quand il a moins de vingt à vingt-deux ans.

Mais dès que le *punctum proximum* approche de la limite de la
presbytie, il faut à la correction de l'hypermétropie manifeste ajouter
la correction de la presbytie.

M. Donders avait donné une règle plus invariable; il ajoutait à la
correction de l'hypermétropie manifeste, le quart de celle de l'hypermétropie latente. La raison de ce conseil était tirée d'une remarque
faite par ce savant, que, sous de fortes convergences, l'hypermétrope
accommode un peu moins que ne le peut l'emmétrope.

Quelle que soit celle des deux pratiques que l'on suive, que l'on se
borne, comme nous le faisons, à corriger la seule H manifeste, quand
le sujet a moins de vingt ans, ou que l'on ajoute à cette correction
celle du quart de l'H latente, ou, au-dessus de vingt ans, le degré de
la presbytie, dans tous les cas, l'épreuve apprendra bientôt si les
verres conseillés étaient trop faibles ou trop forts. Trop faibles, il
reste de l'asthénopie accommodative; trop forts, on voit apparaître
les troubles de l'asthénopie musculaire (voir ce mot § 265 : *Insuffisance des droits internes* [myopie]), de la douleur dans l'angle de l'orbite et non sur le front comme dans l'accommodation douloureuse;
au bout d'un temps plus ou moins long, l'hypermétropie latente diminue et l'hypermétropie manifeste s'accroit d'autant ($H_l + H_m = H_t$,
l'H totale est la somme de l'H manifeste et de l'H latente), par la cessation du spasme ciliaire, ou la diminution de la tension habituelle et
en excès de l'accommodation.

On suit ce mouvement, en augmentant progressivement la force
du verre. Enfin l'hypermétropie latente disparaît pour faire place à
l'hypermétropie manifeste ou totale confondues ensemble. En la compensant, on laisse au sujet la disposition de toute la faculté accommodative de son âge; et il n'y a plus de risque de voir se reproduire
l'asthénopie. Jusqu'à l'apparition de la presbytie, le même verre suffit
pour la vision de près et de loin.

Ces directions ne concernent que les hypermétropies très élevées
de la jeunesse. Dans le courant des cas ordinaires, on n'a, jusque vers
la cinquantième année, que la vision de près à sauvegarder par l'usage
des verres appropriés.

d) Hypermétropie latente. — On suppose ici que le sujet n'accuse
point d'hypermétropie manifeste, mais seulement de l'asthénopie; et
que l'on n'a diagnostiqué H que par ladite asthénopie, la recherche
du *punctum proximum* et l'ophthalmoscope, renseignements qui
peuvent laisser quelques incertitudes comme chiffres, si l'on n'a pas
fait usage d'atropine. On traitera alors le cas comme une presbytie
prématurée, par la détermination la plus précise possible du *punctum
proximum.*

e) Spasmes accommodatifs. — Enfin il peut arriver qu'il y ait du

spasme, une tension accommodative plus ou moins persistante, amenant certaines contradictions entre les chiffres trouvés dans la vision
de loin et celle de près. Dans tous ces cas douteux, il ne faut pas se
prononcer sans avoir mesuré derechef la réfraction après paralysie
artificielle de l'accommodation par l'atropine.

§ 238. — Doit-on, pour la vision distante, conseiller l'usage des verres convexes qui neutralisent l'hypermétropie manifeste.

On est obligé de le faire, si, dans la vision à distance, le malade
éprouve des symptômes d'asthénopie, — ce qui n'est pas d'ailleurs
le cas ordinaire. En général, cette nécessité ne s'impose que dans les
degrés élevés de cette hypermétropie manifeste, si le sujet est jeune;
— et, secondement, quand il est assez âgé pour cesser d'habitude
tout effort accommodatif dans l'exercice de la vision distante : alors
son acuité visuelle, déprimée dans la vision à distance, est notablement relevée, à son grand bénéfice, par l'usage des verres convexes
dans la vision à distance.

§ 239. — Correction de la presbytie chez l'hypermétrope.

La correction de l'asthénopie chez l'hypermétrope étant exactement
modelée sur la méthode qui procure la correction de la presbytie,
l'objet étant, dans les deux cas, de rapprocher le *punctum proximum*
du sujet, l'asthénopie, en un mot, représentant optiquement une
presbyopie prématurée, la solution du problème se conçoit sans
effort.

Lorsqu'un hypermétrope, dont on a déjà corrigé l'asthénopie,
éprouve non plus une récidive de ses symptômes d'accommodation
pénible, mais les effets du recul absolu de son *punctum proximum*,
c'est-à-dire la nécessité d'éloigner son livre de ses yeux, on ajoute
tout simplement au verre dont il fait usage, la quantité de dioptries
que l'on donnerait au presbyte dans le même cas; pour lui permettre
de rapprocher de la même quantité son *punctum proximum* effectif.

§ 240. — Du préjugé régnant à l'endroit des verres de plus en plus forts.

Quand on se trouve dans la nécessité de conseiller à un asthénope
l'usage des verres convexes, il n'est malheureusement pas rare de se
heurter à ce préjugé, que l'usage des verres de plus en plus forts peut
finir par mettre le sujet dans la condition d'un « aveugle », par impossibilité de trouver toujours des verres assez forts. A cette objection
on peut répondre que, le déficit total de la réfraction de l'œil hypermétrope pût-il atteindre le degré de l'aphakie, se trouverait encore
compensé par une lentille de 10 dioptries; et si l'on y joignait le déficit

de l'accommodation, égal aussi à 10°, cela donnerait les 20 dioptries de la boîte d'essai. Mais un tel maximum est purement théorique ; car jamais on n'a besoin de 10 dioptries pour la vision de près : un objet placé à 20 centimètres de l'œil est déjà bien rapproché, et il ne correspond au plus qu'à une accommodation de 5 dioptries. Au grand maximum, on n'aurait donc besoin au plus que de 15 dioptries.

§ 241. — Traitement de l'amblyopie consécutive.

Il n'est pas indifférent de corriger, dans un œil hypermétrope ou astigmatique, l'état de la réfraction. L'acuité s'en ressent et s'améliore. Très souvent, quand une différence notable existe entre les facultés des deux yeux, l'œil le plus faible oublie de concourir à la vision et fait, comme dans le strabisme, abstraction de l'image. En réveillant sa sensibilité endormie, par des exercices avec le verre correcteur de l'amétropie, on lui rend peu à peu son acuité, et bientôt une vision associée depuis plus ou moins longtemps perdue.

On voit ces mêmes effets dans certaines amblyopies. Dans les cas dont il s'agit, il faut s'assurer d'abord que le sujet est apte encore à fixer son attention sur la macula. S'il en est ainsi, des verres convexes forts, et propres à produire de grandes images, stimulent avantageusement la sensibilité de l'organe et ramènent l'acuité à un type compatible avec le fonctionnement de celui-ci. Des essais de huit à dix minutes de durée, répétés trois ou quatre fois par jour, avec le secours d'une loupe à lecture de 4 à 5 dioptries, l'œil sain étant exclu au moyen d'un écran ou d'un bandeau, suffisent à procurer ce résultat.

§ 242. — De l'aphakie (ou absence de cristallin).

Détermination du degré de l'amétropie dans l'œil emmétrope dépourvu de cristallin (aphakie). — Plusieurs causes peuvent priver un œil de son cristallin. Les principales sont l'extraction ou l'abaissement d'une cataracte, la luxation de la lentille, son absorption à la suite d'une ouverture traumatique où pathologique de sa capsule ; toutes circonstances qui réduisent l'œil à un seul système réfringent, celui que forme la cornée séparant l'air d'un milieu d'un indice de réfraction plus élevé qui remplit alors le globe.

L'appareil réfringent de l'œil ainsi réduit est des moins complexes ; il représente avec une exactitude presque absolue le système sphérique simple.

Au point de vue dioptrique, comme sous le rapport physiologique, il importe de le comparer au système normal.

Un premier aperçu nous montre tout d'abord que, comme appareil de réfraction, ce système est hautement hypermétrope.

La longueur focale postérieure principale du système simple de la cornée nous est connue et devenue banale par l'usage que nous en avons fait depuis le commencement de ce travail; elle est de $31^{mm},7$; tandis que la distance de la rétine à son origine, ou longueur de l'œil, n'est que de $23^{mm},30$. Le foyer des rayons parallèles dans un tel œil se fait donc à $8^{mm},40$ au delà de l'écran.

A première vue, voilà un haut degré d'hypermétropie.

Le premier besoin pour nous est d'en déterminer le degré.

Nous suivrons pour cela les principes indiqués dans les leçons qui précèdent; nous chercherons la valeur réfringente qu'il faut ajouter à cet appareil pour réunir sur la rétine les rayons parallèles, en d'autres termes la longueur focale de la lentille qui, mise en rapport avec l'organe, produira cet effet.

Deux méthodes nous conduiront à ce résultat.

a) Méthode classique. — Pour déterminer *à priori* la valeur de la lentille qui, placée à un demi-pouce de la cornée, distance moyenne ou habituelle des verres de lunettes, réunit, en l'absence du cristallin, les rayons parallèles sur la rétine, il nous faut rappeler les formules employées déjà et qui donnent les constantes dioptriques d'un système combiné formé de deux systèmes composants, lesquels sont :

1° La cornée, avec le milieu de densité 1.34 qui la suit ;

2° La lentille positive inconnue x, placée à 13^{mm} de la cornée.

$$h_1 = - \frac{d f'}{\varphi' + f'' - d} \qquad h_2 = - \frac{d \varphi''}{\varphi' + f'' - d}$$

$$F_1 = \frac{f' \varphi'}{\varphi' + f'' - d} \qquad F_2 = \frac{f'' \varphi''}{\varphi' + f'' - d}$$

dans lesquelles $f' = f'' = x$ représentent la longueur focale inconnue de la lentille cherchée ;

φ', φ'', les longueurs focales principales du second système, la cornée, respectivement égales,

$$\varphi' = 23.7 \qquad \varphi'' = 31.7$$

dans lesquelles encore d, distance du second plan principal du premier système au premier plan principal du second, est égale à 13^{mm}; vu que la lentille x est assez mince pour que l'on considère les deux plans principaux comme confondus en son centre de figure, et, secondement, que le système de la cornée est un système sphérique simple.

Auxquelles considérations il faut en ajouter une dernière, à savoir que le système combiné devant réunir les rayons parallèles sur la rétine, ou, en d'autres termes, avoir en ce lieu son foyer principal postérieur, ce second foyer devra être à $23^{mm},30$ de la cornée.

On aura donc, en substituant ces valeurs, dans les équations générales ci-dessus, aux quantités algébriques qui leur correspondent :

$$1° \quad h_2 = - \frac{13 \times 31.7}{x + 23.7 - 13} = - \frac{13 \times 31.7}{x + 10.7}$$

valeur absolue positive (x étant nécessairement positive), et qui nous indique que le deuxième plan principal du système résultant sera *en avant* de la cornée, de la distance h_2 ci-dessus.

$$2° \qquad F_2 = \frac{x \times 31.7}{x + 10.7}$$

valeur également positive et qui devra être comptée d'avant en arrière, à partir du point H_2.

Or, c'est cette quantité F_2 qui doit avoir son extrémité postérieure à $23^{mm},30$ de la cornée;

On doit donc poser :

$$F_2 = 23^{mm},30 + h_2 \text{ (en valeur absolue)}$$

ou

$$\frac{x \times 31.7}{x + 10.7} = 23.30 + \frac{13 \times 31.7}{x + 10.7}$$

qui donne pour $x = 79^{mm}$.

b) *Méthode de Badal.* — Une méthode aussi simple qu'élégante, due à M. Badal, nous permet de résoudre encore plus facilement ce problème.

Cette méthode consiste dans une application plus judicieuse que celle faite, dans les mêmes circonstances, jusqu'à lui, des formules de Gauss.

Le problème posé était le suivant : « Étant donnée la longueur focale du verre qui permet à un œil privé de cristallin de voir au loin avec la plénitude de son acuité visuelle, en déduire l'état et le chiffre de la réfraction de cet œil avant l'aphakie. »

Or, comme on l'a vu tout à l'heure, les bases classiques de cette recherche reposaient sur les modifications de la réfraction apportées dans le système oculaire étudié, par des lentilles successivement posées à un demi-pouce, soit 12 à 13 millimètres, de la cornée; distance qui, dans l'œil *pourvu* de son cristallin, correspond, comme on sait, au foyer principal antérieur de l'appareil. Cette heureuse coïncidence simplifie à un haut degré, comme on a pu le reconnaître déjà, la plupart des calculs d'optométrie.

Mais quand on place à cette même distance de la cornée les verres d'essai dans l'aphakie, on n'est plus du tout dans des conditions aussi simples. Le foyer antérieur de l'œil atteint d'aphakie n'est plus à 12 ou 13 millimètres de la cornée; il en est deux fois plus éloigné.

Pour conserver les avantages de la méthode, il faut porter le verre d'essai, non à 12, mais à 24 millimètres, lieu du foyer antérieur de l'œil dont tout l'appareil de réfraction est réduit au système sphérique simple que constitue la cornée avec les milieux réfringents qui la suivent, système dont les longueurs focales principales sont :

$$\varphi' = 23.70 \quad \text{et} \quad \varphi'' = 31.70,$$

et dont le plan principal unique est tangent au sommet de la cornée.

Cela posé, appelons f la longueur focale de la lentille qui, placée au foyer antérieur de ce système simple, ramènerait sur la rétine les rayons parallèles.

f est, comme on sait, relativement au foyer antérieur de l'œil aphake, *la conjuguée de la distance au foyer principal postérieur du même système, du lieu occupé par la rétine.*

Ces deux quantités sont les l_1, l_2 de la formule générale $l_1 l_2 = \varphi' \varphi''$ (leçon 1re, § 12, ou de la 2e leçon, § 32), dans lesquelles $l_1 = -f$, et où l_2 est la distance de la rétine au foyer principal postérieur du système (la cornée seule).

Comme, d'autre part,

$$\varphi' = 23.7$$
$$\varphi'' = 31.7$$

on a donc

$$l_2 f = 23.7 \times 31.7 = 0,075.$$

Mais l_2, dans le problème posé, est connue : dans l'œil *emmétrope* dont nous nous occupons ici, cette distance l_2 est *l'excès de la longueur focale postérieure du système cornéal φ'' sur la longueur même de l'œil;* c'est φ'' —23.30; on a donc :

$$l_2 = 31.70 - 23.30 = 8.40.$$

Remplaçant alors l_2 par sa valeur dans la formule précédente :

$$l_2 \times f = 0.075.$$

Il vient : $$f = \frac{0.075}{8.40} = 0^M.089.$$

Dans l'œil emmétrope, privé de cristallin, pour ramener sur la rétine les rayons parallèles, la lentille placée au foyer antérieur du système cornéal, c'est-à-dire à 24 millimètres du sommet de la cornée, doit avoir $0^M,089$ de longueur focale.

c) Concordance de ces résultats du calcul entre eux et avec ceux de l'expérience directe. — Si maintenant nous rapprochons les résultats de ces deux méthodes les uns des autres, nous voyons combien ils concordent entre eux.

Dans la première, c'est une lentille de 79 millimètres de longueur focale qui, placée à 12 millimètres de la cornée, ramène sur la rétine de l'œil aphake (emmétrope) les rayons parallèles.

Dans la seconde, si on porte la lentille qui doit remplir les mêmes conditions au foyer antérieur du système cornéal, c'est-à-dire à 12 millimètres plus loin, la lentille doit avoir une longueur focale plus grande à 10 millimètres environ; elle doit mesurer 89 millimètres.

Obligations tout à fait en rapport avec ce que l'on sait de l'accroissement de réfraction qui résulte pour l'œil, de l'éloignement graduel d'une lentille placée devant sa cornée (9e leçon, § 144).

Ces résultats ne sont pas moins en harmonie avec ceux fournis par l'expérimentation directe.

L'expérience nous apprend, dit Donders, que, dans la majorité des cas, l'aphakie trouve sa correction, pour la vision distante, dans un verre de 3 pouces à 3 pouces 1/2 placé à un demi-pouce de l'œil : or, la première de ces valeurs est en parfait accord avec les déterminations que nous venons d'obtenir directement :

3 *pouces* convertis en mètre équivalent, en effet, à 81 millimètres, et nous venons de trouver, comme résultat du calcul direct, 79 millimètres pour la valeur théorique.

On ne saurait demander des rapports de concordance plus satisfaisants.

§ 243. — Schéma ou constantes dioptriques de l'œil privé de cristallin.

Une lentille de 89 millimètres, soit, pour plus de simplicité, 90 millimètres (ou de 11 dioptries), placée au foyer antérieur du système cornéal de l'œil emmétrope privé de son cristallin, neutralise, venons-nous de voir, l'amétropie de cet œil.

Les constantes dioptriques du système résultant de cette association peuvent être intéressantes à connaître; elles nous seront procurées par de très simples calculs.

Rappelons d'abord les formules fondamentales de toutes déterminations de ce genre.

$$h_1 = -\frac{df'}{\varphi' + f'' - d} \qquad h_2 = -\frac{d\varphi''}{\varphi' + f'' - d}$$

$$F_1 = \frac{f'\varphi'}{\varphi' + f'' - d} \qquad F_2 = \frac{f''\varphi''}{\varphi' + f'' - d}$$

Nous reconnaîtrons tout de suite les notables simplifications que leur apporte la méthode de Badal :

La première résulte de la position de la lentille $f = 90^{mm}$ au foyer antérieur du système de l'œil aphake ; les longueurs focales principales du système résultant seront les mêmes que celles du système cornéal lui-même, à savoir :

$$F_1 = \varphi' = 23.7 \quad ; \quad F_2 = \varphi'' = 31.7.$$

Il ne nous reste plus à déterminer que la position des plans principaux de ce nouveau système, ou les origines des longueurs focales principales.

Dans les expressions

$$h'' = -\frac{df'}{\varphi' + f'' - d}, \qquad h_2 = -\frac{d\varphi''}{\varphi' + f' - d}.$$

Il nous suffira de remplacer : f et f'' par 90^{mm}, φ' et φ'' par leurs valeurs 23.7 et 31.7 ; enfin d par 24^{mm}, qui nous donnent pour $h_1 = -6.32$ et pour $h_2 = -8.45$; le premier à $6^{mm},32$ en arrière de la lentille f ; le second à $8^{mm},45$ en avant de la cornée.

Vu les signes négatifs affectés à ces quantités, ces résultats donneraient le schéma suivant :

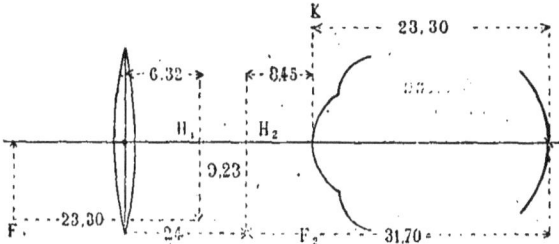

Fig. 83.

On y remarque qu'à 5 centièmes de millimètre près, ce schéma nous reproduit exactement la longueur propre de l'œil.

Points nodaux. — Une détermination non moins intéressante à ajouter aux précédentes est celle de la position des points nodaux.

On obtient ces constantes en se rappelant les formules bien connues :

$$G_1 = F_2 ; \qquad G_2 = F_1.$$

F_1, c'est 23.7, longueur focale antérieure de l'appareil cornéal : le second point nodal ici le plus important à déterminer (car c'est lui qui, pour les objets distants, remplit le rôle de centre de similitude), le second point nodal est donc à $23^{mm},7$ de la rétine, c'est-à-dire, à une fraction de millimètre près, *au sommet même de la cornée.*

Une première et remarquable conséquence résulte de ce déplacement en avant du second point nodal : c'est que, pour tous les objets distants, à un angle visuel égal, correspondra, dans l'œil aphake neutralisé par la lentille éloignée de 24 millimètres, un arc rétinien qui sera avec celui de l'œil physiologique dans le rapport de $\dfrac{23.7}{15}$,

grosso modo de 25 à 15, c'est-à-dire de près de 5 à 3.

On peut donc dire d'une manière générale et approximative que l'œil aphake neutralisé jouit d'images supérieures à celles de l'œil physiologique dans ce dernier rapport.

§ 244. — Étant donné un œil privé de son cristallin, reconnaître si cet œil, avant l'aphakie, était emmétrope ou affecté d'amétropie, et, dans ce dernier cas, en déterminer le degré.

La méthode de M. Badal permet de résoudre presque extemporanément ce petit problème pratique.

Cette méthode (voir le § 242) nous a appris qu'en désignant par :

l_2 la distance de la rétine au foyer postérieur du système réfringent de la cornée, et par

f_1 la lentille qui placée au foyer *antérieur* du même système, réunit sur ladite rétine les rayons parallèles,

φ' et φ'' les longueurs focales principales du système simple de la cornée, l_2 et f étaient des longueurs focales conjuguées pour ce système simple, et qu'ainsi l'on avait :
$$l_2 \times f = \varphi'\varphi'' = 0.075.$$

Dans le paragraphe auquel nous empruntons cette formule, l'œil frappé d'aphakie étant supposé *emmétrope*, l_2 nous était connue et exactement égale à φ'' — 23.30 (longueur de l'œil) = 8.40, et il nous fut facile de déterminer la valeur de la lentille f;

f nous fut donnée par $f = \dfrac{0.075}{8.40} = 0^\text{M},089.$

Cela posé, un œil nouveau pour nous, et que nous pouvons soupçonner d'avoir été amétrope avant son aphakie, étant placé devant les échelles optométriques et à distance, nous essayons successivement les lentilles convexes, en les plaçant au foyer antérieur de l'*œil aphake*, c'est-à-dire à 24 millimètres de la cornée.

Soit ψ la longueur focale de la lentille qui procure la plus parfaite acuité, celle qui réunit les rayons parallèles sur la rétine; transportons cette donnée dans la formule :
$$l_2\psi = 0.075.$$

Nous en dégageons : $l_2 = \dfrac{0.075}{\psi}.$

Or, cette valeur l_2 c'est, avons-nous dit, la distance même de la rétine au foyer postérieur de l'œil aphake; or, si quand nous avons affaire à un œil *emmétrope*, cette valeur est exactement de $8^\text{mm},40$, lorsque nous la trouverons plus grande que 8.40, c'est que la rétine était, antérieurement à l'aphakie, trop *en avant* du foyer postérieur du système cornéal, ou l'œil *trop court,* ou finalement hypermétrope;

tandis que si $l_2 = \dfrac{0.075}{\psi}$ est < 8.40, c'est le cas contraire : la rétine était, antérieurement à l'aphakie, en arrière de ce même foyer, ou l'œil *trop long,* c'est-à-dire myope.

Nous avons donc, dans ce simple calcul, la preuve assurée de l'existence d'une amétropie antérieure à l'aphakie, et sommes en même temps avertis du sens de cette anomalie.

Avant de faire le calcul, nous pouvons même être édifiés sur cette qualité antérieure de l'œil; remarquons, en effet, que dans la formule
$$l_2\psi = 0.075$$

l_2 et ψ marchent en raison inverse l'une de l'autre :

l_2 sera donc égale à 8.40 (emmétropie), si $\psi = 0.089$.

Nous devrons la trouver > 8.40, si ψ est plus petite que 0.089 (accroissement de la valeur réfringente de la lentille), hypermétropie;

Enfin $l_2 > 8.40$ ou ψ plus grand que 0.089 (réduction de la force réfringente de ladite lentille), myopie.

Mais ce n'est pas tout, et l'on peut se procurer extemporanément la valeur approchée de ladite *amétropie*.

Appelons A_m le nombre de dioptries ou la quantité de réfraction que mesure le degré de l'amétropie, nous savons qu'une différence de *dix dioptries* représente *dans la longueur* de l'œil, ou le déplacement du foyer postérieur relativement à la rétine, une différence qu'on peut évaluer à 3 millimètres. Le dixième de cette quantité ou $0^{mm},3$ représente donc le déplacement dû à une dioptrie.

Or, la *différence de longueur* de l'œil amétrope révélée par l'expérience ci-dessus, nous est donnée par $l_2 - 8.40$ (valeur positive dans le cas d'hypermétropie, négative dans le cas de myopie). En divisant cette différence par 0.3, nous aurons donc le nombre de dioptries propre à représenter le degré de l'amétropie antécédente :

$$A_m = \frac{l_2 - 8.40}{0.3}.$$

§ 245. — Diagnostic de l'aphakie.

Le diagnostic de l'aphakie repose sur plusieurs éléments : la constatation de l'hypermétropie et l'évaluation de son degré d'une part ; d'autre part, l'examen catoptrique de l'œil et l'absence ou la présence de certains phénomènes subjectifs.

L'examen catoptrique de l'œil se pratique par la recherche des images de Purkinje : il est clair que l'image renversée ne saurait s'y rencontrer, non plus que la seconde image droite. Tout au plus quelque réflexion diffuse pourra-t-elle être opérée par les restes de la capsule plus ou moins opalins. Il est rare qu'il ne reste pas, dans l'ouverture pupillaire, quelques légères obscurités sur les capsules après la disparition du cristallin. L'interrogation du sujet sur le fait des perceptions subjectives confirmera ces premières données :

Après l'extraction du cristallin, le spectre stellaire (images entoptiques) manque, ainsi que la polyopie monoculaire. (Disons cependant que celle-ci peut être produite, même en l'absence du cristallin, par des fausses membranes, faisant réseau dans la pupille et y reconstituant les conditions de l'optomètre de Scheiner (§§ 90 à 171).

Par contre, la cornée témoigne presque toujours de son astigmatisme naturel.

§ 246. — Annulation de l'accommodation dans l'œil privé de cristallin.

La nécessité du remplacement du cristallin par une lentille convexe de 9 centimètres de longueur focale pour procurer la vision nette à distance, n'est pas le seul inconvénient que ressente un œil dépourvu de cristallin.

On se rappelle (leçon 6e, § 93) que cet organe est en même temps l'instrument de l'adaptation de l'œil aux distances, ou accommoda=

tion. Cette faculté disparaît donc avec lui, et c'est même cette circonstance dont la manifestation bien positive a établi irrévocablement
quel était l'instrument réel de cette fonction.

Malgré des oppositions récentes, la loi de Donders est demeurée
intacte; et il est toujours constant qu'avec le cristallin disparaît la
faculté de l'accommodation.

Un troisième caractère ou conséquence de l'aphakie est donc à
noter dans l'impuissance de l'œil à s'accommoder aux distances rapprochées.

§ 247.— Restitution de l'accommodation dans l'aphakie.—Choix des lunettes pour la vision rapprochée.

Énoncer cette infériorité, c'est réclamer eu même temps son remède.
Un facile calcul le procure.

Rappelons-nous la règle formulée au § 133; un œil emmétrope,
pour passer de l'état de l'indolence apte aux rayons parallèles, à un
état de réfraction propre à réunir sur la rétine les rayons divergents
partis d'une certaine distance, doit ajouter à sa réfraction statique ou
indolente la *quantité d'action réfringente* développée par une *lentille*
ayant *pour longueur focale principale la distance de l'objet visé.*

Si donc le sujet doit, pour ses occupations obligées, tenir l'objet de
son attention à 33, 25, ou même 20 centimètres de ses yeux, il devra
être ajouté au verre correcteur de l'aphakie pour la vision distante,
une lentille convexe de 33, 25, ou 20 centimètres de longueur focale,
c'est-à-dire mesurant 3, 4, ou 5 dioptries.

Ainsi, dans l'hypothèse où le verre correcteur de l'aphakie pour les
rayons parallèles serait de 11 dioptries, on devrait indiquer pour la
vision de près, dans les trois cas supposés ci-dessus, 13, 14, ou 15 dioptries.

Ces chiffres représentent ceux des cas moyens ou de l'emmétropie.

Si l'on était, au contraire, en présence d'un cas d'amétropie, le
chiffre qui représentait le degré de cette dernière avant l'extraction
du cristallin, et qui mesurait soit l'excès, soit le déficit de la longueur
de l'œil, devrait être retranché (cas de la myopie) de celui qui correspond à l'emmétropie (11 dioptries), ou lui être ajouté s'il s'agissait
d'un œil précédemment hypermétrope par lui-même.

Il faut donc à l'œil privé de cristallin deux verres constamment à sa
portée : l'un pour la vision distante ou indifférente; l'autre pour la
vision de près.

D'une manière absolue, il lui en faudrait même un pour chaque
distance, ce qui, comme on peut penser, est impraticable.

On peut remédier en suffisante mesure à cet inconvénient.

Nous avons démontré dans notre 9e leçon, aux §§ 146 et suivants, qu'en éloignant de l'œil une lentille convexe placée devant lui et dans son voisinage, on accroissait d'une manière régulière son état dioptrique.

Avec le verre correcteur de son hypermétropie (les 10 ou 11 dioptries de l'œil emmétrope communément)', le sujet privé de cristallin pourra donc se procurer les conditions d'une vision suffisamment nette entre la grande distance et les distances moyennes, en réservant pour l'application soutenue les verres déterminés pour la vision rapprochée ; il lui suffira, pour cela, d'éloigner plus ou moins de son œil, la lentille neutralisante.

§ 248. — De la vision chez les sujets privés de cristallin.

Le centre de similitude dioptrique de l'œil privé de cristallin, vu la simplicité de l'appareil ainsi réduit, est exactement au centre de courbure de la cornée, soit à 8 millimètres en arrière de la cornée. Si les images rétiniennes étaient en ces conditions, suffisamment nettes, elles seraient peu différentes en étendue des images normales.

Mais l'interposition de la lentille correctrice de l'aphakie, rapproche de la cornée et le foyer postérieur du système et son point nodal. Et nous avons vu au § 144 que ce second nodal est transporté *en avant* dans le voisinage immédiat du sommet de la cornée.

La conséquence de ce transport est l'agrandissement des images rétiniennes dans le rapport moyen de 4/3, et même de près de 5/3, quand la lentille est portée à 24 millimètres de la cornée.

Cet avantage est une petite compensation aux inconvénients suivants :

Le déplacement du centre de similitude, son transport en avant, change toutes les conditions de l'aplanatisme de l'œil.

Si, suivant l'axe même du système, les images sont très nettes, il n'en est plus de même sur les axes secondaires. Pour qu'elles le fussent, il faudrait et que le centre de similitude fût au centre de courbure de l'écran concave rétinien, et surtout que le système continuât à être exempt de l'aberration de sphéricité. Or, il est loin d'en être ainsi.

Dans l'œil opéré de cataracte, la vision excentrique devient très rapidement confuse ; nous entendons : dans un voisinage assez prochain de l'axe.

On le comprend aisément : et d'abord par le fait du transport en avant du centre de similitude à une distance une fois et demie plus grande que celle du centre de similitude dans l'œil physiologique.

Secondement, eu égard à la disparition de l'organe réfringent que sa non-homogénéité différencie des appareils simples, autant que l'œil lui-même est différencié des appareils homogènes par son aplanatisme, l'appareil cornéo-vitré, système homogène, témoigne immédiatement par l'aberration de sphéricité, de sa qualité de système sphérique simple.

La périphérie du champ visuel sera donc le théâtre d'une vision très peu assurée.

Le chirurgien, en donnant à son opéré ses lunettes, devra le prévenir de cette irrémédiable imperfection.

Une dernière infériorité mérite une description particulière.

§ 249. — Correction de l'astigmatisme qui suit très souvent l'aphakie.

L'appareil dioptrique oculaire, quoique constituant un système centré, ne l'est pas si régulièrement que l'ablation d'une des surfaces réfringentes laisse le système qui lui succède aussi régulier que l'ensemble primitif. En d'autres termes, les différentes surfaces qui se succèdent pour la constitution de l'appareil dioptrique de l'œil sont chacune quelque peu irrégulières ou asymétriques, et la régularité finale est le plus souvent le résultat de compensations mutuelles d'asymétries opposées.

On formule cette observation le plus souvent en disant que l'astigmatisme du cristallin et celui de la cornée sont ordinairement inverses l'un de l'autre, et se compensent par là en partie.

L'aphakie met donc en évidence l'asymétrie première de la cornée. Dès lors pour le choix du verre destiné à remplacer le cristallin, il est indiqué d'éprouver l'œil au point de vue de l'astigmatisme et de corriger le déficit au moyen d'une combinaison cylindrique appropriée. (Voir As. § 312, leçon 19ᵉ.)

DIX-SEPTIÈME LEÇON

MYOPIE (M)

§ 250. — Préliminaires, définition.

On désigne sous le nom de *myopie* cette condition des yeux qui rend la vue confuse et indistincte au loin, et nette seulement pour les objets rapprochés; et qui présente, en outre, cette particularité d'être *immédiatement et extrêmement améliorée, dans son application aux objets distants, par l'interposition de verres concaves* d'un foyer plus ou moins court.

Cette définition, dans les cas où son application est exacte et entière, caractérise absolument la myopie. Mais il faut qu'elle soit telle qu'il n'y ait, dans l'espèce, aucun doute sur la présence de toutes les conditions qui la constituent.

Ainsi, si on s'arrêtait à sa première partie : *vue confuse de loin et distincte seulement de près*, on pourrait se voir induit en erreur. Il existe, en effet, plusieurs états pathologiques différents et qui ont pour symptôme commun la nécessité ou l'habitude de rapprocher fortement des yeux l'objet du travail ou de l'attention. Ainsi nous voyons journellement des malades mettre, pour ainsi dire, le nez en contact avec le livre qu'ils veulent déchiffrer, sans avoir rien autre que cette habitude ou cette nécessité en commun avec la myopie : tels sont des amblyopes, des astigmatiques et même des hypermétropes (l'opposé absolu des myopes); tous états qui présentent ou peuvent présenter en même temps ce caractère : de n'y voir de loin que plus ou moins confusément.

Mais, dans ces conditions pathologiques, la vision ne se trouve point améliorée — et surtout de façon immédiatement convaincante — par l'interposition d'un verre concave et dispersif. *Et c'est là qu'est le criterium de la myopie.*

§ 251. — Caractéristique dioptrique de la myopie.

(Voir leçon 13e, § 201).

§ 252. — Expression mathématique du degré de la myopie.

(Même leçon, § 204).

§ 253. — Des caractères anatomiques de la myopie.

La définition mathématique de la myopie n'exprime qu'un *rapport :* *trop* de réfraction eu égard à la distance de l'écran, ou à la longueur de l'œil. Mais les termes de ce rapport sont-ils indifférents? Rencontre-t-on, en fait, tantôt un excès absolu de réfraction dans un œil

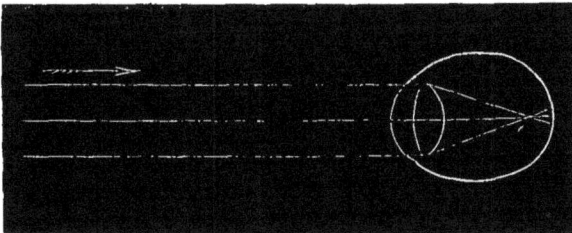

Fig. 65.

de dimensions régulières, ou — inversement, dans d'autres cas, un œil trop long quoique doté d'une quantité de réfraction moyenne? Non; — cliniquement, ce n'est pas un simple rapport que l'on rencontre; c'est *très généralement un excès de longueur de l'œil correspondant à un état de réfraction moyen.*

En d'autres termes, dans l'œil myope (comme du reste dans l'amétropie contraire, l'hypermétropie), cornée et cristallin ont mêmes
courbures, mêmes distances relatives; les milieux ont enfin les
mêmes indices de réfraction que dans l'œil emmétrope. Mais le globe,
au lieu d'être sphéroïdal, offre la forme d'un ovale à grand axe antéro-
postérieur; on a vu cet axe antéro-postérieur de l'œil, qui, à l'état
physiologique, ne dépasse guère 24^{mm}, atteindre jusqu'à 28^{mm}, et
même exceptionnellement 33^{mm} (DONDERS) (voir fig. 65).

[Nous exceptons, bien entendu, les cas très particuliers dans lesquels une altération du tissu de la cornée, reconnaissable à l'examen
direct, comme dans le kératoconus, les staphylômes antérieurs partiels, a produit des déformations, avec excès de courbure de la membrane antérieure. Mais, en ce cas, la myopie, accompagnée d'ailleurs
d'autres manifestations non moins sensibles, se présente à l'observateur, non comme un état essentiel, subjectif, purement optique enfin,
mais comme le symptôme d'une altération de tissu évidente *a priori*.]

§ 254. — Signification et mécanisme de la disposition ovalaire du globe oculaire dans la myopie.

Dans les développements qui précèdent nous avons vu que la
myopie et l'hypermétropie représentaient les deux états opposés
caractéristiques des anomalies de la réfraction statique. Nous pouvons
ajouter qu'au point de vue purement anatomique, cette même opposition se maintient identique. Si l'œil myope est l'œil trop long pour
sa quantité de réfraction, par contre, l'œil hypermétrope est trop
court pour la même quantité de réfraction, égale en général, dans les
deux cas, à celle de l'œil régulier ou emmétrope.

Mais si dans l'hypermétropie, les recherches anatomiques ne peuvent faire admettre pour cause de cette brièveté relative du grand axe
de l'œil, qu'une sorte d'arrêt de développement congénital de l'organe; s'il ne s'y rencontre aucune lésion anatomo-pathologique
sérieuse, il n'en est plus de même de la condition contraire, l'excès
de longueur du globe chez le myope.

Dans la myopie, en effet, cet excès de longueur n'est pas congénital; il consiste en un allongement proportionnel au degré de l'excès
de la réfraction, allongement pathologique produit par des altérations anatomiques trop souvent énormes.

Ces altérations, qui offrent l'état anatomo-pathologique constitutif
du staphylôme scléro-choroïdien postérieur, de la choroïdite séreuse
atrophique, sont reproduites dans les tableaux suivants :

L'un écrit sous la dictée de l'ophthalmoscope et que nous pouvons
qualifier d'*anatomie pathologique vivante*, le second complétant le
précédent par l'exposé des lésions *post mortem* (*oculi*).

§ 255. -- **Données ophthalmoscopiques.** -- **Diagnostic objectif et mesure**
du degré de la myopie.

(Voir les §§ 219 et suivants de la leçon 15ᵉ).

§ 256. — **Étude ophthalmoscopique des parties profondes de l'œil myope.**
Anatomie pathologique vivante.

Si, après avoir exploré l'œil amétrope suivant les directions données au § 219, l'observateur arme l'ophthalmoscope d'une lentille
convexe, pour l'examen à l'image renversée, et se procure ainsi le
tableau d'ensemble du fond de l'œil, il reconnaît alors les particularités suivantes :

Région papillaire. — 1° Un croissant pigmentaire, plus ou moins
marqué embrasse le bord interne (image renversée) de l'entrée du
nerf optique. Cet amas obscur, variant du gris au noir, se partage
parfois en deux ou trois stries concentriques.

Ou bien, toujours du même côté de l'entrée du nerf optique, la
choroïde, séparée du bord du nerf, laisse entre elle et lui un petit
croissant variant du gris au blanc éclatant, de forme régulière ou
irrégulière, et dont la concavité embrasse aussi l'anneau du nerf.

Ou bien encore, ce croissant, plus développé dans le méridien horizontal, s'avance en dedans (toujours image renversée), gagnant progressivement la région de la macula ou pôle de l'œil, marchant aussi,
mais de façon moins marquée, en haut et en bas, comme pour embrasser plus complètement le disque optique.

Un pas de plus, et le même processus apparaissant à l'autre bord
du disque, on voit ce dernier entièrement enveloppé d'un double
croissant elliptique, à grand axe horizontal plus ou moins irrégulier
d'ailleurs.

Le grand axe du croissant elliptique offre en effet le plus communément la direction horizontale; cependant il n'est pas rare de lui
voir affecter le sens vertical ou toute autre inclinaison.

Région polaire ou de la macula lutea. — En même temps que ces
anomalies s'observent autour de la papille optique, la région de la
macula et celles qui l'avoisinent ont perdu l'uniformité de surface
que présente l'état normal. De petits amas floconneux, gris ou bruns,
apparaissent comme semés sur la surface. Ce sont des granules pigmentaires sortis de leur enveloppe cellulaire et se disséminant dans la
couche épithéliale.

A un plus haut degré ces granules disparaissent, et la choroïde se
montre avec de petits interstices gris ou blancs, qui lui donnent
l'aspect chiné, éraillé.

Ces apparences diverses présentent les degrés successifs de la disparition de la choroïde, par atrophie ou résorption, sur toute l'étendue que nous venons de décrire.

La surface blanche albuginée y est fournie par la sclérotique elle-même mise à nu par la choroïde disparue ; les parties grisâtres sont dues à la présence de pigment dissocié.

Région équatoriale. — Dans cette région, ou plus généralement tout autour des parties qui sont le siège des lésions que nous venons de décrire, les *vasa vorticosa* se montrent plus rouges et plus engorgés que d'ordinaire; symptôme de l'état inflammatoire sous-jacent à ce processus atrophique, et de la disparition de la couche épithéliale hexagonale.

De ce qui précède on peut déjà conclure que plus est étendue la surface de la sclérotique mise à nu, plus elle est blanche et éclatante, plus est prononcée l'altération de la membrane vasculo-pigmentaire.

La blancheur, l'éclat du croissant péripapillaire sont donc en raison de l'ancienneté du processus atrophique.

Un autre ordre d'observations doit encore attirer l'attention : sur cette partie blanche ou albuginée on voit courir deux sortes de vaisseaux; 1° de petits fils vasculaires rouges s'étendant en ligne droite plus ou moins horizontale, d'un point de la surface dénudée ou du disque optique pour aller se perdre dans la choroïde. Ce sont les vaisseaux scléro-choroïdiens formant le couronne vasculaire postérieure.

2° D'autres vaisseaux, d'un volume un peu plus fort, rectilignes et étirés comme les précédents : ce sont les vaisseaux propres de la rétine.

Dans les premières phases de ce processus morbide, pendant son développement, la choroïde apparaît comme graduellement résorbée, érodée, rongée sur son bord papillaire; elle laisse voir sa tranche comme coupée à l'emporte-pièce et sur elle on reconnaît des places, les unes noires, les autres d'un brun rouge assez régulièrement distribuées, et qui ne sont autre chose que les distributions vasculaires et pigmentaires du parenchyme même ou stroma de la membrane.

A un certain degré de ce développement, le plan du disque optique se présente sous une forme ovale dont le grand axe est perpendiculaire à celui de la dénudation elliptique ci-dessus décrite.

Cette forme ovale ne paraît pas dans les premières descriptions qui en ont été faites, avoir reçu immédiatement l'interprétation qu'elle comporte. On l'a décrite comme un simple changement de forme; ce n'était pas suffisant. Le disque optique ne change point de forme; il reste circulaire, mais se montre ovale, eu égard à son inclinaison. Le bord du disque en rapport avec le croissant est en effet repoussé en arrière, avec le croissant lui-même auquel il adhère, et forme ainsi un staphylôme partiel. On peut s'en assurer à l'examen monoculaire. au moyen d'un petit mouvement de latéralité, imprimé à la lentille ophthtalmoscopique, on détermine des différences d'étendue dans le déplacement relatif des bords du disque, et on en conclut l'existence d'une différence adéquate dans la profondeur relative de ses parties (§ 218).

A l'examen à l'image renversée, le bord du disque qui se déplace davantage est celui le plus rapproché de l'observateur. Pareille observation faite à l'image droite donnerait lieu à la conclusion contraire. Mais l'observation est beaucoup plus frappante à l'examen binoculaire.

Ici le doute n'est pas permis; et la notion de la différence des plans occupés par les deux bords opposés de la circonférence du disque ne laisse pas l'interprétation errer sur la cause de l'apparence elliptique de la papille, à savoir l'*obliquité de son plan* sur l'axe dioptrique. L'inclinaison de ce plan est telle que son bord le plus éloigné se fond dans la partie la plus staphylomateuse. De ce même côté, les fibres du nerf optique sont distendues; du côté opposé, elles se replient au contraire brusquement pour se répandre dans la rétine.

Dans d'autres cas, la disparition atrophique des membranes profondes, l'ectasie ou staphylôme, n'est plus exclusivement propre à l'un des quadrants de la circonférence du disque optique, mais parfaitement annulaire ou circulaire. Le ramollissement, et la distension qui en est la conséquence, sont plus uniformes et s'étendent dans toutes les directions autour de la papille optique. Ce disque ne se présente plus alors sous l'obliquité à laquelle est due son apparence ovale, mais de face comme à l'état normal, et dès lors circulaire.

De ces deux formes, la première représente le staphylôme de Scarpa : la seconde, le staphylôme annulaire.

Dans la première phase et dans la période de début de cet état pathologique, on remarque souvent que la région centrale du disque optique, l'excavation dite *physiologique* se trouve comblée par un exsudat gélatineux d'un gris roussâtre, qui couvre même quelquefois la papille dans son entier, *comme* si le nerf optique lui-même participait à la prolifération inflammatoire; ou bien plutôt que la choroïde eût laissé transsuder ce magma de sa tranche mise à vif.

Ces symptômes objectifs ne peuvent laisser de doutes sur l'existence d'une distension du globe dans sa face postérieure.

Indépendamment des apparences ophthalmoscopiques, on peut, dans les cas de degré élevé, s'en assurer d'ailleurs directement. Écartant avec les doigts les paupières, et invitant le malade à porter fortement l'œil en dedans, on arrive à voir presque tout le globle suivant son diamètre antéro-postérieur. On reconnaît alors que ce globe présente un allongement considérable suivant son axe, ou une tumeur staphylomateuse sensible à travers la conjonctive, sous laquelle elle fait saillie ou offre une teinte azurée.

b) Périodes ultimes. — Les tableaux précédents exposent la première phase du processus, caractéristique des causes de la symptomatologie myopique, période pendant laquelle l'œil existe encore comme organe de vision, souvent d'ailleurs extrêmement atténuée.

Il nous reste à compléter le tableau de ce processus quand il continue à se développer, à partir du moment où l'œil ne peut plus manifester d'autre pouvoir que celui de distinguer l'ombre de la lumière.

Cette exposition sera contenue dans le tableau ophthalmoscopique, des dernières phases du staphylôme scléro-choroïdien.

Dans ces périodes plus avancées, l'observation ophthalmoscopique, moins précise souvent quant aux détails, n'est pas moins concluante au point de vue des conséquences.

Le premier fait qui frappe l'observateur, c'est l'aspect extrêmement lumineux des parties profondes. La lueur oculaire n'est plus rouge, mais d'un blanc éclatant, miroitant, renvoyant la lumière ophthalmoscopique à la façon du tapis des animaux; et cette apparence n'est pas circonscrite ou limitée à de faibles étendues comme celle de la papille optique : elle ne disparaît point pour faire place à la teinte ordinaire de la choroïde sous l'action de faibles mouvements de l'œil, elle semble, au contraire, en embrasser toute la surface profonde. Elle s'aperçoit presqu'aussi complètement à l'œil nu qu'avec le secours de la lentille ophthalmoscopique; sur elle se détachent les vaisseaux rectilignes décrits plus haut. Des îlots plus sombres, soit bruns, soit noirs, y sont découpés comme des cartes de géographie; ce sont les débris ou restes de la choroïde, et des amas de pigment non résorbé.

Dans le corps vitré se meuvent des flocons gris ou noirs, de volume variable, des membranules flottantes de même couleur; indice certain du ramollissement avancé de cet organe.

Bientôt s'y joint le trouble pouvant aller jusqu'à l'opacité, de ce même corps; enfin s'aperçoivent au pôle postérieur du cristallin, des opacités étoilées sur la face antérieure de la cristalloïde postérieure, des dépôts hyaloïdiens sur la face postérieure de la même capsule : commencement de participation du cristallin à la lésion générale de la nutrition intrà-oculaire.

A cette époque, et malheureusement souvent plutôt, on peut également distinguer, soit des dépôts hémorrhagiques dans la choroïde et le vitré, soit même *le décollement de la rétine,* accidents trop communs dans la myopie progressive de degré élevé.

§ 257. — Anatomie pathologique (post mortem oculi).

En esquissant ce tableau symptomatologique sous la dictée de l'ophthalmoscope, nous avons devancé les enseignements de l'anatomie pathologique. La transparence des diverses parties de ces organes nous a permis de surprendre sur le vivant les altérations et même les processus pathologiques.

L'anatomie pathologique nous apprend en effet : 1º que l'affection fonctionnelle de la vue connue sous le nom de myopie consiste en un « *allongement de l'axe antéro-postérieur du globe, par ectasie ou distension progressive des membranes profondes.* »

2º Que cette ectasie affecte deux formes : soit qu'elle porte presque uniformément sur toute la surface postérieure de l'œil, soit, plus communément, sur une région plus localisée, le bord externe du disque optique, où s'établit un staphylôme tout à fait comparable à ceux observés dans la région antérieure, au pourtour de la cornée. On peut même dire que la première forme n'est le plus souvent qu'une extension de la seconde qui est généralement celle de début.

Cette région de début est, sinon sans exception, du moins très généralement, la portion de la choroïde qui confine au bord *externe* du disque optique.

(On n'oubliera pas, en effet, que le tableau symptomatique dessiné ci-dessus est calqué sur l'image *renversée* donnée par la lentille ophthalmoscopique ; et que partout où on lit « *interne* » il faut se représenter le côté opposé, ou *externe* des parties profondes.)

Le point de départ de cette dilatation (ici c'est l'anatomie pathologique qui parle) est en effet originairement cette étroite

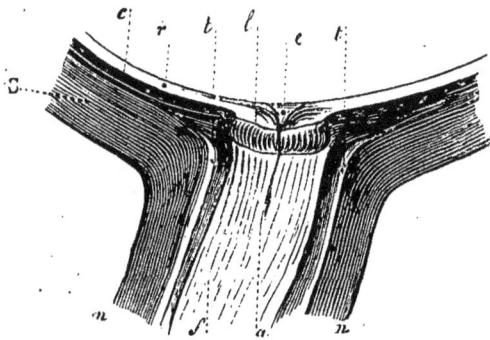

Fig. 84.

r rétine.	*u* nerf optique.
c choroïde.	*l* lame criblée.
s sclérotique.	*e* excavation physiologique.
f fibres nerveuses.	*t* tissu cellulaire interstitiel.
a artère centrale.	

zone annulaire (fig. 84) de la couche fibreuse intérieure de la sclérotique qui comble, en avant, l'interstice cellulo-fibreux qui sépare et relie les deux tuniques du nerf.

De là elle s'étend, ainsi que le montre le tableau symptomatologique, en surface, demeurant toujours en rapport, par son côté interne et concave, avec l'anneau du tissu connectif de la papille optique, pendant que la portion correspondante de l'interstice des gaines du nerf éprouve une dilatation équivalente, dont la coupe, dans le plan méridien horizontal, affecte la forme d'un clou à tête dirigée en avant.

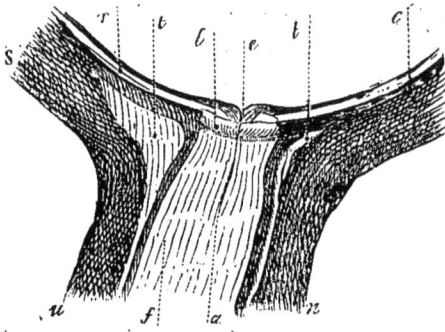

Fig. 85.

r rétine.
c choroïde atrophiée dans la région t, t.
s sclérotique.
f fibres nerveuses.
a artère centrale,
n gaine du nerf optique.

l lame criblée demeurée en rapport avec la couche interne de la sclérotique.
e excavation physiologique.
t tissu connectif interstitiel distendu.

Bientôt l'ectasie s'étendant en surface, les membranes cèdent à la pression intérieure ; l'interstice des deux tuniques se voit ainsi diminué et elles arrivent au contact, se fondent ensemble, constituent, en arrière, le fond d'une tumeur à parois amincies, comme une vésicule, dans la proximité immédiate du nerf optique. C'est le staphylôme de Scarpa.

Quand ce staphylôme a atteint une certaine étendue, qu'il est devenu annulaire, il peut se développer en tous sens et arriver à être circulaire. Alors toute la surface du fond cède comme uniformément et en s'aplatissant. La vésicule initiale de Scarpa est passée à l'état d'atrophie ectatique généralisée.

Complications. — L'ophthalmoscope nous a révélé ce que devenait, pendant ce processus, la choroïde elle-même. Distendue entre son point d'attache fixe à l'anneau du nerf en arrière, et par sa circonférence antérieure, à la région ciliaire, elle s'atrophie progressivement, se réduisant à sa charpente connective qui se soude à la scléra, et comprenant *passim* des traces de pigment et des restes de sa tunique élastique. Les vaisseaux résorbés ont disparu dans toutes ces parties atrophiées [1].

La sclérotique ne subit pas, en ce qui la concerne, d'altération proprement dite de tissu ; elle est seulement amincie et distendue.

1. Le mécanisme de cette résorption est intéressant : avec un fort grossissement ophthalmoscopique on peut souvent le surprendre sur le vif. Les vasa vorticosa et leurs divisions, avant de disparaître, présentent l'aspect d'une petite corde blanchâtre. Leur lumière y est évidemment comblée par un exsudat ou un néoplasme fibreux, sur lequel s'exerce ensuite la puissance particulièrement résorbante de cet état inflammatoire.

La rétine, dans la majeure partie des cas, passe librement au-devant du staphylôme dont la sépare un fluide aqueux. Dans un staphylôme avancé, elle adhère cependant par places à la choroïde, surtout dans la région de la macula. Mais ces adhérences et ces lésions ne se manifestent que tardivement si le développement du staphylôme est lent. Dans les portions distendues, on voit les vaisseaux de la rétine témoigner de cette distension par leur trajet rectiligne et leur calibre affaibli.

Ces rapports nouveaux existant entre la choroïde et la rétine sont malheureusement la cause trop fréquente d'un terrible accident, continuellement suspendu sur la myopie progressive. A une certaine époque du développement du staphylôme, il arrive trop souvent que la rétine, détachée par l'accumulation progressive du fluide aqueux qui s'étend entre elle et la choroïde, ou tiraillée entre les adhérences qu'elle a contractées, se trouve ainsi entièrement éloignée, refoulée loin de la choroïde ; elle arrive à former ainsi des ampoules remplies de liquide, s'élevant dans la chambre postérieure, et finalement à flotter librement dans le corps vitré ramolli.

Tel est le terrible accident connu sous le nom de *décollement de la rétine (dislocatio retinæ)*, (hydropisie sous-rétinienne partielle ou totale) ; *le corps vitré*, dans les ectasies considérables, est généralement fluidifié dans ses parties postérieures (ce qui explique comment la rétine peut arriver à y flotter) ; il est parsemé de petites parcelles de membranules qui flottent dans ce milieu ramolli (corps flottants du vitré), et paraît tantôt assez transparent, tantôt (le plus souvent) assez troublé.

Ces membranules sont le degré le plus élevé des scotômes mobiles ou *mouches volantes* (voir leçon 10ᵉ, § 163).

Les mouches proprement dites proviennent anatomiquement d'une prolifération des cellules des couches les plus postérieures du vitré, à la suite de troubles circulatoires amenés dans la choroïde, nourrice de ces organes, par le fait de la distension qu'elle éprouve.

Enfin vient *la lentille*, qui présente elle-même souvent des signes de participation au trouble commun. Elle le témoigne par des opacités siégeant à son pôle postérieur ; les couches corticales postérieures deviennent cataractées à la suite de l'altération première des couches les plus antérieures du vitré et de la membrane hyaloïde elle-même.

Dans le tableau symptomatologique du § 274, la diminution graduelle de l'acuité, l'extension du point aveugle, les interruptions survenues dans la continuité des images tiennent naturellement à la dépigmentation locale et à l'atrophie consécutive des couches nerveuses de la rétine séparées de leur membrane de soutien.

§ 258. — Conséquences de ces constatations anatomiques.

Les tableaux qui précèdent correspondent évidemment à un processus pathologique de nature inflammatoire et caractérisé par le ramollissement, la distension, enfin l'atrophie des enveloppes de l'œil dans ses parties profondes.

On y distingue nettement deux périodes : l'une aiguë, active, progressive ; l'autre stationnaire ; et ces deux phases correspondent à des circonstances symptomatiques et pathogéniques (nous le montrerons plus loin) également différentes. Mais la seconde n'est jamais, en définitive, que l'arrêt, le repos de la première et peut en être considérée comme la guérison relative.

Ce tableau, on le voit, établit une différence considérable entre les anomalies par *déficit* et celles par *excès* de la réfraction ; la première (hypermétropie) semblant constituer un état presque physiologique de l'œil (au point de vue du moins de sa nutrition): la seconde, une maladie-aiguë et fort grave de cet organe.

§ 259. — Des caractères apparents ou extérieurs de la myopie. — Physionomie du myope. — Aspect de ses yeux, et en particulier de sa pupille. — Ses attitudes générales.

D'après la lecture des paragraphes qui précèdent, on peut penser qu'un œil atteint de désordres aussi considérables que ceux que nous venons de décrire, doit se faire reconnaître à première vue et être immédiatement l'objet d'un diagnostic assuré.

Il n'en est rien ; dans des myopies élevées, lorsque la forme ovalaire du globe s'est profondément accentuée, comme on l'a indiqué au § 253, on peut reconnaître cette élongation et la forme elliptique du globe, même un staphylôme partiel de Scarpa, en écartant les paupières avec les doigts, et invitant le malade à regarder fortement en dedans ou du côté du nez. Mais c'est là le seul renseignement certain que puisse fournir une exploration sommaire extérieure. En dehors de lui, il n'existe que des indications propres à faire soupçonner l'état dont il s'agit.

Mais le degré de myopie de nature à permettre une affirmation formelle est trop élevé pour constituer la règle dans les observations journalières, et le médecin agira sagement en ne se prononçant pas à la légère.

Cela lui sera quelquefois difficile, eu égard aux préjugés généraux régnant à cet endroit.

Rien n'est plus ordinaire que de voir les malades s'asseoir devant vous avec cette pensée qu'au premier coup d'œil jeté sur eux, vous allez prononcer sur la portée de leur vue. On a tant répété et écrit que chez le myope, la cornée était plus fortement courbe que dans les autres yeux que, dans l'opinion du monde, cette particularité de structure doit immédiatement frapper tout médecin expérimenté.

Nous avons exposé tout à l'heure (§ 253) le peu de fondement de cette supposition et l'identité générale de courbure de la cornée dans la presque totalité des yeux, ainsi d'ailleurs que des autres éléments de l'appareil dioptrique. S'il est vrai que dans les myopies élevées, comme nous venons de le dire, la cornée *paraisse* présenter un accroissement de courbure, c'est uniquement parce que faisant, dans un globe oculaire distendu, suite, sans interruption de surface géométrique, avec la sclérotique, elle paraît, par cela même, plus pointue, plus saillante, et, qu'en outre, le volume acquis par le globe lui fait davantage déborder l'ouverture palpébrale.

Bornons-nous donc aux symptômes d'avertissement qui doivent nous conduire à rechercher les caractères positifs de la myopie.

Dans la myopie, observation fort ancienne et due à Porterfield, le globe est généralement plus *dur* qu'à l'état normal; il résiste davantage sous la pression du doigt. On ne saurait s'en étonner sachant maintenant que la myopie est le symptôme optique d'une des formes de la choroïdite séreuse, affection de l'ordre des maladies glaucomateuses. Dans les phases aiguës de cette maladie, l'œil est, en outre, le plus souvent humide et le malade y accuse de la chaleur et de l'irritation.

L'œil myope offre, relativement à l'âge du sujet, une pupille dilatée. On a généralement plus de facilité à l'explorer à l'ophthalmoscope que les autres yeux du même âge.

La cause de cette dilatation relative est-elle due à la suspension habituelle, dans cette sorte de vue, des efforts accommodatifs, ou bien se rattache-t-elle à la prépondérance, innée chez le myope, du système moteur de la divergence (voir § 263 et suiv.) ; c'est ce que nous ne nous permettrons pas de décider.

Attitudes particulières au myope. — Le myope a, disent les auteurs, une attitude qui lui est propre : voyant fort confusément à distance, son regard demeure vague et indécis; sa démarche est embarrassée, ses allures, celles de la timidité.

Pour d'autres, au contraire, peu préoccupé de ce qui l'entoure — distinguant fort peu les assistants — il offrirait les caractères opposés : ceux de l'assurance.

Nous avons rencontré des uns et des autres et craindrions de nous avancer en tranchant une question qui dépend plutôt du caractère individuel que de l'organe visuel. Si nous nous bornions à dire que le myope est généralement maladroit, nous serions plutôt dans la

vérité logique, au moins en ce qui concerne les mouvements généraux ;
car pour l'exécution de très petits ouvrages, les myopes sont, au contraire, plutôt favorisés. On remarque, en effet, qu'ils ont en général
une écriture fine (pattes de mouches), qu'ils écrivent sur des papiers de
petite dimension, etc. On a même inféré de ces divers désavantages
visuels que la faculté d'observation constante des mille incidents de
la vie manquant au myope, son éducation expérimentale devait en
souffrir et qu'il manquait en général des qualités diplomatiques nécessaires dans tous les rapports humains. Nous laissons la décision de
ce point à la sagacité des Labruyères futurs.

§ 260. — **Diagnostic clinique sommaire de la myopie.**

a) *Épreuve par la lecture de près.* — Plaçant un livre entre les
mains du sujet, on remarque qu'il le rapproche immédiatement
très près de son visage, ou qu'il incline au même degré sa face
vers le livre. Il lit alors, je suppose, à une distance de 4 à 5 pouces
(10 à 13 centimètres), de très petits caractères et couramment;
mais éloignez-vous le livre de 2 à 3 pouces de plus (6 à 8 centimètres), il n'en lit plus même le titre. Cette première épreuve est concluante au moins quant à la myopie apparente, et elle a même pour
résultat de vous renseigner approximativement sur le degré de la
myopie, en vous indiquant que le *punctum remotum* du sujet est
situé entre la première et la seconde des positions du livre.

Cette première épreuve vous impose immédiatement l'obligation
de procéder au diagnostic précis et scientifique de la myopie et à la
détermination de son degré, tels qu'ils sont exposés aux §§ 201 et 204
de la leçon 13e et 219 et suivants de la 15e, par la recherche du
punctum remotum, après constatation préalable de l'acuité visuelle.

§ 261. — **Doutes pouvant naître sur l'exactitude de la mesure du degré**
de la myopie. — Myopie spasmodique.

Ces analyses terminées, sera-t-on absolument en droit d'affirmer
la myopie? Pas encore, quoique dans l'immense majorité des cas le
résultat ainsi obtenu soit absolu. Mais quelques cas peuvent induire
à erreur.

Rappelons-nous que la myopie proprement dite est un simple
excès de la réfraction *statique*. Les chiffres obtenus dans les épreuves
précédentes ne sont donc positifs que sous la condition que l'on se
sera mis à l'abri de toute intervention de la part de l'accommodation
ou réfraction *dynamique*.

Le doute, dans toute circonstance où il sera légitime, sera tranché
au moyen de la paralysie artificielle de l'accommodation. Dans ces

cas, une goutte de la solution d'atropine au centième ou cent vingtième, après deux heures d'instillation, aura généralement suspendu
le pouvoir accommodatif. Après ce laps de temps, recommençant
l'épreuve de Donders, on devra trouver le même chiffre pour le degré
de myopie, ou du moins un chiffre extrêmement peu différent.

C'est, disons-le en passant, ce résultat presque constant des expériences faites sur les myopes qui a détruit l'hypothèse de l'existence
d'une *accommodation négative*. Pas plus chez le vrai myope que chez
l'emmétrope, l'atropine n'éloigne sensiblement le *punctum remotum*
(voir le § 151).

S'il en était autrement, si l'atropine faisait apparaître un *punctum
remotum* notablement plus distant, c'est-à-dire différent des 2/3 ou
d'une demi-dioptrie, on serait en présence d'une affection spasmodique du muscle ciliaire, d'une anomalie, non plus de la réfraction
statique, mais de la réfraction dynamique.

On devra soupçonner qu'il peut en être ainsi, et recourir à l'emploi
de l'atropine, dans les cas offrant quelques contradictions apparentes.

La plus frappante de ces contradictions serait celle apportée par le
témoignage de l'ophthalmoscope ; et c'est ici que se placerait naturellement l'*exposé de la méthode clinique ophthalmoscopique* de diagnostic
et de mesure de la myopie. Mais comme cette méthode a été déjà
donnée avec tous les détails qu'elle comporte (§ 219), nous y renvoyons le lecteur.

Lorsque les signes objectifs (tirés de l'ophthalmoscopie) paraissent
en désaccord soit avec le degré, mesuré subjectivement, de la myopie, soit même avec la supposition de cette amétropie (l'absence
d'un staphylôme postérieur, par exemple), la détermination du *punctum proximum* (voir § 114) devient aussi nécessaire que celle du *punctum remotum* lui-même. A moins que le sujet ne soit déjà relativement
âgé et que son pouvoir accommodatif n'ait disparu par l'atrophie *ex
non usu* des fibres ciliaires (Ivanhoff), l'amplitude accommodative,
approximativement la même chez tous les hommes du même âge, conserve intacte la position ou la distance relatives de son *punctum proximum*. Seule peut se trouver influencée, par un spasme musculaire qui
la rapproche du *punctum proximum*, la position du point distant. En
mesurant directement l'une et l'autre, dans les cas douteux, on reconnaît immédiatement si leurs positions respectives sont telles que l'amplitude accommodative répondant à l'âge du sujet soit conservée.

Ainsi que nous le rappelions dans une polémique récente (*Ann.
d'oculistique*, mars-avril 1880), cette forme se différencie de la myopie
classique (ou axile) :

1° Par les effets de l'atropine, qui, en quelques jours, ou parfois en
quelques semaines, réduit le degré de la myopie ou la fait disparaître;

2° Par l'emploi des courants continus qui constituent un des plus précieux moyens de triompher de ce spasme;

3° Par la *position* du *punctum proximum;*

4° Enfin, par la mesure objective (ophhtalmoscopique) de la réfraction de l'œil. Schnebel a pu vérifier, dans cet état même de contraction ciliaire, la constance de la loi de Donders, que, sous *la lumière de l'ophthalmoscope, se manifeste objectivement l'état réel de la réfraction statique.*

§ 262. — De quelques autres caractères extérieurs symptomatiques ou concomitants de la myopie. — Du clignement.

Parmi les circonstances qui frappent l'observateur mis en présence d'un myope et qui conduisent le praticien à l'application des méthodes précédentes, nous rencontrons la suivante : l'attention du sujet est-elle appelée vers un objet plus ou moins distant, des plis se forment à la racine du nez, en même temps que ses paupières se rapprochent ; il rétrécit, réduit à une fente horizontale l'ouverture palpébrale, il *cligne*, d'où son nom même de myope (μύειν, cligner). Cette pratique a pour effet de lui faire percevoir immédiatement, avec une certaine netteté relative, des objets qui, sans cette intervention de l'instinct, demeureraient confus et formant seulement des masses plus ou moins indistinctes.

Les auteurs qui se sont occupés de ce petit procédé mécanique d'amélioration fonctionnelle de la vue ont généralement dit (et nous après eux) que son effet était ou devait être de réduire l'appareil réfringent sphérique de l'œil à un seul méridien — ce qui est clair — et par là de diminuer l'influence perturbatrice des *cercles de diffusion,* ou bien encore de corriger l'astigmatisme plus prononcé dans une anomalie de réfraction que dans l'état physiologique.

Le véritable effet de cette pratique est plus complexe dans ses causes : il avait été, dès le dix-septième siècle, mis en lumière par Dechâles, savant jésuite.

Dechâles avait observé que le cercle de diffusion de l'appareil lenticulaire de l'œil ne saurait être de tout point assimilé au cercle de diffusion constaté, lors de l'aberration focale, dans les lentilles homogènes ou inorganiques.

Le cercle de diffusion rétinien n'est pas, à proprement parler, un cercle ni une ellipse, ni une autre figure simple. Il est remplacé par un groupe de plusieurs images (Dechâles les attribuait à l'intervention des cils) disposées à côté les unes des autres et empiétant même plus ou moins les unes sur les autres, et dont l'une est plus notable que ses voisines, et attire par là plus particulièrement l'attention.

Le mécanisme qui préside à ce dernier phénomène est aujourd'hui bien connu. Il est dû à la constitution même d'un des principaux organes de l'appareil dioptrique, le cristallin. Cette lentille, en effet, n'est point formée, comme celles de nos cabinets de physique, d'un double segment de sphère composé d'une substance homogène, et dans laquelle, par conséquent, tout soit identique à toutes distances égales de l'axe de centration. Sa construction repose sur le groupement par les sommets d'un certain nombre de *secteurs* se partageant le cercle suivant le système hexagonal, et donnant lieu chacun à une image propre. Au foyer, toutes ces images, égales d'ailleurs, se superposent. Mais elles ne se superposent et s'identifient qu'en ce point, et tout écran, porté en deçà ou au delà dudit foyer, fait apparaître chacune d'elles séparées. Le myope accuse spontanément ce mécanisme dioptrique propre au cristallin, quand il se plaint, ce qui est constant chez lui, de voir plusieurs cornes au croissant de la lune, ou même souvent plusieurs lunes. On comprend alors à merveille que le clignement, réduisant nécessairement ces images à deux qui, appartenant au même méridien ou aux deux secteurs les plus opposés, chevauchent mutuellement moins que toutes les autres, et dont l'une est, le plus souvent, plus accentuée que l'autre, rend au myope un service des plus signalés et permet parfois à sa vue de produire des effets que la théorie ne laissait pas soupçonner (voir le § 171).

Ajoutons que comme, en général, le degré de myopie est presque égal dans les deux yeux, l'action fusionnante binoculaire, portant sur les deux images les plus marquées à droite et à gauche, accentue d'autant leur importance, et leur donne ainsi une valeur nouvelle et prédominante.

On peut se rendre compte soi-même et par une expérience bien facile de l'effet du clignement. Rendez-vous myope pour un moment en plaçant devant vos yeux (que je suppose emmétropes) deux verres convexes de 1/6 ou 1/8 par exemple. Tout ce que vous cherchez à voir dans la rue devient immédiatement confus. Clignez alors, rapprochez les paupières de façon à réduire à une fente de 1 millimètre 1/2, plus ou moins, l'ouverture première, ces objets, sans devenir entièrement nets, reparaissent pour vous avec leurs formes définies.

Au moment où j'écris ces lignes, je regarde sur le trottoir opposé d'une large rue une femme et un enfant marchant côte à côte. Les verres $+ 1/8$ me les changent en deux paquets informes où il serait impossible de reconnaître les deux êtres en question. Je cligne et à l'instant je reconnais clairement la femme et l'enfant, et avec quelque attention de plus, je distingue même les images multiples de ce phénomène physiologique de la polyopie monoculaire.

Dans son étude sur l'équivalence à établir entre la vision d'un myope d'un chiffre donné regardant au loin sans lunettes, et le degré correspondant d'amblyopie, M. le Dr Noël a eu occasion de constater, et en quelque sorte *mesurer* l'influence du clignement, sur laquelle notre travail sur le service militaire avait appelé l'attention.

Cet observateur a remarqué : 1° que chez plusieurs sujets l'acuité visuelle se voit *doublée* par le rapprochement des paupières; 2° que chez la plupart elle est notablement améliorée; qu'enfin dans un petit nombre de cas seulement elle demeure sans modification avantageuse, eu égard à certaines circonstances secondaires, telles que la présence de cils trop touffus, de couches de larmes ou de mucus sur la cornée, peut-être une pression sur cette membrane... etc., etc...

§ 263. — Du strabisme apparent et du strabisme réel, familiers dans cette amétropie.

Un des aspects les plus féconds en même temps que les plus curieux du tableau symptomatologique des anomalies de la réfraction, se rencontre dans l'étude des rapports de ces anomalies avec les inclinaisons naturelles ou innées des deux axes optiques l'un à l'égard de l'autre. La clef de l'étiologie de la myopie en particulier, celle de la thérapeutique de cette maladie, l'explication du mécanisme de la manifestation du plus grand nombre des déviations strabiques, sont cachées au fond de ce chapitre.

Dans toutes les descriptions, classiques aujourd'hui (depuis bien peu d'années il est vrai), de ces anomalies, nous rencontrons, en effet, dans les premières pages les propositions que voici :·

« Dans la plupart des yeux affectés de *déficit* de la réfraction statique (hypermétropie), on rencontre ou l'*apparence du strabisme divergent*, ou l'*existence* du strabisme *convergent*. »

Chez le myope (excès de réfraction statique), les rapports sont renversés. S'il existe un *strabisme évident* ou seulement virtuel, latent (et que l'on met, comme nous le dirons plus loin, très facilement en évidence), ce strabisme réel est *divergent*. Mais les apparences, si le strabisme n'existe pas, sont celles d'une *convergence* en excès.

Expliquons ces paradoxes.

Dans l'œil emmétrope, normal ou régulier, regardant au loin, un clocher, par exemple, les deux axes *dioptriques*[1], ou sur lesquels

---

1. Nous remplaçons ici par *dioptriques* la qualification d'*optiques* employée classiquement en France, et depuis Euler, pour désigner l'axe de centration du système de réfraction, expression qui avait passé de là avec ce même sens dans le langage de la physique inorganique. Mais depuis un certain nombre d'années, la science allemande a transporté le nom d'*axe optique* à l'axe de figure de l'organe oculaire, ou ligne passant par le centre de l'ouverture scléro-cornéale et par le centre de rotation du globe. Par suite, elle a dû adopter pour l'ancien axe optique, ou axe dioptrique, un nouveau nom, celui d'axe visuel; le tout, sans avis ni explication préalable. Pour éviter la confusion, inévitable suite de ce langage, nous choisirons nous-même des termes emportant avec eux leur définition.

se forment les images du point de visée, sont évidemment en parallélisme.

Ces axes sont également ceux de la projection sensorielle, ou suivant lesquels s'opère la sensation visuelle extériorisée; ils passent, en outre, par le centre de la *fovea centralis* de chaque rétine. On peut donc les dénommer indifféremment dioptriques ou visuels.

Si maintenant on imagine une seconde ligne passant par le centre de la figure (sphéroïdale) de l'organe et, en outre, par le centre de l'ouverture sclérale, cercle d'enchâssement de la cornée, ligne que nous nommerons *axe de figure de l'organe*, les recherches modernes nous apprennent que ces dernières lignes et les axes dioptriques sont loin de se confondre (voir la figure 19, 4ᵉ leçon).

Dans des yeux parfaitement normaux et emmétropes, dirigés vers un même point de l'horizon, et dont les axes dioptriques sont conséquemment en parallélisme, les axes de figure de l'organe ou de la cornée regardent un peu *en dehors;* l'angle α que fait alors l'axe de figure avec l'axe dioptrique est d'environ 3° de chaque côté. Autrement dit, les axes de figure cornéaux sont en divergence de 6° environ par rapport aux axes dioptriques (visuels des Allemands).

Cet état ne constitue pas le strabisme, même apparent, pour le commun des mortels. Cependant pour un artiste plein d'esprit d'observation et de justesse de coup d'œil, les yeux normaux pourraient sans effort être qualifiés de divergents *en apparence*, car c'est la position de la cornée dans l'ouverture palpébrale qui caractérise pour le vulgaire l'existence ou la non-existence du strabisme.

Cela posé, il a été reconnu que lors de l'existence d'une anomalie de réfraction, l'angle α (de l'axe de figure avec l'axe dioptrique) varie; il augmente dans le cas d'hypermétropie et cela jusqu'à 6° ou 7°, de façon à ce que pour une personne médiocrement observatrice, les yeux d'un hypermétrope dirigés vers l'horizon, s'écartant du parallélisme de 12° à 13° ou 14°, prennent l'apparence de la divergence.

Quant à la myopie, c'est le contraire : l'angle α diminue, peut devenir *nul* et même négatif, c'est-à-dire que l'axe de figure passe *en dedans* de l'axe dioptrique ou visuel. Dans ce cas, l'apparence des cornées conduirait à supposer les yeux en convergence et non pas en parallélisme.

Telles sont les *apparences* offertes par des yeux emmétropes, hypermétropes, myopes, lors du parallélisme du *regard*. Elles sont celles du strabisme divergent pour l'hypermétropie; du strabisme convergent pour le myope (dans les cas bien caractérisés, c'est entendu).

En regard de ce premier ordre d'observations en voici un second, qui lui paraît absolument contradictoire (nous verrons plus loin comment, au contraire, ils se rallient parfaitement à la même origine).

Les statistiques montrent que les trois quarts des strabismes *convergents* les plus incontestables se rencontrent chez des hypermétropes, et les trois quarts des strabismes *divergents* chez les myopes.

Or, qui dit *strabisme* dit impossibilité de diriger à la fois les deux axes dioptriques vers l'horizon, c'est-à-dire de les mettre en parallélisme.

Dans le premier cas (strabisme convergent de l'hypermétropie), les deux axes visuels demeurent donc en *convergence* dans le regard au loin ; et dans le second (myopie), en *divergence*.

Nous pouvons donc conclure que chez l'hypermétrope, s'il n'y a pas strabisme convergent réel, soit latent, soit patent, il existe, au contraire, une *apparence* de divergence ; et que, chez le myope, s'il n'existe pas un strabisme divergent réel, soit latent, soit patent, il y a *apparence* plus ou moins sensible de strabisme convergent.

Nous verrons tout à l'heure combien simplement ces contradictions apparentes se rattachent à la même origine causale.

§ 264. — **De l'équilibre synergique des forces musculaires motrices des yeux dans le regard associé. — Ses limites dans la convergence et du côté du parallélisme. — De la prépondérance musculaire dans l'un ou l'autre sens** (Physiologie).

Dans des yeux bien conformés sous tous les rapports, la convergence mutuelle des axes optiques peut, sans un excès notable de fatigue, être amenée jusqu'à 2″ 2/3, soit 7 centimètres environ du plan des cornées. D'autre part, s'ils fixent un objet distant, ces mêmes yeux le voient encore simple ; les axes optiques sont alors parallèles. Dans ce cas (parallélisme des axes), si l'on place devant les yeux un prisme dont l'angle soit dirigé en dehors, on trouve que, dans la moyenne des cas, cet angle peut aller jusqu'à 2 ou 3 degrés pour chaque œil, sans produire d'images doubles, mais guère plus. En d'autres termes, dans la généralité des cas, les axes optiques peuvent dépasser chacun de 2 à 3 degrés la position correspondante au parallélisme dans leurs mouvements associés, bien entendu. L'angle de convergence moyenne des axes optiques correspondra donc à la situation moyenne entre 7 centimètres, du côté des objets rapprochés, et le parallélisme (ou l'horizon) accru même de 5 à 6 degrés par l'addition de prismes divergents mesurant ensemble ces 6 degrés.

Cette situation moyenne correspond à une distance de 6 à 7 pouces (17 à 19 centimètres). En d'autres termes, c'est sur cette distance que s'établira, *dans les exercices de la vision binoculaire*, la balance entre les forces de la convergence et de la divergence mutuelle des axes optiques. Les yeux, dans cette condition moyenne, présenteront l'état d'équilibre physiologique entre lesdites forces motrices (voyez § 460).

Si donc, plaçant un objet à la distance ci-dessus, 18 centimètres, position moyenne, on interpose devant des yeux physiologiquement constitués, deux prismes de 18 à 19 degrés chacun, avec leur base tournée en *dehors*, ces yeux verront encore l'objet unique : ces prismes de 18 à 19 degrés (convergents) ramèneront en effet le point de convergence des axes optiques à 7 centimètres.

Inversement, si on les place les bases *en dedans*, ils deviennent divergents et ramènent les images de l'objet au parallélisme. Dans cette hypothèse, le sujet, physiologiquement constitué, pourra encore jouir d'une sensation unique.

Admettons maintenant que le sujet en expérience surmonte du côté de la convergence, ou des objets rapprochés, non seulement les 18 ou 19 degrés des prismes placés devant ses yeux, mais 4, 5, 6 degrés de plus, et qu'au contraire, en retournant les prismes le sommet en dehors, il n'arrive plus à fusionner les images doubles, nous dirons que, chez ce sujet, les forces convergentes ou adductrices l'emportent sur leurs opposées, que le sujet offre le cas de la prépondérance des muscles droits internes sur les muscles de l'abduction.

Et si, chez un autre sujet, c'est la condition opposée qui s'observe, si, chez lui, la fusion des images doubles s'étend de 8 à 12 et même 15 degrés au delà du parallélisme, tandis que, du côté de l'adduction, il n'arrive pas à vaincre les 18 degrés convergents, nous devrons conclure que la prépondérance appartient ici aux muscles externes, ou que le sujet est affecté d'*insuffisance des muscles droits internes*.

Les définitions qui précèdent, ou l'exposé des conditions de l'équilibre entre les forces qui président à la convergence ou à la divergence des axes visuels, dans le regard associé, supposent, avons-nous établi au commencement, l'existence d'un état parfaitement normal ou physiologique, non seulement entre ces forces considérées dans leurs rapports mutuels d'un œil à l'autre; mais encore dans les rapports de chacun de ces groupes avec un autre ordre d'énergie musculaire : les forces accommodatrices.

Ce sont même ces forces accommodatrices, celles qui président à la netteté des images ou des sensations visuelles, qui servent de lien mutuel entre les systèmes moteurs propres à chaque œil. Car, si nous excluons l'un des yeux de la vision commune, l'autre n'aura plus, lors des mouvements d'adduction ou d'abduction, d'autres limites que les deux extrémités des fentes palpébrales.

Le consensus énergique des moteurs oculaires — lors du regard associé — repose donc sur une harmonie préétablie entre chaque système moteur et l'appareil accommodatif. Conditions qui se résument dans cette loi : qu'un rapport formel relie l'état de l'accommodation au degré de convergence des axes optiques.

Cette remarque nous fait comprendre le rapport surprenant, à première vue, des anomalies de la réfraction avec les anomalies de la convergence des axes visuels. Les développements qui vont suivre élucideront complètement ces questions délicates.

§ 265. — **Le strabisme convergent seulement apparent, ou le strabisme divergent réel (qu'il soit patent ou encore latent) de la myopie, sont l'effet d'une même cause s'exerçant à des degrés inégaux, à savoir : l'insuffisance des muscles droits internes ou la prépondérance des droits externes.**

La lecture des paragraphes précédents nous a appris que suivant qu'un œil appartient à la classe des anomalies par déficit de la réfraction (hypermétropie), ou à l'amétropie contraire (myopie), l'angle α fait par l'axe de figure de l'œil avec l'axe visuel est amené ou fort en dehors ou, au contraire, un peu en dedans, c'est-à-dire du côté de la convergence mutuelle.

Mais cette observation de *fait* ne renferme qu'un rapport; et énoncer que l'angle α est grand, ou l'axe de figure de l'œil dirigé notablement en dehors de l'axe visuel, revient évidemment à dire que ce dernier axe visuel est dirigé en *dedans* de l'autre; ou, toutes choses égales d'ailleurs, qu'il est plus près de la convergence mutuelle que celui offrant la disposition inverse.

L'angle α exprime, en effet, le rapport de deux systèmes absolument indépendants dans leur fonctionnement, comme dans leur développement. Qu'est-ce, en effet, que l'axe de figure de l'œil, défini plus haut par cette condition de passer par le centre de rotation du globe (ou centre de la coque oculaire, du levier auquel sont appliquées les forces motrices) et le centre de l'ouverture scléro-cornéale? C'est l'axe du *système moteur :* c'est lui qui représente les rapports d'insertion des muscles extrinsèques ou moteurs du globe, rien de plus.

Qu'est-ce que l'axe visuel ou dioptrique? L'axe du système sensitif et réfringent.

Or, l'observation du développement embryogénique de l'œil nous apprend que l'enveloppe oculaire, coque et ouverture scléro-cornéale, et les muscles extérieurs, se développent ensemble et suivent une même loi, tandis que les systèmes dioptrique et sensitif (de la cornée à la rétine) suivent, ensemble aussi, une autre loi absolument indépendante. Le fait est si positif que, dans un cas d'anencéphalie, nous avons pu voir tout le système scléral et moteur (puissance et levier) *complètement, intégralement développé*, coïncidant avec *l'absence absolue des systèmes dioptrique et rétinien, ou sensitif* (voir § 431).

Il suit de là que si, lors du développement indépendant de ce dernier système, dans le cadre d'un levier creux destiné à le recevoir, l'axe dioptrico-sensitif ne se trouve pas incliné de façon absolument mathématique et de manière à faire avec celui du levier un angle α exactement de 3 degrés, ce dernier axe en dehors, l'œil en question penchera du côté de la convergence ou de la divergence. Du côté de la convergence si l'angle α est plus grand que 3 degrés ; du côté de la *divergence s'il est plus petit.*

Ce dernier cas est celui de la myopie. Comme nous l'avons dit, le fait a été établi dans ses manifestations les plus frappantes par l'observation plus que fréquente, presque constante, du strabisme divergent et permanent, associé aux degrés très élevés de la myopie (Donders).

De Graëfe a ajouté à cette proposition les preuves de l'association fréquente du strabisme divergent, intermittent ou périodique, à cette même anomalie de la réfraction, dans ses degrés moyens.

Quant à nous, dans plus de la moitié des cas de myopie progressive, au début, où existait déjà une trace de croissant staphylomateux, nous avons rencontré, en même temps, l'insuffisance des droits internes.

Et si l'on réfléchit un moment sur le mécanisme qui préside à la vision binoculaire simple, on reconnaît bientôt que le strabisme divergent accompli, soit intermittent, soit permanent, n'est que la conséquence d'une insuffisance de l'angle α. Par son déficit sur le type normal, cet angle α annonce que lorsque les axes de figure des globes oculaires font entre eux la divergence mutuelle normale (celle de l'emmétropie), les axes dioptriques sont, eux, naturellement portés trop *en dehors.* De tels axes ont donc plus de chemin à faire que ceux des yeux normaux pour se placer dans une convergence donnée. Or, lorsque cette difficulté atteint un certain degré, l'effort de convergence est vaincu, et l'œil, se déliant de l'influence du besoin de la vision binoculaire simple, se met à l'aise en laissant reposer ses forces adductrices, autrement dit, il se met en divergence. Et tel est le mécanisme de la production de ce genre de strabisme plus de 75 fois sur 100.

Nous conclurons donc comme nous avons commencé, c'est-à-dire par la formule inscrite en tête de ce paragraphe :

Le strabisme *convergent* seulement apparent, ou le strabisme *divergent* réel (soit patent, soit latent) de la myopie sont l'effet d'une même cause s'exerçant à des degrés inégaux : l'insuffisance relative des muscles droits internes ou de la convergence.

Le même mode de raisonnement appliqué *mutatis mutandis,* en sens inverse, nous rend raison des rapports existant entre l'hypermétropie et le strabisme convergent (voir §§ 230, 231).

§ 266. — Épreuve ou détermination clinique de l'insuffisance des muscles droits internes.

Pour contrôler l'exactitude des propositions qui précèdent, autant que pour se donner à soi-même une base expérimentale indiscutable dans l'établissement de la thérapeutique, toutes les fois qu'on aura à déterminer la condition fonctionnelle d'un œil myope, on fera bien de rechercher l'existence ou l'absence et, dans le premier cas, de déterminer l'étendue ou le degré de *l'insuffisance des muscles droits internes.*

Plusieurs méthodes conduisent à ce résultat :

1° La première consiste, pendant que le malade lit, à interposer *subitement* un écran entre le livre et l'un des yeux. On voit alors cet œil se dévier sous l'écran, pendant que le sujet continue à lire de l'autre ; souvent même, dans des cas plus prononcés, on s'aperçoit que l'un des yeux ne prend point part à l'exercice que l'on croyait commun, et que le déplacement de l'écran, d'un œil à l'autre, est suivi d'un mouvement adéquat de l'œil redevenu libre pour poursuivre la lecture un instant interrompue.

2° Un second et excellent moyen, dans ce même ordre d'épreuves, consiste à faire épeler au malade la première ou la dernière lettre de la série de lignes successives d'une page, de façon à maintenir son regard sur une même verticale pendant toute la durée de l'observation ; en couvrant alors alternativement, pendant la lecture, l'un des yeux, puis l'autre, on reconnaît bientôt la divergence si elle existe. Dans cette épreuve, en effet, l'œil qui ne fixait pas pendant la lecture se déplace pour fixer dès que l'œil qui lit est couvert.

3° Une épreuve tout à fait analogue peut se faire en se servant, pour écran mobile, d'un verre dépoli. La demi-transparence de cet écran permet à l'observateur de voir l'œil caché derrière lui et d'en suivre les mouvements, tandis que cette demi-transparence ne laisse, pour l'œil même qui est en contact avec lui, de passage qu'à la lumière diffuse. Le verre dépoli joue ainsi double rôle : écran parfait pour l'œil en contact avec lui, il n'est qu'un demi-écran pour l'observateur ; il est dès lors très simple de juger par là de l'harmonie ou du désaccord des deux yeux. Ce procédé aussi simple qu'ingénieux est dû à M. E. Javal.

4° On peut encore mettre en évidence l'insuffisance des droits internes en étudiant le rapport du balancement entre les forces de la convergence et celles de l'abduction, par une application des propositions développées au § 264. On a vu, dans ce paragraphe, que des yeux emmétropes, dirigés sur un objet situé au loin, pouvaient encore conserver une image unique de cet objet, ou fusionner, par leur divergence spontanée, des prismes de 3 degrés à angle dirigé en dehors.

Or, d'après ce que nous avons dit, si le balancement des axes optiques l'emporte du côté de la divergence, cet angle sera plus ou moins facilement dépassé, et la prépondérance des muscles exté-rieurs s'accusera par la facilité qu'aura le sujet de vaincre, dans cette expérience, des prismes de 5, 6 et jusqu'à 7 ou 8 degrés de chaque côté.

Mais la méthode la plus précise est la suivante :

5° *Méthode de von Graëfe.* — Lorsque la vision simple binoculaire a été suspendue, d'une manière ou d'une autre, l'empire de la force accommodative sur la synergie musculaire se voit aussi dans de cer-taines limites, suspendu. Les yeux se mettent alors dans les rapports de convergence qui leur sont le plus faciles. Or, il est un moyen aisé de suspendre temporairement cette vision simple. Présentant au sujet soumis à l'examen, un point marqué sur une ligne verticale (fig. 86),

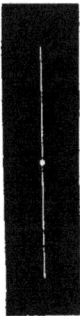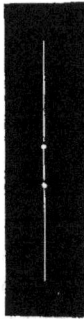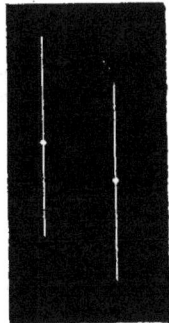

Fig. 86.　　　　　Fig. 87.　　　　　　　Fig. 88.

on place *devant l'un des yeux* un prisme dont on tourne l'angle direc-tement, soit en haut, soit en bas. Ce prisme donne alors lieu à la vision de deux images inégalement élevées de ce point; et ces images doubles par inégalité de hauteur, le sensorium ne témoigne nulle vel-léité de les fusionner. La nécessité de voir simple ne pèse dès lors plus sur le degré de convergence, et les axes optiques se placent d'eux-mêmes sous l'angle le plus en rapport avec le balancement musculaire que déterminerait la seule synergie accommodatrice. S'il y a concordance ou rapport régulier entre le balancement musculaire et l'accommodation, les images restent doubles, mais par *seule* iné-galité de la hauteur; elles ne seraient pas, en outre, l'une à droite, l'autre à gauche. Dans ce cas, avec un prisme de 12 à 14 degrés, dont l'angle serait dirigé en haut, un point noir marqué sur une ligne ver-ticale et placé à 15 ou 20 centimètres des yeux donnerait lieu à l'illu-sion de deux points situés l'un au-dessus de l'autre, sur cette même verticale, laquelle demeurerait simple (fig. 87).

Mais supposerons-nous une désharmonie entre les systèmes moteur et accommodatif; à l'instant où l'inégalité de hauteur des images s'accusera, on observera en même temps un écart latéral, ou de droite à gauche, entre les deux images.

Le prisme étant placé devant l'œil *droit*, et son angle en haut, ce sujet nous dit : « Je vois deux points, l'un plus haut que l'autre; et chacun sur une ligne, l'une à droite, l'autre à gauche (fig. 88). » Vous jugez alors que les axes optiques, dissociés par le prisme quant à la hauteur des images, se sont dissociés eux-mêmes ensuite pour se mettre sous un angle de convergence moins pénible. Pour savoir si la dissociation a eu lieu par divergence ou, au contraire, par un accroissement de la convergence, vous n'avez qu'une question à faire au malade : « De quel côté (à droite ou à gauche) voyez-vous la plus haute image (celle afférente à l'œil armé du prisme à angle dirigé en haut, ici le droit)? — Le point le plus haut est à gauche, » vous est-il répondu. Vous en concluez que la diplopie produite est « croisée », c'est-à-dire qu'elle correspond à un état relativement *divergent* des axes optiques.

Conclusion. — Les muscles se sont mis à l'aise en portant les axes en *divergence*. C'est donc de ce côté qu'est la prépondérance, l'exemple donné se rapporte donc à un cas d'insuffisance des *droits internes*.

Inutile d'ajouter qu'on eût dû tirer la conclusion opposée si les images doubles, au lieu d'être croisées, eussent été *homonymes*, c'est-à-dire la plus élevée du côté même du prisme élévateur.

Cette méthode, très précise, permet en même temps de mesurer le degré de la prépondérance de l'un ou de l'autre des systèmes adducteur ou abducteur. Il suffit, pour cela, de porter successivement devant l'un des yeux des prismes de plus en plus forts, dont l'angle soit dirigé en dedans ou en dehors (*dans le cas précédent, en dehors*), jusqu'à ce que la diplopie latérale se soit vue effacée, et que demeure seule la diplopie par inégalité de hauteur. Le premier de ces prismes qui ramène les deux points sur la verticale mesure exactement l'insuffisance.

§ 267. — Pathogénie. — La myopie reconnaît pour un de ses facteurs le travail soutenu de près.

La lecture des paragraphes précédents a suffisamment établi pour le lecteur que la myopie à marche progressive (et tel est son caractère général tant que ses causes subsistent) était une *maladie*, et même fort sérieuse. Nous allons démontrer maintenant que cette maladie est un produit direct de la civilisation.

L'œil myope, en effet, ne se manifeste point tel à la naissance, ni même dans la première enfance. L'observateur exercé peut reconnaître chez un très jeune sujet, de 7 à 8 ans, une prédisposition au ramollissement des membranes oculaires profondes. Un des signes les plus propres à la lui indiquer est la présence dans l'excavation physiologique du petit exsudat gélatineux, que nous avons signalé au § 256, *a;* mais il est véritablement rare d'observer une myopie supérieure à 1/36, ou l'existence d'un vrai staphylôme avant cette époque de la vie.

Toutes les statistiques — et non pas celles de ce siècle seulement — témoignent de la rareté de la myopie parmi les populations rurales, pastorales, maritimes; elles constatent, au contraire, sa fréquence énorme dans les classes civilisées. Pour n'en citer qu'un exemple, les exemptions du service militaire pour myopie n'atteignent pas plus de 2 à 3 pour 1000 dans les campagnes; nous avons eu, par contre, connaissance d'une promotion à l'École polytechnique contenant 35 myopes sur 100 conscrits.

Des relevés précis faits, dans ces dernières années, dans de nombreux établissements scolaires, jettent sur ces aperçus une éclatante lumière. Le docteur Hermann Cohn, de Breslau, s'est imposé la tâche d'examiner lui-même un nombre considérable (10,060) d'élèves et d'étudiants de toutes catégories, et d'en mesurer la vue.

Sur ces 10,060 sujets, il a relevé 1,334 anomalies fonctionnelles; et sur ces dernières 1,004 myopes, dont 10 héréditaires et 58 devenus tels après d'autres affections oculaires. Ainsi, premier résultat, dans *les écoles*, la myopie est cinq fois plus fréquente à elle seule que toutes les autres anomalies visuelles réunies.

Les analyses de cette intéressante statistique sont du reste résumées dans la série des propositions suivantes :

1° Il n'existe pas d'école sans myopes ;

2° Ils sont relativement peu nombreux dans celles des villages (1,4 pour 100) :

3° Ils le sont 8 fois plus dans celles des villes (11,4 pour 100);

4° Dans les écoles primaires des villes, il y a 4 à 5 fois plus de myopes que dans les écoles rurales ;

5° Dans les écoles urbaines, la proportion des myopes s'élève en raison du degré des écoles :

Écoles primaires	6,7 p. 100.
Écoles moyennes	10,3 —
Écoles normales	19,7 —
Gymnases	26,2 —

6° Pour un certain nombre d'écoles moyennes normales ou de gymnases, le nombre proportionnel des myopes diffère peu d'une école à l'autre ;

7° Dans les gymnases, plus de la moitié des élèves de première classe sont myopes; dans toute école, n'importe à quelle catégorie elle appartienne, les classes supérieures contiennent plus de myopes que les inférieures;

8° Relativement à l'âge du sujet et au degré des écoles, l'auteur a observé que la myopie augmente de degré d'une façon assez régulière, de deux en deux années, dans les écoles rurales comme dans celles des villes. M. Cohn n'a pas trouvé de myope parmi les élèves qui n'avaient pas encore un demi-semestre révolu de fréquentation des écoles;

9° En ce qui concerne le degré de la myopie, les facteurs importants sont l'âge du sujet et le degré de l'école : le degré moyen de la myopie suit une proportion ascendante des écoles rurales aux gymnases. Ajoutons enfin que, dans toute cette série de relevés numériques, toute myopie supérieure à 1/24 s'accompagnait de staphylôme postérieur d'une étendue en rapport avec l'excès de la réfraction.

Une conséquence inéluctable de ces observations si nombreuses, confirmées d'ailleurs pour chacun de nous par notre pratique de tous les jours, doit faire reconnaître dans l'application continue de la vue aux objets rapprochés l'un des principaux facteurs, si ce n'est même le principal, de la production du staphylôme postérieur et de son symptôme, la myopie.

Et nous ferons un second pas dans cette recherche pathogénique ou étiologique, en établissant la remarque suivante, à savoir : que les professions même les plus délicates, comme celles de graveurs, horlogers, etc., mais qui s'exercent au moyen de la loupe et par l'emploi d'un seul œil, comptent notablement moins de myopes que les autres applications soutenues de la vue de près. L'application *binoculaire* se montre ici comme un second facteur de la myopie.

§ 268. — Par quel mécanisme le travail de près devient-il une cause de l'accroissement de la tension intra-oculaire, même dans les conditions physiologiques?

Les propositions de fait qui précèdent étant établies, il est naturel de se demander quels rapports peuvent exister entre l'exercice soutenu de la vision de près et une exagération de la tension intérieure de l'œil capable de produire des altérations anatomiques telles que celles que nous venons de décrire aux §§ 256 et 257. C'est ce que nous allons essayer de déterminer.

Et d'abord, quelles sont les forces en jeu dans la vision rapprochée?

Il y en a de deux sortes : l'accommodation et le mouvement de convergence mutuelle des yeux.

L'accommodation, chez le myope, n'a pas grand service à rendre et, par conséquent, grande fatigue à subir. Le myope a toujours plus d'accommodation qu'il n'en réclame. Il l'épargne ou la relâche plutôt qu'il ne la met en œuvre. La proposition contraire, celle qui rattacherait la production du staphylôme à l'action accommodatrice (ou du muscle ciliaire) a reparu dernièrement, s'appuyant sur une expérimentation de Hensen et Walkers, d'après laquelle, pendant l'acte accommodatif, les fibres longitudinales du tenseur de la choroïde se contractent de manière à porter en avant cette membrane, et par conséquent, a-t-on dit, à tirailler les attaches postérieures à l'anneau opto-scléral.

Les partisans de cette théorie n'avaient pas poussé assez loin leur citation. Hensen et Walkers ont en effet démontré en même temps, que le déplacement de la choroïde, pendant l'accommodation, ne dépasse pas la *macula lutea*, par suite de la présence d'attaches nerveuses et vasculaires, accumulées en cet endroit, et qui relient la choroïde à la sclérotique. Le croissant atrophique, s'il dépendait de l'action du muscle ciliaire, devrait donc se localiser plutôt au côté de la papille opposé à la *macula lutea*. Et cependant le contraire est une règle sans exception.

Ajoutons, dit M. Schnabel, à qui nous empruntons cette argumentation que, si l'atrophie était la conséquence d'un tiraillement exercé par le muscle ciliaire, on l'observerait bien plus fréquemment dans les yeux hypermétropes que dans les yeux myopes. Les premiers doivent, en effet, faire des efforts accommodateurs beaucoup plus considérables que ceux-ci.

L'atrophie choroïdienne, au niveau du cône, ne peut donc être un résultat des contractions du muscle ciliaire; elle n'est point la cause de la sclérectasie; c'est l'inverse qui est vrai.

Étudions maintenant l'influence de la convergence des axes optiques.

De la convergence mutuelle des axes optiques. — Le globe oculaire est, comme on le sait, suspendu en équilibre entre deux groupes de muscles, les droits et les obliques. Une loi doit régir cet équilibre pendant le repos comme pendant le mouvement de l'organe : le respect, le maintien de la forme sphéroïdale du globe; l'exactitude des notions fournies au sensorium par les images rétiniennes est à ce prix. Lors du mouvement de l'œil dans un sens ou dans l'autre, les muscles qui se raccourcissent pour déterminer ce mouvement accroîtraient la pression intérieure du globe et, par suite, le déformeraient si les muscles antagonistes ne se relâchaient en proportion. Ce principe doit être présent à notre esprit dans les développements qui vont suivre : il appartient à M. Jules Guérin.

Dans l'acte de la convergence pure et simple, dans le plan horizontal, l'axe du mouvement est l'axe vertical du globe; la force dont
l'activité le détermine est le raccourcissement du muscle droit interne.
Quant au point d'appui, il est, dans cette circonstance, d'une espèce
particulière. *Ce point d'appui est à la surface même du levier sphérique*
mis en mouvement.

Cela posé, au moment où la contraction du droit interne tend à
porter en arrière son point d'insertion scléral (action qui, s'exerçant
seule, tirerait simplement le globe en arrière), la résistance développée par les muscles obliques et le droit externe retient le globe en
place et le force à tourner autour de son axe; la cornée est alors
portée dans l'adduction. Dans ce mouvement, le point d'insertion des
obliques au globe est entraîné en sens inverse, c'est-à-dire d'arrière
en avant et de dedans en dehors, de tout le chemin que fait, en
arrière et en dedans, l'insertion antérieure du droit interne ; ainsi fait
également, en avant et en dedans, l'insertion du droit externe.

Ce n'est pas tout : à mesure que se prononce le mouvement de
convergence, la zone, le cercle que circonscrivent les muscles obliques autour du globe se rapproche de plus en plus d'un grand cercle
de la sphère. Cela revient à dire que le globe lui-même tend, par le
fait de sa forme, à distendre de plus en plus la somme des longueurs
des obliques. Or, pareil effet, produit par les muscles obliques sur
une poche au contenu semi-fluide. ne peut s'accomplir sans une réaction égale, manifestée par ce dernier. Cette réaction, c'est un accroissement de la pression intérieure. Le *simple mouvement physiologique
de convergence, dans le plan horizontal, implique donc nécessairement la
tendance à l'accroissement de la pression intra-oculaire.*

*Influence de l'élévation ou de l'abaissement du regard associé conver-
gent.* — Mais cette tendance est bien autrement sensible, si le mouvement de convergence s'accomplit dans un plan dirigé de haut en
bas et d'arrière en avant, comme dans la plupart des occupations de
la vie civilisée. Dans notre étude sur les mouvements physiologiques
des yeux, au § 9 de nos *Leçons sur le strabisme et la diplopie*, nous
avons analysé cette influence de l'abaissement ou de l'élévation du
plan de la convergence sur la tension intra-oculaire.

Quand, pour le regard à distance, l'axe optique d'un œil se porte
en bas et en dedans, le méridien vertical de cet œil se voit incliné de
haut en bas et de dehors en dedans. L'autre œil se met dans le parallélisme avec cette inclinaison, et nulle tension exagérée n'est ressentie.
Lors de la convergence mutuelle, il en est autrement : les deux méridiens restent verticaux, l'inclinaison sus-notée n'a point lieu. Il y a
donc un muscle qui, dans ce dernier cas, rétablit ou maintient de
chaque côté la verticalité du plan méridien vertical. Un seul muscle

est en position d'opérer cette action, lors du regard en bas, c'est celui
des abaisseurs de l'œil qui possède une composante propre à porter
le globe dans la rotation de haut en bas et de dehors en dedans, *le
muscle oblique supérieur* (s'il s'agissait du mouvement de convergence
en haut, ce serait l'oblique inférieur, voir § 394).

Voilà une circonstance aggravante qui ne peut être méconnue, et
qui pèse d'un grand poids sur la pression intra-oculaire ; car elle aussi
tend à comprimer, par rétrécissement du périmètre, le cercle de la
sphère circonscrit par les obliques. Nous pouvons donc conclure que
la convergence physiologique des axes optiques réunit toutes les conditions propres à accroître la pression dans l'intérieur de l'œil.

§ 269. — **De l'insuffisance des muscles droits internes comme cause d'accroissement de la tension intérieure de l'œil, lors du mouvement de convergence
des axes optiques.**

Le simple mouvement de convergence, venons-nous de voir, suffit,
dans des yeux très physiologiquement constitués, à amener un accroissement de la tension intérieure de ces organes. Tous les yeux des
personnes s'appliquant à des travaux rapprochés ne sont pourtant
pas affectés de myopie, ou atteints d'un excès dangereux de pression. Il existe donc quelque autre circonstance qui se joint aux précédentes pour transformer la condition prochaine en fait pathologique accompli.

Cette circonstance, c'est l'insuffisance des muscles droits internes,
ou, anatomiquement, l'anomalie de position du point d'insertion
scléral de la sangle des muscles obliques, insertion congénitalement
plus ou moins portée *en dedans,* ou du côté de l'axe de l'orbite.

Supposons, en effet, pour un instant, le point d'appui fourni par
les muscles obliques au globe oculaire, repoussé de quelques millimètres plus *en dedans* que ne comporte l'équilibre parfait des forces
motrices, qu'en résultera-t-il pour les mouvements du globe ? Évidemment un accroissement de puissance dans la somme des rotateurs
du globe en dehors, et inversement pour l'effet antagoniste. On peut
donc, au point de vue mécanique, représenter l'insuffisance des
muscles droits internes par le recul en arrière et en dedans de
l'insertion postérieure des muscles obliques.

Étudions donc cette circonstance dans ses conséquences sur la pression du globe.

Ce recul de l'insertion postérieure des obliques entraîne, comme
premier effet, la diminution d'étendue soit en surface, soit en périmètre, du cercle de la sphère oculaire embrassé par la sangle des
obliques. Ce cercle est, en effet, un peu plus distant du centre que
dans l'état physiologique, plus petit, par suite, qu'à l'état normal.

Dès lors, dans un œil affecté de cette anomalie de rapports entre le levier (globe) et les forces qui lui sont appliquées, l'accomplissement du mouvement de convergence des axes optiques, décrit dans le paragraphe précédent, va rencontrer un accroissement, plus rapide et plus prononcé qu'à l'état physiologique, des diamètres successifs du globe qu'il doit embrasser. Il est clair dès lors qu'avec ledit mouvement, on verra croître l'élongation ou plutôt la distension desdits muscles obliques, et avec elle la réaction du contenu ou la tension intérieure.

L'insuffisance des muscles droits internes se rencontrant dans des yeux destinés au travail rapproché, devient donc une cause très directe à ajouter à celles que la physiologie reconnaissait à ce mouvement comme propres à amener l'excès de tension intra-oculaire [1].

§ 270. — Mécanisme de la production du staphylôme postérieur dans les circonstances qui précèdent.

Pour se faire une idée précise de la relation mécanique qui rattache à l'insuffisance des droits internes, lors du mouvement de convergence, la production du staphylôme postérieur, il faut jeter d'abord un coup d'œil sur les dispositions anatomiques particulières offertes par cette région.

Cette étude nous apprend d'abord :

a) *État physiologique*. — 1° Que dans sa région postérieure, la sclérotique est constituée par deux lames fibreuses que sépare une zone peu étendue, mais très appréciable, de tissu connectif ou lamineux qui forme, autour et un peu en arrière de la lame criblée, une espèce de disque plutôt étroit;

2° D'autre part que le névrilème du nerf optique présente une disposition analogue. Il est également formé par deux couches fibreuses annulaires, séparées aussi par du tissu cellulaire, comme on voit, par exemple, la fibre nerveuse formée d'un périnèvre, d'un cylindre-axe, et entre eux, d'une zone annulaire de moelle. De ces deux couches fibreuses du nerf, la plus interne se relie intimement à la lame criblée, à la choroïde et enfin à la lame fibreuse intérieure de la sclérotique. La plus extérieure va, pendant ce temps, se fusionner avec la lame externe également de la sclérotique, et de la même manière, les

---

1. A propos de l'influence de l'insuffisance des droits internes et de la convergence sur la production de la myopie :

« Les efforts de la convergence agissent-ils en élevant directement la pression intra-oculaire ? ou sont-ils simplement une cause d'afflux sanguin exagéré qui amène à son tour une élévation de pression ? M. de Arlt pense qu'une partie des veines émissaires de la choroïde peuvent être comprimées par les droits externes et les obliques pendant la convergence forcée. » (Haltenhoff, Congrès de Genève, 1877.)

lamelles plus lâches du tissu connectif intermédiaire, appartenant à l'un et à l'autre organe, vont se fusionner entre elles.

La figure 84, § 257, donne une idée nette de cette disposition.

b) Dispositions anatomiques constituant la région devenue staphylomateuse. — La figure 85, § 257, représente en coupe la région que nous venons de décrire, lorsque le staphylôme est produit.

Au point même où l'ophthalmoscope nous a montré l'existence du croissant péri-papillaire, nous constatons que cette zone (le staphylôme) est formée par la distension, l'amincissement et enfin l'atrophie de la choroïde soudée par son tissu connectif avec la lame intérieure de la scléra et la zone du tissu lamineux sous-jacent intermédiaire. Ces parties distendues forment avec la lame criblée une vésicule plus ou moins prononcée, faisant saillie en arrière, et reposant sur la lame extérieure de la sclérotique : c'est le staphylôme.

Maintenant, devons-nous nous demander, comment l'excès de pression intérieure déterminé par le mouvement de convergence, dans le cas d'insuffisance des droits internes, permet-il d'expliquer le passage du premier de ces états anatomiques au second? Voilà ce qu'il s'agit d'exposer.

c) Mécanisme. — Dans son ensemble, l'enveloppe extérieure du globe oculaire, celle qui lui donne sa forme, la sclérotique, est constituée par une tunique fibreuse formant un seul tout, unique et continu, de forme sphéroïdale et perpendiculairement à la surface de laquelle s'exercent les pressions réactionnelles du milieu fluide ou semi-fluide qu'elle renferme.

Mais dans sa région postérieure, cette unité, cette continuité sont interrompues :

1° Par le fait de l'existence d'un orifice circulaire servant à la pénétration du nerf optique ;

2° Par une disposition particulière de la sclérotique et par laquelle est amené son fusionnement avec la tunique dudit nerf optique, en ce même point de pénétration.

L'unité, la continuité de résistance à la pression, déjà détruites en ce point par le seul fait de l'existence du vide annulaire optique, le sont à un autre titre encore par le mode de fusionnement des tuniques du globe et du nerf.

Dans la figure 84, on voit, par exemple, que tout au pourtour de l'anneau scléral, la sclérotique est formée de deux couches distinctes séparées par une lamelle, d'une étendue variable de tissu connectif plus ou moins lâche.

Il en est de même du névrilemme du nerf optique, formé aussi de deux gaines séparées également par une couche de tissu connectif.

Et dans l'acte anatomique de leur fusionnement, les deux couches intérieures de la scléra et du nerf se fondent l'une dans l'autre, comme le font de leur côté les deux couches extérieures.

La lamelle du tissu connectif suit la même loi, faisant un tout continu qui affecte la forme d'un véritable entonnoir.

Examinons les résultats d'une telle combinaison sur le mécanisme de la résistance à la pression interne.

Tant que cette pression ne dépasse pas le degré physiologique, il est clair que tout l'effort réactionnel du contenu sur le contenant est en entier supporté et équilibré par la résistance de la couche intérieure de la scléra, dont la discontinuité est comblée par une tension harmonique ou suffisante de la lame criblée. La conservation de l'intégrité de la forme du globe le démontre suffisamment.

Mais supposons qu'intervienne un accroissement plus ou moins longtemps maintenu de la pression intérieure; la couche interne sclérale ou la lame criblée, ou même les deux simultanément, seules préposées à répondre à cet effort, peuvent y devenir insuffisantes.

Dans cette hypothèse, si la lame criblée seule est douée d'une insuffisante ténacité, elle cède, et on est en présence de l'excavation dite glaucomateuse.

Si, au contraire, elle ne cède en rien comme ténacité au tissu de la couche interne de la scléra, à elles deux elles supportent l'effort, ou à elles deux y cèdent plus ou moins.

Qu'arrive-t-il alors? Alors l'effort est communiqué à l'anneau fibreux _tt_, formé par la fusion des deux couches extérieures de la scléra d'une part, de l'autre du névrilemme optique; effort transmis d'ailleurs par les couches intermédiaires du tissu connectif qui les sépare. Or il est visible que ce mode de connexion constitue là un point faible, mécaniquement parlant : cet anneau externe, pour peu qu'il ait d'élasticité, doit céder plus ou moins devant tout corps qui tendrait à y pénétrer sous une pression quelconque continue, à la façon d'un bouchon faisant fonction de coin.

Or tel est bien le genre d'action que l'on doit attendre d'un excès de pression développée dans l'intérieur de la chambre postérieure de l'œil et s'accusant, dans cette région, par une sorte de bombement uniforme de la calotte sphérique constituée par la couche interne de la scléra fermée au trou optique par la lame criblée. L'exemple physiologique qu'on en pourrait offrir est celui du bombement de la poche des eaux dans un col utérin commençant à céder.

Mais notre analyse ne s'arrêtera pas ici : les forces en jeu nous présentent encore des particularités instructives. Ces forces sont les actions tangentielles appliquées à l'enveloppe elle-même; et là encore se passe un acte mécanique qui semble bien jouer un rôle dans la détermination de ce lieu d'élection du staphylôme postérieur.

L'accroissement de la pression interne, avons-nous dit, est sous l'influence indéniable d'une convergence difficile; eh bien! cette convergence et la pression qui en est la conséquence, ont pour éléments actifs en cette région deux actions opposées dont il importe d'apprécier les effets.

Le mouvement difficile d'*adduction* de la cornée répond à un transport identiquement difficile d'*abduction* du point d'insertion des obliques, lequel *fait corps* avec la couche *extérieure* de la scléra.

Entre le point antérieur d'insertion au globe du tendon du droit interne, et celui postérieur, de la sangle des obliques, la circonférence du globe oculaire est soumise à deux actions opposées, si on la considère dans l'hémisphère antérieur ou dans l'hémisphère postérieur.

L'action directe du droit interne d'une part; d'autre part, la résistance passive (mais en excès, eu égard à la prépondérance des forces abductrices ou à l'insuffisance des droits internes) des obliques, tendent à porter *au maximum* la tension de l'enveloppe *dans sa région antérieure*, à la relâcher au contraire, en arrière, par le rapprochement mutuel, dans l'hémisphère postérieur, des insertions du droit interne et des obliques.

L'excès de tension de la première moitié se manifeste alors par le bombement de la poche choroïdienne coiffée par la lamelle antérieure de la sclérotique portant la lame criblée; et pour peu que les connexions ne soient pas entre ces deux lames d'une parfaite homogénéité, on rencontrera dans cette région, relâchée, de l'enveloppe, les conditions propres à faciliter le glissement de l'une des lamelles sur l'autre. La solidarité implique l'homogénéité des connexions.

Dans les conditions anatomiques de cette région du globe, existe donc une circonstance qui en rend la résistance mécanique insuffisante, lors d'une pression plus ou moins en excès; ce qu'on appelle un point faible; et si le point où se manifeste en premier lieu cette insuffisance est le bord externe du disque optique, il y a tout lieu de penser que dans cette région faible, c'est ce point qui est naturellement le plus faible. La circonstance déjà signalée du siège, en ce même endroit, du dernier point de réunion embryogénique de la fente sclérale, ajoute son poids à celui de cette conclusion mécanique légitime.

Telle nous paraît être, dans son enchaînement logique, la relation mécanique qui unit à l'insuffisance des droits internes, mise aux prises avec le travail de près soutenu, la production de l'ectasie progressive des membranes profondes de l'œil.

Vérification clinique.—Sont-ce là des vues uniquement spéculatives?
— Non. Le point de départ de ces recherches est dans la clinique elle-même.

Il n'est pas un ophthalmologiste qui n'ait eu l'occasion de rencontrer des sujets chez lesquels, à son grand étonnement, existaient des traces plus ou moins marquées de staphylôme postérieur, coïncidant avec l'absence de toute myopie. Donders lui-même, à qui est due cette loi que le staphylôme postérieur est à considérer comme le symptôme pathognomonique de la myopie, Donders a observé, et même assez fréquemment, de légères traces d'atrophie au bord externe de la papille, quelquefois même un anneau complet, en l'absence de toute myopie, deux fois même avec l'hyperopie. (Il invoque, pour expliquer ce fait en apparence paradoxal, la disparition de la myopie ou une influence glaucomateuse).

. C'est précisément la même remarque qui nous a conduit à scruter plus avant le problème. Notre attention étant dirigée de ce côté, nous avons pu, dans l'espace d'un an à dix-huit mois, recueillir trente-huit à quarante observations jetant un jour nouveau sur ce point délicat.

Dans le travail d'où nous extrayons ces lignes, nous avons inséré un tableau contenant 38 cas très régulièrement observés, comprenant huit cas de *myopie légère*, c'est-à-dire inférieure à 2^D, le plus généralement de 1^D à $1^D,25$; sur ces huit cas, deux étaient manifestement des myopies acquises ; dans deux autres, la myopie n'avait atteint qu'un œil. Quant aux trente autres, ils se partageaient en 20 cas d'œil emmétrope et 10 cas d'œil hyperope.

Chez tous, le bord externe de la papille portait, comme dans les observations de Donders, des traces plus ou moins marquées, mais indubitables, d'atrophie choroïdienne ou de staphylôme postérieur au début. Tous ces sujets offraient, en outre, les symptômes de l'insuffisance des forces convergentes. Pour constater cette insuffisance, nous nous sommes toujours appuyé sur l'épreuve, par le prisme à angle supérieur ou inférieur, indiqué par de Graefe (voir § 266).

En présence de cet ensemble d'observations, nous avons cru pouvoir établir les deux propositions suivantes :

1° Si la myopie reconnaît généralement pour cause prochaine l'existence ou le développement de l'ectasie des membranes de l'œil, — le staphylôme postérieur à tous ses degrés, — cette ectasie elle-même se produit sous l'influence d'une cause prochaine et d'une cause prédisposante. La première est le travail sur les objets rapprochés, la seconde l'insuffisance des muscles droits internes;

2° Au nombre des signes diagnostiques de l'insuffisance des droits internes, et comme un de ses principaux caractères, il convient donc de placer dorénavant la présence de tout staphylôme, et particulièrement, au début, celle d'une petite érosion de la choroïde sur le bord externe du disque optique. En un mot, le staphylôme postérieur est plutôt le symptôme de l'insuffisance des forces de la convergence que celui de la myopie; ou bien encore : myopie et staphylôme postérieur relèvent de l'insuffisance des droits internes.

Depuis l'époque à laquelle ces lignes ont été écrites (1865), la pratique ophthalmoscopique courante nous a donné mainte occasion de confirmer ces premières vues.

DIX-HUITIÈME LEÇON

MYOPIE (Suite)

§ 271. — De certaines myopies (rares) symptomatiques de staphylôme postérieur primitif, ou du moins exempt de toute insuffisance musculaire.

Si la tension en excès du globe oculaire, mécaniquement amenée par le travail de près dans les conditions du strabisme divergent latent, est, suivant nous, l'élément le plus nettement habituel de la production du staphylôme postérieur ou de l'ectasie des membranes profondes, nous devons cependant dire que cette ectasie peut reconnaître et reconnaît, en effet, des causes moins géométriques, des origines plus obscures et ressortissant à de tout autres conditions que les précédentes.

Il n'est, en effet, pas absolument rare de rencontrer des staphylômes postérieurs plus ou moins prononcés, peu élevés pourtant, en général, chez des sujets n'ayant que médiocrement appliqué leur vue, et dépourvus d'ailleurs de tous symptômes d'insuffisance des droits internes.

Dans ces cas, l'observateur est en présence d'altérations idiopathiques de la choroïde, et la cause de celles-ci est à rechercher dans de tout autres voies que celles de la mécanique binoculaire.

A cet égard, toute circonstance propre à amener un trouble quelconque dans le rôle régulier et réciproque de l'artère et de la veine ophthalmiques; — toute condition de nature à modifier les rapports normaux entre la résistance opposée à la systole artérielle ou les énergies motrices présidant à la tension veineuse, peuvent être suivies de stase ou d'hyperémie choroïdienne et consécutivement de choroïdite séreuse.

Indépendamment des lésions directement propres au globe oculaire et formant le groupe des affections localisées dans cet organe, nous trouvons dans l'économie générale nombre de perturbations en état d'amener ces mêmes effets. Telles sont, par exemple : toutes les maladies aptes à déterminer une rupture notable de l'équilibre normal entre la circulation générale et les circulations spéciales à certains appareils, comme la circulation cardiaque d'abord, puis celle du foie (système de la veine-porte), des poumons, du système utérin (la ménopause), les maladies qui se rattachent au système vasculaire lui-même, la *goutte*, par exemple, en conséquence peut-être des dépôts calcaires apportés par elle dans les troncs vasculaires de la base du crâne ; les hémorrhoïdes, les dispositions variqueuses, etc. (ces dernières affections diathésiques étant héréditaires, la prédisposition morbide se comprend d'elle-même).

La vieillesse, par son action générale et celle particulière qu'elle a sur la résistance des tuniques vasculaires.

La syphilis, cause si fréquente de choroïdite disséminée.

Tous ces états pathologiques, et nombre d'autres moins fréquemment observés, devront donc être présents à l'esprit de l'ophthalmologiste et exercer sa sagacité, lorsqu'il se trouvera en présence d'une myopie consécutive à des altérations choroïdiennes ou dans lesquelles l'intervention d'un travail soutenu de près ne pourra évidemment être invoquée comme élément causal.

Dans ces cas d'ailleurs la symptomatologie accuse des différences assez marquées. Ainsi la myopie comporte des degrés bien moins élevés ; d'autre part si la choroïdite n'est pas moins destructive, le staphylôme, plus généralisé, atteint une bien moindre profondeur. Il y a, en somme, plutôt choroïdite chronique atrophique que développement rapide d'une ectasie aiguë.

Nous devons mentionner aussi les cas, non absolument rares, où il existe autour de la papille et du côté externe, un petit arc de l'espèce des staphylômes de début, et qui ne serait que la trace d'un arrêt de développement du globe au moment de la fermeture de la fente sclérale ; circonstance qui se rencontre parfois et plutôt avec l'hyperopie. Dans cette espèce, la progression du staphylôme est plutôt absente, et on puise dans cette remarque un élément de diagnostic différentiel.

§ 272. — Des causes indirectes de la myopie, et déterminant celle-ci par la nécessité de regarder de trop près.

Si le travail rapproché est le fait déterminant de la myopie dont l'insuffisance des forces adductrices est le facteur prédisposant, les circonstances particulières de nature à obliger le sujet à se rapprocher plus qu'un autre de l'objet de son travail, deviennent des causes accessoires ou secondaires de cette anomalie fonctionnelle.

Nous devons donc inscrire sous le chef étiologique de la myopie :

Toutes les conditions qui, réduisant ou ayant réduit le pouvoir de perception visuelle, obligent à diminuer la distance des petits objets pour obtenir de plus grandes images rétiniennes. Au premier rang nous devons placer les opacités se rencontrant sur le trajet des rayons lumineux, et parmi ces dernières, celles ayant leur siège sur la cornée.

Les opacités cornéales, à tous les degrés, sont un des reliquats les plus fréquemment rencontrés des maladies oculaires de l'enfance, et jouent conséquemment un grand rôle dans le mécanisme précédemment décrit, au début des études. Quand nous découvrons ces traces dans un œil plus ou moins âgé, nous avons déjà un certain fondement à le soupçonner myope, pourvu qu'il ait eu l'occasion fréquente de l'exercice soutenu de la vision de près.

Il en est de même des dépôts (plus rares) sur ou dans le cristallin, avant ou vers l'âge où les études deviennent sérieuses.

Les occupations prolongées dans des lieux insufficamment éclairés conduisent naturellement aux mêmes conséquences. Dans ce cas, comme dans le précédent, c'est le défaut de lumière qui, forçant à se procurer de plus grandes images, impose la nécessité d'un plus grand rapprochement de l'objet.

L'amblyopie, quelle qu'en soit la cause, conduit naturellement aux mêmes conséquences. Nous n'insisterons pas.

Parmi les causes les plus ordinaires de la myopie, on cite généralement l'hérédité. Le fait est incontestable et se vérifie sur une grande échelle. Et cependant peut-on dire que la myopie, comme telle, soit héréditaire. Nous ne le croyons pas. Si l'on a suivi attentivement les développements donnés par nous à la question de la pathogénie, on se convaincra avec nous que ce n'est point la myopie qui est héréditaire dans les familles, mais bien la prédisposition à cette maladie (insuffisance des forces de la convergence). Pour que l'affection se montre, il faut l'intervention de la cause déterminante, le *travail de près prolongé*.

Tant que cet élément n'a pas fait son entrée dans la vie du sujet, l'ectasie des membranes profondes dont la myopie est le symptôme optique, demeure dans les futurs contingents. Rien n'est plus rare qu'un véritable staphylôme postérieur chez l'enfant qui ne sait pas lire encore.

En sus de la prédisposition héréditaire proprement dite, il convient de signaler également la prédisposition sociale : dans la plupart des cas, l'obligation d'un travail rapproché, qui a été chez le père le fait déterminant la myopie, se rencontrera aussi, et comme une circonstance héréditaire, chez l'enfant. Il est rare, en effet, que les jeunes générations nées dans les villes retournent, pour leur éducation, à la charrue.

Cette manière de voir, si nous nous en rapportons aux citations suivantes empruntées à M. le professeur Haltenhoff de Genève, serait également celle de deux savants très autorisés, MM. Donders d'une part, de Arlt (Vienne) de l'autre :

« Donders, grand partisan de l'hérédité, n'ose se prononcer sur l'existence congénitale de la myopie, même dans des cas évidemment héréditaires. Il incline à penser qu'elle ne se développe que plusieurs années après la naissance. »

M. de Arlt ne croit pas à la myopie congénitale et n'admet comme héréditaire qu'une disposition anatomique au développement de la myopie ; cette disposition consisterait dans un manque de cohésion et de résistance de la sclérotique, comparable à l'état de la cornée dans le kératoconus. Mais cette disposition, suivant lui, peut rester à jamais latente, si les yeux sont soustraits dès l'enfance aux causes déterminantes et efficientes de la myopie. Ces causes, inhérentes aux excès de travail oculaire de près, paraissent donc dominer, dans l'étiologie de la myopie, le principe si puissant de l'hérédité. »

HALTENHOFF.

§ 272 bis. — Des mauvaises attitudes sans vices fonctionnels propres à les justifier.

Parmi les causes de début de la myopie, nous venons de signaler les défauts d'acuité visuelle dus à des éléments pathologiques immédiatement reconnaissables, ou à découvrir par des recherches directes, et qui s'offrent alors comme une explication des plus légitimes de la nécessité de se rapprocher de l'objet de son travail. En de tels cas, l'enfant cherche instinctivement à compenser l'imperfection de l'image par son accroissement ; on le conçoit parfaitement, et de même encore si l'éclairage est insuffisant.

Mais comment expliquer les cas où toutes ces conditions défectueuses sont absentes ; où, ainsi que la santé générale, l'œil est intact ; emmétrope, où l'acuité est normale, où il n'y a pas d'insuffisance des droits internes ; enfin, où l'éclairage est abondant : cas qui ne sont point rares chez les enfants ; nous en avons observé plus d'un. Or, dans ces cas, nulle autre circonstance ne nous est apparue qu'une certaine indolence ou lâcheté musculaire générale, portant l'enfant, les jeunes filles, même déjà assez grandes, à s'abandonner sur leur table de travail, laissant tomber la tête presque jusqu'à toucher l'objet de leur attention ; tendance résistant à toute admonestation quelque fréquent qu'en fût le renouvellement.

Notre souvenir s'est reporté dans ces circonstances sur l'origine attribuée par plus d'un orthopédiste à certaines scolioses, résultat exclusif de mauvaises attitudes dues à l'absence de ténacité musculaire.

C'est un sujet que nous signalons comme objet d'étude ou d'attention et qui peut bien jouer un rôle considérable dans la production de la myopie. Nous n'y voyons d'autres remèdes que l'adoption de moyens mécaniques propres à empêcher ces vicieuses attitudes, comme des tables-bancs avec une espèce de râtelier ne laissant passer que les bras, mais s'opposant au mouvement de la tête en avant; des corsets à busc ou à brassières remplissant le même objet; chez une jeune fille portant de longues tresses, j'invitai la mère à les lui attacher par derrière à la ceinture, pour lutter contre sa propension à s'incliner en avant; et le résultat de ce conseil se montra avantageux.

§ 273. — **D'une forme particulière de myopie caractérisée par l'absence de staphylôme postérieur, jointe à la présence d'un strabisme convergent réel.**

Indépendamment des myopies simplement apparentes à rattacher à des spasmes de l'accommodation (myopie à distance), on rencontre encore une autre forme de myopie également progressive et, comme la myopie spasmodique, dépourvue de staphylôme postérieur.

Le caractère particulier, et en quelque sorte pathognomonique de cette forme, est la concomitance avec elle d'un strabisme *convergent*, également progressif. La myopie ici est bien positive ; la vue, trouble au loin, est améliorée par les verres concaves, aussi bien après l'emploi de l'atropine qu'à l'état naturel, et elle progresse avec les années. En même temps, le malade commence à se plaindre de diplopie quand il regarde au loin ; et si on analyse le sens de cette diplopie, on reconnaît qu'elle est *homonyme*, c'est-à-dire symptomatique d'un strabisme convergent.

Tous ces symptômes progressent ensemble et on arrive enfin à un strabisme des plus prononcés, et tel que le patient ne peut voir binoculairement qu'à très courte distance.

L'examen ophthalmoscopique à l'œil nu (§ 219) confirme l'existence d'une myopie adéquate au degré de convergence des axes; mais l'intervention de la lentille ophthalmoscopique, en étendant le champ superficiel de l'observation, n'y fait point reconnaître de staphylôme.

Le mécanisme de cette myopie est tout différent des circonstances que nous avons eu à envisager jusqu'ici et se comprend instantanément. Le rapport physiologique préétabli entre les forces accommodatives et celles qui président à la convergence mutuelle des axes optiques est, ici, rompu en sens contraire du partage ordinairement observé dans la myopie. A des forces accommodatives, normales par rapport à la longueur de l'axe oculaire, se trouve associée une prédominance des forces adductrices. Aucune lutte ne s'établit donc entre elles. Lors du travail rapproché, accommodation et convergence s'associent au lieu de se tenir en respect, et à la suite d'une longue habitude du travail de près, l'insuffisance des droits *externes* originelle a fait place au strabisme convergent confirmé.

L'histoire de cette maladie plutôt rare, tout à fait la contre-partie de l'association de l'insuffisance des droits *internes* avec l'hypermétropie, ressortit donc à l'étude des strabismes d'origine optique. Son remède assuré est aussi du ressort de ce dernier chapitre, et consiste dans le recul des insertions des droits internes (ou ténectopie du strabisme convergent).

§ 274. — Complications, ou plutôt symptomatologie générale de la myopie actuellement progressive.

Nous n'avons envisagé jusqu'ici la myopie qu'au point de vue de son diagnostic formel et absolu, et sans nous occuper de la symptomatologie, de ses complications, consistant particulièrement dans les troubles accessoires qui amènent le plus souvent le malade au cabinet de consultation. Ce sont, en effet, ces symptômes accessoires qui provoquent son attention ou ses inquiétudes, la myopie, en elle-même, eu égard aux préjugés généraux régnant à son endroit, étant malheureusement encore considérée, par la plupart, comme un état de l'œil plutôt favorable que périlleux. La lecture des §§ 256 et 257 fera justice de ces préjugés, en même temps que la vue du tableau de l'anatomie pathologique inspirera aux médecins en général, et par suite à leurs clients, une tout autre opinion.

Quoi qu'il en soit, la myopie progressive, car c'est la seule forme importante à considérer, la myopie progressive s'accuse par un ensemble de complications dont il importe de tracer ici l'exposé.

Dans la myopie progressive on rencontre habituellement :

1° Des phases d'irritation et de congestion dues, indépendamment des autres causes, à la tension qui détermine l'élongation progressive, par ramollissement, des membranes profondes. Ces états s'accusent par une sensation fréquente de chaleur à l'œil, la pesanteur des paupières, l'humidité habituelle de l'organe, l'apparition de phosphènes, le soir, lors du mouvement rapide des yeux, des orgeolets, des blépharites ; enfin tous les signes de congestion de l'appareil.

2° L'amblyopie myopique ou diminution de l'acuité visuelle par lésion finale, anatomique, de la choroïde et de la rétine distendues et hyperémiées. Cette diminution de perception offre des caractères souvent particuliers : les contours et surfaces mêmes des petits objets sont interrompus ou distordus ; la fixation de l'attention n'est plus invariable : elle est comme oscillante, l'énergie visuelle de la *fovea centralis* atténuée par l'atrophie staphylomateuse lente et progressive qui envahit la région polaire, réduisant la qualité du point central au degré de celle des parties immédiatement voisines et bientôt au-dessous de celle des régions excentriques, L'ophthalmoscope apporte simultanément le même renseignement. Cette région de l'œil, au lieu de sa netteté habituelle, se montre tomenteuse et rappelle le *flou* des photographies mal venues; on y voit de petites agglomérations, comme floconneuses, de pigment dissocié. Bientôt cet état et ses apparences objectives s'aggravent comme les symptômes subjectifs; l'œil n'a plus du tout d'acuité, de loin, au trou d'épingle, ni même avec aucun verre concave. Et cependant, mettant un livre entre les mains du sujet, ce dernier lit très passablement. L'ophthalmoscope montre alors toute la région polaire éraillée, chagrinée, rappelant cette apparence des étoffes *chinées.* C'est un degré plus élevé d'atrophie. Le point le plus central est mort; mais tout autour de lui il en reste de plus ou moins vivants, et en assez grand nombre pour établir la continuité des impressions en surface, au moyen de laquelle la lecture peut avoir lieu.

Bientôt pourtant cette faculté elle-même s'émousse ou graduellement, ou tout d'un coup; dans le premier cas, les mots ne peuvent plus se voir dans leur entier; des lettres ou des syllabes complètes ne sont plus perçues; dans le second, la fixation est tout à fait abolie, un scotôme central s'est déclaré, après la formation duquel le malade ne jouit plus que de la vision périphérique ou d'avertissement. La diminution de l'acuité, l'extension graduelle du nombre et de l'étendue des érosions disséminées dans la région de la tache jaune et de celle du staphylôme principal, imposent au médecin l'obligation de *mesurer* fréquemment les degrés de la myopie, de l'acuité de la vue et de l'étendue du champ en surface. L'examen ophthalmoscopique donne bien à la vérité des notions comparatives sur le caractère stationnaire ou progressif de la choroïdite atrophique; mais ces notions, même pour la mémoire la plus fidèle, ne sauraient équivaloir à l'enseignement fourni par les chiffres conservés d'une époque à l'autre.

3° Les mouches volantes, fréquentes causes de tourment (voir leur description, § 163, Myiodopsie); elles suivent en général la marche des phases aiguës ou congestives de la choroïdite séreuse dont elles sont, en réalité, le premier symptôme révélateur. Nul état de l'œil n'y est plus soumis que la myopie progressive.

4° A des degrés plus élevés, ces mouches ou scotômes mobiles sont remplacés par de véritables opacités, des corps flottants, des membranules reconnaissables dans le corps vitré au moyen de l'ophthalmoscope; l'hyaloïde perd sa transparence rompue par un fin poin-

tillé qui la remplit; enfin, la région polaire de la capsule postérieure
se montre tachée et l'on assiste au début de la cataracte postérieure
corticale. Toutes ces obscurités, matériellement interposées devant
l'observateur, sont dues à la lésion de nutrition du vitré, consécutive
aux altérations éprouvées par la choroïde qui préside physiologiquement à cette nutrition. Il n'est pas sans exemple que la fin de la
scène se montre nettement glaucomateuse.

5° Une des formes les plus tristes que prenne l'atrophie progressive
de la choroïde dans la myopie, c'est la cécité subite par épanchement sanguin dans les membranes et donnant lieu à un ou plusieurs
scotômes étendus. Plus grave encore est l'épanchement séreux, non
moins fréquent, qui s'observe entre la rétine et la choroïde, en d'autres termes, le *décollement de la rétine;* terrible accident, dont la fréquence si regrettable est la meilleure réponse à faire au préjugé qui
fait de l'œil myope un organe enviable !

§ 275. — Influence de l'état myopique sur la fonction visuelle. — Des caractères de la vision chez le myope; des préjugés régnants à cet endroit.

La myopie est considérée dans le public, même médical, comme
un simple état optique, et même comme une vue avantageuse; l'œil
myope est un bon œil.

Cette opinion est un déplorable préjugé; l'histoire anatomique de
la myopie vient de démontrer que cette condition de la vue n'est pas
simplement une condition optique, mais bien une maladie, une maladie grave tant que sa cause continue d'agir, et il est de la plus haute
importance que le sentiment général change du tout au tout à cet
endroit.

Il n'est point de jour où nous n'entendions quelque chose comme
ce qui suit :

« J'ai des yeux excellents; je lis des caractères que la plupart des
personnes de mon âge ne peuvent distinguer : au crépuscule ou au
clair de lune, cette supériorité de mes yeux se manifeste de façon
plus étonnante encore; j'ai plus de soixante ans, et n'ai jamais éprouvé
le besoin de lunettes; je vois positivement aujourd'hui à distance
des objets qu'assurément je n'aurais pas distingués il y a vingt ans.
L'œil myope est donc meilleur que l'œil commun, et de plus, il est
évident qu'il s'améliore avec les années. »

Ces observations, considérées en elles-mêmes, sont exactes; et cependant leur conclusion est absolument fausse; c'est ce que nous allons
faire voir.

Premièrement, l'œil myope distingue des caractères minutieux que
ne saurait voir un œil commun du même âge. La chose est simple :
la supériorité dont il jouit en cette circonstance tient uniquement à

la beaucoup plus courte distance à laquelle l'objet est rapproché de l'œil. L'image en est d'autant agrandie, de sorte qu'à une acuité réellement moindre, peut correspondre une perception apparente supérieure, un plus petit *minimum visibile*. Ce qui est effectivement le cas très général. *Chez l'immense quantité des myopes au-dessus de* 1/8, *l'acuité ne dépasse pas* 1/2. Loin d'être supérieure au taux normal, elle est, au contraire, dans la généralité des cas, notablement moindre (voir le tableau ci-dessous, fig. 89).

2° La faculté de lire ou travailler au crépuscule ou au clair de lune est-elle un signe d'une plus grande valeur de la supériorité de l'œil myope? Aucunement.

Joignez au grand rapprochement de l'objet par le myope, et à l'agrandissement proportionnel de l'image rétinienne qui s'ensuit, la qualité particulière propre aux myopes de posséder de larges pupilles, notablement plus grandes que celles des autres yeux du même âge, et vous comprendrez suffisamment qu'il réclame, tout étant égal d'ailleurs, moins de lumière.

3° L'excellence de l'œil myope est-elle démontrée par l'absence de la nécessité des lunettes (convexes) pour les occupations rapprochées, à l'âge où le commun des hommes les requiert? Pas davantage. Dans les conditions moyennes, cette circonstance peut être un avantage; mais elle ne préjuge rien quant à l'état même de l'œil. Elle signifie simplement que l'œil en question n'éprouve point les inconvénients de la presbytie pratique.

Expliquons-nous :

Il n'est personne qui ne devienne presbyte, puisque cette disposition de l'œil ne consiste que dans le recul du *punctum proximum* avec les années et proportionnellement à leur nombre (§ 151). Seulement cette diminution graduelle du pouvoir dynamique de l'accommodation ne dépasse naturellement pas la position du *punctum remotum*. Pour peu que ce dernier ne soit pas à plus de 12 à 14 pouces (myopie de 1/12 à 1/14), la presbytie du sujet ne saurait s'étendre au delà de cette limite; ce dernier pourra donc lire sans lunettes à ladite distance jusqu'à la fin de ses jours. Mais son acuité visuelle, ni la portée de sa vue, n'en sont aucunement affectées.

4° La faculté de distinguer de loin, à cinquante ans, par exemple, des objets qu'on n'aurait point pu qualifier à distance, lorsqu'on était de vingt années plus jeune, l'obligation de reculer le livre pendant la lecture, plus loin qu'on ne le faisait jadis, sont-elles, comme il le semblerait, en effet, des marques de la diminution, de la régression de la myopie?

Pas davantage; le recul physiologique et régulier du *punctum proximum* explique amplement la lecture *un peu plus distante* à l'époque normale de la presbytie; et d'autre part, la réduction graduelle, avec les années, de l'ouverture de la pupille, diminuant les cercles de diffusion inhérents à toute image empreinte d'aberration focale, rend non moins aisément compte de l'amélioration relative de la perception des objets situés au delà du *punctum remotum*. Mais aucun de ces avantages n'est à rapporter à la diminution de la myopie, celle-ci ne pouvant pas rétrograder en réalité, plus que ne le saurait faire le staphylôme postérieur dont elle est le symptôme. Une seule exception très bien définie, mais aussi très limitée, peut être opposée à cette conclusion. Après soixante-douze ans, on note assez régulièrement le recul (de près d'un vingt-quatrième) du *punctum remotum* lui-même (c'est l'hypermétropie acquise de Donders § 151). Une myopie stationnaire bénéficie donc de ce résultat de l'*évolution sénile*, et diminue d'autant, relativement au degré qu'elle mesurait pendant la maturité de l'âge.

Telles sont les circonstances qui ont donné naissance à cette opinion générale que la myopie s'améliore ou diminue avec les années. La vérité est que nulle myopie ne rétrograde à proprement parler; mais en revanche, il est constant qu'une myopie stationnaire, c'est-à-dire dont les causes mécaniques ont été détournées par un changement apporté dans l'exercice de la vision, peut éprouver, par le fait de l'âge, certaines transformations plutôt avantageuses.

Mais, si l'on considère en quoi consiste anatomiquement la myopie (choroïdite séreuse à marche atrophique), ses caractères désastreusement progressifs continuent à régner tant que les causes qui l'ont fait naître; si l'on jette les yeux sur le tableau des conséquences régulières du staphylôme postérieur, on est promptement obligé à porter sur l'œil myope un jugement directement opposé au préjugé régnant. Le ramollissement du vitré, la disparition de la choroïde, couche par couche, dans le district et jusqu'au centre de la *macula lutea* (centre de perfection des images), les scotômes plus ou moins centraux par hémorrhagies choroïdiennes, les opacités de la fossette hyaloïdienne et des couches postérieures de la lentille; enfin, le terrible décollement de la rétine, voilà notre réponse aux opinions encore généralement répandues sur les qualités de l'œil myope.

Tout ce qu'on a pu en dire de favorable ne peut s'appliquer avec les réserves indiquées, qu'à la seule myopie *stationnaire de degré léger*, c'est-à-dire la myopie qui a succédé à la période progressive depuis longtemps éteinte par le fait de la suspension des causes qui l'ont produite et plus ou moins développée.

Mais si l'on veut connaître exactement l'influence exercée sur le degré de l'acuité visuelle par le degré de la myopie, nous pensons satisfaire le lecteur en mettant sous ses yeux le tableau suivant, tableau présenté par nous à l'Académie de médecine le 15 juin 1875;

et reproduit dans le *Dictionnaire encyclopédique des sciences médicales*, article MYOPIE, et dont voici le résumé :

TABLEAU FIGURATIF

DE LA PROPORTION DE L'ACUITÉ VISUELLE DANS SES RAPPORTS AVEC LE DEGRÉ
DE MYOPIE PROGRESSIVE

d'après le relevé statistique de 898 cas de cette maladie.

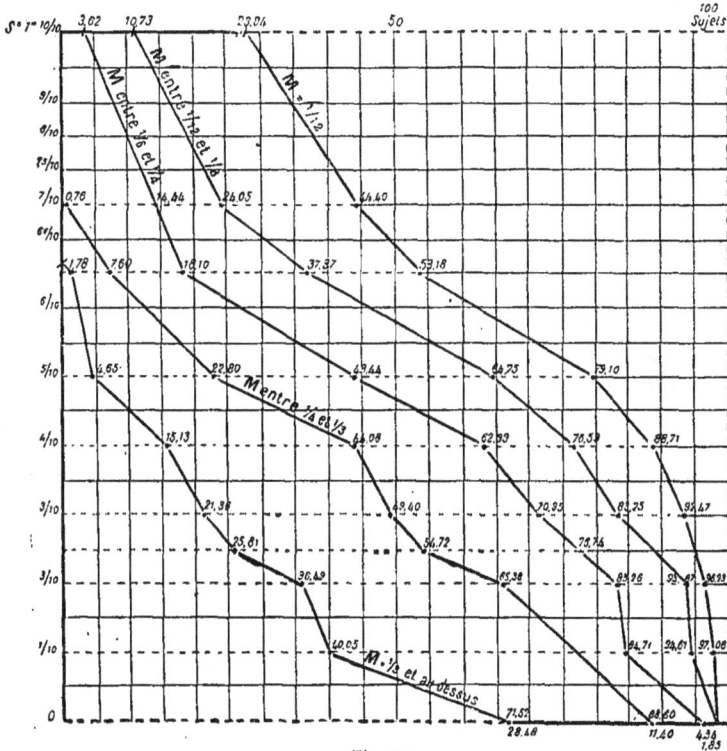

Fig. 89.

Les lignes verticales, ou ordonnées, représentent l'acuité visuelle.

Les horizontales, ou abscisses, le nombre de sujets ayant, au moins, l'acuité correspondante à l'intersection de la courbe.

La courbe brisée (elle n'est pas schématique, mais fournie par les nombres mêmes) réunit tous les points appartenant à chacune des cinq catégories de myopie variant par 1/12 ou 3°, entre lesquelles ont été distribués tous les cas relevés.

1re ligne, ou couche enveloppante extrême, M = 1/12 ou inférieure à 1/12.
2e — M compris entre 1/12 et 1/6.
3e — M compris entre 1/6 et 1/4.
4e — M compris entre 1/4 et 1/3.
5e — M = 1/3 ou supérieure à 1/3.

La ligne horizontale supérieure représenterait l'acuité = 1 chez 100 sujets.

Pour les myopies = 1/12 et inférieures, elle se réduit à 28, 94, presque le tiers.

La ligne horizontale noire inférieure représente l'acuité absolument nulle *ou les yeux perdus* dans chaque catégorie.

Ce tableau reproduit, sous forme graphique, le résumé de nos propres relevés statistiques recueillis sur le journal de nos observations quotidiennes. C'est une statistique exactement clinique, portant sur tous les cas de myopie qui se sont présentés à notre cabinet de 1864 à 1874 inclusivement, et dans lesquels ont été scrupuleusement notés le degré de la myopie et celui de l'acuité.

Ces observations comprennent 898 yeux myopes, mesurés dans le cours de ces onze années, et dont les données numériques sont conservées au point de vue de la surveillance clinique des phases de la myopie progressive.

Sur la verticale de gauche sont inscrits de haut en bas les chiffres 10/10, 9/10 ..... 1/10 et 0 représentant les variations de l'acuité par dixièmes.

Les lignes horizontales comprises entre la verticale de gauche et le point correspondant de la courbe, sont d'une longueur proportionnelle au nombre de sujets sur 100 possédant cette acuité au moins.

L'examen de ce tableau fait promptement ressortir les renseignements généraux à recueillir dans ces relevés.

On y remarque d'abord :

Que dans la première classe (myopies comprises entre l'emmétropie et 1/12), sur 100 cas, 1/3 au plus (28,94 p. 100) présente· l'acuité normale ou = 1 == 10/10; les 4/5 environ (79,10 p. 100) une acuité de 1/2. Au-dessous de ce dernier chiffre, 21 seulement, mais avec 1,25 d'yeux *perdus* (gros trait noir terminant la ligne horizontale inférieure). — Dans la deuxième classe, comprenant les myopies de 1/12 à 1/6, l'acuité normale ne se rencontre plus que 10 fois sur 100 (soit 10,75). L'acuité 1/2 y figure encore à peu près pour les 2/3 (64,75); mais au-dessous de 1/2, on trouve 34,25 p. 100, avec 1,85 d'yeux perdus.

De telle sorte que, à part la réduction de l'acuité au-dessous de l'unité, mais toujours entre 1 et 1/2, ces deux classes sont assez sensiblement comparables.

Continuons : Entre *un quart et un sixième*, les myopes commencent à fortement décliner, sous le rapport de l'acuité. Sur 100 d'entre eux, on ne compte plus que 3,62 doués d'une acuité normale. L'acuité 1/2 y figure toujours pour les 2/3, soit 43,44; mais au-dessous d'elle, les nombres correspondants aux degrés inférieurs d'acuité s'accroissent sensiblement et s'élèvent à 56,56 p. 100, dont 11 au-dessous de 1/10, et 4,34 entièrement perdus.

Entre 1/4 et 1/3 la disproportion s'accentue; plus un seul cas d'acuité physiologique; l'acuité 1/2 s'atténue et ne monte plus qu'à 22,80 p. 100, soit un quart. Au-dessous d'elle se montre des plus menaçants le chiffre de 77,20 p. 100, dont 22,80 au-dessous de 1/10, et 11,40 perdus.

Mais le tableau est plus sombre encore quand on aborde la dernière catégorie. Le nombre des cas où l'acuité n'atteint pas 1/2 s'élève à 95,55 p. 100, dont 31,15 au-dessous de 1/10 et 28,48 perdus. En somme, 60,63 p. 100, sans valeur industrielle quelconque.

Et l'on notera que sous la rubrique *yeux perdus* nous faisons allusion aux accidents suivants :

Scotômes centraux par hémorrhagie choroïdienne, ou envahissement de la région polaire par le staphylôme postérieur, décollement de la rétine, synchisis ou ramollissement opaque du corps vitré, cataractes consécutives, etc., etc.

Ces chiffres nous semblent ajouter quelque poids aux énonciations numériques, mais toutefois un peu vagues, formulées déjà par Donders dans son magnifique ouvrage. Voici ses paroles textuelles :

« Sous le rapport de l'acuité, la vision des myopes est, en général, inférieure à celle des emmétropes. Dans les faibles degrés de M, la différence est extrêmement légère ; mais, dans les degrés élevés, au moins avec le progrès des années, elle devient considérable, même sans que l'anomalie soit compliquée de grands changements anatomiques.

« Si la myopie est > 1/6, l'acuité est souvent imparfaite, à moins que la myopie ne soit congénitale et le sujet fort jeune. Si le degré de M dépasse 1/5, l'imperfection est la règle ; au-dessous de 1/4, cette règle ne reconnaît plus d'exceptions. Dans les hauts degrés de M, l'acuité décroît avec les années bien plus rapidement que dans l'emmétropie. Et dans les cas où M = 1/4 ou 1/3, à 60 ans, cette acuité ne s'élève pas à plus de 1/3. »

§ 276. — De l'étendue de l'accommodation chez le myope.

Le myope a la même étendue de pouvoir accommodatif que l'œil emmétrope ; cela est rendu évident chez un jeune myope dont on neutralise exactement l'excès de réfraction statique au moyen d'un verre concave. Le sujet voit alors nettement depuis l'horizon jusqu'à une distance égale à celle du *punctum proximum* de l'œil emmétrope du même âge. Cette faculté paraît cependant s'éteindre, chez lui, plus vite dans l'âge mûr ou avancé que dans l'œil physiologique. L'atrophie *ex non usu* des fibres circulaires du muscle ciliaire, reconnue par Ivanoff à l'autopsie d'yeux âgés et affectés de hauts degrés de myopie, est d'accord en ce point avec les observations cliniques. — Le peu de changement qu'éprouve la position du *punctum remotum* du myope, quand on neutralise son accommodation par l'atropine, montre en outre ce que l'on doit penser de l'hypothèse — rencontrée encore parfois dans quelques écrits — *de l'accommodation négative* (voir §§ 151 et 227).

L'atropine n'y fait apparaître, pas plus que chez l'emmétrope, cette force qui permettrait de reculer le *punctum remotum* au delà de ses limites préalablement déterminées.

§ 277. — Rapport de la myopie et de la presbytie; correction de ce second état.

D'après la définition nouvelle donnée à la presbyopie (recul graduel du *punctum proximum*), il appert que tout œil, quel que soit son état de réfraction statique, y est nécessairement soumis. Cependant, pour être réelle, la presbytie peut ne pas se faire sentir par des effets pratiques. Il suffit pour cela que le *punctum proximum*, dans son mouvement de recul ou d'éloignement progressif avec les années, ne puisse pas parvenir à une distance en désaccord avec les obligations de la vie civilisée. Cette distance, au delà de laquelle la lecture et les autres occupations soutenues ne peuvent plus s'accomplir avec aisance, est communément de 8 à 12 pouces (25 à 33 centimètres); tout individu qui ne verra jamais son *punctum proximum* porté au delà de cette distance, n'éprouvera donc jamais les effets désobligeants qui annoncent aux dames le passage du cap de quarante-cinq à cinquante ans. Or, quel est cet individu? C'est le myope en deçà de 12 pouces.

Vers 60 à 65 ans, le *punctum proximum* se confond avec le *punctum remotum;* il est donc à 12 pouces chez le myope de 12 pouces ou 1/12. Ce dernier, à 60 ans, sans le secours de verres appropriés, ne saurait donc voir avec netteté, ni en deçà, ni au delà de 12 pouces (33 centim.).

Mais dans des myopies plus faibles, de 1/18, par exemple, quand le *punctum proximum* arrive entre 12 et 18 pouces, le sujet s'aperçoit de son état presbyopique; il réclame alors des verres *convexes* pour voir de *près*, et des verres *concaves* pour voir de *loin*. Il est à la fois *myope* et *presbyte :* et on ne verra pas là de contradiction. La presbytie n'est point, en effet, comme on l'admet dans le public, le contraire de la myopie. La myopie est une anomalie de la réfraction fixe ou statique; la presbytie un état, variant physiologiquement, de l'accommodation ou réfraction dynamique, c'est-à-dire le recul *progressif, avec les années, du punctum proximum.* Cette analyse a permis à M. Donders d'établir la loi suivante :

« Tout homme, dit-il, qui réclame avant 35 ou 40 ans des lunettes convexes pour la lecture est nécessairement hyperope; — inversement, tout homme qui, après 45 ans, lit et travaille sans lunettes, le soir surtout, qui se vante, avec une certaine coquetterie, d'avoir, après 45 ou 50 ans, sa vue de 20 ans, cet homme est assurément plus ou moins myope. »

Nous disions tout à l'heure que le sujet affecté d'une myopie plus forte que 1/12, c'est-à-dire ayant son *punctum remotum* en deçà de 12 pouces ou 33 centimètres, ne risquait point de voir son *punctum proximum* dépasser jamais cette distance, et se trouvait à jamais exempt, par conséquent, de la nécessité d'armer ses yeux de verres convexes. Cette proposition comporte deux exceptions ou plutôt deux remarques.

Premièrement, l'acuité de sa perception visuelle, faculté qui diminue avec les années, peut, après la cinquantième, lui imposer la nécessité de rapprocher davantage de ses yeux les petits objets, et, en conséquence, de s'armer de verres propres à permettre ou faciliter ce rapprochement.

Secondement, après 65 ans, comme nous l'avons vu, le *punctum remotum*, lui-même, s'éloigne et presque à une distance qui peut se mesurer en dioptrique par une lentille de 1/24 ou de 1,5 dioptries métriques (c'est l'hypermétropie acquise de Donders), ou la mesure de l'évolution sénile atrophique de l'organe. A cet âge, par conséquent, un myope qui a, depuis l'état stationnaire de sa myopie, constamment vu son *punctum remotum* à 12 pouces ou 33 centimètres, le voit désormais à 66 centimètres, et se trouve alors dans les conditions à la fois myopiques et presbytiques d'un myope de 66 centimètres, âgé de plus de 65 ans.

§ 278. — Des myopies spasmodiques ou par contraction ciliaire, et de la myopie (in Distanz).

Nous avons, au chapitre consacré au diagnostic et à la mesure du degré de la myopie, appelé toute l'attention du médecin ophthalmologiste sur la nécessité, avant de prononcer sur une anomalie par excès de réfraction et sur son degré numérique, d'exclure les causes d'erreur qui peuvent se placer au-devant du diagnostic.

Parmi ces causes, nous avons en premier lieu signalé l'absence d'un staphylôme en rapport avec le degré de l'amétropie.

Secondement, chez un individu n'ayant pas atteint un âge très avancé et chez lequel le muscle ciliaire peut et doit être supposé anatomiquement intact, une discordance marquée entre les positions relatives du point rapproché et du point éloigné du champ de l'accommodation (autrement dit une diminution de l'amplitude accommodatrice dans ses rapports avec l'âge du sujet) devra également conduire le médecin à scruter davantage le cas.

Dans ces circonstances, le médecin doit soupçonner ou redouter l'intervention d'un élément dynamique ou musculaire dans la question. Afin de s'en affranchir, il pratiquera dans les yeux à observer une ou plusieurs instillations d'atropine à quelques heures de distance, et recommencera alors les épreuves tant subjectives qu'objectives (voir les §§ 255 à 260).

Si, comme cela se rencontre assez souvent encore dans la pratique, il trouve, dans ce second examen, la myopie annulée ou diminuée, et un rapport normal entre le nouveau point éloigné de la vision et l'ancien point rapproché, il conclura naturellement à l'existence d'un spasme accommodatif s'exerçant sur la vision à distance.

Dans le cas contraire, c'est-à-dire si le point distant ne subit aucune influence de la part de l'atropine, il y aura lieu d'accuser l'existence, chez le sujet, d'une cause entravant l'exercice complet de l'accommodation rapprochée, c'est-à-dire une paresse de la réfraction dynamique. L'étude de cet état ressortit à l'histoire de la paralysie de l'accommodation (voir leçon 20e).

Parmi les formes de spasmes accommodatifs on a, dans les premiers temps des études ophthalmologiques exactes, noté avec étonnement la suivante, assez singulière pour lui avoir fait donner un nom spécial : la myopie pour la distance (*Myopia in Distanz*).

Voici l'exposé schématique d'un de ces cas :

Deux individus du même âge lisent nettement un même caractère typographique en rapport avec le degré de leur acuité visuelle, l'un et l'autre à une même distance de 4 pouces, limite extrême du rapprochement; mais ils n'y voient nettement au loin ni l'un ni l'autre. En outre, dans leurs efforts pour découvrir les objets distants, l'un arrive à distinguer les objets bien plus nettement que le second.

On vient alors à leur secours avec des verres concaves, et l'on remarque que, pour leur procurer une vision égale et parfaite, il faut donner au second un verre de 9 pouces, tandis que le même résultat est procuré chez le premier avec un verre moitié moins fort, à savoir de 18 pouces.

Conclusion : l'amplitude accommodative qui devrait, physiologiquement, être égale chez ces deux sujets, est donc pathologiquement diminuée du côté de la distance chez le second. Cette diminution, consistant dans la difficulté ou l'impossibilité de relâcher son accommodation au maximum physiologique, ne peut être que symptomatique d'une contracture de l'agent dynamique; elle rentre entièrement dans le cadre des affections spasmodiques musculaires. Comme elles, elle doit être combattue, avant toute prescription d'hygiène ou d'administration du régime fonctionnel de la vue, par l'atropine.

On trouve également ici une application très avantageuse des courants voltaïques constants (méthode de Remack).

Dans un récent travail (1872), le docteur Hock, après avoir énoncé quelques propositions tirées de son expérience et confirmatives de celles que nous venons d'énoncer nous-même, ajoute :

« La crampe accommodative ne consiste pas dans une contracture tétanique du muscle ciliaire, mais bien dans une activité exagérée et spasmodique pendant l'acte visuel.

« Cette crampe disparaît pendant l'examen ophthalmoscopique et la réfraction naturelle vient au jour. Par conséquent, la détermination de la réfraction au moyen du miroir et à l'image droite est le seul moyen certain de diagnostic pour la myopie apparente. »

Nous acceptons la dernière de ces propositions, pour la généralité des cas; cependant il nous a été donné d'observer plus d'un cas où la crampe accommodative n'a cédé qu'à l'atropine ou aux courants continus.

L'auteur termine ainsi : « L'état réfractif naturel, ainsi que l'accommodation, peut se rétablir par l'usage énergique et longtemps prolongé de l'atropine. »

A ce travail, et sortant de la même école, a succédé un second mémoire plus complet de Schiess-Gemuseus (Bâle, 1873) sur le même sujet, et semblant avoir pour conclusion que toute myopie confirmée commence par un spasme de l'accommodation, en d'autres termes, que la myopie est seulement apparente avant de devenir réelle et anatomique. Nos observations, déjà assez longues, sur ce sujet, ne nous permettent pas de nous rencontrer pleinement avec cette école. Sans nier que bien des myopies n'aient que cette forme, à laquelle a été donnée depuis quelque temps la dénomination de « myopie de courbure, » nous croyons qu'il faut continuer à la distinguer de la *myopie axile*, nouveau nom que l'on vient d'infliger à la myopie vraie ou avec staphylôme, ou par ectasie des membranes profondes. Et cette distinction reposerait sur cette observation que la myopie de courbure ou spasmodique, se lie beaucoup moins nettement que l'autre à la présence d'un staphylôme; nous voulons dire qu'elle se rencontre plus souvent exempte qu'accompagnée de cette altération.

Nous ajouterons que les débuts de cette même espèce de myopie coexistent, non sans fréquence relative, avec une conformation hypermétropique de l'organe ; et que prise dans sa première phase, vaincue une première fois par l'atropine ou les courants continus, elle cède définitivement au traitement de l'asthénopie accommodative, c'est-à-dire à l'usage des verres convexes.

Dans ces circonstances, pas très rares, l'état spasmodique du muscle ciliaire se trouve donc démontré à la fois, par la nature du traitement qui y met fin (atropine — courants de Remack, verres convexes), et par la constatation objective faite à l'ophthalmoscope des caractères constitutionnels de la conformation hypermétropique.

C'est assurément à des cas de ce genre que se rapporte la remarque suivante, faite par M. Javal, à propos du même sujet :

Parlant d'une certaine myopie qui se produirait *dans des yeux qui s'allongent par le moindre effort* (de la vue rapprochée), « chez ces myopes, dit M. Javal, j'ai pu arrêter immédiatement le progrès du mal, en *prescrivant l'usage des verres convexes* pendant le travail; et l'heureux résultat de cette pratique, absolument contraire à la routine, qui interdit l'usage des verres, ou à la demi-science, plus funeste encore, qui fait porter des verres concaves à des enfants, est une démonstration suffisante de l'exactitude des vues que je viens d'exposer. » (Em. Javal, *Ann. d'oculistique,* sept.-oct. 1879.)

Ces dernières lignes, sous la plume d'un savant autorisé et pouvant, par sa situation officielle en ces matières, exercer sur l'hygiène de la myopie une grande influence, nous obligent, quoi que nous en ayons, à consacrer quelques pages à l'examen critique des doctrines nouvelles de l'auteur sur ce point de pathologie. Elles s'éloignent trop des données scientifiques les mieux démontrées, pour que nous puissions les laisser passer sans protestation. Nous le ferons dans le paragraphe suivant; pour le moment, il nous faut poursuivre notre sujet.

Revenant donc à la myopie de courbure, ou spasmodique, ou par contracture ciliaire, nous conclurons qu'un chapitre spécial lui doit être ouvert dans l'histoire mécanique des conséquences de la vision rapprochée et la genèse de la myopie.

Au point de vue de l'importance numérique, ce chapitre occupera, à la vérité, un rang relativement secondaire : il ne peut entrer, en effet, quant au pourcentage, en comparaison avec la myopie classique, ou par ectasie progressive des membranes profondes. Mais les exemples propres à affirmer son existence comme espèce pathologique ne sont nullement rares, et l'étude qui ne peut manquer d'en être faite, en déterminera, avant qu'il soit bien longtemps, les véritables caractères.

A ce propos une différentiation devra être faite et nous a frappé déjà, entre deux aspects très nets de cette forme de myopie.

Dans une des formes, cette anomalie (confirmée et ne cédant plus ni à l'usage prolongé de l'atropine, ni aux courants continus) ne présente ni trace de staphylôme, ni manifestation d'insuffisance des droits internes. Dans la seconde elle offre, au contraire, ces symptômes.

Nous avons rencontré ces formes si parfaitement distinctes, et cette dernière, plus d'une fois, dès son début, avec la coexistence exceptionnelle des deux formes de l'asthénopie, à savoir : la conformation hypermétropique de l'organe et l'insuffisance des droits internes ou prépondérance du système divergent, circonstance tout à fait contraire à la règle en cas de déficit de l'accommodation.

Ici nous n'avons pu méconnaître le concours simultané et sympathique des deux forces supplémentaires appelées à l'œuvre pour réaliser les conditions de la vision associée *de près*. Cet appel de deux forces en excès légitime la production simultanée et de la contracture ciliaire et de l'excès de pression interne auquel est due l'ectasie staphylomateuse.

Cette seconde forme, rentrant ainsi dans la loi la plus générale, sera considérée par nous comme un cas particulier de la myopie classique, mais offrant certaines difficultés pratiques, quant à la thérapeutique ou à l'hygiène à adopter, car on est en présence de deux actions mécaniques en excès qui, communément, ne coexistent pas ensemble.

On s'inspirera, dans chaque cas, des principes généraux posés dans ces deux dernières leçons, en tenant compte du degré d'influence présente, soit du degré de l'anomalie de réfraction, soit de celui de l'insuffisance musculaire.

Quant à la forme purement spasmodique, ou par contracture ciliaire, nous l'avons rencontrée plus particulièrement dans les cas suivants :

Premièrement, à la suite de l'usage de verres concaves ou trop forts, ou tout à fait intempestifs. (Dans le nombre, nous citerons une petite épidémie d'insanité survenue dans une chambrée de grands collégiens, qui avaient trouvé gracieux de s'affubler de pince-nez ou de monocles concaves sans la plus légère indication.)

Secondement, dans des cas d'astigmatisme hypermétropique.

Troisièmement, sous l'influence d'une névropathie plus ou moins profonde.

Enfin sous la rubrique trop vaste des origines inconnues.

§ 279. — Hygiène et thérapeutique. — Principes généraux de traitement.

Si la véritable thérapeutique de tout état morbide est la suppression de sa cause, c'est dans la pathogénie de la myopie que nous devons aller rechercher les armes propres à la réduire.

D'après tout ce qui a été déjà dit à cet égard, il n'y a évidemment de traitement proprement dit à formuler qu'à l'endroit de la myopie progressive : celle-là seulement est une maladie active, la myopie stationnaire n'étant plus qu'un état fixe, une conséquence définitivement acquise, un processus arrêté dans sa marche.

L'élément causal de la myopie se décompose, comme nous l'avons démontré, en deux facteurs qui jouent à son égard le rôle de composantes, toutes les deux également nécessaires :

1° Une prédisposition, congénitale le plus souvent, et même héréditaire, à la divergence des axes visuels, un strabisme divergent à l'état latent, qui a reçu le nom d'insuffisance des muscles droits internes ;

2° La mise en jeu de cette insuffisance des muscles adducteurs par une application intempestive de la vue à des travaux soutenus de près.

Tout myope qui demeurera soumis à l'action continue de ces deux circonstances réunies, ne pourra échapper aux progrès de l'ectasie des membranes qui résultent du conflit de ces deux énergies contradictoires : l'attention de près, d'une part, et, de l'autre, l'excès d'énergie à développer par les adducteurs pour maintenir les deux axes visuels en convergence sur un point toujours trop rapproché pour eux (voyez pour le mécanisme même de ce conflit, et son action sur l'accroissement de la pression intra-oculaire, le § 268).

La cessation du conflit ne peut être amenée que par la suppression de l'une des causes composantes, à savoir : le travail rapproché, ou le strabisme latent.

L'observation journalière nous permet de surprendre la première de ces solutions sur le fait. Tous les jours nous constatons des myopies devenues stationnaires. Or, dans quelles conditions les observons-nous ? Toutes les fois qu'un changement radical a été introduit dans le genre de vie du sujet, et que ce changement a consisté dans le passage d'une vie de travail assis à une existence libre au grand air. La plupart des myopies stationnaires, qu'il nous a été donné de mesurer, se sont arrêtées, par exemple, à la fin des études de l'université ou des hautes écoles, chez des sujets qui ont quitté les bancs pour la vie active.

Un second exemple du passage de la marche progressive de la myopie à l'état stationnaire s'offre encore à nous dans certains cas moins communs, sans être pourtant très rares. Nous voulons parler des cas dans lesquels l'effort musculaire en excès, appelé au secours du maintien des axes optiques en convergence rapprochée, cesse de fournir son concours, et où, par conséquence, l'un des yeux se place spontanément et franchement en strabisme divergent formel. Il arrive alors assez souvent, dans ces cas-là, que l'œil qui demeure seul en exercice voit sa myopie passer à l'état stationnaire.

On observe plus particulièrement cette solution dans les circonstances où ce strabisme divergent suit une incapacité absolue de fixer, survenue plus ou moins subitement dans l'œil dévié, et ayant dès lors déterminé cette déviation, comme les hémorrhagies centrales, les scotômes de la *fovea*, et notamment le décollement rétinien; et c'est même par ce motif qu'on peut trouver, non une consolation, mais un adoucissement aux regrets causés par un tel accident, en voyant dans cette cruelle circonstance un sérieux motif d'espérer que la marche de la myopie pourra suspendre ses progrès dans l'œil demeuré sauf. En imposant alors au malade un repos absolu de la vue pendant six

mois ou un an, on peut espérer obtenir le passage à l'état permanent
d'une myopie jusque-là progressive, et terriblement menaçante, puisqu'elle a déjà détruit un des organes de la vue.

Le premier conseil à donner est donc, s'il peut être suivi — ce qui
est fort rare — de changer de genre de vie, de fuir toute occupation
sédentaire appliquant la vue de près. L'existence au grand air, dans
de vastes horizons, loin des livres ou des objets minutieux de la vie
civilisée, tel est le premier fondement d'une guérison assurée.

Mais on comprend combien un changement aussi radical d'habitudes est le plus souvent difficile, la plupart de nos consultants
étant, par la force de mille considérations toutes-puissantes, dans
l'impossibilité d'abandonner une carrière qui est toute leur fortune.

Il n'y a dès lors, comme moyen radical, qu'une conduite à tenir, à
savoir : l'annulation du second facteur, l'insuffisance des droits
internes ou strabisme divergent latent ; le moyen consiste dans le
recul du tendon de l'un des abducteurs, de 2 à 3 millimètres (voir
STRABOTOMIE, §§ 467-473).

Cette conduite est absolument indiquée dans toute myopie supérieure à 1/5 ou 7^D, dans laquelle le strabisme latent est déjà presque
du strabisme patent, et, particulièrement, si la région de la tache
jaune se voit déjà menacée par l'extension du staphylôme, menace
accusée par une diminution notable de l'acuité de la perception
visuelle.

Dans de tels cas, l'un des yeux côtoie les plus graves accidents
(voir *Complications de la myopie*) s'ils ne le font même tous les deux.

Telle est la conduite radicale à tenir, et c'est assurément la plus
raisonnable dans toute myopie très élevée et où commencent à se
montrer les désordres anatomiques des staphylômes étendus, ou bien
dans lesquels la tension musculaire se manifeste avec intensité.

Mais les moyens radicaux ne sont pas toujours acceptés ou applicables, et l'on se voit souvent obligé, soit à un ajournement, soit à
recourir à des méthodes moins sûres dans ces cas graves. Celle que
l'on sera peut-être contraint de subir, au détriment possible du
malade, et que l'on retrouvera exposée en détail dans le paragraphe
suivant, c'est le traitement fonctionnel des myopies non immédiatement menaçantes, celles qui seront inférieures à 1/5 (7^D).

Dans le cas cependant où le simple régime diététique laisserait trop
de craintes au médecin, nous lui conseillerons *d'y joindre l'exclusion
absolue et permanente de l'un des yeux de la vision associée*. Un écran
ou bandeau porté à demeure sur le même œil (le plus faible) y déterminerait une déviation en divergence qui pourrait devenir stable et
préserver désormais l'œil de toute association funeste avec son congénère. Mais pour être efficace, ce moyen doit être appliqué d'une

manière constante dans la vue de loin, comme dans celle qui s'exerce de près, et sans aucune interruption. On comprend, en effet, que si la vision associée trouve occasion de se reconstituer vingt fois par jour, l'harmonie synergique ne se voie pas assez longtemps suspendue pour se soustraire à l'empire de l'habitude.

§ 280. — **Régime fonctionnel à imposer à toute myopie progressive, moindre que 1/5 et dépourvue de complications inflammatoires graves.**

Ne pouvant demander que le travail de près s'accomplisse, comme la vue distante, dans les conditions du parallélisme des axes optiques, on se rapprochera le plus possible de cette formule, en fixant la distance de l'objet de façon à procurer le moindre degré possible de convergence de ces axes, en d'autres termes, en écartant l'objet le plus qu'il se pourra des yeux. Eu égard à l'outillage servant à la vie civilisée et à la longueur des bras, la distance de 12 à 14 pouces (35 à 40 centimètres) étant le maximum d'éloignement où l'on puisse communément tenir un objet maniable et de petite dimension, cette distance sera le *minimum* à fixer au myope, à moins de circonstances tout à fait particulières.

La première conséquence de cette prescription sera le conseil à donner au sujet de modifier ses habitudes calligraphiques, de réformer son écriture en lui donnant un type plus large et de plus grand format; il devra éliminer de son usage les livres à caractères trop menus, les instruments et les ouvrages trop minutieux. Nous n'ajouterons pas qu'il devra corriger les vicieuses attitudes, adoptées par lui depuis longtemps, ne plus courber la tête sur sa poitrine, et celle-ci sur sa table de travail; cette réforme se trouve implicitement comprise dans l'exigence des occupations maintenues à 35 centimètres. Mais il ne suffit pas d'édicter un semblable conseil, il faut le rendre réalisable; un myope de 1/7, par exemple, ne peut de lui-même lire un caractère d'imprimerie, même de *gros texte* ou du *gros romain*, à une distance de 12 pouces. Puisqu'on ne peut rapprocher de lui l'objet, il faut donc en rapprocher l'image, c'est-à-dire armer ses yeux d'un verre concave de force suffisante, autrement dit mesurant au moins la quantité de réfraction qui correspond à la différence de distance entre 12 pouces ou 33 centimètres, position de l'objet, et 7 pouces ou 20 centimètres, lieu de l'image :

Soit, dans l'ancien système,

$$\frac{1}{7} - \frac{1}{12} = \frac{1}{17}$$

ou, en dioptries métriques,

$$5^D - 3^D = 2^D$$

en résumé, un verre de $0^m,50$ ou 18 pouces de longueur focale.

Cette nécessité a donné et donne naissance à la question suivante :
S'il faut que le myope porte des verres concaves dans le travail de
près, comme il lui est, d'autre part, nécessaire ou au moins agréable
et utile d'en porter pour la vue à distance, ne convient-il pas de lui
faire porter constamment les verres qui neutralisent sa myopie? Par
ce moyen l'œil myope, pourvu comme tout autre d'un appareil accommodateur, se trouverait dans les conditions de l'emmétropie, et y
verrait, comme ce dernier, à toute distance comprise entre l'horizon
et le *punctum proximum* afférent à son âge. C'est une question qu'il
importe, en effet, grandement d'examiner et dont la solution, débattue
dans les écoles, domine tout le régime de la vision du myope.

§ 281. — Le myope doit-il, pour toute distance et constamment, porter le verre correcteur ou neutralisant de sa myopie.

Cette question ne ferait pas doute si l'œil myope se présentait à
nous sortant tel tout formé de l'œuf utérin, et sans les longs antécé-
dents qui l'ont graduellement amené à l'état actuel.

Or nous avons suffisamment établi que la myopie n'existe pas congénitalement, ni même dans la première enfance, mais que le sujet en
apporte seulement avec lui la prédisposition qui, dans des circonstances définies, doit y donner naissance.

Malheureusement le cas n'est pas aussi simple. Un myope de degré
plus ou moins élevé et qui n'a — suivant les préjugés universellement
régnants — jamais employé les verres pour la vision de près, a pris
l'habitude de relâcher son accommodation, autant que cela lui est
possible, lors des applications rapprochées. Il y est contraint par la
nature des choses. Un certain rapport primitivement établi existe, en
effet, entre l'accommodation et la convergence normales. Et à tout
effort instinctif ou volontaire de convergence des axes optiques, correspond physiologiquement un effort réflexe ou sympathique de
l'accommodation.

Il suit de là que dès qu'un individu affecté d'insuffisance des droits
internes doit amener ses axes optiques en convergence, il est obligé,
pour produire l'effet voulu, à un effort plus grand que ne l'exige un
appareil normalement équilibré. Cet effort supplémentaire dans les
muscles adducteurs se reflète sur l'accommodation et celle-ci suit le
mouvement. Le premier résultat de cette espèce de conflit est la rupture graduelle de l'équilibre physiologique établi entre ces deux
forces. Sous peine d'obtenir, par l'excès du jeu accommodatif, une
image située, pour chaque degré de convergence, *en avant* du plan
rétinien, le myope est donc obligé de relâcher constamment son
accommodation. D'où la proposition suivante :

Pour un degré de convergence donné, le myope développe moins d'accommodation active que l'emmétrope et, *a fortiori*, que l'hyperope.

Cela posé, neutralisons subitement la myopie d'un sujet par les verres appropriés. Vu la longue accoutumance qu'il a de relâcher son accommodation quand il converge, le voilà tout d'un coup devenu relativement *hyperope*, c'est-à-dire dans un état de *déficit accommodatif* pour une convergence donnée. Aussi, en pareil cas, reçoit-on bientôt la réclamation suivante : « Les verres dont vous m'avez prescrit l'emploi me fatiguent horriblement ; ils me *tirent* les yeux ; je ne puis lire quelque temps avec eux sans éprouver des maux de tête. » Le malade, en un mot, tient le langage symptomatique de l'asthénopie accommodative.

Voilà pourquoi il nous faut avancer seulement pas à pas dans une réforme fonctionnelle, en réalité très nécessaire et qui serait ici souveraine, n'étaient les habitudes contractées depuis longtemps et qui sont devenues une seconde nature. Donders a, en effet, depuis longtemps observé ce fait que les myopes qui, *dès le début* de la manifestation de degrés moyens ou légers de myopie, avaient neutralisé leur excès de réfraction, avaient *ipso facto* arrêté les progrès de l'amétropie, et, à quarante ou cinquante ans, présentaient le même degré de myopie qu'à leur quinzième année ; observation que nous avons eu l'occasion de vérifier plus d'une fois depuis.

§ 282. — Conduite pratique à observer.

Dans une myopie établie, on ne peut donc songer à armer, dès le début, le malade des verres qui neutralisent son excès de réfraction, en lui conseillant ou en lui permettant de travailler à 33 centimètres ou 12 pouces de distance avec les mêmes verres qui lui servent dans la vue distante. On devra lui assigner des verres différents pour les deux usages, les uns neutralisant exactement l'excès de réfraction pour les rayons parallèles ou la vue à l'horizon, les seconds pour l'exercice de la vision à 35 ou 40 centimètres.

La formule suivie sera calquée sur l'exemple, que nous avons admis plus haut, d'une myopie de 1/7 (5^D).

Dans cette supposition : $m = 1/7$, l'excès de la réfraction statique étant de 5 dioptries métriques, la vue, à distance seulement, sera corrigée par le verre neutralisant, c'est-à-dire qui mesure 5 dioptries (— 7 de l'ancien système), — 5 du nouveau.

Quant à la vue de près, c'est-à-dire à 12 pouces ou 33 centimètres, on a vu au § 280 comment il fallait procéder ; entre $0^m,20$ et $0^m,33$ la distance comporte une différence de réfraction de (5 — 3) dioptries ou 2 dioptries, c'est-à-dire un verre de $0^m,50$ ou 18″. — La formule la plus simple de la correction sera donc la prescription de deux numéros distincts, l'un pour la vue de loin (n° 5 négatif de la série métrique, ou — 7 de l'ancien système) ; le second, pour le travail de près, (— 2) de la même série, ou — 18 de l'ancien système.

Telle est la méthode que le raisonnement le plus simple indique ; mais elle comporte, comme on le voit, l'obligation pour le malade de changer de verres ou de lunettes chaque fois qu'il veut passer de la vision distante à la vision de près, ou réciproquement.

Cette obligation, le malade pourra s'y soustraire en tenant compte des circonstances suivantes :

C'est d'une manière constante, ou du moins très suivie, qu'est imposé au myope l'usage des verres concaves. Ces verres ont pour objet non de lui procurer une vision plus parfaite : l'image que ces verres dessinent au fond de l'œil est au contraire plus petite que celle dont le sujet pourrait jouir s'il évitait de s'en servir. Leur unique objet est de permettre la vision à une distance *plus grande*, et même de lui interdire le rapprochement exagéré. Il *faut* donc que ces lunettes soient constamment portées, parce que les occasions de regarder de près avec attention sont de tous les instants chez l'homme civilisé.

Quant à la vue distante, il en est autrement ; sauf les nécessités se liant à l'exercice de la chasse, de la vue dans un musée ou au théâtre, du travail du peintre-paysagiste, les conditions d'une vision parfaite à distance ne sont que d'agrément et exclusivement momentanées.

Le myope doit donc porter *constamment* les verres nécessaires à la vision rapprochée, *et par intervalles seulement* les verres neutralisants. Eh bien ! rien n'est plus simple pour lui que de remplir cette double condition. Il n'a qu'à ne jamais quitter les lunettes de la vision de près, sauf à les compléter par l'apposition momentanée devant elles des verres qui formeraient avec les premiers une somme égale au chiffre neutralisant.

Dans le cas que nous avons tout à l'heure spécifié, par exemple, le sujet affecté d'une myopie de 1/7 ou de 5 dioptries, et qui porte pour le travail des lunettes de — 18 pouces ou 2 dioptries négatives, n'aurait, quand il lui plairait, et par instants, de voir très nettement au loin, qu'à amener temporairement au-devant de ses lunettes (— 18), *une face à main* pendue à son cou, et armée de verres mesurant (5—2) = 3 dioptries métriques, c'est-à-dire des verres de 12 pouces ou 33 centimètres. Le malade, armé de ses lunettes — 18, absolument à demeure, peut être alors comparé à un myope de (— 1/12) seulement pour la vue à distance, et qui corrigerait celle-ci seulement par instants, et quand il voudrait, pour un objet déterminé, y voir plus distinctement au loin.

§ 283. — Des indications de l'emploi de l'atropine, comme adjuvant du traitement.

Les premiers temps de l'usage des verres concaves dans les occupations rapprochées offrent une période· délicate à traverser. Ce grand changement dans les habitudes est quelquefois difficile à conduire avec constance, et le sujet éprouve souvent le besoin de rapprocher de nouveau les objets et de reprendre les attitudes vicieuses.

Si l'on a quelque raison de redouter cet écueil, et pour assurer l'exécution des prescriptions précédentes, on fera bien de paralyser méthodiquement l'accommodation au moyen d'une instillation journalière d'une goutte de sulfate d'atropine au 1/120. Par là, verre et distance sont irrévocablement liés l'un à l'autre, et toute synergie de l'accommodation avec la convergence étant rompue, les habitudes anciennes ne viennent point se jeter à la traverse du plan à suivre.

Au bout de trois ou quatre mois, le collyre d'atropine est employé à doses de plus en plus éloignées, et enfin abandonné, le reste du traitement demeurant conforme aux règles que nous venons d'établir.

§ 284. — Reconstitution graduelle (optique) de l'œil emmétrope.

Au bout d'un temps suffisamment prolongé, six mois au moins et même une année, le verre employé à la vision rapprochée sera changé pour un verre un peu plus fort; on l'accroîtra, par exemple, de 1 dioptrie (1 mètre ou 36 pouces) (en valeur absolue); on passera, par exemple, du verre (— 18 ancien système) ou (0m,50), mesurant 2 dioptries, à 3 dioptries représentées par le verre (— 12 ancien ou — 0m,33 nouveau).

Par contre, la face à main, destinée à compléter la correction pour la vue de loin, sera diminuée d'autant, c'est-à-dire d'une dioptrie, et passera de (— 12) à (— 18) ou de (0m,33 à 0m,50) de longueur focale.

Par cette manière de faire, en même temps qu'on laisse jour à la réapparition d'une portion de l'accommodation, on lui permet un peu de jeu dans l'intervalle des deux verres. L'objet de cette conduite est de ramener graduellement la reconstitution de la vision binoculaire orthodoxe, en conduisant progressivement le myope à l'usage *permanent, et pour toute distance, des verres neutralisants*. De cette façon, on rétablit les rapports réguliers de l'accommodation et de la convergence, et on neutralise l'excès de réfraction : le sujet sera, en quelque sorte, redevenu emmétrope.

. Ce résultat est aisément obtenu en trois ou quatre années; et le plan que nous traçons ici pour l'obtenir n'est point une simple affaire de théorie. Nous avons arrêté par son moyen nombre de myopies progressives et ne saurions trop le recommander à nos confrères.

§ 285. — **Décentration des verres concaves ; prismes divergents, à joindre à la correction de l'excès de réfraction pour le soulagement des muscles adducteurs.**

La cause prédisposante de la myopie étant dans l'insuffisance des forces préposées à la convergence mutuelle des axes optiques, tout secours propre à soulager ces forces devra être bien venu dans le traitement hygiénique ou fonctionnel de la myopie. De ce genre est l'adjonction aux verres correcteurs de l'excès de réfraction d'autres verres ayant pour effet de donner aux rayons partis de l'objet de l'attention de près, une direction visuelle qui déplace l'image dans le sens de la divergence. Ces verres sont des prismes à sommet dirigé en dehors et dont nous étudierons l'action dans l'article consacré à la thérapeutique de l'insuffisance (§ 485 et fig. 106).

Ces prismes divergents peuvent, de diverses manières, être montés sur les mêmes branches que les verres concaves. On peut aussi produire un résultat analogue à leur action en portant plus ou moins *en dehors* de chaque axe optique le centre du verre concave. On arrive par là à mettre l'axe de l'œil en rapport avec la région divergente prismatique du verre. Ainsi pour un écartement mutuel des axes de 62 millimètres, moyenne de notre race, on portera les centres des lunettes à 65 ou 70 millimètres (si le verre est faible) de distance mutuelle. Pour un objet distant de 12 pouces, les deux axes se rencontrant à cette distance seraient, dans le plan des verres, à 60 millimètres l'un de l'autre ; ils couperaient donc les verres dans leur région prismatique à sommet externe de $2^{mm},5$ à 3 millimètres en dedans de leur centre, ce qui suffit comme effet prismatique pour cette distance.

A la méthode de traitement ou plutôt de régime que nous venons d'exposer, on devra naturellement associer toutes les prescriptions édictées au chapitre des complications inflammatoires de la myopie (voir § 274).

On mesurera naturellement la sévérité de ces prescriptions, leur degré, leur nombre, la durée de leur application, aux phénomènes accessoires présentés par le malade, en partant de ce principe qu'il n'est point de myopie encore progressive qui n'offre plus ou moins de ces phénomènes.

§ 286. — **Complications de la myopie. — Traitement.**

La congestion choroïdienne étant l'âme de tous les troubles secondaires qui accompagnent la myopie, le remède le plus immédiat à y apporter consiste dans un traitement dérivatif plus ou moins énergique ; ce traitement pourra même être quelque peu déplétif, si les circonstances deviennent impérieuses (menaces d'hémorrhagie intra-oculaire, de décollement rétinien, etc.). Dans le premier cas, dérivatifs aloétiques ou autres sur le tube intestinal, répétés tous les deux ou trois jours; ventouses sèches au nombre de six à huit appliquées sur la nuque et les épaules; on les scarifiera ou on emploiera la sangsue Heurteloup aux tempes, si on a décidé d'y joindre l'effet déplétif. Ces applications seront faites tous les huit jours environ, et, après cha-cune d'elles, un repos absolu sera observé, dans une demi-obscurité, pendant 24 ou 36 heures.

Au point de vue hygiénique, on recommandera d'éviter toutes les causes de congestion vers la tête, comme la fatigue, l'influence de l'éclat des lumières trop vives, du feu, les réunions nombreuses, la constipation, les émotions violentes, etc. On se rappellera l'acti-vité conservatrice de la choroïde, cette éponge, sur le sang qui y aborde.

Les lampes seront garnies d'abat-jour; les foyers, d'écrans; les fenêtres exposées au soleil, de rideaux bleus. A la grande lumière, les lunettes seront teintées en cette dernière couleur.

Enfin on emploiera avec avantage les ablutions journalières, soir et matin, sur les yeux, soit au moyen d'une petite éponge, soit sous la forme de douches d'eau finement pulvérisée, à la température de la chambre (appareil de Richardson). Ces douches pratiquées sur les yeux fermés deux ou trois fois par jour, et pendant une à deux minutes chaque fois, sont d'un excellent effet.

La myopie progressive est, en somme, une affection glaucomateuse (choroïdite séreuse); on devra donc, surtout chez les sujets âgés dans la vie desquels les digestions tiennent une place souvent morbide, sur-veiller cette fonction. On leur recommandera de diriger ou choisir leur alimentation, de régler la boisson de façon à ne jamais se sentir la tête lourde ou congestionnée après les repas [1].

§ 287. — Myopie très élevée compliquée d'une diminution également notable de l'acuité visuelle.

Quand la myopie atteint un degré très élevé, l'acuité est trop sou-vent elle-même diminuée dans une proportion également considé-rable (voir le tableau § 275). A moins de se condamner à la cessation finale de tout essai d'application de la vue aux objets qui animent la vie du civilisé, le myope doit donc s'en procurer une image suffi-samment grande.

---

1. M. Salomon a annoncé, en 1862, avoir obtenu de bons résultats de la ponction de Hancock dans la myopie progressive. Nous n'avons pas vu que, depuis, ces bons effets aient été vantés ou reconnus par d'autres observateurs.

(*Med. Times and Gazette.*)

Pour de très courts moments, pour l'examen pendant peu d'instants d'un objet relativement délicat, on pourra lui permettre de rapprocher ledit objet de son visage ou plutôt de l'organe, pour ce très court espace de temps, mais sous l'expresse condition de n'y employer *qu'un œil;* et encore, pour assurer de façon plus formelle l'exclusion de l'autre, lui interdire toute participation à l'effort de son congénère, on devra le fermer avec la main, ou un mouchoir faisant tampon, en le comprimant légèrement.

Quant à des occupations plus soutenues, comme la lecture, au moins pendant une demi-heure *passim,* on devra essayer d'en obtenir la réalisation s'il est, sans trop de péril pour la conservation anatomique de l'organe, possible de procurer aux malheureux dans cette étroite condition quelques éléments de distraction.

Voici, à cet égard, les moyens que l'on peut recommander :

1° Une large loupe de Chamblant de 5 à 6 pouces de foyer, fournissant une grande image virtuelle ; cette loupe est tenue à distance fixe du plan du pupitre sur lequel on fera glisser le livre ou la feuille de lecture. Le myope, armé alors d'un verre concave presque neutralisant, se tiendra à quelque distance de la loupe et pourra lire ; on réunit par là une amplification suffisante de l'image à une distance en rapport avec une attitude favorable (voir aussi § 492);

2° Les Allemands se servent aussi, à cet effet, du verre conique de Steinheil, de Munich ; cet instrument est formé d'un seul bloc de verre de 1 pouce environ d'épaisseur : la face tournée vers l'objet est *convexe;* celle en rapport avec l'observateur, *concave.* Les rayons de courbure en sont calculés de façon à ce que l'image soit présentée au sujet à une distance qui ne dépasse pas celle du *punctum remotum;* cette image se trouve d'ailleurs amplifiée par un mécanisme géométrique fondé sur le principe de la lunette de Galilée;

3° On peut, du reste, calculer pour chaque sujet les éléments d'une lunette de cette dernière sorte, applicable aux distances rapprochées, comme est la loupe dite de Brücke, mais offrant un grossissement notablement moins élevé. Inutile d'ajouter qu'il faudra, dans chaque circonstance, mesurer le degré minimum des caractères typographiques à permettre, d'après le degré, constaté préalablement, de l'acuité visuelle ;

4° Nous recommandons encore, en ce cas, une judicieuse association du lorgnon sténopéique avec une loupe de court foyer, imaginée par M. Badal, et qui procure une image rétinienne plus grande et plus éclairée qu'avec le trou sténopéique *seul,* et plus nette qu'avec la loupe *seule.* Triple avantage au point de vue de l'acuité. (BADAL, *Clinique ophthalmologique,* Delahaye, 1879.)

§ 288. — Correction de la presbytie dans la myopie.

D'après ce que l'on a vu au § 277, la presbytie (recul progressif, avec les années, du *punctum proximum*) ne peut se faire sentir chez le myope, et de façon à lui interdire les applications rapprochées, que lorsque ce *punctum proximum* est arrivé à atteindre un éloignement de 10 à 12 pouces, 27 à 30 ou 33 centimètres. Jusque-là, le myope se voit bien obligé de reculer un peu son livre ou son travail, mais sans en éprouver aucun inconvénient, à moins d'une diminution exagérée de l'acuité.

Or, pour que le *punctum proximum* puisse, à un moment donné de la vie, arriver à une distance de 12 pouces, il faut que le *punctum remotum* soit lui-même au moins à cette distance, ou naturellement, ou parce que le malade, déjà vieillard, a éprouvé les effets de l'hypermétropie acquise ou sénile.

Il n'y aura donc en définitive et d'une manière générale, de presbytie réelle à corriger, que dans les cas d'une myopie plus faible que 1/12, et encore ce cas ne se présentera-t-il que fort tard. Un myope de 1/18, par exemple, ayant perdu toute son accommodation, c'est-à-dire dont le *punctum proximum* a atteint le *punctum remotum*, aura besoin, pour lire à 12 pouces, d'un verre de presbyte (convexe) de 1/12 — 1/18 ou 1/36, mais seulement vers sa *soixante-cinquième année*.

Dans les cas de myopie plus élevée, la correction de la presbytie n'aura plus lieu par l'apport de verres convexes, mais par la diminution de force et même la suppression définitive des verres concaves, dont nous avons, dans les paragraphes précédents, conseillé l'emploi pour la vision *de près*.

Les conseils formulés tout à l'heure pour la direction à donner à la myopie progressive, ne sont donc plus de mise dans l'âge avancé, c'est-à-dire aux environs de 55 à 60 ans. Alors l'accommodation est assez faible pour ne plus entrer en conflit avec la convergence, et c'est même à son secours qu'il faut venir pour les distances rapprochées. Aussi, dans ce cas-là, c'est-à-dire à l'époque où la presbytie pratique commence, vers 45 à 50 ans, la nécessité de garder les lunettes concaves dans la vision de près cesse, et la correction première à apporter à la presbytie consiste alors à ôter ses lunettes concaves pour les travaux rapprochés.

En résumé, lorsqu'après 45 ans, le myope peut lire à 10 ou 12 pouces sans lunettes, leur usage *de près* ne peut qu'être pénible, et le myope ne les devra plus employer que dans la vue distante; mais alors c'est le verre neutralisant qu'il doit porter.

§ 289. — **Hygiène publique.** — **Des droits et des devoirs de l'hygiène publique dans cette question.**

Voilà deux mots dont le rapprochement étonnera le lecteur qui tomberait sur ce passage sans avoir lu les articles qui précèdent. Mais, mis à sa place, ce chapitre acquiert immédiatement une importance qui ne saurait échapper à personne.

Si la myopie est un produit exclusivement artificiel de la civilisation, si cet état de la vue est une maladie, si, de plus, son caractère progressif en fait une maladie grave, menaçant d'autant plus sérieusement les sujets qu'elle a commencé à frapper, que son accroissement de degré devient lui-même une cause nouvelle d'aggravation ; si le degré de cette affection dangereuse se lie péremptoirement au degré des études dans nos écoles ; si elle arrive à frapper jusqu'à 30 p. 100 et au delà, des élèves de nos hautes études ; si, par suite, l'intensité du danger de la myopie croît avec la valeur intellectuelle des sujets qu'elle atteint ou le capital acquis qu'ils représentent, il est, je crois, superflu d'insister sur le droit qu'a cette classe intéressante de malades à réclamer sa place dans les préoccupations publiques.

A titre d'intérêt général elle va donc frapper :

1° A la porte de tous nos établissements d'instruction publique, à commencer par les plus humbles ;

2° A celle de tous les ateliers grands et petits, réclamant une application de la vue sur des objets délicats ou de menue dimension ;

3° Au seuil de toutes les administrations exigeant des occupations soutenues, prolongées, à courte distance des yeux ;

4° Enfin, et sans présomption déplacée, la myopie demandera à se faire représenter, non seulement dans les conseils de revision pour le service militaire, mais même dans les conseils supérieurs de réorganisation de l'armée ; proposition que nous allons justifier dans un instant.

Mais avant toute autre sollicitude, elle devra éveiller l'attention des familles, donner et même souvent imposer son avis, tant pour le choix d'une profession, que pour la direction à donner aux études qui y conduisent.

Après lecture de l'article qui précède, ces questions n'exigeraient aucun développement ; leur énoncé suffit à leur adoption. Mais qui, hors les gens spéciaux, s'avisera de parcourir cette longue dissertation ? Résumons donc en quelques lignes l'argumentation générale qui domine cette grosse question et établit ses rapports directs avec l'hygiène publique.

§ 290. — Devoirs des parents.

Contrairement à l'opinion générale ou vulgaire, le myope ne naît point tel; il apporte seulement en naissant une prédisposition qui, dans des circonstances données, donnera lieu plus ou moins inévitablement au développement de la myopie. Cette prédisposition sera une insuffisance primitive des muscles droits internes à procurer, sans péril, la convergence des axes optiques nécessaire aux applications du travail de près.

Dans beaucoup de cas, cette insuffisance pourra n'être pas très notable en elle-même; mais elle sera rendue telle par l'obligation imposée au jeune sujet de se rapprocher, plus que la généralité de ses camarades, de l'objet de son attention; obligation naissant de quelque imperfection de l'acuité visuelle, soit native, comme serait une faiblesse rétinienne de nature amblyopique quelconque, soit acquise (cas extrêmement fréquent), comme seraient des nébulosités ou taies cornéales, reliquat d'ophthalmies de la première enfance.

Dès que des parents attentifs remarqueront qu'un enfant prend pour lire ou écrire une mauvaise attitude, qu'il rapproche d'une façon excessive ses yeux de son livre, qu'il incline sa tête de côté en écrivant, qu'il prend des tics toutes les fois qu'il veut examiner une chose attentivement, ou, circonstance plus positive encore, que sa vue semble *baisser*, leur sollicitude devra être éveillée et l'enfant devra être non seulement repris, redressé, mais soumis à l'examen d'un homme spécial. Un vice fonctionnel quelconque se cache sous ces mouvements instinctifs, et, au point de vue qui nous occupe, se placent au premier rang l'insuffisance absolue des muscles adducteurs, ou leur insuffisance relative, c'est-à-dire déterminée par une cause quelconque de débilité de la perception visuelle.

Et si l'une de ces circonstances est démontrée, il n'est pas besoin d'ajouter qu'à un tel sujet un régime de vue déterminé est nécessaire, et que de ce régime va dépendre, non moins nécessairement, et la direction à donner aux études, et le choix de la profession ou du métier, soumis ultérieurement aux mêmes conditions fonctionnelles particulières.

Ce régime consistera non seulement dans l'emploi des lunettes calculées avec soin, mais encore dans la réunion non moins impérieuse de conditions hygiéniques spéciales et déterminées, dont les détails sont formulés aux §§ 280 et suivants, et seront rappelés dans celui que nous allons consacrer, à un point de vue plus général, aux obligations imposées aux chefs d'établissements scolaires; et l'éducation privée devra y aller puiser des renseignements spéciaux, les mêmes dans leur expression générale. Pour l'instant, nous nous bornerons à indiquer au chef de famille de quel intérêt il est pour l'avenir des jeunes êtres qu'il a introduits dans ce monde d'être, à l'avance et de bonne heure, dirigés d'après leurs aptitudes; combien il peut lui importer d'écarter à l'avance des dangers du travail de cabinet un sujet né pour la vie au grand air et façonné par la nature pour les larges horizons; enfin, et à tout événement, la condition sociale étant imposée par d'autres droits ou d'autres devoirs, combien il est intéressant, pour leur plein accomplissement, de suivre dès le principe une conduite rationnelle et scientifique, et de réaliser les bienfaits de la civilisation productrice, sans subir, avant l'heure, ceux de ses effets affectés d'un cachet délétère!

§ 291. — Établissements d'instruction publique. — Hygiène de la myopie. Moyens préventifs à opposer à son développement.

Si le chef de tout établissement scolaire réunit en lui l'autorité et les devoirs du chef de famille qu'il représente, sa sollicitude préventive devra être éveillée, au même titre que celle de ce dernier, par toute remarque provoquée par quelque attitude vicieuse d'un enfant lors de l'application de la vue de près, et signalée par nous dans le paragraphe qui précède.

Mais mieux placé pour observer, et plus éclairé que les parents eux-mêmes, il lui sera facile de se procurer administrativement, en quelques heures, un tableau d'ensemble, qui abrégera singulièrement sa tâche et la rendra moins susceptible d'erreur. Il n'aura qu'à faire faire une fois par année, à l'ouverture des classes, l'examen ophthalmoscopique et fonctionnel de l'appareil visuel, par un homme spécial, de la totalité de sa population d'élèves. Le classement établi, il ne lui restera plus, en dehors des cas particulièrement soumis à un régime visuel spécial, qu'à porter son attention sur les conditions générales d'une bonne administration de la vue de cette population.

Ces conditions générales sont, au premier rang, le maintien assuré d'une distance *minimum* de 33 centimètres entre l'objet du travail et les yeux; et, pour répondre à cette première nécessité :

1° La détermination des dimensions *minima* à fixer aux objets de l'attention sous le rapport de l'angle visuel sous-tendu par eux ;

2° La réalisation d'un éclairage répondant à ces deux indications formelles.

Le premier de ces préceptes exigera donc le choix d'un matériel de classe (tables-bancs) qui *permette*, dans les cas généraux, le facile maintien de cet écart de 33 centimètres entre la table et les yeux; et qui, dans les cas spéciaux, *impose* cet écart.

Cette dernière prescription vise les sujets qui ont, pour une cause ou une autre, tendance à se trop rapprocher de leur livre. Pour ceux-ci, il ne suffira pas qu'ils puissent se tenir droits ou observer aisément une bonne attitude ; il faudra qu'ils soient mis, par la table elle-même, ou par des corsets spéciaux (voir le § 272 *bis*) dans l'impossibilité absolue de se courber sur leurs cahiers.

Comme complément de ce premier objet à réaliser, est-il utile d'ajouter que pour les sujets déjà atteints par la myopie, ou soumis à quelque autre anomalie fonctionnelle, le médecin spécial aura été appelé à assigner les lunettes propres à procurer cette vision à 33 centimètres (voir les §§ 280 et suivants).

La seconde indication à remplir portera sur les objets mêmes du travail.

Si la distance des yeux au livre doit être réglée aussi expressément, la dimension des caractères de l'écriture et de la typographie scolaire, facteur essentiel de cette distance, doit être elle-même soumise à une sélection attentive. L'impression des ouvrages scolaires doit être telle qu'à un éclairage relativement faible, la lecture courante en soit facile à 40 centimètres de distance pour un homme de quarante ans, doué d'une vue moyenne.

Dans un rapport présenté à l'Académie de médecine, par M. M. Perrin, le 23 mars 1880, à propos d'un travail sur ce sujet, de M. Em. Javal, il a été établi d'abord qu'on devait écarter « à jamais des mains des enfants ces livres dangereux dans lesquels on semble s'être proposé de réunir sur une page, de couleur grisâtre, le maximum de lignes réuni au maximum de lettres dans chacune, combinés avec le minimum de noir dans l'encre et de blancheur dans le papier (*manuels et dictionnaires*).

« Secondement, que pour équilibrer, dans une juste mesure, les conditions du prix de revient, et celles imposées par l'hygiène de la vue chez les enfants, on pourrait exiger que les livres scolaires continssent au maximum 7 lettres par centimètre courant, ce qui correspond en général à 8 points typographiques. »

En veillant, par surcroît, à ce que le papier soit suffisamment blanc, et l'encre assez noire, nous admettrions volontiers cette mesure.

Couleur du papier. — M. Javal s'élève contre l'usage du papier blanc et des caractères à encre noire. « Devant eux, dit-il, l'œil est en présence du contraste le plus absolu qu'on puisse imaginer. » Il propose d'atténuer les inconvénients de ce contraste en faisant usage de papier *jaune* pour l'impression des livres. La nature du jaune n'est pas indifférente : « Nous préférons, ajoute-t-il, un jaune résultant de l'absence de rayons bleus et violets, analogue à celui que donnent les pâtes de bois, et qu'on corrige bien à tort par une addition de bleu d'outre-mer, ce qui donne du gris et non pas du blanc. »

La raison de cette préférence pour le jaune, M. Javal l'exprime ainsi :

« L'œil n'étant pas achromatique, la vision doit être plus nette, quand on supprime l'une des extrémités du spectre fourni par la couleur du papier ; ne pouvant amortir le rouge, sous peine d'avoir une teinte d'un vert foncé qui serait insupportable, surtout à la lumière du gaz, il faut recourir à un papier qui réfléchisse le bleu et le violet plus faiblement que les autres couleurs ; le papier jaune, de la teinte produite par la pâte de bois, remplit bien ces conditions. »   (*Ann. d'oc.* nov.-déc. 1879.)

Les considérations que nous avons fait valoir relativement au choix de la nuance des conserves (leçon 8ᵉ, § 136) nous conduiraient peut-être à nous ranger à l'opinion ouverte ici par M. Javal ; dans quelques cas du moins, à savoir : l'application à des yeux auxquels le jaune est expressément doux et, par exemple, nettement préféré au bleu. Mais ces cas sont exceptionnels, et ce ne pourrait assurément pas être d'une manière générale et particulièrement pour les motifs invoqués par notre confrère, que nous nous rangerions à son avis.

« L'œil, nous dit-il, n'est pas achromatique. » Cette proposition, quoique professée par des maîtres éminents, a été déjà l'objet de notre critique. Si fait, l'œil, *fonctionnant physiologiquement*, est achromatique. Ses tissus, sans doute, ne le sont pas ; ils obéissent en cela à la loi qui régit tous les corps transparents ou réfringents. Mais dans le mécanisme de la réfraction oculaire, les aberrations de réfrangibilité dans un sens sont neutralisées au foyer par des aberrations symétriques et contraires (voir § 101).

En supprimant, dans la lumière blanche, les rayons de l'une des extrémités du spectre, comme le propose M. Javal, loin de remédier à un prétendu achromatisme de l'œil, on mettrait, au contraire, en évidence ses composantes chromatiques, naturellement équilibrées.

Il n'y a donc, suivant nous, nulle indication de principe à condamner le papier blanc au point de vue de l'achromatisme.

D'autre part, le contraste offert dans la lecture par l'opposition du blanc au noir, est-il bien une circonstance que l'on doive si expressément s'attacher à prévenir ?

S'il s'agissait d'un éclairage éblouissant, on pourrait discuter cette opportunité ; mais, dans les conditions communes à tout milieu d'étude, la lumière, de l'avis même de notre confrère, est moins en excès qu'en déficit. Ce contraste semblerait donc, *à priori*, plutôt avantageux que nuisible, et c'est sur lui, en définitive, que se fonde la perception des caractères.

Avant d'établir une règle finale à cet égard, nous réserverons donc cette question, attendant, pour la résoudre, les enseignements que nous apportera la pratique. Et ils pourront ne pas trop se faire désirer, un de nos plus éminents éditeurs ayant commencé à livrer au public des ouvrages imprimés sur le papier indiqué par M. Javal[1].

Question de l'éclairage. — Ces prémisses posées, nous arrivons à l'élément capital qui doit relier l'organe du travail à son objet, à la question de l'éclairage dans ses rapports avec le travail de près.

Cette étude, malheureusement, est encore des plus neuves et des moins avancées, et les satisfactions à en retirer ne sont pas proportionnées à son importance.

---

1. *N. B.* — En écrivant ces lignes, nous ne nous doutions pas que l'ouvrage qui les porterait à la connaissance du public, serait lui-même édité sur ce papier nouveau. Il contribuera donc lui-même à l'élucidation pratique de ce petit problème. Nous tenons cependant à dégager complètement, en cette circonstance, notre responsabilité et vis-à-vis de nos lecteurs, et vis-à-vis de la science appliquée. C'est absolument à notre insu, et en dehors de notre participation, que ce papier a été l'objet du choix de nos éditeurs.   (*Note de l'auteur.*)

Bornons-nous, pour le moment, à extraire des longues discussions — et quelquefois vives — auxquelles cette question a donné lieu dans ces derniers temps, les préceptes qui ont surnagé, étant ou évidents, ou communément acceptés.

A cet égard, une première distinction est à faire : nous avons à envisager l'éclairage naturel et l'éclairage artificiel.

a) Éclairage naturel. — Nous n'énoncerons, en ce qui regarde l'éclairage naturel, qu'une première proposition assez banale pour dispenser de toute discussion : cet éclairage doit être aussi distant de l'éblouissement que de l'insuffisance. Il est inutile, en effet, de chercher à démontrer que l'éclat direct de la lumière solaire est autant à éviter que l'obscurité relative qui porterait le travailleur à se transporter pour lire auprès de la fenêtre, comme on le fait à l'invasion du crépuscule.

Ce point-là est admis de tous ; mais non le « *modus faciendi* » destiné à y satisfaire, comme on le verra ci-après.

On a sans doute, et d'un avis unanime, proscrit l'introduction directe du soleil dans les classes, et particulièrement par une paroi faisant face aux élèves. C'est par une lumière diffuse, mais suffisante, qu'ils doivent être éclairés.

Le second point, contesté celui-là, a porté sur la question de savoir si le jour serait admis par la droite ou par la gauche, ou à la fois et de droite et de gauche.

On a, d'un commun accord, éliminé la supposition de l'accès de la lumière par l'arrière : il est clair qu'une telle disposition ne saurait être favorable à l'éclairement, puisque chacun se porterait ombre à soi-même.

La question véritablement controversée porte donc sur ce point : La lumière doit-elle être *unilatérale* (et d'après la tendance générale de la gauche vers la droite) — ou *bilatérale*, c'est-à-dire entrant par les deux faces à la fois.

Cette question de détail, objet de graves discords, nous a paru comporter quelques malentendus.

Nous la distribuerons sous trois chefs distincts :

1° L'éclairage doit-il être *nécessairement*, soit bilatéral, soit unilatéral ?

2° Peut-il, aussi avantageusement, venir de haut en bas, et un peu d'arrière en avant (puisqu'il est entendu de tous qu'il ne doit pas tomber directement sur les yeux des élèves) ?

3° S'il est unilatéral, doit-il venir de gauche à droite, ou de droite à gauche ?

Nous commencerons par exclure ce dernier cas. La lumière devant spécialement porter sur le point auquel notre main est appli-

quée, ne doit point projeter l'ombre de cette dernière, ou de l'instru-
ment dont elle est armée, sur le chemin que la plume vient de parcourir, et qui donne le sentiment de la direction à suivre. Or comme
on écrit, de gauche à droite, la lumière, si elle est unilatérale, doit
plutôt aussi venir de gauche à droite.

Revenons donc à la première question :

Faut-il nécessairement que l'éclairage soit ou unilatéral exclusivement, ou bilatéral.

La nécessité exclusive de l'introduction unilatérale de la lumière
(et naturellement de gauche à droite) a été très savamment soutenue,
en 1878, devant le Congrès international d'hygiène. Mais il nous a
paru que, dans cette circonstance, il y avait eu quelque malentendu.
Ainsi l'objectif prédominant dans la pensée des partisans de cette
opinion nous a semblé reposer sur un ordre de considérations quelque
peu étrangères à l'objet même en discussion. Ainsi l'éminent archi-
tecte qui a le plus insisté sur cette nécessité, paraît avoir, en une certaine mesure, dépassé l'objet unique offert à la discussion — l'hygiène de la vue — pour porter presque exclusivement son attention
sur un ordre de considérations beaucoup plus élevé sans doute, mais
un peu supérieur aux difficultés à résoudre. Cet objectif, M. Em.
Trélat l'a placé dans la réunion des conditions les plus favorables au
développement du sens de la *forme plastique* chez les écoliers, sur
le mode d'éclairage de nature à procurer la distribution de l'ombre
et de la lumière la plus propre à faire naître chez les jeunes sujets
le sentiment des reliefs et des contrastes.

Or si tel est bien le but qui doive diriger dans la construction d'un
atelier de peintre ou de sculpteur, on voit assez que telle n'est pas la
destination principale d'une salle d'école. Pour cette dernière, ce
n'est pas la répartition plus ou moins savante des ombres portées
qu'il s'agit de régler, c'est tout uniment un éclairement suffisant qu'il
faut répandre sur chaque place, et dans une direction qui ne puisse
produire ni éblouissement ni fatigue.

Or ce dernier résultat nous semble pouvoir être atteint, soit par
l'une des méthodes, soit par l'autre; et si les conditions locales ne
permettent de procurer que par l'une d'elles la *quantité* de lumière
voulue, nous ne croyons pas que par ce fait la question de l'hygiène
de la vue se trouve compromise.

Mais si, sans accroissement de dépense, la quantité de lumière
nécessaire et suffisante peut être introduite d'un seul côté, toutes les
opinions se trouvant satisfaites par cette solution, il nous semble que
l'on peut sans péril décider qu'en un tel cas la lumière sera admise
par une seule face, *de haut en bas et de gauche à droite.*

Nous renverrons à cet égard à un règlement qui paraît sérieusement élaboré, celui du royaume de Wurtemberg, et dont les conclusions encore un peu indécises se rapprochent des précédentes.

« Un éclairage suffisant et bien distribué est d'un besoin impérieux pour tout local scolaire. Il sera d'autant moins assuré que la lumière tombera de *plus haut*. Le jour de face dans la paroi où est adossée la chaire doit être absolument condamné. »

Quant aux proportions à établir entre la surface des baies ouvertes à l'accès de la lumière et celle de la classe, c'est une question technique à réserver aux architectes et qui doit dépendre des conditions locales. Leur préoccupation principale devra se borner à assurer, suivant l'heureuse indication formulée par M. Javal, une quantité de lumière suffisante et même abondante à la place la moins favorisée de la salle.

b) Lumière artificielle. — L'éclairage artificiel comparé à l'éclairage naturel, comporte et des analogies et des différences.

Occupons-nous d'abord de ces dernières ; les analogies devant conduire aux mêmes conclusions.

Or les différences sont de deux sortes, différences de qualité, différences de quantité. Elles n'ont pas moins d'importance l'une que l'autre.

En ce qui concerne la quantité, M. Javal résume heureusement leurs rapports :

« La différence capitale entre l'éclairage naturel et l'éclairage artificiel réside dans l'*excessive faiblesse de ce dernier*. Pour prouver combien est faible le plus brillant éclairage artificiel, il suffit de faire remarquer combien est insignifiante la clarté répandue en plein jour par la plus forte lampe. » (Javal.)

Si donc nous avons dû conclure, en ce qui concerne l'éclairage naturel, que, sous la réserve de ne pas être éblouissante et de ne pas frapper de face les yeux du travailleur, la quantité de lumière que l'on peut introduire dans une salle d'étude ne pouvait guère, dans la pratique, être trop abondante, un « *à fortiori* » logique doit nous montrer que jamais, sous des réserves analogues, un éclairage artificiel ne peut être, nous ne disons pas trop fort, mais plutôt *suffisant*.

Cette proposition est pour répondre aux préoccupations qui d'habitude paraissent absorber les familles. Toutes les infirmités oculaires des enfants qui commencent leurs études sont invariablement rapportées par les parents à l'influence pernicieuse de l'éclairage au gaz. Et, en cela, ce n'est pas seulement la qualité de cet éclairage, c'est la quantité qu'ils semblent généralement accuser, son excès de propriétés lumineuses.

Ce que nous venons de dire tout à l'heure fait justice de cet élément de l'accusation.

D'une manière générale, l'éclairage, même au gaz, d'une salle est plutôt insuffisant qu'excessif. Son infériorité relativement à la lumière diffuse d'un jour ordinaire le démontre suffisamment; si vers quatre à cinq heures, et plus tôt en hiver, l'insuffisance du jour oblige les enfants à se rapprocher de leur papier (condition directe de la fabrication de la myopie), la grande différence signalée ci-dessus entre les deux quantités d'éclairement afférentes au jour et à la lumière artificielle ne peut qu'inspirer du doute sur la valeur efficace de cette dernière.

Or, cette infériorité écrasante impose comme compensation le rapprochement des foyers lumineux; et c'est ici que se montre la qualité nuisible du nouvel éclairage. La lumière artificielle, la seule jusqu'à présent en usage, est fournie par la combustion des hydrocarbures, laquelle contient une immense quantité de rayons jaunes rouges, et, mêlés à eux, non moins de rayons calorifiques. Or, ces foyers sont nécessairement plus ou moins rapprochés, quelquefois à la hauteur même des yeux : il y a donc un courant notable de calorique chevauchant vers les organes sur les ondes purement lumineuses.

Or, quoique les milieux antérieurs de l'œil jouissent de grandes facultés d'absorption des ondes calorifiques, il n'en est pas moins vrai que ce qui en arrive à la rétine peut être, dans certaines conditions, en excès relativement à une saine nutrition des membranes profondes.

L'éclairage au gaz, et même avec les plus belles lampes Carcel, doit donc, dans toutes les conditions, être considéré comme faible en lumière et trop fort en chaleur.

Ce dernier excès semble plus particulièrement être le défaut du .gaz : il convient donc de placer les becs *au-dessus* de la tête des écoliers, et le plus loin possible, sous réserve d'un éclairement suffisant. Mais, on le voit, les conditions à remplir présentement sont plus ou moins contradictoires entre elles.

Notre conclusion d'hygiéniste spécial sera donc de réduire le plus qu'il se pourra les applications de la vue de près à la lumière artificielle, affectant, dans la distribution du temps, les études du soir .à l'enseignement oral , aux descriptions faites au tableau — sur lequel on peut accumuler à la fois, sans péril, les rayons lumineux et calorifiques.

Ces conclusions nous amènent à parler des autres sources d'éclairage ; de la lumière au magnésium, de la lumière électrique. Celles-ci sont aussi riches en rayons purement lumineux ou photochimiques, que dépourvues de rayons calorifiques.

Seulement, n'étant pas encore entrées, vu leur prix de revient, dans un usage tant soit peu commun, elles sont trop peu connues pour qu'on puisse encore en parler avec assurance, et songer à les employer communément.

Nous ne possédons sur leur compte que l'observation suivante due à L. Foucault, et relative à la lumière électrique; elle contient quelques détails précieux sur l'influence exercée sur l'œil (et non, comme nous l'avons répété jadis, d'après la plupart des auteurs, sur ses *milieux*) par la lumière électrique.

Dans de nombreuses observations, puis dans des expériences expressément répétées *ad hoc*, M. Foucault a acquis la démonstration des mauvais effets produits sur l'organe de la vue, et plus particulièrement sur son épiderme (épithélium). Ce ne sont point les symptômes de la rétinite, de la choroïdite, ni de l'hyperesthésie de la membrane sensible qu'on observe après une exposition plus ou moins prolongée de l'organe à la lumière électrique. C'est une phlegmasie de la muqueuse (conjonctivite), douloureuse comme toute conjonctivite, et compliquée d'un trouble de la cornée qui perd son poli comme dans les kératites superficielles. Cet état s'accompagne d'une rougeur érysipélateuse de la peau de la face et surtout des paupières et du front, et a une durée variable qui peut se borner à quelques heures, quand l'observation à la lumière électrique n'a pas été prolongée outre mesure. Sous ce rapport, l'effet de la lumière électrique serait très comparable à l'insolation, au trouble de la vue produit par une longue exposition à l'éclat de la neige (Snow-blindness). Le verre coloré à l'oxyde d'urane est d'un effet merveilleux pour se garantir de ces troubles fâcheux. (*L'Œil*. Paris, 1867.)

Les discussions qui précèdent mettent en plus grande évidence que jamais l'importance des conseils que nous formulions en 1867, dans notre petit traité de l'œil, sur un dernier ordre de considérations à soumettre aux administrateurs de l'hygiène de l'enfance, et qui nous serviront ici de conclusion :

« Il n'est pas de médecins, disions-nous, qui, dans son intervention, journalière auprès des familles, n'ait occasion de protester contre la coutume souveraine encore — quoique amoindrie pourtant aujourd'hui — dans les écoles soumises au régime universitaire, des études continues prolongées outre mesure, jusqu'à des trois ou quatre heures ininterrompues.

Pour tout jugement médical, une telle continuité de tension cérébrale constitue évidemment une des plus hautes infractions qui se puissent commettre en matière d'hygiène, appliquée surtout à la jeunesse. L'anatomiste se représente instinctivement ce que deviennent, au bout de ces longues heures, la pie-mère congestionnée, les poumons gorgés de sang noir, et cette vue ne le rassure point.

L'observateur moins spécial, ou l'homme du monde, au moment où l'ouverture des portes pour la récréation donne issue à ce flot bruyant, où des clameurs confuses et universelles viennent étourdir et faire, en un moment, bourdonner les oreilles, comprend instinctivement aussi qu'une puissante réaction s'opère dans ces jeunes natures, réaction provoquée par un immense besoin de changement d'équilibre circulatoire. Les circulations pulmonaire et cérébrale s'insurgent à la fois et protestent par leur voie naturelle, le larynx.

Eh bien ! nous rappellerons au médecin que l'appareil de la vue a une pie-mère, lui aussi, la choroïde ; la choroïde, cette fine éponge gorgée aussi de sang, mais moins habile à s'en débarrasser que le réseau vasculaire des voies respiratoires. Ah! si elle pouvait protester, elle aussi ! Mais, hélas ! elle ne le fait que sous la lumière de l'ophthalmoscope, ou par les progrès de la choroïdite séreuse, lesquels ne se montrent qu'au jour où ils sont déjà en droit d'alarmer.

Nous ne voulons pas insister : une question ainsi posée ne réclame pas de longs développements. Si les hauts conseillers de l'Instruction publique ne se sentaient pas suffisamment incités à l'étudier par la gravité de ce simple aperçu, nous ne croyons pas à une influence plus efficace de vains frais d'éloquence.

§ 292. — De la myopie dans ses rapports avec le service militaire.

Le titre seul de ce chapitre permet d'en saisir immédiatement toute l'importance ; et la plus brève réflexion fait embrasser avec la même rapidité les nombreuses questions qu'il devra poser et résoudre.

De tous les *états* de la vue, la condition optique de l'organe qui rendra le sujet le moins propre à voir de loin sera évidemment celle offrant avec le service militaire le plus d'incompatibilités. Or de tous les troubles fonctionnels dépendant de la seule qualité réfringente de l'appareil, c'est la myopie qui remplit le plus communément cette fâcheuse condition.

D'autre part, comme on l'a surabondamment vu tout le long de cette leçon, la myopie est une maladie de fabrique humaine ; elle est une expression regrettable, mais incontestable, du degré de civilisation, et particulièrement du degré de culture intellectuelle d'une population donnée. On doit donc en voir le chiffre proportionnel s'élever progressivement, ainsi qu'il le fait visiblement depuis le commencement de ce siècle, dans le percentage de la population annuellement appelée à former les contingents de l'armée.

La première question qui se pose devant l'administrateur éclairé est celle de savoir si ce nombre proportionnel ne peut arriver à un chiffre tel que, sous peine de réduction des contingents, il n'y ait obligation à incorporer un nombre plus ou moins grand de myopes. Elle est elle-même résolue par l'affirmative, dans la pratique, car la seule question qu'en réalité se posent les gouvernements à ce propos est la suivante : A quel degré de myopie s'arrêtera-t-on dans le départ à opérer entre les sujets atteints de cette maladie à incorporer ou à exclure ?

Mais la solution de cette question en suppose préalablement résolue une autre : à quel degré d'affaiblissement visuel pour le fonctionnement au loin ou à distance, correspond un degré de myopie donné ? On comprend, en effet, qu'un myope jouissant d'une acuité parfaite dans la lecture à 25 centimètres, par exemple, soit absolument inhabile à remplir un service n'exigeant qu'une perception même de moitié inférieure à la précédente, dans la vision à distance, si sa myopie n'est pas préalablement neutralisée.

Ces premières données doivent donc être préalablement fixées, avant que l'on puisse songer à définir le degré de myopie limite à inscrire dans la loi de recrutement.

a) Du minimum d'acuité visuelle au loin, compatible avec le service militaire. — C'est pour cela que, dans un travail produit devant l'Académie de médecine (juin 1875), nous demandions que l'autorité compétente voulût bien réunir les éléments propres à l'établissement *des coefficients visuels* à imposer aux différentes catégories qui composent aujourd'hui l'armée, à savoir :

1° Le service actif ou armé chez le simple soldat ;

2° Les cadres, ou les éléments de leur formation dans l'avenir (volontariat et écoles militaires) ;

3° L'armée territoriale ;

4° Les services auxiliaires et spéciaux de l'armée.

Ces questions, il semble qu'il soit presque naïf d'en réclamer la solution, et il est difficile d'imaginer qu'on en soit encore à les poser. Rien n'est plus vrai cependant ; car un seul article du règlement organique du recrutement s'en occupe, et d'une manière aussi sommaire que dépourvue de base critique. Ce règlement se réduit, en effet, à cette simple et unique disposition : « Rendra inapte au service :

« L'amblyopie ou réduction de l'acuité visuelle à *un quart.* »

En d'autres termes, l'autorité militaire se contente, pour le service, d'une vue distante ne mesurant que le quart de la vue normale.

Or comme, d'autre part, l'administration déclare dans les considérations générales, servant de préambule à son règlement, que pour être admis dans l'armée *tout homme* doit jouir de la *plénitude* de ses *facultés physiques* et intellectuelles, on ne peut s'empêcher de trouver entre ces deux énonciations une contradiction méritant tout au moins une explication.

Une vue, réduite au quart de sa valeur, ne permet point à un soldat de viser une cible au delà de 150 mètres ; telle est la limite imposée au service militaire par le règlement d'avril 1873. Cette limite est-elle véritablement bien choisie? La mission du soldat armé n'est-elle·pas plus délicate que cela ? Pour nous, il nous paraissait *nécessaire* qu'une sentinelle avancée pût voir à la distance où elle-même peut être vue. Et si, dans les armées européennes, l'acuité parfaite, ou égale à l'unité, était admise quelque part, je crois qu'il deviendrait obligé de la décréter aussi chez nous. Ainsi l'armée anglaise était disposée à admettre ce chiffre 1 ; mais nous voyons dans le Manuel publié par le chef du service de santé de cette armée, M. Longmore, qu'on a cru devoir l'abaisser à 1/2, de peur de ne pas trouver de sujets en nombre suffisant pour son recrutement.

On sait d'ailleurs que ce recrutement est fondé sur le système des engagements à prime, et non sur la conscription de tous les citoyens.

On voit que la question, si sommairement tranchée par la circulaire du 3 avril 1873, est un peu plus complexe qu'il ne paraît au premier abord, et que si l'on demandait à un chef de corps quel minimum il serait disposé à accepter dans la vision des sentinelles avancées, ce n'est pas à coup sûr du quart d'une vision parfaite qu'il aurait l'idée première de se contenter.

Il demanderait assurément des vues parfaites et ne consentirait à une exigence moindre, que sur la démonstration de l'impossibilité de lui procurer un nombre suffisant de soldats doués de cette vue parfaite.

Il y a donc là bien des données à réunir et à emprunter à des sources différentes.

Pour ces motifs, ne considérant pas notre expérience d'ophthalmologiste comme suffisante en matières aussi complexes, nous demandions pour les étudier la formation de commissions formées de physiologistes, de physiciens, d'administrateurs, d'officiers appartenant aux armes savantes, à la marine, etc.

Ces commissions auraient à déterminer à quels exemples ou à quels types, dans l'exercice de la vision commune à distance, et sous l'influence des différents dégrés de pureté, d'hygrométrie ou de température de l'atmosphère, on peut comparer approximativement les échelles mathématiquement construites comme celles qui, dans nos cabinets, servent à la détermination de l'acuité visuelle.

Pour leur servir de point de départ, nous ajoutions, comme exemples pratiques :

Laissant de côté l'influence du degré de saturation de l'atmosphère par l'humidité ou les réflexions diffuses de la lumière, on peut considérer comme représentant l'acuité normale, ou égale à 1, une vue en état de compter à une distance de 660 mètres environ une file de 5 à 6 hommes se touchant par la poitrine et de profil. Leurs têtes, mesurant 20 centimètres, seront ainsi séparées par des intervalles de même valeur.

Pour donner quelque élasticité aux expériences, admettons pour distance 500 mètres au lieu de 660, telle sera donc la mesure de l'acuité 1. Les commissions de l'armée ou de la marine devront donc décider si cette base, qui s'approche de la condition physiologique, est de rigueur, ou bien s'il est permis, sans nuire au service, de se contenter du même résultat à 250 ou à 300 mètres, par exemple ; ce qui équivaudrait à une réduction de l'acuité à 1/2, ou même à 150 mètres, distance qui correspondrait à une proportion de 1/4.

Cette première question a fixé, dans les mêmes termes, l'attention du Congrès International, tenu à Bruxelles en 1875, et voici l'opinion à laquelle il s'est arrêté :

« La section est d'avis qu'il est nécessaire de déterminer exactement le degré *minimum* d'acuité visuelle compatible avec le service militaire. Aussi, bien qu'il ressorte des débats que ce degré minimum est probablement compris entre 1/4 et 2/5 de l'acuité visuelle normale pour l'œil droit, l'œil gauche pouvant ne posséder qu'une acuité moindre, il est désirable que ce point soit exactement déterminé par des recherches nouvelles qui seraient basées sur une connaissance parfaite des exigences du service. »

Nous nous étions rangé à cet avis, moins par conviction que pour avoir une première base établie, servant aux observations futures. Nous ne retirons pas cette adhésion, mais nous ne cesserons pourtant pas d'insister sur la nécessité d'une discussion approfondie, par des commissions compétentes, du point de savoir si on ne doit pas abandonner 1/4 pour 2/5 ou 1/2, et peut-être pour le chiffre 1 lui-même.

§ 293. — Équivalence fonctionnelle à établir dans la vision à distance entre l'amblyopie et la myopie.

Si maintenant l'on suppose que l'acuité *minima* compatible avec le service militaire, soit pour l'armée en campagne 1/2 ou 2/5, et pour les services auxiliaires 1/4 de la vision physiologique, une question nouvelle surgit, la suivante :

Un myope doué de la vision parfaite ou de l'acuité $= 1$ pour une distance inférieure à celle de son *punctum remotum*, lorsqu'il cherche à voir au loin sans lunettes, devient, pour cette distance, relativement amblyope. Pour résoudre la question principale posée en tête de ce chapitre, « à quel degré de myopie poser la limite de l'incorporation, » il faut donc préalablement avoir déterminé *à quel degré d'amblyopie* peut être assimilé, dans la vision à distance, un excès donné de réfraction.

Cette question ayant donc été explorée préalablement, mais de façon tout à fait sommaire, et pour obtenir des limites approximatives (le temps nous manquait pour faire davantage), nous sommes arrivé à cette conclusion que : à des *excès de réfraction* croissant dans l'ordre suivant,

$$o - \frac{1}{36} - \frac{1}{24} - \frac{1}{18}.... \text{ ou } o - 1^D - 1^D 5 - 2^D.$$

l'acuité visuelle correspondante, pour la vision à distance, décroissait dans la proportion suivante

$$1 - \frac{1}{4} - \frac{1}{2} - \frac{1}{10}.$$

Rapports que nous déclarions être loin de considérer comme définitifs ou absolus, mais qui nous paraissaient propres à montrer l'urgence des études que nous réclamions, et même à leur servir de base première ou provisoire.

Ces résultats, d'ailleurs, ont été concordants avec ceux recueillis dans quelques cliniques allemandes ; et les ayant visés, le Congrès de Bruxelles a pensé pouvoir assimiler provisoirement, au point de vue de la vision à distance, à une amblyopie de 1/10 une myopie de 3 unités métriques ou de 1/12 à 1/13.

Des recherches plus récentes, inspirées à M. le docteur Noël, secrétaire de la section ophthalmologique du Congrès de Bruxelles, par la discussion qui eut lieu sur cette question, ont conduit, dans cette même voie, ce regretté confrère à des résultats reposant sur un plus grand nombre d'observations et, par conséquent, plus précis.

Voici les conclusions auxquelles est arrivé cet observateur :

« A des myopies de 1/60, 1/48, 1/42, correspondent respectivement des acuités de 2/3, 1/2, 2/5 ;

« Dans les myopies de 1/30 à 1/20, le coefficient de l'acuité (S) tombe au-dessous de 1/4 ;

« Ce coefficient atteint seulement 1/7 en *moyenne* pour les myopies de 1/18 à 1/15 ;

« Cette moyenne devient 1/12 de S dans les myopies de 1/13 à 1/10 ;

« Elle se soutient à 1/14 de S pour les degrés de 1/10 à 1/6.5 ; mais elle tombe lourdement à 1/30 chez les myopes de 1/6 et de 1/5. »

On voit par ce tableau plus concluant que nos expériences, puisqu'il repose sur un nombre d'observations plus grand que les nôtres, qu'il faut quelque peu réduire nos chiffres, en ce qui concerne les myopies de 1/18 et au-dessus, et que la loi qui paraissait se dégager de nos expériences exprimerait une diminution progressive de l'acuité un peu plus rapide que ne la donnent des nombres suffisamment grands.

Mais la différence qui s'observe entre ces deux séries de faits, d'abord n'est pas assez grande pour infirmer nos résultats généraux, et, secondement, ne s'accuse qu'au delà des limites qui, d'un avis unanime, rendent impropre au service militaire.

M. Noël conclut, comme nous, qu'à partir de 1/30 (nous mettions, nous, 1/24), la myopie non corrigée rend absolument inapte à servir en campagne.

M. Noël nous apprend encore que la loi de diminution progressive de l'acuité au loin, à mesure que la myopie augmente, n'est qu'une loi des moyennes ; elle permet, en effet, des différences de 1 à 2, *du simple au double*, pour un même degré donné d'excès de réfraction. Il y a donc là un nouveau coefficient à chercher et que l'on pourrait appeler celui de l'*équation personnelle*, et qui varie, pour un degré donné de myopie, entre $\dfrac{1}{x}$ et $\dfrac{1}{2x}$.

De nouvelles études seront donc encore de quelque utilité avant que l'on soit tout à fait fixé sur la loi même qui préside à ces rapports. Il existe nécessairement quelque élément, dans le phénomène, dont l'influence variable se dérobe encore au calcul ; selon toute apparence, cette variable doit dépendre des différences de dimensions de la pupille suivant les sujets et suivant les circonstances.

Quoi qu'il en soit, nous répéterons avec plus d'autorité, en nous appuyant sur l'avis du Congrès de Bruxelles, ce que nous énoncions déjà en 1870 (*Gazette hebdomadaire*, 19 août 1870), « qu'un myope de 1/12 peut difficilement, sans lunettes, reconnaître une personne déterminée, ou pointer une pièce d'artillerie, ou viser avec les nouveaux engins de guerre. Nous n'hésitons pas à dire, ajoutions-nous, qu'en proscrivant le port des lunettes dans le rang, une sentinelle, une vigie, affectées d'une myopie de 1/8, nous paraissent exposées à de cruelles méprises.

« La mesure changerait, bien entendu, de base, si la question des lunettes recevait une solution nouvelle. Armé du n° 8, un myope de ce degré peut rendre les meilleurs services, et, *à fortiori*, toutes les myopies de degré moindre. »

C'était, si nous ne nous trompons, la première fois que se posait sérieusement en France cette question de l'admission régulière des lunettes dans les rangs de l'armée ; nous étions alors à l'ouverture de la triste série de nos désastres, et les six mois qui commençaient allaient accumuler pour nous les raisons d'étudier administrativement ces réformes. Aussi, nous confiant dans une expérience avec laquelle nous croyions le public médical plus familier que depuis il n'a paru l'être, répétions-nous avec une pleine espérance, le 22 juin 1875, devant l'Académie de médecine :

« Il est incontestable aujourd'hui que, dans une population donnée, le nombre des myopes et le degré de la myopie sont en rapport constant avec le degré de sa culture intellectuelle.

« D'une façon sommaire, on peut dire que sur le nombre total des appelés, *plus ou moins instruits*, les myopes peuvent figurer dans les proportions du dixième au cinquième ; et sur celui des *très instruits* peuvent monter au *tiers*. Il n'est pas à croire que l'armée renonce délibérément à la possession d'un tel élément de force dans ses rangs.

« Une somme de connaissances de plus en plus élevées devient aussi nécessaire aujourd'hui aux officiers et même aux sous-officiers, qu'une excellente portée de vue est indispensable au simple soldat. »

Or, l'acquisition de toutes ces connaissances est, comme nous l'avons surabondamment démontré dans cet article, grevée d'un coefficient fatal de myopie. Il est donc inévitable que, de jour en jour, les cadres de notre armée aient à s'ouvrir à un nombre plus grand de myopes, et par conséquent aux lunettes elles-mêmes. Et ces considérations nous conduisaient aux conclusions suivantes :

« Désormais, au lieu de repousser du volontariat (pépinière des cadres), et d'admettre dans le service actif la myopie, plus ou moins faible, ce serait directement le contraire qu'il faudrait faire : Repousser du service actif ou armé simple la myopie, quel qu'en soit le degré, et ouvrir — par l'admission des lunettes dans les cadres — à la myopie de 1/12 et peut-être même de 1/8 — l'accès du service militaire aux instruits. »

Ces conclusions n'ont fait que précéder de peu celles adoptées à Bruxelles et que voici :

« Avant de s'occuper des formes particulières d'amétropie, l'assemblée, après des débats prolongés, a voté à l'unanimité cette proposition préalable :

« 1° Considérant que l'interdiction des lunettes dans les rangs peut priver l'armée active d'éléments utiles, et peut nuire considérablement au recrutement des cadres, en faisant reléguer bien des hommes intelligents dans les services auxiliaires, est d'avis qu'il y a lieu d'admettre l'usage des lunettes dans les armées.

« 2° En supposant que l'usage des verres correcteurs soit admis dans les armées, la section prend les décisions suivantes :

« Le plus haut degré de myopie compatible avec le service militaire doit être corrigé complètement par le n_o 5 de la nomenclature métrique ; ce degré correspond à une myopie de 1/7 ou 1/8 de l'ancienne nomenclature, basée sur la distance focale, en pouces, des verres correcteurs.

« 3° En supposant que l'usage des verres correcteurs ne soit pas admis dans les armées, le plus haut degré de myopie compatible

avec le service militaire doit être au-dessous de 3 unités métriques ou
de 1/12 à 1/13 de l'ancienne nomenclature. »

Après l'éclat de la discussion intervenue sur ce sujet devant l'Académie de médecine de Paris, et l'admission implicite ou déclarée, par
les représentants du conseil de santé dans l'Académie, de toutes les
considérations qui précèdent, il est difficile de penser que l'administration de la guerre conserve les dispositions édictées par elle dans
l'instruction du conseil de santé du 3 avril 1873, et qui fixaient à 1/4
le degré limite de myopie compatible avec le service ; et difficile aussi
par conséquent, qu'elle ne mette pas à l'étude la question pratique
de l'admission des lunettes dans ledit service. L'administration s'y est
d'ailleurs publiquement engagée par l'organe de l'un de ses représentants les plus élevés (*Bull. de l'Acad.*, 4 janvier 1876).

§.294. — Des voies et moyens de diagnostic et de mesure de la myopie dans leurs applications au service militaire.

Sur la question d'application pratique renfermée dans ce titre,
l'Instruction ministérielle du 3 avril 1873 s'exprimait ainsi :

« Le myope devra pouvoir lire à une distance très rapprochée du
nez, sans verres, ou à 25 centimètres avec des verres bi-concaves 6
ou 7, et distinguer les objets éloignés, ou lire à une distance *minima*
de 2 mètres, de gros caractères d'imprimerie (le n° 20 de l'échelle
typographique), avec des verres bi-concaves n° 4. »

En 1875, devant l'Académie, de même qu'en 1870, dans l'article
précité, nous n'avons pas eu de peine à démontrer l'inanité d'un procédé aussi étranger que celui-là aux lois de la physiologie de la vision
dans leurs rapports avec la question pratique à résoudre. Parfait, si
l'individu examiné est de bonne foi, il est absolument illusoire en
matière de recrutement. Le médecin-expert qui s'en tiendrait aux
directions données dans cet article risquerait tout autant de faire
incorporer comme dissimulateurs de vrais myopes d'un degré supérieur
même à un quart, que de déterminer la libération de sujets affectés
de myopies, soit très légères, soit même nulles.

Si l'on consulte le tableau statistique exposé plus haut (§ 275), et qui
développe l'échelle de décroissance de l'acuité visuelle absolue correspondante à l'accroissement du degré de myopie, on voit même que,
parmi les myopes de 1/4, il n'en est certainement pas un sur cent qui
puisse, avec le n° 4, lire à 5 mètres le n° 20 de l'échelle typographique.
Strictement parlant, la méthode, à sa limite, serait donc fausse. Mais
que devient-elle cette méthode, si on la compare aux résultats immédiats fournis par l'examen ophthalmoscopique ? Ici plus de place à la
fraude, plus d'hésitation dans le diagnostic. Non seulement la déter-

mination de la myopie, mais la mesure de son degré, se voient
obtenues en quelques minutes par l'observation directe, et cela sans
la moindre question adressée au sujet. Le médecin-expert constate du
premier coup d'œil l'existence du staphylôme, et, par la distance à
laquelle il en voit l'image renversée, juge instantanément de celle du
punctum remotum du sujet, c'est-à-dire mesure le degré de l'excès de
réfraction. Il y a plus; par l'aspect du staphylôme, de son étendue,
de sa profondeur, de l'état de la choroïde, il lui est permis de se faire
une idée de l'état de l'acuité (*voy.* les §§ 219 et suivants).

Contrairement à toute légitime attente, cette proposition a trouvé
devant l'Académie une contradiction énergiquement résolue, et
l'objection suivante nous a été opposée :

« Autant le miroir oculaire est précieux pour établir le diagnostic
de l'amétropie, a-t-il été dit, autant il est défectueux et peu pratique,
surtout lorsqu'il est employé de la façon indiquée, pour en mesurer le
degré. D'abord, en ce qui concerne la myopie, ce procédé n'est applicable qu'aux degrés qui sont assez élevés pour que l'image renversée
soit à portée de la vue de l'observateur. » [On remarquera que ce
sont ces degrés précisément qui doivent exclure de tout service militaire sans lunettes.] « Mais même dans ces cas particuliers, l'évaluation
de la distance de la susdite image à l'œil observé est-elle donc chose
si facile et si sûre? Il faut, pour y arriver, connaître exactement la
distance de l'observé à l'observateur, et savoir la situation du *punctum
proximum* de ce dernier, *lequel est loin d'être fixe*. Et puis enfin, le
plan de cette image si laborieusement déterminée ne marque le
punctum remotum qu'autant que l'accommodation de l'œil observé est
complètement relâchée, *ce qui, je crois, n'est pas fréquent.* » Et l'ora-
teur rapporte deux cas dans lesquels une myopie de 1/9 et de 1/11,
d'après la mesure par le procédé de Donders, lui aurait fourni, par le
procédé ophthalmoscopique ci-dessus décrit, un *punctum remotum* à
4 pouces.

Négligeant, par un légitime sentiment de convenance, la discussion
de l'observation personnelle qui termine cette argumentation, et ne
nous arrêtant qu'aux principes, il nous a été facile de faire justice en
leur nom de l'objection précédente.

Prétendre, disions-nous, que l'accommodation se contracte spontanément sous l'influence de la lumière ophthalmoscopique, sans
l'intervention d'un objet rapproché qui provoque fortement l'attention
du sujet, c'est se mettre gratuitement en contradiction avec les faits
journellement observés, et avec une des lois les mieux établies (par
Donders) dès les débuts de l'ophthalmoscopie. Tous les jours cette
loi se montre infaillible pour faire découvrir l'hypermétropie latente,
quand toute épreuve de l'hypermétropie manifeste s'est montrée

sans résultat. Comment se démentirait-elle dans le cas de la myopie, état dans lequel l'accommodation montre autant de dispositions à se relâcher qu'elle en déploie à s'exercer dans l'hypermétropie?

Il fallait donc des raisons moins opposées que celle-là à l'expérience ophthalmoscopique, pour justifier l'abandon, fait par l'auteur de ces objections, d'un principe dont il s'était autrefois fait lui-même le porte-voix dans les termes suivants : « Le miroir ophthalmoscopique conduit à un diagnostic aussi sûr que rapide, lorsque la myopie est assez élevée pour que le *punctum remotum* soit situé à 6 ou 8 pouces ; et le procédé, ajoutait-il, est d'autant plus précieux qu'il est exclusivement objectif. »

Or, ce n'est pas seulement jusqu'à 6 ou 8 pouces, mais bien jusqu'à 12 et même 16 pouces, que le procédé est applicable, même pour un presbyte, s'il a soin de corriger sa presbyopie. Et l'on peut dire que lorsque, dans cet examen, l'observateur est forcé à un recul gênant pour lui, lorsque les détails relativement grands de l'image lui deviennent trop confus, il est, lui-même, au delà de 18 pouces du sujet, et l'image au delà de 12 pouces.

Dans ce dernier cas, le médecin est donc certain que le sujet offre une myopie légère ou admissible dans le service, étant donné que 1/12, chiffre admis par le Congrès de Bruxelles, soit celui définitivement fixé par la loi.

Si, au contraire, le médecin n'est pas obligé à se reculer, dans les conditions ordinaires de l'examen ophthalmoscopique par un emmétrope, pour voir nettement l'image renversée, la myopie dépasse nécessairement 1/12 et emporte ainsi l'exemption.

Si ces chiffres avaient été choisis tout exprès pour se prêter à l'examen ophthalmoscopique, ils ne seraient pas plus concordants.

Ces conclusions sont d'ordre banal en ophthalmologie et les Anglais, gens pratiques, les ont édictées en règle dans leur règlement militaire :

« Dans les conditions d'exploration ci-dessus décrites, dit M. Longmore, chef du service de santé de l'armée anglaise, un œil emmétrope ne fournit que la lueur oculaire, sans détails visibles de ses parties profondes. — Si ces détails apparaissent à l'œil nu, on peut en conclure que l'œil est myope ou hypermétrope. — Pour savoir lequel des deux, l'observateur transporte doucement sa tête à droite ou à gauche, et remarque si les images vues et provenant du fond de l'œil se meuvent dans un *sens contraire* à son propre mouvement, ou dans le même sens.

« Dans le premier cas, sens contraire, l'œil observé est assurément myope ; il est hypermétrope dans le second. »

Toutes ces propositions, disions-nous, sont aujourd'hui banales en

ophthalmoscopie, et nous nous serions abstenu d'y insister, si l'opposition qu'elles ont rencontrée devant une haute assemblée savante
ne nous obligeait à y revenir. L'autorité qu'elles pourraient emprunter
à la scène sur laquelle elles se sont produites risquerait de fausser
l'enseignement; et un objet de cette importance efface toute autre
considération.

A la méthode ophthalmoscopique ou objective si parfaitement
appropriée, si exclusivement douée pour la question qui nous occupe,
on a cru pouvoir proposer de substituer l'emploi de l'optomètre de
MM. Perrin et Mascart. « Cet instrument, d'après une expérience
quotidienne, a-t-on dit, et vieille de plusieurs années, permet, en une
ou deux minutes, de mesurer le degré de la myopie, et possède, en
outre (qualité tout à fait supérieure si elle avait été fondée) l'avantage
*de déjouer mieux que tout autre moyen, les tentatives de simulation ou
de dissimulation, et enfin de faire connaître du même coup l'étendue de
l'accommodation, et le degré approximatif de l'acuité visuelle.* »

Ces trois dernières propositions étaient-elles justifiées?

Pour la dernière, disons tout de suite que non. Dans l'exposé
même des propriétés de leur instrument, en 1869, MM. Perrin et
Mascart établissent « que la grandeur de l'image, supposée égale à
l'unité dans la position qui correspond à l'emmétropie, augmente
progressivement dans les deux sens, avec le mouvement de la lentille mobile, de façon à atteindre, aux deux extrémités de sa course,
le *double* de la grandeur première. » Il est donc absolument impossible, sans une table particulière des grossissements répondant à
chaque degré d'amétropie, de mesurer, même approximativement,
l'acuité visuelle avec cet instrument.

Cette variation de grandeur de l'image, croissant, dans les deux
sens, au fur et à mesure que l'on s'éloigne davantage de l'état em-
métropique, ou du parallélisme des rayons, en d'autres termes avec
chaque variation de la réfraction en plus ou en moins, présente un
élément presque aussi incompatible avec la détermination précise de
l'amétropie ou des limites de champ de l'accommodation, qu'avec celle
de l'acuité. Au moment, en effet, où la réfraction atteint sa limite, et
doit alors s'accuser par le trouble de l'image, l'accroissement de celle-
ci, augmentant la facilité de perception, peut permettre au sujet de
franchir, sans s'en rendre compte, cette limite; et l'on est exposé
ainsi à noter un chiffre excessif pour l'anomalie, ou à attribuer au
champ accommodatif des limites trop étendues. Aidé d'une table des
grossissements correspondants à chaque variation de la réfraction,
on pourrait, à la rigueur, surmonter ces difficultés; mais avec combien de temps et de calculs! (voir § 206.)

On peut donc affirmer, en s'appuyant sur la seule théorie, que les renseignements apportés par l'instrument en question, nuls en ce qui concerne l'acuité, deviennent, par cela même, plus que problématiques en matière même de réfraction.

Cela posé, comment pourrait-on admettre que cet optomètre fût plus en mesure que toute autre méthode subjective de déjouer la simulation ou la dissimulation ?

En supposant même que le champ de l'accommodation, que l'acuité visuelle, fussent aussi facilement déterminés au moyen de cet instrument qu'ils le sont peu, on serait toujours en présence d'une méthode exclusivement fondée sur les réponses du sujet, c'est-à-dire de nature subjective, et soumise, comme ces dernières, à tous les mécomptes dépendant, soit d'un spasme, soit d'une intention, soit d'un apprentissage accommodatifs.

Sous ces trois rapports, la prétendue supériorité de l'optomètre proposé en substitution à quelque méthode, même subjective, que ce soit, se résout en une insuffisance. Quelle peut donc être sa valeur si on la compare à l'épreuve ophthalmoscopique ?

Ce que la discussion théorique pouvait à cet égard faire prévoir, l'expérimentation le confirme promptement. Appelé, par une circonstance imprévue, à étudier la nouvelle combinaison optométrique proposée récemment par M. le docteur Badal, nous avons dû nous livrer à des essais comparatifs entre cet instrument et celui de MM. Perrin et Mascart, et il nous a été vite démontré que si le premier réalise exactement et avec moins de frais et de temps toutes les fonctions de la méthode de Donders, l'optomètre de MM. Perrin et Mascart est parfaitement inférieur à cette méthode classique en toutes les circonstances que nous venons d'énumérer.

Finalement, nous conclurons comme devant l'Académie :

« Il n'est pas admissible que les décisions formulées par les conseils de revision sur la portée de la vue ou les anomalies de la réfraction continuent à s'appuyer sur la seule analyse subjective de la fonction. L'intervention de l'ophthalmoscope y est absolument nécessaire : seule, cette méthode peut conduire à un jugement certain, et l'acte officiel qui dispose le contraire est en contradiction absolue avec l'état de la science. »

§ 295. — De l'affaiblissement absolu de l'acuité visuelle dans ses rapports avec le degré de la myopie.

[Nous ne nous sommes occupé, dans les pages qui précèdent, que du degré de la myopie, et nous avons laissé de côté un autre des facteurs pathologiques que l'on rencontre fréquemment joints à cette anomalie de la réfraction.

Les chiffres que nous avons eus à débattre jusqu'ici supposent, chez les individus appelés et examinés, une acuité absolue physiologique ou égale à l'unité. Or, l'acuité physiologique est exceptionnelle dans la myopie, ou du moins ne se rencontre que dans les degrés peu prononcés de cet état. On voit représentés dans le tableau, fig. 89, les progrès décroissants de l'acuité visuelle correspondant à la progression opposée de l'excès de la réfraction ou du degré de la myopie.

Les résultats frappants qui ressortent de ce tableau devront être présents à l'esprit du médecin-expert, lors de l'examen des conscrits, comme à celui des commissions expérimentales lors de la fixation des coefficients visuels pour chaque catégorie des services, soit actif, soit auxiliaires.

Note additionnelle au § 295.

On lit dans le numéro (mars-avril 1877) des *Annales d'oculistique :*

« *De l'examen de la vision devant les conseils de revision ; guide du médecin-expert,* par M. Maurice Perrin. (Mém. de médecine, chirurgie et pharmacie militaires ; janv.-févr. 1877.)

« Ce travail, approuvé par le ministre de la guerre, à la date du 27 février 1877, sur la proposition du conseil de santé des armées, est destiné, sans avoir force de loi, à diriger les médecins, et à concourir à éclairer les membres du conseil chargés de statuer.

« Le premier chapitre concerne l'*acuité visuelle* calculée au moyen d'échelles typographiques mises à la portée des conscrits illettrés. Le médecin-expert doit partir de ce principe que tout conscrit, se plaignant d'y voir mal, doit être mis en présence de l'échelle : si son acuité visuelle pour l'œil droit est supérieure à 1/4, et pour le gauche à 15/200, il est déclaré bon pour le service. Vient ensuite l'examen du champ visuel, autrefois négligé. Toutes les fois que la partie monoculaire du champ visuel binoculaire est abolie, il y a incapacité.

« Pour la myopie, l'auteur considère que l'instrument le plus simple pour la mesurer est l'optomètre, dans la grande majorité des cas. Une myopie égale à 1/6, une acuité supérieure à 1/4, entraîne l'admission, *avec l'usage permis des lunettes ;* sans quoi il faudrait descendre pour l'admission dans l'armée jusqu'au n° 12. En cas de réponse douteuse, il faut recourir à l'examen ophthalmoscopique, méthode qui a l'avantage de laisser de côté toutes les réponses du conscrit.

« *Les médecins familiarisés avec l'ophthalmoscope pourront,* dit l'instruction, *s'ils le préfèrent, recourir à cet instrument, qui permet également de déterminer les anomalies de réfraction d'une manière précise.*

« Cette méthode d'exploration donne, non seulement des résultats exacts, mais a, « en outre, l'avantage de ne pas laisser autant de prise à la fraude que l'examen « avec les verres correcteurs. »

[Ici le rédacteur des *Annales* fait en note la remarque suivante : « Cette disposition prouve que la discussion provoquée naguère à l'Académie de médecine de Paris par le mémoire de M. Giraud-Teulon, a porté ses fruits. »]

« Pour l'hypermétropie, M. Perrin n'hésite pas : La parole est au miroir oculaire. Une fois reconnue par l'image droite, si l'acuité est au-dessous de 1/4, l'exemption doit être prononcée.

« Quant aux astigmates, ils doivent être traités comme des amblyopes, à exempter, si S devient plus petit que 1/4. »

Malgré la satisfaction que témoigne le savant rédacteur des *Annales d'oculistique,* et qui pourrait nous suffire personnellement, nous craignons que la science — même pratique — n'ait encore plus d'une critique à adresser à la nouvelle instruction, et n'attende encore de l'administration de la Guerre un code moins incorrect, particulièrement en ce qui concerne la myopie, où la méthode subjective prétend encore à la supériorité sur les données ophthalmoscopiques (voir la discussion ci-dessus).

Nous citerons en particulier, à ce point de vue, la conclusion pratique formulée par le Congrès de Genève de 1877, sur la mesure approximative et extemporanée du degré de la myopie par l'examen objectif, conclusion fort analogue à celle présentée par nous à l'Académie en 1875 : « Lorsque, dans les conditions de distance réciproque d'un examen ophthalmoscopique, on aperçoit nettement l'image myopique, le degré de la myopie est positivement élevé et au moins de 1/8 à 1/10 (3.5 à 4.5 dioptries). »

Ces conclusions sont également proposées par l'auteur d'un nouveau document publié sur cette matière, par M. le professeur Barthelemy, de l'École navale de médecine de Toulon, sous le titre suivant :

Leçons cliniques et instructions raisonnées pour l'examen de la vision devant les conseils de revision et de réforme dans la marine et dans l'armée. J.-B. Baillière, 1880.

Le médecin des conseils de revision et de milice trouvera dans ce travail un Code pratique très bien fait sur les éléments diagnostiques et déterminatifs d'une conclusion, en ce qui concerne l'état visuel d'un sujet donné.

DIX-NEUVIÈME LEÇON

DES AMÉTROPIES COMPLEXES PAR ASTIGMATISME OU ASYMÉTRIE

§ 296. — Définition. — Analyse géométrique de l'astigmatisme.

Dans les leçons précédentes, la question de la réfraction oculaire est envisagée en partant du principe, en réalité très peu distant du fait, que l'appareil réfringent physiologique est composé de surfaces réfringentes centrées, c'est-à-dire symétriques par rapport à un axe de révolution qui leur est commun. Dans cette sorte d'appareils, le faisceau lumineux résultant et qui doit dessiner, à sa rencontre avec l'écran intérieur, l'image de chaque point visible extérieur, appartient à la forme conique, c'est-à-dire possédant un sommet unique constitué par la rencontre en un même point de tous les rayons composant le faisceau.

Mais les organes élémentaires de l'œil, très voisins de ces figures centrées, ne sont pourtant pas des corps fabriqués sur le tour comme le seraient d'exactes surfaces de révolution. Et il n'est pas sans exemple, loin de là, que deux coupes planes de ces surfaces, passant par l'axe commun (coupes méridiennes), ne soient pas absolument identiques ou superposables. Dans de tels cas, le foyer dans l'un de ces méridiens ne coïncide pas exactement avec celui de l'autre méridien considéré; l'un d'eux tombant sur l'axe commun plus ou moins loin de la lentille que le second. Alors le faisceau pénétrant (résultant) n'a plus la forme conique exacte, c'est-à-dire ne possède plus un sommet unique : il est asymétrique comme les surfaces qui le produisent; il n'y a plus de foyer unique. On a appelé cette conséquence astigmatisme, c'est-à-dire réfraction sans foyer unique (α privatif, $\sigma\tau\iota\gamma\mu\alpha$ point).

La forme d'un tel faisceau est très compliquée. Le moyen de la reproduire en stéréotomie et ses propriétés géométriques ont été étudiés et découverts par notre illustre géomètre Sturm.

Voici, dans le résumé de cet important travail, ce qu'il nous importe de connaître : l'auteur a cherché à y établir ce que peut devenir, dans un système optique de l'espèce du nôtre, le cône réfracté, si la surface réfringente, au lieu d'être celle d'une sphère, était un ellipsoïde (ovale) à axes inégaux.

Dans le cas d'un cône circulaire, considéré jusqu'ici, le faisceau intérieur, coupé par un écran ou la rétine, donne, avons-nous vu, au foyer, un point; en deçà et au delà de ce foyer, un cercle plus ou moins grand suivant la distance. Ces trois cas représentent l'œil emmétrope — hyperope — myope.

Avec une surface réfringente ellipsoïdale, il en est autrement :

1° Au lieu du point focal du cas précé-

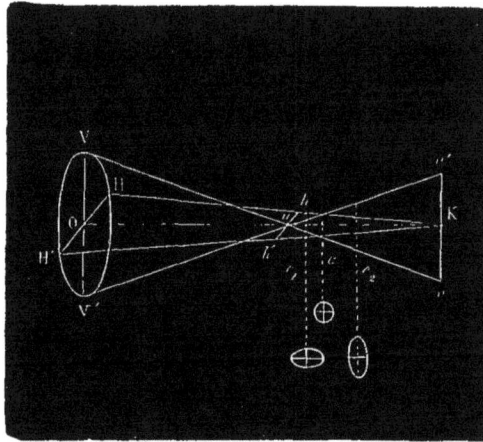

Fig. 90.

dent, nous rencontrons un petit cercle c (fig. 90); puis en deçà et au delà, une ellipse, ayant le grand axe dirigé en sens contraire, suivant que la coupe est faite en deçà ou au delà du cercle précédent.

2° A mesure qu'on s'éloigne dudit cercle focal, ce grand axe s'allonge, le petit se raccourcit; le premier finissant par devenir une ligne droite, le second se réduisant alors à un point et réciproquement. Ce point correspond à l'état exact de la réfraction dans le méridien contenant celui des axes de l'ellipse qui s'évanouit.

Ainsi (fig. 90), au moment où l'ellipse à grand axe vertical c_2

devient la ligne droite vv' verticale, l'axe horizontal de ladite ellipse se réduit au point K, lequel est le point exact de concours des rayons dans le méridien horizontal HH'. La distance OK est donc la longueur focale exacte dans ce méridien.

Les choses se passant en sens contraire en deçà du cercle focal c; au moment où l'axe horizontal de l'ellipse c_1, devient la droite horizontale hh', l'axe vertical de l'ellipse devient le point u, foyer des rayons parallèles dans le méridien vertical.

En résumé, les points K et u étant les foyers exacts des rayons parallèles, le premier dans le méridien horizontal, le second dans le méridien vertical, que nous supposons ici les plus différents entre eux, tous les autres méridiens forment leurs foyers successifs entre K et u; et la surface d'enveloppe de tous ces triangles partiels est la surface conique asymétrique de Sturm, ou la forme du faisceau intérieur réfracté.

On y reconnaît en outre une certaine petite circonstance très intéressante, à savoir : qu'au lieu occupé par chacun de ces foyers partiels, le méridien perpendiculaire à celui considéré est représenté par une ligne droite.

Ainsi quand un point lumineux extérieur éloigné fera foyer exact dans le méridien *vertical*, son image dans le plan *horizontal*, sera une ligne droite horizontale et réciproquement. Cette remarque nous sera ultérieurement d'une grande utilité pratique.

§ 297. — Classification.

Puisque dans l'œil astigmatique, un point lumineux situé à l'horizon, ne pourra avoir d'image exacte que dans un seul méridien (en admettant qu'il y en ait un remplissant cette condition), cet œil ne sera emmétrope que dans cet unique méridien. Tous les autres seront nécessairement amétropes.

Plusieurs cas pourront se présenter.

1° Il y a un méridien emmétrope.

a) Ce méridien présente une réfraction *plus grande* que tous les autres; ces derniers sont donc tous *hyperopes*, ou en déficit de réfraction. Dans la fig. 90 ce méridien exact serait le vertical dont le foyer est en u.

b) Ledit méridien (*emmétrope*) présente une réfraction plus petite que tous les autres : ces derniers sont donc tous myopes : c'est le cas du méridien horizontal dans la fig. 90; le foyer emmétrope est en K.

c) Enfin le méridien emmétrope est quelqu'un de ceux dont le foyer tombe entre u et K. Les autres méridiens sont donc les uns du côté de K, c'est-à-dire *hyperopes*, les autres du côté de u, ou *myopes*.

Dans les deux premiers cas, on aura un astigmatisme *simple*, tous les méridiens *amétropes* sont soit hyperopes, soit myopes et se combinent avec un *méridien emmétrope*. Dans le troisième, l'astigmatisme est *mixte :* on y reconnaît des méridiens de toutes les formes.

Enfin, il n'existe pas de méridiens emmétropes : c'est-à-dire que la rétine dans cet œil est au delà de K ou en arrière de *u*. Tous les méridiens sont donc amétropes et dans un seul sens, *tous par excès*, ou *tous par déficit* de réfraction.

Ce genre d'astigmatisme est dit *composé*.

§ 298. — Des méridiens principaux.

Dans la pratique, on designe sous le nom de méridiens principaux, ceux qui correspondent aux points limites *u* et K, c'est-à-dire dont l'état de réfraction offre la plus grande différence (ce sont généralement des méridiens assez voisins des méridiens cardinaux de l'œil).

§ 299. — De l'astigmatisme normal.

Tous les yeux sont astigmates, si l'on s'arrête aux termes précis des définitions qui précédent; l'absolue symétrie des formes ne se rencontre pas dans la nature organique.

Au point de vue pratique, cependant, on ne considérera pas comme astigmates ceux chez lesquels la différence d'action réfringente entre les deux méridiens principaux ne dépassera pas une demi-dioptrie. C'est à partir de cette quantité seulement que la correction de cette anomalie peut devenir nécessaire; encore faudra-t-il excepter les cas « nombreux » où l'astigmatisme se lie, comme circonstance secondaire, à une amétropie de degré très élevé. Dans ces derniers cas, au moment où les conseils de l'oculiste sont réclamés, l'acuité visuelle s'est vue, par suite d'une longue suspension d'activité fonctionnelle, assez atténuée pour ne se montrer sensible qu'à la correction de l'amétropie principale. Ainsi un individu âgé de 35 ans se présente avec une hyperopie manifeste de $1/9(4^D)$, dans un œil dont l'acuité est réduite à 1/5 par exemple; on en peut généralement conclure que cet affaiblissement est un effet de l'absence prolongée d'usage habituel. Eh bien! dans un tel cas, la correction de l'hypermétropie avec le verre de 9″ ou $+ 4^D$, suffit à l'individu; il n'apprécie pas celle que l'on pourrait y ajouter, après constatation même objective, d'un astigmatisme de 1/36 dans un des méridiens.

Nous ne nous occuperons donc en clinique que de l'aberration *perturbatrice de la fonction* ou de l'astigmatisme anormal.

§ 300. — De l'astigmatisme irrégulier.

On a distingué, dans les traités classiques, deux sortes d'astigmatisme que l'on a désignés sous les noms de *réguliers* et d'*irréguliers*.

L'astigmatisme *régulier* est celui que nous venons de définir, et chacun l'entend de la même manière.

Mais l'astigmatisme *irrégulier* reçoit, suivant les auteurs, deux définitions absolument différentes.

Voici celle que lui donnent les auteurs français; nous en empruntons à l'exposé de M. Javal la formule qu'il emprunte lui-même à M. Gavarret.

« Lorsque l'asymétrie des surfaces réfringentes consiste en ce que la courbure, différente dans les divers méridiens, augmente ou diminue *progressivement* d'un méridien principal à l'autre, et reste sensiblement constante dans l'étendue découverte d'un même méridien, on dit que l'astigmatisme est *régulier*. Dans ce cas, l'expérience d'accord avec le calcul, prouve que l'amétropie peut être corrigée, et qu'il suffit de combattre les effets de l'asymétrie des deux méridiens principaux, pour que la correction soit effectuée dans tous les méridiens. »

« Lorsque la courbure, restant constante dans l'étendue découverte d'un même méridien, ne varie pas d'un méridien principal à l'autre suivant la loi précédemment énoncée, c'est-à-dire de façon uniformément ou régulièrement progressive, il n'est pas possible de faire disparaître les troubles de la vision : et on est alors en présence d'un *astigmatisme irrégulier*. »

M. Donders donne de l'*astigmatisme irrégulier* une autre définition : cet éminent auteur applique cette dénomination à :

« L'aberration de réfraction que peuvent éprouver les rayons lumineux dans un *même méridien*.

« Elle dépend expressément, ajoute l'auteur, de la structure de la lentille et sa principale manifestation est le *phénomène de la polyopie uni-oculaire*. »

Nous sommes obligé d'introduire ici une distinction importante qui nous empêche d'admettre la définition de l'illustre Hollandais. Le mécanisme dioptrique qui préside à la formation des images multiples dans les phénomènes de la polyopie uni-oculaire, n'est pas du tout du même ordre que le mécanisme de l'astigmatisme. L'image de l'objet, dans ce dernier cas (astigmatisme), n'existe point à proprement parler. α, στιγμα, pas de point focal; et par conséquent pas d'image véritable; mais suivant le degré de l'aberration, ressemblance plus ou moins éloignée et confuse de la représentation rétinienne avec l'objet.

Dans les manifestations de la polyopie uni-oculaire, le mot dont on se sert répond pour nous : *plusieurs images* du même objet; *plusieurs foyers*, du même point.

Et si l'on remonte au mécanisme suivant lequel s'accomplit ce dernier ordre de phénomènes, on en comprend à l'instant toutes les

différences. Toute image cristallinienne exacte est due, physiologiquement, à la superposition parfaite de toutes les images partielles
formées par chaque secteur du cristallin (divisé suivant le plan
hexagonal de sa structure histologique). Et il n'y a *polyopie* ou *plura-
lité* d'images, que si l'écran rétinien n'est pas au foyer même de
l'appareil.

Dans un tel cas, le cristallin donne donc autant d'images qu'il a de
secteurs, et alors, chaque méridien donne *deux* images.

On voit combien ce cas diffère de la marche des rayons dans
l'astigmatisme mathématique, où chaque méridien a *un* foyer exact, et
où l'ensemble *n'en a pas du tout.*

Les phénomènes de la polyopie uni-oculaire seront donc retranchés
pour nous du cadre de l'astigmatisme avec lequel ils n'ont aucun
rapport.

Nous leur dénions tout caractère propre à leur laisser attachée la
dénomination d'astigmatisme, même en y ajoutant l'épithète d'irrégulier.

Et nous limiterons cette dernière appellation aux anomalies
visuelles dans lesquelles l'image exacte fait défaut, non seulement
parce que tous les méridiens du système n'offrent pas la même quantité de réfraction, mais encore parce que un même méridien, ou
plusieurs, n'y ont pas même de foyer individuel exact.

L'astigmatisme régulier sera donc, au point de vue clinique, celui
dont les aberrations opposées *maxima* se relient entre elles d'une
manière uniforme et continue et peuvent être ainsi atteintes par
nous et soumises à nos moyens correcteurs.

L'astigmatisme irrégulier sera, au contraire, l'aberration caractérisée par des inégalités dans les variations de valeur réfringente entre
deux méridiens successifs, dans laquelle nulle loi géométrique ne
préside au passage d'un méridien au suivant et qui échappe ainsi
à toute correction du domaine de la physique mathématique.

Dans cette classe se rangeront tous ces phénomènes connus sous le
nom de *métamorphisme des images* comme en offrent, le kératoconus,
les facettes de la cornée, enfin les déformations encore moins nettement définies de cette membrane et consécutives à des lésions de la
nutrition locale.

§ 301. — Siège de l'astigmatisme.

L'astigmatisme (ou asymétrie de l'œil) appartient-il à un seul des
systèmes dioptriques de l'œil ou bien à tous les deux?

A tous les deux sans aucun doute; nous le savons déjà en ce qui
concerne la cornée, dont les nombreuses mensurations ont depuis
longtemps démontré l'irrégularité de courbure entre les méridiens

opposés. La surface de cette membrane est manifestement asymétrique (ellipsoïde à axes inégaux, base de la théorie de Sturm).

Mais les nombreuses observations cliniques de Knapp, continuées par Donders et bien d'autres depuis, ont démontré que les inégalités de réfraction entre deux méridiens opposés, et mesurées subjectivement, donnent la plupart du temps des chiffres différents de ceux obtenus par la mensuration directe de la courbure de la cornée. Il y a donc nécessairement une part à faire, dans le chiffre total, à l'influence d'une asymétrie du 2ᵉ système composant le système dioptrique de l'œil, à savoir : le cristallin.

Cette influence s'exerce tantôt, dans le sens de celle de la cornée, tantôt en sens opposé : c'est-à-dire soit en accroissant, soit en *réduisant* le chiffre dû à cette dernière.

Ce dernier cas est le plus souvent observé : l'asymétrie du cristallin compense plus fréquemment qu'il n'accroît l'asymétrie de la cornée.

Il n'est pas hors de propos, après avoir fait la part des surfaces réfringentes et de leur asymétrie dans la production de l'astigmatisme, de mentionner le rôle que peut jouer également dans ces phénomènes *l'irrégularité de surface ou plutôt de direction de l'écran profond qui reçoit les images.*

Quelques observateurs, M. Russel de Baltimore et nous-même avons rencontré de ces cas où l'ophthalmoscope révélait dans les membranes profondes une asymétrie d'inclinaison, un défaut de perpendicularité sur l'axe du système (staphylômes de Scarpa, étendant leur influence déformatrice jusque dans la région de la *macula*), tout à fait en rapport de direction avec le sens constaté de l'astigmatisme. — Ces questions ne sont pas terminées et leur étude est constamment à l'ordre du jour.

§ 302. — Symptomatologie.

Dans l'astigmatisme, l'acuité de la vision est plus ou moins altérée, et elle l'est, en général, depuis la première jeunesse. Mais ce symptôme lui est commun avec les amétropies élevées qu'il accompagne assez ordinairement, et n'apporte pas de renseignement dominant.

L'éveil, à son endroit, est surtout donné par la déformation éprouvée par les images, déformation qui offre un caractère régulier ainsi que l'astigmatisme lui-même. Ce caractère est représenté dans les divers dessins de la figure 90, § 296, où se trouvent tracées les intersections du faisceau lumineux pénétrant dans l'œil astigmate. Ainsi les objets ronds prennent une apparence ovale ; de deux lignes égales perpendiculaires entre elles, l'une paraît notablement plus

nette que l'autre, et leurs longueurs semblent inégales ; et si on met
devant l'œil un premier verre convexe d'un certain degré, puis un
verre concave d'une force analogue, les impressions changent subitement de sens : l'ovale à grand axe horizontal devient un ovale à
grand axe vertical et réciproquement ; un carré apparaît comme un
rectangle et le grand côté change de sens avec celui du verre interposé. Ces symptômes se montrent dans la lecture des grandes lettres
capitales : les déformations que nous venons de signaler y sont saisissantes.

Ces impressions sont manifestées souvent par les attitudes que prend
le sujet pour distinguer avec plus de netteté les figures régulières
qu'il a besoin de mieux définir. Ainsi sur un cadran éloigné, ne distinguant les aiguilles que lorsqu'elles marquent certaines heures, il
incline la tête dans le sens suivant lequel les diamètres utiles sont le
plus facilement observés.

Dans un grillage à intervalles carrés, ne voyant nettement que les
barres verticales par exemple, le sujet en renversant la tête à angle
droit, change l'impression perçue et ne voit plus désormais que les
barres horizontales.

Voulez-vous procéder alors à la recherche d'un verre propre à
améliorer la vision du sujet, vous n'y pouvez parvenir. Dans ses
efforts pour se procurer une image plus distincte, le malade modifie
incessamment son accommodation. Celle-ci, en deux instants très
voisins, va améliorer ou, au contraire, affaiblir la perception sur un
méridien ou sur l'autre. De sorte que le choix d'un verre approprié
devient pour ainsi dire impossible. Et pourtant il n'existe point là
d'amblyopie, et c'est bien à un vice de réfraction que vous avez affaire.
Si, en effet, conformément au précepte diagnostique du § 93, leçon 5ᵉ,
vous interposez entre l'œil et les objets une carte percée du trou
d'épingle, à l'instant vous rendez la vue nette.

Cette circonstance nous rappelle en exemple le fait d'un officier de
marine à vue très imparfaite pour la lecture, et qui offrait l'organe le
plus délié des officiers de son bord pour distinguer un mât de vaisseau à l'horizon. Il n'avait pour cela qu'à incliner de 90 degrés la tête
sur l'épaule. Une ligne verticale étant toujours vue nettement dans le
méridien vertical, on devait conclure de cette remarque que, chez cet
officier, le méridien horizontal était celui frappé d'amétropie et le
méridien vertical régulier (§ 296).

Chaque praticien a nombre d'exemples de ce genre dans ses notes.

Immédiatement après ces symptômes, dont la seule énonciation
devient un signe diagnostique, viennent se placer les réponses afférentes
aux épreuves de la vue faites par le médecin spécialiste. Au premier
rang se rencontre l'impossibilité de reproduire au moyen de quelque

verre sphérique que ce soit, le degré d'acuité visuelle que procure la lecture au trou d'épingle. On en comprend aisément la raison : dans les circonstances les plus favorables, soit à l'œil nu, soit avec un verre sphérique, un point lumineux a, dans l'œil astigmate, un *cercle* pour image. Au trou d'épingle, ce point a pour image un point (voir la fig. 90 en *c*).

Enfin l'un des effets les plus ordinaires de l'astigmatisme est celui qui suit invariablement l'emploi de tous les systèmes *asymétriques,* à savoir le phénomène de la dispersion ou chromatisme, l'irisation des bords des images (voir § 101, leçon 6ᵉ).

Dans cette circonstance, l'amétropie joint son influence à celle de l'asymétrie et les bords colorés changent de nuance avec le sens de l'aberration focale.

L'optomètre de M. Helmholtz (§ 101) est ici d'une application saisissante et devient un des moyens les plus sûrs de préciser les facteurs dioptriques de l'astigmatisme.

Enfin l'astigmatisme devient évident par la réponse que fait un malade, lorsque l'on place devant son œil un écran portant une fente étroite (1/2 à 3/4 de millimètre).

Il y a, à la vérité, pour tout le monde, une inclinaison de cette fente par laquelle la vue est rendue plus perçante. Mais dès que, entre deux inclinaisons perpendiculaires entre elles, la différence est assez sensible pour que le sujet y reconnaisse une image relativement nette dans un sens, et *sensiblement confuse* dans l'autre, l'astigmatisme n'est plus douteux.

§ 303. — Étude optique de l'astigmatisme.

Deux éléments sont à déterminer dans l'analyse d'un œil astigmatique :

1° La connaissance de la direction des deux méridiens principaux ;

2° Le degré de l'astigmatisme, ou plutôt l'état de la réfraction dans chacun des méridiens principaux.

Commençons par la recherche de la direction des méridiens principaux, par rapport aux méridiens cardinaux de l'œil.

§ 304. — Détermination des méridiens principaux. — Première indication.

On sait qu'un trou d'épingle, percé dans un écran obscur et placé contre le jour, donne à l'œil *normal* qui le vise, l'apparence d'un petit cercle très net, entre les limites de l'accommodation, et d'un cercle plus ou moins diffus, présentant sur sa surface le spectre du cristallin, dès que l'on sort de ces limites, en se rendant myope ou hypermétrope par un verre approprié (§ 171). Dans le cas d'astigmatisme, il en est autrement. Au lieu d'un cercle on voit une ellipse, et, suivant qu'on se fait myope ou hypermétrope, le grand axe change de sens et finit même par devenir une ligne droite. On est tout à fait dans le cas de la figure 90.

On a, dans cette expérience, un moyen de déterminer approxima- tivement la direction des *méridiens principaux* de l'œil asymétrique. On sait que l'on appelle ainsi les deux méridiens, en général rectangu- laires, *entre lesquels existe la plus grande différence de réfraction.*

Nous supposerons, dans les développements qui vont suivre, que ces méridiens sont le vertical et l'horizontal. Mais il n'en est pas toujours ainsi, et dans les hauts degrés d'asymétrie, il sera important de con- naître la vraie position de ces méridiens. Les deux axes de l'ovale des- siné par le trou d'épingle donnent la direction de ces méridiens principaux.

Du reste, les épreuves premières de cette symptomatologie permet- tent de se procurer, dès le début de l'examen du malade, la direction très approximative des méridiens principaux (voy. § 296, la défi- nition).

On précise ensuite leur direction réelle, soit au moyen de la fente sténopéique, soit par les épreuves portant sur un système de lignes perpendiculaires entre elles (voyez les méthodes de Donders, §§ 307, et d'Otto Becker, 309).

Le paragraphe réservé aux déterminations subjectives du degré de l'anomalie dans chaque méridien principal, celui consacré au dia- gnostic ophthalmoscopique, compléteront ce chapitre à la satisfaction du clinicien.

§ 305. — Diagnostic et détermination des méridiens principaux, au moyen des verres plan-cylindriques.

a) Propriété réfringente des verres plan-cylindriques. — On sait quel est l'effet d'un verre cylindrique : ce verre, dans le plan perpen- diculaire à son axe, représente un cercle et jouit de la propriété des lentilles sphériques, c'est-à-dire qu'il possède une action réfringente inversement proportionnelle à son rayon de courbure. Dans le plan parallèle à l'axe, la section a lieu, non plus suivant un cercle, mais suivant deux droites parallèles : dans ce plan il n'y a point d'effet réfringent (§ 123).

Quand on place un semblable verre (supposons le convexe) devant un œil, la réfraction est augmentée d'une quantité donnée dans le plan perpendiculaire à l'axe ; elle n'est pas modifiée dans le plan parallèle à cet axe.

Le verre plan-cylindrique est donc un instrument parfaitement conçu pour modifier la quantité de réfraction, en plus ou en moins, dans un méridien déterminé, en laissant intact le méridien perpendiculaire. Ce méridien laissé intact est le méridien parallèle aux arêtes ou à l'axe du cylindre.

b) *Leur emploi comme moyen de diagnostic de l'astigmatisme.* — L'état d'astigmatisme d'un œil peut être aisément démontré par l'apposition, devant lui, d'un verre plan-cylindrique convexe.

Que l'on fasse tourner une semblable lentille devant l'œil à éprouver, autour de l'axe optique comme axe de rotation; si l'œil en expérience est normal, et l'objet visé un cercle, à mesure que le verre tourne, chaque méridien à son tour reçoit une quantité de réfraction (la même) en excès; mais, comme ils sont tous égaux, aucune différence n'est observée dans le degré de netteté, entre une position du verre et une autre. Le cercle devient un ovale dont le grand axe tourne avec le verre. L'œil, au contraire, est-il déjà et par lui-même plus ou moins asymétrique, l'addition de la quantité de réfraction, apportée par le plan perpendiculaire à l'axe du verre, au méridien doué par lui-même d'une réfraction en excès, rendra cette différence d'autant plus sensible. Inversement, quand le verre aura tourné de 90°, la différence sera diminuée dans la même proportion.

En d'autres termes, dans la position la plus défavorable de la lentille, on obtient la somme, et dans la plus avantageuse, la différence des actions astigmatiques de la lentille et de l'œil. Au moyen d'une simple lentille plan-cylindrique de 1/80, par exemple, il est rare qu'on ne décèle pas un certain degré d'astigmatisme dans un œil qu'on pouvait supposer normal. Il y a toujours deux positions particulières, dans l'une desquelles la netteté est plus troublée, l'image étant au contraire moins confuse dans la position perpendiculaire.

— L'angle que fait l'axe du cylindre avec le méridien horizontal de l'œil, détermine alors, dans ces deux cas extrêmes, la position des méridiens principaux.

§ 306. — Degré de l'astigmatisme.

On appelle ainsi le chiffre exprimant la différence d'action réfringente exercée par les deux méridiens principaux (ou les plus inégaux). Ce chiffre s'exprime en dioptries, ou par la différence des inverses des longueurs focales qui neutralisent l'amétropie dans chacun de ces deux méridiens.

La détermination de ce chiffre résout en principe toute la question de l'astigmatisme, puisqu'en définitive, cette anomalie ne consiste qu'en une *différence*.

Cependant, dans la pratique, cette donnée est à vrai dire insuffisante; car il importe, pour sa correction optique, de connaître en eux-mêmes les états de la réfraction correspondant aux deux méridiens principaux. Ce sont les méridiens anomaux eux-mêmes que l'on attaque, pour en corriger l'état amétrope ; on ne résoudrait en effet qu'une partie du problème, si, par exemple, après avoir corrigé la différence du degré de myopie de deux méridiens opposés inégalement myopes, on s'abstenait de remédier à la myopie elle-même.

En s'attachant, au contraire, à neutraliser l'état anormal de réfraction dans chacun des deux méridiens, on a restitué non seulement un œil symétrique, mais un œil emmétrope.

Tel va être l'objet des épreuves suivantes :

§ 307. — Détermination du degré de l'astigmatisme.

Méthode de Donders. — Après avoir déterminé la direction des méridiens principaux, la faculté accommodative étant paralysée par l'atropine, on placera successivement devant chacun de ces deux méridiens l'optomètre ou lunette sténopéique à fente.

On fera alors, pour chacun de ces méridiens, et à travers cette fente isolatrice, l'essai et la mesure de la vision comme on la pratique dans la méthode de Donders (§ 115) pour l'œil entier. Les verres sphériques positifs ou négatifs de la boîte d'essai seront, dans l'ordre croissant de leur force réfringente, successivement apportés devant et contre la fente sténopéique, et l'on s'arrêtera à celui qui procure le degré de vision en rapport avec l'acuité préalablement estimée au trou d'épingle (§ 112 *bis*).

On aura ainsi, dans la longueur focale du verre neutralisant, la distance du *punctum remotum* dudit méridien, comme dans le cas de l'amétropie sphérique (§ 203 et suivants).

N. B. On fera bien, avant de se prononcer, de faire la même recherche, sans employer l'atropine, et de le faire tant pour le loin, que pour la distance du travail, 30 à 35 centimètres. Très souvent des contractures inégales du muscle ciliaire ignorées de l'explorateur, rendent ces résultats plus ou moins discordants ; et plusieurs déterminations à quelques jours de distance sont nécessaires avant que le praticien ne soit assuré d'être au moins très près de la vérité.

§ 308. — Optomètre astigmatique de M. E. Javal.

« L'appareil de M. E. Javal est, à proprement parler, un optomètre binoculaire. Avec les deux yeux largement ouverts, le malade regarde à travers deux lentilles convexes de 5 pouces de longueur focale, un carton sur lequel sont tracés deux cadrans horaires identiques ; l'écartement des centres des cadrans est le même que celui des centres des lentilles et que celui des yeux. L'œil gauche ne peut voir que le cadran de gauche et l'œil droit, que celui de droite. Ajoutons que, du centre du cadran placé en face de l'œil soumis à l'exploration, partent des rayons noirs indiquant les heures et demi-heures; l'angle compris entre deux rayons successifs est donc de 15°. »

On place d'abord le carton *au foyer* de l'appareil lenticulaire;

Le malade fusionne les deux images; *les axes de ses yeux sont alors nécessairement parallèles;* la fixité de la position relative des axes optiques immobilise suffisamment l'état d'accommodation des yeux.

Cela fait, on éloigne autant que possible le carton objectif; les images sont confuses, mais restent fusionnées. Puis on rapproche graduellement le carton objectif jusqu'à ce que le malade prévenu dise : Les rayons en étoile du cadran horaire sont tous grisâtres ou confus, sauf *une* que je vois nettement. Cette réponse indique :

1° Que l'œil observé est astigmate ;

2° Que l'image du carton objectif est au foyer du méridien principal à *minimum* de courbure.

3° Que le méridien principal *opposé*, ou au *maximum* de courbure, est *dans le plan* du rayon horaire, *seul vu nettement*, et le méridien principal à *minimum* de courbure, dans un plan perpendiculaire au plan précédent.

« Cela posé, on fait passer devant l'œil à examiner une série de lentilles cylindriques *divergentes*, de puissance successivement croissante depuis 1/96 jusqu'à 1/5; cette série contient vingt combinaisons différentes. L'appareil est disposé de manière qu'au moment où chacune de ces vingt combinaisons passe devant l'œil, *l'axe de la lentille cylindrique divergente soit dans le plan du méridien principal à minimum de courbure*; dans cette situation, le verre cylindrique *ne déplace pas* le foyer de ce méridien, mais *recule* le foyer du méridien principal opposé, ou au maximum de courbure.

« On fait passer successivement devant l'œil examiné les diverses combinaisons de la série, en commençant par la plus faible, jusqu'à ce que le malade dise : *je vois tous les rayons en étoile du carton horaire avec la même netteté.*

« A ce moment évidemment, le foyer du méridien principal à *maximun* de courbure est *reculé* jusqu'à coïncider avec le foyer *non déplacé* du méridien principal à minimum de courbure. L'examen est terminé, le praticien possède tous les renseignements nécessaires pour la correction de l'astigmatisme.

« En effet : 1° Il sait que l'œil examiné est astigmate ;

« 2° Il connaît l'angle que font avec l'horizontale les deux méridiens principaux ;

« 3° Il a déterminé l'orientation de l'axe et le numéro de la lentille divergente cylindrique, nécessaire et suffisante pour faire coïncider les foyers des deux méridiens principaux. »

(Em. Javal : Traité de M. de Wecker).

§ 309. — Méthode d'Otto Becker.

L'exposition de cette méthode exige celle de la proposition prélimi-naire suivante :

« Lemme. — Le trouble qui s'observe quand un œil astigmatique considère un groupe de lignes parallèles juxtaposées à intervalles égaux, est produit par l'aberration de réfraction du méridien *per-pendiculaire à la direction desdites lignes parallèles.* »

On en comprend aisément la raison. Isolons, par la pensée, et expérimentalement par une fente sténopéique plus ou moins étroite placée devant et contre l'œil, dans une direction parallèle aux lignes considérées, le méridien oculaire parallèle à ces lignes. Quels que soient l'espèce et le degré de l'aberration qui peut exister dans ce méridien, les effets n'en peuvent sortir ; les cercles de diffusion déterminés par chaque point de chaque ligne ne peuvent donc que s'aligner sur ces mêmes lignes ; ils n'auront d'autre effet que de les *allonger, mais ne sauraient empiéter sur leur largeur.*

Faisons maintenant tourner la fente de 90°, plaçons-la perpendicu-lairement au sens des lignes parallèles ; pour peu qu'il y ait aberra-tion de réfraction dans le méridien isolé par la fente, les cercles de diffusion de chaque ligne se manifesteront maintenant exclusivement dans ce méridien. Ils empiéteront donc du noir sur le blanc des inter-valles et inversement, s'accusant *dans le sens perpendiculaire aux lignes,* conduisant, en un mot, à leur confusion.

D'où la proposition formulée en tête de ce paragraphe.

On comprendra maintenant, avec la plus grande facilité le principe et l'application de la méthode de Becker.

Cette proposition est, d'ailleurs, la simple conséquence de l'ana-lyse géométrique de la forme des cônes asymétriques réfractés dans un œil astigmate, analyse donnée dans le § 296, et qui se termine par la conclusion suivante :

« Quand un point lumineux éloigné (faisceau incident de rayons parallèles) fera foyer exact dans le méridien *vertical,* son image, dans le méridien horizontal, sera une ligne *droite* horizontale, et récipro-quement. »

En d'autres termes, l'état de la réfraction dans un méridien quel-conque est accusé par la manière dont sont *vues* les lignes *perpendi-culaires* à ce méridien : vu *nettement,* le groupe formé de lignes *horizontales* accuse *l'état normal* de la réfraction dans le méridien *ver-tical* ou perpendiculaire ; et inversement.

Méthode d'Otto Becker. — L'accommodation étant paralysée par l'atropine, le malade est mis, à distance (6 ou 7 mètres), en face d'un tableau offrant un certain nombre de groupes de lignes noires parallèles, séparées par des intervalles blancs de même étendue, à savoir de 4 millimètres environ, ce qui représente, à 20 pieds, une acuité de perception de 20/40 ou 1/2. Ces lignes sont orientées sous des inclinaisons variables de 30° en 30°, en six groupes correspondant aux douze méridiens horaires du cadran ; mais pour éviter l'incertitude qui résulterait de leur disposition uniformément inclinée, les groupes sont disposés en six plaques irrégulièrement jetées sur le tableau.

[Imaginez que dans la figure 91 les six groupes de l'une des moitiés de la circonférence soient jetés sans ordre sur un tableau, et vous aurez le plan suivi par M. Otto Becker.]

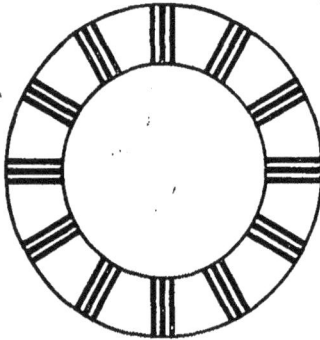

Placé devant ce tableau, à la distance indiquée pour laquelle les rayons sont censés parallèles (6 à 7ᵐ), un œil *astigmate* accuse immédiatement une perception très différente pour chacun de ces six groupes ; mais parmi eux l'*un* sera vu moins obscurément que les autres, peut-être même tout à fait clairement ; en revanche, le groupe de direction perpendiculaire à la sienne sera vu le plus confusément de tous.

Fig. 91.

On comprend déjà que ces deux groupes correspondent aux méridiens principaux.

Si l'un de ces deux groupes est *vu tout à fait nettement*, une première conclusion pourra être tirée : c'est que le méridien *perpendiculaire à sa direction* est exactement *emmétrope*.

Supposons maintenant le cas le plus général : *aucun des groupes n'est vu clairement.*

On procède alors comme dans l'analyse d'une amétropie simple, par la méthode de Donders. On prend un des verres faibles de la série sphérique convexe : Tous les groupes deviennent plus confus. Le sujet n'a donc aucun méridien hypermétrope.

On passe alors à la série contraire : Le premier verre (faible) essayé rend tous les groupes moins confus, et la confusion diminue encore de verre en verre pour tous les groupes, jusqu'à un certain verre qui donne à l'*un deux* une netteté parfaite. Admettons que ce verre négatif mesure 3 dioptries métriques, et que le groupe vu nettement soit celui dont l'inclinaison répond au diamètre du cadran horaire allant de I à VII^h ; nous devrons, d'après le principe exposé au commencement de cet article, conclure que le méridien perpendiculaire à ce diamètre, c'est-à-dire le diamètre de IV à X^h offre une myopie de 3 dioptries.

Poursuivons ; si le premier groupe de I à VII^h est vu nettement avec le verre (— 3^D), les autres sont encore plus ou moins confus. Continuant l'essai par les verres concaves, nous prenons le numéro suivant : ce verre produit l'effet, singulier au premier abord et cependant tout à fait logique, d'obscurcir le groupe vu nettement tout à l'heure et d'éclaircir d'autant l'un des groupes suivants ; et cet effet se continue jusqu'au moment où tous les groupes précédemment éclaircis sont redevenus troubles, le dernier étant à son tour perçu nettement. *Celui-ci est le groupe perpendiculaire au premier neutralisé,* celui qui correspond au diamètre horaire de IV à X^h. Admettons que le verre qui en a procuré la vue nette au détriment de tous les autres, soit le n° 5 (dioptries métriques) : le méridien perpendiculaire à celui-ci, ou correspondant au diamètre de VII à I^h, est donc affecté d'un excès de réfraction de 5 dioptries.

Conclusion : Les deux méridiens principaux sont ceux de I à VII^h ; l'autre de IV à X^h ;

Le premier est affecté d'un excès de réfraction de 5 dioptries ; le second d'un excès de 3 dioptries.

L'astigmatisme est donc composé, myope dans ses deux méridiens principaux ; il mesure (5 — 3) ou 2 dioptries.

On comprend que pour le cas d'un astigmatisme composé hypermétrope, la conduite à tenir serait identique ; mais au moyen de la série positive ou convexe.

Astigmatisme mixte. — Deux mots sur ce cas en apparence plus complexe.

Le premier verre essayé (le concave le plus faible, supposons-nous) peut éclaircir un certain nombre de groupes, mais en même temps, obscurcir les autres.

La conduite à tenir n'en est pas plus compliquée. On comprend tout de suite que les groupes obscurcis par le verre concave doivent déceler l'hypermétropie. On ne se préoccupe pas des groupes ainsi obscurcis ; et on poursuit l'essai sur ceux qui s'éclaircissent jusqu'au dernier groupe vu nettement. *Ce groupe est perpendiculaire au méridien* affecté *du plus fort excès de réfraction.*

On revient alors sur ses pas et on prend les verres convexes en commençant par le plus faible, et la même série de circonstances se déroule en sens inverse.

Le groupe rendu net, le dernier, par le verre convexe le plus fort de ceux successivement essayés, est perpendiculaire au méridien affecté du déficit de réfraction le plus élevé dans l'œil en question.

Supposons que ce soient les méridiens vertical et horizontal qui aient répondu à ces épreuves, le premier accusant un excès de réfraction de 3^D, le second un déficit de 2^D ; nous dirons que l'astigmatisme observé est mixte, myope dans le méridien vertical, hypermétrope dans l'horizontal et qu'il mesure (3 + 2) ou 5 dioptries.

Pour la netteté de la démonstration du procédé, nous supposons ici, dans l'œil examiné, l'accommodation paralysée.

Disposition de nos échelles optométriques permettant l'application de cette méthode. — La nouvelle édition de nos échelles optométriques (voir § 112), est disposée de façon à permettre l'application de la méthode d'Otto Becker, aussi bien que celle de Donders. Nous avons même essayé de tirer parti de l'ingénieuse idée du premier, pour donner à nos échelles la propriété de procurer, en même temps, la mesure de l'acuité visuelle et de servir ainsi de types internationaux.

Nous avons cependant introduit une légère différence entre les tableaux dressés par M. Otto Becker et les nôtres. Au lieu de ne prendre que la demi-circonférence du cadran horaire, c'est-à-dire six groupes, nous avons pris les douze groupes et, de plus, les avons laissés à leur place géométrique. Il nous avait paru, dans la pratique, que l'on désignait plus aisément les méridiens principaux quand les groupes occupent leur place réelle que lorsqu'ils sont disséminés sans ordre.

Ce qu'il y a de certain, c'est que l'aspect que prend la couronne circulaire formée par les groupes, frappe incontinent l'observateur astigmate et lui permet de désigner immédiatement la direction des méridiens principaux.

Supposons qu'il s'agisse d'un astigmatisme simple par excès ou par défaut, par amétropie du méridien horizontal par exemple, le vertical demeurant emmétrope.

Le mécanisme de la vision des lignes de M. Otto Becker, expliqué au § précédent, nous apprend que la couronne circulaire formée par les groupes de lignes va immédiatement être déformée, et de la manière suivante.

Dans le méridien amétrope, ici l'horizontal, l'amétropie s'accuse par le seul allongement des lignes, dont les intervalles demeurent clairs et distincts. La couronne circulaire s'étale donc dans ce méridien sans cesser d'être nette, elle empiète en dedans du cercle et déborde en dehors.

Dans le méridien emmétrope perpendiculaire à celui-ci, le vertical, effet contraire ; les intervalles deviennent brouillés, le groupe de lignes grisâtre : mais nul allongement ne s'y peut observer.

Les deux circonférences qui limitent ladite couronne deviennent alors deux ellipses à grands axes opposés, et les directions de ces axes donnent extemporanément celles des méridiens principaux ; entre ces ellipses, un groupe relativement net, mais le plus allongé, correspond au plus grand épaississement de la zone circulaire déformée, et décèle le *méridien le plus amétrope*.

Nous laissons au lecteur la tâche de parachever cette démonstration en ce qui regarde l'astigmatisme composé ou mixte.

Dans la pratique, on peut s'aider immédiatement des verres cylindriques. Ainsi dès que l'amétropie de l'un des méridiens principaux a été changée en emmétropie par un verre sphérique quelconque, et qu'ainsi on a rendu l'astigmatisme simple, les verres plan-cylindriques peuvent achever l'opération ; il suffit de les présenter avec leur axe couché dans ce méridien devenu emmétrope. Le reste *ut suprà*.

§ 310. — Lentille de Stokès.

On a recommandé, pour l'analyse pratique de l'astigmatisme, une certaine lentille ainsi construite :

Elle est formée de deux lentilles cylindriques, l'une plan-convexe de $+ 1/10$ ($3^D.75$), l'autre plan-concave de $- 1/10$ ($- 3^D.75$), mises en rapport par leur face plane. Enchâssées dans une monture circulaire, elles peuvent tourner l'une sur l'autre. Quand leurs axes sont parallèles, elles forment un double cylindre à surfaces parallèles : la réfraction à l'entrée est compensée par la réfraction à la sortie, l'*effet réfringent est donc nul*. Si maintenant, on rend les axes perpendiculaires entre eux, en faisant tourner l'une des lentilles de 90°, alors, dans le plan perpendiculaire à l'axe de la lentille convexe, on a un excès de réfraction mesurant $1/10$, l'action de la lentille concave se trouvant annulée dans ce plan ; tandis que dans le plan perpendiculaire à l'axe de cette dernière, c'est l'inverse : L'action positive est annulée et celle seule de la lentille négative $- 1/10$, se fait sentir. Entre les deux méridiens perpendiculaires, la différence d'action réfringente est donc :

$$+ \frac{1}{10} - \left(- \frac{1}{10}\right) = + \frac{1}{5}.$$

Pour les diamètres intermédiaires, l'astigmatisme a pour mesure : $As = m. \sin a$, m étant l'astigmatisme maximum de l'appareil (ici $1/5$), et a l'angle des axes des cylindres.

Cet instrument utile sans doute pour la démonstration professorale de l'astigmatisme, n'a pas, au point de vue clinique, une valeur égale. Il ne donne, au plus, que l'expression même du degré de l'astigmatisme, en supposant que l'opération (longue et délicate) ait été bien faite.

Mais il n'apporte qu'après des calculs plus ou moins longs les renseignements désirables sur le genre et le degré de l'amétropie dans les
méridiens principaux.

§ 311. — Du diagnostic objectif ou ophthalmoscopique de l'astigmatisme. Détermination de ses éléments principaux et de son degré.

« La méthode de diagnostic ophthalmoscopique de l'astigmatisme
proposée par M. Knapp, dès 1861, consiste à examiner la *forme* de la
papille du nerf optique.

« Supposons que cette papille soit, en réalité, parfaitement ronde ;
un instant de réflexion nous apprend que dans un œil astigmatique,
elle apparaîtra *ovale*[1]. Mais comme il arrive souvent que la papille
est anatomiquement ovale, le procédé ophthalmoscopique n'est
devenu applicable que grâce à une observation de M. Schweigger,
d'après laquelle, si la papille s'allonge dans un sens dans l'image
droite, par l'effet de l'astigmatisme, elle subit, dans l'image renversée,
un allongement en sens contraire. L'ingénieuse remarque de
M. Schweigger m'a permis, par exemple, ajoute M. Javal, de diagnostiquer un astigmatisme de 1/10 chez une malade dont la papille était
tellement ovale par elle-même qu'elle paraissait à peu près ronde,
dans l'image renversée. Avec quelque habitude, le procédé de
M. Schweigger permet de reconnaître un astigmatisme de 1/24 environ, et son auteur ne procède jamais à la recherche *subjective* du
défaut, quand l'ophthalmoscope ne lui a rien indiqué.

« Une légère modification permet d'augmenter un peu la sensibilité
du diagnostic ophthalmoscopique de l'astigmatisme.

« Au lieu d'examiner successivement à l'image renversée et à l'image
droite, je préfère employer exclusivement l'image renversée, et
faire varier la distance de la lentille renversante à l'œil observé,
autant que cela se peut faire, *sans que le champ devienne plus petit
que la papille*. S'il y a astigmatisme, l'image de la papille se déforme
pendant ce mouvement et affecte un allongement de sens inverse aux
deux extrémités de la course de la lentille. » (ÉM. JAVAL).

Ce paragraphe résume, jusqu'à 1869, l'histoire de l'application de
l'ophthlamoscope au diagnostic objectif de l'astigmatisme. A cette
époque, ayant reçu de M. Javal communication de ce dernier perfectionnement apporté par lui dans la méthode, nous avons cru utile de soumettre à la critique de l'analyse géométrique les variations de grandeur des images ophthalmoscopiques de la papille du nerf optique,

---

1. Dans l'examen à l'*image droite*, le diamètre de la papille semble plus grand
dans le méridien de la plus forte courbure, moins grand dans celui du minimum
de courbure ; — le contraire a lieu pour l'image renversée (Knapp).

                   (DONDERS, *Astigmatisme*.)

dans les différents états de la réfraction statique, pour différentes lentilles, et des distances variables de ces lentilles à l'œil (*Ann. d'ocul.
et Journal de Robin*, septembre et octobre 1869). .

Les principales conclusions de ce travail, dans leurs rapports avec les
anomalies de la réfraction et les indications diagnostiques qu'elles
peuvent fournir, ont été déjà exposées leçon 9ᵉ, §§ 144-148 : nous y
renvoyons le lecteur , elles forment le préliminaire obligé de ce qui
va suivre.

Pour chacune d'elles, il n'aura qu'à substituer le mot « *méridien* »
myope ou hyperope, au mot *œil* myope ou hyperope.

Cette connaissance prise, on peut procéder ainsi qu'il suit :

Dans l'œil emmétrope (l'accommodation étant paralysée), pour toute
distance de la lentille, l'image du disque optique reste identique à
elle-même et de même grandeur fig. 43, § 147.

Dans un œil simplement amétrope, par excès ou par déficit, l'image
grandit ou diminue avec la distance de la lentille, mais demeure toujours *dans sa forme*, géométriquement semblable à elle-même ; circulaire, si le disque optique est circulaire ; ovale, s'il est ovale.

Dans un œil astigmatique, l'éloignement de la lentille fait varier
non seulement les dimensions, mais la forme même de l'image du
disque optique. Ovale, à grand axe dirigé dans un certain sens,
lorsqu'une faible distance sépare l'œil de la lentille, l'*image devient
exactement circulaire* quand cette distance égale la longueur focale de
la lentille ; à une distance plus grande, la direction du grand axe de
l'ovale change, et est désormais perpendiculaire à sa précédente
position.

Cette première épreuve permet donc de déterminer si un œil est
ou non astigmatique, et si oui, la direction de ses méridiens principaux.

Il suffit de placer la lentille ophthalmoscopique aussi près de l'œil
qu'il se pourra. *On constate alors si la papille est naturellement ronde
ou ovale*, et, dans ce dernier cas, en quel sens. On éloigne maintenant
la lentille de l'œil, *jusqu'à sa distance focale*. L'image demeure,
supposerons-nous, exactement la même comme *forme*, ronde si elle
était premièrement ronde, ovale et dans le même sens jusqu'à la
distance focale et même au delà.

Première conclusion. — L'œil n'est pas asymétrique ; si la papille est
ovale, c'est bien là sa forme anatomique, et non un effet de la réfraction.
L'image, au contraire, change de forme : ovale premièrement dans un
certain sens, elle devient ronde à la distance focale, puis à partir de
ce point, la lentille s'éloignant toujours, l'ovale change de sens : le
grand axe de vertical qu'il était devient horizontal, ou inversement.

Conclusion. — L'œil est assurément astigmate : La papille en est anatomiquement circulaire. L'ovale est dû. aux inégalités de la réfraction.

Secondement, la direction des deux axes les plus différents en dimensions est celle des méridiens principaux.

Mais on peut aller plus loin :

Détermination du sens de l'amétropie (excès ou déficit) *dans ces deux méridiens*. — Dans les observations qui précèdent, lorsque la lentille (*positive* c'est la seule, avons-nous dit, dont, pratiquement, il puisse être question), dans les observations précédentes, disons-nous, lorsque la lentille *est tout près de l'œil :*

« Le diamètre *le plus grand* de l'ovale appartient au méridien *le moins réfringent.* »

De cette position à celle qui correspond à la distance focale de la lentille, et où l'image est exactement circulaire, les diamètres les plus petits se sont accrus, les plus grands ont diminué.

« Ceux qui ont grandi révèlent des méridiens *myopes*; ceux qui ont décru les méridiens *hyperopes*. » Si les deux méridiens rectangulaires ou principaux ont décru ou grandi à la fois, celui qui a décru ou grandi le plus vite appartient au méridien le plus *amétrope*. Au delà de la distance pour laquelle l'image est exactement circulaire, les rapports sont intervertis, et l'observation de ces nouveaux rapports devra confirmer les résultats précédents.

Ayant reconnu la direction des méridiens principaux et le sens de leur amétropie, on peut non moins aisément en déterminer la mesure ou le degré.

Mesure du degré de l'amétropie dans les méridiens principaux amétropes. 1° *Méridien hyperope*. — On vient de reconnaître qu'un méridien principal est hyperope; on désire mesurer le degré de l'anomalie. A cet effet, on place devant l'œil et près de lui, une lentille convexe assez faible pour permettre de *voir*, à l'image droite, le diamètre correspondant au méridien; c'est, je suppose, l'axe vertical de l'ovale.

Changeant successivement la lentille pour celle immédiatement plus forte dans la série, on fait croître progressivement ce diamètre, jusqu'à ce qu'il devienne infiniment grand ou éloigné, ou confus dans ses délinéaments. Cette dernière lentille *neutralise l'hyperopie* dans ce méridien.

Méridien myope. — Le procédé est identique : seulement au lieu d'une lentille convexe, on prend une lentille concave en commençant par la plus faible de la série. L'image du diamètre myope est encore renversée. En faisant progressivement croître la force de la lentille, cette image grandit progressivement et devient de plus en plus confuse. A un moment donné, cette image réapparaît plus ou moins nette : c'est l'image droite qui se révèle. On a alors dépassé la neutralisation du méridien myope. Sa mesure est donc dans la lentille concave immédiatement précédente.

Cette étude, qui confirme les résultats généraux obtenus par nos prédécesseurs dans cette voie, les rectifie ou les perfectionne en quelques points.

D'abord démontrant avec Knapp, que si, lors de l'observation ophthalmoscopique par le procédé de l'image *renversée*, d'un œil astigmatique, le diamètre *le plus grand* de l'image ovale du disque appartient, en effet, au méridien *le moins* réfringent, ce rapport n'est exact qu'entre l'œil et un éloignement de la lentille égal au plus à sa propre longueur focale.

Secondement, démontrant qu'en ce point même les deux diamètres principaux donnent, quelle que soit l'amétropie, des images égales à celles que donne, pour toute distance, l'œil emmétrope, la méthode permet de reconnaître, en ce lieu exclusif, l'image exacte de la forme anatomique même de la papille.

On remarquera cependant que, dans cette circonstance, pour égales qu'elles soient en dimension, ces images ne font point partie du même cercle réel. L'une, celle du méridien myope est *en deçà*, l'autre, celle du méridien hyperope, *au delà* du foyer principal antérieur de la lentille mobile, et d'autant plus loin de ce dernier point, l'une et l'autre, que le degré de l'amétropie correspondante est plus élevé, et la lentille ophthalmoscopique plus faible.

Il suit de là que dans les cas où ces anomalies ne sont pas de degrés très différents, et la lentille ophthalmoscopique assez forte, la distance des deux images ne sera point telle que, vues monoculairement, elles ne puissent être assez distinctes toutes les deux à la fois, pour être rapportées par le sensorium à une distance moyenne unique. Le disque optique donnerait alors la sensation d'une figure à diamètres égaux, ou exactement circulaire (en supposant, bien entendu, une conformation normale du disque optique lui-même).

Pour des asymétries très élevées dans lesquelles, par exemple, les images seraient à une distance mutuelle trop grande pour permettre leur fusionnement même approximatif par une accommodation unique de l'œil observateur, on tomberait alors sur un de ces degrés extrêmes et rares d'ailleurs, pour lesquels l'astigmatisme se caractérise par des aberrations méritant le nom de MÉTAMORPHISME des images et qui échappent à la possibilité d'une correction mathématique.

Nous ajouterons pour terminer que, dans la pratique, à l'exemple de Schweigger, nous ne nous lançons jamais dans une recherche subjective détaillée d'un cas d'astigmatisme, sans avoir préalablement reconnu à l'ophthalmoscope le changement de sens des diamètres de l'ovale d'une position de la lentille très voisine de l'œil, à une distance double de sa longueur focale.

§ 312. — Correction optique de l'astigmatisme.

Un œil est astigmatique; on a déterminé la direction de ses méridiens principaux (nous supposerons ici, pour la commodité du langage, que ces méridiens sont le vertical et l'horizontal).

Comment remédiera-t-on à l'inégalité de réfraction ainsi constituée et mesurée? Comment modifiera-t-on d'une quantité voulue, et différente pour chacun d'eux, la réfraction dans deux méridiens rectangulaires entre eux? Très simplement. On se reportera d'abord au § 123, dans lequel, décrivant les verres plan-cylindriques, nous avons montré que, par une position convenable de ces verres devant l'œil, on pouvait ajouter ou soustraire une quantité de réfraction donnée dans un méridien oculaire, sans altérer celle du méridien perpendiculaire.

Dans un plan perpendiculaire à son axe ou à ses arêtes, le verre plan-cylindrique jouit de toutes les qualités réfringentes des lentilles sphériques, mais dans le plan parallèle à cet axe, il agit comme une glace aux faces parallèles, il n'altère point la réfraction.

Si donc on a une série dioptrique régulière de verres cylindriques, ayant choisi le numéro correspondant à l'effet que l'on veut produire, et *plaçant l'axe dans le plan que l'on ne veut pas altérer*, le méridien perpendiculaire sera modifié de la quantité de réfraction voulue, et dans le sens positif ou négatif suivant la qualité convexe ou concave du cylindre.

Cela posé, la solution thérapeutique du problème clinique est proche :

L'astigmatisme, ou inégalité de réfraction dans deux méridiens de l'œil, suppose que l'un au moins de ces deux méridiens est amétrope.

Ce sera le premier cas à considérer : *L'astigmatisme est simple :* en d'autres termes, l'un des méridiens principaux est emmétrope, le méridien perpendiculaire est amétrope : connaissant l'espèce et le degré de cette amétropie, on choisira dans la série cylindrique le verre mesurant, dans le plan perpendiculaire à son axe, la quantité de réfraction voulue et on le placera devant l'œil, « *en ayant soin de diriger son axe dans le sens du méridien que l'on veut respecter.* » Rien de plus simple.

Deuxième cas : Les deux méridiens principaux sont tous deux amétropes. La règle la plus naturelle et la plus simple, consisterait à chercher, pour chaque méridien principal, le verre plan-cylindrique correcteur de son amétropie propre (comme nous avons fait dans le cas précédent) ; puis d'accoler les deux verres en question par leurs surfaces planes, en plaçant les axes desdits verres à angle droit entre eux. (Ces verres se collent ensuite ensemble, au moyen du baume de Canada.)

Cela fait, on placera *l'axe de l'un* des cylindres dans le plan du méridien principal qu'il ne doit pas altérer. La position de l'autre sera conséquemment correcte aussi.

Voilà pour la théorie.

Quant à la pratique, il y a avantage à tailler les deux surfaces dans le même verre : les deux plan-cylindriques pouvant se séparer dans les chocs, s'ils sont simplement accolés. De plus, il est assez difficile de polir les deux surfaces d'une même lentille bicylindrique, de façon à maintenir les axes de ses deux surfaces *parfaitement* à angle droit l'un avec l'autre, pendant toute la durée de l'opération du polissage.

On s'y prend donc autrement. On commence par corriger en pensée l'amétropie la plus élevée des méridiens principaux par un verre *plan-sphérique.*

Supposons que ce méridien ainsi corrigé soit amétrope par *déficit*, et d'un degré mesuré par *H dioptries* métriques.

Voilà ce méridien corrigé ; il est désormais emmétrope. Mais, en le corrigeant, on a ajouté H dioptries à tous les autres méridiens, et, en particulier, à celui perpendiculaire au précédent. Or celui-ci, le plus différent du précédent, était, je suppose, myope à M dioptries. Le voilà donc maintenant devenu chargé de deux excès de réfraction ; le degré M qu'il présentait précédemment, le degré H qu'on vient d'y ajouter. Il offre maintenant un *excès* de (H + M) dioptries.

Pour neutraliser cette anomalie, il faudra donc lui opposer un verre plan-cylindrique de (H + M) *négatif*, dont l'axe lui soit perpendiculaire, ou dirigé dans le méridien auquel rien n'est plus à ajouter, ni à retrancher.

On taille donc un cylindre de (H + M) dioptries, négatif, dans le plan-sphérique positif de longueur focale $\dfrac{1}{H}$, et on donne à l'axe du cylindre la direction du méridien que l'on ne se propose pas d'altérer.

Des exemples élucideront cette pratique.

1ᵉʳ cas : *Astigmatisme simple* (myopique). — Un sujet nous présente un méridien vertical (M V) affecté d'un excès de réfraction mesurant 5 dioptries ; et un méridien horizontal (M H) emmétrope. Le verre plan-cylindrique dont il aura besoin devra respecter ce dernier méridien (M H) ; l'axe ou les arêtes dudit verre devront donc être placés parallèlement à ce méridien. Mais dans le M V, on doit soustraire 5 dioptries : la courbure du verre *plan-cylindrique négatif* devra donc correspondre à un foyer de 20 centimètres, ou mesurer 5 dioptries.

2ᵉ cas : *Astigmatisme composé* (myopique). — Un sujet présente dans son M V, 5 dioptries d'excès de réfraction, et 4^D dans le M H.

Le premier moyen à employer consisterait à prendre deux verres plan-cylindriques l'un de 4, l'autre de 5 dioptries, de les accoler par leurs faces planes, constituant ainsi une lentille Chamblant, puis de placer l'axe de chacun dans le méridien perpendiculaire à celui qu'il doit corriger, à savoir l'axe du verre de 4 dioptries dans le méridien vertical, et réciproquement pour l'autre.

Mais nous avons dit plus haut pourquoi il était plus avantageux de s'y prendre comme nous allons le faire voir dans le cas suivant :

3ᵉ cas : *Astigmatisme mixte* (hypermétropique et myopique). — Un sujet nous présente un M V avec un déficit de réfraction de 5 dioptries ; et un M H avec *une* dioptrie d'excès.

Plaçons devant cet œil un verre sphérique mesurant $+$ 5^D nous corrigeons le méridien vertical, rendu ainsi emmétrope. Mais, par là, nous avons en même temps ajouté au méridien horizontal 5 dioptries ; or, il en avait déjà *une* de trop pour être emmétrope ; c'est donc de 6^D qu'il excède maintenant l'emmétropie.

Il faudra donc tailler, dans le verre sphérique $+$ 5, une courbure cylindrique concave mesurant 6^D, et placer l'axe de ce cylindre dans le méridien vertical que le verre *sphérique* rend emmétrope.

4ᵉ cas : *Presbytie chez un sujet atteint d'astigmatisme hypermétropique simple.* — Nous avons déjà corrigé, *pour la vision de loin*, l'astigmatisme hypermétropique simple, en plaçant devant l'œil affecté un verre plan-cylindrique positif approprié. Il s'agissait, supposerons-nous, du méridien *vertical* frappé d'un déficit de réfraction, mesuré par une lentille de 18 pouces ou 50 centimètres de foyer, soit 2 dioptries. Le sujet porte donc un verre plan-cylindrique de 2 dioptries, positif, dont l'axe est *horizontal*.

Maintenant il accuse de la presbytie, et ne distingue plus nettement au-dessous de 30 pouces ou 80 centimètres ; l'accommodation dont il jouit n'est plus que de 1^D .25.

Or pour lire d'une manière continue à 12 pouces ou 33 centimètres, il faut pouvoir soutenir quelques instants l'effort accommodatif à 9 pouces ou 25 centimètres, c'est-à-dire jouir d'un champ accommodatif de 4 dioptries. C'est donc 2^D .75 qui font défaut au malade (4 — 1.25) = 2.75.

Telle est la quantité de réfraction que l'on doit *apporter au secours* de *tous* les méridiens dudit sujet. On y parviendra :

1° Soit en taillant un plan-cylindre-convexe $+$ 2^D, dans la surface plane d'un plan-sphérique de 2^D.75 (convexe), et plaçant l'axe du premier dans le sens horizontal ;

· 2° Soit en prenant un plan-sphérique $+$ 4^D.75, et taillant sa face

plane en plan-cylindrique-concave — 2^D, et plaçant ici l'axe verticalement.

Dans les deux cas, le méridien vertical reçoit + 4^D.75, et le méridien horizontal seulement 2^D.75.

5e cas : *Presbytie dans un cas d'astigmatisme mixte.* — Un œil est
hypermétrope de 1/15 ou de 2^D.5 dans le M H ; il est myope de 1/12
ou de 3^D dans le M V.

Il y a en outre, chez lui, une presbytie à corriger par l'apport de
2 dioptries de secours.

· Commençons par neutraliser l'amétropie la plus forte, par un verre
plan-sphérique : c'est dans ce cas-ci, une myopie de 3^D (M V, myope
de 3^D).

Pour la correction, dans la vision à distance, ce verre plan-sphérique (— 3^D) devra être taillé sur la face plane de façon à changer
celle-ci en une surface cylindrique convexe de 2^D.5, puisque le sujet
est hypermétrope de 2.5 dans le méridien horizontal, et l'axe de ce
cylindre sera placé verticalement.

Mais comme il s'agit d'amender, en outre, la presbytie pour la vision
de près, et qu'il faut apporter ici, à *tous* les méridiens, un secours
mesurant + 2^D, nous n'aurons qu'à *ajouter* cette valeur dioptrique
à la surface *sphérique* qui mesure — 3^D. Cette surface corrigée devra
donc mesurer — 3^D + 2^D = — 1^D.

Pour ce malade, le verre neutralisant pour le loin, sera donc

$$\subset \text{Sph} - 3^D; \text{Pl. cyl.} + 2^D.5 \text{ (axe vertical).}$$

et pour le près :

$$\subset .\text{Sph} - 1^D ; \text{Pl. cyl.} + 2^D.5 \text{ (axe vertical).}$$

§ 313. — Notation des lunettes cylindriques pour la correction pratique de l'astigmatisme.

L'association d'un verre sphérique avec un cylindrique est indiquée
par le signe $\subset$, et la nature du verre sphérique par Sph., cylindrique
par Cyl.

La formule + 4^D Sph. $\subset$ — 1^D Cyl., exprimera ainsi la combinaison
d'une lentille plan-sphérique positive de 4 dioptries avec une plan-
cylindrique de 1^D (celle-ci négative).

Mais le verre une fois taillé, il faut le disposer dans la monture,
c'est-à-dire donner à l'axe la direction convenable :

M. E. Javal a proposé de désigner les positions de cet axe du cylindre
par l'angle qu'il fait avec le méridien horizontal de l'œil.

Quant à l'origine des angles, ou zéro de la division, M. Javal, considérant la qualité subjective de la méthode de détermination du sens

et du degré de l'astigmatisme, fait partir les angles du méridien horizontal, de 15 en 15° de gauche à droite, *par rapport au sujet comme
dans la lecture commune.*

Cette convention est très rationnelle dans sa méthode ou dans celle
de M. Otto Becker, dans lesquelles c'est le sujet lui-même qui *lit* et
indique la direction de l'axe. Mais lors de l'emploi de la méthode de
Donders (fente sténopéique), c'est le médecin qui relève l'angle de
l'axe, et, dans tous les cas, ce sera l'opticien qui exécutera l'ordonnance. Or l'un et l'autre lisent aussi de gauche à droite, c'est-à-dire
en sens inverse du patient.

Il importe donc de formuler de façon très nette et sans obscurité
possible, non seulement les divisions angulaires elles-mêmes, mais
encore leur point de départ.

Pour respecter les habitudes déjà prises par quelques-uns, nous
admettrons donc que le point de départ des divisions soit indiqué par
le malade lui-même, c'est-à-dire comme s'*il lisait*, autrement dit de
gauche à droite et en comptant les degrés à partir du méridien horizontal. C'est la méthode même de M. Javal, pour l'exécution de
laquelle l'opticien doit se substituer à la position même du malade, et
tenir la monture des lunettes.l'anneau de l'œil gauche, à *sa* gauche,
l'anneau droit à *sa* droite.

Mais conjointement à cette notation bien brève, nous voudrions
pour plus de clarté, y accoler les indications proposées par le même
auteur dans ses premiers essais sur ce sujet.

On se rappelle que notre ingénieux confrère avait primitivement
proposé de désigner simplement les inclinaisons de l'axe du verre
cylindrique par le diamètre correspondant du cadran horaire. C'est
cette méthode claire et facile que nous avons conservée. Tout opticien
comprendra, à la minute, une ordonnance portant que l'axe doit être
incliné suivant le diamètre du cadran horaire dirigé, par exemple,
de 11ʰ à 5ʰ. L'intervalle horaire est de 30° comme celui de l'optomètre
de M. Javal ; mais rien n'est plus simple que d'y adjoindre la
demie dans le sens de la marche des heures, ce qui porte l'intervalle
à 15° seulement.

En écrivant l'ordonnance, le médecin n'a donc qu'à y rappeler la
convention générale que la lecture et l'application en seront faites
par l'opticien *comme si le malade et lui-même* étaient placés devant
l'horloge dont ils suivent les aiguilles dans leur marche. Rien n'empêchera d'ailleurs d'y inscrire également l'angle ; mais nous recommandons de ne pas négliger la désignation des yeux par droit et
gauche : il est des précautions trop faciles et simples à prendre et en
même temps trop importantes pour entrainer l'idée d'une inutile
prolixité.

Au lieu donc d'écrire silencieusement comme M. Javal,

$$75° — 20 + 16 : 105° — 48 + 20$$

Nous ne craindrons pas les longueurs en notant :

O D 105° Cyl + 48 ⊃ Sph + 20 ⎫
O G 75° Cyl — 20 ⊃ Sph + 16 ⎬ ancien style

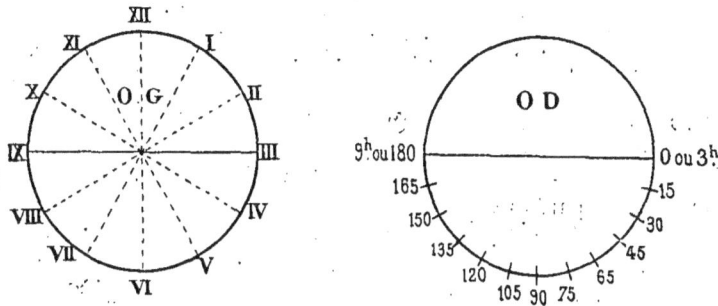

Fig. 92.

ou bien encore, en dioptries, fig. 92 :

OD : XII ¹/₂; Cyl. + 0ᴰ,75 ⊃ Sph. : + 1ᴰ,75
OG : XI ¹/₂; Cyl. + 1ᴰ,75 ⊃ Sph. : + 2ᴰ,25

Les cercles ci-dessus, représentent les anneaux de la monture dans la position qu'ils auraient si le malade et l'opticien regardaient, au travers, le cadran d'une horloge.

§ 314. — Marche et nosologie.

L'astigmatisme est congénital ou acquis. Le plus souvent il est congénital. Il est souvent héréditaire, au même titre que la myopie ou l'hypermétropie, dont il est l'expression isolée ou complexe. Rarement siège-t-il sur un seul œil. S'il est prononcé, il n'est pas rare de rencontrer une asymétrie dans les parties osseuses qui entourent et forment l'orbite. M. Donders considère l'astigmatisme comme fixe et inaltérable : cela doit être, puisqu'il est lié à un état asymétrique de la réfraction statique.

Nous croyons cependant avoir observé plusieurs fois, dans l'hypermétropie affectée de spasme accommodatif, des astigmatismes intermittents, c'est-à-dire différant de degré avec les moments ou les jours d'exploration de l'œil, observation qui nous oblige à ouvrir à l'astigmatisme une nouvelle colonne sous la dénomination d'astigmatisme inconstant ou intermittent, ou encore spasmodique.

§ 315. — **De l'astigmatisme intermittent ou spasmodique.** — **Du degré ou de la mesure d'opportunité à corriger l'astigmatisme.**

D'après ce qui précède, l'astigmatisme ne serait qu'une question de chiffres. Tout, dans cet exposé, ressemble à une série de propositions de géométrie élémentaire. Mais avant d'étendre cette appréciation à la pratique, on se souviendra que notre premier soin, en commençant cette étude, a été de supposer l'œil paralysé dans son accommodation. Nous avons, avant de nous engager dans cette étude, commencé par en éliminer la réfraction dynamique, celle qui, soumise au système nerveux et son fidèle interprète, le système musculaire ciliaire, en représente les états morbides variables.

Or cette dernière se permet de se dérober souvent à nos calculs. Elle divorce parfois avec sa sœur, la réfraction statique, et vient grever d'une dose plus ou moins forte de caprice les données fournies par cette dernière. Autrement dit, il n'est pas du tout rare qu'après avoir bien attentivement mesuré les éléments d'un astigmatisme très régulier, pendant l'absence du pouvoir accommodatif, nous voyions les résultats pratiques obstinément en désaccord avec nos prévisions, quand l'œil a recouvré son pouvoir d'adaptation.

D'où l'indication absolument nécessaire de vérifier et le plus souvent corriger, après le retour de l'accommodation, tous les chiffres relevés en son absence.

Étude pénible; car trop fréquemment on aura de sérieuses modifications à apporter aux premiers résultats.

Mais ce ne serait rien, si l'on pouvait au moins compter sur les corrections amenées par cette seconde étude. Et malheureusement on a souvent à décompter.

Il n'est pas rare que le muscle ciliaire, par les inégalités de son mode de contraction circulaire, ne vienne déjouer les prévisions, que dis-je, les résultats, vérifiés une première fois, du calcul.

Que faire en pareil cas? Le plus sage est de procéder immédiatement en prenant l'œil tel qu'il est avec son accommodation: de mesurer l'amétropie dans ses méridiens principaux, tant à distance que de près; et de le faire d'abord avec, et secondement sans accommodation, un premier jour ou une première semaine, en recommençant de même quelque temps après.

On arrive ainsi à une moyenne comportant d'assez étroites limites ; et l'on se contente d'un à peu près qui conduira plus tard à une satisfaction plus complète.

VINGTIÈME LEÇON

ANOMALIES DE LA RÉFRACTION DYNAMIQUE OU ACCOMMODATION

§ 316. — Rappel des définitions.

Au § 200 (13ᵉ leçon) et lors de la classification sommaire des lésions fonctionnelles de l'appareil visuel, nous avons dû ouvrir un chapitre spécial à l'histoire des anomalies de la réfraction dynamique, ou accommodation, ainsi que nous l'avions fait pour la réfraction statique.

Le moment est arrivé de nous occuper de ces anomalies, qui sont ici les effets de perturbations survenues, non plus dans le système optique lui-même, mais dans le système (dynamique) des forces musculaires qui président à cette fonction.

Ces forces sont elles-mêmes sous la dépendance d'un système d'innervation assez complexe dont les troubles s'accusent naturellement par le déficit ou l'excès, la paralysie ou le spasme.

Les altérations fonctionnelles dont nous aurons à nous occuper, exigent donc que nous rappelions d'abord ici les faits d'anatomie et de physiologie nerveuses sur lesquels se fonde la mise en mouvement de ce délicat appareil; en un mot, que nous présentions le tableau des cordons nerveux qui donnent la vie au système ciliaire, que nous retracions leurs origines et leurs modes spéciaux d'intervention.

Eu égard à leur étroite connexité; nous y joindrons les modifications concomitantes que peut présenter l'iris, organe musculaire puisant son innervation aux mêmes sources que l'accommodation, et qui offre sur le muscle ciliaire l'avantage d'être constamment accessible à l'observation directe.

C'est même par cet organe que nous commencerons cette étude.

§ 317. — Des mouvements de l'iris. — Physiologie.

Les mouvements de l'iris ne sont point volontaires, ni directs : ils sont l'effet d'une action réflexe proprement dite (de la sensibilité sur le mouvement), ou le résultat d'une synergie musculaire.

Le mode réflexe se rencontre dans l'effet produit sur le degré de l'ouverture pupillaire par l'abord soit subit, soit en excès, de la lumière dans l'œil; en ce cas, la réaction s'opère de la sensibilité spéciale de la rétine sur les nerfs moteurs.

Au même ordre de faits appartient la contraction pupillaire qui suit toute excitation périphérique portée sur les tuniques extérieures du globe.

On a, d'autre part, un effet de l'effort synergique musculaire dans le rétrécissement pupillaire qui s'observe d'un côté, quand on fait tomber brusquement un faisceau de lumière sur l'autre œil : même action sympathique s'observe dans la contraction pupillaire qui accompagne les efforts accommodatifs ou le mouvement de convergence des axes optiques.

De ces deux derniers effets, MM. Donders et Listing avaient conclu que l'iris pouvait être considéré comme soumis à l'action de la volonté. « On peut, ont-ils dit, en agissant par la puissance de l'attention sur l'accommodation et la convergence des axes optiques, modifier à son gré l'ouverture pupillaire. »

Nous considérons pour notre compte cette interprétation comme excessive; nous ne nous croyons pas en droit logique d'appeler ces mouvements *volontaires*, non pas seulement par cette considération que notre volonté ne parvient à les produire que par voie indirecte, mais par un motif plus puissant encore. Si, en effet, notre intelligence, nos connaissances acquises ne nous avaient pas appris l'existence de cette loi synergique, notre volonté demeurerait sans aucune relation avec l'iris. Cette influence ne se manifeste donc pas chez l'homme en général, mais seulement chez le savant instruit de son pouvoir indirect. Est-ce bien là la caractéristique d'une opération physiologique?

§ 318. — Anatomie.

Organes constitutifs de la membrane iris, en état de modifier l'ouverture pupillaire : Fibres circulaires; fibres radiées (§ 71).

Ces organes consistent en deux groupes de fibres musculaires lisses, et un réseau vasculaire important.

Des deux groupes musculaires, l'un est incontestable et constitue le sphincter *pupillaire :* il entoure cet orifice d'un anneau de 1 millimètre environ de hauteur, et est composé de fibres circulaires.

Le second, composé de fibres à direction radiée, est peut-être moins démontré que probable. Les anatomistes sont à son égard un peu moins unanimes. Cependant la démonstration physiologique peut suppléer ici à la description même du muscle. La dilatation énorme que prend la pupille en certaines circonstances nécessite l'admission, dans l'iris, d'un organe soit contractile, soit au moins d'une élasticité soumise à l'action nerveuse et telle que la pourrait produire un ensemble de forces dirigées suivant les rayons du cercle irien.

A l'article accommodation, nous avons décrit une organisation tout à fait semblable dans le muscle ciliaire (§ 96).

§ 319. — Innervation de l'iris et du muscle ciliaire.

Cela posé, trois origines sont reconnues fournir à l'innervation de la membrane, après avoir rempli le même rôle à l'égard du muscle ciliaire. Ces deux appareils moteurs sont, en effet, animés par les nerfs ciliaires émergeant du ganglion ophthalmique ; et ce ganglion lui-même s'abreuve à trois sources :

1° Une courte racine est fournie par l'oculo-moteur ;

2° Une longue lui est envoyée par la branche nasale de l'ophthalmique (origine sensitive) ;

3° Une troisième émane du grand sympathique au cou.

Sur la constatation anatomique de ces trois origines de conducteurs nerveux, et après avoir fait appel à la physiologie expérimentale, on a pu conclure d'une manière très générale et, en somme, positive dans son ensemble :

1° Que la contraction des anneaux musculaires (sphincters) de l'iris et du muscle ciliaire est sous la dépendance directe de la première de ces branches (oculo-moteur).

2° Que l'action dilatatrice directe était, par contre, l'effet de l'activité propre de la racine sympathique ; mais en notant toutefois que cette activité était d'un tout autre genre que la précédente ; qu'elle consistait en une exaltation persistante de la *tonicité* des fibres radiées ou méridiennes desdits muscles, tonicité régulatrice de l'équilibre de la membrane.

En somme, si les oscillations physiologiques de la pupille, sous l'influence de l'éclairage, de l'accommodation et de la convergence des axes optiques, sont des manifestations produites par le système moteur spinal, le système ganglionnaire ou sympathique en est à la fois l'antagoniste tonique et le régulateur.

3° L'influence de la cinquième paire sur les mouvements de l'iris et sur l'accommodation reste encore à déterminer. La cinquième paire est un nerf de sensibilité : cependant son irritation amène la contraction de la pupille, et par sa seule action réflexe *oculaire ;* car ce fait s'observe encore, bien que le sympathique et l'oculo-moteur aient été divisés.

Ces conséquences, venons-nous de dire, sont l'exposé du fonctionnement général de ce mécanisme spécial ; mais la physiologie expérimentale fait constater certaines exceptions à ces lois générales et comme un chevauchement mutuel de certains de ces effets si bien différenciés en apparence.

Ainsi, comme nous venons de le dire, une action réflexe de la cinquième paire sur les mouvements de l'iris s'observe encore après la section du sympathique et de l'oculo-moteur. Il faut donc, pour concevoir un pareil effet, admettre l'existence soit de quelques filets moteurs entremêlés aux cordons émanés de la branche ophthalmique (et la chose n'est nullement improbable), soit l'existence indépendante de cellules ganglionnaires dans le district oculaire.

Or, Muller et Schweigger ont, en effet, démontré la présence, tant dans le ganglion ophthalmique, que jusque dans le stroma choroïdien lui-même, de nombreuses cellules nerveuses propres, permettant de soupçonner dans ces milieux la naissance de fibres nerveuses nouvelles.

Ces données physiologiques et anatomiques établies, si nous voulons passer de là à la symptomatologie des variations pathologiques de l'équilibre pupillaire et de ses conséquences, nous serons singulièrement secondé dans cette étude par l'exposition préalable des effets produits par la mydriase artificielle.

§ 320. — **Mydriase** (Mydriasis, de αμυδρος, obscur.)

On appelle ainsi : *la dilatation anormale de la pupille, avec persistance de l'immobilité de l'iris.*

Pour avoir une idée nette du mécanisme qui produit cet état anormal et des symptômes multiples qui l'accompagnent, il convient que nous commencions par l'exposition préalable des effets que détermine la mydriase artificiellement obtenue.

§ 321. — **Des mydriatiques et de leur action en général** [1].

De tous les mydriatiques, le plus puissant, le plus régulier dans son action est l'atropine, ou mieux encore son sulfate neutre. La solution la plus propre à produire, sans danger, des effets rapides et complets, est celle au centième ou cent-vingtième, employée en collyre.

---

1. Le règne végétal fournit un nombre assez grand de mydriatiques dont les plus actifs se rencontrent parmi les solanées : tels sont le *datura stramonium*, la jusquiame (*Hyoscyamus niger*), la belladone, le plus puissant de tous, et dont l'alcaloïde (atropine), nous fournit mieux que tout autre agent les éléments de la présente étude.

On a préconisé récemment une autre substance, la *Duboisia myoporoïdes* — plante australienne de la famille des scrofulariées, dont un extrait aqueux, employé en collyre au vingtième, donne des résultats analogues à ceux procurés par l'atropine.

Quelques-uns la considèrent comme plus active que cette dernière et moins propre qu'elle à provoquer l'irritation conjonctivale.

Elle provoque rapidement la mydriase et la paralysie de l'accommodation. Cependant, la généralité des observations ne semble pas établir une différence bien notable entre son énergie et celle de l'atropine. Quant aux chimistes, ils ne semblent pas non plus bien persuadés que cette substance diffère de l'atropine autrement que par des prix considérablement plus élevés.

N. B. — Les doutes qui se font jour dans les lignes qui précèdent trouvent une singulière confirmation dans les conclusions suivantes d'un intéressant mémoire

Les phénomènes principaux qui suivent l'instillation d'une goutte de ce collyre dans l'œil sont les suivants :

1° Dilatation graduelle de l'ouverture pupillaire commençant au bout de dix à quinze minutes, et amenant, après autant de temps, l'immobilité entière de l'iris ;

2° La diminution et bientôt la perte totale de l'accommodation ; le *punctum proximum* recule jusqu'à se confondre avec le *punctum remotum*, lequel demeure sensiblement invariable (ce qui confirme l'absence de toute activité accommodative négative[1]).

Cette seconde action (portant sur le muscle ciliaire), s'opère entre vingt-cinq ou trente minutes et deux heures.

Le retour à l'état primitif commence plus ou moins vite après ces deux heures ; mais il n'est complet qu'entre dix et quatorze jours ; cependant, dès le quatrième jour, ses effets ont cessé d'être pénibles.

Quant au mode de pénétration de l'atropine dans l'économie, après son application entre les paupières, les expériences de MM. de Graëfe et Donders ont surabondamment démontré qu'elle a lieu par absorption directe opérée par la cornée.

Chacun connaît ces intéressantes expériences dans lesquelles l'humeur aqueuse d'un lapin, soumis à l'instillation de l'atropine, a pu, au bout d'un quart d'heure, servir de collyre mydriatique pour d'autres animaux. Plus la cornée est mince, plus l'action est rapide.

---

sur les alcaloïdes mydriatiques, que nous venons de recevoir de notre savant collègue le professeur Regnauld et de son collaborateur le docteur Valmont :

« De ce premier travail sur les alcaloïdes mydriatiques, nous n'hésitons pas à tirer les conclusions suivantes :

« 1° Pour les besoins de la thérapeutique générale et ophthalmologique, recourir uniquement à l'*atropine*.

« 2° Ne jamais prescrire la *daturine*, qui est de l'atropine extraite à grands frais du stramonium, ni l'*hyoscyamine*, dont le nom est appliqué souvent à l'atropine impure.

« 3° Les préparations pharmaceutiques obtenues à l'aide des feuilles, ou mieux des semences de datura et de jusquiame, exécutées par un pharmacien instruit et soigneux, suffisent aux exigences de la thérapeutique.

« 4° Le nouvel alcaloïde mydriatique, la *duboisine*, extraite du *duboisia myoporoïdes*, jouit, en ce moment, d'un grand crédit près de quelques ophthalmologistes. Nous nous proposons de l'étudier dès que nous l'aurons tiré nous-mêmes de la plante, assez rare en France, qui le contient. Débarrassés de l'invincible défiance que nous inspirent les échantillons commerciaux, nous verrons si l'unification de la duboisine et de l'hyoscyamine (Ladenburg) mérite plus de créance que l'assimilation de la daturine cristallisée à l'hyoscyamine. »

(Prof^r REGNAULD et Dr VALMONT.)

1. L'immobilité du *punctum remotum* est, en ces circonstances, le fait général. Cependant, il n'est pas sans exception ; et on constate quelquefois un léger recul de 1/60 et même de 1/30 du *punctum remotum* (de 1/2 à 1 dioptrie métrique) par le fait de l'atropine. Mais cela n'arrive guère que chez les sujets habitués à une sorte de tension spasmodique de l'accommodation comme chez les hypermétropes, les astigmatiques et quelques amblyopes (§§ 152, 227).

Quand, à la suite d'une friction sur le front, la dilatation s'observe, il y a lieu de soupçonner qu'un peu de substance a touché la conjonctive. Ajoutons que lorsque l'absorption a lieu par la méthode hypodermique, les deux yeux en subissent, en général, à la fois, l'influence. Si l'on suit pas à pas les phénomènes que nous venons de résumer, on observe :

1° Que le sphincter de l'iris est graduellement paralysé. Bientôt, mais plus lentement, le même fait se constate dans le muscle ciliaire. Il y a donc premièrement un effet stupéfiant produit sur les fibres nerveuses de l'oculo-moteur ;

2° Que le muscle dilatateur se contracte puissamment.

Cette proposition est la conséquence d'une remarque de Ruete : « Dans les paralysies morbides complètes de l'oculo-moteur, la mydriase ne dépasse pas une étendue moyenne : la pupille y atteint seulement le double environ de son diamètre ordinaire. Si, en ce cas, on emploie une goutte de collyre d'atropine, on voit bientôt la pupille couvrir la presque totalité de la surface occupée normalement par l'iris. Cette amplification considérable de l'ouverture pupillaire ne peut être due qu'à une influence active des fibres radiées, provoquée elle-même par une action stimulante de l'atropine sur le nerf sympathique. Et comme cet effet persiste assez longtemps, qu'il offre un caractère évident de permanence, on doit y voir la marque de son origine dans les cellules ganglionnaires elles-mêmes, dont la permanence d'action est l'un des attributs. » (Cette remarque sera invoquée dans l'étiologie différentielle des mydriases.)

3° *Action sur le trijumeau.* — L'action de l'atropine sur le trijumeau est sans doute narcotisante ; cependant aucun effet direct et formel n'a pu être encore constaté. Après la division de ce nerf, ou sa paralysie d'un côté, les mêmes différences s'observent, à droite et à gauche, après l'instillation de l'atropine, que dans le cas de non-division. De Graëfe attribuait à l'atropine une influence dépressive sur la tension oculaire, cependant, sans trop insister sur une propriété encore mal assurée.

§ 322. — Mydriase : Symptomatologie.

Au point de vue symptomatologique, la mydriase offrira donc deux classes d'effets bien distincts : ceux comprenant, à la fois, l'iris et le muscle ciliaire, ceux bornés au premier de ces organes.

a) Effets limités à l'iris. — Ces effets seront bientôt décrits, ils se bornent :

1° A la dilatation visible de la pupille ;

2° A son indifférence vis-à-vis de ses stimulants naturels : la lumière, les efforts accommodatifs, la convergence des axes ;

3° Aux conséquences de la dilatation de la pupille, comme l'éblouissement sous l'influence d'une lumière un peu forte ; à un trouble plus grand que de coutume dans les conditions de la non-adaptation de l'œil à une distance donnée ; à l'irisation des bords des surfaces brillantes dans ce même cas.

b) Effets de la participation du muscle ciliaire à l'influence paralytique. — Suspension plus ou moins complète du pouvoir accommodatif, caractérisée par :

1° Le recul absolu du *punctum proximum* allant rejoindre le *punctum remotum ;*

2° Son recul incomplet (presbytie prématurée), si la suspension est incomplète.

En clinique, il y a ici des distinctions à produire, et la symptomatologie ne se dessine pas sans certaines différences suivant les états divers de la réfraction statique.

Chez l'*emmétrope,* le *punctum proximum* est seul à subir un effet marqué de la part de la paralysie morbide ou artificielle (mydriatique) : ce recul du point *p* annulera la vue nette pour les objets plus ou moins rapprochés, tandis que la quasi-invariabilité du point *r* ne changera rien, ou du moins très peu, à la netteté des objets distants.

Quant au myope et à l'hypermétrope, les effets seront chez eux très différents :

Chez *le myope,* le recul du point *p* jusqu'en *r* ne produit qu'une presbytie très relative et qui même peut passer inaperçue : dans une myopie forte, en effet, le sujet n'aura à reculer son livre qu'à une distance insignifiante, et à peine s'en apercevra-t-il de ce chef, c'est-à-dire dans les occupations rapprochées.

C'est pour le loin simplement qu'il se plaindra ; mais alors et seulement, de l'accroissement de trouble apporté à sa vue à distance (nous supposons que sa myopie n'est point préalablement neutralisée par les verres appropriés), par l'agrandissement des cercles de diffusion. Ce sera, à proprement parler, la mydriase seule qui le troublera.

Une myopie faible accusera à la fois, au contraire, et les effets d'une légère presbytie dans la vision de près, et ceux de la mydriase dans la vision de loin. Cela se comprend tout seul.

L'*hypermétrope* sera le moins bien partagé de tous ; sa vue sera sérieusement troublée et pour le près et pour le loin.

Chez lui, en effet, la paralysie du muscle ciliaire a reporté au delà de l'horizon et son point *p* et son point *r ;* il ne peut donc, à aucune distance, voir nettement sans verres convexes, et il lui en faut de différents pour la vue distante et la vue rapprochée.

A côté de ces effets directs de la paralysie ciliaire, il y a un

certain ensemble de symptômes secondaires ou consécutifs à noter
également.

§ 323. — Symptômes secondaires ou indirects de la paralysie ciliaire.

a) *La diplopie* ou plutôt polyopie *uni-oculaire.* — Ce symptôme est
un des plus marqués parmi les effets indirects de la paralysie accommodative. Son mécanisme est exposé au § 171, 11ᵉ leçon.

Fréquemment le malade n'accusera que *deux* images ; il dira qu'il
voit *double.* On aura soin alors de lui faire fermer alternativement l'un
et l'autre œil, pour reconnaître s'il voit bien effectivement *double de
chaque œil.* Il ne faut pas, en effet, confondre la polyopie uni-oculaire
symptôme cristallinien, avec la diplopie binoculaire, symptôme de la
paralysie motrice dans la vision associée.

b) *De la micropie.* — En même temps que s'affaiblit le pouvoir
accommodatif, et tant que la paralysie n'est pas complète, il arrive
souvent que le sujet voit les objets plus petits qu'ils ne lui apparaissent
ordinairement ; c'est la condition décrite depuis longtemps sous le
nom de micropie.

Mais si ce symptôme est, en effet, connu depuis longtemps, son
mécanisme a été, en effet, lettre close jusqu'à la découverte du mécanisme de l'accommodation.

Il existe un rapport régulier et habituel entre le degré de convergence dans la vision associée, ou, plus généralement, entre la distance
réelle de l'objet vu, et le degré de tension accommodatrice correspondant à cette distance.

Cette tension est d'origine musculaire et le sujet a conscience de
son degré ; de telle sorte que l'étendue de la distance de l'objet vu est
accusée plus ou moins confusément dans le *sensorium* par l'état de la
conscience musculaire accommodative. Supposons maintenant une
diminution morbide de la puissance accommodative ; le sujet qui en
est atteint est obligé, pour y voir nettement, à un plus grand effort
que d'habitude ; il dépense une somme d'influx nerveux plus grande
sur l'organe insuffisant. Il y a chez lui, en conséquence, erreur du
sensorium sur la distance : il la conçoit ou la sent plus petite. (L'effort
habituel ne croît-il pas à mesure que diminue la distance de
l'objet vu ?)

Mais l'objet, lui, n'a pas changé de place : l'angle visuel sous lequel
il est vu, son image, en un mot, n'a pas varié, elle n'a pas grandi
comme elle l'aurait fait si l'objet s'était rapproché. Or, la notion de
grandeur des objets repose sur deux éléments : l'ouverture de l'angle
visuel ou la grandeur de l'image, et la distance supposée de l'objet.
La première demeure ici constante, mais la seconde est supposée ou

conçue moindre qu'elle n'est en réalité ; l'objet doit donc paraître plus petit (car s'il s'était rapproché comme le *sensorium* l'imagine, son image se serait agrandie) (voir § 364).

c) *Chromatisme ou irisation des bords des images.* — Si nous nous reportons au § 101, 6ᵉ leçon (Achromatisme de l'œil), nous reconnaîtrons immédiatement les motifs qui font de l'irisation des bords des surfaces éclairées une des conséquences obligées de l'aberration focale de l'œil et, par conséquent, de la paralysie des forces qui en procurent l'adaptation.

§ 324. — Étiologie générale.

Après les détails donnés plus haut sur la constitution de l'iris, du cercle ciliaire et sur leur innervation, on comprendra que la dilatation anormale et persistante de l'iris ou du cercle ciliaire reconnaîtra deux causes, l'une d'ordre *paralytique*, portant sur les sphincters irien et ciliaire, l'autre, d'ordre *spasmodique*, fixée sur les fibres méridiennes ou radiaires, et développée sous une influence morbide du système ganglionnaire.

a) *Mydriase paralytique.* — La mydriase d'origine paralytique reconnaît d'abord pour causes toutes celles pouvant amener la suspension d'action de la troisième paire ou les paralysies musculaires de l'œil ; mais en outre, également, l'anéantissement du point de départ de l'action réflexe qui met en mouvement le diaphragme pupillaire, à savoir l'impressionnabilité de la rétine à la lumière.

Dans ce dernier cas, la pupille, immobile lorsque la lumière vient à frapper l'œil considéré, réagit, au contraire, en même temps que sa congénère, si la lumière est dirigée sur l'autre œil. C'est là un caractère différentiel absolu et qui annonce l'état final ou momentané d'insensibilité de la rétine (amaurose ou amblyopie prononcée). La forme paralytique reconnaît pour la seconde de ses origines la paralysie de la troisième paire (oculo-moteur).

Mais cette paire nerveuse régit également, sauf le droit externe et le grand oblique, tous les muscles extrinsèques de l'œil, et, en sus, l'élévateur de la paupière supérieure.

La mydriase et ses manifestations multiples ne nous donnent donc qu'un des symptômes de la paralysie de l'oculo-moteur. Elle peut aussi être accompagnée de tous les autres symptômes de cette paralysie, si celle-ci est complète, c'est-à-dire :

1° De l'abaissement plus ou moins marqué de la paupière supérieure ;

2° Du strabisme divergent ou encore en haut ou en bas, et des manifestations diplopiques qui en sont le symptôme initial (voir leçon 34ᵉ).

Ces symptômes suffiront, en général, pour caractériser la forme paralytique de ce genre de mydriase.

Cependant, il arrive parfois que la dilatation anormale de la pupille se trouve réunie à la paralysie contraire, celle du mouvement en dehors : ces cas rares peuvent s'expliquer par ce fait, signalé pour la première fois par Pourfour du Petit, de la relation anormale établie entre le système moteur et le ganglion ophthalmique, par un rameau de la sixième paire, au lieu d'un rameau de la troisième.

Dans de telles circonstances, la mydriase paralytique reconnaît pour point de départ éloigné les causes générales de la paralysie de l'oculo-moteur. Ces causes sont de deux ordres : périphériques ou profondes.

Nous désignons sous le nom de périphériques : 1° les impressions éprouvées par les filets terminaux de la troisième paire, comme en pourraient amener les refroidissements, les rhumatismes ; 2° les compressions éprouvées par les branches diverses de la troisième paire, après son émergence de la fente sphénoïdale, par le fait soit de traumatismes, producteurs d'épanchements séreux ou sanguins, d'abcès, soit par toute espèce de tumeur développée dans l'orbite ou sur ses parois.

Parmi les causes centrales ou profondes, on distinguera, ou on supposera l'existence d'une cause de compression *intra-crânienne*, de même ordre que celles dont nous venons de faire l'énumération, et localisée entre l'origine de la troisième paire à la protubérance et son point d'émergence du crâne.

On y ajoutera les influences, pourrait-on dire générales ou compromettant l'économie dans son ensemble, comme les fièvres graves ou leurs reliquats, les affections diathésiques ou constitutionnelles, les empoisonnements ou intoxications de toutes sortes ; en particulier l'empoisonnement diphthérique et la syphilis qui, dans ce cadre, tiennent de beaucoup la plus grande place.

b) Forme spasmodique. — La forme spasmodique de la mydriase est peut-être plus difficile à distinguer ; elle suppose un état irritatif du système ganglionnaire. On le rencontre, en effet, comme symptôme de l'helminthisme, de l'hystérie, de l'hypochondrie.

De Graëfe y a reconnu dans plusieurs cas un état irritatif de la substance cérébrale, précurseur fréquent de paralysie par épanchement ou hypersécrétion intra-crânienne. Aussi professait-il qu'une mydriase sans cause apparente devait éveiller l'attention du praticien, et lui faire redouter d'avoir à constater, dans un délai plus ou moins court, l'apparition de quelque paralysie des muscles moteurs de l'œil, ou même du nerf de la sensibilité spéciale. Comme indice, ou plutôt comme élément positif de diagnostic différentiel, entre la mydriase paralytique et celle par action convulsive, nous rappellerons ici la remarque due à Ruete et reproduite ci-dessus; à savoir : l'étendue considérable ajoutée à l'état mydriatique, premièrement produit par une paralysie complète de l'oculo-moteur, à la suite d'une instillation d'une solution forte d'atropine. A chaque instant, dans la pratique, cette remarque permet de distinguer entre une mydriase spontanément produite et celle amenée par l'atropine. Cette dernière offre deux ou trois fois la surface de la première.

§ 325. — Traitement.

Il portera sur la cause première si l'on a été assez heureux pour la dégager de ses obscurités. (Consultez le chapitre *Étiologie*.)

Secondement, sur les symptômes qui présentent souvent eux-mêmes des indications spéciales.

Ainsi la confusion des impressions, le défaut de netteté, l'irisation des images, la polyopie uni-oculaire, la micropie, en un mot, tous les phénomènes ressortissant à la paralysie ciliaire ou accommodative, disparaîtront, comme par enchantement, devant l'emploi du verre correcteur de l'anomalie accommodative. On se rappellera seulement, comme restriction, qu'en de tels cas le verre correcteur n'a d'effet que pour la distance même pour laquelle il a été calculé et choisi pour répondre aux besoins personnels du sujet. Suivant les cas, il y aura lieu à lui en donner deux, l'un pour le loin, l'autre pour le près.

Si ses occupations exigent une certaine variation de la distance à laquelle doit s'exercer son attention, on suivra les directions conseillées dans l'aphakie, et fondées sur les variations de réfraction déterminées par l'éloignement ou le rapprochement, entre certaines limites, du verre correcteur.

La seconde indication à remplir est la diminution de l'ouverture pupillaire qu'il importe de procurer au malade, dans le cas où ce dernier peut être exposé à un jour un peu vif. On a employé dans cet objet la fève de Calabar, avec succès assurément, mais avec un succès éphémère. Son action ne dure généralement pas plus de quelques heures. Il est vrai qu'on peut y recourir chaque jour, si elle ne détermine pas de douleurs ciliaires. On peut retirer aussi quelque bénéfice d'une injection sous-cutanée d'une solution de morphine; mais ce n'est pas un moyen à employer longtemps. La lunette sténopéique à trou d'épingle ou à fente horizontale, trop rarement employée, peut aussi rendre, en semblables circonstances, de grands services.

On a longtemps recommandé contre la forme paralytique tous les moyens propres à déterminer une action réflexe du sphincter en irritant le territoire de la cinquième paire, ou en provoquant des efforts tant de l'accommodation que de la convergence des actes optiques. Dans le premier de ces objets, on a fait usage de l'instillation sur la conjonctive d'une goutte de teinture d'opium plus ou moins étendue; on a touché le bord cornéal au nitrate d'argent — sauf à combattre après cela, les effets d'une irritation trop grande par les antiphlogistiques ou les émollients.

Les efforts de convergence peuvent s'obtenir en faisant lire de très près avec des verres convexes relativement forts. Mais tous ces moyens sont d'un résultat un peu problématique.

On sait que l'un des effets les plus immédiats de l'ouverture de la chambre antérieure et de l'issue de l'humeur aqueuse est la contraction instantanée de la pupille. Se basant sur cette propriété, on a fondé une méthode de traitement sur la paracentèse de la cornée.

Mais, à la réparation de la plaie succédant sans retard la reproduction de la mydriase, il fallait répéter à bref délai la ponction, et le remède devenait plus dangereux que le mal.

Comme moyen empirique, on peut conseiller, au moins l'essai, pendant quelques jours, des courants voltaïques constants et continus, suivant la méthode de Remak; dans le sens dit « ascendant, » c'est-à-dire le pôle cuivre ou positif sur le globe, et le pôle opposé derrière l'oreille, ils ont parfois une réelle efficacité; moins pourtant que le courant contraire dans le cas de myosis ou d'accommodation spasmodique.

Ce n'est pourtant pas un moyen à négliger.

Sous le rapport du pronostic, la forme spasmodique présente plus de chances au traitement, comme par exemple dans l'helminthisme, etc.

Mais il n'est pas aisé de reconnaître avec certitude, si l'on a à combattre l'une ou l'autre de ces formes, au moins après la disparition de la maladie première.

La mydriase irienne seule, ou encore accompagnée de quelque paresse accommodative, survit souvent à la disparition de la maladie première; si l'accommodation n'y prend que peu de part, l'affection ne gêne plus guère que par l'éblouissement qui en est la conséquence.

Des lunettes-conserves peuvent parer alors à cet inconvénient.

La prolongation indéfinie de cet état est cependant assez sérieuse; elle conduit à l'atrophie même de la membrane.

§ 326. — Myosis (μυω, je ferme).

On appelle ainsi l'état opposé à celui que nous avons décrit sous le nom de *mydriase*, à savoir un *rétrécissement prononcé* et *permanent* de l'ouverture pupillaire, indépendant de toute altération matérielle des tuniques oculaires, et accompagné d'une immobilité sinon complète, variable, du moins, en de très étroites limites, de ladite ouverture.

De même que dans la mydriase, mais en sens opposé, le rétrécissement myotique de la pupille se lie à l'action du muscle qui préside à l'accommodation.

Un coup d'œil jeté sur les effets produits par les substances myotiques sur l'iris et le muscle ciliaire, en physiologie expérimentale, jettera donc un grand jour sur la symptomatologie morbide et sa signification.

Un assez grand nombre de substances exercent sur le rétrécissement de la pupille une action incontestable; telles sont le *semen santoninum*, le *daphné mézereum*, l'aconit, le seigle ergoté, la ciguë, la digitaline, la morphine (antagoniste de l'atropine en cette circonstance, comme dans ses autres effets), mais au premier rang, la fève de Calabar (*physostigma venenosum*), et son alcaloïde, l'ésérine.

Nous choisirons donc la fève de Calabar pour type de ces recherches expérimentales.

§ 327. — Effets des substances myotiques.

Parmi les principaux effets observés après l'application de la solution de la fève de Calabar ou de l'ésérine sur la conjonctive, on doit citer la contraction de la pupille, celle de l'appareil accommodatif, et, après quelques minutes, de légères convulsions de la paupière inférieure.

M. de Wecker attribue à l'ésérine la propriété de diminuer la tension oculaire et, par la contraction des vaso-moteurs, de réduire également les sécrétions conjonctivales et la diapédèse en général.

a) Action sur la pupille. — La contraction de la pupille commence après cinq ou dix minutes, atteint son maximum entre trente ou quarante, diminue lentement après trois heures, et disparaît complètement en deux à quatre jours, remplacée quelquefois par un peu de dilatation. L'effet général est plus rapide que celui de l'atropine. L'effet myotique dépasse celui de la plus forte lumière ou de la plus puissante accommodation; néanmoins l'influence de la lumière sur la pupille ne cesse pas pour cela de se faire sentir, et un excès nouveau de lumière rétrécit encore la pupille. Celle-ci est un peu déformée, et on constate des irisations chromatiques; le milieu des cercles lumineux (surfaces blanches) est légèrement jaune. On reconnaîtra dans ce fait la présence d'une discordance entre la tension accommodative et la distance de l'objet éclairé, et d'une discordance par excès d'action ciliaire; il y a myopie relative.

En même temps qu'une déformation, on observe des oscillations dans l'étendue de la pupille, au commencement de la contraction. Cette double circonstance et la diminution de l'éclairage rendent suffisamment compte de la diminution constatée dans l'acuité visuelle, les oscillations devant porter sur l'accommodation comme sur l'iris.

L'éclairage est diminué ; cela se comprend de soi. Si l'autre œil est libre, on peut comparer les images de l'un et de l'autre, en provoquant la diplopie au moyen d'un prisme.

La teinte répandue sur les objets du côté myotique rappelle les éclipses de soleil.

Les cercles de diffusion étant fort rétrécis, la vision en tire avantage pour les objets situés au delà des limites de l'accommodation en exercice ; la ligne d'accommodation de Czermak (§ 98, 6ᵉ leçon) est notablement accrue.

Par la même raison, la polyopie uni-oculaire se trouve, de fait, écartée de la scène : le faisceau lumineux y est trop réduit pour emprunter plusieurs secteurs du cristallin.

b) Action exercée sur l'accommodation. — L'action exercée sur l'accommodation se manifeste par le changement de position des points *p* (rapproché), *r* (éloigné).

Le mouvement de ce dernier vers le sujet embrasse les deux tiers de l'étendue normale de cette fonction à l'âge du sujet. Le point rapproché suit la même marche, mais conserve plus d'élasticité que le point *r*, lors du retour à l'état antérieur. Il y a donc, *pendant le retrait de l'action spécifique*, accroissement relatif du champ accommodatif.

On doit aussi signaler ici le grand effet produit sur l'accommodation par la plus légère manifestation de la volonté. On accommode pour la vision de près, et, inversement, on relâche son accommodation (pendant cette période de retrait) avec une merveilleuse facilité.

c) Macropie relative. — Nous avons exposé au § 323, même leçon, comment, sous l'influence de la paralysie accommodative, les objets paraissaient plus petits. Par un mécanisme inverse, sous l'influence d'un myosis, soit naturel, soit artificiellement produit, les objets doivent paraître plus grands. Dans ce dernier cas (myosis artificiel), pendant la période de retrait, ce symptôme peut très rationnellement faire défaut.

Comme l'atropine, la fève de Calabar, employée en collyre, agit par absorption directe : l'humeur aqueuse, après sa pénétration, devient elle-même un collyre myotique.

Joborandi et Pilocarpine. — Une substance nouvellement introduite dans la thérapeutique, le *Joborandi*, et son principe actif, la *Pilocarpine*, doivent être mentionnés ici, quoique leur histoire ne soit pas complète encore.

L'infusion de Joborandi, prise à l'intérieur, provoque une crampe accommodative modérée, avec rapprochement des points *p* et *r*, ainsi que des scotômes scintillants ; la sécrétion des larmes est quelque peu augmentée.

Le chlorhydrate de Pilocarpine, employé en collyre à 2,5 pour 100, produit une tension modérée de l'accommodation avec myosis considérable.

Cette mention servira de point d'attache à un exposé plus étendu des propriétés générales de cette substance, lorsque l'observation prolongée de ses applications en aura déterminé d'une manière plus affermie les indications cliniques.

§ 328. — Pathogénie.

Si l'on étudie l'action des myotiques dans leurs rapports avec les sources diverses d'influence nerveuse, qui régissent tant les mouvements de l'iris que ceux des muscles ciliaires, on est conduit, en sens inverse, aux mêmes conclusions que dans l'analyse de la mydriase.

Le myosis peut ainsi se voir attribué, soit à une influence active des racines motrices spinales (oculo-moteur), soit à une action dépressive, parétique, exercée sur le grand sympathique; mais toujours avec cette sorte d'anomalie expérimentale observée dans l'étude des agents mydriatiques, et qui s'accuse par ce fait : que, malgré la section de l'une ou l'autre de ces communications nerveuses, les effets qui leur correspondent s'observent encore, quoiqu'à un moindre degré.

En d'autres termes, les résultats expérimentaux forcent à invoquer, pour expliquer tous ces faits, l'existence de cellules nerveuses propres intrà-oculaires, douées des facultés des cellules centrales.

En pathologie on reconnaîtra donc, comme pour la mydriase, un état myotique d'ordre spasmodique ou actif et portant sur les origines nerveuses spinales, et, secondement, un myosis paralytique ou parétique et fixé sur le grand sympathique.

Le myosis se rencontre aussi à l'état physiologique : par exemple pendant le sommeil, et secondement dans l'âge avancé. Dans ce dernier cas, on peut l'attribuer peut-être à une dépression progressive et physiologique du système ganglionnaire.

Pathologiquement, il se présente plus fréquemment à la suite ou pendant le cours de certains états nerveux ou fébriles graves. Telles sont certaines affections cérébrales, l'apoplexie dans sa phase de réaction, les débuts de la méningite, le tétanos, l'hydrophobie, les accès convulsifs de l'hystérie.

§ 329. — Diagnostic causal et traitement.

Pour le diagnostic de la nature ou de l'origine du myosis, les caractères généraux du système nerveux chez le sujet, les manifestations que ce système fournit lui-même dans les différents appareils soumis à son influence, devront naturellement diriger l'opinion du médecin et lui marquer le choix à faire entre la cause « paralysie » et la cause « spasme. » On se rappellera à cet égard les beaux travaux de M. Cl. Bernard. La section (paralysie) du grand sympathique est suivie d'une augmentation de caloricité constante et notable, accompagnée d'une grande vascularisation des parties où se rendent ses branches ; phénomène absent dans l'état de spasme du système moteur spinal.

Pour tout myosis dont la cause nerveuse est encore active, la température et la vascularisation de l'œil affecté pourront donc devenir un indice dans le sens de l'une ou l'autre de ces origines morbides.

Dans les inflammations de l'iris, par exemple, le myosis ne peut-il pas être attribué à la même cause qui paralyse les vaso-moteurs de la membrane ?

Dans les circonstances contraires, c'est-à-dire en l'absence de toute augmentation de caloricité et de vascularisation des parties, il y a lieu de soupçonner un spasme du sphincter et, par suite, une irritation des nerfs spinaux de la troisième paire.

On recherchera dans ces cas-là, avec soin, s'il n'y a pas à accuser quelque intoxication par une des substances ci-dessus dénommées :

Santonine, tabac, aconit, seigle ergoté, ciguë, digitaline, morphine, et enfin, au maximum, l'ésérine.

Parmi les causes relativement communes de cette seconde classe de myosis (spasmodique), il y a lieu de placer les efforts intempestivement maintenus d'une tension accommodative en excès.

Cette forme se rencontre assez souvent dans l'hypermétropie, dont elle constitue un des sous-chapitres intéressants sous le nom « d'accommodation douloureuse. » Dans ces circonstances, le muscle ciliaire, au lieu de tomber en syncope comme dans l'asthénopie accommodative, se tend et se contracture.

Ce même état s'observe aussi au début de certaines myopies (voir le § 278, leçon 18ᵉ, Myopie apparente).

Comme dans l'hypermétropie avec accommodation douloureuse, il est mis en évidence par l'action de l'atropine qui met à nu l'état de la réfraction statique du sujet.

Nous avons vu dans quelques cas du même ordre, l'anomalie visuelle se présenter sous les traits de l'astigmatisme. L'atropine, en restituant l'état de réfraction symétrique, donnait lieu de conclure que le spasme ciliaire, inégalement réparti, et affectant diversement les méridiens oculaires, était la seule cause de l'asymétrie apparente de l'œil lui-même.

Dans cette même classe (comme nous l'avons vu au § 278, leçon 18ᵉ, Myopie), doit être rangée sans doute, la *myopie in distanz* des anciens. Sa disparition sous l'influence de l'atropine, du repos prolongé, des verres convexes, des courants continus justifie cette assimilation.

Le traitement par les courants continus est très instructif à ce point de vue. L'emploi de ces courants (appareil et méthode de Remak) est peut-être la plus effective des médications : courants *descendants*, c'est-à-dire le pôle cuivre derrière l'oreille, le pôle zinc sur l'œil fermé. En quelque deux ou trois séances d'une dizaine de minutes au plus, parfois en une seule, nous avons vu l'accommodation se détendre presque subitement, et une myopie apparente de 5 à 6 dioptries descendre à une dioptrie ou une demi-dioptrie seulement; de 1/6 à 1/36 ou 1/48.

§ 330. — Anisométropie; Inégalité de réfraction dans les deux yeux.

Comme tous les organes de la vie de relation, les yeux présentent une grande symétrie mutuelle. L'opinion courante d'une différence généralement considérable entre l'un et l'autre est une erreur, ou au moins une exagération.

L'égalité y semble, au contraire, la règle non seulement entre les deux yeux, mais entre tous leurs éléments. Ainsi : diamètre du globe et de la cornée, couleur de l'iris, dimension de la pupille, y sont généralement les mêmes; mais les anomalies elles-mêmes, telles que la microphthalmos, la cataracte congénitale, l'iridémie, la cornée conique suivent encore la loi de parité.

Il en est de même de la condition réfringente des deux yeux. On la reconnaît particulièrement aux degrés de la myopie progressive qui suivent une loi parallèle. L'œil emmétrope, qui peut différer dans ses éléments d'un individu à l'autre, chez une même personne y a ses éléments identiques à droite et à gauche, depuis le rayon de courbure de la cornée, jusqu'à la distribution des vaisseaux tant du tissu sous-conjonctival que des parties profondes, jusqu'à la forme de la papille qui présente des deux côtés les mêmes anomalies, s'il en existe.

Telle est la règle — quoiqu'elle ne soit assurément pas sans exceptions; et il est certain que les différences de réfraction peuvent y présenter tous les degrés et toutes les formes imaginables. Cependant la loi probable est généralement celle d'une grande conformité.

§ 331. — Exercice de la vision dans l'inégalité de réfraction des yeux.

La fonction visuelle, dans l'inégalité de réfraction des deux yeux, s'exécutera de l'une des manières suivantes :

Il y aura : vision binoculaire, ou vision alternante, ou bien exclusion constante du même œil.

a) Vision binoculaire ou associée. — Elle a été mise en doute. C'était une forte erreur. Elle est régulière et avantageuse, même dans le cas d'une différence assez marquée dans la réfraction des deux organes. Quelquefois, dans le cas d'images très différentes à droite et à gauche, y a-t-il pu avoir abstraction psychique de l'une d'elles. Mais, dans la grande généralité des cas, deux images, même assez notablement dissemblables, s'ajoutent et s'améliorent l'une l'autre par leur super-position. Les parties diffuses de l'une s'effacent, et le relief s'accuse avec une beaucoup plus grande netteté. La vision stéréoscopique a surabondamment démontré ce fait.

La seule circonstance dans laquelle la deuxième image trouble souvent la première, c'est le cas. d'une opacité (leucôme), dont les bords réfléchissent la lumière incidente.

Quand, dans les deux yeux, l'état de la réfraction statique est assez notablement différent, l'un d'eux est généralement mal adapté avec son congénère, car l'égalité de l'action accommodative synergique reproduit, pour *le près*, la différence de réfraction existant déjà pour les rayons parallèles.

Dans ces circonstances, celui-là des deux règlera le degré d'accom-modation qui, avec la moindre tension, procure les meilleures images.

Mais il faut pour cela que la prépondérance musculaire primitive appartienne aux adducteurs : car pour peu que la convergence soit difficile (insuffisance des droits internes), l'œil le moins bon se met en déviation et la vision demeure désormais monoculaire.

On pourrait dire, à cet égard, d'une manière générale que, *s'il n'y a pas insuffisance musculaire antérieure*, la vision binoculaire a lieu toutes les fois qu'il y a pour la fonction un résultat utile dans l'asso-ciation des deux yeux.

La déviation apparaît seulement soit dans le cas d'insuffisance réelle, soit dans celui d'un trouble apporté par l'une des images et l'abstraction psychique consécutive qu'en fait le sujet.

Dans ce dernier cas, l'organe gênant cède à la prépondérance du groupe musculaire prédominant : c'est, en général, dans l'abduction qu'il se place alors, comme dans l'amblyopie.

On a un exemple d'une fréquence pour ainsi dire banale de ce mécanisme, dans la production du strabisme divergent qui se mani-feste, lors de la vision de près à l'œil nu, dans tout degré élevé de myopie : cette déviation, souvent amenée par l'amblyopie centrale de l'un des yeux, l'est finalement toujours par la grande difficulté de la convergence rapprochée.

Usage alternatif des yeux. — Il n'est pas rare de rencontrer des cas où l'un des yeux sert à la vision de loin, l'autre à la vision de près. Mais dans ces cas-là, il existe en même temps un certain degré de déviation. Le sujet se trouve dans les conditions de la vision bilaté-rale chez les animaux.

§ 332. — Du traitement.

Dans les cas où la vision binoculaire est possible, il y a lieu de la faciliter par le choix de verres appropriés. L'œil qui doit être servi le premier et sur lequel on réglera l'autre, est celui qui offre la meilleure acuité, et auquel, en général, correspond le moindre degré d'amétropie.

La condition à remplir en ce cas est : 1° de s'écarter aussi peu que possible des habitudes acquises ; 2° de procurer aux images rétiniennes les dimensions les plus voisines qu'il se pourra.

M. Donders conseille (à un point de vue tout à fait empirique), de donner aux deux yeux le même verre : cette règle nous semble bien absolue et peut équivaloir souvent à l'absence de toute intervention de l'art. Nous ne pouvons, quant à nous, indiquer que les deux règles très générales qui précèdent.

De la ténotomie quand il y a différence de réfraction. — La correction d'un strabisme, en dehors d'un objet purement esthétique, ne doit être tentée que dans les cas où la vision binoculaire peut être restituée, et encore avec la certitude de ne pas amener une insuffisance de nature à produire une myopie. On n'oubliera pas à cet égard que le strabisme *externe* franc est une des voies naturelles de guérison de l'asthénopie musculaire, ou un préservatif contre la myopie progressive.

Dans de tels cas, il y a donc lieu de le respecter : d'autant plus que la vision peut alors s'établir comme fonction bilatérale, l'un des yeux servant à la vision de loin, l'autre à la vision rapprochée. Nous ne parlons ici que de la déviation en dehors : car pour le maintien de cette vision bilatérale, il faut que les deux yeux jouissent de la vision centrale.

Il est une question particulière dont la solution se rattache aux considérations qui précèdent.

Quelle conduite doit-on tenir à l'endroit d'un œil cataracté et opérable, quand l'autre œil est sain. Doit-on attendre indéfiniment la chute de ce dernier avant d'opérer le premier éteint ? Cette question a été étudiée par de Graëfe qui a observé les effets de l'association d'un œil privé de cristallin avec un œil normal. Le bien regretté maître était arrivé à cette conclusion, que : « Tout balancé, l'opération a de grands avantages et peu d'inconvénients pour *la vision ;* elle est donc toujours indiquée, si l'on peut compter sur un résultat opératoire favorable. » Dans la jeunesse surtout, cette conduite est formellement indiquée. L'opération offrant en elle-même peu de dangers, il n'est pas indifférent d'acquérir un plus large champ de vision, de diminuer les chances de cécité (amblyopie consécutive) au cas d'une

blessure ultérieure de l'œil sain. Enfin la confiance dans les mouvements, qui suit l'usage de la vision associée, le retour des propriétés
'de la vision avec le relief corporel suffiraient à compenser les petits
désagréments d'une acuïté immédiatement moins parfaite.

Toutes les fois que l'on sera conduit à procurer l'exercice de la
vision associée par le réaccouplement de deux yeux doués d'une
acuité très inégale, il sera indiqué, ou préalablement, ou concurremment, de rétablir ou au moins de relever l'acuité la plus faible par
des exercices isolés de l'œil le moins bien partagé; exercices à faire
le plus souvent à la loupe, après exclusion de l'œil sain par un bandeau ou un écran.

VINGT ET UNIÈME LEÇON

DE LA DIMINUTION OU DE LA PERTE DU SENS CHROMATIQUE
(SENSIBILITÉ SPÉCIALE POUR LES COULEURS), OU DALTONISME

**§ 333. — Définition et synonymie : Cécité pour les couleurs; dyschromatopsie;
achromatopsie; anérythropsie; acyanopsie.**

L'en-tête qui précède contient en lui-même la définition sommaire de l'anomalie visuelle dont nous allons nous occuper. Pour la
compléter, nous attendrons d'en avoir pu offrir et éclaircir la description symptomatique et même l'analyse entière. Une étude approfondie de cet état anormal et singulier ne sera pas de trop pour nous
en procurer une idée quelque peu nette.

Cette condition assez bizarre est plus généralement connue sous
le nom de « Daltonisme, » dénomination ou étiquette qui jusqu'ici
a pu suffire, tant que l'on n'avait pas pénétré plus profondément
dans sa nature; nulle description n'ayant encore dépassé en exactitude la première exposition faite de cette anomalie par l'illustre phy-
sicien dont elle porte le nom.

Mais les progrès récemment accomplis dans son étude, d'une part, de
l'autre, le déplaisir, mal fondé suivant nous, mais enfin à prendre en
considération, et qu'éprouvent nos confrères anglais à voir le nom
d'une de leurs illustrations scientifiques employé à la désignation
d'une défectuosité organique, nous portent à traiter dorénavant cette
particularité de la vision comme une lésion définie dans une fonction régulière de l'économie, le sens des couleurs. Nous nous servi-
rons donc désormais pour la désigner des termes anomalies ou altérations du sens chromatique.

Malgré cette déclaration, ou plutôt pour rendre hommage au premier observateur de cette anomalie, considérée longtemps comme une simple bizarrerie, nous croyons devoir en commencer l'étude par l'exposition même que fit Dalton de ses symptômes, et qui est peut-être encore aujourd'hui la plus irréprochable que l'on possède.

§ 334. — Symptomatologie (le Daltonisme de Dalton).

L'incorrection ou l'erreur complète, dans la désignation de certaines couleurs, la confusion entre des nuances distinctes pour la généralité, l'inconstance dans la dénomination donnée, en différents temps, à une même couleur, constituent le caractère décisif du daltonisme.

Et si l'on recueille le rapport que fera de sa manière de voir les objets colorés, le sujet atteint de cette anomalie, on aura dans la plupart des cas un tableau présentant, presque trait pour trait, celui tracé de la sienne par l'illustre Dalton.

« Dans le courant de l'année 1790, je m'occupais de botanique, et cette étude dirigea particulièrement mon esprit vers les couleurs. Si une couleur était *blanche*, *jaune* ou *verte*, je l'appelais sans hésiter par son propre nom, tandis que je ne faisais presque pas de différence entre le *bleu pourpre*, le *violet* et le *cramoisi*.

« Cependant, la particularité de ma vision ne me fut bien connue que dans l'automne de 1792. Un jour j'examinais une fleur de *Geranium zonale* à la lumière d'une bougie; cette fleur qui, au jour, me paraissait *bleue* et qui, en réalité, est violette, me parut d'une couleur *rouge* tout à fait opposée au bleu. Ce changement n'était point apparent pour les autres personnes. Cette observation m'ayant appris que ma vue était pour les couleurs, différente de celle des autres, j'examinai le spectre solaire et je me convainquis bientôt qu'au lieu des *sept* couleurs du spectre, je n'en voyais que trois : le *jaune*, le *bleu* et le *pourpre*.

« Mon *jaune* contient le *rouge*, l'*orangé*, le *jaune* et le *vert* de tout le monde. Mon *bleu* se confond tellement avec le *pourpre* que je ne reconnais là presque qu'une seule et même couleur.

« La partie du spectre qu'on appelle *rouge* me semble à peine quelque chose de plus qu'une ombre ou qu'une absence de lumière.

« Le *jaune*, l'*orangé* et le *vert* sont pour moi la même couleur à différents degrés d'intensité.

« Le point du spectre où le *vert* touche au *bleu* m'offre un contraste extrêmement frappant et une différence des plus tranchées.

« Au jour, le *cramoisi* ressemble au bleu auquel on aurait mêlé un peu de brun foncé.

« Une tache d'encre ordinaire sur du papier blanc est pour moi de la même couleur que la figure d'une personne florissante de santé.

« Le *sang* ressemble au *vert* foncé des bouteilles.

« A la lumière d'une bougie, le *rouge* et l'*écarlate* deviennent plus brillants et plus vifs.

« Le *vert*, au jour, me semble peu différent du *rouge*.

« L'*orangé* et le *vert clair* se ressemblent aussi beaucoup.

« Le *vert* le plus agréable pour moi est le *vert très saturé*, et je le distingue d'autant mieux qu'il tire davantage sur le *jaune*.

« Quant au *jaune et à l'orangé*, ma vision est absolument la même que celle de tout le monde. (DALTON.)

« Tous ces traits caractérisent à bien peu de choses près l'imperfection dont ma vue est affectée, ajoute M. Delbœuf, auquel nous empruntons cette relation. Je ne pourrais, pas plus que Dalton, apercevoir dans l'herbe un bâton de cire à cacheter que j'y aurais laissé tomber ; et, selon toute probabilité, il aurait pris comme moi pour des baies brunes et même noires, les fruits vermeils du sorbier. Il aurait confondu la couleur d'une maison en briques neuves avec celle d'une prairie nouvellement fauchée, etc. » (Delbœuf, *Revue scientifique*, 23 mars 1878.)

Voici encore une observation, très bien étudiée du professeur Ricco, et qui cadre remarquablement par ses résultats avec les précédentes.

« Chez un sujet examiné au spectroscope, puis au saccharimètre à polarisation, et dont les yeux emmétropes, sains, avaient une acuité de 14/20 ;

« Le *jaune* et le *bleu* étaient seuls perçus, le *vert* était représenté par une bande de *gris incolore ;*

« L'extrémité *rouge* du spectre raccourcie; le maximum d'intensité lumineuse dans le *vert ;*

« Le *rouge vif* paraissait *blanc sale* ou *gris jaunâtre ;* le *vert, presque blanc* ou d'un *gris jaunâtre.*

« L'*indigo* et le *violet* de simples nuances du *bleu.*

« Les essais avec le disque rotatif montrent que la sensation du *rouge* diffère très peu (chez ce sujet) de celle du *noir*, et que celle du *vert* est pareille à celle du *gris incolore.*

« Fait très remarquable : chez ce sujet, les rayons directs du soleil traversant un verre rouge, en plein midi, pouvaient tomber, *une minute* durant, sur le point de fixation, sans produire ni éblouissement, ni image accidentelle. Il existe donc probablement chez lui, outre l'insensibilité pour le rouge, un abaissement de la sensibilité pour les autres couleurs ; car, à l'état normal, l'exclusion des rayons rouges par un verre bleu vert n'empêche pas l'aspect du soleil de produire un éblouissement insupportable. »

Ce fait d'observation trouvera son explication plus loin.

Si l'on se reporte, en effet, aux recherches établissant les rapports qui existent entre les nuances spectrales et les intensités concomitantes de la lumière (voir § 337), on ne pourra qu'être convaincu de la nécessité d'admettre ici un grand affaiblissement de la sensibilité générale à la lumière. Le *vert* est une des couleurs dans lesquelles l'intensité d'éclairement tient la plus grande part.

Si nous relevons maintenant, dans les auteurs, les réponses ou déclarations des daltoniens, les caractères principaux des incorrections qu'ils commettent, nous trouvons le plus fréquemment, et de beaucoup, le résumé suivant :

A très peu d'exceptions près, dans l'exposition toujours complexe et de difficile analyse de leurs méprises dans l'appréciation des couleurs, nous retrouvons les principaux traits du tableau tracé par Dalton. Elle se résume presque constamment dans cette conclusion : que le *rouge* est le plus souvent confondu par eux avec le *vert ;* chez eux, la sensation du rouge est généralement *affaiblie* plutôt que tout à fait perdue : un rouge très vif est généralement reconnu. L'observation se dénote plutôt par les confusions qui portent sur les nuances dérivées du rouge, comme le *rose*, le *rouge orangé*, certaines nuances de *brun*, etc., mais, surtout par la confusion faite entre le *rouge*, le *vert* et le *blanc sale*. Mais chez ces malades, et en regard de ces déficit, on constate, par contre, la persistance constante de la sensation très correcte du *jaune* et du *bleu*.

Le violet, le bleu peuvent, sans doute, être quelquefois plus ou moins altérés, mais fort rarement; et quand on fit choix pour dénomination, du mot un peu exclusif d'*anérythropsie* (perte de la sensibilité pour le rouge), on visa, en fait, la très grande généralité des cas observés.

Au point de vue clinique, on pourrait presque résumer cette séméiotique, en disant que le daltonisme est *la plupart du temps* caractérisé par la *confusion du rouge et du vert entre eux et avec le blanc gris*, mais avec conservation de la netteté commune du *jaune* et du *bleu*.

Il y a cependant des observations sérieuses qui semblent devoir faire accueillir la cécité pour le *vert* seul. Ainsi, M. Holmgren dit avoir rencontré (en Suède), au moins autant, sinon plus, d'aveugles pour le *vert* que pour le *rouge*.

Quoi qu'il en soit, le fait de beaucoup le plus constant dans l'histoire du daltonisme, c'est la prédilection du déficit pour le groupe *rouge vert;* et la non moindre constance de l'intégrité concomitante du groupe *jaune bleu*.

§ 335. — Daltonisme. — Classification. — Fréquence relative.

La cécité pour les couleurs peut se distribuer en diverses classes :

Au point de vue du développement d'abord; on peut la distinguer en anomalie congénitale et en anomalie acquise.

Le daltonisme congénital est de beaucoup le plus fréquent, et c'est lui que la littérature classique a presque exclusivement en vue.

Cependant des travaux récents très intéressants (en particulier ceux du professeur Nuel, de Louvain) ouvrent une place importance au chapitre de la cécité des couleurs acquise (voir § 336).

Au point de vue de la forme, on la divise en : cécité partielle et cécité intégrale, c'est-à-dire, pour une couleur seule, ou pour toutes à la fois ; et enfin, dans les cécités univoques, en cécité complète ou incomplète.

Ce chapitre de la classification a joué et joue encore un rôle singulièrement important dans l'histoire du daltonisme. Plus d'un auteur nous paraît lui avoir donné un rang antérieur et supérieur aux données à attendre de la pure observation. Avant de l'avoir complètement étudié dans les faits, on l'a réglementé *à priori*, interrogeant à l'avance, non pas seulement la physiologie, mais les théories mises

au service de cette science. Ainsi, avant d'avoir bien nettement
reconnu si la cécité s'observait isolément pour le *rouge*, le *vert* et le
violet, les trois couleurs fondamentales de la théorie de Young-
Helmholtz, on a commencé par diviser les cas de daltonisme en trois
classes répondant à ces trois couleurs fondamentales ; et comme chacune de ces énergies avait, *dans la théorie*, pour la représenter, une
fibre spéciale, ladite cécité a été qualifiée comme effet de la paralysie
de l'une de ces fibres hypothétiques.

Or, rien n'est moins assuré que l'exactitude de cette division, c'est-
à-dire la parfaite individualité de chacune de ces cécités partielles ;
et quant à l'origine de l'anomalie, le caractère absolument arbitraire
de l'existence des fibres spéciales qui pourraient être isolément
atteintes par la paralysie, la rend plus problématique encore.

La perte complète du sens chromatique ou la cécité pour toutes les
couleurs spectrales est chose extrêmement rare ; Warlomont, qui
donne, dans son article du *Dictionnaire encyclopédique*, le relevé de
tous les cas cités dans la littérature spéciale, n'en cite que quatre,
dont deux plus ou moins incertains.

Voici une citation de Donders qui semblerait en qualifier un
cinquième :

« L'absence *complète* du pouvoir de distinguer telle ou telle couleur est relativement rare ; des couleurs saturées, bien éclairées et
vues sous un angle visuel assez grand, sont reconnues par la plupart
des daltoniens. (Nous en verrons la raison au § 337.) Mais l'*imperfection* du sens chromatique est plus commune qu'on ne le pense
généralement.

« Un autre point que je veux signaler, c'est que l'appréciation du
bleu et du *jaune* était satisfaisante dans *tous* les cas examinés par
moi, *un seul* excepté, *où le rouge et le vert n'étaient pas distingués non*
plus. » (DONDERS.)

Nous venons ces jours-ci de rencontrer, nous aussi, un cas de cécité
chromatique complète ; c'était chez un malheureux enfant de dix ans,
atteint de nystagmus congénital par arrêt de développement des
rétines, lesquelles n'offraient qu'une région excentrique très restreinte
douée de sensibilité. (Sept. 1880.) Cette circonstance explique suffisamment à elle seule l'anomalie.

Fréquence. — Si l'on fait le relevé des statistiques recueillies dans
les contrées les plus distantes les unes des autres, on trouve pour
moyenne générale *un daltonien* sur vingt sujets ou 5 0/0 ; sur lesquels
2 0/0 gravement atteints.

Très, très rares sont les cas de cécité pour le violet ou pour toutes
les couleurs ; sur plus de 40,000 sujets examinés.

Ces mêmes statistiques prouvent péremptoirement que la cécité pour les couleurs est infiniment plus rare parmi les femmes que parmi les hommes : 0,26, contre 3,25 0/0. C'est du moins ce qui a été observé en Suède par le professeur Holmgren.

a) Étiologie générale. — La cécité *acquise* pour les couleurs est un symptôme reconnu de certaines maladies portant toutes sur le nerf optique ; l'atrophie progressive de ce nerf en est la principale ; viennent ensuite les intoxications (alcoolisme et nicotisme, l'action de la santonine), l'hystérie, les commotions violentes, traumatiques (comparables, pour l'œil, à celles éprouvées par les lobes cérébraux) à la suite d'un choc violent.

§ 336. — **De la cécité pour les couleurs, acquise ou consécutive.**

b) Atrophie progressive. — Leber a démontré que, dans l'atrophie du nerf optique consécutive aux causes les plus diverses, en même temps que l'acuité visuelle diminue, la sensibilité pour les couleurs s'abaisse ; mais, en premier lieu, celles pour le *rouge* et pour le *vert*, tandis que la perception du *bleu* dure le plus longtemps.

Nous voyons se reproduire là ce qui s'observe à l'égard de l'acuité visuelle : dans cette maladie, son degré diminue plus ou moins uniformément du pôle à la circonférence.

On peut aussi rapprocher cette observation de la progression du degré de l'anomalie dans le tableau de la marche générale du daltonisme congénital considéré comme classe. La cécité y commence plutôt par le rouge, le bleu et le jaune persistant dans une énorme mesure le plus longtemps.

Nous verrons que telle est aussi, en physiologie, la progression observée dans l'étude de la disparition successive des couleurs, du centre de la rétine à la périphérie (§ 337).

De même encore dans leur réapparition sous l'influence d'un accroissement de l'éclairement (*id*).

De même enfin, dans l'affaiblissement du sens chromatique consécutif à l'intoxication alcoolique, comme on va le voir à l'instant.

De telle sorte, que l'on pourrait conclure que le sens chromatique est intimement lié, dans sa déperdition, à la diminution de la sensibilité propre de la rétine à la lumière blanche, qu'il suit la même marche que cette dernière. Nous donnons cette proposition à l'avance, pour appeler l'attention du lecteur sur ce qui suivra.

Nous rencontrerons un premier exemple, classique aujourd'hui, de daltonisme consécutif à une intoxication, dans l'étude très complète due à M. le professeur Nuel, de Louvain, de deux cas d'intoxication alcoolique. L'hystérie nous en présentera de non moins concluants.

c) Observations de deux cas de cécité pour les couleurs rencontrés dans l'intoxication par l'alcool ; analysés par le Dʳ Nuel, de Louvain. — Après avoir fait remarquer com_ bien est encore indéterminé et confus le symptôme étiologique des troubles oculaires propres aux diverses intoxications que nous venons d'énumérer, le professeur Nuel ajoute : Dans l'impossibilité où nous sommes de reconnaître par l'unique tableau des symptômes à laquelle de ces intoxications, dans un cas donné, l'on a affaire, on ferait bien de s'arrêter à la considération de leur *symptôme commun à toutes*, l'amblyopie *polaire ou centrale*, que l'auteur propose de dénommer « *scotôme central relatif*, » exprimant par ce terme *relatif*, que l'acuité visuelle proprement dite du sujet n'est que diminuée et non abolie.

Dans les circonstances dont il s'agit, l'abaissement de l'acuité avait été progressif ; un nuage central était interposé entre le sujet et les objets qu'il voulait fixer (scotôme central), mais la vision excentrique ne se montrait pas altérée (papille trouble, d'un gris bleuâtre dans sa moitié externe). Concurremment avec ces conditions morbides, le sens chromatique avait également souffert, mais seulement dans la même région polaire, c'est-à-dire sur 10° environ autour du point de fixation.

Anomalies chromatiques observées :

Au niveau du scotôme, le *rouge* paraît *gris ;* autour, c'est-à-dire en dehors des 10° définis ci-dessus, il reparaît avec sa couleur normale.

Il en est absolument de même pour le *vert*, cette couleur offre le même aspect - *gris*.

Le *jaune* et le *bleu* sont normaux au centre aussi bien qu'à la périphérie.

Le *violet*, au centre, paraît *bleu*.

Cette observation jette beaucoup de jour sur la symptomatologie réelle du daltonisme.

Les confusions de couleurs que fait notre amblyope au niveau de son scotôme sont en somme, dit le savant professeur, celles mêmes que font les daltoniens de naissance dans toute l'étendue de leur champ visuel, et l'on est certainement autorisé à conclure, jusqu'à nouvel ordre, d'un des états à l'autre.

« Une première conséquence est à relever, ajoute M. Nuel : si ce cas est, en effet, la représentation de ce qui doit se passer dans le daltonisme congénital, les daltoniens perçoivent donc réellement du jaune et du bleu, et non pas du vert et du violet, comme le voudrait la théorie Young-Helmholtz. Il est vrai qu'on pourrait encore objecter qu'il n'est pas prouvé que dans les deux cas, daltonisme congénital et amblyopie alcoolique, il s'agisse de la même altération du sens chromatique. Toutes les apparences sont cependant qu'il en est ainsi : Au niveau du scotôme, l'amblyope alcoolique voit le jaune et le bleu exactement comme dans les autres régions de sa rétine, et il voit le jaune et le bleu exactement aussi comme le fait le daltonien : car sur ces couleurs leurs réponses sont identiques (voir à ce propos le § 347, relatif à la valeur des désignations de couleurs faites par les daltoniens).

« La simple analogie doit donc nous faire penser que sur les régions pour lesquelles le sens chromatique est altéré quant au rouge et au vert, des réponses concordantes sont en rapport avec le même genre d'altérations ; surtout quand nous considérons que la seule différence observée entre les uns et les autres est dans l'étendue du théâtre de l'erreur, limitée au scotôme chez l'alcoolique, s'étendant dans toute la région du rouge chez le daltonien.

« Si quelque part l'analogie peut être invoquée, il nous semble que c'est en ce cas. »

Poursuivons :

« Au niveau du scotôme central, le *rouge* et le *vert* paraissent *gris*. Le patient est aussi catégorique que possible à cet égard. Stilling a exprimé le même fait avec la plus grande netteté. »

Cependant les relations des auteurs sur ce point sont des plus incertaines et le plus souvent contradictoires.

L'auteur fait reporter à l'autorité du nom d'Helmholtz cette confusion et ces contradictions. D'après la théorie de l'éminent professeur, le *rouge* seul devrait faire défaut comme couleur et non le *vert*, tout au plus la transition du vert au bleu serait-elle blanche (*Ann. d'ocul.*, sept. 1878).

En définitive, à en juger par les faits observés dans l'amblyopie alcoolique, pour les daltoniens communs, le *rouge* et le *vert* doivent être également des *gris* plus ou moins blanchâtres. Toutes leurs déclarations, ou du moins la plupart, s'accordent en effet avec cette conclusion. Seulement, on pouvait ne pas se tenir pour assuré de l'absence de toute méprise chez des gens ayant appris à distinguer le rouge du vert par la seule différence de leur intensité lumineuse. Or, rien de cela n'est à redouter dans le daltonisme *acquis*, aussi les réponses y sont-elles absolument instructives et concluantes.

d) *Hystérie.* — Nous avons à ouvrir sous ce titre un nouveau chapitre à l'histoire des aberrations *acquises* du sens chromatique. Des travaux récents sur *l'hystéro-épilepsie* entrepris par M. le professeur Charcot ont conduit ce savant à définir sous cette dénomination un ensemble de troubles du système nerveux très régulier dans sa physionomie symptomatologique, et dans lequel certaines altérations de la sensibilité générale et des sens spéciaux tiennent une place considérable.

En ce qui concerne le sens visuel, si l'on considère l'hystéro-épilepsie dans ses phases successives, on peut y établir quatre divisions.

I. Dans la première, les yeux n'offrent aucun symptôme objectif, soit à l'inspection extérieure, soit à l'ophthalmoscope.

Mais les fonctions des deux yeux sont plus ou moins altérées. Tandis que l'acuité visuelle de *l'œil du côté sain* est encore normale, son champ visuel est déjà rétréci concentriquement, tout au moins pour les couleurs.

L'œil du côté malade présente une diminution quantitative de toutes les fonctions de la rétine.

L'acuité visuelle, la perception des couleurs, le champ visuel sont réduits proportionnellement.

II. Dans la seconde catégorie d'individus, ou une seconde phase plus avancée de la maladie, ces symptômes s'accentuent et commencent à apparaître du *côté sain*.

III. Dans le cas où les fonctions de la rétine sont très réduites, quand par exemple, l'œil malade compte à peine les doigts, qu'une achromatopsie *partielle ou totale* se manifeste sur l'œil malade, et que le champ visuel est limité à quelques doigts autour du point de fixation, alors on constate quelquefois à l'ophthalmoscope des lésions de la rétine : dilatation des vaisseaux et exsudation séreuse.

IV. Dans un cas extrême, on a noté une atrophie partielle du nerf optique des deux côtés.

Dans un cas d'apoplexie cérébrale, suivi d'atrophie des deux nerfs optiques, le champ visuel offrit, au bout de peu de temps, le même symptôme que ci-dessus, un rétrécissement concentrique pour le blanc et proportionnellement pour les couleurs. (Landolt, *Archives de Physiologie*.)

Nous résumerons en deux mots la conséquence finale de cet exposé, en ce qui concerne la cécité des couleurs, dans ses rapports avec la maladie étudiée ci-dessus :

« L'affaiblissement progressif du sens chromatique se présente comme une *fonction* même — en prenant ce mot fonction dans son sens mathématique — une fonction, disons-nous de *l'anesthésie progressive de la sensibilité propre de la rétine*, prise dans son ensemble, et marchant, comme l'a observé Leber dans les atrophies progressives, de la *périphérie vers le centre*.

Les observations de Nuel sur le daltonisme des alcooliques nous ont conduit à la même conclusion essentielle, mise en même évidence par la marche inverse, dans ce cas, de la diminution du sens chromatique, c'est-à-dire du *centre à la périphérie* (scotome central relatif).

Dans toutes ces observations, la faculté de percevoir les couleurs *suit* dans sa marche, tout en la devançant dans sa manifestation, la décroissance graduelle de la sensibilité propre de la rétine.

Circonstance en rapport avec l'observation physiologique qui ressortira de tout ce travail : la faculté de perception des couleurs est une *annexe* de la sensibilité propre à la lumière.

La sensation lumineuse est autre chose que la simple résultante de la composition de toutes les couleurs.

Comme supplément de contribution à l'étude des altérations du sens chromatique à la suite des intoxications, nous consignerons encore ici, quoique l'action qu'elle révèle semble d'un autre ordre, les symptômes résultant de l'ingestion de la santonine.

e) Action physiologique ou plutôt toxique de la santonine sur la vue. — Lorsqu'on veut expérimenter sur l'action de cette substance, on fait prendre de 25 à 50 centigrammes de santonate de soude.

La modification commence après dix ou quinze minutes, dure quelques heures et est accompagnée d'envies de vomir, d'une grande fatigue et d'hallucinations de la vue. Il y a donc là un effet toxique général qu'il n'est pas prudent de dépasser.

La modification qui survient dans la vue, assez mobile dans ses phases et aspects, paraît devoir être attribuée, dans son ensemble, à la suppression du violet. Cette réduction de l'extrémité violette du spectre peut aller jusqu'à déterminer dans la rétine une insensibilité complète pour les rayons bleus.

Cependant le premier effet produit est l'excitation de la rétine : on voit la nuance violette répandue sur les objets *sombres*.

Vient ensuite l'état de lassitude, où tout semble jaune ou jaune verdâtre : l'extrémité rouge du spectre peut se voir également un peu réduite.

Le violet reparaît par le repos, et quand on a fermé quelque temps les yeux.

La santonine, ajoute Woinow, n'excite pas seulement les éléments spéciaux de la rétine, mais toutes les formes des éléments sensitifs. Le champ visuel ne change pas, mais l'acuité de vision augmente.

Plus la dose a été forte, plus l'excitation extérieure est grande et plus vite aussi la lassitude rétinienne arrive.   (WOINOW.)

L'exemple que nous venons de citer de l'action de la santonine sur les sensations colorées n'est pas l'unique qu'on puisse fournir de ce genre d'effet produit par d'autres intoxications. Le tabac, la quinine, déterminent aussi sur l'organe de la vue, et secondairement sur le sens chromatique, des effets plus ou moins comparables, trop peu définis pour être reproduits comme classiques. Ce sont là des questions à l'étude.

D'importants secours y seront apportés par les enseignements que nous devons attendre, dans le même ordre de recherches, de la physiologie qui déjà en possède d'intéressants à nous fournir, comme en témoignera le paragraphe suivant :

§ 337. — Étude comparative de la sensibilité de la rétine pour les couleurs, en son centre et à sa périphérie. — Physiologie.

L'étude de la marche de l'affaiblissement du sens chromatique, consécutivement à des affections d'ordre cérébral (daltonisme acquis), nous a apporté, comme on vient de le voir dans le paragraphe précédent, d'utiles enseignements sur le processus de cet affaiblissement, et, en même temps, sur l'interprétation que pouvait recevoir la symptomatologie du daltonisme de naissance.

Nous allons trouver une nouvelle source de données non moins fécondes dans la connaissance de la manière dont se distribue le sens chromatique sur les différentes régions de la surface de la rétine, dans l'état physiologique.

D'importantes acquisitions dans cette voie nous sont apportées par les travaux de Woinow, Holmgren, Dobrowolsky, Landolt et Charpentier, etc., et leur analyse, en parfait accord avec les enseignements de la pathologie, ne sera pas sans jeter un grand jour sur la question qui nous occupe.

Dans une première étude, M. Dobrowolsky (*Ann. d'ocul.*, 1876) arrive aux conclusions suivantes, confirmées depuis par Klug et Woinow :

A mesure qu'on se rapproche de la périphérie, on voit se perdre en premier lieu la faculté de percevoir le *rouge;* plus loin, c'est le *vert* qui s'éteint ; de sorte qu'aux limites extrêmes du champ visuel, il ne reste plus de sensibilité que pour la couleur *bleue.*

L'auteur a mesuré, au périmètre, l'étendue du champ visuel pour la couleur *blanche;* et il a constaté que, pour cette couleur, les limites extrêmes se confondent avec celles de la couleur *bleue.* (DOBROWOLSKI, *Ann. d'ocul.*, 1876.)

Si donc nous comparons la sensibilité aux couleurs à la périphérie, avec cette même sensibilité au centre, on comprend l'observation faite par tout le monde, que le *bleu* est reconnu dans une zone périphérique, plus aisément que les autres couleurs, et presque aussi bien dans la vision *indirecte* que dans la vision directe. (*Ann. d'ocul.*, t. XXXII, p. 215.)

Holmgren, de son côté, arrive à des conclusions fort analogues :

« Nous ne voyons normalement, dit cet auteur, toutes les couleurs, qu'au milieu de notre champ visuel, et dans l'étendue d'une calotte sphérique plus ou moins circonscrite.

« En dehors de ce champ central, s'étend une ceinture qui l'entoure de tous côtés, et dans laquelle tout notre système de couleurs se range sous deux rubriques identiques à celles propres à l'aveugle pour le rouge, à savoir : le *jaune* et le *bleu*.

« Enfin, dans une dernière zone enveloppant les précédentes, tout sens chromatique disparaît ; la lumière n'agit plus que par son intensité, elle ne porte plus avec elle la notion colorée. »

Woinow, de Moscou, conclut de même ; il refuse toute perception de couleurs aux régions tout à fait périphériques de la rétine et en fait des régions daltoniennes.

Ces conclusions sont également d'accord avec celles que l'on peut déduire des expériences de Reich, de Saint-Pétersbourg. Sous l'influence d'une pression exercée sur l'œil pendant un certain temps expérimental, on sait que la perception lumineuse s'affaiblit graduellement et finit par disparaître par anémie rétinienne. Or Reich, de Saint-Pétersbourg, a observé que, pendant cette expérience, la perception des couleurs se perd plus tôt que la perception lumineuse.

Suivant l'auteur, avec une lumière intense, la perception des couleurs, dans les parties périphériques, va bien plus loin que l'on ne l'a admis jusqu'ici. Tous ces résultats sont confirmés et synthétisés par des recherches intéressantes et conclusives dues à MM. Landolt et Charpentier.

Ces savants ont étudié également et avec scrupule la répartition chromatique sur diverses régions de la rétine. Ces recherches confirment au fond les données expérimentales que nous venons de reproduire ; et dans les points où elle semble avec ces dernières en désaccord, il nous a paru qu'elles donnaient en même temps la clef de ce désaccord. Elles mettent en effet en évidence directe le rôle mixte, et jusqu'ici un peu confus, du facteur *lumière* ou éclairement, et elles auront assurément, si elles sont ultérieurement confirmées, comblé un large desideratum qui pesait sur toutes les observations.

De ce genre est l'espèce de conflit existant entre les auteurs que nous venons de citer, et dont les uns, accordent à la région périphérique extrême de la rétine la sensation exclusive du *bleu*, les autres y marquant pour limite la sensation seule de la lumière *blanche*.

Reprenant toutes ces expériences avec des disques colorés, soumis à une intensité d'éclairement très vive, MM. Landolt et Charpentier ont pu constater que toutes les couleurs peuvent être perçues jusqu'aux dernières limites du champ visuel, *pourvu qu'elles soient secondées par une lumière assez intense*.

Il résulte, en effet, des travaux de ces auteurs que si la périphérie de la rétine est de beaucoup inférieure au centre rétinien quant à l'acuité visuelle et au sens chromatique, il n'en est pas de même de la *sensibilité purement lumineuse* qui serait développée *au même degré à la périphérie* qu'à la région de la *macula lutea*.

« Il nous a fallu constamment, disent-ils, pour le centre et pour chacun des points de la périphérie rétinienne, le même *minimum* de lumière blanche pour produire une sensation lumineuse. »

D'autre part, pour *reconnaître* une couleur, il faut une intensité lumineuse de plus en plus forte, à mesure qu'on la fait tomber sur un point rétinien plus périphérique.

« Mais, chose remarquable, avant que chaque couleur soit reconnue avec son ton véritable, elle paraît toujours passer par une série de phases dont la première se traduit par une *sensation lumineuse;* puis on hésite sur la qualité de la couleur présentée, jusqu'à ce que l'excitation ait atteint une certaine intensité pour laquelle on reconnaît cette couleur.

« Or nous avons trouvé, dans toutes nos expériences, ce fait très important, que pour produire la sensation lumineuse primitive, il faut pour le *centre* et pour tous les points du reste de la rétine, le *même minimum* de couleur présentée. »

Deux faits importants, s'ils sont ultérieurement et constamment vérifiés, résultent donc de ces expériences :

Premièrement, l'égale excitabilité de la *rétine, dans toute son'étendue, par l'impression purement lumineuse ou éclairante.*

Deuxièmement, toute l'étendue superficielle de la rétine est susceptible d'être impressionnée par.toutes les couleurs du spectre, et sous le *même minimum* d'action chromatique dans toute cette étendue ; seulement, cette perception spéciale ne naît qu'à la faveur d'un accroissement de plus en plus fort de l'intensité de l'éclairement, à mesure que l'on s'éloigne de la région polaire de l'organe.

Cette découverte, dit en terminant M. Landolt, détruit entièrement l'hypothèse qui réservait aux seuls *cônes rétiniens* la facilité de percevoir les couleurs. L'absence de ces éléments à la périphérie de la membrane, par laquelle on expliquait le peu de sensibilité de cette région aux couleurs, démontre, contrairement à l'induction première, que les cônes ne sont pour rien dans cette qualité sensorielle.

Nous rencontrerons plus loin dans un important travail, du professeur Holmgren, de nouveaux faits à l'appui du rôle prépondérant de l'élément « *éclairement* » dans la production des phénomènes chromatiques (voir § 346).

Une conséquence subsidiaire est tirée des prémisses qui précèdent par MM. Landolt et Charpentier.

« Si la sensation des couleurs sur toute l'étendue de la rétine ne dépend, en fin de compte,·que de la quantité d'éclairement, les parties excentriques de la rétine se comportent donc comme fait le centre lui-même, lors de la diminution d'éclairage. »

Conclusion qui vient directement à l'appui des considérations proposées par Nuel pour justifier ses remarques sur les déductions à tirer, en ce qui regarde le daltonisme congénital, des observations relevées dans la cécité acquise des cas pathologiques (voir § 336 *c*).

« Le daltonisme central acquis de l'alcoolisme, n'est qu'une conséquence du scotôme central proprement dit. »

§ 338. — Étiologie. — Développement. — Pronostic. — Conséquences.

Cette épigraphe concerne le daltonisme congénital. Le daltonisme acquis se rattachant à une névropathie optique, a naturellement pour pronostic celui de la maladie principale dont il est un des symptômes.

Le daltonisme proprement dit, essentiel, si vous voulez, c'est-à-dire n'ayant pu naître au cours d'une affection profonde de l'ordre nerveux, est ou doit être considéré comme congénital; congénital et incurable, si l'on s'en tient au tableau des principaux cas qui forment la base de son histoire pathologique. Tel est du moins le sentiment général des ophthalmologistes.

Dans le cours de cette étude on rencontrera cependant une importante dérogation à cette opinion. C'est celle apportée par le Dr Favre, de Lyon, qui a présenté au monde savant de nombreuses observations opposées par lui à cet arrêt. Mais on verra plus loin que ces résultats heureux semblent embrasser seulement non des cas de vrai daltonisme, mais une classe d'individus, soit insuffisamment initiés par leur éducation première à la connaissance et partant à la désignation des nuances colorées, soit, plutôt peut-être, peu doués sous le rapport de la mémoire des couleurs (voyez § 339).

Le daltonisme essentiel est souvent héréditaire ; peut-être aussi est-il lié à des influences de race. Il est très notablement plus fréquent chez l'homme que chez la femme.

Ses conséquences. — La possession d'une notion exacte des couleurs joue un grand rôle dans beaucoup de professions. Les peintres, les teinturiers, les directeurs d'ateliers de tissages divers ont le plus grand intérêt à jouir à cet égard de facultés exactement physiologiques, c'est-à-dire conformes aux notions de la généralité des hommes. L'appréciation régulière de la valeur des signaux colorés en mer et sur les routes ferrées a aujourd'hui une importance que chacun peut juger aisément. Il convient donc que le médecin puisse reconnaître les anomalies de cet ordre sur lesquelles il aurait à se prononcer.

Le premier indice que l'on ait de l'altération, chez un individu, du sens des couleurs, est apporté par l'incorrection ou la singularité de ses réponses lorsqu'il se trouve dans l'obligation de dénommer une couleur offerte à sa vue.

Le plus souvent, dit M. Warlomont, c'est le hasard lui-même qui se charge de faire la révélation de son anomalie visuelle au sujet lui-même, ou aux personnes qui l'entourent. » Mais si l'on attendait la production de cette circonstance, on risquerait de n'avoir à s'occuper du remède — médical ou administratif — qu'après la réalisation des conséquences fâcheuses que peut entraîner, en plus d'un cas, une altération du sens chromatique. La fréquence du daltonisme, son importance administrative sont devenues d'une connaissance trop générale pour que l'on n'ait pas, à l'avance, à se prémunir contre des désirs de dissimulation. Pour l'admission aux fonctions qui exigent une correction parfaite du sens des couleurs, il convient donc d'aller au-devant des anomalies et de procéder, par un examen anticipé, au choix des sujets.

La plus simple et la plus naturelle des méthodes consiste à inviter lesdits sujets à désigner nominalement les couleurs offertes à leur vue.

C'est la méthode de M. le Dr Favre, de Lyon; par son exposition commencera cette étude.

§ 339. — Diagnostic et détermination des altérations du sens chromatique. — Méthode du Dr Favre.

Pour obtenir des couleurs en rapport avec celles fondamentales du spectre scolaire, et désignées généralement sous les noms :

De *violet, indigo, bleu, vert, jaune, orangé, rouge*, M. Favre forme *cinq* paquets de laines colorées composés chacun de *trois nuances,* trois de rouge — trois de jaune (dont l'orangé) — trois de vert — trois de bleu (dont l'indigo) — trois de violet; plus un paquet de laine *blanche* et un de laine *noire*.

Ces écheveaux de laine sont présentés un à un au sujet à examiner qui doit en *dénommer* la couleur.

Un premier examen d'un certain nombre de sujets donne lieu à la création immédiate de trois classes parmi eux :

1° Ceux qui ne se trompent point, ou ne seront en dissentiment avec l'examinateur, que sur des nuances insignifiantes.

2° Ceux qui, à plusieurs reprises, éprouvent plus ou moins d'hésitation à désigner les couleurs fondamentales.

3° Ceux enfin qui s'y trompent constamment, à moins que leur erreur ne soit redressée par quelque remarque diagnostique tirée des accessoires concomitants.

La création de ces trois classes, ferons-nous observer, est moins une distribution diagnostique, qu'une catégorisation *à priori* des résultats qu'apportera le traitement.

On voit, en effet, dans les travaux de M. Favre, qu'à part la première classe qui ne comprend évidemment que des sujets ou tout à fait sains (sous le rapport chromatique), ou atteints d'incorrections à peine sensibles, les daltoniens *positifs* de l'auteur sont tous compris dans les deux dernières classes.

Or de ces dernières classes, la première forme la catégorie de ceux que, suivant M. Favre, l'on peut guérir — la seconde celle des incurables.

Des nombreuses observations recueillies par M. Favre, il résulte en effet que chez les sujets formant la première de ces deux dernières classes, l'auteur a pu arriver par lui-même ou par les instructeurs qu'il a formés, et par une éducation méthodique plus ou moins prolongée, à redresser le sens d'un grand nombre ; surtout parmi les enfants ou les individus mal dégrossis et novices en matière de couleurs et de nuances. Ces derniers sont, dans l'opinion de notre confrère, considérés comme des sujets guéris : la troisième classe formant celle des incurables.

Nous ne sommes pas surpris, d'après cela, qu'on se soit demandé s'il s'agit bien dans cette dernière classe, celle des guéris, de véritables altérations du sens des couleurs, et non pas tout simplement d'une éducation du sens chromatique exceptionnellement défectueuse, ou d'une mémoire spéciale insuffisante. S'appuyant sur cette considération, on a refusé à cette classe des daltoniens guéris, présentés par notre compatriote, la qualification de daltoniens véritables, prétendant (Holmgren), qu'elle ne formait qu'une catégorie *d'inexercés*, de sujets chez lesquels manquaient seulement l'éducation et la mémoire, en y ajoutant, si l'on veut, un certain degré d'obtusion du sens.

Objection spécieuse peut-être, si elle était ici la seule. Comment, en effet, sortir de la difficulté, si les adversaires de M. Favre ne laissent subsister la dénomination de daltoniens que pour ceux d'entre eux qui ne guérissent pas par l'exercice.

Mais il est encore quelques autres considérations à présenter à l'appui de ces objections.

D'abord, celle-ci : c'est que les observations de l'auteur sont (au point de vue spécial qui nous occupe ici) quelque peu incomplètes.

Rien n'y est relaté, quant au degré de l'acuité visuelle, de l'étendue du champ superficiel de la vision. De plus, l'intelligence de ses sujets laisse souvent à désirer ; et on a pu voir déjà combien ces éléments sont importants à peser dans l'appréciation de l'état morbide propre du sujet.

Enfin, et là surtout est l'argument décisif : c'est que le percentage des daltoniens de M. le Dr Favre s'élève à un chiffre cinq ou six fois plus grand que celui de la généralité des ophthalmologistes, et que le sixième de ce chiffre, ou celui généralement admis, est à très peu près le nombre des sujets demeurés incurables entre ses mains.

Rapprochement de chiffres qui tranche le doute et justifie la dénomination donnée par Holmgren, *d'inexercés* aux daltoniens *guéris* de M. le Dr Favre.

Il ne résulte pas, à nos yeux, de cette critique que les recherches de notre compatriote doivent être considérées comme vaines. Bien loin de là ; c'est déjà un très grand service rendu que la démonstration de l'existence de cette classe de daltoniens par défaut d'éduca-

tion suffisante. Faire rentrer, à si peu de frais, dans le droit commun
à l'existence industrielle, une catégorie de sujets entravés jusque-là
par une incapacité relative, n'est pas un service à considérer légèrement et auquel nous voudrions paraître demeurer indifférent.

Une autre objection a été adressée à cette méthode, en tant que
moyen de diagnostic. Celle de reposer sur la *dénomination* des couleurs offertes. Cette objection s'adresse en même temps aux méthodes
de MM. Stilling, Donders, Landolt, Snellen, Dor, etc. On trouvera au
§ 346, notre opinion sur la valeur de ce reproche.

§ 340. — Méthode de diagnostic fondée sur le contraste présenté par les ombres colorées (ou de Stilling).

Nous avons décrit (leçon 12ᵉ) les phénomènes de contraste présentés
par les deux ombres d'un même objet, éclairé d'un côté par la lumière
blanche, de l'autre, par une lumière monochromatique quelconque.
De ces deux ombres, l'une produite par la lumière blanche, et qui
reçoit la lumière colorée seule, reflète cette même couleur plus ou
moins mêlée de lumière blanche; l'autre, produite par la source
monochromatique et qui ne reçoit que de la lumière blanche, *paraît*
de la couleur complémentaire de la première (§ 196, fig. 63).

Le mécanisme de ces apparences est exposé dans le même paragraphe.

Cette propriété a été considérée comme propre à devenir la base
d'une méthode pour la diagnose du daltonisme.

Un daltonien ne sachant distinguer la couleur qui fait défaut à son
œil, si, dans l'expérience précédente, on s'était servi, par exemple,
d'une lumière verte pour source colorée, et que l'ombre portée par la
lumière naturelle, et qui étant de la couleur complémentaire du vert,
ou rougeâtre, ne fût pas distinguée *dans sa nuance* véritable, on serait
autorisé à considérer le sujet comme aveugle pour le rouge, et de
même pour toute autre lumière monochromatique éprouvée. Cette
méthode, due au professeur italien Ragona-Scina, a été employée en
Allemagne par MM. Weber, Rose et Cöhn, et enfin, plus particulièrement, par M. Stilling.

Nous ne distinguons pas très bien ce qu'elle peut offrir d'avantages
sur la méthode directe; au moins tant qu'elle est employée dans les
mêmes conditions que celle-ci (§ 345).

D'autre part, dans cette méthode, la lumière du jour est remplacée
par celle de la flamme diffusée et réfléchie par les parois de la
chambre; c'est cette dernière qui éclaire en partie l'ombre directe
formée par la lumière colorée. Eu égard à cette circonstance, la
méthode de Stilling, telle que l'emploie son auteur, ne peut donner
de résultats univoques, eu égard à l'indétermination où il laisse

l'expérimentateur, quant aux conditions qui produisent *l'éclairage général* ou par diffusion, celui qui, en définitive, donne naissance par contraste à la couleur de l'ombre.

Frappé des défauts de cette méthode, le professeur. Holmgren, d'Upsal, y a apporté une modification importante par la substitution du principe de la *comparaison* de deux ombres colorées complémentaires l'une de l'autre ; ce savant est arrivé ainsi à des résultats très remarquables que nous reproduirons plus loin (voir § 345).

§ 341. — Méthode de détermination de Donders.

Les méthodes précédentes, si elles établissent nettement le diagnostic essentiel de l'aberration chromatique, n'en déterminent pas le degré, la valeur numérique. Or, au point de vue de la théorie, aussi bien que de la pratique, il importe de déterminer avec précision ce degré du trouble visuel, en d'autres termes, d'évaluer numériquement, pour chaque couleur, le pouvoir de distinction.

On obtient, dit M. Donders, une détermination numérique de l'affaiblissement de la faculté de percevoir une couleur, ou nuance de couleur, en indiquant la limite où cette nuance se laisse reconnaître ou distinguer avec certitude.

A cet effet, M. Donders place ses sujets à 5 mètres de distance d'un tableau vertical de velours noir[1], sur lequel sont attachés de petits disques de papiers à fleurs, larges de 1, 2, 5 millimètres, au plus, collés séparément.

Il applique alors à la vision de ces objets la mesure de la sensibilité rétinienne proprement dite.

Le pouvoir de distinction des couleurs est maintenant, poursuit M. Donders, *en raison inverse de la quantité de lumière exigée, c'est-à-dire proportionnellement au carré de la distance* à laquelle la couleur est distinguée, et *inversement proportionnel au carré du diamètre du disque*[2].

---

1. Ce fond noir est choisi en vertu de la loi du contraste simultané. Si l'on considère le blanc comme la couleur complémentaire du noir, la couleur offerte à l'examiné reçoit de l'effet dû à la complémentaire du fond, un accroissement d'intensité de la lumière qui la frappe. Ajoutons que la matité du velours concourt plus que tout autre tissu à produire cet effet.

2. Cette proposition vient en parfaite concordance avec la nécessité signalée pour la première fois par M. E. Javal, de réformer nos usages en matière de détermination numérique de l'acuité visuelle. Voir à ce sujet notre leçon 7ᵉ, dans laquelle nous montrons que si l'acuité visuelle doit être mesurée par l'inverse des variations de l'angle du *minimum separabile* ou de sa tangente, le degré de la sensibilité propre de la rétine pour la lumière (blanche) devait être évalué par les *carrés* de cette même tangente. La lumière monochromatique ne se comporte point, en effet, physiquement, d'une façon autre que la lumière blanche. La même loi leur est évidemment applicable.

d étant la distance, m le diamètre du disque coloré, le pouvoir de distinction K d'une couleur quelconque sera directement proportionnel au carré de d et inversement proportionnel à celui de m.

La formule générale sera donc :

$$K = C.\frac{d^2}{m^2}$$

C étant un coefficient constant pour une couleur donnée.

Pour la pratique, M. Donders a adopté pour unité $d = 5$ mètres ; la formule appliquée devient donc pour cette distance constante :

$$K = C \times \frac{1}{m^2}$$

m étant le diamètre du disque coloré dont l'unité de mesure est celui du disque correspondant à l'œil normal.

Quant à cette unité de perception, la pratique permet d'admettre, en règle générale, que des couleurs vives et passablement saturées, vues avec un diamètre de 1 millimètre, sous un bon éclairement et sur un fond de velours noir, sont reconnues à une distance de 5 mètres par un œil jouissant de sa pleine acuité visuelle, à la condition, toujours nécessaire, de corriger l'amétropie éventuelle.

La méthode suppose que le sens des couleurs est normal chez l'observateur lui-même, ce que la comparaison avec d'autres peut mettre promptement en évidence. Il faut en outre que l'observateur et le sujet à examiner soient restés, avant l'épreuve, quelque temps sous l'influence du même éclairement, dans la même chambre. La lumière du jour émousse la vue pour toutes les couleurs, mais non pour toutes au même degré ; c'est ainsi que de toutes les couleurs, le *bleu* exige pour être perçu le moins de lumière, quand on sort de l'obscurité ; mais le plus, quand on vient du jour.

Pour la *lumière transmise*, ajoute M. Donders, je me suis servi d'une bougie normale, ordinaire, telle qu'on l'emploie en Angleterre pour la détermination de l'intensité lumineuse des flammes de gaz. Elle est placée derrière un écran en bois noir d'ouverture ronde de 25 mm. de diamètre, fermée par un verre dépoli devant lequel peut glisser une plaque métallique percée de petits trous de 1, 2, 5, 10 et 20 mm. Immédiatement derrière l'ouverture, se trouve un disque rotatif pourvu de plusieurs trous qui peuvent être amenés en face de l'ouverture, et dont l'un est libre, tandis que les autres contiennent des verres diversement colorés, notamment le verre rouge et le verre vert des lumières-signaux des chemins de fer. La bougie peut se mouvoir le long d'une échelle qui indique la distance a de la flamme à l'écran, dans chaque cas particulier.

Cela posé, on détermine la distance A de la flamme à l'écran qui, pour la lumière blanche ou la lumière colorée, correspond à D=5 mètres, pour l'œil normal; chez l'auteur, ces distances étaient : pour la lumière blanche, A=1.75; pour la lumière rouge, A=0.65; pour la lumière verte, A=0.25. Le disque étant d'ailleurs supposé égal à 1 mm.

Or, Donders a remarqué que lorsqu'il y a cécité pour les couleurs, le degré de clarté, avec les valeurs respectives de A, n'est plus égal pour les différentes couleurs, c'est-à-dire que le rapport $\frac{a}{A}$ n'est plus celui trouvé pour l'œil normal. Cela ressort de ce fait que si l'on change les valeurs de a, la même couleur est souvent alternativement nommée, rouge ou verte, par ceux qui ont montré quelques hésitations dans leurs réponses. Quand on emploie l'ouverture la plus grande, et qu'on amène la flamme au voisinage immédiat du verre, il ne reste qu'un nombre relativement petit de personnes qui se trompent à l'égard de la couleur[1].

« Pour tenir compte aussi, dans la détermination numérique, de cette *perceptibilité à une lumière plus vive*, on n'a qu'à *ajouter* à la formule, le terme $\frac{a^2}{A^2}$ (lisez, on n'a qu'à multiplier la valeur de K par le rapport $\frac{a^2}{A^2}$), dans lequel A désigne la distance normale de la flamme, et a la distance exigée dans le cas particulier.

Le pouvoir K de distinction des couleurs devient alors $K = \frac{1}{m^2} \frac{d^{2}}{D^2} \frac{a^2}{A^2}.$

L'application de cette méthode pourrait servir de contrôle à celle des ombres colorées d'Holmgren (voir § 346).

---

1. Ce passage d'une rédaction peu claire renferme une observation à relever et que nous aurons à rappeler plus tard, pour la rapprocher de plusieurs autres concourant toutes à établir un fait physiologique des plus importants, à savoir : qu'une sensation colorée déterminée repose toujours sur le concours de deux facteurs : 1° l'élément coloré spécial même, bien évidemment ; 2° un éclairement déterminé, lequel varie avec chaque couleur (voir le §§ 337, même leçon).

C'est à cette circonstance physiologique qu'est due la faculté évidente que conservent encore la plupart des daltoniens employés aux signaux des chemins de fer, de distinguer le rouge du vert ; avec quelque habitude, le degré d'intensité d'éclairement propre à chacune de ces couleurs, devient pour eux le critérium ou l'équivalent de la nuance.

L'observation suivante de Donders conduisait à la même conclusion :

« En avançant vers un objet coloré de faibles dimensions, l'œil normal distingue la couleur un *instant après* qu'il a perçu la lumière; on n'aura pas à chercher beaucoup pour trouver quelqu'un qui ne voit la couleur que *longtemps après* la lumière. » (DONDERS.)

1. *Ann. d'ocul.*, p. 26, t. LXXIV.

§ 342. — Méthode de Maxwell.

On sait qu'en divisant, en trois secteurs de certaines dimensions déterminées, un disque susceptible de prendre un mouvement de rotation rapide, et couvrant chacun d'eux de l'une des trois couleurs fondamentales, la propriété de persistance des impressions sur la rétine, confond ces trois couleurs en une sensation unique : le *blanc gris*. Ces disques portent le nom de disques rotatifs de Maxwell.

Cette méthode, appliquée à un aveugle pour les couleurs, démontre que l'on peut arriver chez lui à produire cette même sensation de gris avec *deux couleurs seulement*.

Le disque rotatif de Maxwell permet d'obtenir avec une grande exactitude les données propres à déterminer le caractère fondamental de l'affection, et qui est de savoir quelles sont les *deux couleurs* à employer pour produire le gris, tel qu'on l'obtient par le mélange du blanc et du noir sur le disque. L'une d'elles, qui paraît relativement bien plus foncée que pour l'œil normal, est la couleur fondamentale absente. (Helmholtz.)

Cette méthode très scientifique n'est guère applicable que dans des expérimentations physiologiques : elle consiste, en somme, à soumettre un sujet supposé daltonien aux expériences de physique qui ont servi et servent encore à la composition du blanc au moyen des diverses combinaisons binaires des divers éléments du spectre.

La science seule, non la pratique courante, en peut bénéficier.

§ 343. — Méthode de Landolt.

Cette méthode repose sur le principe suivant :

« Les altérations de la perception des couleurs devenant, dit l'auteur, surtout manifestes pour les nuances claires, nous déterminons cette perception, en cherchant *la quantité minimum de couleur qu'il est nécessaire d'ajouter au blanc pour que celle-ci puisse être reconnue.* »

On voit ici introduit comme base d'une méthode diagnostique et numérique, le facteur « éclairement » ou lumière blanche dans la perception d'une couleur déterminée. C'est une très judicieuse application des recherches de l'auteur lui-même sur l'importance physiologique de ce facteur (voir § 337).

M. Landolt se sert à cet effet du disque rotatif de Maxwell (voir ci-dessus). Il fixe sur le disque un cercle de papier blanc divisé en degrés, sur lequel on place de la façon connue un secteur de même rayon, d'un papier peint de la couleur que l'on veut éprouver.

L'étendue angulaire du secteur mesure la proportion de couleur qu'il faut ajouter au blanc pour en rendre la perception possible ; cette quantité est ensuite comparée à celle qui, par le même éclairage, suffit pour produire la même notion chez le sujet normal.

Une table de comparaison, pour chacune des couleurs, peut être établie chez le sujet physiologique et servir ainsi d'échelle numérique de sensibilité chromatique, évaluée d'après la quantité de lumière nécessaire pour procurer la sensation colorée elle-même.

Nous retrouverons les éléments d'une semblable table au § 346.

§ 344. — Méthode de Snellen.

M. Snellen a donné, dans ses tables optométriques, des spécimens formés de lettres colorées. L'emploi qu'on en peut faire pour l'établissement du diagnostic du daltonisme est exclusivement de première indication et tout à fait sommaire, et encore !

Ce que nous venons d'entrevoir, et qui sera ultérieurement plus amplement exposé, sur le rôle rempli par le facteur éclairement, ou lumière générale, dans l'impression produite par une lumière colorée, nous permet dès maintenant d'écarter absolument cette méthode.

Longtemps après qu'est perdue la notion de leurs couleurs spéciales, les optotypes de Snellen sont encore lisibles par le seul fait de l'éclairement.

C'est regrettable, assurément ; il y eût eu là une application merveilleusement simple du principe de nos tables optométriques.

Les échelles fondées sur la perception du *minimum separabile* (principe qu'il importe de différencier du *minimum visibile* simple, voir leçon 7ᵉ, § 109) semblaient, en effet, au premier abord, offrir un système de graduation tout à fait propre à la détermination du degré des anomalies chromatiques.

Supposons nos échelles imprimées sur verre comme celles de l'optomètre de Badal ; et, dans une chambre obscure, éclairons-les par transparence avec une lumière monochromatique. S'il en était d'une couleur monochromatique comme de la lumière blanche, c'est-à-dire que, comme la seconde, la première pût être considérée isolément, la mesure du *minimum separabile*, relevée par la méthode ordinaire, nous donnerait, dans *l'inverse de son carré*, la mesure de la sensibilité propre de la rétine pour la couleur essayée.

Malheureusement, la lumière monochromatique ne peut pas être étudiée isolément, comme la lumière blanche ou le simple éclairement.

Quand, par l'éclairement incolore, la limite de sensibilité est atteinte, tout est dit ; l'emploi des formules connues permet de déterminer numériquement, avec un éclairement normal, le degré de la sensibi-

lité propre de la rétine, ou, avec une rétine normale, la mesure de
l'éclairement.

Mais il n'en est plus ainsi quand on fait usage d'une lumière monochromatique ; car alors la lecture' continue encore à avoir lieu, au
moyen du facteur éclairement tout seul, quand depuis plus ou moins
de temps, s'il y a daltonisme, l'impression spécifique de la lumière a
cessé d'impressionner la rétine.

§ 345. — Méthode de Seebeck, reprise et développée par Holmgren.

La méthode de *Seebeck* consiste à faire classer à l'examiné une
quantité d'objets colorés, d'après leur ressemblance ou leur dissemblance réciproques. Par là, on a sur-le-champ un tableau complet du
sens chromatique du sujet. On apprend quelles couleurs il distingue,
quelles il confond.

Mais le temps qu'exige cette méthode la rend bien peu applicable
dans la pratique des examens généraux; et de plus, elle ne permet
aucune détermination numérique.

Nous allons retrouver ce même principe dans la méthode mieux
ordonnée qui porte le nom d'Holmgren.

Méthode d'Holmgren. — Au point de vue théorique, cette méthode
se fonde, comme celles de Maxwell et de Seebeck, non pas sur la désignation nominale, mais sur la comparaison des couleurs.

Elle a de l'analogie avec celle de Seebeck comme simplicité, puisqu'elle se borne à obliger le sujet à se débrouiller entre des groupes
d'échantillons de diverses couleurs. Mais elle demande bien moins de
temps, n'obligeant pas l'examiné à faire un classement complet, mais
seulement à dégager d'un assemblage d'échantillons divers, *ceux-là
seuls* qui, *pour lui, ressemblent à la couleur présentée par l'examinateur.*

Les objets présentés à l'examiné consistent en écheveaux de laine
à broder, de toutes nuances et tels que les livre le commerce.

Le stock doit se composer :

De *rouge, orangé, jaune, vert jaune, vert pur, vert bleu, bleu, violet,
pourpre, rose, brun, gris.* Chacune de plusieurs sortes, les principales
très bien représentées.

Plan d'exécution :

L'examinateur prend, dans la collection mise en un tas sur une
table, et bien éclairée par la lumière des nuées, et met de côté un
écheveau de la couleur sur laquelle il veut spécialement examiner le
sujet; puis il invite ce dernier à chercher les autres écheveaux qui se
rapprochent le plus de l'échantillon, et de les placer à côté de celui-
ci. On juge du sens chromatique de l'individu d'après la manière dont
il accomplit cette tâche.

L'examinateur, pendant cette épreuve, doit suivre des yeux l'examiné, et il peut déjà apprécier à son plus ou moins de décision ou de rapidité, la faiblesse ou l'énergie son sens chromatique.

Les couleurs habituellement choisies par Holmgren, à la suite d'une longue expérience, sont d'abord :

1° Le *vert clair* (la plus blanche des couleurs spectrales et la plus facile à confondre avec le gris).

2° Le *pourpre*, dans lequel le rouge et le violet se combinent en proportions à peu près égales (applicables surtout au cas de cécité partielle complète).

Le *pourpre* occupe une singulière position parmi les couleurs ; elle est aussi saturée que les couleurs spectrales, quoiqu'elle n'existe pas dans le spectre ; on la considère comme une huitième spectrale fermant le cercle chromatique.

Il est d'une importance particulière pour l'examen des viciés, précisément parce qu'il forme une combinaison des deux fondamentales extrêmes, qui ne se confondent jamais entre elles. L'aveugle pour le rouge n'y reconnaîtra que le violet, et réciproquement ; à moins que, vicié pour les deux couleurs à la fois, il ne confonde le pourpre avec le gris, comme il fait du rouge et du vert.

3° Enfin le rouge.

Holmgren fait donc trois épreuves fondamentales avec les échantillons *vert*, *pourpre*, *rouge* successivement et dans cet ordre.

Épreuve I avec l'échantillon *vert* (choisi d'un vert pur et clair).

L'aveugle pour le *vert* placera à côté de cet échantillon des écheveaux *gris*, brun léger, roses, orangés.

Quant à l'aveugle pour le *rouge*, mis en présence de ce même échantillon, M. Holmgren ne définit pas quelle sera sa conduite ; il dit seulement, à propos de cette épreuve et de la suivante, « que l'aveugle pour le rouge n'approuve jamais l'épreuve pour le *vert*. »

Épreuve II. — Échantillon *pourpre*. (*Contrôle de l'épreuve précédente.*) — S'il y a aberration chromatique, le sujet confondra avec cet échantillon des teintes claires et foncées du violet et du bleu (plutôt des foncées) — ou bien des nuances claires d'un gris verdâtre, ou tirant au bleu. Dans le premier cas, il sera considéré comme aveugle pour le rouge ; dans le second pour le vert ; et complètement dans l'un et l'autre cas.

Épreuve III. — Échantillon *rouge* (de la couleur des drapeaux de chemins de fer).

L'aveugle pour le *rouge*, choisit, avec le rouge, des nuances de vert et de brun, plus *foncées* que le rouge pour le normal.

L'aveugle pour le vert choisit des nuances contraires plus *claires* que le rouge (n'est pour l'œil normal).

Remarques sur cette méthode :

Il faudrait avoir l'occasion d'opérer sur un large champ expérimental pour se permettre de critiquer la méthode qui précède.

Nous ferons observer seulement que l'auteur, malgré d'abondants développements, n'explique pas très expressément les motifs pour lesquels, des symptômes exposés il déduit affirmativement le diagnostic exclusif de la cécité isolée pour le *rouge* ou le *vert*, et non simplement le fait d'une *confusion* entre ces deux couleurs.

Or, c'est sur les nombreuses applications qu'il a faites de cette méthode que M. Holmgren, seul peut-être parmi les savants qui se sont attachés à cette question, établit une proportion entre les cas de cécité pour le rouge ou pour le vert, entièrement inverse de celle généralement relevée.

Craignant ici l'influence d'une idée préconçue, nous nous proposerions d'examiner chaque cas, au moins comme contrôle, en nous mettant au point de vue d'une simple confusion entre le rouge et le vert.

Si le daltonisme congénital vulgaire, ou le plus commun, n'est en effet que le résultat d'une confusion entre ces deux couleurs et le gris, nous dirons que les trois échantillons vert, pourpre, rouge, devront chez le daltonien, rappeler ce gris blanchâtre, mais avec des intensités de clartés différentes. L'échantillon vert, simplement plus lumineux, appellera à ses côtés des nuances plus claires; l'échantillon rouge moins éclatant, des nuances grises ou brunes plus foncées.

Si, au contraire, la cécité est bien exclusivement monochromatique, pour le vert par exemple, le sujet ne verra pas le vert, en rapprochera le gris clair, mais verra très nettement le rouge.

Inversement, l'aveugle pour le rouge *seul* distinguera bien le vert, et en rapprochera les nuances claires; quant au rouge, il ne pourra en rapprocher que les nuances relativement foncées, c'est-à-dire douées, comme son rouge, d'un faible éclat lumineux.

Quant au pourpre, il peut puissamment éclairer sur l'aptitude de l'examiné à percevoir soit le rouge, soit le violet; car, ainsi que le dit M. Holmgren, ces deux couleurs ne peuvent se confondre entre elles.

Cependant il ajoute : mais s'il existait de la cécité pour l'une et pour l'autre (rouge et violet), le sujet accuserait du *gris*.

Admettons-le; mais alors comment lui apparaîtrait le blanc ordinaire ou l'éclairage général? de la couleur complémentaire du pourpre, ou du vert?

Or, notre sujet est par hypothèse en possession de la sensation correcte du vert et de celle du blanc : il ne peut donc pas les confondre. Tout cela nous conduit de plus en plus à admettre que dans le cas où un sujet voit le pourpre en gris clair, il voit aussi le vert sous cette même teinte, c'est-à-dire confond avec le gris, le rouge, le vert et le violet.

Simulation de cécité pour couleurs. — Les cas les plus difficiles dans la pratique sont ceux où un sujet peut avoir intérêt à paraître vicié sans l'être.

L'examen est délicat; pour déjouer la tentative de fraude, il faut être très compétent en matière de cécité pour les couleurs; et si le sujet a étudié la question, le triomphe sera pour le plus expert de l'examinateur ou de l'examiné *en matière de cécité pour les couleurs;* car au moyen d'une pratique prolongée de la comparaison des intensités lumineuses relatives des couleurs, un sujet peut arriver à distinguer très sûrement les fondamentales.

§ 346. — Méthode de Stilling développée par Holmgren. — Contraste par ombres colorées.

Holmgren reproche à la méthode de Stilling (voir § 340) l'incertitude de ses résultats, due à ce que les épreuves ouvrent une voie à l'influence variable de l'intensité propre de la source de lumière; l'éclairage n'étant pas préalablement réglé.

En second lieu, le sujet doit procéder par *désignation* nominale de la couleur, et ce mode est à ses yeux défectueux (voir § 347).

Ce professeur a donc modifié les épreuves par les ombres colorées, en en produisant simultanément de deux sortes et en les *comparant.*

Voici comme il procède :

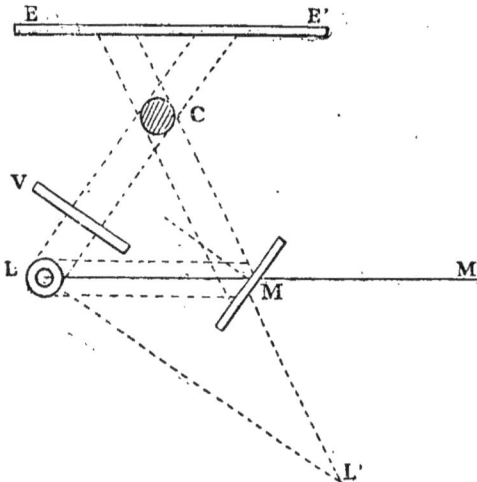

Fig. 93.

1° Une lampe L (fig. 93), envoie directement à travers un verre coloré V, supposons-le d'abord rouge, ses rayons sur le corps opaque C qui doit former ombre, et sur un écran blanc E E′, servant de surface de projection.

2° Au moyen d'un miroir plan M, une seconde partie de la lumière de la lampe, qui ne traverse pas le verre coloré, est en même temps renvoyée, par réflexion, sur le corps qui doit porter ombre et sur l'écran de projection.

· L'expérience ayant lieu dans une chambre obscure, l'écran reçoit donc à la fois de la lumière blanche (en appelant ainsi, par hypothèse, celle de la lampe), et de la lumière rouge.

Sur ce fond commun, les deux faisceaux de lumière partant de la même source, peuvent être supposés égaux en intensité, pour la même distance (en faisant abstraction de la lumière absorbée dans l'acte de réflexion par la surface du miroir); les deux faisceaux de lumière, disons-nous, donneront lieu sur l'écran à deux ombres voisines du corps opaque; ces deux ombres seront l'une verte, l'autre rouge (le verre coloré étant d'abord rouge, comme nous l'avons supposé).

La première, celle qui se montre verte, est due à la suppression de la lumière incidente rouge, sur la partie de l'écran qu'elle occupe, cette partie ne recevant que de la lumière blanche. On a vu (leçon 12e § 196, phénomène des contrastes simultanés) qu'elle doit être de la couleur complémentaire de celle du fond qui l'entoure.

La seconde, l'ombre *rouge*, est l'effet de la suppression par le corps opaque de la lumière blanche réfléchie par le miroir sur ce même écran.

Cela posé, le professeur éloigne ou rapproche le miroir plan M, le long de la ligne L M, pour l'arrêter au point pour lequel les deux ombres susdites lui paraissent de la *même intensité*, c'est-à-dire *aussi claires ou aussi foncées, chacune dans sa couleur*.

Cette position déterminée, l'auteur mesure : 1° la distance directe de la lampe à l'écran; 2° celle de son image virtuelle, donnée par le miroir, au même écran.

Or les ombres étant égales en intensité lorsque l'on a relevé les mesures en question, l'éclairement qui les détermine est le même en cet instant. La *quantité de lumière rouge* qui détermine l'ombre *verte* est donc à la quantité de lumière blanche qui détermine l'ombre *rouge*, dans le rapport inverse du carré des distances respectives de leurs foyers d'origine.

Si donc on prend pour unité la distance de la source blanche, et son intensité quelconque pour l'*unité* d'intensité, l'intensité de la lumière qui traverse le verre rouge sera donnée par ledit rapport.

Répétant cette expérience avec le verre rouge, nous avons *cru* trouver (car l'opération est des plus délicates) que pour l'égalité d'appréciation de l'intensité des deux ombres, le foyer virtuel de lumière blanche devait être à *trois fois* environ la distance directe de la lampe à l'écran. La lumière blanche donnant une intensité supposée égale à 1, le verre rouge donnerait donc une quantité de lumière égale à 1/9.

Ce résultat se rapproche assez de celui consigné dans le travail de M. Holmgren, qui assigne, dans les mêmes circonstances, 0,115 ou = 1/8.7 pour la mesure du sens chromatique (couleur rouge), par rapport à son énergie vis-à-vis de la couleur blanche dans l'œil normal.

La même expérience, faite au moyen de la couleur *verte* donnerait, suivant le même auteur, M. Holmgren, pour l'énergie du sens chromatique (couleur verte), comparée à la lumière blanche : 0,137 ou 1/7.2.

Nous avons éprouvé, et l'auteur le reconnaît comme nous, une réelle difficulté, se traduisant par d'innombrables incertitudes, à affirmer, dans chaque cas, le point *exact* pour lequel les deux ombres de colorations complémentaires présentent *une intensité égale*.

En admettant cette expérience faite et bien faite pour toutes les nuances principales du spectre, on pourrait dresser un tableau empirique des rapports de l'intensité lumineuse afférente dans *l'état normal* entre chacune de ces couleurs et la lumière blanche. C'est une recherche que nous signalons aux physiologistes ; il est à regretter que M. Holmgren l'ait bornée au rouge et au vert.

Ces tableau ou échelle établis deviendront la base d'une méthode très heureusement conçue, et qui peut être très fertile en enseignements pour la diagnose et la détermination du degré de cécité pour les couleurs. Cette méthode consiste, on le voit, un sujet suspect étant donné, à le soumettre aux épreuves de Stilling par les ombres colorées, non plus en lui demandant *de quelle couleur* sont les ombres qui se dessinent sur l'écran, mais, en déterminant, comme dans l'expérience précédente, la distance à laquelle pour chaque couleur éprouvée, les deux ombres sont vues *sous une égale intensité lumineuse*.

La comparaison des chiffres relevés dans un cas anormal quelconque, avec ceux qui représentent (dans le tableau ci-dessus) les données fournies par l'état physiologique sera, nous nous en assurons, féconde en résultats.

Ainsi, une première série de recherches a fourni à M. Holmgren les données suivantes :

Nous venons de voir que, chez le sujet normal, l'intensité de la lumière nécessaire pour produire une impression donnée, étant 1 (un), avec la lumière blanche, devait s'élever à 9, si on excluait toute autre nuance que le rouge ; or, s'il s'agit d'un *aveugle pour le rouge*, elle devra être portée à 20, avec cette même lumière rouge, et ainsi des autres.

Une autre circonstance intéressante a été relevée dans ces expériences et ajoute à leur signification.

Nous avons exposé plus haut combien un sujet physiologique éprouvait de difficultés à reconnaître avec exactitude le point où les deux ombres colorées se montrent d'*égale intensité*.

Il en est tout autrement pour le daltonien ; dès que ce dernier est

en présence de deux ombres pour lui sans couleur, il n'hésite pas plus
dans son estimation que nous ne le faisons nous-mêmes dans des
expériences de photométrie ordinaire à la lumière blanche, par la
comparaison des ombres portées..

Nous voulons parler ici de la cécité complète pour une couleur donnée. L'ombre est pour lui parfaitement incolore ou d'un gris plus ou
moins noir.

Dans des cas de cécité incomplète, on doit trouver des proportion-
nalités différentes et qui varient avec le *quantum* de sensibilité chromatique qui reste chez le sujet examiné.

On a donc là toutes les qualités d'une méthode rigoureuse de déterminations numériques.

VINGT-DEUXIÈME LEÇON

DALTONISME (suite).

§ 347. — De la valeur à accorder à la dénomination des couleurs par un daltonien.

L'exposé qui précède des diverses méthodes de diagnostic et de
détermination des aberrations du sens chromatique adoptées par les
ophthalmologistes, nous montrent qu'elles peuvent être classées en
deux catégories qui reposent sur deux principes distincts.

La première se fonde sur la désignation nominale des couleurs présentées aux sujets suspects ; la seconde, sur la comparaison chromatique d'objets de nuances plus ou moins similaires, et sur le groupement des plus analogues entre elles.

Sous l'empire de certaines vues théoriques, on a supposé que l'un
de ces principes, le second, présentait une base beaucoup plus assurée que l'autre, et la faveur s'est attachée plutôt aux enseignements
apportés par le groupement des nuances similaires, qu'à ceux fournis
par le langage parlé.

Que nous représentent, s'est-on demandé, les noms par lesquels un
daltonien nous désigne les sensations colorées qu'il constate? répondent-ils bien aux sensations que nous éprouvons nous-mêmes? M. Helmholtz en doute : « Examinant les méthodes pouvant servir de base
au diagnostic et à la mesure des altérations du sens chromatique,
on n'arrivera évidemment qu'à des résultats négatifs, nous dit-il, si
l'on se borne à demander aux personnes à examiner, sous quel nom

elles désignent telle couleur ou telle autre ; leur état les oblige à appliquer à leurs propres sensations, auxquelles elle ne convient pas, la
nomenclature qui a été établie pour les yeux normaux. Il est plus que
douteux que ce qu'ils appellent bleu et jaune, réponde à notre *bleu*
et à notre *jaune*, » réponse que nous voyons l'auteur repousser particulièrement comme erronée, lorsqu'il s'agit d'un aveugle pour le
rouge.

Il n'est donc pas hors de propos de déterminer expressément les
limites de la confiance que nous pourrons accorder sous ce rapport
aux déclarations d'un examiné.

La nomenclature des couleurs n'a d'autres bases certaines que les
suivantes : 1° la *constance* de l'impression colorée faite sur nous et
sur la grande généralité des hommes, par un même objet ; 2° la
dénomination *commune*, conséquence de cette constance chez chacun
de nous, de l'impression produite, et de l'*accord* qui résulte de cette
constance entre nous et tous nos semblables dans les mêmes circonstances. Le daltonisme n'a pris droit de cité scientifique que lorsqu'il
a été constaté, reconnu, que ce mot *tous* est trop étendu, et qu'il y a
un certain nombre de nos semblables (5 0/0 peut-être ?) dont la sensation, dans certains cas donnés, est assez vague, assez analogue à
celle déterminée par une autre nuance, ou enfin assez affaiblie, pour
être jamais en *accord* avec celles de la généralité dans les mêmes circonstances.

Mais la langue a été faite par et pour la généralité ; et une sensation
uniquement individuelle ne peut s'exprimer que par une périphrase,
une comparaison, ou donner lieu à un malentendu ; personnelle,
exclusive, elle n'a point de nom dans la langue commune. Un sujet
qui, pour une ou plusieurs couleurs données, éprouve une sensation
vague, affaiblie ou inconstante, ne possède naturellement pour exprimer sa sensation, ni langue constante, ni même de langue aucune.
S'il a cependant dessein de se faire entendre, ou bien il varie considérablement pour une même nuance, en des temps différents, ou pour
des nuances approchées, dans un même moment : ou bien encore, il
fera, comme le dit M. Helmholtz, appel à quelque autre attribut ou
caractère constant de l'objet qui emporte avec lui, dans les circonstances les plus ordinaires, une certaine qualification de couleur.
Tous les arbres, par exemple, pourront être appelés « *verts* » par un
individu n'ayant point la notion du vert et méconnaissant cette couleur dans toute autre circonstance, uniquement parce qu'il est habitué à entendre un chacun qualifier ainsi le feuillage des arbres.

Mais quand ce même daltonien se retrouve devant des objets pour
lesquels les sensations colorées sont *constantes* chez lui, il rentre dans
la loi commune, et leur donne la désignation que leur donne la géné-

ralité ; et l'on ne comprendrait pas qu'il en fût autrement. Si le jaune, ou le bleu, par exemple, détermine constamment chez un sujet les mêmes sensations respectives ; si toutes les fois que cette nuance, dont il apprécie parfaitement la constance d'effet, lui apparaît, il constate en même temps la constance de la dénomination que lui appliquent ses voisins, quelle circonstance pourrait l'inciter à lui donner un autre nom ?

Lors donc que nous avons vu, dans toute cette étude, tous les observateurs s'accorder à reconnaître chez une certaine classe de daltoniens, la constance unanime à désigner le *jaune* et le *bleu* sous les mêmes noms que nous ; lorsque nous les avons vus, dans l'achromatopsie acquise, les reconnaître sous les mêmes tons, dans les régions excentriques de la rétine ; comment pourrions-nous admettre qu'ils sentent ces nuances différemment de nous-mêmes ?

Tout en rendant justice à la supériorité comme exactitude des méthodes de diagnose par *comparaison actuelle* des couleurs offertes à la vue, sur la désignation nominale de ces couleurs, nous dirons cependant que tant qu'il n'y a pas lieu à suspicion sur la sincérité des déclarations, une grande confiance peut être accordée à ces désignations, sous la réserve de la *constance et de l'absence d'hésitation* dans les réponses du sujet.

Nous ne nous rallierons donc pas à l'opinion qui repousse *à priori*, comme manquant de base assurée, la qualification d'une impression colorée par le nom de la couleur. La constance de la dénomination adoptée par le sujet examiné quand il s'agit d'une même nuance, son accord avec nos propres désignations nous semblent un caractère hors de toute contestation.

Nous rappellerons ici les remarquables observations de M. le professeur Nuel, de deux cas de daltonisme acquis, suite d'intoxication alcoolique, rapportés au § 336, et les conséquences absolument logiques qu'il en tire sur la confiance à prêter aux déclarations des daltoniens de naissance. Nous prions le lecteur de les relire.

Elles ont, dans la question spéciale qui nous occupe ici, une importance considérable.

§ 348. — Méthode par le contraste des ombres colorées. — Conséquences pour la physiologie.

Revenons maintenant sur nos pas : nous avons, comme dernière méthode (par ordre de date) de diagnostic, ou plutôt de détermination des anomalies du sens chromatique, exposé la manière de procéder du professeur Holmgren, dans la comparaison de l'intensité des ombres colorées (§ 347).

Mais pour peu que l'on ait porté attention aux résultats concomi-

tants apportés par cette application des phénomènes de contraste, on
a dû être frappé des enseignements sans nombre qu'ils procurent à la
physiologie.

Au premier rang, nous placerons la mise en évidence du rôle dis-
.tinct joué, dans la production de la sensation lumineuse colorée,
d'une part, par l'élément éclairement ou lumineux simple; de l'autre,
par les qualités spécifiques de l'élément couleur.

Nous nous rappellerons donc, qu'appliquant sa méthode nouvelle,
dans deux cas de cécité monochromatique complète, l'une pour le
rouge, l'autre pour le vert, M. Holmgren avait trouvé : dans le premier
cas (cécité pour le rouge);

Que, pour cette dernière couleur (le rouge), au moment où, sans
distinguer la nuance rouge de l'ombre, le sujet accusait pourtant
l'égalité d'intensité de cette ombre, considérée comme teinte obscure,
avec sa congénère, la distance du miroir réflecteur répondait à un
abaissement de l'intensité lumineuse égal à 0,048 ou 1/20 de l'intensité totale du spectre.

Premier fait bien intéressant par ses conséquences. Ne nous
apprend-il pas que, tandis que la région rouge du sceptre impressionne une rétine normale d'une quantité égale au 1/9 de l'intensité
totale du spectre, la même région, chez l'aveugle pour le rouge, ne
développe plus que le 1/20 de la sensation lumineuse propre au
spectre total.

Or, si la lumière *rouge* devait ses facultés d'éclairement à la seule
existence de cette couleur comme cause impressionnante, l'abaissement de la quantité de lumière devrait être total, c'est-à-dire qu'il ne
devrait pas exister deux ombres sensibles pour le sujet proposé, mais
une seulement, celle produite par la lumière blanche.

Mais il en existe deux, et on ne peut attribuer l'une d'elles, celle
répondant au verre rouge, qu'à la présence dans la lumière rouge
d'une faculté d'éclairement absolument indépendante de ladite couleur rouge. Et cette faculté, comparée à celle de la lumière totale du
spectre, est représentée par 1/20.

Chez le sujet normal, cette même quantité de lumière incolore ou
simplement éclairante, se trouve donc mêlée à la couleur rouge, et
leurs intensités réunies donnent une proportion de 1/9 eu égard à celle
du spectre entier.

Dans cette quantité de 1/9, il faudra donc faire une part de 1/20 à
l'éclairement considéré isolément, et ce qui restera sera la part de la
lumière rouge; savoir :

1/9 — 1/20 =: 20/180 — 9/180 ou, 11/180 pour la lumière rouge, et
9/180 pour la lumière incolore.

Le même raisonnement peut s'appliquer à toute autre couleur pour

laquelle peut exister de la cécité. Pour le vert, par exemple, Holmgren
a trouvé que, dans le cas de cécité complète pour cette couleur, l'intensité de la lumière verte qui, si elle était due à la seule lumière de
cette couleur, eût dû s'abaisser à zéro, ne s'est abaissée qu'à 1/11,
tandis que chez le sujet physiologique, elle est de 1/7 de l'unité. Il
suit de là que :

1/7 étant l'intensité de la lumière verte pour le sujet physiologique, et 1/11 seulement celle de cette même région du spectre pour
l'aveugle relativement au *vert*, ce dernier chiffre représente la quantité de lumière blanche qui, chez lui, fait encore distinguer les
corps.

1/7 — 1/11 est donc la proportion d'effet due à la lumière *verte*
seule, considérée comme telle, chez le sujet physiologique.

$$1/7 - 1/11 = 11/77 - 7/77 = 4/77$$

4/77 serait donc la part d'intensité à faire, dans le spectre, à l'action
du *vert* considéré comme tel.

7/77 dans la même région, la part de la lumière blanche ou de
l'éclairement incolore.

En prenant alors pour le chiffre représentant l'intensité lumineuse
totale du spectre, le nombre.   1000

On aurait pour la région *rouge*, une intensité d'ensemble de. 111

Dans laquelle le rouge serait représenté par.   61

Et l'éclairement par 50

Soit ensemble.   111

Pour la région verte, ensemble 143

sur lequel l'intensité lumineuse du vert serait représentée par. 53

et l'éclairement par. 90

·Ensemble.   143

La considération de ce tableau des intensités proportionnelles des
différentes régions du spectre, prises en elles-mêmes d'abord, et
ensuite, eu égard à l'influence propre de la couleur proprement dite,
sera fertile en enseignements.

Et d'abord, on y voit exprimé en chiffres, un fait que l'on connaissait déjà sans doute, mais qui demeurait quelque peu vague, et dont
cette détermination numérique montre immédiatement toute l'importance, à savoir que :

La région verte est douée d'une plus grande faculté d'éclairement
que la région rouge.

Dans la première, la part à faire à l'éclairement comme tel est représentée par 50, tandis que dans le vert, elle est de 90; différence assez considérable. Mais si l'on compare les couleurs en elles-mêmes, on voit que la quantité rouge y serait représentée par 61 et la qualité verte par 53, différence relativement minime, comparée aux chiffres 50 et 90 qui représenteraient les éclairements correspondants. Cette différence est-elle un simple accident, ou se rattache-t-elle à la loi de Landolt et Charpentier qui témoigne d'une sorte de constance de l'influence lumineuse, en présence de la nécessité du concours d'un éclairement de plus en plus intense, à mesure que l'on s'éloigne du pôle oculaire, ou du point où le rouge a son maximum d'action propre?

Ces chiffres, d'ailleurs, ne doivent être pris que comme des exemples fort distants probablement de l'exactitude, et qui réclament beaucoup plus qu'une vérification, c'est-à-dire une refonte totale. Ils ne sont donnés ici que comme des nombres sommaires destinés à mettre en évidence : 1° la part d'action de chaque région du spectre ; 2° celle de l'élément lumière simple ; 3° enfin, celle de son facteur con-comitant, l'élément *couleur*.

D'ailleurs, la même analyse expérimentale s'impose pour toutes les autres régions du spectre; nous ne doutons pas qu'une étude si bien commencée ne soit bientôt achevée et sorte complète des mains de son auteur, le savant professeur d'Upsal.

§ 349. — Analyse critique de la théorie Young-Helmholtz à la lumière de la pathologie du daltonisme.

La patiente analyse que nous avons tenté de faire des faits les plus avérés dans cette délicate étude de la cécité pour les couleurs, nous permet maintenant, sinon de prononcer un jugement, au moins d'en préparer les éléments relativement à la valeur positive tant au point de vue purement scientifique, que sous ses aspects pratiques, d'une théorie physiologique qui règne encore peut-être avec trop d'absolu-tisme dans la science; nous voulons parler de la théorie Young-Helmholtz.

Les théories n'ont de valeur scientifique que celle d'offrir, en une ou plusieurs formules définies, le résumé parfait de tous les faits observés (dans un même ordre de phénomènes, bien entendu).

Leur valeur pratique consiste, d'autre part, dans la simplification qu'elles apportent dans l'exposé et l'enchaînement du mécanisme desdits phénomènes.

Pesons donc à la lumière des faits résumés ci-dessus les qualités utiles de la théorie Young-Helmholtz.

Chacun sait comment, à la suite de sa découverte du phénomène de la dispersion, Newton, pour simplifier la représentation du méca-

nisme de la décomposition de la lumière blanche et de sa recompo-
sition, fit élection, dans toute l'étendue du spectre solaire, des sept
couleurs les plus tranchées, par les combinaisons diverses desquelles
il montra que l'on pouvait reproduire toutes les nuances dudit spectre.
Les couleurs principales donnent, dans l'ordre décroissant de leurs
réfrangibilités, la série suivante :

Violet, indigo, bleu, vert, jaune, orangé, rouge. .

Ce nombre, dans la pratique, a été trouvé un peu grand, et, dans
de certaines vues théoriques, Th. Young le réduisit à trois : violet,
vert, rouge, dont la réunion simultanée sur le même point de la rétine,
et au même instant, a pour effet de donner l'impression d'un blanc
suffisamment pur.

Pour répondre à ces trois éléments chromatiques principaux,
d'ordre physique, et les rattacher à l'anatomie, Young avait *admis*
parallèlement à eux, l'existence, dans l'œil, de trois sortes de fibres
nerveuses dont chacune serait expressément affectée aux ondulations
respectives du rouge, du vert, du violet, et en procurerait *exclusivement* la sensation spéciale. Les sensations intermédiaires s'expliquaient
par l'ébranlement simultané, en proportions déterminées, de deux de
ces fibres, ou de toutes les trois. La mathématique aussi bien que
l'expérimentation directe, justifient à peu près suffisamment cette
conclusion.

Mais tout en admettant le principe, Helmholtz fit voir que cette
théorie n'était en somme qu'un postulat, ou une hypothèse contestable, car un fait qui n'était pas sans importance lui échappait :

« Ainsi, il avait remarqué que la couleur spectrale la plus pure
correspondant à l'une quelconque dè ces trois fibres, n'était pas la
plus *saturée* que le sensorium pût accuser en fait, ce qui eût dû être
dans la théorie. Pour réaliser le maximum de saturation, il faut avoir
préalablement *rendu l'œil insensible pour la couleur complémentaire.* »

Helmholtz en conclut que lorsqu'une couleur spectrale pure ébranle
la fibre qui lui correspond, elle étend en même temps son action sur
les deux autres fibres fondamentales.

D'où son addition bien connue à la conception de Young, et la supposition d'un ébranlement commun imprimé par toute ondulation
aux trois ordres de fibres dans des proportions inégales, suivant les
sensations résultantes.

Cette action inégale et simultanée, Helmholtz l'a représentée dans
son célèbre schéma des trois courbes représentées à la page 382 de
son *optique physiologique*, et que nous reproduisons ici (fig. 94).

A B (fig. 94) représentant la longueur du spectre, les ordonnées R, Ve, Vi, représentent le maximum d'intensité des énergies
rouge, verte, violette; et une ordonnée quelconque, telle que L, les

parts respectives des intensités partielles du rouge, du vert et du violet en un point quelconque du spectre. .

On voit par ce tableau que le maximum du rouge est produit à gauche de l'ordonnée R, région où cette ordonnée dépasse à elle seule

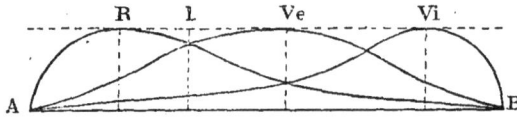

Fig. 94.

la somme de celles du vert et du violet; et ainsi pour les autres. Le blanc se trouverait dans la région de l'ordonnée Ve, au lieu où la somme des ordonnées du rouge et du violet serait égale à l'ordonnée correspondant au vert.

Cette représentation schématique, séduisante au premier abord, n'est pas sans soulever de nombreuses objections qui en rendent l'utilité pratique bien problématique.

La première objection opposée à cette théorie est d'abord son caractère absolument hypothétique; et, comme l'a fait observer le premier, le professeur Wartmann (citation du professeur Dor, dans les *Annales d'oculistique*, 1874, p. 104), aucune observation anatomique ne légitime l'hypothèse de l'existence des trois fibres fondamentales

Mais la plus sérieuse des oppositions est apportée par la pathologie.

La cécité pour les couleurs est naturellement expliquée, dans cette théorie, par une paralysie plus ou moins complète de l'une ou de plusieurs de ces fibres.

Or, le professeur Wartmann fait observer à cet égard que la conservation d'une acuité parfaite de la vision, même, dit-on, parfois *sa supériorité*, chez bon nombre de daltoniens, est une circonstance incompatible avec une rétine anatomiquement défectueuse.

Auxquelles objections, M. Dor, ajoute la suivante apportée par H. Muller :

Le spectre visible chez deux sujets confondant le rouge et le vert, était de longueur normale.

Dans la région correspondant au rouge et au vert, la lumière s'accusait donc encore; le facteur « couleur » seul, faisait défaut.

Mais l'analyse des sensations du daltonien apporte aussi son contingent de contradictions à cette hypothèse.

Le daltonien pour le rouge, le daltonien complet, c'est un fait très général et reconnu, distingue et dénomme très exactement le *jaune* et le *bleu;* absolument dans les mêmes circonstances que l'œil physiologique. Or, dans la théorie d'Helmholtz, l'atrophie de la fibre rouge ferait rapporter au *vert* l'ébranlement qui, dans l'état normal, correspond au *jaune;* et au *violet,* ce que le daltonien nomme *bleu.*

Pour échapper à cette difficulté, nous avons vu comment M. Helmholtz accusait d'erreur les désignations faites par le daltonien, dont la langue, dit-il, en cet ordre de sensations, ne peut être celle de tout le monde.

Nous avons fait ressortir au § 347 les motifs qui nous faisaient considérer cette argumentation comme défectueuse. M. Nuel, dans ses belles observations de daltonisme acquis (§ 336) a mis, de son côté, en lumière toutes les raisons que l'on avait, au contraire, de considérer comme parfaitement exactes les réponses de ces sujets dans leurs appréciations du jaune et du bleu, nuances que, toute leur vie, ils avaient désignées comme le fait la généralité.

Les enseignements apportés par l'analyse expérimentale sur l'aptitude de la rétine à percevoir les couleurs à sa périphérie, conduisent aux mêmes conclusions. Le daltonien pour le rouge, avons-nous vu plus haut, est, relativement à sa manière de sentir les couleurs au centre, dans le cas où se trouve l'œil normal relativement aux seules zones extrêmes. Or, sur ces deux zones extrêmes, il sent, à l'intensité près, le jaune et le bleu de même façon que sur la région centrale.

D'ailleurs le rouge *très vif* est perçu normalement avec sa nuance propre, par le daltonien. Il est donc clair qu'il a la notion du rouge : seulement il ne le perçoit que s'il est très éclairé.

Et cette observation se trouve confirmée et expliquée dans son mécanisme par l'expérience de Landolt et Charpentier, qui parviennent à rappeler la sensation de toutes les couleurs, y compris le rouge, même à la périphérie de la rétine, sous la seule condition d'y apporter un éclat suffisant.

Les discussions critiques que nous venons de reproduire, nous autorisent, croyons-nous, à repousser à notre tour, la théorie de Young-Helmholtz comme étant par trop en contradiction avec certains faits bien démontrés. Fondée sur une première hypothèse toute gratuite, l'existence des trois fibres fondamentales, un premier fait d'observation dû à M. Hemholtz, obligea ce dernier à l'amender par l'adjonction d'une hypothèse nouvelle. Mais, pour justifier la nouvelle théorie combinée, une nouvelle observation contraignit bientôt l'auteur à l'introduction d'une proposition nouvelle, à savoir : qu'un aveugle pour le rouge et le vert ne pouvait pas avoir du bleu et du jaune les mêmes impressions que nous : proposition peu acceptable en elle-même et en contradiction avec l'observation. (NUEL.)

Enfin un seul fait bien constant de cécité pour les trois couleurs fondamentales, où même pour deux seulement d'entre elles, avec conservation d'une acuité générale suffisante, ruine d'un seul coup la théorie des trois fibres.

Si dans les quatre observations de cécité complète pour toutes les couleurs rapportées par M. Warlomont dans son article sur la chromato-pseudopsie [1] sont constantes, si même une seule est positive, c'en est fait de la théorie des trois fibres fondamentales pour donner la raison des phénomènes visuels.

Il faudrait leur associer une quatrième fibre s'épanouissant comme elles dans le bâtonnet, et affectée à la seule sensation de l'éclairement.

Mais, depuis que ces lignes sont écrites, d'autres témoignages nous arrivent qui ne permettent plus le doute sur la réalité de la cécité complète pour les couleurs, avec persistance de la sensibilité lumineuse.

Ainsi, dans un tout récent travail inséré par M. Donders dans le dernier numéro des *Ann. d'oculistique* pour 1880, l'éminent professeur confirme la réalité du fait de cécité *complète pour les couleurs*.

« La perception chromatique est, dans de rares cas, réduite à la vision du blanc, du noir, et des gradations intermédiaires du gris. Les cas que j'ai vus tombent plus encore dans le domaine de la pathologie que ceux de cécité pour le violet. » (P. 212.)

En voici deux autres cas absolument concluants, recueillis par un jeune savant très méritant, M. Charpentier, auquel nous avons déjà fait plus d'un emprunt :

« J'ai cité dans ma thèse sur la vision avec les diverses parties de la rétine (*Archives de physiologie*, 1877), un cas concluant à cet égard. Il s'agissait d'un jeune homme atteint d'une hémiopie uni-latérale parfaitement nette, affectant uniquement la sensibilité des couleurs, et laissant absolument intacte la sensibilité lumineuse et même la perception des formes. Le champ visuel général, du côté malade, était complet et d'étendue normale. On ne saurait imaginer d'exemple plus frappant de la séparation des deux genres de sensibilité. Du reste, il n'est pas douteux qu'on ait observé des cas de cécité complète pour les couleurs ; j'ai, pour ma part, observé un malade de cette espèce avec M. Landolt, au laboratoire d'ophthalmologie de la Sorbonne. » (*Archiv. d'ophth.* n° 1).

Et assurément il en existe bien d'autres dans la science.

Ces faits nouveaux conduisent à des conclusions également nouvelles.

_____
1. *Ann. d'ocul.*, p. 26, t. LXXIV.

§ 350. — Conclusions physiologiques (Théorie des couleurs).

Dans les théories courantes, la lumière proprement dite, ou blanche ou incolore, est considérée comme l'effet exclusif de la *réunion* simultanée sur un même point de la rétine de toutes les lumières monochromatiques qui composent le spectre solaire.

Mais la réunion de toutes les couleurs composant le spectre, si elle produit la plus belle et la plus intense lumière blanche ou incolore, n'est pourtant pas la seule manière d'obtenir cette lumière comme telle.

Les expériences au moyen des disques rotatifs ou de la toupie de Maxwell, démontrent que, par un certain choix de régions définies du spectre, *et sans le comprendre tout entier*, on peut, en composant entre elles *deux* ou plusieurs de ces régions, reconstituer encore la lumière blanche ou un gris bleuâtre s'en rapprochant beaucoup.

Ces groupes se complétant, deux à deux, pour former de la lumière blanche, sont nommés, comme on sait, des associations binaires, *complémentaires* l'une de l'autre.

Les principales de ces combinaisons sont les suivantes :

Le rouge et le vert bleuâtre.

L'orangé et le bleu vert.

Le jaune et le bleu d'outremer.

Le jaune vert et le violet.

Le vert seul n'a pas de complément simple : pour sa neutralisation, il réclame le pourpre qui est composé de rouge et de violet.

Dans ce dernier cas la combinaison n'est point binaire, mais ternaire.

Cette exception crée une situation particulière et remarquable.

Elle est en effet la seule qui, au moyen de *trois couleurs* fondamentales associées, soit apte à produire la sensation de blanc ou de lumière sans couleur.

Mais ce n'est pas tout; le blanc ou le clair n'est pas l'effet de la seule combinaison mutuelle de deux éléments *chromatiques*. A côté de ce mode de production du clair et du blanc, il en est un autre qui de prime abord n'en paraît pas séparé, quoique au fond son influence propre puisse être très nettement et différenciée et mesurée.

Nous voulons parler de l'effet de simple éclairement qui caractérise non moins essentiellement la lumière en elle-même, indépendamment de toute sensation chromatique. Le rôle de ce facteur simplement lumineux a été mis en évidence par Landolt, Charpentier et Woinow, et même un premier essai de détermination numérique en a été fait par Holmgren (voir les § 337-346 de la leçon précédente).

Il résulte, comme on l'a vu, de ces recherches précieuses, que, lors d'une apparition colorée, la sensation chromatique ne figure que pour une fraction de l'intensité totale, qui varie avec la couleur : le fait capital et prédominant étant l'impression lumineuse, du blanc, ou du clair. De telle sorte que si l'estimation *approximative* qui a été faite par Holmgren, pour le *rouge* et pour le *vert*, de la part respective à attribuer à l'élément éclairement et à l'élément chromatique, dans l'intensité lumineuse totale d'une région du spectre, était exactement déterminée pour toutes les régions, l'onde lumineuse proprement dite, en une région donnée du spectre, pourrait être représentée par une quantité linéaire, fraction déterminée de l'intensité lumineuse totale du spectre prise pour unité; quantité divisée elle-même en deux parties, l'une afférente à la lumière incolore, ou au simple éclairement, l'autre au facteur chromatique en lui-même : et si la loi de Landolt et Charpentier est vérifiée, ce dernier élément (chromatique) aurait une valeur sensiblement constante pour toutes les couleurs.

Si nous voulons maintenant synthétiser ces données, divisons, pour nous tenir à égale distance des hypothèses de Newton et d'Young, le spectre en cinq couleurs principales (nous ne disons pas cinq fibres :)

Violet, bleu, vert, jaune, rouge.

Sous cette rubrique, nous aurions quatre manières principales, pratiquement vérifiées par nombre d'expériences, de concevoir la formation de l'impression blanche ou incolore :

1° La combinaison naturelle des cinq couleurs (ou plus généralement de toutes les couleurs du spectre).

2° Une seule combinaison ternaire formée du violet, vert et rouge.

3° Une combinaison binaire principale formée du *jaune* et du *bleu*.

4° Pour mémoire, des combinaisons binaires de *seconde main*, composées, comme on l'a vu plus haut, du rouge clair et du vert bleuâtre.

De l'orangé et du bleu vert.

Du jaune vert et du violet, mais que nous pouvons négliger n'étant pas exclusivement formées des couleurs fondamentales.

N. B. Toutes ces combinaisons ayant pour première condition d'existence la présence, *sous-jacente*, de l'élément *éclairement ou lumière fondamentale incolore.*

5° *Enfin l'absence de tous les facteurs colorés, et la seule présence de l'unique facteur éclairement.*

La dernière conclusion que nous venons de formuler trouve un supplément de preuves dans un travail récent de M. le docteur Charpentier, professeur à la Faculté de médecine de Nancy :

« La théorie qui considère le blanc comme le résultat exclusif de la composition des couleurs spectrales (Young-Helmholtz et même Newton) est fausse de tous points : Le blanc n'est pas une couleur, et agit sur notre œil d'une tout autre façon que les couleurs. Les expériences et les observations suivantes montreront cette différence et prouveront, en outre, qu'il y a lieu de distinguer, dans la sensibilité de l'œil pour les rayons lumineux, deux modes absolument différents l'un de l'autre, tous ces rayons produisant sur notre œil une action double, l'une purement lumineuse, l'autre que j'appellerai chromatique. Résumant ces expériences et la méthode qui les a permises, M. Charpentier continue : ·

« Quand on explore, à l'aide de cette méthode, différents points de la rétine, on constate que toutes les parties de cette membrane sont également impressionnables par la lumière blanche, ou, d'une façon plus précise, par la lumière incolore; seule la *fovea centralis* est, à un *très faible degré*, moins excitable que le reste de la rétine.

« Que se passe-t-il, au contraire, quand on présente à l'œil des lumières colorées, couleurs spectrales ou couleurs de transmission, et qu'on lui demande de reconnaître la couleur présentée? C'est que l'œil la reconnaît de plus en plus imparfaitement à mesure que l'on explore une partie rétinienne plus excentrique ; la sensibilité chromatique diminue donc graduellement du centre à la périphérie, et cela si rapidement, qu'une zone périphérique assez large paraît tout à fait aveugle pour les couleurs, à moins que ces couleurs ne soient très intenses.

Si cependant le blanc était une couleur composée, elle devrait se comporter comme toutes les couleurs quelconques, et agir de moins en moins sur la rétine en s'éloignant du centre.

« Il sera difficile, après cela, de ne pas distinguer l'une de l'autre, la sensibilité à la lumière blanche que j'appellerai *sensibilité lumineuse*, et la sensibilité aux couleurs ou sensibilité chromatique. »

Comme nous le disions plus haut, cette preuve finale de l'indépendance entière de la sensibilité lumineuse et de la sensibilité chromatique porte le dernier coup à la théorie Young-Helmholtz, et les efforts les plus élevés s'épuiseront sans la sauver.

« Reconnaissant que cette théorie présente « quelques difficultés, » celles, par exemple, de la non-saturation, dans le spectre, du rouge et du violet pris isolément, et ne pouvant s'en rendre compte directement, M. Donders en croit trouver la cause dans le sensorium.

« Tout porte à considérer le blanc comme une *production simultanée*, dans le sensorium, avec toute autre couleur ; et cette production pourrait se faire là où le blanc est produit par le concours de plusieurs impulsions, c'est-à-dire dans la sphère optique de la substance corticale correspondant, point par point, à la couche sensible de la rétine. » (*Ann. d'ocul.*, novembre-décembre 1880.)

Si nous ne nous trompons, l'éminent auteur ne pouvant expliquer la production de la lumière blanche concurremment avec l'absence de toute vibration dans les fibres (hypothétiques) rouge, verte et violette d'Young, renvoie pour la solution à un district un peu plus inconnu encore que la rétine, la sphère optique des couches corticales.

Nous nous demandons vainement à quoi lui peut servir ce « report à distance » de la difficulté. La cécité complète, pour les couleurs comme pour l'éclairement proprement dit, qui suit l'atrophie entière du nerf optique, nous montre suffisamment que toutes les sensations nées dans la rétine, ne sont notions complètes qu'après participation du sensorium, ou l'ébranlement communiqué, apporté dans la sphère optique de la couche corticale de l'encéphale. Ce qui se passe là est tout à fait inconnu comme mécanisme : la seule chose que nous sachions anatomiquement, c'est que le premier chaînon de cette transmission, tant pour les couleurs que pour la clarté, *c'est l'unique bâtonnet.*

Et tout ce que nous pouvons conclure, c'est que si on s'est cru permis de diviser par la pensée ce bâtonnet en trois fibres pour justifier la théorie d'Young-Helmholtz, la distinction très nette que l'on est obligé d'admettre aujourd'hui de l'action lumineuse indépendante, impliquerait la nécessité d'y voir quatre fibres composantes et non pas trois : car il n'y a bien certainement, au point de départ ou d'impression, qu'un élément anatomiquement séparable, le bâtonnet.

Il faut donc que tout passe par là.

§ 351. — Conclusions pour la pathologie. — Nature du daltonisme.

Résumant sommairement les données expérimentales apportées par l'étude analytique du daltonisme, nous recueillons les renseignements suivants.

D'après ces nouvelles données physiologiques, l'aveugle pour les couleurs ne serait donc privé que du sens chromatique et non du sens visuel lui-même. Il se trouve dans la situation où nous serions vis-à-vis d'un spectre solaire dans lequel eussent ensuite été supprimés tous les facteurs chromatiques ; il distinguerait le clair de l'obscur, et, par leur opposition, l'individualité des objets (acuité visuelle); il aurait en un mot les mêmes sensations *que les nôtres* quand nulle couleur particulière n'intervient. A même sensation commune et constante dans les mêmes circonstances, correspondrait la même appellation : le blanc et le noir. Toutes choses égales d'ailleurs, l'intensité de l'impression serait moindre chez lui.

Nous nous mettons ici au point de vue de la neutralisation l'une par l'autre des deux couleurs d'un même groupe, en tant qu'elles se composent pour former du blanc ou du clair, qu'elles sont ce que l'on appelle communément complémentaires.

S'il fallait au contraire, admettre avec Hering et comme semble y incliner Charpentier, cette neutralisation comme se faisant dans une résultante obscure ou noire, chez l'aveugle pour les couleurs, la sensation du blanc devrait, toutes choses égales d'ailleurs, être *plus intense.*

Une analyse plus exacte de ce point douteux conduira probablement avant longtemps à résoudre cette question de savoir si les couleurs complémentaires se composent en clair ou, au contraire, en obscur.

Un point très important encore à considérer dans cette étude, au

point de vue de l'observation, c'est le soin à prendre, en chaque cas
de daltonisme, de mesurer exactement la longueur totale du spectre
du malade, et de relever avec précision la mesure de la sensibilité
lumineuse proprement dite.

Il est clair, en effet, que nombre de cécités chromatiques ne sont
que des manifestations d'une diminution de la sensibilité lumineuse.
Celle-ci n'est-elle pas un élément indispensable de la production de
la sensation colorée.

Il existe encore d'autres *desiderata* sur des points de pure observation qui, par cette raison, ne devraient guère en comporter. En sus
du peu de place donnée dans les observations premières à l'influence
du facteur exclusivement lumineux, qui, ainsi qu'on vient de le voir,
joue un rôle des plus sérieux dans ces phénomènes, une autre cause
encore a pu troubler la netteté des résultats recueillis par les meilleurs
observateurs : nous voulons parler de l'influence exercée sur la direction des recherches par la théorie Young-Helmholtz, et du désir
inconscient de la plupart des observateurs de relever des faits en
concordance avec les idées créées par cette théorie.

Prémunis dorénavant par ces discussions, les observateurs n'auront
à se préoccuper que de la sûreté des réponses ou des témoignages
apportés par les examinés ; l'une de leurs premières obligations sera de
s'assurer de la réalité objective des cécités isolées pour le rouge ou
pour le vert, sans oublier le violet. Ce qui simplifiera singulièrement
leur tâche, et pourra conduire en peu de temps à des résultats définitifs sur ces questions controversées.

Il n'y a qu'un fait absolument évident qui ressorte de ces observations, c'est moins l'*absence* de la sensation du rouge ou du vert en
eux-même ou isolément, que la *confusion de l'un avec l'autre* et en
outre avec le *gris;* en d'autres termes, leur commun amoindrissement, sous l'influence d'une même cause.

L'analyse attentive d'un grand nombre d'observations rapportées
par les auteurs nous laisse cette conviction que les cécités séparées
pour le *rouge* et le *vert* sont au moins très rares.

Et que celles relatées comme positives ne sont peut-être que le
résultat d'une incorrection dans les épreuves ou les déclarations des
examinés. Car dire que l'on confond le *rouge* avec le *vert*, et tous les
deux avec le *gris*, nous semble n'être qu'une variante de la confusion
même du *vert* avec le *rouge*.

L'opinion du professeur Nuel, de Louvain, celle du professeur Dor,
de Berne, sont en concordance avec celle que nous venons d'exposer.
Et parmi les autres assertions, celle de l'école de Suède (Holmgren),
par l'excès du nombre relatif des cécités isolées pour le *vert*, qu'elle
accuse, nous paraît bien sujette à discussion.

Les proportions y sont plus que directement contraires à celles de
la généralité : n'y trouvons-nous pas rapportés par M. Holmgren sur
10 cécités complètes *pour une seule couleur*, 6 daltoniens pour le
rouge, contre 4 pour le vert ; et chez M. Krohn, sur 29 cécités complètes univoques, contre 4 pour le rouge, 25 pour le vert ! Nous ne
saurions nous défendre ici de la crainte que quelque erreur ne se soit
glissée dans l'application de la méthode de M. Holmgren ; à moins
qu'il ne s'agisse ici d'une question de race.

La cécité simultanée pour le rouge et pour le vert implique en outre
un affaiblissement concomitant du violet. S'il n'en était ainsi, l'aveugle
pour le rouge et le vert verrait le spectre entier avec une nuance
violette, qu'il appellerait le *blanc* ou le *clair*. Mais alors la même
objection serait ici encore à sa place, que nous avons faite pour la
cécité isolée, soit du *vert*, soit du *rouge :* le résultat de la composition
du *jaune* et du *bleu* par les disques de Maxwell ne pourrait plus être
appelé par lui « du *blanc*, » car il serait différent de la teinte dénommée ainsi par le sujet lui-même dans la généralité des circonstances.

Cet affaiblissement du violet dans la cécité pour le rouge est parfois
signalé dans les observations; cependant non d'une manière constante.
Il se peut qu'il échappe souvent eu égard à la faible intensité lumineuse qui accompagne cette couleur.

Nous trouvons cependant que le Dʳ Ræhlmann, de Halle, a reconnu
que lorsque l'extrémité *rouge* du spectre est réduite, celle du *violet*
l'est également.

Ces remarques nous conduisent à faire grand cas de la division
introduite dans l'étude analytique du sens chromatique et de ses
anomalies, par la manière de voir du Dʳ Stilling de Cassel :

« Ce savant se base, dans sa classification, sur l'hypothèse d'Hering
qui n'admet l'existence que de quatre couleurs primitives complémentaires deux à deux. D'après lui, il n'y aurait que deux espèces de
cécité pour les couleurs, celle du groupe rouge vert (auquel pour
notre compte nous associerons le violet), et celle du groupe jaune bleu
incomparablement moins fréquente.

En résumé, si comme il semble résulter des recherches de Landolt
et Charpentier d'un côté, de Holmgren de l'autre, le daltonisme doit
être considéré comme un affaiblissement du sens chromatique dû à
une insuffisance ou une faiblesse relatives de l'action lumineuse, le
véritable théâtre de son étude doit être dans la pathologie, au chapitre de l'amblyopie proprement dite, considérée comme telle, c'est-
à-dire indépendamment de sa cause.

Un exemple très intéressant de l'application de cette méthode nous
a été donné par Nuel, de Louvain, dans le daltonisme par intoxication
alcoolique (§ 336).

Le plan des recherches, à ce point de vue, est tracé déjà par les recherches physiologiques de Landolt et Charpentier d'une part ; et de l'autre par la méthode de Holmgren, fondée sur l'*intensité* des ombres colorées, méthodes qui ont déjà procuré de précieux enseignements.

Une des lacunes qu'il importerait le plus de combler, comme on vient de le voir dans la discussion qui précède, ce serait le rôle joué, dans le spectre, par la combinaison ternaire du rouge, du vert et du violet. Ainsi dans la seule exposition de la série décroissante des nuances spectrales accusées par la rétine, de son centre à sa périphérie, règnent encore une véritable incertitude, les témoignages d'un conflit non encore tranché.

Suivant Dobrowolski, l'ordre de diminution serait le suivant :

La limite extrême de la zone sensible la plus rapprochée du centre est celle du rouge, vient ensuite celle du *vert*, puis celle du *bleu*, qui est la plus distante.

Or, d'après Landolt, aussi bien dans les cas physiologiques, que dans son travail sur l'hystéro-épilepsie, l'ordre est autre, et la sensibilité aux couleurs disparaît dans l'ordre suivant :

Le vert d'abord, puis le rouge, le jaune ensuite, enfin le bleu.

Si cette dernière succession était la véritable, la question du daltonisme en recevrait une vraie lumière.

Le sens chromatique suivrait alors, dans sa dégradation, la marche même de l'affaiblissement de l'acuité visuelle proprement dite, du centre à la circonférence.

Le sens chromatique ayant pour premier facteur l'élément lumière, dans le sens d'éclairement, toute amblyopie soumise à la loi de diminution partant du centre, aurait pour conséquence un abaissement plus ou moins régulier de la perceptibilité du groupe vert rouge, ou rouge vert ; le groupe jaune blanc ne serait atteint que dans les dernières phases de cette amblyopie progressive : mais il resterait encore à élucider la portée numérique ou proportionnelle du violet.

Nous avons en ce moment même sous les yeux un cas de ce genre.

Une dame atteinte de *tabes dorsalis* depuis un certain nombre d'années, et dont, entre autres symptômes, l'acuité visuelle diminue depuis plusieurs mois d'une façon marquée, confond depuis ce temps le rouge et le vert. Or, dans ses plus mauvais moments, lors des exacerbations, elle perd aussi la notion du bleu.

Terminons cette longue étude par cette conclusion suspensive. L'histoire du fonctionnement physiologique du sens chromatique, et conséquemment celle de ses anomalies, n'est encore qu'ébauchée, qu'ouverte. Nous avons essayé de réunir ici, le plus brièvement possible, les éléments d'une étude préparée seulement encore pour les efforts de nos successeurs.

Quant à vouloir pénétrer dans le mécanisme intime présidant à ces effets, nous craindrions de faire un acte téméraire. Les nouvelles données apportées dans cette étude par la découverte du travail photochimique qui se passe dans la couche des bâtonnets de la rétine (Boll), sont encore trop peu connues dans leurs processus, pour permettre à l'induction de devancer les enseignements de l'expérience.

Nous rappellerons seulement ici les simples conclusions auxquelles nous paraissait conduire cette remarquable découverte de Boll :

« Une lumière quelconque monochromatique ou composée, altère chimiquement d'une manière constante et identique le pourpre rétinien qu'elle vient rencontrer. Or le bâtonnet, cet élément nerveux visuel primitif, plonge par son tiers extérieur dans le bain formé par cette substance. Toute l'hypothèse à formuler se borne donc à admettre dans cet élément nerveux la faculté de sentir de manières différentes le contact intime de milieux chimiquement différents, exactement comme les papilles de tous les nerfs de sensibilité générale ou spéciales réagissent différemment contre l'excitation directe apportée par les corps différents qui viennent les toucher ou seulement les effleurer. Les nerfs gustatifs ou olfactifs, par exemple, n'ont-ils que trois goûts ou trois odeurs fondamentaux? Ne portent-ils pas au sensorium des indications aussi multipliées qu'est la nature des liquides ou des effluves qui viennent caresser leurs épanouissements! Pourquoi en serait-il autrement dans le cas particulier que nous considérons ici (§ 191).

La sensation des couleurs, comme celle des objets sapides, comme celle des odeurs, a pour première base un phénomène chimique dont les éléments sont des plus variables. A-t-on dans les départements du goût et de l'odorat un nombre restreint et limité de sensations fondamentales exclusives? Nous renfermant dans la pure observation, nous pouvons affirmer que non : Dans ces deux départements, les sensations sont des plus multipliées, et chacune suppose un acte chimique plus ou moins différent.

La même observation nous convainc que la diversité des nuances colorées n'est guère moins multipliée, et l'analogie ne nous permet guère, la base étant pour toutes un phénomène du même ordre (chimique), de leur supposer des processus très différents.

§ 352. — Remarques sur la signification de certaines qualités accessoires des couleurs exprimées par les termes de clarté, intensité, saturation.

Un second aspect, et très délicat, de la nomenclature physiologique des couleurs, et plus particulièrement des nuances nombreuses qui forment ce que l'on a appelé « la gamme chromatique » s'offre à nous dans l'estimation de certaines qualités, quelque peu vagues encore, des couleurs, et qui reviennent à chaque instant dans les observations physiologiques.

Nous voulons parler des complications apportées dans l'appréciation d'une couleur donnée par deux attributs assez mal définis jusqu'ici, l'*intensité* ou *clarté* de la couleur présentée et par sa *saturation*.

Si nous demandons aux maîtres de l'optique physiologique la définition de ces mots, nous trouvons chacune d'elles à peu près semblable, il est vrai, chez tous, mais semblable surtout, par le vague de la définition et par l'étendue des explications consécutives apportées à l'appui de chacune d'elles. Ce qui est un symptôme d'embarras et de confusion dans l'idée même que l'on se fait de ces qualités.

Exemples : *Saturation*. — Une couleur est dite saturée, lorsqu'elle se présente à nous avec un caractère spécifique *qui ne peut être dépassé*.

Clarté. — Nous mesurons la clarté d'une couleur par l'énergie de la sensation produite sur nous.

Intensité. — Lorsqu'une couleur est à la fois *saturée* et *claire*, nous admettons qu'elle est *intense*.

Telles sont les définitions données par Brücke, les plus simples assurément qu'on puisse offrir ; mais ne sommes-nous pas autorisés à dire qu'elles satisfont plus aux délicatesses de l'art qu'à la précision scientifique.

La confusion s'accroît encore quand on accolle à ces premières notions une nouvelle donnée quantitative « le *ton* ; » expression dont il faut aller demander le sens à l'échelle des sons musicaux.

Or, les recherches que nous avons ci-dessus résumées, en particulier, celles de Woinow, Reich, Landolt et Charpentier, Holmgren, dégageant plus expressément qu'il n'avait été fait jusqu'à eux, le rôle concomitant et individuel de l'élément tout physique, l'éclairement, résolvent, d'une manière très complète, ces obscurités.

Dès que l'impression rétinienne est l'effet cumulé de deux facteurs distincts, la couleur et la lumière incolore, ces expressions deviennent absolument simples.

Le terme clarté, appliqué à une couleur, indique l'influence proportionnelle du facteur éclairement dans son action totale.

Comme celui de *saturation*, celle de l'élément spécifique.

L'*intensité* représenterait alors plutôt la somme des deux facteurs. Ces considérations sans doute ne sont pas entièrement nouvelles, et nous nous empressons de reconnaître que déjà, dans son optique physiologique, Helmholtz avait bien consigné plus d'une proposition renfermant implicitement les précédentes : ainsi, il faut noter, dit-il (page 399), que l'on ne peut reconnaître les couleurs que lorsqu'elles recouvrent un champ d'une certaine étendue (propriété qui est la base de la méthode de Donders) (§ 341), et qu'elles lui envoient une certaine quantité de lumière. Plus le champ coloré est voisin des limites du champ visuel de la rétine, plus il doit être étendu pour qu'on puisse en reconnaître la couleur. Purkinje avait également reconnu jadis, dans la comparaison de différentes sortes de lumières chromatiques, que l'intensité de sensation est une fonction de l'intensité lumineuse qui diffère suivant l'espèce de lumière (p. 420).

Nous croyons cependant que les recherches dont nous venons de résumer les conséquences, contribueront puissamment à la clarté des interprétations à donner aux manifestations si complexes du *sens chromatique*.

Nous en rencontrons une première marque dans le jour qu'elles jettent sur une observation du plus haut intérêt pratique, et qui laissait après elle certains doutes théoriques dans l'esprit. Nous voulons parler de la faculté dont jouit, on n'en peut douter, un aveugle pour le *rouge* ou pour le *vert*, de distinguer, par exemple, les signaux rouges ou verts sur les chemins de fer ou dans la navigation. Cette explication vague qui nous était donnée « *ils* (parlant des daltoniens) *les reconnaissent avec l'habitude, à leur différence d'intensité*», peu concluante au premier abord, nous devient claire après les expériences d'Holmgren et celles de Landolt et Charpentier.

Les régions rouge et verte du spectre présentent des intensités respectives d'ensemble, de 111 et de 143 sur 1000 ; or, perdant *à la fois* leur valeur chromatique (car l'aveugle pour le rouge, l'est généralement aussi pour le vert), à savoir : 60 pour le rouge et 53 pour le vert, elles n'agissent plus que par leur éclairement neutre qui est de 50 pour le rouge, et de 90 (presque le double) pour le vert.

Cette différence est assez sensible pour que l'on comprenne comment la perte de l'élément coloré, dans les deux signaux, peut être suppléée par l'accroissement relatif de clarté qu'en reçoit le vert.

§ 353. — Du daltonisme au point de vue administratif : Service des signaux sur mer et sur les voies ferrées.

Plus d'une conséquence pratique ressort encore des pages qui précèdent.

Et d'abord, l'évidente convenance d'une détermination diagnostique et numérique même, du degré des aberrations du sens chromatique, en un mot, la recherche des daltoniens, chez les employés préposés, à titres divers, à l'observation des signaux colorés dans la marine et les chemins de fer. A cet égard, tout le monde est d'accord.

Secondement, l'indication précieuse apportée par les statistiques, à savoir : que si les aveugles pour le rouge et le vert, ou. tous les deux, offrent une proportion assez grande (5 0/0 en moyenne), pour justifier notre précédente proposition, par contre, le daltonisme qui porterait sur le *jaune* et le *bleu* est particulièrement *rare ;* et qu'en particulier, ces deux couleurs sont parfaitement reconnues et avec leurs qualités propres, par la classe nombreuse des daltoniens relativement communs de la rubrique rouge et vert.

Troisièmement, qu'à ces causes, il serait infiniment sage, dès que les conditions de l'exécution pratique le permettront, de substituer aux couleurs rouge et vert, dans les signaux, le *jaune* et le *bleu*, couleurs qui ne trouvent guère de daltoniens, et dont l'intensité occupe le premier rang dans le spectre.

Nous devons expliquer ici les réserves qus nous sommes obligés de faire, quant à l'exécution immédiate d'une réforme qui, théoriquement, s'imposerait sans conteste. Cette réserve tient à la composition de la lumière artificielle, imparfait succédané de la lumière naturelle. Cette lumière (fournie soit par l'huile végétale ou minérale, soit par celle du gaz) est aussi riche en rayons jaunes que pauvre en rayons bleus. Obligée de traverser des verres bleus, son intensité serait tout à fait insuffisante. Et il en est de même pour l'indigo et le violet.

Il faut donc attendre à cet égard que de nouveaux progrès de la chimie nous apportent de la lumière vraiment blanche à bon marché.

Une remarque importante à faire au sujet de la supériorité que présenteraient en fait de signaux colorés, les couleurs *jaune* et *bleue*, c'est que leur emploi, dès qu'il sera pratiquement réalisable, résoudrait presque *ipso facto* la question administrative du daltonisme. Leur adoption rendrait pour ainsi dire superflu l'examen des proposés aux signaux, la cécité jaune bleu étant quasi problématique. Or être contrainte à une élimination préalable de 5 0/0 des sujets propres d'autre part à ces emplois, et obligée d'en renvoyer un grand nombre après un certain temps d'exercice, c'est là une dure nécessité pour une administration quelconque. Cette seule considération doit appeler tous les efforts vers la préparation d'une lumière blanche très pure et d'un prix, peu élevé, qui puisse être employée par transparence à travers des verres jaunes et bleus.

D'ici là, deux partis seulement se présentent :

Le premier est celui qui consisterait à substituer au langage télégraphique par signaux colorés un système fondé :

Soit sur une intensité très différente à donner à des lumières incolores, soit sur l'emploi de feux à éclipses.

Soit sur le *nombre* des feux employés ; soit, enfin, sur des signaux *figurés*, c'est-à-dire offrant des formes ou des mouvements déterminés.

A ce propos, cependant, nous devons reproduire les conclusions du Dr Joy Jeffries qui s'est, au point de vue qui nous occupe, le plus sérieusement dévoué à cette question :

« Malgré ma tendance première, dit ce savant, l'expérience et l'observation m'ont pleinement convaincu qu'il est impraticable de substituer *la forme* des signaux à leur couleur dans les voies ferrées et dans la marine. Je me suis encore convaincu que (jusqu'à présent) les meilleures couleurs à adopter sont le *rouge* pour la nuit, sa complémentaire la *verte* en opposition avec elle.

« Pour le jour, on devrait s'en tenir au blanc sur noir et inversement.

Cette conclusion, si elle doit être reçue, nous obligerait à ajourner jusqu'au jour de la substitution pratique du groupe jaune bleu aux couleurs actuellement en usage, les espérances que l'on pouvait former de rayer prochainement le daltonisme des questions administratives. Pour le présent, ne pouvant nous reposer sur la faculté évidemment insuffisante, au point de vue quantitatif, qu'ont les daltoniens de distinguer le rouge du vert, à leur intensité, faculté que le moindre brouillard peut rendre illusoire, nous en sommes toujours réduits à instituer des épreuves sérieuses du sens chromatique chez les employés ou candidats au service des signaux, pour en éliminer les daltoniens.

L'analyse que nous avons faite des différentes méthodes de diagnostic proposées ou en usage actuel, la discussion des deux principes : 1° de la désignation nominale des couleurs ; 2° de leur comparaison, la connaissance de la valeur du facteur *éclairement* dans la distinction des couleurs, tous ces éléments permettront à chacun de tirer de ces méthodes tout le parti désirable.

A cet égard, nous appellerons particulièrement avec M. Nuel l'attention sur un point : la nécessité d'appliquer ces vérifications bien moins sur les sujets soupçonnés de daltonisme congénital, que sur ceux qui présenteraient des symptômes d'amblyopie commune, chez lesquels l'acuité visuelle générale diminuerait, chez les sujets soupçonnés d'alcoolisme surtout, ou même encore trop adonnés au tabac.

Notre confrère de Louvain a fait voir combien les individus atteints de scotôme central par intoxication alcoolique *sont plus dangereux* dans certains services publics *que les daltoniens de naissance!*

L'individu atteint d'amblyopie alcoolique, si l'acuité visuelle n'a pas encore beaucoup souffert, comme cela paraît être le cas au début de l'affection, ne se doute pas le moins du monde de l'état de sa vision chromatique. Il voit du blanc avec son scotôme central, et il ne lui vient pas à l'idée que cela pourrait bien être du *rouge.*

Enfin il serait assurément sage de déterminer par des applications étendues et prolongées, la proportionnalité de l'efficacité d'une « éducation thérapeutique » du sens chromatique, telle que la pratiquent et l'exposent MM. les Dʳˢ Favre et Féris. Il importe d'établir la valeur du facteur « *exercice* » dans la reconnaissance des couleurs, et le coefficient de la proportion des inexercés dans les différentes classes sociales. Au point de vue des services publics, non moins que dans l'intérêt de l'art, ou de l'industrie, des recherches, puis un enseignement régulier dans les écoles primaires, comme il existe déjà aux États-Unis d'Amérique, ne pourraient qu'être infiniment profitables.

CINQUIÈME PARTIE

VISION BINOCULAIRE — PHYSIOLOGIE

VINGT-TROISIÈME LEÇON

DES ATTRIBUTS SPÉCIAUX DE LA VISION BINOCULAIRE OU ASSOCIÉE

§ 354. — Comparaison sommaire des qualités de la vision s'exerçant avec un ou deux yeux.

Le fonctionnement de l'appareil de la vision, étudié dans un de ses organes considéré isolément, a fait l'objet de la première partie de ce travail. Or, vu l'entière similitude des deux yeux, on a longtemps considéré le résultat de leur concours comme devant se déduire immédiatement de cette première étude, par la seule opération de l'addition des effets de deux facteurs égaux, ou le doublement de l'un d'eux. Cette manière de voir qui a longtemps régné doit être aujourd'hui abandonnée.

Comparons d'abord le fonctionnement isolé ou associé, sous le rapport de l'intensité lumineuse de l'impression produite, dans les deux cas, sur le sensorium.

La réunion des deux yeux rend évidemment l'apparence des objets plus nette et plus distincte, et l'on est au premier abord tout naturellement porté à penser que leur association, considérée sous le seul rapport de l'éclairement, produit un effet *double* de celui réalisé par un seul œil. Or sur ce premier point, on serait déjà dans l'erreur. Des expériences fort anciennes de Jurin, rapportées *in extenso* par Porterfield, établissent que sous le rapport du seul *éclairement*, l'effet produit par le concours du second œil n'est à celui afférent à l'un quelconque des organes opérant seul, que dans la proportion approchée de 11 à 10. (PORTERFIELD, *Traité de l'œil et des phénomènes de la vision.* Édimbourg, 1759.)

Ainsi, premier point et premier sujet d'étonnement, il n'existe entre les deux formes de la fonction (uni-oculaire et binoculaire) qu'une faible différence au point de vue de la seule impression lumineuse quantitative.

Mais où éclate la supériorité de la seconde sur la première, c'est quand on analyse les autres attributs ou qualités résultant de l'association des deux organes. Ces qualités, comme nous allons le faire voir, sont les notions nouvelles qui en dérivent sur la position des objets dans l'espace relativement au sujet, et par conséquent sur leurs distances à lui et entre eux, et, finalement, sur la notion de leur grandeur relative; enfin la connaissance des différents plans de la perspective et du relief des corps.

§ 355. — Supériorité absolue de la vision associée sur la vision uni-oculaire au point de vue de la localisation des objets dans l'espace.

Si l'on se reporte aux paragraphes consacrés précédemment au fonctionnement de l'œil considéré isolément, on se rappellera :

Que la vision uni-oculaire ne nous indique immédiatement que des directions visuelles, et non des localisations précises.

A quelque distance qu'un point visible soit placé sur *une même* ligne de direction, son image sera toujours formée sur le même point de l'écran (rétine).

Pour nous procurer plus ou moins exactement la notion de la distance de ce point visible sur ladite ligne, nous n'avons à notre service d'autres éléments que ceux-ci :

1° La conscience de l'*effort* accommodatif, résultant de l'expérience acquise.

2° Les données fournies par la mémoire, l'éducation, nos connaissances acquises sur la forme et la grandeur des objets : en un mot, l'expérience. Sous ce chef nous devrons comprendre encore la perspective géométrique ou de forme et de position, la perspective aérienne (voir leçon 10ᵉ § 166).

Tous éléments dépourvus de précision et qui laissent le problème géodésique sans solution décisive.

On peut, en effet, par des expériences très simples, constater aisément, en ce qui concerne ces attributs de la vue, la différence saisissante du fonctionnement de l'appareil, suivant qu'il repose sur un seul des organes ou sur leur association.

Voici le moule creux d'une médaille que l'on présente à nos deux yeux : nul n'hésite, même une seconde, à reconnaître le creux, la gravure *intaglio*. On ferme alors l'un des yeux : grand est l'étonnement, quand, *après quelques secondes*, et, malgré le souvenir récent, malgré la notion formelle, à l'instant recueillie, la sensation est renversée, *le creux apparaît en relief*, c'est la médaille même que nous croyons voir.

La réouverture de l'œil fermé fait immédiatement cesser l'illusion.

Même résultat, mais inverse, produit par une miniature, une photographie bien exécutées. Pour un seul œil, illusion plus ou moins parfaite : pour les deux yeux, notions positives : le tableau offert est incontestablement un dessin plan.

On peut encore faire la célèbre expérience de Malebranche :

« Que l'on suspende au bout d'un fil une bague dont l'ouverture ne soit point disposée vers nous; que l'on se retire à trois ou quatre pas; que l'on prenne à la main un bâton recourbé par le bout; qu'alors fermant un œil d'une main, on essaie d'enfiler la bague avec le bout recourbé du bâton, on sera surpris de ne pouvoir peut-être faire en cent fois ce que l'on croyait très facile. Si l'on quitte même le bâton, et qu'on veuille enfiler de *travers* la bague avec quelqu'un des doigts, on y trouvera quelque difficulté, quoique l'on en soit tout proche.

Cette difficulté cesse à l'instant, si l'on ouvre les deux yeux. »

Sous le rapport de la précision, de l'exactitude des renseignements, sous le rapport des distances relatives des objets, c'est-à-dire de la notion de la *troisième dimension* ou de *la profondeur*, il y a donc une différence notable entre la vision binoculaire et celle qui s'exécute au moyen d'un seul œil.

Le fondement de cette différence saisissante est nettement indiqué dans les remarques suggérées à Malebranche lui-même par l'expérience que nous venons de relater :

« Il faut bien remarquer, ajoute cet éminent esprit, que j'ai dit qu'on tâchât d'enfiler la bague *de travers*, et non point en ligne droite de notre œil à la bague; car dans ce cas, il n'y aurait aucune difficulté, et même il serait encore plus facile d'en venir à bout avec un œil fermé que les deux yeux ouverts, parce que cela nous réglerait. » (On reconnaît ici le principe de direction visuelle, sans localisation sur cette direction, la raison d'être du *tir* avec un œil fermé.)

L'illustre philosophe poursuit : « Or l'on peut dire que la difficulté que l'on trouve à enfiler une bague *de travers*, n'ayant qu'un œil ouvert, vient de ce que l'autre étant fermé, l'angle dont je viens de parler (l'angle de convergence des axes optiques) n'est point connu; car il ne suffit pas, pour connaître la grandeur d'un angle (lisez : pour connaître un triangle) de savoir celle de la base et celle d'un angle que fait un des côtés sur cette base, ce qui est connu dans l'expérience précédente; mais il est encore nécessaire de connaître l'autre angle que fait l'autre côté sur cette base, ou la longueur d'un des côtés, ce qui ne peut se savoir exactement qu'en ouvrant l'autre œil. »

« La disposition des deux yeux qui accompagne l'angle formé par les rayons visuels (lisez : les lignes de visée) qui se coupent et se rencontrent *dans l'objet*, est donc un des meilleurs et plus universels moyens dont l'âme se serve pour juger *de la distance des choses*. » (MALEBRANCHE, *Des Sens;* liv. Ier, chap. IX.)

On verra plus loin comment nous n'aurons qu'à développer ces profonds aperçus quand nous voudrons formuler le mécanisme même de la *vision géodésique* ou de la faculté *de perception des trois dimensions de l'espace, attribut essentiel de l'acte binoculaire.*

§ 356. — Formule générale de cette différence entre la vision uni-culaire et la vision associée.

Lors de l'exercice physiologique de la vision uni-oculaire, les rapports du tableau extérieur de la perspective avec le sensorium ont été formulés comme il suit :

Chaque point de la perspective extérieure a son image dioptrique sur un point déterminé de la rétine ; et, réactivement, le sensorium reporte *virtuellement* la sensation éprouvée, point par point, sur la perspective elle-même. La rétine projette ainsi, extériorise la sensation, point par point, sur le rayon de la sphère ou la normale à sa surface au point considéré : c'est *sur cette ligne et à l'extérieur*, que la rétine *sent*. Cette ligne, on le sait, passe par le point nodal.

[Ajoutons que parmi tous ces points il en est un très remarquable, le point polaire ou central. C'est *sur lui* que, physiologiquement, se porte *toujours l'attention*. C'est d'ailleurs celui sur lequel l'image est le plus parfaite et le mieux sentie.] (§ 85.)

Lors de la vision physiologique associée les choses, considérées dans chaque œil isolément, se passent comme il vient d'être dit. Au moment même où les deux yeux sont ouverts à la fois, l'*attention* se portant sur *un* des objets de cette perspective, les deux images dudit objet se dessinent sur le point polaire de chaque œil, et alors, « non seulement cet objet de l'attention est *vu simple ou unique*, mais *tous les points des deux tableaux* ne font également qu'*un* deux à deux ; et, de plus encore, chacun d'eux est *vu*, non pas seulement, comme dans le premier cas, sur une *direction déterminée et unique, mais au lieu même de l'espace qu'il occupe*. L'espace entier nous est révélé dans ses trois dimensions, et *chaque objet localisé à sa place réelle dans cet espace!*

Tel est le fait nouveau surgissant du concours des deux yeux s'ouvrant à la fois sur le monde extérieur :

La simple *direction* d'un point extérieur (notion monoculaire) est subitement transformée en détermination de la distance et de la position sur cette direction.

Ce fait considérable, nous allons l'analyser dans son mécanisme géométrique.

Une remarque accessoire nous arrêtera cependant un moment :

§ 357. — **Le champ superficiel de la vision associée peut être divisé en trois parties distinctes : une centrale binoculaire ou commune, deux excentriques ou monolatérales.**

Le territoire de la vision binoculaire ne résulte pas de la fusion entière des deux champs partiels de la vision. Dans chaque œil, existe une portion du champ qui n'a quoi que ce soit de commun avec ce que voit l'autre organe. Ces deux parties, sans rapport l'une avec l'autre, sont ces régions excentriques extrêmes de la perspective dont la région gauche n'atteint pas l'œil droit, dont la région droite n'atteint pas l'œil gauche.

Le territoire de la vision associée est, en effet, borné en dedans, de chaque côté, par le rempart formé par la partie moyenne du squelette de la face, le nez particulièrement.

Le champ de vision monoculaire (la demi-sphère extérieure) est donc ébréché, restreint *en dedans* par la saillie des parties osseuses médianes de la face.

Du côté externe, au contraire, l'effacement de la région temporale de l'orbite tendrait à l'étendre au delà des 90°, qui en forment la mesure à peu près commune (voir le § 121, fig. 39, du champ de la vision uni-oculaire).

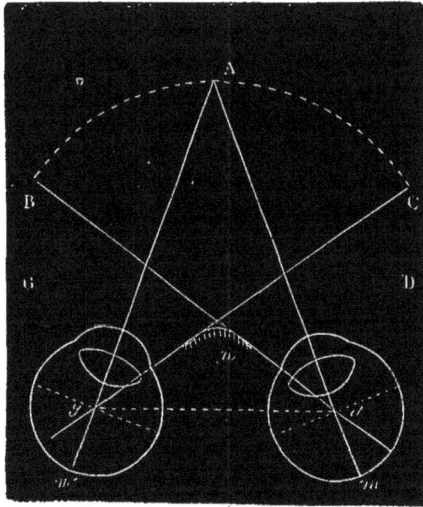

Fig. 95.

La fig. 95, comparée à celle du § 121 (fig. 39) montre, en regard du champ visuel superficiel de la vision uni-oculaire, le champ réel de la perspective dans la vision associée : comment ce champ visuel se compose de trois parties distinctes G, A, D dont la médiane seule (A) appartient aux deux yeux à la fois.

Dans le champ de vision d'ensemble, chaque œil possède donc une portion à lui propre et exclusive (variable, d'ailleurs, avec les mouvements latéraux du regard), et une portion commune, intermédiaire, véritable territoire de la vision associée.

C'est ce dernier seulement, dont le centre est formé par le point de fixation, qui va nous occuper dans les pages qui vont suivre.

§ 358. — Intervention de la stéréoscopie.

Le rôle des deux yeux dans l'acte de la vision n'avait point eu de formule plus explicite que celle fournie par Malebranche (voir plus haut), quand une découverte, absolument inattendue, vint jeter sur la question une lumière nouvelle.

En 1833, Wheatstone inventait le stéréoscope.

Présentant par un artifice ingénieux, à chaque œil séparément, l'image du même objet solide, telle qu'elle se dessine, *quelque peu différemment,* sur chaque rétine, Wheatstone obtint par l'association binoculaire de ces deux images, des effets de *relief,* une représentation *corporelle* de l'objet, qui frappa au plus haut degré les observateurs.

Alors on se rappela un élément scientifique de la question jusque-là presque absolument laissé dans l'oubli ; on se rappela cette remarque judicieuse égarée dans les écrits d'Euclide, de Galien, de Léonard de Vinci.

« Dans l'acte de la vision naturelle, binoculaire, disent ces auteurs, quand notre attention est fixée sur un objet à trois dimensions, nos deux yeux occupent, eu égard à cet objet, des positions différentes. Les images formées de cet objet sur les deux rétines sont donc elles-mêmes plus ou moins différentes, quoique, d'ailleurs, très comparables et analogues. (Celle de l'œil *droit* embrasse une portion plus étendue de l'objet *sur la droite ;* l'œil gauche, de son côté, embrasse davantage sur la gauche.) Formées d'une très grande partie commune, elles ont pourtant sur leurs parties *internes,* correspondant aux bords *externes* de l'objet, chacune une partie indépendante et monoculaire. »

L'invention, la découverte, l'expérience de Wheatstone permettait de pénétrer plus avant dans le mécanisme du phénomène.

Dans cette expérience, on substitue à l'objet lui-même, et on offre *isolément à chaque œil* les *traces* que marqueraient sur le plan de la perspective les rayons qui, sans son interposition, se rendraient directement à cet œil ; — ou bien encore, les images photographiques, positives de l'objet, propres à dessiner dans chaque œil des images renversées identiques à celles que cet objet donnerait lui-même dans cet œil ; un prisme convergent d'angle déterminé, placé devant chaque œil, dévie alors cet ensemble de rayons de manière à les diriger sur les régions centrales ou polaires.

Un effet saisissant instantané est alors produit : une sensation unique s'impose au sensorium, et cette résultante est l'impression même *corporelle, à trois dimensions,* que procurerait l'objet lui-même, et l'illusion est telle que la main s'avance d'elle-même pour saisir l'objet offert à la vue.

Il est évident que dans cette opération, on a décomposé d'abord, puis reconstitué les éléments mêmes de la vision naturelle binoculaire, et il était permis d'espérer que l'analyse de ce mécanisme expérimental jetterait quelque jour sur celui même qui préside à l'association purement physiologique.

Cette attente n'a pas été trompée.

§ 359. — Analyse géométrique de ce phénomène. — Production du relief corporel. — Stéréoscopie. — Pseudoscopie.

Pour simplifier cette analyse, prenons pour objet un corps géométrique de forme simple, comme un *prisme triangulaire* (voy. fig. 96),

par exemple, debout dans le plan médian ; en nous rapprochant le plus possible des conditions de la vision naturelle, observons sa représentation dans le stéréoscope simple, celui à réflexion ou le télestéréoscope d'Helmholtz.

A cet effet, au lieu du prisme A B C, debout devant le sujet (fig. 96), nous présentons à l'œil droit *o*, et à l'œil gauche *o'*, les traces verticales laissées de chaque côté sur le plan de la perspective MN, par les arêtes verticales A C B du prisme droit.

Ces traces sont représentées en projection sur la figure, pour l'œil droit, par *a c b ;* pour l'œil

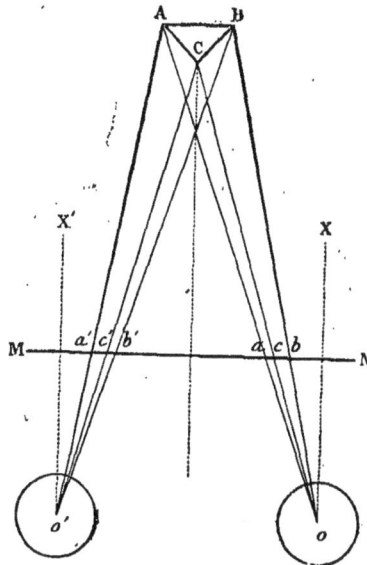

Fig. 96.

gauche, par *a' c' b'*. Et il est facile de remarquer que l'écartement *a' c'* (gauche) est plus *grand* que la distance *ac* (droite), et inversement pour *b' c'* et *b c*.

Cette disposition est reproduite en stéréoscopie par la présentation à chaque œil d'une de ces images, figurée par trois lignes verticales offrant cette même inégalité d'écartement.

De chaque côté, l'écart est, comme dans cette perspective réelle, plus grand *en dehors* et symétriquement égal à droite et à gauche. (Voir les figures 96 et 97.)

Quel est l'effet résultant?

L'apparence même d'un prisme triangulaire droit transparent, dont l'arête moyenne est *antérieure* au plan des deux autres, comme serait le prisme A B C.

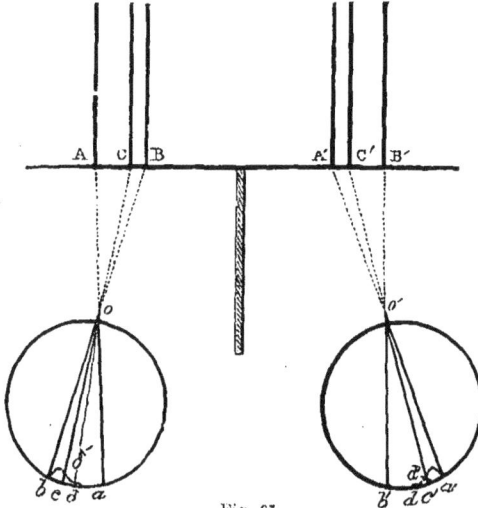

Fig. 97.

Renversons maintenant les deux figures : offrons à l'œil droit l'image de gauche et inversement; l'écart le plus grand entre les lignes verticales est maintenant *en dedans*.

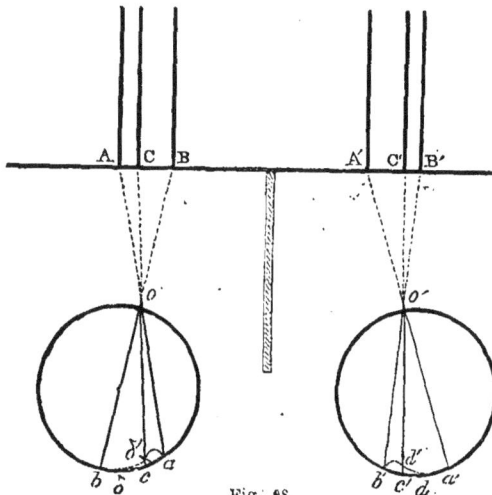

Fig. 98.

Effet produit instantanément : Un prisme triangulaire droit transparent dont l'arête moyenne est manifestement dans un plan *posté-rieur* à celui contenant les deux autres. (Pseudoscopie.)

(Voyez les analyses du phénomène géométrique, § 328, de notre *Traité de la vision binoculaire*, 1861).

Dans les expériences que nous venons de retracer sommairement, se trouvent donc reproduits, de façon claire et précise, les éléments géométriques de la vision binoculaire, appliquée à un objet très simple de forme, un prisme triangulaire droit ; et ce qui est décomposé et reconstitué dans le stéréoscope est le pur tableau de ce qui se passe dans l'acte naturel.

De part et d'autre, on trouve deux images semblables, mais dont les points homologues sont distribués à droite et à gauche, de manière symétriquement inverse ; et pour résultat sensoriel, une image *unique*, non plus *plane*, mais *corporelle*, et campée, dans l'espace, comme l'objet qu'elle représente, et y occupant, ainsi que lui, les plans différents qui caractérisent tout corps solide.

Deux circonstances des plus notables signalent cette observation et l'esprit s'attache invinciblement à leur simultanéité :

La première est l'*inégalité* des angles sous lesquels sont embrassés par l'œil droit et par l'œil gauche, l'intervalle séparant deux points donnés de l'objet (inégalité des parallaxes de ces points) ;

La seconde : l'invincible et instantané sentiment de relief corporel que donne l'image unique résultant de la fusion des deux composantes uni-oculaires.

Les deux circonstances : la géométrique et la sensorielle sont indissolublement liées.

Involontairement, à l'inégalité de ces parallaxes, l'esprit rattache la sensation du relief corporel : la notion de la troisième dimension de l'espace.

Nous allons reconnaître tout à l'heure que cette conclusion n'est aucunement téméraire, qu'elle est bien l'expression des faits.

§ 360. — Formule résumant le mécanisme de la vision binoculaire ou stéréoscopique.

Comme nous l'exprimions en 1860, § 113, p. 186, de notre *Traité de la vision binoculaire*, si nous voulons représenter dans une seule phrase les deux circonstances mises en si grande évidence par l'expérience de Wheatstone, nous dirons :

Dans la vision associée naturelle, « le point de départ extérieur des sensations lumineuses est localisé pour chacune d'elles à l'entre-croisement même des directions virtuelles uni-oculaires correspondantes. » Nous bornant à la considération du fait, d'après l'analyse des exemples qui précèdent, nous *voyons* que la situation d'un point visible quelconque (d'un objet ou d'un ensemble d'objets), est rapportée, de *fait* (entendons bien : de *fait*) à l'entre-croisement, à l'intersection même des directions correspondant à ce point, pour l'un et l'autre œil. De même que chaque œil a la sensation, le jugement innés de la direction du point visible, eu égard à l'individu, de même les deux yeux, agissant ensemble, fournissent une notion d'un nouvel ordre, la notion de l'intersection, du lieu de l'entre-croisement, de la rencontre *dans l'espace* de ces deux directions. Voilà le *fait;* nous ne disons pas encore le principe.

Mais nous allons le rechercher.

Et d'abord, nous nous demanderons si tous ces axes secondaires qui peuvent se croiser ainsi deux à deux renferment en *eux-mêmes et à priori*, cette propriété d'identité de sensation qui se manifeste si clairement dans la notion fournie au sensorium par les axes polaires ou lignes de regard, et s'ils peuvent lui porter, comme ces derniers, la notion du lieu de leur mutuel entre-croisement.

Un instant de réflexion montre qu'il ne peut en être ainsi, et que vu le nombre infini d'axes secondaires qui, dans une région de l'espace, même étroite, se croisent deux à deux, le sensorium serait fort embarrassé pour savoir auquel entendre, ou, plus précisément, lesquels *adopter* pour ces croisements mutuels.

Il faut donc que quelque circonstance, non en évidence jusqu'ici, intervienne préalablement pour désigner au sensorium quels sont ces axes qui, deux à deux, doivent, par leur intersection, lui donner connaissance du lieu de l'espace occupé par le point ou l'objet dont les images sont sur ces axes.

Cette circonstance particulière dont la recherche a été pour nous quelque peu laborieuse, comme en témoignent les §§ 115 à 124 de notre *Traité de la vision binoculaire*, se résume dans le principe suivant :

« Si le sensorium *savait*, entre toutes les *directions* dont les rétines peuvent lui transmettre la notion (axes secondaires), celles qui correspondent à un certain point éclairé ou objet de l'espace (plus ou moins excentrique par rapport au point de mire ou de regard), il ne serait pas plus étonnant qu'il pût alors avoir connaissance du lieu de leur croisement mutuel qu'il ne l'est qu'il reçoive des deux pôles oculaires la notion· expresse de l'intersection même des lignes polaires ou visuelles principales.

Or, cette notion préalable lui est effectivement apportée; il est mis à même de distinguer entre ces directions, par le *lieu* des deux rétines où se manifeste *la même interruption* des teintes uniformes (continues), déterminées par des surfaces et des corps qui sont évidemment *les mêmes*, et dont la succession, depuis les pôles optiques, a été, à gauche et à droite, identique. L'*unité sensorielle d'un objet* déterminé, faisant partie d'une perspective unifiée elle-même, met en relief les axes visuels mêmes qui lui correspondent, à lui et à ses limites comme corps, et l'attention ainsi unifiée de droite et de gauche, place l'objet au lieu de leur intersection, exactement comme la position du point de regard est rapportée au sensorium par les axes principaux.

Nous rappellerons les passages dont ces citations sont extraites pour montrer combien cette analyse a de rapports avec la notion de *l'influence des contours analogues* signalée par Panum, mais employée par ce physiologiste à justifier la théorie des points *presque correspondants*.

Voici donc la série des faits, le développement des phases confondues sans doute entre elles par l'instantanéité du phénomène, mais distinctes pourtant dans leur mécanisme.

Les axes optiques étant fixés sur le point de regard, centre de la perspective, le sensorium ne fait *qu'un* des deux tableaux quelque peu différents qui sont imprimés sur les deux écrans chargés de l'informer. Il a la conscience d'une perspective extérieure *une*, composée des mêmes éléments se succédant dans le même ordre; mêmes surfaces, de même forme, offrant mêmes couleurs, mêmes dégradations de nuances, interrompues par les mêmes accidents, et en même succession non interrompue des mêmes objets, depuis les pôles optiques jusqu'à l'un quelconque de ces objets.

Or, puisque *nous voyons* que chacun de ces objets est *localisé* par le sensorium à l'*entre-croisement* même des deux directions monoculaires qui lui correspondent, il est évident que cette unité, cette identification de l'objet éveille dans ces deux *directions* monoculaires dont le sensorium a conscience (vision monoculaire), la propriété dont jouissent les axes principaux, celle de révéler le *lieu* géométrique de leur intersection.

En résumé, si dans la vision exercée par un seul œil, chaque point de l'écran rétinien *projette* sa sensation propre, *l'extériorise*, en la plaçant *hors du moi*, et sur le *diamètre même* correspondant au point homologue de la perspective, cette notion, portée au sensorium, n'emporte pas d'autre qualité que celle de *cette direction ;* elle ne précise point *géométriquement* la distance de l'objet vu, elle ne le localise pas en un point déterminé de cette direction.

Les deux yeux viennent-ils à s'ouvrir ensemble, dirigeant leur *attention* sur un même objet, en même temps que les deux axes optiques ou polaires viennent converger et se croiser sur lui, la distance même de cet objet eu égard à l'observateur, sa position, se voient tout d'un coup géométriquement fixées : il est *localisé* sur l'une et l'autre direction, c'est-à-dire à *leur entre-croisement*. Et, *en même temps que lui*, tous les autres objets ou points du champ visuel réel sont éga·lement *localisés* à l'entre-croisement des axes ou lignes visuelles secondaires qui leur correspondent dans chaque œil.

De plus, ces directions individuelles se rencontrent sur le point objectif lui-même, grâce précisément *à cette circonstance :* qu'elles ne sont point géométriquement homologues, c'est-à-dire qu'elles n'ont point exactement mêmes longitude et latitude par rapport au point de mire. Dans un tel cas, en effet, tous ces points de rencontre deux à deux, se verraient localisés sur une *surface continue*, une pour chaque distance du point de mire, comme nous le verrons au paragraphe relatif à l'horoptère (§ 368).

Finalement, on peut donc dire que la vision binoculaire des deux images est procurée pour chaque point de la perspective, à la perfection près, par le même mécanisme que celle des deux points de regard, unifiée au point de croisement des axes principaux : la notion d'unité créée en ce dernier point par l'attention, entraîne avec elle la sensation d'unité pour tous les autres mêmes objets des deux perspectives confondues; et de celle-ci naît à son tour, la notion du *lieu* de l'espace qu'ils occupent apportée par la notion du point de l'entre-croisement des axes secondaires qui correspondent à chacun d'eux.

§ 361. — Résumé — Synthèse du mécanisme de la vision binoculaire ou associée.

Le rôle de la vision binoculaire comme instrument géodésique est implicitement compris dans les propositions qui précèdent. Sans nous fourvoyer dans la recherche des causes premières, finales ou supérieures, nous étions donc bien autorisé à conclure, dès 1860, que, par le fait de l'exercice de la vision associée, chaque point de l'espace est *vu*, non seulement dans sa direction réelle, mais au lieu même où il *est;* c'est-à-dire à l'entre-croisement de deux directions visuelles unioculaires. Et, ajoutions-nous, pour donner au sensorium cette notion, les yeux jouent le rôle de deux cercles répétiteurs intelligents, faisant connaître des directions comme le théodolite relève des angles.

On remarquera que, dans cette analyse, nous nous sommes tenu exactement renfermé dans les limites de la question géométrique ou géodésique. Nous avons absolument laissé de côté les considérations de couleurs et les éléments fournis par l'éducation, l'habitude ou les notions acquises. Ce n'est pas que nous prenions ces données pour non avenues dans l'accomplissement de la fonction. Les expériences pseudoscopiques auraient trop vite raison de cette opinion. Dans l'acte fonctionnel complet, il est clair, au contraire, que ces éléments jouent un rôle important.

Mais la part prise par les éléments concomitants n'annulent en rien le rôle de la fonction géodésique en elle-même.

L'esprit humain, le nôtre du moins, ne sait point embrasser dans un seul aperçu tant d'aspects complexes ; il procède par dichotomie. La vision associée, physiologique, repose — entre autres — sur une formule géodésique parfaite, éclairée, dirigée ultérieurement par les éléments que nous venons de dire et qui exercent une grande influence, par exemple, sur la notion d'*unité des corps*. Pour procéder du simple au composé, nous nous sommes donc attaché d'abord à poser les termes et à élucider le mécanisme de la fonction géodésique binoculaire, base de toute étude ultérieure plus complète et qui donne, en définitive, la clef de tout le système, comme en témoigne la révolution apportée par l'invention du stéréoscope.

Finalement, et réserve faite de l'influence exercée sur la sensation de l'unité d'un objet donnant lieu à deux images, par les notions acquises et résultant de la couleur, de la perspective, de l'habitude, etc., l'observation rigoureuse des phénomènes de la vision nous démontre que non seulement un objet peut être vu simple avec les deux yeux sans que ses images tombent à droite et à gauche sur des points homologues, mais encore que la différence des parallaxes de ce même objet dans l'un et l'autre œil, se lie intimement à la sensation du *relief corporel* qu'il procure, ou, plus exactement, à la situation de cet objet dans l'espace, et relativement aux autres corps composant cette même perspective. Un dernier aspect du problème reste encore à mettre en tout son jour. Comment ce fonctionnement géodésique si élevé et tellement mathématique, se marie-t-il avec les conditions de mobilité, bases de notre vie de relations ?

C'est ce que nous aurons à examiner plus loin.

§ 362. — Objections opposées à cette formule du mécanisme de la vision binoculaire par les écoles allemandes et hollandaise.

Le mécanisme de la vision associée tel que nous venons de le résumer, sur nos premiers travaux publiés en 1860, n'a point eu l'avantage de se concilier l'adhésion des écoles allemande et hollandaise.

Pour expliquer le rôle géodésique rempli par la vision associée, comme est l'appréciation des positions relatives des objets dans l'espace, de leur distance, de leurs dimensions, M. Helmholtz invoque le concours de divers éléments plus ou moins importants, mais toujours actifs, dus à l'expérience acquise, à la mémoire inconsciente ; il les fait reposer sur la connaissance première des lois de l'éclairage, de l'ombre portée, de la perspective géométrique, de la perspective aérienne, de la grandeur relative des hommes et des animaux, etc., etc., de l'accommodation, etc., etc.

Toutefois, ne pouvant méconnaître le caractère vague et incomplet de ces données, le manque de certitude inhérent à leur application, la mobilité des notions qui en dérivent, il fait appel encore à d'autres sources de renseignements ; il fait intervenir, par exemple, les différences d'aspects présentés par un objet à la suite d'un léger *mouvement* de la tête ou des yeux. On reconnaît, en particulier, en différents points de son remarquable ouvrage, combien il serait disposé naturellement à faire jouer à ces mouvements du corps, de la tête, ou des yeux, un rôle capital dans l'appréciation de la *troisième dimension* de l'espace ou des distances relatives des objets.

. Néanmoins, sentant, en fin de compte, la nécessité de l'admission dans le mécanisme de quelque élément plus précis, plus en rapport avec les notions évidemment géométriques apportées par la fonction, l'illustre physiologiste ne peut se refuser à introduire à son tour dans le mécanisme en question : la *différence des parallaxes* d'un même objet d'un œil à l'autre.

Pouvons-nous, en effet, interpréter autrement la conclusion finale de sa discussion ?

« Ainsi tandis que la vision monoculaire — avec immobilité de la tête — ne détermine que la direction sur laquelle se trouve le point perçu, la vision binoculaire donne des faits d'observation suffisants pour déterminer de plus la *distance* de ce point, au moins en tant que les données obtenues présentent une exactitude suffisante et qu'il en fait un usage convenable. « [Ces derniers mots seront éclaircis dans la discussion qui va suivre]. »

« En général, ajoute très justement l'auteur, l'exactitude de la détermination de la distance est d'autant moindre que cette distance est elle-même plus grande, puisque les objets très éloignés ne donnent plus d'images sensiblement différentes dans les deux yeux. » (HELMHOLTZ, IIIe partie, p. 809.)

Cette conclusion se rapproche assez des nôtres pour nous faire espérer un accord plus prochain que ne pouvait le faire présager le début de l'analyse physiologique faite de la vision associée par l'illustre auteur.

Il subsiste cependant, dans ce même chapitre, un certain nombre d'objections adressées sous une forme très générale, à nos doctrines. Quoique nous ne soyons pas nommément désigné, nous croyons devoir, dans le seul intérêt de la science, essayer d'en dissiper l'effet.

a) Première objection : expérience des trois épingles. — Trois épingles B,A,B' (fig. 99), sont placées sur une règle, en ligne droite, dans le sens de la longueur de cette règle (que nous supposerons longue de 60 à 80 centimètres), et à 10 ou 15 centimètres de distance l'une de l'autre ; on place cette règle dans le plan vertical médian du corps et dans l'horizon rétinien, entre les deux yeux.

Dans cette situation de la règle portant les épingles, si l'on fixe son attention sur l'épingle intermédiaire A, par exemple, les deux autres épingles B,B' sont vues chacune en *double*. L'antérieure en images croisées γ et δ; la postérieure donnant des images homonymes, α,β.

Ces images deviennent de plus en plus confuses et vaporeuses, au fur et à mesure de l'accroissement de leurs distances mutuelles.

Cette expérience prouve, nous fait-on remarquer, que lors du maintien de l'attention sur l'une des épingles, nous ne plaçons ni l'une, ni l'autre des deux autres au point d'entre-croisement des axes secondaires qui leur correspondent : points d'intersections qui se projetteraient tous dans notre plan sagittal.

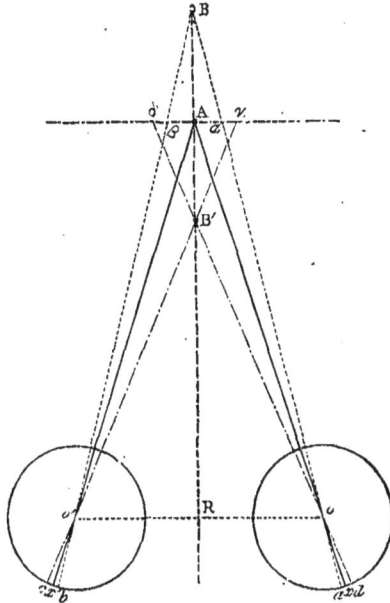

Fig. 99.

Donc, nous objecte-t-on, « les axes secondaires ou lignes de directions visuelles, autres que les axes optiques, ne jouissent point, comme nous venons de l'avancer, de la propriété de *localiser à leur point de commune intersection* la position de l'objet dessinant à leur pied son image. » Et, effectivement, si notre proposition n'avait pour expression que la formule toute nue qui précède, cette expérience serait concluante.

Mais nous n'avons point dit que les axes secondaires jouissent d'une telle propriété *par eux-mêmes* et en dehors de toute autre considération. Ce n'est point chez eux, avons-nous compendieusement expliqué, une faculté antérieure et supérieure, comme est, par exemple, dans le muscle la faculté contractile, ou, pour demeurer dans notre sujet, comme est, déposée dans le bâtonnet, élément anatomique de l'isolement et des projections sensorielles, la faculté expresse de l'extériorisation en directions déterminées des impressions rétiniennes.

Non, le rôle rempli par les axes secondaires dans la vision binoculaire n'est point une faculté autocratique du bâtonnet et qui puisse être isolée des autres facteurs de la vision binoculaire.

Nous avons eu soin de dire que, pour qu'ils procurent la notion du lieu de leur entre-croisement, il faut d'abord que *ces axes secondaires répondent par leur pied à deux images propres à porter au sensorium l'idée d'unité ;* alors, et seulement alors, leur position se trouve expressément fixée (dans l'espace à trois dimensions), par rapport au point de concours des axes optiques principaux.

Or, pour que l'idée *d'unité* objective s'impose dans la vision binoculaire, il faut non seulement que les images en question soient suffisamment semblables, mais encore qu'elles appartiennent, dans la même région du champ visuel, au même ensemble d'objets composant la perspective, c'est-à-dire à *la même série continue des mêmes objets.*

Cette condition, nous ne la formulons pas aujourd'hui, *à posteriori*, et pour répondre à une objection redoutable.

Elle est tout au long exposée, reproduite sous plusieurs formes, dans notre première publication sur ce sujet. (Voyez les §§ 122 et suivants de notre *Traité de la vision binoculaire ;* on y peut suivre dans leur enchaînement toutes les opérations lentes de notre jugement pour arriver à comprendre *comment* les axes secondaires *pouvaient* nous donner la notion du lieu de leur intersection mutuelle.)

Analysons pas à pas l'expérience ci-dessus ; il est facile de voir que lorsque, dans l'exemple précédent, nous arrêtons toute notre attention sur l'épingle intermédiaire, l'épingle antérieure projette *à gauche* son image, sur la moitié *externe* de la rétine de l'œil *gauche* dont les propriétés projectives s'exercent à *droite* du point ou du plan qui partage en droite et gauche le champ unifié de la perspective.

Dans l'œil *droit*, au contraire, cette épingle antérieure dessine son image à *droite* du pôle oculaire, et la projection en a lieu dans la moitié *gauche* de la perspective. Comment, en ces conditions, pourrait se former la notion de l'*unité*, indispensable à la fusion des sensations, et par suite, à la localisation de leur point de départ unique à l'entre-croisement des axes secondaires correspondants ?

La première conséquence de la propriété d'unité, réalisée dans le concours des axes optiques principaux, n'est-elle pas dans cette notion de la droite et de la gauche séparant, en deux *moitiés* tranchées, le champ *unifié* de la demi-sphère extérieure.

Dès lors comment pourrait s'établir dans notre sensorium l'idée d'unité entre deux images appartenant l'une à la perspective de droite, l'autre à la perspective de gauche ? Les notions reçues, en ce cas, comme les images elles-mêmes, doivent évidemment être partagées en droite et gauche.

La condition essentielle de la fusion binoculaire, l'idée d'*unité* d'objet, manque donc ici, et ce fait seul suffit à enlever aux axes secondaires la propriété *contingente* que leur attribue notre proposition.

L'analyse du phénomène est, d'ailleurs, simple et répond à toutes les formes que peut prendre cette expérience.

Dans la vision physiologique binoculaire, nos deux lignes de regard se coupent au point de regard ou de visée, à l'horizon, ou à une distance finie. Prenons le cas le plus général, supposons que cette distance soit assez grande, de quelques mètres par exemple : cette supposition permettra au raisonnement de s'appliquer à tous les cas.

En de telles circonstances, nos deux axes optiques sont donc les côtés isocèles d'un triangle ayant pour base les deux points nodaux des yeux, et pour sommet, le point de mire, d'attention, celui qui fixe l'accommodation.

Voilà une première condition géométrique qui impose ses lois à la physiologie : étant données les *fonctions* des trois sommets de ce triangle isocèle, à savoir : le point de regard, en avant, les deux pôles oculaires en arrière, aucun objet, situé dans l'intérieur de ce triangle, ne peut donner au sensorium la notion d'un corps *situé entre* le point de mire et l'observateur.

L'analyse de l'opération fonctionnelle en donne promptement la raison.

Cet objet, en effet, est ou très rapproché ou plus ou moins éloigné de celui qui, fixant l'attention, a déterminé le lieu et l'angle de croisement des axes principaux, ou lignes visuelles.

Prenons le premier cas : cet objet est *voisin* du point de mire ; cela veut dire qu'il est en état de donner lieu à des images d'une *netteté comparable* à celle du point de mire et des autres objets appartenant à la même région de l'espace.

Dès lors, conformément à la loi physiologique générale de la vision binoculaire, faisant partie du même tableau, il prendra sa place dans l'ensemble des objets corporels entourant le point de mire ; il sera *unifié* et *localisé* au point d'entre-croisement des axes secondaires, en vertu de la loi de l'impénétrabilité des corps à la lumière, et à l'impossibilité où est la rétine de recevoir *à la fois en un même point* l'image de deux objets différents.

L'objet interposé *près du point de mire*, dans le triangle défini plus haut, sera donc englobé *avec ses qualités*, dans l'ensemble de la perspective de cette région centrale, et y présentera, comme ses voisins, les qualités de relief corporel ; le cas rentre dans le tableau de la vision normale ; l'objet ainsi introduit dans le champ visuel, fait comme tous les autres partie de la perspective générale ; en cette qualité il est unifié, il attire l'attention à son tour, il cache telle ou telle partie des objets constituant auparavant à eux seuls l'ensemble de cette région de l'espace.

Tout cela est très simple.

Passons maintenant au cas où une distance plus grande sépare ledit objet du point de visée, ce qui est le cas de l'expérience des trois épingles.

Les circonstances changent alors étrangement.

Cette différence de distance, pour peu qu'elle soit appréciable, amène une différence de netteté et d'intensité lumineuse des plus notables entre les *doubles images* de l'objet interposé et *celles* des autres objets disposés *à droite* et *à gauche* dans la perspective, et sur lesquelles elles se projetteront dans ces deux demi-champs de droite et de gauche.

Pour s'en rendre compte, on n'a qu'à suivre pas à pas la description de l'expérience par laquelle M. Helmholtz démontre la production de ces images doubles ; description qu'il suffit de méditer un peu pour apercevoir le côté faible de la conclusion de l'auteur.

Expérience proposée par M. Helmholtz. — Lorsque nous regardons un jardin à travers une fenêtre fermée, portant notre attention sur le feuillage, le montant du milieu de la fenêtre cache à l'œil droit une partie du feuillage autre que celle qu'il dissimule à l'œil gauche. Ainsi, lorsque nous promenons le regard sur les arbres, nous voyons, en deux endroits différents, le montant masquer le feuillage, *d'une manière incomplète*, *il est vrai*.

Ce montant, se présentant dans deux parties du champ visuel, nous paraît, par conséquent, *double*.

Or, si l'on répète cette facile expérience, on remarquera :

D'abord, la confusion, le vaporeux de l'image (double) produite par le montant de la fenêtre, et qui témoigne du peu de netteté et d'intensité de cette image, comparée à celle du feuillage pour lequel l'accommodation est celle même du point de mire. On s'en rend aisément compte en considérant la différence des états de réfraction correspondant aux distances respectives du feuillage et du montant de la fenêtre.

Le feuillage apparaît même encore *à travers la bande nébuleuse obscure constituée par le montant de la fenêtre*, et plus nettement qu'elle.

L'image du montant est, pourrait-on dire, *translucide*. On le croirait constitué par un verre dépoli très mince laissant apercevoir le feuillage à travers son épaisseur.

On le comprend sans peine : pour que cet objet excentrique pût se confondre avec le tableau perspectif sur lequel il se projette, pour que la notion *d'unité* trouvât à s'exercer dans l'espèce, la première condition n'est-elle pas que son image y soit d'une puissance comparable à celle des autres objets qui en constituent l'ensemble.

. Or, il est visible que dès qu'une certaine distance est supposée entre le point de mire et l'objet interposé, les quantités de réfraction nécessaires pour la production d'images nettes, y sont des plus dissemblables.

Aussi, dans l'expérience d'Helmholtz, éprouve-t-on la plus grande difficulté à reconnaître *à la fois* l'objet interposé et celui qui, dans le champ visuel latéral, correspond au même axe de projection, et même à les maintenir dans la même sphère *d'attention*. Quand on voit avec une apparence de précision le montant de la fenêtre, on s'aperçoit que le feuillage échappe; et réciproquement.

De plus, on a beau faire, si l'on ne s'éloigne pas fort notablement de la fenêtre, impossible est-il de voir simultanément les *deux images* de ce même montant.

Aussi peut-on conclure de ces expériences elles-mêmes que si, en effet, il y a bien doubles images *produites* en ces circonstances, il n'est pas tout à fait aussi exact de dire qu'il y ait *doubles images senties* ou *vues*. Il faut une véritable attention et des tâtonnements savamment dirigés pour les découvrir, et encore, *l'une après l'autre*.

Car s'il est difficile, comme le sait trop bien tout physiologiste familier avec les observations visuelles, de maintenir de façon assurée et même pour peu de temps, dans la même sphère *d'attention* et simultanément, le point de mire et un point quelque peu distant de lui, la difficulté s'accroît sensiblement, si l'on veut embrasser à la fois, avec la même attention, deux points séparés par le même intervalle et appartenant aux moitiés opposées du champ visuel.

A l'appui de cette opinion, nous pouvons citer le jugement de M. Helmholtz lui-même sur ces expériences :

« La circonstance la plus importante qui nous empêche de percevoir la différence de position des deux images doubles d'un seul et même objet, c'est la représentation que nous nous faisons de l'*unité de cet objet*. (HELMH., p. 917.) »

On reconnaîtra avec grande netteté l'exactitude des aperçus qui précèdent dans l'exemple suivant qui montre non pas *un* objet situé dans l'intérieur de l'angle des axes visuels et donnant des images doubles, mais *deux objets* qui, dans cette position même, ne donnent pas même, à eux deux, *une* image sensible.

Cet exemple est emprunté à une circonstance bien commune et qu'ont pu remarquer tous les porteurs de lunettes, pour peu qu'ils soient observateurs.

Quiconque est armé d'une paire de ces précieux instruments, n'est pas longtemps sans observer que les deux ovales placés devant chaque œil, ne donnent qu'une image.

Nous ne voyons qu'un ovale à la monture, et s'il nous semble un peu plus étendu en diamètre que l'un des anneaux isolés, il nous paraît cependant *unique*.

Que deviennent donc les impressions laissées par les deux moitiés internes de chaque anneau de la monture sur les moitiés externes respectives des rétines correspondantes ?

Elles deviennent ce que devient l'arc qui unit les deux anneaux et le nez qui soutient cet arc.

Tous ces objets représentent l'épingle antérieure de l'expérience précédente au maximum de distance réalisable du point de mire. Leur image est si excentrique et si différente comme netteté accommodative, qu'elles disparaissent comme de faibles nuages devant les objets réels du champ de la perspective et de l'attention ; et les seules moitiés extérieures se réunissent entre elles pour former binoculairement un anneau unique.

Aussi, à proprement parler, l'expérience qui nous est opposée, ne saurait-elle être donnée comme une manifestation d'images doubles.

Cette dualité n'est jamais simultanée — à moins d'un très grand voisinage du point de mire ; — et alors, comme nous le faisions observer, on voit l'objet prendre corps et donner lieu à fusion, comme tout autre objet de la perspective.

Mais pour peu qu'il y ait une différence sensible de distance entre l'objet en question et le point de mire, on ne peut réussir à voir les deux images, et encore plus ou moins confusément, que l'une après l'autre, et comme deux corps semblables interposés chacun dans des régions très différentes du champ visuel.

Aussi, pour la réussite de l'expérience des épingles invoquée ci-dessus, a-t-on soin de réunir toutes les conditions propres à faciliter la lutte d'influence des images. On prend alors des corps minces et déliés, et on les place à des distances telles qu'ils ne se puissent recouvrir les uns les autres, tout en les laissant assez rapprochés pour fournir des images d'effet comparable.

Enfin on les fait se détacher sur un fond uniformément éclairé, et on les isole de l'ensemble de la perspective, de façon à éviter la présence de tout point de repère pour l'observateur.

Mais est-ce là la vision physiologique ? Dans l'acte de la vision associée commune, régulière, il ne suffit pas, comme nous l'avons montré, que deux images analogues se rencontrent dans les deux yeux, ni même sur des régions rétiniennes voisines, pour qu'elles se fusionnent en une seule sensation. Il faut encore que, dans le sensorium, il y ait conscience de l'*unité* de l'objet comme figure, apparence et identité de rapports avec les objets voisins à droite et à gauche.

b) Deuxième objection tirée des notions inexactes, conçues en mainte circonstance, sur le point réel de concours des axes optiques principaux ou polaires. — Les phénomènes de la stéréoscopie, à l'analyse desquels nous devons la loi qui représente le rôle géodésique joué physiologiquement par les directions visuelles secondaires des rétines dans la vision binoculaire, ont fourni aussi, par compensation, quelques arguments opposés — en apparence — à cette même loi, et de nature à l'infirmer.

Cette propriété des axes secondaires de porter au sensorium la notion du lieu de leur entre-croisement dans l'espace, et que nous venons de défendre contre une première objection de M. Helmholtz, a pour première base, pour premier élément de fixité, l'unité sensorielle et la localisation du point de concours des axes principaux ou polaires sur l'objet tenant lieu de point de mire ou d'attention. Ce point de mire est réel, objectif dans la vision physiologique, et, dans le fonctionnement régulier des yeux, rien ne vient faire obstacle à la loi ci-dessus, simple expression de ce qui se passe dans nos rapports avec le monde extérieur.

Mais, par certains artifices et aussi dans quelques états pathologiques, la notion même de ce point de concours des axes polaires peut être spontanément erronée ou artificiellement altérée.

Il est aisé, par exemple, de fausser les enseignements apportés par la conscience musculaire sur le degré mutuel d'inclinaison (convergence binoculaire) des axes optiques principaux, et, par suite, sur la position de l'objet servant de point de mire.

Au moyen des prismes, du stéréoscope, par la pseudoscopie, à la suite de certains états parétiques, ou, au contraire, spasmodiques des muscles (troubles de l'innervation musculaire), on voit se produire ces erreurs de jugement.

Ainsi, si nous prenons un stéréoscope, nous pouvons, après quelques exercices, nous passer de prismes, et même de loupes, pour obtenir la fusion des deux images. Ces images, placées en parallélisme devant nos yeux, et fusionnées, nous représentent alors une perspective unique suspendue devant nous à une distance *finie*, mettons 40 à 50 centimètres ; et cependant, nos axes optiques sont en parallélisme.

Il est clair qu'en ce cas notre sensorium *suppose* situé à 45 centimètres, plus ou moins, le point de croisement de nos axes, lesquels pourtant sont en parallélisme.

Et cependant nous voyons tout le tableau en relief et avec toutes les qualités merveilleuses de la stéréoscopie, et à la distance relativement rapprochée que nous avons dite !

Voilà certainement un fait en apparence paradoxal, un fait qui détruirait la loi des axes secondaires, si nous avions présenté cette loi comme une propriété de tissu, une qualité anatomique indépendante des conditions mêmes de l'exercice de la fonction, et comme survivant à la disparition ou aux troubles de tous les autres facteurs de la vision associée.

Or, que se passe-t-il en réalité, en ce cas, et dans tous les autres de même ordre offerts par la pseudoscopie : ce qu'a très justement reconnu Helmholtz dans les observations que nous allons reproduire : « La notion du lieu réel de l'entre-croisement de nos axes principaux se trouve diminuée, altérée, modifiée par celles apportées par les autres facteurs concomitants de la vision associée. »

Si, dans nos expériences stéréoscopiques, nous employons des figures uniquement géométriques, les lois géodésiques d'entre-croisement se manifestent seules : la pseudoscopie nous fournit exactement le contre-pied de la stéréoscopie directe. Mais prenons-nous des tableaux photographiques variés, empruntés au domaine du monde extérieur commun, nous ne pouvons nous affranchir des souvenirs apportés par l'expérience, des effets produits par les lois variées de l'éclairage, de l'ombre portée, de la perspective aérienne, de la formation et l'échelonnement des perspectives géométriques des différents corps, de la notion acquise de la grandeur relative des hommes et des animaux, etc. « Ces notions, une fois acquises, ajoute Helmholtz, s'imposent ensuite à nos jugements comme par une force aveugle. »

Dans ces réflexions se trouve la clef du conflit apparent signalé plus haut entre la fusion de deux images stéréoscopiques placées sur des axes optiques parallèles, et la fausse notion d'une convergence de ces axes sur 40 à 50 centimètres.

Deux pressions physiologiques se trouvent alors en présence : d'une part, le besoin impérieux de l'*unité* dans la vision binoculaire de deux tableaux formant des perspectives *quasi-identiques;* d'autre part, la conscience d'un éloignement peu considérable des images, éloignement en rapport avec l'accommodation qui en permet la vision nette, en rapport avec la grandeur apparente des dessins et des détails qu'ils renferment.

Ces deux principes, tous deux fort puissants, pouvant trouver un accord, la notion résultante se déduit des termes de cet accord. Le sensorium imagine, admet, suppose inconsciemment, bien entendu, que les axes convergent sur 45 centimètres environ, distance habituelle de la vue de ces sortes d'objets : il se plie en cela à l'influence du souvenir, des habitudes, du sentiment du degré d'accommodation qui prime alors celui de la convergence même des axes optiques, et la notion finale est la résultante de cet ensemble des circonstances.

Mais sur cette base se vérifie, spontanément, la loi des axes secondaires. Dès que l'accord existe, ou est inconsciemment admis entre les axes polaires, aussitôt les axes secondaires nous donnent deux à deux la notion de leur entre-croisement, *tel qu'il aurait lieu si les axes principaux étaient dans la convergence où les suppose l'ensemble de nos notions acquises.*

Ces remarques donnent également la clef des doutes exprimés par Helmholtz, sur le degré de valeur comme renseignement sur la distance réelle des objets, *de la convergence des axes polaires.* Si dans les conditions habituelles et physiologiques, le sensorium est réellement informé de la distance d'un objet par le sentiment de cette convergence, la grande différence des appréciations émises par différentes personnes, ou par la même personne dans des circonstances en apparence peu différentes, montre que « le jugement porté sur la distance, d'après la seule convergence des *lignes visuelles* (axes polaires), n'est à peu près exact que *s'il n'est pas dérangé par des circonstances accessoires.* » (HELMHOLTZ, p. 827.)

Il en est de même dans les troubles ou anomalies de l'innervation : la conscience musculaire apportant des renseignements infidèles sur le degré de convergence des axes polaires, les axes secondaires localisent les objets, non au lieu même de leur entre-croisement réel, mais aux points où ils *s'entre-croiseraient* relativement au point de concours *supposé* de ces axes polaires.

Malgré la bizarrerie fréquente des effets produits, il est facile, dans chaque exception apparente à la loi, de reconnaître le mécanisme producteur de l'illusion et la justification du principe fondamental.

En résumé, dans la proposition en discussion ici, nous demanderons qu'on veuille bien ne pas lire en elle plus que nous ne prétendons lui faire contenir ; qu'on ne nous accuse pas, d'investir les axes secondaires, ou les bâtonnets qui leur correspondent matériellement, de propriétés de tissu antérieures et supérieures aux conditions mêmes de l'exercice de la fonction, et telles qu'elles survivent à la disparition ou au trouble des autres facteurs de la vision associée.

Naissant de la coalescence même des points de fixation, exclusivement fondée sur l'*unité*, antérieurement conçue, du double tableau de la perspective, cette propriété des axes secondaires a donc pour base l'unité sensorielle préalable résultant de la *notion réelle ou supposée du point de concours des axes polaires.*

Notion réelle, exacte, dans les cas exactement physiologiques ; notion qui peut être faussée par toutes les circonstances concomitantes énumérées plus haut, suivant leur degré de valeur ou d'importance momentanée

§ 363. — Opinion critique de M. Donders.

Cette argumentation nous permettra de nous relever d'une exécution quelque peu sommaire prononcée en 1867 sur cette dernière proposition par le chef éminent de l'école d'Utrecht.

Traitant ce même sujet, M. Donders écrivait à ladite époque :

« L'opinion, en admettant qu'elle eût des partisans, que les points vus indirectement apparaissent là où les lignes de direction des deux images rétiniennes se croisent, semblait à peine *mériter d'être réfutée*[1]. »

Or, en formulant un fait aussi incontestable, indépendant de toute idée théorique, en représentant par des termes géométriques ce qui se passe, ce que l'on observe, ce que l'on *constate purement et simplement* dans la vision physiologique, nous ne nous croyions pas *coupable*, disions-nous en 1868, d'une témérité *méritant la férule*[2].

Aujourd'hui, après plusieurs années données à d'autres préoccupations, revenant sur ces questions, nous nous devons à nous-même d'avouer que nous ne sommes pas moins convaincu qu'en 1860, de l'exactitude, que de la prudente réserve de nos premières conclusions.

Nous oserions même opposer à la décision quelque peu sommaire de M. Donders des formules à lui personnelles et moins éloignées des nôtres qu'il ne semble le supposer.

Celle-ci, par exemple, qui suit immédiatement la critique plus autoritaire qu'autorisée que nous venons de rappeler :

« Insistant sur la nécessité de conserver le mot de « *projection* » (ou d'extériorisation de l'impression), M. Donders ajoute immédiatement : « Comme je l'ai fait observer jadis à Wolkmann, qui voulait exclure toute projection, nous projetons le champ visuel total dans une direction déterminée par l'action musculaire (convergence des axes polaires, définissant la position du point de fixation ou centre de la perspective), *puis les divers points de la rétine, conformément à leur position relative*).»

Mais en quoi cette proposition diffère-t-elle donc de la nôtre, si ce n'est par l'*incomplet?* Qu'est-ce que *cette projection des divers points de la rétine conformément à leur position relative*, sinon celle que nous venons d'exposer? Il n'y manque qu'une détermination pour les rendre au fond identiques : à savoir la localisation de cette projection. Or, l'auteur a beau ne la point spécifier dans sa formule, il faut pourtant qu'il la conçoive d'une ou d'autre façon dans sa pensée; il faut qu'il regarde cette projection de l'ensemble de la perspective soit comme plane, soit comme révélant trois dimensions, il faut qu'elle soit ou un simple dessin, ou une perspective corporelle.

1. *Ann. d'Ocul.*, année 1867.
2. *Revue scientifique*, 14 mars 1868.

Dans le premier cas, la vision binoculaire ne serait que la monoculaire *doublée;* — dans le second, c'est la vision géodésique elle-
même, telle que nous venons de la définir ; et M. Donders se trouve
adopter implicitement la proposition, qu'il ne juge pas digne de
réfutation ; seulement il le fait en termes *incomplets.*

Laquelle des deux alternatives choisit-il ?

Nous le répétons :

En formulant la proposition qui a choqué le savant professeur,
nous n'avons fait, en somme, que condenser en langage géométrique
les données de l'observation ; cette formule n'est en effet que l'expérience même de Wheatstone révélant la synthèse de la fonction binoculaire dans son rôle géodésique ; c'est un tableau, non une induction ;
le « *mens* » n'y est pour rien.

Mais si bonnes que nous paraissent nos raisons sur ce point, nous
avons assez d'expérience des choses de la vie pour supposer que si
nous pouvions apporter quelque *autorité* d'une autre origine que la
France, au secours de notre thèse, elle n'en serait pas plus mal reçue.

Nous rappellerons donc à M. Donders les passages suivants de l'optique physiologique de M. Helmholtz, résumant les enseignements
bruts de la stéréoscopie, et que nous reproduisons une seconde fois,
à son intention, dans le cours de ce même chapitre.

« Faisons passer une ligne droite par chaque image rétinienne et
le point nodal de l'œil correspondant ; comme nous l'avons fait voir,
le point lumineux se trouve nécessairement sur chacune de ces lignes
de direction : il est donc à leur intersection. »

Et cette autre :

« Ainsi, tandis que la vision monoculaire avec immobilité de la tête,
ne détermine que la *direction* sur laquelle se trouve le point perçu,
la vision binoculaire donne des faits d'observations suffisants pour
déterminer de plus la *distance de ce point* (entre-croisement des axes
secondaires), *au moins autant que les données obtenues présentent une
exactitude suffisante et qu'il en est fait un usage convenable!...* (*Introduction à la stéréoscopie*, 3ᵉ partie, 1866).

Moins la netteté, cette conclusion diffère-t-elle de la nôtre ; ou
trouve-t-elle dans le nuage qui l'enveloppe un privilège qui la place
au-dessus de la réfutation ?

§ 364. — La notion de la grandeur relative des objets, simple conséquence de celle du lieu de croisement des axes optiques, attribut de la vision binoculaire.

Soit un objet placé à une distance quelconque d'un œil, considéré
isolément, et y dessinant une image nette. Supposons maintenant que
cet objet soit élastique et que son élasticité varie de façon uniforme et

telle que, transporté à une distance quelconque de sa première position, il remplisse toujours exactement, sans en déborder les côtés,
l'angle visuel qu'il sous-tendait dans sa première position. Il est clair
pour tout le monde que, quelle que soit la distance à laquelle sera
transporté cet objet, sous-tendant toujours le même angle visuel dans
l'œil, ses dimensions relatives, dans deux positions quelconques,
seront directement proportionnelles à la distance de chacune d'elles
au point nodal de l'œil.

D'après les connaissances acquises, d'après l'effort accommodatif
développé, le sujet pourra bien se faire une idée plus ou moins exacte
de la grandeur de l'objet, ainsi vu avec un seul œil, dans ces deux circonstances ; mais il est clair, d'après
ce que nous venons d'exposer, que
cette notion n'aura pas un caractère
géodésique précis ; la vision uni-oculaire, sans le secours des circonstances extérieures, ne procurant que
des *angles visuels*, et non des distances
sur les angles ou sur les directions
visuelles qui en forment les côtés.

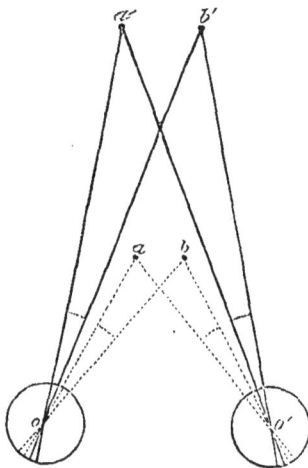

Mais admettons maintenant que
l'objet ab (fig. 100), étant placé dans
notre plan médian sagittal, nous ou-
vrions les deux yeux : les deux angles
visuels aob, $ao'b$ que sous-tend
l'objet ab sont égaux, et si chacun
des organes n'a, par lui seul, conscience que de l'angle visuel, sous-

Fig. 100.

tendu par l'objet, nous avons vu que le propre de la vision associée,
de la coalescence des deux yeux, est de déterminer invinciblement ·
à l'entre-croisement des axes secondaires, la *position* dans l'espace
des points a et b : d'où suit nécessairement la notion de la distance
de ab à notre personne, et conséquemment celle de la grandeur de ab.

La propriété des axes secondaires de fixer la position des points
dans l'espace, a donc pour corollaire immédiat de procurer la notion
de la grandeur des objets.

Nous pouvons le reconnaître plus expressément encore au moyen
de l'expérience suivante : l'objet ab étant placé devant nous, comme il
vient d'être dit, armons-nous de deux prismes divergents, c'est-à-
dire ayant leurs bases du côté du nez (comme on le voit dans la
fig. 106 du § 485) ; chacun de ces prismes déplace en *dehors* l'angle
aob à gauche, $ao'b$ à droite. Les côtés de ces angles vont donc se
couper virtuellement en $a'b'$, et c'est là que nous voyons l'objet. Or,

· il est vu en ce lieu nouveau, comme un objet corporel, c'est-à-dire avec la dimension apparente $a'\,b'$. Ainsi que nous le disions en commençant, l'objet $a\,b$ s'est agrandi en s'éloignant, pour remplir constamment avec exactitude l'angle visuel $a\,o\,b$.

Inversement, supposons l'*objet* corporel placé en $a'\,b'$ et renversons le sens des prismes : l'entre-croisement des deux côtés de l'angle sera ramené en $a\,b$. L'objet sera vu avec la dimension apparente $a\,b$, à la distance des points a et b.

En résumé, si, pour un même angle visuel à droite et à gauche, on fait *augmenter*, ou, au contraire, *diminuer la distance* du point de convergence mutuelle des axes ; la grandeur relative de l'image résultante (dans l'espace à trois dimensions), diminuera ou augmentera dans la même proportion.

Cette proposition contient le mécanisme déjà décrit (20ᵉ leçon de la micropie et de la macropie).

L'expérience suivante, très ingénieuse, de Wheatstone, reproduit les mêmes circonstances en les variant, et conduit aux mêmes conclusions.

Cette expérience consiste dans une modification légère du stéréoscope par réflexion, permettant de faire varier « soit la distance des images, et par conséquent, l'angle visuel qu'elles sous-tendent ; soit l'angle de la convergence, sous lequel est amené leur fusionnement.

La convergence demeurant la même, la grandeur apparente de l'image résultante augmente en raison inverse de la distance des images monoculaires.

Malgré certaines tendances à invoquer pour expliquer la notion de la grandeur relative des objets, des considérations d'un autre ordre, cette expérience ébranle M. Helmholtz, et l'amène à conclure comme nous-même :

« Ainsi donc, tant qu'aucune autre circonstance ne s'y oppose, la convergence des lignes de regard nous sert à apprécier la distance absolue des objets, et par conséquent, leur grandeur. » (*Opt. Phys.*, p. 823.)

Cette expérience nous rend également compte d'un grand nombre d'illusions optiques résultant d'un jugement erroné sur la convergence réelle de nos axes optiques.

On verra les principales rapportées dans notre *Traité de la vision binoculaire*, au chap. xv, aux §§ suivants :

— Expériences curieuses de S. D. Brewster, §§ 264 et suiv. ;

— Compas du docteur Smith, § 272 ;

— Phénomènes du Ragle, ou de l'hallucination du désert, § 275 ;

— Les illusions de la macropie et de la micropie dans les paralysies et les spasmes oculaires dus à des états morbides, soit profonds, soit passagers, comme les intoxications, l'ivresse, etc., etc.

Note additionnelle au § 364 (sur l'angle visuel).

Nous venons, dans le paragraphe qui précède, de nous servir presque indifféremment des expressions « angle visuel, et *diamètre apparent.* » Pour que ces termes ne prêtent pas à incertitude, il est nécessaire d'exprimer, dans leur définition, où nous plaçons le sommet invariable qui doit être commun aux angles que, dans ces circonstances, on est appelé à comparer entre eux. Cette nécessité, qui ne semblait pas d'abord s'imposer, va être démontrée en même temps que la proposition principale, objet de cette note.

Un objet quelconque étant visé à deux distances différentes, les angles qu'il sous-tend en ces deux circonstances sont évidemment dans le même rapport de grandeur que les images qui lui correspondent dans la rétine. Les propriétés des points nodaux, celles du centre de similitude, sont la conséquence directe de cette proposition. Il semblerait, d'après cela, oiseux d'insister sur le fait géométrique qui résume ces aperçus, en cherchant à démontrer : que le sommet de l'angle visuel est nécessairement au lieu occupé par le centre du système dioptrique, le groupe des points nodaux, lesquels peuvent, au point de vue pratique, et d'une manière absolue pour les grandes distances (§§ 54, 77, 82), être supposés fusionnés dans le deuxième nodal.

Ce point est le sommet commun de deux angles égaux : celui que sous-tendent d'une part, l'objet et son image rétinienne (dioptrique) ; et celui, d'autre part, suivant lequel s'opère la projection sensorielle extériorisée (physiologie).

La constance de ces rapports entre ces deux éléments fonctionnels, l'un essentiellement physique, le second, non moins essentiellement physiologique, donnent à cet angle une valeur mathématique exceptionnelle : celle de l'identité en toutes circonstances : c'est, dans une question de comparaison ou de mesure, une condition d'élection. Telle est donc, suivant nous, la quantité qui doit recevoir le nom d'*angle visuel.*

M. Helmholtz ne partage pas ce sentiment :

« Dans l'acte de viser, dit-il (art. II, p. 135, Opt. phys.), pour que deux points inégalement éloignés se recouvrent, il faut que l'image de l'un soit au centre de l'image de diffusion de l'autre, ou si les points sont vus tous deux indistinctement, il faut que les centres des deux cercles de diffusion coïncident. Nous avons nommé *ligne de visée* la droite qui joint ces deux points de l'espace ; d'après les explications que nous venons de donner, elle coïncide nécessairement avec le rayon qui passe par le centre de l'image de la pupille formée par la cornée, et ce centre jouit, pour cette raison, de la propriété d'être le point d'intersection de toutes les lignes de visée. »

« De ce qui précède découle la définition de l'*angle visuel.* Lorsqu'on dit que des objets qui apparaissent sous un même angle visuel, ont la même grandeur apparente, il faut placer le sommet de l'angle visuel au point d'intersection des lignes de visée. C'est à tort qu'on l'a placé ordinairement au point d'intersection des lignes de direction (le premier p. nod.), et lorsqu'il s'agit du cas où les deux points sont vus, l'un après l'autre, directement, il faudrait placer ce sommet au centre de rotation du globe oculaire. Pour des objets très éloignés, la grandeur de l'angle visuel n'en éprouve pas de modification ; mais il n'en est pas de même pour les objets voisins. »

Plusieurs questions fort distinctes sont soulevées dans l'argumentation qui précède. Pour nous permettre l'établissement de conclusions rationnelles à l'égard de cette théorie, il nous faut donc d'abord les différentier et les isoler les unes des autres.

Occupons-nous premièrement du cas particulier distingué par l'auteur, celui « où les deux points sont vus l'*un après l'autre, directement,* cas dans lequel il faudrait placer le sommet de l'angle visuel au *centre de rotation* du globe oculaire. »

Or ce cas-là n'est pas celui auquel puisse être appliquée la définition même de l'angle visuel. Dans cette circonstance, en effet, l'angle auquel fait allusion l'auteur est celui mesuré par l'arc sclérotical qui représente le déplacement de l'axe dioptrique, lors du transport *de l'attention* d'un point de l'espace à un autre ; la notion de son étendue est portée au sensorium par la quantité de travail développée par les moteurs de l'œil et appréciée par *le sens musculaire :* l'étendue de l'impression rétinienne reste toujours, pendant cet acte, limitée au point de fixation.

Eu égard à cette considération, nous pouvons écarter de la discussion ce cas qui ne rentre pas dans les attributs propres de la rétine ; là n'est pas l'angle visuel proprement dit.

Ce point écarté (et il est digne d'une étude à part), il nous reste à examiner la valeur des motifs qui portent l'éminent auteur à localiser *au centre de la pupille* le sommet de l'angle visuel, à l'exclusion du point nodal.

Or, en nous reportant aux lignes qui introduisent cette proposition dans la science, nous voyons que l'auteur établit sa comparaison, dans les deux positions considérées de l'objet, en partant de cette hypothèse que, dans l'une de ces positions *au moins,* l'objet n'est pas dans le champ de l'accommodation. L'œil n'est pas adapté pour la distance de l'objet ; qu'il s'agisse de réfraction statique ou dynamique, l'image est entourée de cercles de diffusion.

Mais est-ce bien dans ces conditions que la question peut ou doit être posée ; ayant à préciser ces rapports de grandeur de deux angles eux-mêmes précis, est-ce une méthode logique que de nous supposer d'abord dans les conditions où ces objets ne donnent lieu qu'à des images confuses ?

Mais cette première fin de non-recevoir étant produite, ne nous y arrêtons pas ; nous pouvons aller plus loin, et montrer directement le peu de fondement des propositions-principes de M. Helmholtz.

« Dans l'acte *de viser,* nous dit l'éminent physiologiste, pour que deux *points* inégalement éloignés se recouvrent, il faut que l'image de l'un soit au centre de l'image de diffusion de l'autre, ou si les *points* sont vus tous deux indistinctement, il faut que les centres des deux cercles de diffusion coïncident. »

Dans l'acte de *viser un point,* assurément il en est ainsi ; parce que tout est, dans ce cas, symétrique autour de l'axe optique, et qu'il s'agit là de l'image d'un point ou d'un cercle de diffusion *occupant* le *pôle même de l'œil.* La ligne, dite de visée par M. Helmholtz, coïncide en effet, en cette circonstance, avec l'axe dioptrique et avec la ligne de regard.

Mais il n'est pas question là d'angle visuel : tout se réduit à un point de mire. Substituons lui un objet ayant naturellement un point central, et des points excentriques, alors seulement naît un angle visuel, une dimension apparente à apprécier ou mesurer ; et tout change alors.

C'est ici que nous reproduisons notre objection de tout à l'heure. Qu'ont à faire ici les cercles de diffusion ? Pourquoi notre comparaison des diamètres apparents du même objet, à deux distances différentes, supposerait-elle une vision indistincte pour l'une d'elles et même pour toutes deux, quand physiologiquement, nous pouvons comparer des images nettes, distinctes, bien définies, en un mot, mesurables ?

Quoi qu'il en soit, mettons-nous au point de vue où s'est placé l'auteur. Admettons donc avec lui que l'objet, dans l'une de ses positions, ou dans toutes les deux, soit vu *indistinctement.*

En un tel cas, nous dit M. Helmholtz, la ligne de *visée* sera celle qui contiendra *les deux centres des cercles de diffusion* des points extrêmes de l'objet dans les deux positions considérées.

Cette proposition serait la conséquence de l'argumentation suivante que nous allons avoir à analyser.

Dans cette argumentation, l'auteur s'offre pour premier objectif le calcul de la grandeur des cercles de diffusion, et la théorie de l'angle visuel n'en sera que la déduction finale.

« Pour pouvoir calculer la grandeur des cercles de diffusion, nous dit-il, il faut remarquer d'abord que tous les rayons extérieurs à l'œil qui se dirigent vers la pupille apparente (la pupille vue à travers la cornée, l'image de la pupille donnée par ce système simple), rencontrent la pupille vraie, après leur réfraction par la cornée, et qu'ils marchent ensuite, dans le corps vitré, comme s'ils venaient de l'image de la pupille que le cristallin forme en arrière de lui-même. »

Cette première proposition revient à dire que lorsqu'un point lumineux *q*, excentrique relativement à l'axe du système dioptrique oculaire, donne lieu à une image diffuse, l'œil n'étant pas exactement accommodé (voyez la fig. 51 dè l'*Optique physiologique*, p. 135), le rayon qui partirait de l'image *p* du point lumineux *q*, et passerait par le centre du cercle de diffusion, devra passer également par le centre de l'image donnée, par le cristallin, de la pupille ; que de là, ce même rayon, suivi à partir du centre de la pupille vraie, dans la chambre antérieure, *une fois émergé dans l'air*, suivrait, dans ce milieu extrême, la direction déterminée par son point d'émergence et le centre de l'image donnée, par la cornée, de la pupille. »

« Il suit de là, conclut l'auteur, que si les centres des cercles de diffusion de *deux points* inégalement distants de l'œil coïncident, le rayon qui joint à ce centre commun le centre de l'image de la pupille formée par le cristallin *doit être commun aux deux systèmes* de rayons. Le prolongement de ce rayon commun en avant de l'œil doit donc aussi passer par *les deux points lumineux*, et il doit traverser également le centre de l'image de la pupille formée par la cornée. Il en est de même si l'une des images de diffusion se réduit à un point au centre de l'autre. »

Cette conclusion renferme-t-elle toute la vérité ? Il nous paraît que non. L'auteur a perdu de vue en l'établissant, un point essentiel :

Le rayon qui joint le centre d'un cercle de diffusion au centre de l'image cristallinienne de la pupille (voyez toujours la fig. 51 de l'auteur) est l'*axe même du cône convergent* qui détermine, dans le dernier milieu (corps vitré), l'*image* exacte du point extérieur *q* ; cet axe est la ligne droite même suivie *dans le corps vitré* par le rayon central (pupillaire) *parti du point lumineux*. Réciproquement, quand il rebrousse chemin, ce rayon va *forcément* passer par ledit point lumineux : ce que l'auteur a perdu de vue dans ses déductions. Et qu'est-il résulté de cette omission ?

C'est que les deux points lumineux dont les centres de diffusion coïncident ne sont pas deux points différents, mais un seul et même point.

Et, en effet, la ligne ou le rayon qui, dans le corps vitré, joint à ce centre commun le centre de l'image cristallinienne de la pupille est parfaitement défini, rectiligne, et unique dans le dernier milieu ; et il passe *nécessairement* comme le dit l'auteur, par les images *dans ce milieu*, des deux points lumineux considérés.

Mais *dans ce même milieu* ces deux images se trouvent déjà sur une autre droite, *celle qui passe par le deuxième nodal*.

De même en est-il si l'on considère le premier milieu :

Ce rayon lumineux, que nous venons de considérer, une fois dans l'air, passe par le centre de l'image cornéenne de la pupille et les deux points lumineux primitifs. Voilà une droite assurément bien définie, *par trois points!* Mais il en est une autre différente de celle-ci et qui contient également les deux points lumineux : *c'est la droite qui réunit ces deux points au premier nodal.*

Voilà donc, dans chacun des milieux extrêmes, *deux couples de lignes droites* ayant *chacune deux points communs* à l'une et à l'autre, et néanmoins différentes ! Contradiction qui ne peut se concilier qu'en faisant coïncider les deux points lumineux eux-mêmes, ainsi que leurs images.

Ce qui est d'ailleurs exact : deux points excentriques quelconques ne pouvant avoir le même cercle de diffusion. Ce qu'il est encore facile de démontrer par un raisonnement inverse du précédent.

Prenons sur le même axe visuel secondaire sur lequel est situé le point lumineux q, et dont l'image est en p, un second point lumineux q' plus rapproché, par exemple, et dont l'image se fera sur la même ligne Kp (K point nodal), en un point p' plus éloigné.

Tout ce que nous venons de dire du premier point sera vrai pour le second ; et pour celui-ci, comme pour le premier, nous aurons un cône enveloppant $ap'b$ de rayons lumineux convergeant dans le vitré, qui dessinera un cercle de diffusion rétinien *tel que* $a'\gamma'\delta'$, mais dont l'axe $p'c$ ne sera certainement pas pc, comme le suppose la proposition que nous venons de citer, *si le deuxième point lumineux* p' *ne coïncide pas avec le premier* p.

Car dès que q' diffère de q, tout en étant sur une même droite que ce dernier point, *avec le premier point nodal*, p' différera de p quoique se trouvant comme lui sur la même droite avec le deuxième point nodal.

Il suit de là que p et p' *sommets* des cônes convergents dans le vitré, qui s'appuyant sur l'image cristallinienne de la pupille, dessinent dans la rétine les cercles de diffusion qui nous occupent, *ces points* p *et* p' *ne sauraient être en ligne droite avec le centre de la base commune de ces cônes :* ces trois points forment nécessairement un triangle. Donc les axes desdits cônes, qui portent les centres de diffusion, étant différents, ces centres ne sauraient coïncider.

Donc deux points lumineux, fussent-ils même situés sur un même axe secondaire, ne sauraient donner lieu à des cercles de diffusion ayant même centre.

Par la même raison, la prolongation dans l'air de ces mêmes rayons lumineux centraux, ou les axes des cônes extérieurs qui ont pour sommets les points lumineux q et q', ne sauraient davantage coïncider, et servir, par conséquent de limites aux angles visuels.

Toutes considérations qui, rapprochées de celles développées dans le paragraphe précédent, reçoivent un supplément de force des effets de la vision associée ou binoculaire.

§ 365. — Effets secondaires de la fusion de deux images stéréoscopiques. — Du lustre stéréoscopique.

La fusion de deux images très analogues, mais néanmoins rendues quelque peu différentes par les légères inégalités de parallaxe observées entre les images des deux mêmes points d'un objet, produit, indépendamment de la sensation du relief corporel, des notions particulières rappelant certains attributs des corps qu'elles représentent, comme serait la dureté, le brillant, le mat, l'aspect gras, soyeux, ou, au contraire, dur et âpre, etc., etc.

On peut faire cette remarque, par exemple, en faisant varier l'angle de la convergence suivant laquelle se fait la fusion des deux images photographiques d'une statue.

Le mécanisme de ces impressions est rendu très compréhensible par les remarques au moyen desquelles M. Helmholtz s'est rendu compte d'un phénomène auquel il a donné le nom de *Lustre stéréoscopique*.

La combinaison binoculaire d'images stéréoscopiques du même objet, *différemment colorées*, donne lieu, en certains cas, à des résultats singuliers.

« Si l'on fait, dit Helmholtz, *blanche*, dans l'une de ces images, une surface qu'on laisse *noire* dans l'autre, ou si on leur donne des couleurs différentes, dans des limites données, cette surface, lors de la combinaison binoculaire, paraît *lustrée*, tandis que les autres parties de l'objet qui possèdent la même coloration et la même intensité lumineuse dans les deux dessins, paraissent *mates*.

« On obtient un effet de cet ordre en combinant stéréoscopiquement des dessins linéaires représentant, par exemple, des formes cristallines, et dont l'un est tracé en lignes noires sur un fond blanc, et l'autre en lignes blanches sur un fond noir. L'impression résultante est celle d'un corps formé d'une matière foncée et brillante comme le *graphite*. »

Ce fait s'explique, suivant Helmholtz, par le rapprochement des observations suivantes :

« Le lustre est un effet de brillant, doué d'une certaine mobilité, comme est, par exemple, l'aspect d'une surface liquide très éclairée et plus ou moins agitée.

Cette surface réfléchit par toutes ses parties, la lumière qu'elle reçoit ; mais, vu sa mobilité, elle le fait très inégalement et à tous les degrés, depuis la réflexion régulière pure jusqu'à la réflexion tout à fait diffuse. Les deux yeux ne recevant pas, au même instant, d'une même région de la surface les mêmes sortes de réflexion, cette région de la surface paraît au même instant bien éclairée pour un œil, beaucoup moins pour l'autre. »

Les mêmes circonstances se rencontrent dans l'exemple stéréoscopique que nous avons cité plus haut.

Chaque œil reçoit, au même instant des mêmes corps, une lumière très différente, ce qui est le propre des corps brillants, mais jamais des surfaces mates.

On doit, il est vrai, se demander pourquoi, dans ce cas, ce n'est pas tout simplement la sensation *fixe* de la composition des deux nuances que l'on observe, et d'où vient ici la sensation de brillant qui constitue le lustre ?

Helmholtz résout, avec raison, cette difficulté par la considération suivante :

« Ce phénomène, dit-il, présente de l'intérêt relativement à la théorie de l'activité des deux rétines et à l'effet étudié sous le nom d'antagonisme des couleurs. Dans ces conditions de vision (quand un œil reçoit du même objet, ou d'un objet jugé unique, des lumières de coloration différente), la sensation résultante consiste dans une perpétuelle oscillation, déterminée par la prédominance alternante de l'une ou l'autre des impressions. »

Nous ajouterons que ce phénomène, difficile à expliquer dans les théories purement physiques, devient très concevable depuis la découverte de Boll.

L'action photo-chimique, qui consiste dans la destruction, puis les réparations successives du pourpre rétinien, doit varier à chaque instant dans sa force, et donner lieu conséquemment à des alternances constamment renouvelées de la prédominance active de l'un des yeux sur l'autre.

VINGT-QUATRIÈME LEÇON

PHYSIOLOGIE DE LA VISION BINOCULAIRE (Suite).

§ 366. — Énumération sommaire des théories anciennes ou actuellement régnantes sur la vision binoculaire.

Le chapitre qui précède contient, nous nous le persuadons, l'exposition réelle et nullement hypothétique du mécanisme suivant lequel s'accomplit la fusion en une sensation unique des deux tableaux sensoriels imprimés sur les rétines, dans l'acte de la vision simple et naturelle réalisé par les deux yeux.

Si cette exposition ne prétend pas donner le pourquoi dernier des choses — pas plus que le naturaliste en décrivant la manière dont on existe, ne présume définir ce que c'est que la vie — nous nous assurons cependant que toutes les propositions qu'elle renferme ne constituent, véritablement, que la simple et exacte représentation des *faits* observés.

Dans son analyse, comme dans sa synthèse, elle a montré *comment* deux images rétiniennes légèrement dissemblables dans leurs éléments géométriques, mais très analogues comme représentation d'un même objet, acquièrent, au moment où leur superposition ou fusionnement ne laisse plus place qu'à l'idée d'unité, une qualité nouvelle, inattendue, qui se dégage des dissemblances géométriques mêmes qu'elles offrent, à savoir : *la notion de la troisième dimension de l'espace, du relief corporel, des distances relatives entre les divers objets* peuplant le champ commun de la vision.

En se formulant ainsi d'une façon souveraine, la nouvelle théorie ou plutôt la nouvelle exposition — car ce n'est qu'un tableau et non une conception idéale — éliminait, par sa seule action de présence, d'anciennes *théories* (l'expression est ici exacte) en possession, au moment des découvertes de Wheatstone, du domaine de l'enseignement classique, et qui étaient *supposées* donner l'explication de la vision *une* au moyen de *deux* impressions.

Or, nous devons à l'importance du rôle qu'ont joué longtemps et que tiennent peut-être encore dans quelques Écoles, ces théories célèbres, de leur consacrer quelques pages d'exposition et surtout de critique.

Nous allons donc exposer ici sommairement :

1° La théorie classique des *points identiques*;

2° Sa conséquence géométrique, ou la théorie classique de l'*horoptre*;

3° La nouvelle théorie des points apparemment correspondants de M. Helmholtz;

4° Une conception nouvelle de l'horoptre, fille de la nouvelle théorie des points correspondants;

5° La théorie de Brücke et de Prévost de Genève;

6° La théorie de Panum;

7° Celle de Hering;

8° La conclusion réelle de M. Helmholtz sur la perception de la troisième dimension;

9° Les principes qui ont dirigé l'auteur dans ses recherches sur la vision binoculaire unifiée.

§ 367. — Ancienne doctrine des points identiques.

Mécanisme par lequel est réalisée l'unité dans la vision avec deux yeux, dans cette théorie. — Deux tableaux parfaitement semblables, identiques (ceux du champ visuel extérieur), sont supposés imprimés sur la surface profonde de chaque rétine.

Chaque point extérieur du champ visuel a ainsi son image, à droite et à gauche, sur deux points situés dans les rétines, de façon géométriquement homologue (c'est-à-dire ayant même longitude et même latitude, et dans le même sens). Ces deux tableaux étant projetés sensoriellement au dehors (suivant les lignes de direction et conformément au principe de l'extériorité), on s'expliquait comme il suit l'unité de sensation produite par ces deux images de chaque point : à chaque couple de ces points rétiniens géométriquement homologues, se rendait une même fibre cérébrale dédoublée établissant la communication entre le sensorium et l'organe isolateur impressionné.

Cette doctrine, hypothétique sans doute, car on n'avait jamais suivi anatomiquement le dédoublement de cette prétendue fibre, pouvait satisfaire cependant l'esprit, si l'on supposait le champ visuel à l'infini. Dans ce cas, en effet, deux points quelconques de ce champ visuel rencontrent, dans les deux rétines, vu leur distance infinie qui rend parallèles les rayons correspondants, des points *géométriquement homologues*.

Mais, pour toute convergence mutuelle des axes optiques sur un point situé à une distance finie, déterminée, un objet quelconque pris dans ce champ visuel, ne fait pas, à droite et à gauche, le même angle avec les lignes de visée. Il ne tombe point, par conséquent, sur des points homologues.

Un corps quelconque dans l'espace n'est point, chacun le sait aujourd'hui, vu par les deux yeux de la même manière, ne dessine point dans les deux rétines exactement la même image. Quelle que soit sa position, l'œil gauche voit un peu plus du corps sur la gauche, l'œil droit en embrasse davantage sur la droite. Les images de tous les corps faisant partie du tableau sont donc inégales et asymétriques dans les deux yeux; en un mot, ce sont des images stéréoscopiques.

La stéréoscopie, détaillant ces inégalités, nous a appris plus expressément (voir le § 355 de la leçon précédente), que dans la vision dans l'espace à trois dimensions, la vision *physiologique associée,* aucun point d'un certain objet, aucun objet dans un ensemble d'objets, ne présente, avec le point de mire ou de visée, *des parallaxes égales.* Et cependant cet objet, cet ensemble d'objets sont vus simples, et si bien simples qu'ils emportent avec eux la notion de leur épaisseur, de leur apparence corporelle, de leur relief, de leur troisième dimension, de leurs distances relatives·

Cette inégalité de parallaxes démontre à l'évidence « la *non-correspondance,* » au point de vue de leurs coordonnées sur la sphère rétinienne, des points impressionnés dans les deux rétines par le même point du même objet.

La doctrine des points identiques est incompatible avec cette irrécusable proposition:

Les deux points polaires, au plus, peuvent donc être supposés identiques : quant aux autres, ils ne le peuvent être que par exception, par contingence, comme on dit en philosophie, c'est-à-dire quand ils répondent à un point situé symétriquement par rapport au point de regard.

Mais la symétrie n'est jamais qu'une circonstance exceptionnelle : dans tous les cas généraux, on doit conclure qu'un point déterminé d'un objet donne ses images sur des points non homologues, et qu'inversement, deux points homologues des rétines répondent, en général, à deux points visibles différents.

§ 368. — Définition et théorie de l'horoptre.

L'hypothèse de l'identité anatomique des points homologues doit donc être entièrement abandonnée, comme absolument en contradiction avec ces faits.

Mais il est une autre théorie qui s'écroule avec elle et qui avait pour objet de concilier avec la géométrie cette prétendue propriété anatomique des points identiques.

Les géomètres ne pouvaient, en effet, manquer de s'apercevoir promptement que tous les points de l'espace ne sont pas aptes à donner leur image sur des points homologues dans deux sphères voisines.

D'autre part, en faisant certaines expériences, les physiologistes avaient reconnu que dans certaines circonstances, mal interprétées, il est vrai, des points du champ visuel sont vus *doubles,* tandis que d'autres sont vus simples (voir plus loin la théorie d'Helmholtz intitulée : « *comment on peut* voir doubles certains poins du champ visuel »). On pensa que sans doute la distinction entre ces points résoudrait le conflit ouvert par la géométrie.

On demanda alors à cette dernière science s'il n'y avait pas, pour une convergence donnée des axes optiques, quelque surface passant par le point de mire, et dont tous les points pussent donner image, à droite et à gauche, sur des points *géométriquement homologues.*

Il en est une, en effet, et qui répond aux conditions suivantes : D'un point quelconque de cette surface M,

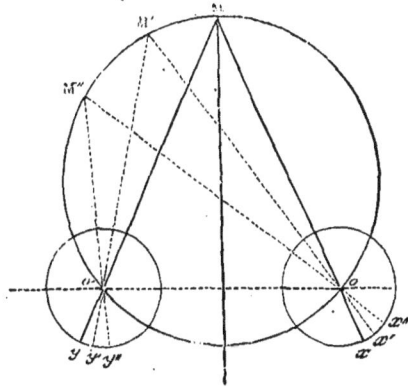

Fig. 101.

deux lignes droites, menées au centre de réfraction o et o' de chaque œil, doivent faire le même angle, et dans le même sens, avec la ligne de visée.

On crut tenir ainsi la solution, et cette surface fut nommée *horoptre* ou *horoptère.*

J. Müller, principal promoteur de cette théorie, a facilement démontré que par le plan de visée, cette surface est coupée suivant une circonférence dont les trois points déterminants sont le point de convergence des axes optiques M, ou le point de visée, et les centres de réfraction des deux yeux, o et o'.

Et comme ce qui est vrai pour ce plan s'applique exactement pour tout autre passant par la ligne des centres oculaires, la surface dans son ensemble, ou le lieu géométrique cherché, ne peut être que la surface de révolution décrite par cette circonférence, si on en fait tourner le plan autour de la ligne des centres oculaires.

Cette surface se nomme un *tore*; et, au point de vue géométrique, la solution de Müller dut paraître satisfaisante.

Malheureusement il est loin d'en être ainsi sur le terrain de l'observation physiologique. Dans la vision binoculaire associée physiologique, le champ visuel, dans ses détails, tout comme dans son ensemble, est fort loin de présenter des points vus simples, disséminés au milieu d'objets vus doubles. Les surfaces et les objets vus sont vus parfaitement *continus* et simples ou *uns*, jusqu'à leur rencontre ou leur intersection avec d'autres surfaces (délimitation des corps qui se détachent les uns sur les autres, sans nulle interruption ou lacune, ou image double). Et nous savons de plus que la différence des parallaxes angulaires qui répondent aux mêmes objets, se lie directement à la sensation de la profondeur ou de la troisième dimension de l'espace.

Cette donnée expérimentale saisissante et souveraine ne laisse pas un seul instant debout la conception horoptérique. Si elle était exacte, tout ce qui, dans le champ visuel binoculaire est vue simple, *répondrait* à un *tore* : et réciproquement, tout ce qui serait en dehors de lui formerait des objets en points *doublés*.

La vue simple binoculaire consisterait ainsi dans la sensation d'une surface de *tore* émaillée de lacunes remplies par des objets doublés. L'énonciation seule de cette bizarre proposition, rapprochée de l'observation accablante de la réalité, fait justice de cette conception plus abstraite que physiologique.

Nous rappellerons à ce sujet nos conclusions de 1860, reproduites déjà par nous comme un avertissement humblement renouvelé à nos savants confrères d'outre-Rhin, en 1868 (*Revue scientifique*, n° 14).

« D'après la définition de l'horoptre, tous les corps de la nature, pour être vus simples, devraient affecter la forme de cette surface. Si nous voyons simples et, simultanément, comme nous nous efforcions dès cette époque (1860) de l'établir, les quatre membres d'un cheval placé devant nous à quelque distance, ces quatre membres font donc partie de la même surface horoptérique, et aussi celles du cavalier qui le monte, et aussi les oreilles du cheval, etc., etc. Voilà une surface géométrique dont l'équation serait curieuse à connaître ! »

Nous nous élèverons donc contre ces recherches horoptériques en tant que recherches physiologiques.

Pour élevées qu'elles soient, elles sont sans rapport aucun avec la nature des choses.

Le problème horoptérique peut être rangé parmi les « *disquisitiones mathematicæ*. » Il n'a aucune relation avec la physiologie. La mort de la doctrine des points identiques anatomiques, préformés, l'a entraîné avec elle au cercueil.

Néanmoins et malgré l'évidence de cette conclusion, nous aurons l'obligation de revenir dans un instant sur cette question à propos d'une nouvelle forme donnée à cette théorie, d'un nouvel horoptre plus complexe encore, et qui n'aura avec celui-ci que le nom de commun, et aussi, ajouterons-nous, l'incompatibilité avec les faits.

§ 369. — Nouvelle forme donnée à la conception de l'horoptère.

Après avoir écrit (en 1860) la conclusion formellement géométrique qui termine le paragraphe précédent, nous n'imaginions pas devoir rencontrer de nouveau sur notre chemin une théorie si parfaitement en contradiction avec les faits. Et cependant elle nous attendait encore embusquée entre les conclusions données par l'illustre auteur de l'*Optique phisiologique* à son exposition du fonctionnement binoculaire.

Notre étonnement fut grand ! Quelle base pouvait donc trouver pour cette imagination, un auteur qui n'admet pas plus que nous l'existence de points anatomiquement *identiques* dans les rétines?

M. Helmholtz n'avait-il pas écrit lui-même comme une des propositions finales de la dernière partie de son bel ouvrage :

« Je conclus de là que toute hypothèse anatomique qui admet une fusion complète entre les sensations des deux côtés, en supposant, par exemple, que les fibres venant de parties rétiniennes correspondantes, se réunissent, deux à deux, en fibres qui transmettraient chacune au cerveau une sensation *unique, doit être abandonnée, comme étant en désaccord avec les faits.* » (HELMHOLTZ, *Opt. phys.*, p. 407.)

Et cependant, pour nous amener à cette juste conclusion, l'auteur avait dû nous faire traverser une nouvelle et longue discussion sur l'horoptère, basée elle-même sur une définition bien peu différente de celle due à Müller. Qu'on en juge :

« Après avoir déterminé la position des points correspondants dans les deux champs visuels, nous pouvons chercher la position des points de l'espace qui se présentent sur des parties correspondantes des deux rétines, et qui paraissent par conséquent simples. »

« L'ensemble de ces points porte le nom d'horoptère. » (P. 901.)

En présence d'une telle personnalité scientifique, plus disposé à nous défier de nous-même qu'à l'accuser, elle, d'illogisme, nous allons, malgré notre conscience de l'évidence, avidement nous mettre à la recherche des causes d'une contradiction qui frappe invinciblement nos yeux.

Et d'abord cette contradiction éclaterait trop visiblement si, dans la définition de Müller et dans celle de M. Helmholtz, le terme « *correspondant* » exprimait identiquement la même idée. Il faut, de toute évidence, que ce qualificatif *correspondant* ait, dans la nouvelle exposition de l'auteur, un sens nouveau et différent du sens classique ; ce que peut d'ailleurs nous faire supposer l'introduction de correctifs anticipés, et peu voyants, apportés à l'avance, aux anciennes définitions ; par exemple :

La substitution aux termes précis et nets de « *points* identiques » des expressions de points en *partie* correspondants ; et, dans d'autres endroits, l'adjonction d'un sens vague et mal défini à une formule nette et exclusive. Ce que nous allons faire reconnaître dans le paragraphe prochain.

§ 370. — Points correspondants. — Nouvelle définition (Helmholtz).

Différence introduite dans le sens de ces expressions par la qualification de position apparente desdits points correspondants.

Le point de départ d'une théorie de l'horoptre est, de toute nécessité, dans une première définition du sens précis qui doit être attaché aux termes : points correspondants, homologues ou identiques ; l'expression qui sera adopté doit désigner formellement les points qui, deux à deux, dans les rétines, donneront lieu à une sensation simple ou unique.

Voici celle que nous donne M. Helmholtz :

« Nous avons à examiner maintenant plus en détail, dit en commençant M. Helmholtz, quels sont les points des deux champs visuels qui possèdent la même *position apparente* par rapport au point de fixation, et qui, par conséquent, coïncident dans le champ visuel commun. Nous leur donnerons le nom de *points coïncidents ou correspondants ;* on les a encore nommés *points identiques,* en faveur d'une théorie particulière. »

« Comme à chaque point de *chaque* champ visuel (monoculaire) répond un certain point rétinien, *on peut également parler* de points coïncidents, correspondants, ou identiques des deux rétines. »

A l'exemple de Fechner, j'appellerai disparates les points qui ne se correspondent pas. » *(Opt. phys.,* p. 880.)

En aucun endroit de cette exposition n'est indiquée la circonstance ou condition qui supposerait un attribut de fixité à cette propriété d'unicité de la sensation portée au sensorium par ces deux points.

C'est qu'en effet, comme nous allons le reconnaître, cette propriété de *correspondance* est, dans la pensée même de l'auteur, absolument contingente et variable.

C'est avec cette réserve qu'il faut lire *les cinq propositions* générales suivantes qui forment les conclusions finales sur lesquelles reposera la nouvelle théorie de l'horoptre.

1° Les *points de regard* (pôles oculaires ou de fixation) dans les yeux normaux, sont des points correspondants.

2° Les *horizons rétiniens* des deux yeux se correspondent.

3° Les méridiens *apparemment* perpendiculaires à l'horizon rétinien coïncident entre eux.

4° Sur les lignes verticales apparentes qui concordent, les points qui se trouvent à la même distance des horizons rétiniens sont concordants.

5° Les points qui, dans les horizons rétiniens, sont à égale distance des points de fixation, sont des points correspondants. *(Opt. phys.,* pp. 881 et suivantes).

Propositions qui, pour la détermination mathématique que se propose ultérieurement l'auteur, se fondront dans la proposition suivante, unique :

« *Les points identiques dans les deux champs visuels, sont ceux qui ont même hauteur et même largeur angulaires.* » *(Opt. phys.,* p. 898.)

Remarque à propos de cette définition; différence introduite dans le sens de ces expressions par la qualification de positions apparentes. En lisant ce résumé, on ne peut que croire tout d'abord à la simple répétition de la théorie classique des points correspondants telle qu'on la reproduisait machinalement partout d'après Müller, jusqu'au moment où les physiologistes ont été tout d'un coup réveillés par la découverte de Wheatstone.

Mais M. Helmholtz repoussant la supposition de *l'identité anatomique* des points géométriquement correspondants, il faut bien admettre qu'il existe entre l'ancienne théorie et la nouvelle quelque différence radicale.

Or, dans le paragraphe définissant que nous venons de reproduire, nous ne trouvons qu'un mot qui puisse contenir en lui ce caractère différentiateur ; c'est le suivant :

«... Points qui dans les deux champs visuels possèdent *la même position apparente* ». *Hic jacet lepus.*

Quelle est donc la portée, quel est le sens précis attaché par l'auteur à ce qualificatif nouveau venu dans la question : position *apparente?*

C'est ce que va nous apprendre la suite de cette analyse.

§ 371. — Les points de regard sont des points correspondants.

Telle est la première des propositions que nous avons à étudier.

Cette proposition ne diffère point en réalité de celle qui sert de base, dans les théories classiques, à la vision binoculaire. Elle exprime simplement, comme ces dernières, le fait qu'un même objet qui se peint sur les fossettes centrales, à droite et à gauche, apparaît toujours simple, qu'il emporte pour le sensorium l'idée *d'unicité !*

L'auteur cependant y comprend ou y ajoute un correctif, auquel nous adhérons d'autant plus volontiers que nous le posions nous-même, en 1860, à titre de *desideratum. (Traité de la vision binoculaire*, p. 214.)

Dans les développements de sa théorie, l'auteur repousse l'idée que ces points eux-mêmes soient *anatomiquement* identiques, par loi innée ; il dit expressément :

« Nous les nommons correspondants parce que, *dans l'usage ordinaire des yeux*, les deux *foveæ* reçoivent toujours l'image d'un objet unique, et dont l'unité est, ou peut être, constatée par le toucher. » (*Opt phys.*, p. 881.)

Il ne donne donc pas cette propriété comme absolue et de nature organique, malgré les particularités exclusives propres à la région de la *fovea*, parce que, dit-il, « sous l'influence de la direction anormale de leurs yeux, le rapport de correspondance des deux rétines peut se modifier, à la longue, chez les strabiques. »

Cette circonstance d'une vision associée simple, fondée sur le concours de l'axe principal d'un œil avec un axe secondaire de l'autre, se rencontre en effet dans le plus grand nombre des strabismes concomitants, et justifie pleinement ainsi la réserve de l'auteur, quoique le mécanisme même de cette association laisse encore certains points obscurs.

Ainsi que nous le rappelions à l'instant, nous avions dès longtemps signalé ce sujet d'analyse à titre de *desideratum*. M. Helmholtz, dans l'indication qu'il en fait à son tour, va plus loin et en tire, à l'avance, des indications, que nous allons reproduire brièvement, l'auteur se proposant d'en faire un assez large usage à l'appui de ses théories ultérieures, et en particulier, de sa nouvelle conception de l'horoptre dont elle forme l'assiette fondamentale.

La qualité de contingence attachée à la propriété d'unifier les sensations, admise pour les axes polaires, n'en sera que plus facilement acceptable pour les axes secondaires. Et c'est sur cette absence même de fixité que vont être établies toutes les théories de l'auteur en ces matières, se résumant dans la proposition générale suivante.

« Les qualités fondamentales mêmes de la vision, ou les propriétés des rétines, sont des *acquisitions graduelles faites par l'individu ;* elles sont le fruit de l'éducation et de l'habitude, et nous n'y devons rien supposer d'organique ou d'inné. »

« D'après notre opinion, ajoute M. Helmholtz, les points rétiniens *correspondants* sont ceux dont la position relative a été le plus souvent *comparée expérimentalement.*

« D'après l'hypothèse anatomique, ce sont ceux qui présentent une connexion *naturelle* dans leur localisation. Dans les deux hypothèses, on comprend également que la comparaison des images correspondantes — *ou à peu près correspondantes* — se forme plus facilement et avec plus de certitude que celle des images disparates. »

En d'autres termes, *correspondants* exprimera désormais pour l'auteur, une qualité présentée par des points *quelconques* (nécessairement pourtant de coordonnées assez voisines), et répondant, pour un temps, dans l'une et l'autre rétine, à une sensation unique.

Ce temps résulte lui-même d'habitudes ou de notions acquises, soit très anciennes, soit relativement récentes, quoique pourtant quelque peu prolongées. Tel sera donc le point de vue nouveau auquel nous devrons nous mettre pour apprécier sainement ces nouvelles théories qui ont, dès le début, le grave défaut d'employer les mêmes termes que les anciennes, quand elles expriment en réalité des choses très différentes.

La clef de ces difficultés est d'ailleurs à notre portée dans la dernière citation que nous venons d'emprunter à l'auteur : « S'il y met en très parfaite opposition, la correspondance unifiante variable avec le temps, et celle qui résulterait d'une qualité anatomique (connexion appelée *naturelle* par M. Helmholtz), on voit, d'autre part, avant la fin de la phrase, poindre la tige de nouvelles confusions : « images correspondantes, ou, *à peu près* correspondantes ! »

C'est pour nous faire prévoir que nous ne sortirons de là avec aucun résultat net et formel.

Et nous n'aurons pas à attendre longtemps cette conviction, qui va ressortir trop clairement de l'analyse de la suite des propositions cardinales de l'auteur.

§ 372. — Les horizons rétiniens des deux yeux se correspondent.

S'il n'existe point *d'identité*, *même* entre les deux points centraux de ces dits horizons rétiniens, que peut bien signifier cette qualité de « *correspondants* » appliquée aux lignes elles-mêmes ?...

Nous allons le voir : mais rappelons d'abord la définition donnée par l'auteur de ce qu'il entend par « horizons rétiniens. » « Les horizons rétiniens sont, *dans des yeux normaux, en position primaire, les deux méridiens compris dans le plan de visée* BINOCULAIRE. »

Nous soulignons *binoculaire*, et *yeux normaux;* on va voir que ce n'est pas sans raison.

En comparant les termes de cette définition avec ceux donnés plus loin par M. Donders des *méridiens horizontaux apparents*, on verra qu'ils concordent entièrement (voir §§ 410 et 411) ; on y verra aussi en quoi ces méridiens *apparents* diffèrent de ceux appelés *réels* par le même auteur; et enfin, que dans la question dont nous nous occupons en ce moment, c'est à ces derniers, les méridiens horizontaux dits (fort improprement) *réels*, que s'appliquent les propositions en discussion ; mais n'anticipons pas.

Après avoir rappelé la définition antérieure, et qui paraissait complète, des *horizons rétiniens*, M. Helmholtz ajoute en effet : « Mais cette définition ne regarde que les yeux *normaux*.

« Pour les yeux myopes, nous dit-il, il n'en est généralement pas ainsi, et j'ai déjà proposé plus haut de considérer comme *horizons rétiniens*, les méridiens qui se trouvent dans le plan de visée, lorsque les yeux sont dirigés de telle façon *qu'une série des parties correspondantes des deux rétines* viennent se placer dans ce plan. » (p. 886, *Opt. phys.*)

Mais, sauf erreur de notre part, cette proposition constitue un pur « *truisme.* »
Que dit-elle, en effet?

« *Les horizons rétiniens des deux yeux se correspondent.* »
Et qu'appelle-t-on « horizons rétiniens? »
L'auteur les définit ainsi :
« Je propose de considérer comme *horizons rétiniens* les méridiens qui se trouvent dans le plan de visée lorsque les yeux sont dirigés de telle façon *qu'une série des parties correspondantes des deux rétiniens viennent se placer dans ce plan.* »

En d'autres termes :

Les horizons rétiniens se correspondent, puisque nous allons appeler horizons rétiniens les méridiens composés de parties correspondantes.

Pour qu'une semblable inattention ait échappé à un esprit aussi puissant, il faut bien qu'il y ait dans la question telle qu'elle a été posée d'abord, puis développée par l'auteur, une cause réelle de confusion.

Pour la découvrir, il faut suivre l'auteur dans les observations et expériences servant de base à ces aperçus nouveaux : nous allons y voir ce que sont ces *horizons rétiniens* sur lesquels va travailler M. Helmholtz, aux lieu et place de ceux définis dans la formule précitée de la page 886.

Voici le plan de ces expériences :

« Sur un mur plan, situé devant les yeux, deux disques, mobiles autour de leurs centres, furent disposés de telle sorte que leurs centres se trouvaient sur les axes optiques des deux yeux, lesquels étaient dirigés *parallèlement*. (L'auteur ne dit pas, en cet endroit, mais cela se déduit des détails expérimentaux, que le disque de gauche n'était visible que par l'œil gauche, et le droit par l'œil droit seul).

Alors, ajoute M. Helmholtz, les deux disques étant traversés par une ligne horizontale, toutes les fois qu'on a voulu fusionner en une seule les deux images qui se forment isolément dans chaque œil, et en obtenir la *sensation d'une ligne objective horizontale unique*, il a toujours fallu incliner la tête d'un certain degré, ou bien faire tourner plus ou moins le diamètre de l'un des disques. Le sens (mesuré) de cette inclinaison est tel que la partie *externe* de chaque horizon rétinien se trouve un peu plus *bas* que la partie interne. »

Lorsque la fusion a lieu, l'auteur dit qu'alors les points des deux rétines, dans ces deux méridiens, sont *deux à deux correspondants*.

Plus brièvement, l'auteur, dans ces expériences, énonce ce fait : qu'après avoir fixé, successivement ou isolément, de chaque œil une ligne horizontale, les images consécutives de cette ligne, lorsqu'on veut les fusionner, binoculairement, *ne sont pas la continuation l'une de l'autre*.

Pour obtenir ce fusionnement, cette continuité de l'horizontale, il faut faire tourner l'un des yeux autour de la ligne de regard.

Il suit de là que les méridiens qui correspondent à l'horizontale, dans les deux yeux, diffèrent dans la vision binoculaire associée ou simple, et dans la vision exécutée par chaque œil isolément.

En deux mots : les méridiens qui correspondent à l'horizontale objective, ne sont pas les mêmes dans la vision monoculaire et dans la vision associée.

En outre, d'après les expériences, ces variations ne sont constantes ni dans le temps, ni dans l'individu, ni dans le degré !

Ainsi, le résultat des expériences varie avec chaque sujet quant à l'angle mutuel que font les méridiens primaires horizontaux ; il varie en outre, chez le même sujet, avec un certain nombre de circonstances relevées par l'auteur.

En ce qui le concerne lui-même, M. Helmholtz nous dit : que, pour lui, ces deux méridiens (composés de points correspondants), ne sont pas les mêmes quand il a regardé d'abord de loin, ou bien quand il a, pendant une longue série d'expériences, maintenu ses yeux en *parallélisme*; ou, au contraire, s'il vient, pendant un certain temps, *de lire ou d'écrire*.

Dans le premier cas, les deux méridiens sont franchement horizontaux.

Dans le second, il trouve la déviation signalée plus haut par Wolkmann et propre aux yeux myopes.

Les points qui correspondent d'un œil à l'autre ne sont donc pas les mêmes dans les deux cas. Leur correspondance est donc contingente, accidentelle et dépendant

de quelques facteurs variables. Ils ne sont non seulement pas un attribut anatomique, mais pas même un attribut de quelque constance !

Ces points correspondants sont, dit l'auteur, ceux sur lesquels tombent *le plus
habituellement* les images d'une même ligne horizontale dans la vision naturelle ou
associée. *Dans les yeux normaux qui viennent de regarder au loin, ces méridiens
sont réellement horizontaux.* Mais dans des yeux myopes ou qui viennent de se concentrer sur un travail de près, et en convergence inférieure, ces méridiens sont
quelque peu inclinés en bas par leur région externe.

La longitude et la latitude des points correspondants de M. Helmholtz est donc
une fonction des occupations immédiatement précédentes; puisque, comme dit
l'auteur, les différentes positions antécédentes des yeux peuvent amener différents
méridiens dans ces plans de visée.

Nous retrouverons plus loin la reproduction de ces résultats contingents et variables dans l'analyse du travail de M. Donders sur la génétique des mouvements
oculaires. Par des expériences dont le plan est calqué sur celui suivi par M. Helmholtz dans le présent chapitre, et qui le conduisent à des résultats fort semblables,
le savant physiologiste d'Utrecht définit très nettement le mécanisme producteur
de ces différences qui apparaissent dans la direction des méridiens oculaires donnant l'estimation de l'horizontalité lors de la vision associée naturelle, ou lors de la
vision monoculaire successive, indépendante à droite et à gauche.

Rendus indépendants, les yeux se placent dans une certaine position déterminée
par l'équilibre des muscles moteurs qui les enveloppent, et règlent leur état statique
et qui n'est pas celle de la vision binoculaire.

Dans la vision normale et naturelle, dans le regard en parallélisme, nul effort
anormal n'est exceptionnellement imposé à tel ou tel groupe musculaire. Les mouvements associés en parallélisme répondent à une loi constante et générale qui fait
toujours coïncider l'activité des mêmes muscles avec le relâchement de leurs antagonistes.

Or, il n'en est pas de même dans la vision rapprochée. La convergence mutuelle
des lignes de regard amène, comme on le verra plus loin, des modifications importantes, anormales comme équilibre (voir la 28ᵉ leçon), dans la statique harmonique
des yeux : Et suivant que les lignes de regard sont portées en haut ou en bas, en
même temps qu'en convergence, certains groupes musculaires sont obligés de développer des suppléments d'activité absolument perturbateurs de l'équilibre indolent
qui correspond au parallélisme des lignes de regard.

Or, pour peu que ces situations de convergence mutuelle soient prolongées —
comme dans les travaux rapprochée de la vie civilisée — plus encore dans les cas
d'insuffisance native des forces adductrices, cause prédisposante de la myopie —
plus encore dans les yeux dont l'excessif écartement (races du Nord) accroît les
difficultés de la convergence; dans tous ces cas, disons-nous, un tel changement
d'équilibre statique détermine nécessairement une espèce de spasme, de contracture, de simple *crampe*, si l'on veut, dans les muscles surtendus.

Il est très concevable alors que si l'on applique isolément ces yeux-là avant la
détente voulue — et chez des travailleurs assidus myopes, cette détente exigerait
peut-être des mois et des années avant de se produire — il est très concevable,
disons-nous, que ces yeux, rendus *indépendants*, *dissociés*, ne reprennent point, ou
ne reprennent que tardivement, les directions méridiennes qui correspondent au
parallélisme des lignes de regard.

Il est très simple que leur situation dans ce cas se ressente de leur attitude *habituelle*, que leurs méridiens cardinaux demeurent en rotation négative à droite,
positive à gauche, comme elle se manifeste dans les résultats expérimentaux consignés dans les recherches de MM. Helmholtz et Donders.

Ces explications donnés, nous pouvons, avec quelque espoir d'y voir clair, revenir aux propositions de M. Helmholtz, relatives aux points correspondants de ses horizons rétiniens, et en apprécier la valeur pratique.

Résumons-nous seulement en quelques mots :

Les horizons rétiniens, objet des propositions de M. Helmholtz, sont les méridiens d'yeux habituellement en convergence tendue que l'on dissocie, *pour le moment des expériences*, et qui prennent alors des inclinaisons qui, lors de l'estimation des horizontales, sont en véritable discordance avec celles qui correspondent à la vision binoculaire indolente.

Remarque sur le § 372.

Il résulte évidemment de cette exposition préliminaire que, dans les définitions posées par l'auteur, un même mot est employé pour exprimer des idées d'ordre entièrement différent.

Or, on ne peut, en matière scientifique, faire varier avec les circonstances la définition des termes que l'on emploie.

Ayant défini, au point de départ, sous le nom d'*horizons rétiniens*, les méridiens horizontaux de deux yeux normaux *associés en position primaire*, c'est-à-dire dirigés sur l'horizon, cette définition enchaînait les suivantes.

Ces méridiens sont constamment les mêmes, ils constituent, pourrait-on dire, les axes horizontaux des coordonnées de la géodésie oculaire : leur premier attribut est la fixité.

Il n'était donc pas permis de transporter, sans correctifs appropriés, cette qualité d'*horizons rétiniens*, attribut fixe, à des méridiens n'occupant — on venait de l'établir — cette position, que de façon tout à fait momentanée et irrégulière — on pourrait presque dire pathologique, dans le cas de la vision monoculaire alternante.

Il n'était pas plus loisible de l'appliquer à des yeux anormaux (myopes), c'est-à-dire *déformés*, non plus qu'à des yeux normaux, mais chez lesquels une tension préalable plus ou moins prolongée, en convergence haute ou basse, a déterminé des rotations perturbatrices qui ont, on le sait, substitué temporairement aux méridiens cardinaux de nouveaux méridiens variables avec le degré ou la durée de l'effort producteur de cette convergence !

En un mot, des éléments, dont l'attribut particulier est la variabilité, ne pouvaient être investis sainement de la dénomination caractéristique de la fixité, et servir, à ce titre, d'axes de coordonnées dans une question de géodésie.

Nous devons donc à nos lecteurs de les armer contre un tel sous-entendu. Ils ne devront pas perdre de vue que, dans la suite de ces développements, M. Helmholtz désignera sous ce terme de méridiens ou de points *correspondants* des éléments rétiniens des plus mobiles, et qui ne se rapportent à un même objet que pour un instant.

Mais il y a plus : admettrions-nous, comme résultat non contesté des expériences, que les méridiens désignés plus haut sous le nom d'*horizons rétiniens* soient *correspondants*, l'expérience ne nous démontre *nullement* que ces méridiens soient *points par points* correspondants :

Et nous ne disons pas correspondants au sens anatomique, ou d'identité absolue ; non ; ils ne le sont pas même pour la simple durée de l'expérience.

Admettons avec M. Helmholtz que dans les expériences précédentes les deux méridiens en rapport procurent l'estimation d'une ligne horizontale unique, et qu'en ce sens, « *ils se correspondent ;* » s'ensuit-il que ces deux images se composent de *points correspondants deux à deux !*

Aucunement : Dans les expériences dont il s'agit ici, les yeux sont libres : leur seul lien, leur seul repère dans un champ visuel *vide* consiste *en une ligne unique*. Or suivant le degré de tension musculaire *inconnue* qui détermine la position d'équilibre de chaque œil, les deux yeux, tout en concordant par leurs méridiens à sensation horizontale, peuvent *converger* plus ou moins loin en deçà ou au delà de la distance réelle de la ligne objective horizontale.

Suivant ce degré de convergence, l'image résultante nous donnera en différents instants, une ligne plus ou moins *longue;* — mais où sera la détermination de cette longueur? Il n'y a point, dans le champ visuel, d'autre point de repère.

En un tel cas, les méridiens demeurent horizontaux ; la fossette centrale de l'un des yeux sera en rapport avec *un certain point* de la ligne objective, l'autre pôle oculaire avec *un autre point*.

Ainsi donc admit-on, avec l'auteur, que ses horizons rétiniens se correspondent ; assurément il n'est pas permis de dire, ou mieux de penser que leurs *points deux à deux se correspondent, même un moment !*

Ne serait-ce pas là, pour le dire en passant, la signification du mot *parties correspondantes*, substitué çà et là par l'auteur au mot précis et défini de « *points correspondants?* (voir plus haut §§ 371 et suivants.)

§ 373. — Les méridiens apparemment perpendiculaires à l'horizon rétinien coïncident entre eux.

Les expériences qui servent à M. Helmholtz à établir cette proposition, fort analogues à celles employées pour les horizons rétiniens, sont résumées dans la conclusion suivante de l'auteur :

« La manière la plus directe de vérifier la proposition qui nous occupe consiste à déterminer, de la manière indiquée (fusion de lignes verticales isolées, ou au moins de lignes *presque verticales*), l'écart des lignes correspondantes, horizontales et verticales, et, en outre, les angles que forment avec une ligne horizontale, les lignes qui *lui paraissent perpendiculaires.* » (*Opt. phys.*, p. 889.)

Cette proposition interprétée avec les réserves que comporte la précédente à savoir : — l'influence de l'habitude acquise ou au moins précédant de peu les expériences, — offre la même inexactitude et conséquemment n'a [point de portée plus assurée que la première, mais elle reconnaît encore d'autres causes de confusion et d'incertitude :

«Il suit d'un grand nombre d'expériences que les méridiens des champs visuels qui *paraissent* former exactement un *angle droit* avec les horizons rétiniens, s'inclinent en réalité, *un peu en dehors* par leur extrémité supérieure. Lors donc que les horizons rétiniens sont dans le plan de visée, les méridiens verticaux *apparents* sont un peu divergents en haut et convergents en bas. »

Aux causes premières d'erreur signalées relativement aux horizons rétiniens, viennent donc se joindre d'autres éléments variables en ce qui concerne les méridiens en rapport avec la verticale. La notion de la direction de cette dernière ligne se forme en effet, dans ces expériences, sur le jugement, l'*estimation* portée par le sensorium relativement à la qualité *rectangulaire* de l'inclinaison l'une sur l'autre de deux lignes isolées dans les champs visuels monoculaires.

Or, on comprendra combien la confiance dans la vertu de cette qualité se trouve ébranlée, lorsqu'on reçoit de M. Helmholtz cette déclaration que : « examinant alternativement par l'œil droit et par l'œil gauche, un système de deux droites parfaitement perpendiculaires l'une à l'autre, l'angle de droite paraît *obtus* à l'œil droit, et l'angle de gauche à l'œil gauche (voir § 180).

· En résumé, si nous rapprochons les conclusions propres de chacun de ces derniers paragraphes, les unes des autres, nous sommes obligé de reconnaître :

1° Qu'à tout instant les méridiens qui correspondent à la ligne horizontale peuvent varier (§ 372).

· 2° Que, pour un motif de plus, les méridiens qui correspondent à la notion de la verticale sont *pour le moins* aussi variables (§ 373).

3° Que considéré comme axes d'un système de coordonnées, le point d'origine de ces axes fait aussi complètement défaut (absence de correspondance *deux à deux* des points répondant dans chaque axe à la ligne horizontale, remarque du §'372), d'où incertitude absolue sur le degré de la convergence réelle des axes optiques.

§ 374. — Conclusion. — Bases du système de coordonnées du nouvel horoptre.

M. Helmholtz donne pour conséquence finale aux propositions partielles qui précèdent les trois propositions définitives qui suivent :

. 4e *proposition :* « Sur les lignes verticales *apparentes* qui concordent, les points qui se trouvent à la même distance des horizons rétiniens sont concordants. »

5e *proposition :* « Les points qui, dans les horizons rétiniens, sont à égale distance des points de fixation, sont des points correspondants. »

D'où les nouvelles longitudes et latitudes que voici pour le champ visuel résultant :

« Les *points identiques* dans les deux champs visuels, dit l'auteur, sont ceux qui sont à des distances égales et également *dirigées* (pour *inclinées*, sans doute), des *lignes correspondantes* horizontale et verticale *apparentes*. »

Ou bien encore :

« Les points identiques dans les deux champs visuels sont ceux qui *ont même hauteur et même largeur angulaires.* »

Et voilà les bases du système de coordonnées sur lequel on prétend fonder une théorie comme celle de l'horoptre !

Un système auquel manquent non seulement la fixité de la direction des axes, mais encore leur point de concours, l'origine même des coordonnées! (Voir les conclusions du paragraphe précédent.)

§ 375. — Résurrection de l'horoptre.

Quelles vont être les conséquences pratiques — ou physiologiques — de ces données premières, venons-nous de dire : c'est, nous allons le voir, la résurrection d'une théorie, moins assurée encore que son aînée, de l'horoptère.

Nous avons donné plus haut sa définition nouvelle : c'est à peu près la même que celle de Müller ; seulement comme l'élément, *de même nom,* qui leur sert de base à l'une et à l'autre, a, dans l'esprit de l'auteur, une nouvelle acception, il nous faut bien signaler la différence qui les caractérise.

Dans la théorie de Müller, les points rétiniens, deux à deux, géométriquement correspondants ou occupant une position homologue, sont, en même temps, *anatomiquement* fusionnés dans leur attache cérébrale (identiques); dans la théorie nouvelle de Helmholtz, ils n'ont plus qu'une identité accidentelle et passagère, créée par les habitudes soit enracinées, soit relativement récentes, en tout cas d'ordre purement subjectif et variable, comme ces mêmes habitudes ou occupations.

Rappelons donc cette définition :

« ... *Horoptre :* L'ensemble des points de l'espace qui se présentent sur *des parties correspondantes* des deux rétines et qui paraissent *par conséquent* simples. » (*Opt. phys.*, p. 901).

La seule différence entre les deux définitions, l'ancienne et la nouvelle, c'est donc que dans la première, les éléments de la *correspondance* étaient fixes, anatomiques, inaltérables, tandis que dans celle de M. Helmholtz ils sont variables, contingents, et ne se rapportent qu'à un état récemment établi ou acquis, plus ou moins fugitif. Cependant, quoique inconstants, en réalité, la définition d'Helmholtz leur attribue cependant une certaine durée, ils jouissent d'une identité temporaire, et c'est à la durée de cette identité de correspondance que se rapporte nécessairement et uniquement l'idée d'horoptère.

Il n'y a donc, en définitive, entre l'horoptre de Müller et celui de M. Helmholtz qu'une différence de durée. L'un et l'autre sont composés des points de l'espace qui, dans les deux rétines, donnent lieu à des images simples, et, sauf le temps de son existence, ce nouveau lieu géométrique répond évidemment aux mêmes conditions de construction que le premier. Ce premier, on se le rappelle, c'était une *surface ;* un tore (surface définie à double courbure répondant au calcul).

Or, que nous dit l'auteur à propos du nouvel horoptère?

« C'est, *en général* (!) une courbe à double courbure (ligne et non surface), qui peut être considérée comme l'intersection de deux surfaces du second degré..., etc., etc. »

Nous ne nous rendons pas compte de ce désaccord avec Müller, mais cette recherche est superflue, la même objection s'appliquant à l'une et l'autre des conclusions.

Qu'opposions-nous (§ 368) à la conception première de l'horoptre?

« Mais, disions-nous, il n'y a point que des lignes, ou des surfaces définies qui, dans la vision commune, soient vues simples. Le résultat de la vision ordinaire, c'est la *vue simple de l'espace à trois dimensions* et de tous les corps qui le peuplent : *c'est un tableau solide* (géométriquement, s'entend), rempli de corps solides aussi, et tranchant, sans discontinuité, les uns sur les autres. Qui pourrait se proposer de leur trouver une forme géométrique unique, pour savante et transcendante qu'elle fût! »

L'horoptre de M. Helmholtz fût-il une surface, n'en serait pas moins une conception inadmissible. Une surface définie n'admettrait la vision simple que pour un ensemble de corps ou de points répondant à cette définition. La vision binoculaire *simple* serait donc limitée à cet ensemble de points. Or, l'expérience nous apprend assez que les corps vus simples avec les deux yeux sont innombrables et absolument indéfinis. C'est la nature entière, et la géométrie ne peut considérer que des formes arrêtées, précises, particulières, obéissant à des lois absolument fixes.

L'horoptre nouveau n'a donc pas plus de fondement réel que l'horoptre classique ou de Müller.

§ 376. — Théorie de Brücke et de Prévost (de Genève). — Son incompatibilité avec les faits d'observation.

Nous avons reconnu (§ 367) que la théorie des *points identiques* ne peut se tenir debout devant une analyse exacte des conditions de la production de la vision binoculaire *simple, une,* emportant la notion de la troisième dimension et de la position relative des corps dans l'espace.

Non seulement un objet peut être vu simple, avec les deux yeux, sans que ses images tombent, à droite et à gauche sur des points identiques ; mais encore, c'est à cette condition seule *que les points homologues de ses images ne tombent pas sur les deux rétines en des points géométriquement homologues,* que la fonction procure la sensation du relief ou la notion de la troisième dimension. Toutes les fois qu'il en est autrement, l'impression est celle d'un dessin plan.

Conséquence implacable comme sont celles de la géométrie.

Avant de s'y soumettre, on chercha cependant diverses voies pour sauver de la destruction la théorie ancienne. Cela ne surprendra personne.

Le premier amendement proposé aux idées de Wheatstone a été cherché dans le rôle que pouvaient jouer, au point de vue de la fusion des images doubles, les mouvements des yeux : « E. Brücke, dit M. Helmholtz, a émis à ce sujet une opinion d'après laquelle nous ne percevrions la troisième dimension des objets qu'à la condition de promener continuellement les lignes de regard sur les différents contours de ces objets, de façon à recevoir successivement sur les centres identiques des *foveæ* (pôles oculaires), les images de tous les points de ces contours. »

Brewster, Prévost (de Genève)), adoptèrent et soutinrent cette manière de voir.

Nous disions, à ce propos, en 1860 :

« Cette proposition ne peut tenir contre l'expérience ; il est d'appréciation intime et d'évidence consciente que notre œil, ou nos yeux, perçoivent avec une netteté suffisante, dans un angle de 5 à 10 degrés, tous les objets situés à la même distance approchée de l'accommodation.

« Peut-on prétendre que ce soit point par point, ou ligne par ligne (les intersections avec les horoptres successifs), que nous concevons l'idée d'une surface de grandeur déterminée? Voici un livre ouvert devant moi ; est-ce que, *à chaque moment*, mes yeux dérangent *à la fois* leur convergence successive sur les mots que je lis pour se donner à chaque instant une perception nouvelle et entière de la surface du livre? Car, tout en lisant, je la vois cette surface, et je la vois dans son entier. Pendant que j'écris ces lignes, je vois très bien la surface du papier et ses rapports avec les surfaces voisines, distinctes également. Et pourtant mon regard attentif s'attache expressément à suivre le bout de ma plume. Comment renier le témoignage de mes sens et me figurer que j'exécute, à chaque neuvième de seconde, un changement de l'attention toujours renouvelé, et qui me fait parcourir toutes ces surfaces, *point par point*, pour revenir ensuite aux caractères que je trace? Le sens intime est ici par trop en désaccord avec la théorie [1]. »

Mais si l'on veut des preuves moins entachées, aux yeux de quelques-uns, des illusions possibles de l'observation sur soi-même, on n'a qu'à rappeler les expériences de Dove (1841).

Dove a montré qu'à l'éclairage instantané de l'étincelle électrique, on peut encore obtenir des effets stéréoscopiques et fusionner des images doubles similaires. Helmholtz et Donders ont également répété ces expériences aujourd'hui incontestées.

« Mais, sans aller si loin, chacun n'a-t-il pas eu occasion, au milieu d'une nuit obscure, de voir l'éclair illuminer subitement le paysage et, en ce court espace de temps, n'a-t-il pas vu, en relief, les objets en rapport avec son attention, n'a-t-il pas eu perception de la troisième dimension? » (*Traité de la vision binoculaire, loc. cit.*).

Enfin, autre ordre de preuves ; le relief s'obtient parfaitement avec des *images accidentelles*. En ce cas, peut-il y avoir promenade successive du regard?

Concluons donc aujourd'hui avec M. Helmholtz, comme nous concluions en 1860 avec Wheatstone, que « les mouvements de l'œil ne sont nullement nécessaires pour obtenir la perception de la troisième dimension. »

Vérité admise aujourd'hui sans conteste par tous les physiologistes, ce que démontrent la pratique universellement admise de l'examen de la *vitalité du champ*

---

1. *Physiologie de la vision binoculaire*, 1861, p. 164.

superficiel de la vision dans toute étude clinique de la vision d'un sujet, et l'invention des périmètres et campimètres.

Mais on n'était pas encore édifié à cet égard en 1860.

Rien ne le peut montrer plus expressément que la lecture du travail inséré par M. Donders dans les *Ann. d'Oculistique* en 1867.

Dans ce travail, l'éminent professeur, partisan jusqu'à cette époque de la doctrine des points identiques, ou du moins de celle des points « *presque* correspondants » et n'abandonnant qu'à regret cette idée : « qu'en fixant invariablement un même point, il doit être impossible de distinguer si un autre point est plus ou moins éloigné que le premier ; que le changement de convergence est nécessaire pour faire juger de la distance relative de deux points, » revient cependant avec une éclatante, quoique laborieuse, indépendance sur cette opinion.

Il fait plus : développant les expériences de Dove, il essaye d'apprécier la distance de deux étincelles électriques dans un champ obscur, et se convainc que pour faire naître la notion de la troisième dimension, ce n'est point le mouvement des yeux qui est nécessaire, mais bien la différence de parallaxe.

[Nous voudrions bien connaître la différence que le savant physiologiste aperçoit entre les conséquences logiques de cette dernière expérience et notre proposition sus-mentionnée sur la propriété des axes secondaires, laquelle, selon lui, ne mérite pas même réfutation] (voir § 361).

Pour terminer, nous rapprocherons de cette dernière expérience celle non moins concluante fournie par le « *thaumatrope* » de M. Claudet.

A l'appui de l'exposition précédente du mécanisme de la vision binoculaire dans ses qualités géodésiques, nous citions en 1868 (*Revue scientifique*, 14 mars), l'expérience suivante et l'interprétation qu'elle nous suggérait. Et, comme nous n'avons point appris qu'on ait réfuté ses enseignements, nous ne croyons pas inutile de la reproduire ici.

Le numéro d'avril 1867 des *Proceedings of the Royal Society* contient sous le titre : *Un fait nouveau concernant la vision binoculaire*, la description d'une intéressante et facile expérience due à l'ingénieux et fertile esprit de M. Claudet.

Cette expérience est une simple application du mécanisme d'un très ancien jouet d'enfant, connu sous le nom de *thaumatrope*.

Une carte de visite est tenue horizontalement au moyen de deux fils dont la direction passe par son grand axe, et porte sur ses deux faces une partie différente des lettres composant un même nom. Le nom de la Reine, par exemple, choisi par le loyal auteur, y figure ainsi :

Les lettres $\begin{smallmatrix} V & C & O & I \\ I & T & R & A \end{smallmatrix}$ formant ici la première ligne, sont sur l'une des faces,

pendant que la seconde rangée est disposée sur la seconde face, de manière à remplir les intervalles respectifs laissés vides dans la première ligne.

Le jeu consiste à faire tourner rapidement la carte sur son axe au moyen des fils auxquels elle est suspendue. Eu égard à la durée de persistance des impressions sur la rétine (un huitième de seconde), et au nombre relativement grand de révolutions qu'on peut faire exécuter à la carte dans l'unité de temps (une seconde), l'observateur voit constamment le nom complet VICTORIA sous ses yeux.

M. Claudet a imaginé de disposer les deux fils en fixant leur nœud d'un même côté de la carte : l'axe de rotation est alors, non dans le corps même de cette carte, mais tangent à l'une des surfaces ; supposons que cette dernière soit celle contenant la première rangée ci-dessus : V C O I ; la seconde rangée décrit alors autour de l'axe une révolution dont le rayon est l'épaisseur de la carte, et se présente ainsi à l'observation toujours *en avant* de la première rangée qui, elle, tourne sur elle-même.

Eh bien! cette faible saillie est la cause d'une étrange illusion. Le mot est toujours vu dans son entier pendant la rotation de la carte ; mais les deux moitiés alternantes ne sont pas vues dans le même plan. Celles qui se présentent pendant la révolution, *en avant* de l'axe de rotation, plan des autres lettres, sont effectivement *vues en saillie* sur le plan qui contient les premières.

Cet exemple apporte ici une brillante et curieuse démonstration des principes énoncés par nous, il y a maintenant vingt années, et que nous venons de remettre sous les yeux des physiologistes. Nous y vérifions d'abord l'instantanéité du mécanisme de la vision binoculaire simple, avec production de la notion de la profondeur ou troisième dimension.

En second lieu, nous y reconnaissons manifestement le rôle joué par les axes secondaires. Quand le regard binoculaire, évidemment immobile, est fixé sur la première série de lettres, celles qui se confondent avec l'axe de rotation, la seconde face de la carte n'impressionne la rétine que lorsqu'elle passe entre la première couche et l'observateur. Les lettres qui lui appartiennent ne sont donc vues que dans un plan antérieur, et à une distance égale à l'épaisseur de la carte.

Eh bien! cette différence de distance, si faible, est instantanément appréciée par le sensorium, au moment de la fusion des impressions en une seule.

Dira-t-on qu'en cette circonstance le sensorium ne place pas les lettres de la rangée antérieure au point d'entre-croisement des axes secondaires qui leur correspondent, c'est-à-dire en avant du plan de l'autre groupe?

Nous conclurons donc, ici, avec l'assentiment unanime, que la vision associée *simple emportant la notion de la troisième dimension*, est instantanée, et n'est nullement procurée par la promenade du regard successif sur les différents points de la perspective.

§ 377. — Théorie des points « presque correspondants » de M. Panum.

Conception de M. Panum :

Suivant ce physiologiste, chaque point *a* de l'une des rétines serait *identique* (sensoriellement) avec un certain cercle A qui lui correspondrait dans l'autre rétine ; et il y aurait fusion possible dès que deux *contours analogues* (ce sont là nos images similaires, *évoquant l'idée d'unité*) passeraient d'un côté par *a*, de l'autre *par un point quelconque* du cercle A.

M. Panum ajoute que la lutte a lieu principalement entre des couleurs et des contours différents, mais d'intensités à peu près égales ; ceux qui se ressemblent ont de la tendance à se fusionner.

Telle est la doctrine que l'on a prétendu substituer à celle des points identiques, sous le nom de théorie des points *presque* correspondants ou *presque identiques*.

M. Helmholtz, malgré l'urbanité qu'il témoigne à cette conception, ne peut se refuser à établir que : « toutes les fois que l'impression *a* de l'une des rétines se fusionne avec celle du point ϵ, *non homologue*, dans le cercle A de l'autre rétine, elle doit aussi se fusionner avec le point α son homologue dans ce même cercle. Les points α et ϵ donneraient donc lieu, dans le même œil, à une image unique ; conclusion peu en harmonie avec la doctrine de l'identité. »

La conception de la *presque identité*, que nous ignorions alors être extraite de la théorie de M. Panum dont elle est un des fondements, nous fut présentée *au congrès de* 1862, comme une objection, par un savant dont grande était l'autorité.

« Il y a, nous disait de Graëfe, lors de l'unité dans la vision binoculaire, non pas correspondance absolue, et point par point, entre les deux rétines ; mais il existe une certaine région superficielle qui se correspond dans les deux rétines, et sur lesquelles s'effectue la fusion; en un mot, une *presque identité* entre les points correspondants des deux organes. »

« La formule des points identiques, eûmes-nous l'honneur de lui répondre, est une formule géométrique, c'est-à-dire absolue. Entre identité ou correspondance géométrique homologue, et non-identité, il n'y a pas de moyen terme. La *presque dentité* c'est la *non-identité*. »

M. Helmholtz s'est chargé depuis de fournir la démonstration détaillée de cette proposition : il nous semble qu'il y a maintenant sur ce point particulier chose ugée.

La conception de « l'influence des contours analogues » de M. Panum, ne paraît guère différer de l'idée que nous avons émise dès 1860, relativement à l'influence « de la succession, dans la même partie du champ visuel, *des mêmes interruptions de surfaces* dans l'œil droit et dans l'œil gauche » emportant l'idée *d'unité* des corps interposés, et provoquant le fusionnement point par point de ces surfaces et de leurs interruptions (*Traité de la vision binoculaire*, § 122).

Nous ne nous arrêterons pas davantage sur ces incompatibilités.

§ 378. — Théorie de Hering.

La théorie proposée par M. Hering pour représenter le mécanisme de la vision binoculaire est très ingénieuse, et, si l'auteur n'y avait introduit un élément absolument contradictoire avec l'ensemble de la doctrine, non moins qu'avec les faits expérimentaux, elle pourrait assurément passer pour élégante.

Herings suppose qu'il existe dans chaque élément rétinien (soit le bâtonnet), *trois sentiments différents de l'étendue*, en un mot, trois propriétés géodésiques :

1º et 2º : La notion de sa longitude et de sa latitude par rapport au point de regard ou polaire; et, implicitement, la faculté de projeter la sensation, de l'extérioriser sur la normale à la surface

Cette notion de longitude et de latitude suppose en outre et comprend dans sa définition deux axes de coordonnées qui sont l'horizon rétinien représentant l'équateur, et le méridien vertical parallèle au plan vertical méridien sagittal, comme origine des méridiens.

C'est une représentation un peu complexe de la donnée commune de la longitude et de la latitude des points rétiniens dans leurs quadrants respectifs.

Le troisième sentiment d'étendue, ou troisième propriété dudit élément, et qui serait, par le fait, une annexe de la propriété d'extériorité sur la normale possédée par le bâtonnet, consisterait en une notion supplémentaire apportée à cette sensation de la direction extérieure sur la normale, et caractérisant *la profondeur*.

Chaque élément rapporterait la position extérieure de l'objet *au delà*, ou *en deçà* de la distance du point de mire ou de regard, suivant qu'il appartiendrait à la demi-sphère *externe* ou interne de chaque rétine.

Ainsi tout point lumineux extérieur, situé dans l'espace, à gauche du point de concours des axes, donnant son image dans la moitié *externe* de la rétine droite, et dans la moitié *interne* de la rétine gauche, déterminerait une notion de *profondeur ou de plus grande distance* dans la rétine *droite* (*au delà*) et, au contraire, une sensation de *profondeur moindre* ou de *rapprochement*, dans le bâtonnet de gauche (en deçà).

Ces sensations opposées pourraient donc porter des signes contraires; et l'on désignerait la profondeur plus grande comme positive, la seconde comme négative.

Il arriverait alors ceci :

L'objet rencontrant dans les deux rétines deux points ayant mêmes longitude et latitude (homologues géométriquement), la valeur *positive* d'un côté, *négative* de

l'autre, des deux notions de profondeur étant égales de part et d'autre, s'annule-
raient, et la position de l'objet serait rapportée sur la surface générale du point de
mire. On voit que cette surface, nommée par l'auteur « *surface centrale de l'espace
visuel*, » étant définie par la condition de contenir tous les points de l'espace qui donnent à droite et à gauche leur image sur des points homologues, n'est autre que
l'horoptère de Müller).

Pour tout point situé en avant ou en arrière de ladite surface, sa position relative serait donnée par *la différence de sensations* de profondeur propres aux deux
points non-homologues rétiniens sur lesquels il dessinerait son image ; placé *en
avant* de la surface de Müller, l'angle mutuel que feraient ses deux lignes visuelles
secondaires étant plus *grand* que celui des directions du point de mire (parallaxe
binoculaire *positive*), la valeur relative de la sensation binoculaire résultante serait
à l'avantage de la rétine gauche, c'est-à-dire négative, et réciproquement, dans le
cas contraire, et d'autant plus grande que la différence des angles serait elle-même
plus grande.

Voilà donc, un peu compendieusement édifié, le mécanisme qui, dans la théorie
de Hering, préside à la production de la vision binoculaire, *une*, *avec sensation de
relief*. Pour la réalisation entière de ce mécanisme, en sus de la notion positive ou
négative de la profondeur, il faut introduire en outre dans l'élément rétinien la
notion d'une *mesure* exacte et numérique, et dans l'action simultanée des deux
bâtonnets en jeu, une *faculté de comparaison* permettant de faire la soustraction qui donne le résultat positif ou négatif. Tout cela est un peu bien complexe et
nous ne voyons pas en quoi, dans cette exposition, se trouverait éclaircie la formule donnée plus haut : « Lors de la vision associée, naturelle, les axes secondaires portent au sensorium la notion du point de leur entre-croisement, relativement à celle de l'intersection des axes polaires. »

Mais malheureusement pour la nouvelle doctrine, l'auteur ne s'est pas arrêté là.
Ne se détachant pas suffisamment de la théorie de l'identité, il a persisté à investir
de cette propriété les points homologues, ainsi que le fait remarquer en ces
termes M. Helmholtz :

« Mais voici que chez M. Hering, nous nous heurtons encore au mystère de la
théorie de l'identité. »

« Les excitations lumineuses pareilles ou différentes, nous dit-il, qui tombent sur
des points de coïncidence (c'est-à-dire homologues), ne peuvent jamais produire
qu'une sensation lumineuse simple... »

Elles *doivent* donc nécessairement se fusionner — c'est ce qui est répété à chaque
instant par Hering ; tandis que, d'un autre côté, les images disparates de cercles
sensitifs correspondants (emprunt à la théorie de Panum) « *peuvent* également
être fusionnés. »

On ne saurait méconnaître, dans ce rapprochement, des conditions absolument
contradictoires ; comme M. Panum, M. Hering doit se décider entre l'identité et la
non-identité des points géométriquement homologues. La presque identité c'est la
non-identité.

Voici d'ailleurs l'opinion de M. Helmholtz sur la théorie de Hering :

« Dans l'acte de la vision associée, un même point dans une rétine donnerait donc
lieu à deux fusions simultanées, l'une avec un point correspondant, l'autre avec
un point à peu près correspondant.

« De plus, si les rétines jouissent ainsi de ces propriétés premières d'affecter un
certain sens à la profondeur dans l'une de leurs moitiés, le sens opposé dans
l'autre, la vision monoculaire serait sujette à de singulières aberrations. Un plan
perpendiculaire au plan méridien de l'observateur, serait nécessairement vu sous
une inclinaison à 45° d'avant en arrière et de dedans en dehors. »

·Pour répondre à cet argument, il faut entrer dans des considérations psychiques beaucoup plus obscures que le phénomène primitif dont cette théorie a pour objet de donner la solution mécanique... (*Opt. Phys.*, 1024).

[*N. B.* — N'ayant pas entre les mains la traduction, s'il en existe, des publications de M. Hering, c'est à M. Helmholtz que nous avons emprunté l'exposition qui précède].

VINGT-CINQUIÈME LEÇON

VISION BINOCULAIRE. — PHYSIOLOGIE (*Suite*).

§ 379. — Des principes qui ont dirigé l'auteur dans l'établissement des théories précédentes. — Leur point de départ.

a) Écoles nativistique et empiristique.—Nous avons, dans les paragraphes qui précèdent, appliqué nos efforts à repousser du cadre physiologique la nouvelle forme donnée par M. Helmholtz aux théories condamnées des points correspondants et de l'horoptre : nous avons montré leur incompatibilité avec l'observation simple des faits.

Ce n'est pas sans nous faire violence que nous avons opposé entre elles des propositions qui, malgré que nous en eussions, s'offraient à nous sous des traits contradictoires. On ne se met pas légèrement en travers sur le chemin de telles autorités. Cependant nous n'avons plus hésité lorsque nous eûmes réussi à pénétrer le mécanisme, l'origine même de ces paralogismes.

D'où viennent, nous demandions-nous, dans un jugement aussi sûr, dans un cerveau aussi puissant, tant de confusions, tant de conflits, d'hésitations souvent contradictoires.

Cette question méritait à elle seule une étude sérieuse : les richesses fournies déjà par cette précieuse mine ne permettaient pas de dédaigner même un instant les filons, soit trop profonds, soit peut-être un peu mélangés. Il fallait en avoir le cœur net et pénétrer les obscurités trop nombreuses qui couvrent les dernières parties de l'Optique physiologique. C'était un devoir vis-à-vis d'un tel maître ; c'en était un vis-à-vis des élèves de la future École française.

Les trois dernières parties de ce magnifique ouvrage sont écrites sous la pression simultanée de deux principes ou de deux tendances dont le conflit permanent, dans le cerveau de l'auteur, ne nuit pas moins à la netteté de ses conclusions propres, qu'à la clarté de leur exposition.

D'une part, une conviction profonde de l'obligation où est la science de ne s'avancer que sur le terrain expérimental ;

De l'autre, une habitude, qui semble de race, une sujétion quasi inconsciente aux traditions de la métaphysique.

Le premier de ces aperçus est facile à justifier : il est d'ailleurs affirmé avec éclat par les découvertes mêmes de l'auteur et les méthodes précises d'investigation auxquelles on doit les premières parties de l'Optique physiologique.

Il semblerait, ce premier point reconnu, quand on considère l'incompatibilité radicale qu'offrent entre elles les doctrines expérimentales et la métaphysique, que, notre seconde appréciation soit bien téméraire! Comment imaginer qu'un tel esprit puisse se trouver à l'aise, ballotté entre deux courants si contraires!

Problème psychique, assurément intéressant :

Nous verrons cependant tout à l'heure que nos énonciations sur ce point sont bien loin d'être hasardées.

Pour le moment, occupons-nous d'abord de la manière dont l'auteur envisage le rôle de la méthode expérimentale et l'esprit qui en dirige l'emploi dans les Écoles modernes.

Deux écoles, nous dit M. Helmholtz, se partagent le terrain des recherches physiologiques; et il les définit comme il suit :

« La première est disposée à attribuer la plus large part à l'influence de l'expérience, et à en déduire notamment toutes les notions d'espace [1] : cette école peut porter le nom d'*Empiristique* (empiriste serait peut-être mieux).

« Les partisans de la seconde sont bien obligés d'admettre l'influence de l'expérience pour un certain nombre de perceptions, mais ils croient devoir admettre, pour certaines notions élémentaires qui {se présentent de la même manière chez tous les observateurs, un système de notions *innées* et non basées sur l'expérience; c'est ce qu'ils font en particulier pour les notions d'espace. Par opposition à la précédente, nous pouvons désigner cette théorie sous le nom de *théorie nativistique* des perceptions sensuelles. »

C'est à la première de ces écoles que se rattache l'éminent physiologiste, et assurément ce n'est pas nous qui trouverons à y redire. Seulement nous lui ferons deux reproches : le premier, de s'être tenu enfermé dans les limites des anciennes significations données aux termes « idées *innées*, » d'une part, et, de l'autre, « éducation *par les sens* » par l'École philosophique classique, quand les progrès de la science expérimentale avaient déjà ouvert à ces définitions un champ bien autrement étendu.

Secondement, nous lui représenterons les conséquences funestes pour la sûreté de sa marche et en ce qui regarde la netteté des conclusions, d'une fidélité illogique aux conceptions et au langage de la métaphysique sur le terrain de la méthode expérimentale.

En ce qui regarde notre premier grief, M. Helmholtz, à notre grande surprise, ne tient pas compte d'un nouvel aspect qu'à la lumière jetée par les acquisitions des écoles évolutionniste ou transformiste, peuvent et doivent prendre désormais les idées ou notions dites *innées*, en un mot, la théorie qu'il appelle *nativistique*.

Dans le langage et l'esprit des anciennes écoles, avant que l'on ne connût le fait, aujourd'hui si incontestablement établi, de la transmission héréditaire de notions nouvelles *acquises* par la race, ou l'espèce, dans une phase de son développement, ou de son évolution à travers les âges, *innéité* et *expérience* étaient des termes absolument exclusifs et antipathiques. Qui admettait l'un des principes devait nécessairement repousser l'autre.

Mais aujourd'hui ce n'est plus cela; depuis que l'introduction dans une race d'une qualité morale ou intellectuelle inconnue aux générations précédentes, et transmise aux suivantes par hérédité, est devenue un point de fait incontestable, l'espèce n'est plus immuable; le mot *innéité* change de sens. Il n'est plus un fait primitif, antérieur et supérieur, d'une origine spiritualiste, comme dans l'ancienne acception du mot; il est de mise encore, dans l'état actuel de la science, comme représentant le produit, éloigné il est vrai, de *l'éducation par les sens*; il obéit aussi, quoique à distance, à la formule : *Nihil est in intellectu quod non priùs fuerit in sensu*. Il n'appartient plus à une expèce fixe, mais à une série d'individus ou à une espèce mobile, à une race. En un mot, ce n'est pas l'individu seul qui bénéficie de l'expérience et de ses acquisitions, c'est la race entière : le domaine expérimental ou

---

1. On sait que cette notion de *l'espace* est le sujet du plus complet conflit entre les écoles métaphysiques et expérimentales.

empiriste n'est plus personnel, il comprend un nombre infini de générations; comme, de son côté, l'*innéité* n'est plus d'ordre primordial ; elle-même est, ou peut être, une acquisition. Le champ de bataille entre les écoles spiritualiste et empiriste s'est agrandi d'un côté, rétréci de l'autre.

Circonscrite dans une partie de la chaîne des générations, l'expression de notions ou idées innées appartient d'ores et déjà, et très logiquement, à l'école empiriste. Malheureusement pour l'école opposée, la réciproque n'est pas vraie ; et dépouillé d'un droit exclusif sur l'idée innée, le spiritualisme fait une perte sèche et sans compensation : car nous ne croyons pas qu'il réclame rien dans les conquêtes de l'expérience.

Quant à ces notions innées, en ce qui concerne l'appareil visuel, dans l'homme *actuel*, elles nous paraissent, en toute évidence, être les suivantes :

1° Le mode spécial de sentir de la rétine, l'extériorisation, la projection idéale en dehors du moi, de la *cause* de l'impression qu'elle a reçue ;

2° La notion de la direction de cette projection sur une perpendiculaire à la surface rétinienne au point impressionné (propriété qui semble même avoir dans le bâtonnet son siège anatomique) ;

3° La localisation du point de visée ou d'attention, au point de l'espace où se rencontrent nos axes optiques (ou, du moins, au point où notre sens musculaire place la rencontre de ces lignes).

L'unité de la sensation produite par les deux champs visuels rétiniens, au moment même où l'on ouvre les yeux.

Énumération à laquelle nous ajouterions pour notre compte :

4° La même *localisation relative* de chaque objet du champ visuel par rapport au point central de visée, par la *notion du point de croisement des axes secondaires deux à deux* (sous les conditions énumérées au § 361).

Toutes ces notions — ou, plus exactement, leur germe, la condition organique nécessaire à leur éclosion future spontanée, viennent au monde avec l'individu : et si on nous objecte avec raison l'impossibilité de constater la présence chez l'enfant, pendant les premières semaines de son existence, *de toutes ces propriétés*, le doute n'est guère permis pour quelques-unes, et la physiologie comparée les démontre dans les autres cas.

Au moment où on reconnaît leur existence chez l'enfant, ce dernier est bien certainement à un degré de développement très inférieur à celui de nombre de jeunes animaux chez lesquels ces qualités sont incontestablement sorties de l'œuf en même temps qu'eux. Le petit poussin qui, traînant encore sa coquille adhérente à ses plumes, saisit au vol une mouche, ne fait assurément pas « *l'appréciation des positions apparentes peu différentes des deux images* de la mouche. » (Helmholtz). Il voit l'insecte *un, unique* devant lui et n'erre pas plus sur la *position* que sur *l'unicité* de sa proie.

Or, l'enfant que nous voyons au bout de quelques jours de sommeil ininterrompu, se jeter brusquement sur le bout du sein de sa nourrice, a-t-il eu, en réalité, plus de loisir pour apprendre à faire ces différences entre les positions des deux images? et quant à son intellect, peut-on admettre, en observant ses autres actes, qu'il soit lui-même assez développé déjà pour *comparer* entre deux images plus ou moins parallèles, *apprécier* leurs légères *différences* et en conclure non seulement les trois dimensions de l'espace, mais la position des objets dans cet espace géométriquement solide.

Est-il plus plausible de le supposer à dix jours, investi de la puissance analytique d'un Helmholtz, que de l'assimiler au petit poulet, l'avantage étant assurément du côté de ce dernier.

Poser la question, c'est assurément la résoudre.

Nous nous refusons donc à admettre, avec M. Helmholtz, comme aussi parfaitement antagonistes, les écoles dites nativistiques et empiristes. . .

Au lieu des deux seules classes doctrinales que la philosophie classique avait formées, nous en reconnaissons trois : les deux que nous venons de nommer, caractérisées l'une, par l'enseignement exclusivement expérimental, individuel ; l'autre, par l'hypothèse de la possession de notions premières préformées ou existant déjà chez le premier ancêtre de l'homme. Et nous en ajoutons une troisième constituée par la transmission héréditaire des qualités acquises, à une époque ou à une autre de l'évolution de la race : empiriste dans la race, nativistique dans l'individu.

Par cette distinction, nombre de causes apparentes de conflit se trouvent écartées entre des écoles physiologiques qui, au fond, sont d'accord entre elles, et que, dans l'ouvrage de M. Helmholtz, des abîmes semblent séparer.

Ainsi, quoique classé par M. Helmholtz parmi les nativistiques, nous revendiquons hautement, au contraire, notre admission dans l'école expérimentale, bien entendu, sous le bénéfice de la distinction très précise que nous venons d'établir.

b) Introduction regrettable de la métaphysique dans la physiologie expérimentale. — Cette rectification faite, en ce qui regarde la signification à donner dorénavant aux qualifications *empiriste* et *nativistique* appliquées aux méthodes, ou à celle d'*innées* appliquées aux *notions* ou *idées*, exposons le second grief que nous nous sommes permis de relever dans l'application même de l'une de ces méthodes par M. Helmholtz, à savoir : la part faite par l'illustre physiologiste dans la direction de ses propres méthodes, toutes d'observation et d'expérience, et dans l'exposition de leurs résultats, à l'élément qui leur est, en réalité, le plus antipathique, l'élément *métaphysique*.

Dans les trois dernières parties de ce bel ouvrage règne, en effet, comme un souffle spiritualiste présidant aux méthodes, et les dirigeant en une certaine mesure, ou tout au moins, leur imposant son langage et ses formules. Et c'est assurément là une disposition singulière chez un empiriste déterminé, et une rude épreuve d'autre part pour un esprit essayant de ne s'ouvrir qu'à la pure observation.

Les citations suivantes vont justifier notre assertion à cet égard.

Pour ne pas sortir de notre sujet, prenons d'abord l'introduction à l'étude du mécanisme de la vision associée :

« En premier lieu, l'auteur se propose, nous dit-il, de *refaire* la théorie de la vision, non comme elle s'opère dans l'*observation*, » « mais comme elle se produit *dans une analyse consciente de nos impressions visuelles.* »

« Jusqu'ici, ajoute-t-il plus loin, nous avons considéré les phénomènes de la vision binoculaire *en tant qu'ils sont utilisés comme signes sensuels* de la position des objets dans l'espace. »

« J'ai expliqué plus haut comment, dans la vision monoculaire, à côté de la notion de la distribution réelle des objets suivant les trois dimensions de l'espace, on se forme encore, si on fait attention à la manière dont on les voit, une notion de leur distribution dans le champ visuel superficiel. »

« Lorsqu'on regarde avec les deux yeux, les objets apparaissent dans le champ visuel de chacun d'eux ; mais comme d'après ce que nous avons déjà vu, les images ne sont, en général, pas égales dans les deux champs visuels, elles ne peuvent pas coïncider d'une manière absolue dans le champ commun de la vision : certaines différences subsistent entre les deux champs visuels, *et sont perçues.* »

« Il faut bien remarquer que cette manière *d'envisager* le champ de vision *comme tel,* n'est pas le mode de perception naturel et primitivement acquis ; qu'elle ne se produit, au contraire, *que par une analyse consciente de la nature de nos impressions visuelles.* »

« Nous ne considérons plus alors le monde extérieur en lui-même, tel qu'il *est*, mais nous l'observons tel qu'il *apparaît* au point de vue où nous sommes placés. C'est alors essentiellement l'apparence qui intéresse, soit le peintre qui veut la reproduire, soit le physiologiste qui veut l'étudier théoriquement » (p. 876, *Opt. phys.*).

Nous laisserons de côté la comparaison prise dans le mode de *voir* employé par le peintre. Cet exemple pourrait nous entraîner un peu loin.

Bornons-nous à l'analyse des méthodes en rapport avec l'objet poursuivi par le physiologiste.

Le physiologiste doit, nous dit M. Helmholtz, considérer le monde extérieur non *tel qu'il est*, mais tel qu'il *apparaît*, au point de vue où il est placé.

Mais quelle est donc, en ce cas, la signification de ce mot, *apparaît?* En réalité, quand nous ouvrons les yeux sur un paysage, que veulent dire ces quatre mots : *je vois cette campagne?* sinon : je *sens* cette campagne *telle qu'elle est*, et la seule notion que j'aie d'elle, c'est cette sensation même. Cette campagne et l'ensemble qu'elle remplit, c'est l'espace à trois dimensions qu'elle me fait connaître : Privé de ce sens depuis ma naissance, je n'en aurais *nulle espèce de notion* (voyez l'analyse de la vue chez les aveugles-nés, *Taité de la vision binoculaire*, § 131).

Lors donc que vous dites : « *tel qu'il nous apparaît* », eh bien! mais c'est comme *il est* qu'il apparaît.

Qu'entendez-vous donc par ce détour, cette démarche de votre esprit « *tel qu'il nous apparaît?* »

Le voici : c'est ce que vous déduirez *d'une analyse consciente de vos impressions visuelles;* et voici maintenant en quoi consistera cette analyse :

A l'impression simultanée faite, du dehors, par un objet sur nos deux rétines, et qui nous procure *instantanément* la *sensation une*, directe *d'un corps* occupant, dans l'espace à trois dimensions, une position parfaitement déterminée;

Vous substituerez *d'abord*, par une activité expresse de votre intellect, la notion de deux impressions séparées, plus ou moins semblables, qu'un *second* effort aura pour *objet* de *comparer* entre elles (au point de vue de leurs qualités soit identiques, soit différentielles), et pour *effet*, de fusionner derechef en une résultante unique;

Et après ce double travail, vous n'aurez encore (ce sont vos termes), que *la représentation de l'objet;* car vous ne dites pas la *sensation* de l'objet lui-même : mais seulement sa *représentation.*

Or, qu'est-ce que cette *représentation* qui vient, dans une étude de faits positifs, remplacer la notion très claire, très limitée, très définie, qu'apporte la *sensation*, par une élaboration psychique?

Quand nous *voyons* un objet, nous ne nous le *représentons* pas; nous le *sentons*, à distance, il est vrai, mais enfin nous ne faisons que le *sentir*. Notre imagination n'y est pour rien. Notre mémoire peut nous le *représenter*, mentalement, plus tard, quand il n'est plus là. Mais pour l'instant, au moment où, pour la première fois, introduits dans une ménagerie, nous voyons un animal absolument nouveau pour nous, nous le *voyons*, nous le sentons par les yeux, nous ne nous le *représentons* pas.

M. Helmholtz le reconnaît d'ailleurs; au moment de se servir de ce mot de *représentation* (emprunté à Kant), M. Helmholtz, en le définissant, en restreint à la vérité la signification : il le limite expressément *à une idée ou image que notre souvenir nous présente d'un objet absent.* P. 571. Ce qui est très vrai, ainsi entendu.

Mais cette nécessaire restriction, à chaque instant, M. Helmholtz l'oublie, et nous le voyons confondre dans la même expression et la sensation actuelle, et le souvenir qu'elle peut laisser, et appliquer à la première les attributs de la seconde. Dans le passage suivant, par exemple :

« Comme les perceptions d'objets extérieurs sont des *représentations, et que les représentations sont toujours des résultats de notre activité psychique,* les perceptions ne peuvent se produire qu'à l'aide de cette activité. L'étude des perceptions appartient donc, à proprement parler à la *psychologie,* en tant qu'il s'agit de *rechercher la nature et l'intervention des lois de l'âme dans la production des perceptions.* »

Nous voilà, comme vous le voyez, transportés de plain pied du terrain de l'observation physiologique dans le domaine de la métaphysique.

Fait-on, en effet, autre chose, quand au lieu d'envisager en eux-mêmes et tels qu'ils s'offrent à notre observation, les phénomènes de la vision associée, on se propose pour objet « *d'utiliser* ces phénomènes comme *signes sensuels* de la position des objets dans l'espace, de substituer à ses sensations elles-mêmes, une *analyse consciente* de ses impressions visuelles? »

Sous prétexte de physiologie, c'est évidemment un chapitre de psychologie que trame ici l'auteur sur les pas de Kant. Nous voyons bien ce que la simplicité peut y perdre, mais non ce que la clarté y doit gagner.

Non : tel n'est pas l'objet de la physiologie proprement dite : elle n'a aucune prétention à l'endroit de la nature de l'âme et des procédés de son intervention dans la production des perceptions. Elle ne recherche que des mécanismes, tâchant d'éclairer ceux qui sont complexes à la lumière de ceux qui sont plus simples.

. Les problèmes que semble poursuivre M. Helmholtz sont-ils plus ou moins élevés que celui-là? D'autres en décideront. Quant à nous, tout ce qui nous éloignera de la scholastique nous est progrès, puisque cela simplifie.

Un animal un peu élevé dans la série a, comme nous, la conscience des trois dimensions de l'espace et l'apporte généralement à la naissance. Or, introduit-il la psychologie dans l'interprétation de ses sensations : s'il le fait, c'est terriblement vite pour des activités raisonnées !

Quoi qu'il en soit, voyant dans les actes de l'animal la preuve qu'il a les mêmes notions visuelles que nous, bornons nos recherches à étudier chez lui des mécanismes qui nous sont communs; nous serons sûrs ainsi de ne pas faire d'idéalisme, et nos observations n'en seront que plus assurées.

Or, parmi ces qualités, notions ou idées, apportées par l'appareil visuel, *au moment même de leur naissance,* par nombre d'animaux, nous trouvons : celles de *l'unité* de la cause dans l'impression binoculaire, de l'*extériorité* de cette cause, de sa direction, plus encore, de sa position même dans l'espace, relativement à nous; d'une manière générale, la notion de cet espace lui-même avec ses propriétés géodésiques.

Toutes ces *innéités*-là ne nous sont pas moins démontrées que celle de la faculté *de les comparer,* c'est-à-dire de notre intellect.

Elles le sont peut-être même davantage, au moins sous le rapport du temps.

Il est, en effet, moins douteux que l'enfant de huit jours voie en sa nourrice un seul objet corporel, qu'il ne l'est que son intellect ou son âme soient assez développés déjà pour *comparer* les deux *représentations* qu'il a devant lui et les *raisonner* en une seule.

« Dans la rédaction des lois, nous disait le Pascal du dix-neuvième siècle, gardons-nous de la métaphore! » Dans les sciences, gardons-nous de la métaphysique !

Depuis plus de vingt siècles le rôle de la métaphysique dans l'œuvre du progrès du savoir humain n'a pas été tellement heureux, que la plus simple prudence ne doive nous porter à l'écarter soigneusement de notre chemin.

§ 380. — **Coup d'œil rétrospectif sur la part des principes précédents dans l'établissement de la théorie des points apparemment correspondants de M. Helmholtz.**

Cette digression sur les méthodes nous aidera à comprendre comment M. Helmholtz a été conduit à construire ce regrettable chapitre de la vision horoptérique, dans lequel il substitue aux résultats immédiats de la pure et simple observation des faits, les produits hybrides de la métaphysique dirigeant l'expérience.

Suivons-le dans son analyse de la fusion binoculaire. Deux méthodes sont instituées par lui à cet effet :

Dans la première, celle dite des images doubles, voici comment l'auteur se pose à lui-même la question à résoudre :

Nous y parviendrons (à découvrir les lois du fusionnement binoculaire), dit-il, en « analysant les cas où l'on peut réussir à voir *double* dans un champ de vision unique, » autrement dit, dans les circonstances, où tenant compte de la disposition des objets dans le champ commun de la vision, *on essaie de percevoir les images doubles* » (p. 917, *Opt. phys.*).

Ainsi, nous dit M. Helmholtz :

« Nous voyons, en général, doubles les objets qui, dans les deux champs visuels, possèdent, par rapport au point de regard, des *positions apparentes suffisamment différentes*, pour que cette différence puisse être appréciée. »

« Nous voyons *simples*, au contraire, les objets qui ont, dans le champ visuel, la même position *apparente*, par rapport au point de fixation. » (P. 880).

Mais en quoi cette proposition diffère-t-elle de notre propre principe, et de la condition que doivent remplir les deux images du même objet, pour que les axes secondaires qui leur correspondent déterminent, par leur intersection, la notion de sa position relative dans l'espace?

Car, si l'on analyse ces phénomènes (déterminés) de vision double, on ne tarde pas à reconnaître que les circonstances différentielles entre ces positions *apparentes* suffisamment différentes — et celles qui ne sont qu'insuffisamment différentes — consistent, pour des images identiques, ou à peu près telles, uniquement dans l'impossibilité ou la possibilité pour le sensorium de reconnaître en elles l'impression d'un objet *unique!*

La discussion des expériences au moyen desquelles M. Helmholtz réussit à doubler sensoriellement un même objet, démontre, en effet, péremptoirement, que ces circonstances particulières de doubles sensations d'un même objet, répondent exclusivement à des cas assez savamment combinés pour que la coalescence des deux projections *en un même point de l'espace* soit *incompatible* avec les autres données concomitantes de la perspective unifiée.

Ce sont, en un mot, des cas dans lesquels la notion commune de nos rapports géodésiques avec les différentes régions de l'espace est volontairement troublée, et mise en conflit avec cette notion supérieure qui nous interdit de voir *deux corps différents* au même point de l'espace (voir notre paragraphe 362 relatif à l'expérience des trois épingles, — des montures de lunettes, etc.).

L'auteur d'ailleurs reconnaît lui-même cette *prépondérante influence* de la notion de l'*unité* dans l'accomplissement de la vision associée.

A cet égard, les citations peuvent affluer :

En voici quelques-unes :

« La circonstance la plus importante, dit-il, qui nous empêche (dans la vision associée naturelle) de dissocier ces images doubles, c'est la représentation que nous nous faisons de l'*unité* de ces objets. »

Et plus loin :

« Tout ce qui rend difficile la fusion des images doubles en la notion d'un corps *unique*, tout ce qui facilite la comparaison *de leur position* dans le champ de la vision, l'habitude de les observer, et le soin d'éviter le mouvement des yeux, tout cela contribue à rendre ces images plus facilement visibles. »

Enfin, constatant la fusion des images qui tombent sur des points non correspondants ou disparates, M. Helmholtz ajoute :

« La principale des causes qui peuvent amener cet effet (cette fusion en un), c'est *l'analogie* que présentent ces images avec deux images perspectives *d'un seul et même objet* » (p. 920). Et inversement, ajoute-t-il, si l'on veut plus aisément amener cette dissociation, « il est bon de donner aux images à distinguer, des *colorations* ou des *intensités différentes*, ce qui rend difficile ou impossible leur interprétation comme images d'un *même objet.* »

Dans ces derniers phénomènes qui sont étudiés plus loin sous le chef « d'antagonisme des deux champs visuels » nous reconnaissons, dit M. Helmholtz, que les successions, les alternatives de sensations qui s'observent dans les expériences, dépendent de cette particularité de notre conscience d'après laquelle nous ne pouvons accueillir à la fois qu'une seule impression ou qu'un agrégat d'impressions susceptibles de se réunir en *une seule représentation* » (1009).

(Phrase un peu complexe pour exprimer que nous répugnons sensoriellement aussi bien que mentalement à voir *deux objets occupant un même point de l'espace*).

On le voit, dans cette voie l'auteur lui-même est forcé de conclure que le fait qui domine dans le fusionnement instinctif des images doubles d'une même perspective, c'est *l'idée d'unité* de l'ensemble et des détails.

Cette sensation, résultat de l'idée d'unité objective des deux tableaux, est bien, en effet, le principe qui tient sous sa dépendance toute la fusion binoculaire. C'est à elle que dès 1860, nous rapportions la prépondérance et l'empire, à elle que nous assujétissions tous les autres phénomènes concomitants.

Les citations nombreuses que nous venons d'emprunter à M. Helmholtz nous montrent que pour conclusion finale de tant d'efforts pour dissocier, c'est dans *l'unification* résultant du sentiment *d'identité* des objets formant les deux champs visuels, qu'il est obligé lui-même de placer finalement la force autocratique de la vision binoculaire.

Joignons-y l'influence des inégalités des parallaxes oculaires de la distance mutuelle de deux points quelconques d'un même objet, et d'où dépend si expressément, la notion de la troisième dimension de l'espace, de la profondeur, du relief corporel, et dont, à la suite des expériences stéréoscopiques, M. Helmholtz ne se refuse pas à reconnaître la capitale importance.

Aussi sommes-nous étonné de voir reparaître jusqu'à la fin les incertitudes de l'auteur relativement à ce mécanisme, retours sur lui-même qui se trahissent encore dans cette dernière proposition :

« Toutefois ce sont encore les mouvements de l'œil qui font le principal obstacle à la perception des images doubles. »

Et pourtant M. Helmholtz a paru reconnaître la valeur de l'expérience de Dove !

b) Méthode synthétique ou par la superposition de deux champs visuels monoculaires indépendants. — Nous serons conduit encore à des conséquences analogues, si nous analysons la seconde des méthodes expérimentales instituées par M. Helmholtz pour découvrir les lois qui président au mécanisme du fusionnement des deux images dans la vision binoculaire.

Dans cette seconde méthode, fort en faveur aujourd'hui dans les écoles du Nord (voir ses applications faites par M. Donders, sous le nom de méthode des demi-images, dans l'étude génétique des mouvements oculaires. § 410, leçon 28e), l'auteur, comme nous l'avons vu dans l'établissement de sa nouvelle théorie des points correspondants, substitue dans l'analyse de la fonction, à un champ visuel unique, simultanément offert aux deux yeux, deux champs visuels monoculaires, isolément formés d'abord, et qu'on cherche ensuite à fondre en un seul.

Or, nous avons montré que cette fusion s'écartait de la coalescence physiologique, par l'indépendance relative dans laquelle sont laissés les deux organes, affranchis, dans ces expériences, de la solidarité des méridiens cardinaux d'un œil à l'autre, caractéristique de la vision associée physiologique (loi de Ruete, § 389).

Dans ces expériences, au lieu d'être invinciblement liés entre eux par la convergence des axes optiques, et les inclinaisons parallèles de leurs méridiens homologues, les deux organes ne sont en rapport que par une notion plus ou moins fidèle de leur direction relativement à l'horizon. Il y a en même temps incertitude absolue de la direction et du point de concours des lignes de regard.

Dans cette expérimentation, chacun des systèmes musculaires monoculaires dit en même temps au sensorium : « Ma position d'équilibre dans ses rapports avec mon congénère répond à celle qui correspond à l'horizontalité des inscriptions rectilignes quand je suis ouvert tout seul. »

Ce n'est pas là tout à fait, comme on voit, la coalescence naturelle des images dans la vision associée.

Si donc, dans ces recherches, M. Helmholtz a effectivement commencé par procéder par voie d'analyse, de décomposition, la synthèse ultérieure a fait défaut ; et les éléments dissociés par lui n'ont point été reconstitués suivant les lois connues de la physiologie.

Le sens général des critiques que nous venons de formuler va ressortir avec une plus grande netteté encore de l'étude du paragraphe suivant :

§ 381. — De l'antagonisme des champs visuels (Helmholtz).

Nous serons encore conduit à des conclusions presque identiques, en suivant l'auteur dans une étude qu'il fait, dans un sens inverse, sous le nom de « lutte ou antagonisme de deux champs visuels, non plus semblables, mais différents. »

Dans cette étude l'auteur s'applique :

1° « A regarder, non pas les objets réels, mais deux dessins *différents* qui présentent des lignes et des champs différemment colorés ou éclairés, et analogues à ceux que nous avons employés (dit-il), pour trouver les parties correspondantes des champs visuels » (voir ci-dessus § 370 et suivants).

« Les champs visuels étant ainsi remplis de formes tout à fait différentes, qui ne peuvent pas être combinées pour former l'image d'un objet unique, on voit, en général, deux images simultanées qui se superposent dans le champ de la vision.

« Mais ordinairement l'une ou l'autre de ces images prédomine plus ou moins dans telle ou telle partie du champ ; quelquefois il se produit une alternance telle qu'aux endroits où pendant un certain temps on ne voyait que des parties de l'une des images, on voit celle-ci s'effacer pour faire place à des parties de l'autre. » (*Id.*)

Suivent les expériences dont cette proposition forme en somme le résumé général :

« Il résulte des expériences décrites ci-dessus, que l'homme possède la faculté de percevoir séparément les images de chaque champ visuel — sans être gêné par celles de l'autre — *pourvu qu'à l'aide de quelque artifice*, il réussisse à fixer complètement son attention sur les objets du champ qu'il veut voir. »

« Ce fait est important parce qu'il en résulte que : le contenu de chaque champ visuel arrive à notre conscience sans être lié par une disposition organique à celui de l'autre, et que, par conséquent, la fusion des deux champs visuels en une image commune, en tant qu'elle se produit, est un acte *psychique*. » (H. 970).

Cette conclusion est exacte, si psychique veut dire seulement que la fusion est un fait se passant dans le cerveau; comme les deux yeux n'ont leur premier point commun qu'au chiasma, cette proposition, avec cette limitation, était superflue.

L'auteur veut-il dire, au contraire, que cet acte est un fait d'analyse ou réflexion consciente, pour nous servir de ses propres termes, nous ne saurions le suivre jusque-là. Toutes les expériences rapportées plus loin d'après l'auteur, témoignent de ce fait indéniable, que *l'attention* n'a jamais d'exercice que sur un champ visuel *unique*.

Nous avons cru devoir accumuler ici les citations, ne voulant point paraître substituer notre incomplète ou insuffisante interprétation à l'expression positive des idées de l'auteur.

Si l'on arrête son attention sur la conclusion qui termine cette série de passages très bien liés entre eux du reste, on reconnaît que toute la préoccupation de l'auteur est d'arriver à établir que l'association des deux organes en une fin commune est un acte *psychique;* en un mot, de nous transporter en pleine métaphysique.

Ainsi sera justifiée la proposition première de l'auteur :

« Les *sensations* sont pour notre conscience des *signes* dont l'interprétation est livrée à notre intelligence » (p. 1001).

Voilà une conclusion qui fera assurément la joie de tous les Sorbonniens, et qui nous ramènera en même temps à la fameuse formule de de Bonald : *L'homme est une intelligence servie par des organes ;* et c'est un physiologiste empiriste qui l'écrit !

Nous nous permettrons de demander si, dans cette voie, les beaux résultats qui ont couronné la première et remarquable partie du magistral ouvrage dont nous nous occupons ici, attendent encore l'auteur à la fin de sa dernière partie.

Décevante satisfaction que celle attachée à déterminer si la vision qui résulte de l'association des deux yeux est un acte *psychique*, quand on ne peut pas même dire s'il en est de même de la vision *d'un seul œil.*

Or, le fait de *voir* — et qui n'est autre que celui de *sentir en dehors de soi* (extériorité), et *sur une ligne déterminée* (direction visuelle), — l'impression faite par un objet extérieur sont-ils un acte *psychique*, ou une propriété organique de la rétine liée normalement à la substance cérébrale supérieure.

Si l'on entend par *psychique* un acte cérébral nécessitant un cent-millième de seconde de réflexion consciente, non; le fait de *voir* n'est pas un acte *psychique*. Nous en revenons toujours à notre exemple du poussin attrapant la mouche : il est manifeste que dans cet acte de préhension, il n'y a pas l'ombre d'une analyse quelconque faite de son impression par le sujet.

L'idée de *vue*, indépendante, fût-ce une fraction de seconde, de la notion, inséparable de nous, d'une origine *extérieure* à l'impression produite, ne nous représente aucun sens. *Voir*, c'est *sentir en dehors de soi*, d'un seul *coup, sans place aucune, dans le temps, pour un travail quelconque sur soi-même.*

Et l'observation est vraie, qu'il s'agisse de vision uni-oculaire ou de vision associée.

Pas plus dans ce second cas que dans le premier, il n'est possible de faire une place à un travail d'association, de rapprochement, de *comparaison*. Le résultat final est réalisé du premier coup, au premier jet de l'attention. Seulement, dans la vision binoculaire, le résultat est plus complexe, doué de qualités de plus, mais sans nuire en quoi que ce soit à l'instantanéité.

Les diverses et nombreuses expériences de M. Helmholtz confirment elles-mêmes cette proposition.

« L'antagonisme des champs visuels, observé lors de la fusion binoculaire d'*images différentes* répond, nous dit M. Helmholtz, à l'état d'oscillation de l'attention, qui, lorsqu'elle n'est pas fixée par notre volonté ou par les objets, passe d'une impression à l'autre, de manière à nous donner graduellement une vue d'ensemble des objets qui se trouvent devant nous. »

Quoique cette phrase, bien commencée, se termine d'une façon particulièrement obscure et même inexacte, nous la revendiquerons en faveur de nos affirmations. On y lit en toutes lettres la liaison évidente des oscillations de l'attention entre les tableaux de droite et de gauche; *la prédominance constante de l'objet qui attire l'attention à droite, ou à gauche*, et, avec elle, celle des objets qui en dépendent plus ou moins à quelque titre que ce soit. Et comme résultat final, la constance de cette remarque : que *jamais* deux objets ne paraissent *simultanément et avec une intensité égale au même point de l'espace*. Si les tableaux peuvent paraître par instants plus ou moins confondus, c'est à l'état de trouble, de chaos, d'incohérence, avec l'effacement relatif ou comme une sorte de transparence d'un des objets qui occuperaient le même point de l'espace.

Parce qu'une loi s'impose constamment à la fonction : *la notion de l'unité de l'objet indissolublement liée à celle de la localisation dans l'espace!* Mais il n'y a jamais rien qui ressemble dans ce tableau à « *une vue d'ensemble des objets qui se trouvent devant nous,* » comme le dit abusivement l'auteur. La prédominance *successive* de l'attention à droite et à gauche peut nous laisser en possession de l'ensemble de chaque tableau, ou d'un mélange incohérent des divers objets de ces deux tableaux; ou encore de l'apparition effacée de l'un des tableaux *au travers de l'autre*, mais jamais une vue d'ensemble *et coordonnée* de tous ces objets à la fois, et comme une perspective unique.

Un seul objet en chaque lieu de l'espace est une loi de la vision binoculaire, aussi absolue que celle de la direction de chaque objet sur la normale correspondant à la rétine est une des propriétés premières de la vision uni-oculaire.

Le sensorium le proclame en chaque cas *avant d'avoir eu le temps de peser* cette vérité.

§ 382. — Conclusions finales de M. Helmholtz relativement au fusionnement binoculaire.

Dans les développements et les nombreuses citations qui remplissent ces deux dernières leçons, apparaissent manifestement les longs tâtonnements, les légitimes hésitations des écoles d'outre-Rhin à la poursuite d'une formule ou d'une loi résumant la physiologie de la vision binoculaire, les qualités résultantes de l'association des deux organes pour un produit unique. Il est assurément, jusqu'à cette heure, et de ces premières données, impossible de former une conclusion une et satisfaisante. Ce ne sera, n'est-ce pas, ni la théorie des *points correspondants*, ni celle des points presque *correspondants*, ni celle des points *apparemment* correspondants, ni l'horoptère réel, ni l'horoptère apparent, ni la promenade du regard successif, ni les trois propriétés géodésiques de M. Hering, qui peuvent prétendre donner le secret de l'unité de la vision associée.

Quelques observations qui nous restent encore à rappeler ou à produire à nouveau, et que la sagacité profonde de M. Helmholtz lui dicte « *passim* » dans les appréciations jetées au cours de ces longues analyses, vont nous permettre de rattacher cet éminent esprit à nos propres et anciennes conclusions, dont elles se rapprochent plus que les pages précédentes ne pouvaient nous le faire espérer.

Les premières vues émises par M. Helmholtz, sur l'*appréciation des distances*, second élément de la localisation des différents objets dans l'espace (le premier étant la notion de leur direction), l'ont porté à fonder la base de cette qualité : 1° Sur les enseignements apportés par l'accommodation. Cette faculté trouve, en effet, une application dans l'exercice de la vue aux différentes distances : la mesure de l'effort déployé, s'il pouvait être plus ou moins exactement apprécié par le sentiment d'activité musculaire, aurait évidemment une valeur et peut-être importante, dans l'ensemble des sources d'information. On en reconnaît l'influence dans la pathologie de la mydriase ou de l'état opposé « le myosis, » troubles de l'innervation ciliaire déterminatifs des symptômes connus sous le nom de *micropie* (§ 323) et *macropie* (§ 327).

Mais l'étude pratique de ces symptômes, tout en établissant la valeur *qualitative* de la fonction du muscle ciliaire, lui enlève toute précision comme renseignement sensoriel *quantitatif*.

Les expériences physiologiques conduisent aux mêmes conséquences. L'accommodation n'apporte sur la distance, et conséquemment sur la grandeur des objets, que des renseignements qualifiés par Helmholtz lui-même d'insuffisants et d'incertains.

Une seconde source de renseignements a été cherchée par l'éminent auteur, dans la comparaison des images d'un corps, suivant qu'on le voit sous des points de vue différents ; différences produites par un mouvement de la tête et du corps dans la vision monoculaire.

M. Helmholtz en donne, pour exemple, l'effet de ces petits mouvements de l'observateur pour la différentiation des distances des arbres dans une forêt scrutée à la vision uni-oculaire.

Mais cette influence des mouvements de la tête et du corps sur l'appréciation des distances se montre si pauvre en résultats, quand on la compare à l'information si directe portée au sensorium par la fusion binoculaire, qu'à la moindre observation on en reconnaît le peu de valeur positive ou assurée. Ajoutons que, se rattachant à la théorie du mouvement du regard comme élément d'appréciation des surfaces et des contours (Brücke et Prévost, de Genève), cette hypothèse a dû disparaître avec cette dernière.

En présence de cette infériorité sensible, l'auteur a été promptement amené à se convaincre de l'importance du rôle joué, en cette circonstance, *par la différence des parallaxes binoculaires* d'un même objet dans les deux yeux.

Il est visible que les découvertes de Wheatstone remportent sur ses propres tendances une victoire entière.

Entrant dans l'analyse expérimentale du mécanisme de la vision stéréoscopique, M. Helmholtz arrive à des conclusions fort peu différentes des nôtres et que nous nous faisons un devoir de reproduire :

« On peut poser la règle que deux dessins stéréoscopiques, combinés binoculairement à un degré de convergence quelconque, produisent l'apparition d'un objet tel qu'il devrait exister pour donner les mêmes images visuelles avec les mêmes différences horizontales et verticales, quoique la convergence pour cet objet apparent dût être très différente de la convergence actuelle.

« Dans la plupart des cas, les deux images rétiniennes d'un seul objet ne peuvent plus être considérées comme deux projections exactes d'un même objet corporel, si l'on change le degré de convergence des yeux, sans changer la forme et la position des deux images sur les deux rétines. Car, *pour qu'elles soient les images d'un même objet, il faut que les lignes visuelles qui joignent une paire de points correspondants des deux images avec le point nodal correspondant, se coupent, en avant des yeux, en un seul point qui est alors le lieu du point lumineux réel.*

On ne saurait guère demander plus de concordance entre deux analyses d'un phénomène de cet ordre que cette conclusion n'en offre avec les nôtres propres.

Il est un point sur lequel nous demandons cependant la permission de présenter quelques observations.

Avant de formuler cette conclusion, M. Helmholtz l'avait fait précéder des remarques que voici :

Influence des différences d'étendues des projections verticales :

« — *Jusqu'ici* on n'a regardé, dans la théorie de la vue stéréoscopique, que les différences de la projection horizontale des points de l'objet ; mais il y a aussi à considérer les différences dans le sens vertical. Un objet vertical qui est plus voisin de l'œil droit que du gauche, apparaît plus long au second qu'au premier. Eh bien ! j'ai trouvé que ces différences verticales qu'on a négligées *jusqu'ici* ont souvent une grande influence sur la forme et la grandeur apparente de l'objet. »

Jusqu'ici, dit M. Helmholtz, dans la troisième partie de son *Optique physiologique*, publiée à la fin de 1866.

Nous nous permettrons de rappeler à cet égard que, dès 1860, nous formulions, comme il suit, nos propres conclusions sur ce point d'analyse expérimentale et géométrique :

Chaque point de l'espace, vu binoculairement, est rapporté par le sensorium à l'entre-croisement, à l'intersection même des *deux directions* qui unissent ce point aux centres optiques, c'est-à-dire à la fois, sur chacune des deux directions normales aux rétines et aux points sollicités par la lumière [1].

Quelques lignes plus loin, discutant le mécanisme du fusionnement des deux images d'une perspective comprenant, dans leur champ commun, un pan de mur et un clocher, nous disions :

« La parallaxe de l'espace compris entre le pan de mur et le clocher n'est pas la même pour chaque œil, ce qui revient à dire que l'axe optique était fixé de part et d'autre sur le clocher (évidemment ici, *le sommet du clocher* ; cet objet pointu n'a pas été pris pour autre cause), l'arête vive du mur ne se dessine pas, dans les deux rétines sur des points homologues ou identiques. En d'autres termes encore, les portions de *surfaces* rétiniennes correspondant à droite et à gauche à la même étendue du fond commun vu, ne sont pas de dimensions absolument égales...

Ces parallaxes inégales d'une même surface (ici triangulaire) ne supposent-elles pas forcément l'inégalité des dimensions *verticales*, aussi bien que celle des horizontales ?

Et n'exprimions-nous pas le même fait d'une façon plus générale, lorsqu'après avoir suivi le mécanisme même de la fusion stéréoscopique sur un exemple simple, comme les doubles images d'un prisme droit, et en n'y considérant, dans une vue de simplicité démonstrative, que les différences de parallaxe horizontale, nous ajoutions, toujours en 1860 [2] :

Par la même raison, la partie commune elle-même offre, *entre deux points similaires quelconques*, des écartements inégaux dans les deux yeux ; et ces différences se retrouvent en mêmes proportions dans les angles sous lesquels sont vus, à droite et à gauche, deux points *quelconques* de ces objets non symétriquement placés par rapport au plan vertical intermédiaire aux deux yeux [3].

Dans ces remarques sont contenus les éléments qualitatifs propres de la vision associée.

Nous nous croyons donc autorisé à penser que l'adhésion de l'illustre physiologiste à notre exposé du mécanisme géodésique de la vision binoculaire, si précieux qu'il nous paraisse, n'y vient point combler une lacune. Il exprime autrement un point de fait déjà reconnu et impliqué dans une formule plus générale et plus compréhensive.

Malgré de nombreuses et longues hésitations dont la théorie normale de l'horoptère nous représente un des aspects les plus instruc-

---

1. *Traité de la vision binoculaire.* 1861, p. 210.
2. *Physiologie et pathologie fonctionnelles de la vision binoculaire*, p. 236.
3. *Id.*, p. 614, 615.

tifs, en même temps que les plus confus, M. Helmholtz n'hésite donc plus, à la fin de son magistral ouvrage, à reconnaître pour principal élément de la notion de la troisième dimension, la circonstance de la *différence des parallaxes* entre l'œil droit et le gauche de la distance mutuelle de deux points *quelconques* d'un objet du champ visuel.

Nous allons voir dans le paragraphe prochain qu'il apprécie avec la même netteté le rôle non moins précis et exclusif, comme facteur de la vision associée, du sentiment de l'*unité* des deux tableaux visuels, ou, plus exactement, de la présence d'une seule perspective, ou d'un seul ensemble d'objets devant soi.

Si, ces deux principes admis, on se refusait encore à reconnaître que, dans l'acte de la vision binoculaire, naturelle et réelle, les axes secondaires correspondant au même objet donnent, *en fait*, deux à deux, comme les axes optiques principaux, la notion de la position dans l'espace, de leur mutuelle intersection, nous serions obligé de dénier à notre tour toute part à la logique dans les déductions scientifiques.

VINGT-SIXIÈME LEÇON

STATIQUE ET DYNAMIQUE DES GLOBES OCULAIRES. — PHYSIOLOGIE.

§ 383. — **Le système musculaire, moteur du globe oculaire, est l'intermédiaire obligé et unique par lequel « la position » des objets dans l'espace est mise en rapport avec le sensorium.**

Dans l'acte de la vision associée, les deux tableaux rétiniens se fusionnent, avons-nous vu, autour du point ou objet commun à l'un et à l'autre et sur lequel se fixe l'attention. Dans cet acte, tous les autres points de l'objet, tous les autres objets qui forment le fond de la perspective, tous ceux qui se détachent sur ce fond en masquant, inégalement pour chaque œil, les objets situés en arrière, tous ces points sont vus et localisés par le sensorium au lieu précis de l'entre-croisement des directions visuelles conçues par l'une et l'autre rétine, ou des axes optiques secondaires qui leur correspondent. Chaque point de l'espace est donc *vu* exactement au lieu qu'il occupe relativement à l'individu, supposé immobile au centre de la perspective.

Qu'on n'oublie pas à cet égard, le mécanisme physiologique sur lequel se fonde ce résultat ; comment la notion de cet entre-croisement virtuel dérive, pour le sensorium, de celle de la continuité des surfaces procurée par la conscience de la contiguïté, de la succession insensible des impressions lumineuses. Qu'on n'oublie pas non plus la conséquence de ces premières données, à savoir : Qu'il y a pour nous *une droite* et *une gauche* autour du point de mire ou d'attention, et qu'il ne peut exister de sentiment de continuité que par correspondance des demi-hémisphères rétiniens afférents à cette droite et à cette gauche, ainsi qu'aux moitiés supérieure et inférieure de la perspective.

La connaissance ou le sentiment constants du lieu de l'entre-croisement des axes polaires (lignes de regard) dans l'espace, est donc le premier élément de l'association binoculaire.

Nous avons vu dans les leçons qui précèdent comment, dans certaines circonstances, cette notion pouvait être faussée ou pervertie (expériences stéréoscopiques, emploi des prismes, etc.); ces cas, étudiés et expliqués chacun en son lieu, ne troublent en rien la loi générale que nous venons de rappeler et qui se résume en ceci :

La connaissance du lieu de l'entre-croisement dans l'espace des axes optiques ou polaires, n'est autre que celle de la direction même de ces lignes par rapport à notre plan médian ou plus généralement à notre centre de figure.

Si l'œil était enchâssé et immobile dans le crâne, chaque excitation lumineuse pourrait être appréciée dans sa direction virtuelle ou réelle, par la connaissance du rapport *constant* de position du point rétinien sollicité avec le centre de figure de l'individu; mais l'œil n'est pas immobile, il dirige de lui-même ses axes visuels vers les différents points de la demi-sphère ouverte devant lui. Le rapport de position d'un point quelconque de la rétine éveillé par un faisceau lumineux, avec l'axe de figure de l'individu, change à chaque instant; il faut donc qu'à chaque instant aussi, le sensorium puisse apprécier et connaître cette modification de position. Or, par quel organe ces modifications peuvent-elles lui être révélées?

Par le même mécanisme physiologique que l'est, dans tout autre appareil, la situation d'un levier mobile; par le système musculaire, et, dans celui-ci, par la propriété désignée sous le nom de « sens d'activité *musculaire* ou plus simplement de sens musculaire. »

Le globe oculaire est un levier comme l'est une tête arthrodiale dans une articulation; et la situation de ses rayons (ou bras de levier) est constamment tenue en rapport avec notre centre d'équilibre à nous-mêmes, par les mêmes lois que pour tout autre levier de l'économie, c'est-à-dire par les rapports constants qui, sous le nom de sens ou conscience musculaire, représentent au sensorium la position actuelle d'un article de membre. Le rôle de l'axe d'un membre se trouve ici rempli par l'axe principal ou polaire de l'œil; et les directions multiples que prend cet axe, sous l'action de la volonté ou des rapports réflexes, obéissent aux mêmes lois. De part et d'autre, la même communication nerveuse qui les détermine, porte au sensorium la notion de l'étendue du mouvement exécuté par cet axe principal ; et comme d'autre part, chaque excitation lumineuse portée sur un point excentrique de la rétine, est *extériorisée*, par la force autocratique de cet organe même, dans une direction invariable quant à l'axe principal, tous les points de la perspective sont finalement appréciés sainement quant à leurs rapports géodésiques avec l'individu lui-même.

Le système musculaire est donc, en définitive, l'intermédiaire obligé de l'appréciation de la direction des objets ou des divers points de l'espace par le sens de la vue.

§ 384. — Du centre de mouvement ou de rotation du globe.

Le globe oculaire, considéré comme levier, comme organe mécanique, est constitué par une sorte de sphéroïde de consistance semiliquide, à enveloppe inextensible, suspendu dans l'orbite sur le plancher duquel il repose (mollement sur un coussinet graisseux), entre trois systèmes de forces, se faisant mutuellement équilibre autour de lui, et ne pouvant, selon les apparences, lui imprimer d'autres mouvements que des rotations autour d'un point fixe central. C'est du moins ce qui résulterait de l'observation attentive des déplacements de la prunelle d'un angle de l'orbite à l'autre, entre les paupières maintenues entr'ouvertes et tout juste assez pour ne pas porter sur la saillie de la cornée. Le mouvement lent et régulier qu'on fait exécuter ainsi permet de constater par l'observation directe le contact constant de la circonférence sclérale qui passe par le bord libre des paupières, avec ce bord linéaire lui-même. Le regard le plus attentif porte à l'esprit cette conviction qu'en aucun instant du mouvement, le bord palpébral ne subit la plus légère inflexion. Cette constatation est rendue plus assurée par l'observation minutieuse des cils implantés sur le bord libre ; aucun d'eux ne bouge. La conclusion s'impose donc que le mouvement qui a lieu, s'exécute par rotation, autour d'un point fixe, centre de la surface sclérale.

Cette conviction semble aussi celle de M. Donders :

« Comparable, quant à ses mouvements, à une tête articulaire qui roule dans sa cavité, l'œil tourne autour d'un point *à peu près fixe*, situé très peu en arrière du centre de l'ellipsoïde sclérotique (DONDERS et DOYER). La droite menée du point fixé au *centre de rotation* est la ligne de regard ou de fixation, etc. »

Et un peu plus loin, dans le même paragraphe, « la droite qui unit les *deux centres de mouvement* (des deux yeux) *ou de rotation*[1], s'appelle *la ligne de base.* »

Elle est aussi celle de M. Helmholtz :

« Le globe oculaire, dans ses mouvements, ne peut exécuter que des rotations; il ne doit être comparé, comme mécanisme, qu'à une tête articulaire sphérique reçue dans une cavité, comme la tête fémorale dans le *cotyle* (*Opt. phys.* p. 596). »

Maintenant où est le centre de ces rotations? Si nous consultons l'anatomie comparée, si nous prenons, par exemple, l'œil d'un lapin, nous constatons sans doute aucun, que le centre de ses mouvements, comme celui de la réfraction, est exactement au centre de la sphère sclérale, ou du globe lui-même.

L'expérience rapportée au § 82, démontre ce fait dans tout son jour.

En est-il de même chez l'homme, comme sembleraient l'imposer et les observations qui précèdent, et certaines considérations théoriques sur lesquelles nous reviendrons tout à l'heure? Voici ce que nous rapporte à ce sujet la physiologie expérimentale :

Les premières mesures exactes entreprises à cet effet ont conduit séparément Wolkmann, Baron, Valentin, à placer ce centre de rotation à $11^{mm},10$ de la surface rétinienne, sur un diamètre oculaire moyen de $24^{mm},30$: en ajoutant 1^{mm} à $11^{mm},10$ pour l'épaisseur de la sclérotique et de la choroïde, il vient $12,10$; ce qui répond, à très peu près, au centre de figure du globe.

Plus récemment, n'acceptant pas ces résultats, MM. Donders et Doyer ont institué de nouvelles expériences qui les ont portés à placer ce même centre de mouvement beaucoup plus près du pôle postérieur de l'œil, c'est-à-dire à $9^{mm},9$ de la rétine, sur un œil dont l'axe serait de $22^{mm},23$. (DONDERS, page 181, édition anglaise.)

Dans un mémoire publié (mars et avril 1868) dans les *Annales d'oculistique*, nous avons exposé certaines causes d'erreur que nous croyions devoir relever dans la méthode adoptée par ces physiologistes, et développé les considérations expérimentales qui nous conduisaient à nous rattacher aux résultats des précédents expérimentateurs, et à fixer comme eux le centre de rotation du globe *en son centre de figure*; c'est-à-dire *au centre* d'une sphère (sclérotique) de 11^{mm} de rayon environ.

Ces considérations étaient les suivantes :

En premier lieu, le passage de l'attention d'un point de la perspective extérieure à un autre, sans discontinuité dans le mouvement de transport de la ligne de regard, semble devoir exclure toute succes-

---

1. *Explication génétique des mouvements oculaires. Ann. d'ocul.*, t. LXXVI, p. 213.

sion saccadée et discontinue des tableaux rétiniens. Assurément, cette même constance du centre de mouvement paraît également une condition indispensable à la conservation de l'inaltérabilité de la forme du globe, tant pendant le repos que pendant le mouvement ; inaltérabilité qui s'offre comme une loi d'harmonie entre le monde extérieur et l'écran qui en doit recevoir l'image.

Ces considérations ne peuvent nous permettre de demeurer dans l'indécision entre les résultats précités de Wolkmann, Baron, Valentin et ceux de M. Donders : ces derniers qui assignent au centre de rotations une distance de 9^{mm},9 de la rétine, sont par trop en contradiction avec les enseignements de la physiologie.

Nous ne serions pas étonné que M. Donders fût moins éloigné aujourd'hui qu'autrefois de cette manière de voir.

Nous tirerions volontiers cette conclusion de la nouvelle expression qu'il donne aujourd'hui à la formule qui fixerait la position de ce, centre de mouvement, et que nous venons de rappeler ; cette formule nouvelle et celle de M. Helmholtz qui, toutes deux, admettent l'assimilation du globe à une tête arthrodiale qui roule dans sa cavité, autour d'un point à *très peu près fixe*, nous justifieront amplement de poser cette conclusion :

« Que le globe oculaire doit, dans toutes les analyses dynamiques, être considéré comme une sphère d'un diamètre de 22 à 23^{mm}, tournant régulièrement autour d'un centre de rotation occupant le centre de figure de cet organe, c'est-à-dire situé à 11^{mm} en avant de la rétine. »

Note additionnelle au § 384.

Pour ménager le temps et l'attention de nos lecteurs, considérant la conformité qui existe, en fin de compte, aujourd'hui, chez tous les physiologistes, sur la position réelle du centre de mouvement du globe oculaire, nous avons dans le paragraphe qui précède, passé très rapidement sur les objections opposées par nous en 1868, à la méthode de MM. Donders et Doyer, dont les résultats nous semblaient tacitement abandonnés par leurs auteurs.

La lecture de l'article consacré au même sujet par M. Landolt dans son traité complet d'ophthalmoscopie (Paris 1880, p. 763), nous fait penser qu'il n'en est rien, et que tout en concluant, comme nous, que le centre des mouvements du globe coïncide avec son centre de figure, la savante école d'Utrecht n'abandonne rien des conclusions, en apparence contraires, de sa méthode.

Nous demanderons donc la permission de revenir en quelques lignes sur cette question, ne fût-ce que pour nous défendre nous-même contre quelques critiques nouvelles.

M. Landolt n'accepte pas comme suffisamment assurées les observations et considérations sur lesquelles nous avons, avec la grande majorité des physiologistes, conclu à l'identité de position du centre de rotation, et du centre de figure du globe oculaire. Il réclame des déterminations plus *exactes* que celles adoptées par nous, et paraît les reconnaître dans le principe et la méthode de MM. Donders et Doyer; et il en reproduit à la page citée plus haut, l'exposition détaillée.

Cette méthode se fondait dans la pensée de ses auteurs, sur le relevé numérique *exact* des angles des rotations étudiées, en prenant pour base et point fixe des opérations, un arc de cercle *décrit du centre de mouvement du globe* (ce sont les termes mêmes employés par M. Donders dans la description de sa méthode, p. 186 du *Traité de la réfraction et de l'accommodation de l'œil*, édition anglaise).

Rien de plus apparemment rationnel, si ce centre de mouvement eût été lui-même connu ou pratiquement déterminé; mais c'était justement lui dont il fallait préciser *la position;* et il est clair que si on y avait pu, dans la pratique, poser effectivement le centre de l'arc servant à mesurer les angles des rotations, le problème n'eût pas eu de raison d'être, et se trouvait résolu par avance.

Et telle était l'objection que nous nous étions permis de présenter aux savants auteurs du procédé.

Nous disions dans le paragraphe ci-dessus, que nous ignorions la réponse faite par M. Donders à cette objection, ni même s'il y avait eu réponse.

M. Landolt qui ne déclinera pas l'honneur d'être considéré comme un féal écho de l'École d'Utrecht, nous paraît combler ce *desideratum :*

A la page 764 de son ouvrage, reproduisant la description de la méthode que nous venons nous-même d'analyser, et à propos de cette même détermination des arcs de mouvement parcourus pour les yeux en expérience, il dit :

« On peut lire cet angle sur l'arc lui-même, le long duquel se promène l'objet de fixation, et dont le centre coïncide *à peu près* avec le centre de rotation de l'œil. »

A peu près; au point de vue de l'exactitude géométrique, cette modification à la rédaction première nous suffit; nous n'en demandions pas davantage.

Mais alors si M. Landolt a cette indulgence de trouver dans cet « à peu près » les conditions d'exactitude requises dans des observations de cet ordre, comment, lorsqu'il se retourne du côté de nos propres observations, écrit-il ce qui suit (p. 901 du même ouvrage) :

« M. Giraud-Teulon a voulu prouver l'existence d'un centre de rotation et sa coïncidence avec le centre du globe oculaire. Il se fondait sur *le contact constant du globe et des paupières pendant les mouvements de l'œil*, et sur l'intensité toujours égale d'un phosphène de pression produit par un objet qui ne déplace pas le globe oculaire. Cette méthode ne réunit pas les *éléments d'exactitude* nécessaires pour des recherches aussi délicates. »

Comment ! Il y a entre ces méthodes autant de différence que cela, au point de vue de l'exactitude! Et la moins digne de confiance est celle dont les résultats concordent avec le jugement final universel, y compris celui de l'École d'Utrecht. Car elle aussi admet aujourd'hui cette identité de position des deux centres!

Doit-on donc, comme autrefois pour les Pyrénées, dire encore : vérité au delà du Rhin, erreur en deçà ; ou bien, une proposition ne peut-elle être reçue désormais comme vraie, en physiologie, qu'escortée de *n* pages de calculs!

Pour nous qui n'appartenons pas à ces Écoles qui poussent, suivant la pittoresque expression de Babinet, jusqu'à la septième décimale, des calculs dont les bases numériques objectives ou réelles ne sont pas elles-mêmes assurées à une unité près, nous préférons à ces procédés solennels, une observation simple et facile, à la portée de tous, surtout quand le résultat s'en voit unanimement admis.

En opposant à ces déductions terre à terre, la méthode de MM. Donders et Doyer, qui fournit, elle, sans hésitation la seconde décimale, quand le point de départ de l'expérience n'est, de l'aveu de notre savant critique, qu'*à peu près* exact (à peu près qui peut bien osciller entre une et cinq ou six unités, sinon davantage), M. Landolt nous montre qu'il a sur l'exactitude en fait de mesures physiologiques, d'autres notions que les nôtres; à moins qu'il ne suppose que l'algèbre ait, chemin faisant, le

pouvoir de rectifier les données objectives premières des problèmes, si elle les
trouve insuffisantes.

· Mais en voilà assez ; et il suffit que pour tout le monde, le centre de rotation du
globe ne puisse être supposé ailleurs qu'au centre de la sphère scléroticale.

§ 385. — Étendue des mouvements excursifs cardinaux des yeux associés.

· Dans l'étude physiologique des mouvements oculaires, on est convenu d'appeler « *position primaire*, » la situation des yeux et de leurs
méridiens cardinaux, lorsque les axes optiques, ou lignes de regard,
sont dirigés sur un point éloigné situé dans le plan de l'horizon, et
dans le plan médian sagittal du sujet. Cette position des axes est, pour
chacun d'eux, l'origine des graduations successives de l'étendue des
mouvements qu'ils peuvent prendre dans un sens ou dans l'autre.

Les mouvements extérieurs, ou l'étendue des arcs qu'ils peuvent
parcourir à partir de cette origine, dans les quatre sens cardinaux, ont
fourni les moyennes mesures suivantes :

42° en dehors, 45° en dedans,

34° en haut, 57° en bas.   ·

Lors de ces mouvements associés, on observe entre les deux organes une dépendance mutuelle. Par une seule et même impulsion, ils
se portent tous les deux vers le haut ou vers le bas, à droite ou à
gauche et dans toutes les directions intermédiaires.

· Le plan qui passe par les lignes de fixation des deux yeux est le
plan de fixation ; l'ensemble des points sur lesquels elles peuvent se
diriger forme le *champ de fixation* (partie commune aux deux champs
superficiels de la vision monoculaire). La droite qui joint entre eux
les deux centres de mouvement ou de rotation s'appelle *la ligne de
base*.

« Au point de vue de la fonction associée, nous distinguons deux
types de mouvement. L'un est relatif à la *vision de loin*, la tête étant
d'aplomb, les lignes de fixation parallèles, l'accommodation relâchée.
L'autre ayant pour objet la *vision de près*, la tête inclinée, le plan de
fixation abaissé, l'accommodation plus ou moins tendue ; les yeux en
convergence exacte, dans les circonstances régulières, mais obéissant
toujours, même quand elle n'est pas symétriquement correcte, dans
les deux yeux, à une seule et même impulsion.

Dans les deux cas, convergence ou parallélisme, les lignes de fixation peuvent parcourir le champ de fixation presqu'entier. On remarque alors dans la tête, et subsidiairement dans le tronc, une tendance
à se mouvoir dans le même sens, comme pour soulager et restreindre
l'étendue des mouvements oculaires » (voir p. 407).

§ 386. — **Conditions générales de la statique du globe oculaire.**

Après avoir reconnu le genre des mouvements exécutés par le globe oculaire, à savoir un mouvement de rotation sphérique autour d'un centre fixe, occupons-nous de la distribution et disposition des forces autour de ce levier d'un nouveau genre, dans lequel le point fixe central n'est que virtuel. Étudions cette distribution de forces une à une, ou, suivant leur action, par groupes définis, et recherchons par quelles combinaisons elles réaliseront l'effet observé, à savoir : une rotation autour de tous axes imaginables, en obéissant en même temps aux conditions suivantes : 1° l'immobilité du centre de rotation, 2° l'inaltérabilité de la forme du levier, malgré son état de consistance demi-molle.

On a constaté plus haut la réalité de la première de ces conditions ; la fixité du centre des mouvements.

Quant à la seconde, la constance de la forme, indiquée d'abord comme nécessité prévue et inductive, elle est démontrée par les considérations suivantes :

Voyez la disposition générale des muscles : ces agents sont distribués autour du globe de façon à développer autour de lui des actions tangentielles. Or, un de ces muscles ne peut se raccourcir (pour porter la prunelle de son côté), que l'antagoniste ou le groupe antagoniste de ce muscle ne s'allonge proportionnellement de l'autre. L'immobilité du centre de mouvement en témoigne. Supposez en effet qu'il en soit autrement, que les antagonistes se raccourcissent en même temps, ou seulement demeurent de même longueur, on observerait à l'instant un déplacement du globe en masse du côté du groupe raccourci.

Il y a donc un balancement constant, un équilibre perpétuel entre les tractions musculaires, que le globe soit en repos, ou qu'il soit en mouvement. Au repos, c'est l'équilibre *statique ;* en mouvement, c'est le principe de l'association des mouvements ou l'équilibre *dynamique.*

Or, cet équilibre a une conséquence d'une grande importance. Il assure la constance de la pression exercée sur le globe demi-mou, et par conséquent celle de la forme de l'enveloppe.

Les fonctions si délicates de l'organe, si l'on nous permet cette vue téléologique, — exigeaient qu'il en fût ainsi, que les membranes et les milieux intérieurs ne subissent aucun excès de pression par le fait du mouvement, la sensibilité devant être aussi exquise pendant cet acte que lors du repos. Il en serait, on le comprend, tout autrement si le raccourcissement d'un muscle n'était accompagné d'un allongement corrélatif de ses opposants.

Le globe, étreint par un système de forces nécessairement accrues, subirait un excès de pressions normales à sa surface, qui n'auraient devant elles, pour les tenir en équilibre, que l'expansion réactionnelle des milieux demi-liquides de l'intérieur. Il n'est pas besoin d'insister sur le danger d'un tel état de choses pour l'intégrité de la fonction.

Nous aurons d'ailleurs l'occasion de saisir sur le fait les conséquences des aberrations de ce mécanisme même dans l'étude de la vision associée, rapprochée, c'est-à-dire lors de la convergence des deux axes visuels sur un point plus ou moins voisin. La production de la choroïdite atrophique ou staphylôme postérieur de la myopie est, comme on le verra plus loin (§§ 395, 491, 492) une de ses conséquences (voir aussi le § 265).

En résumé, on doit considérer que pendant les mouvements associés de la vision distante (lignes de regard parallèles), ainsi que pendant l'équilibre statique, il y a égalité, constance de pression exercée sur le globe oculaire par les muscles chargés de le mouvoir : au raccourcissement d'un ou de plusieurs muscles correspond constamment un allongement corrélatif des antagonistes. La forme du globe et la position de son centre de mouvement demeurent constantes.

§ 387. — **Muscles extérieurs moteurs du globe oculaire.** — **Description sommaire au point de vue mécanique.** — **Leur action individuelle.**

Ces muscles sont au nombre de six pour chaque œil : quatre ayant leurs points d'insertion fixes, en arrière, au pourtour fibreux du trou optique, au fond de l'orbite, et leur insertion mobile aux limites d'un cercle dont le plan est vertical et à peu près parallèle à la circonférence cornéale (voir plus bas la distance moyenne de chacune des ces insertions au bord cornéal).

Ces muscles sont les quatre muscles droits, interne, externe, supérieur et inférieur. L'insertion antérieure ou mobile du 1er est à 5 ou 6 millimètres du bord cornéal ; celle du muscle externe à 1 ou 2 millimètres plus en arrière. L'inférieur et le supérieur, à des distances moyennes entre celles-ci.

Les deux autres muscles, qui portent le nom d'obliques supérieur et inférieur, ont leurs insertions fixes et mobiles en sens à peu près inverses des précédents. Les insertions fixes sont au pourtour antérieur de l'orbite ; les insertions mobiles, ou appliquées au globe, ayant leur siège en arrière, où elles se fondent en une sorte de sangle fibreuse. Cette description est faite au point de vue mécanique ; étant en droit de considérer comme le point *d'appui fixe* du muscle oblique supérieur, la poulie fibreuse du trochléateur : car, anatomiquement, le muscle lui-même prend son attache fixe au même cercle fibreux osseux que les muscles droits, au fond de l'orbite. Mais son raccourcissement n'offre d'action directe qu'entre la poulie et la paroi postérieure du globe. Cela posé, on aura une idée exacte de la disposition du groupe des obliques, en le considérant comme formé d'une sorte de sangle fibro-musculaire contenue dans un plan *vertical* et qui embrasse, en arrière, en y prenant attache, la tunique sclérale de l'œil. Les deux points d'insertion fixe, la trochlée pour le grand oblique ou supérieur, le point fixe du petit oblique ou inférieur, au rebord inférieur de l'orbite, sont en effet à peu près sur une même verticale.

Sur cette figure :

cc' représentent l'attache fixe commune des muscles droits au pourtour du trou optique.

Sur l'œil gauche *g*, sont représentés seulement les muscles droit interne et droit externe.

Sur l'œil droit *d*, les droits supérieur et inférieur, figurés par leur projection horizontale *mnc'* ; et les deux obliques figurés par leur axe commun de projection sur le plan horizontal, *ll'*.

La figure ci-dessus représente les directions moyennes de ces puissances musculaires, dans leurs rapports avec les méridiens primaires de l'œil.

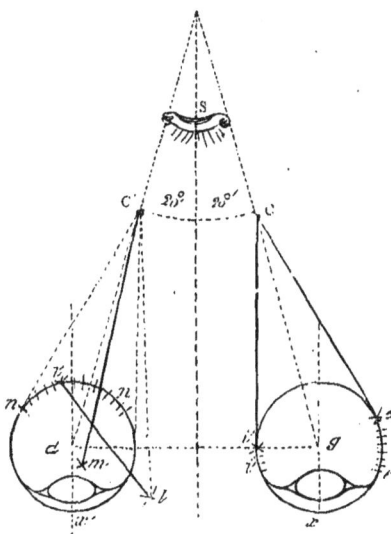

Fig. 102.

On y voit que les deux muscles (côté gauche de la fig. 102) droits interne et externe, situés à très peu près dans le plan même de l'horizon, feraient, dans leur antagonisme considéré isolément, évoluer l'œil autour d'un axe vertical.

Que les deux droits supérieur et inférieur (voir le côté droit sur la fig.), même dans leur action antagonistique isolée, feraient tourner le globe autour d'un axe situé dans le plan de l'horizon, mais incliné sur l'axe optique ou principal, de 70°, angle ouvert en avant.

Que les deux obliques, considérés de même, décrivent en arrière de l'œil une demi-circonférence verticale, dont le plan couperait l'axe de l'œil sous un angle de 55° environ (ouvert en avant).

Leur axe de rotation commun, dans le plan horizontal, serait donc de 35° ouvert dans le même sens.

Ces deux plans d'ailleurs passant, l'un en dedans, l'autre en arrière, et à quelques millimètres chacun, du centre de rotation du globe.

Ces éléments, puisés dans l'anatomie descriptive, sont très suffi-. sants pour opérer la décomposition de chacune de ces forces d'après . les lois de la statique géométrique.

On peut cependant mettre plus simplement en lumière la distribution desdites forces élémentaires en leurs composantes pratiques, par les considérations suivantes.

a) Considérons le groupe des droits supérieur et inférieur, et imaginons que les autres muscles ne développent que leur action tonique ; supposons en outre (ce qui est contraire pourtant à leur action physiologique) que ces deux muscles entrent en même temps en activité et développent des forces égales. Il est évident, quand on observe les rapports de leur insertion fixe commune au pourtour du trou optique, avec leurs insertions libres ou mobiles, que ces deux muscles en de telles circonstances, *porteraient* la pupille *en dedans*, la faisant mouvoir exactement dans le plan horizontal.

Cette activité simultanée n'a jamais lieu : nous en reconnaîtrons plus loin la raison. Mais si elle pouvait s'observer, elle produirait évidemment ces effets.

Conclusion : chacun de ces muscles, quand il entre en jeu, développe donc une action d'adduction.

b). A un moment donné du mouvement franchement *adducteur* que nous venons d'observer en pensée, imaginons que tout d'un coup, le droit inférieur cesse d'agir ; il est clair qu'à l'instant le point d'attache oculaire du droit supérieur sera porté *en haut, et en dedans*.

Deux nouvelles composantes se sont ainsi manifestées dans l'action propre et individuelle du droit supérieur :

Une composante directe *en haut;* une composante d'inclinaison ou de renversement du méridien vertical primaire en *dedans* (par son extrémité sagittale).

Si nous renversions l'hypothèse et qu'au lieu de faire suspendre l'action du droit inférieur, nous fissions porter la paralysie sur le droit supérieur, nous verrions à l'instant, la pupille se porter *en bas* et *en dedans*.

Le droit inférieur nous montrerait ainsi successivement ses trois composantes :

La première *adductrice ;* la seconde *verticale en bas ;* la troisième *renversant* plus ou moins le méridien vertical primaire en sens exactement opposé à l'inclinaison produite par le droit supérieur, c'est-à-dire portant *l'extrémité sagittale* de ce méridien *de dedans en dehors.*

Par une analyse identique, nous reconnaîtrons que, lorsqu'ils agissent seuls, l'action de chacun des obliques peut se décomposer comme suit :

Oblique inférieur :

Une composante *abductrice ;* une composante *élévatrice ;* une composante de renversement du méridien vertical, son extrémité *sagittale en dehors.*

Oblique supérieur :

Une composante *abductrice,* une composante *verticale en bas.* Une composante de renversement du méridien vertical, son extrémité sagittale *en dedans.*

§ 388. — Division des muscles moteurs de l'œil en deux groupes : celui des rétracteurs (4 m. droits), et celui des protracteurs (les obliques).

Il est encore un aspect particulier dans cet équilibre musculaire qui mérite d'être signalé, vu qu'il joue un grand rôle au point de vue de la statique du globe. Indépendamment des sollicitations musculaires qu'il peut recevoir lors de l'influx nerveux qui détermine les déplacements de son axe, le globe oculaire se trouve encore soumis à deux ordres de forces qu'il nous est important de considérer.

Dans la loge aponévrotique (capsule de Bonnet) qui l'enveloppe, il se trouve, de fait, suspendu entre *deux groupes de forces* opposées dont les unes le tirent en avant, les autres en arrière.

Les quatre muscles droits, en effet, si on leur supposait une action simultanée, entraîneraient en bloc le globe d'*avant en arrière ;* les autres (le groupe des obliques) formant la sangle fibreuse que nous avons décrite, lui imprimeraient de leur côté, dans leur jeu simultané, un mouvement de translation de totalité d'*arrière en avant.*

A un point de vue général, ce dernier groupe pourrait donc exercer le rôle de *protracteurs,* comme l'ensemble des quatre droits celui de *rétracteurs* du globe.

On ne prendra pas cependant cette proposition sans les restrictions théoriques et pratiques que voici :

1° Si l'on considère les points d'attache fixes de ces deux groupes de forces, on voit, sous le rapport particulier dont il s'agit ici, que ni l'un, ni l'autre n'a une résultante propre *franchement dirigée* d'avant en arrière ou, au contraire, d'arrière en avant. Ces deux résultantes sont manifestement dirigées, celle du groupe des quatre droits, suivant l'*axe de l'orbite,* c'est-à-dire d'*avant en arrière* et *de dehors* en *dedans,* comme celle des obliques, d'*arrière en avant* et aussi de *dehors* en *dedans.* Or, si on les analyse dans les composantes naturelles de ces deux directions obliques, on voit que leurs composantes latérales, toutes deux dirigées perpendiculaire-

ment à la direction du plan médian vertical du sujet, *s'ajoutent* et *sont*
.détruites par la résistance de la paroi interne de l'orbite.

Il ne demeure donc d'activité possible qu'aux composantes directement antéro-postérieures que nous avons définies.

2° Cette division des muscles oculaires en deux classes : protracteurs et rétracteurs, ne doit être considérée qu'au point de vue théorique ou de l'équilibre : elle n'existe, en physiologie normale, qu'à
l'état d'équilibre *tonique.* Jamais, en effet, pour aucun mouvement
physiologique, on ne voit les deux obliques développer simultanément
une énergie motrice active ; ils appartiennent en effet, comme on le
verra, l'un au groupe élévateur du regard, l'autre au groupe abaisseur ; et l'œil ne saurait *regarder* à la fois en haut et en bas.

Il en est de même, et pour des raisons identiques, de l'action des
muscles droits : En aucun mouvement physiologique ils ne se contractent ensemble.

Mais cette action tonique et de pure statique, se décèle, en pathologie, ou en chirurgie, aussitôt qu'un muscle ou un groupe de muscles se voit frappé d'impuissance : la saillie ou le retrait relatifs du
globe deviennent alors un élément important soit de diagnostic, soit
d'indication chirurgicale.

En résumé, au point de vue mécanique, on pourra donc partager
les muscles oculaires suivant les actions suivantes :

Groupe rétracteur : les quatre muscles droits ;

Groupe protracteur : les deux muscles obliques ;

Groupe adducteur, le droit interne.

Les deux droits supérieur et inférieur.

Groupe abducteur : les deux obliques et le droit externe.

Groupe élévateur : le droit supérieur et l'oblique inférieur.

Groupe abaisseur : le droit inférieur et l'oblique supérieur.

§ 389. — Lemme physiologique.

Ce que deviennent les méridiens cardinaux de l'œil pendant les mou-
vements de la ligne du regard. — La division que nous avons faite,
dans le paragraphe précédent, en deux groupes de protracteurs et
de rétracteurs du globe, des six muscles propres de l'œil, ne doit
être envisagée (nous ne saurions trop y insister) qu'au point de vue de
l'équilibre *statique* de l'appareil. Ayant commencé par établir expérimentalement et inductivement l'immobilité du centre du globe
pendant les mouvements du regard, et ceux-ci se réduisant à de simples inclinaisons de ses axes ou des méridiens, par un fait de rotation
autour d'un point fixe, les forces de la rétraction et de la protraction
ne doivent être considérées ici que comme des *tendances, des actions*
en puissance concourant seulement à l'équilibre *statique* de l'appareil.

Passons maintenant à l'application de ces données et étudions ces mécanismes non plus par induction et sur la contemplation de leurs insertions, mais d'après l'observation des mouvements effectués en réalité.

Pour arriver à la détermination précise de l'action propre de chacune des puissances motrices de l'œil pendant un mouvement donné de la ligne de regard, la première nécessité qui s'imposât était de connaître exactement, en quoi consistait ce mouvement, c'est-à-dire ce que deviennent, pendant qu'il s'exécute, les axes principaux du globe déterminés eux-mêmes par la position de ses principaux plans méridiens. L'action des muscles pouvait alors seulement, s'en déduire avec exactitude.

L'idée aussi simple que féconde qui a permis cette détermination est due à Ruete (de Leipsig). Ce savant eut la pensée de consulter à cet effet, les variations éprouvées, ou que pourraient éprouver, pendant lesdits mouvements, les images consécutives préalablement imprimées sur la rétine dans les méridiens principaux. '

« Une image consécutive linéaire nous montre, en effet, après l'exécution d'un mouvement, la direction du méridien qui, avant le mouvement, avait reçu l'image linéaire. »

L'expérience est ainsi décrite par M. Donders :

« Des images consécutives se développent lorsqu'après avoir fortement fixé un point pendant environ 20 secondes, on laisse le regard se reposer, immobile, de préférence sur un plan d'un gris uniforme. Au bout d'une couple de secondes apparaît l'image consécutive.

« Sur une paroi verticale, on suspend verticalement un ruban vivement coloré ; puis on se place la tête droite, à une distance de quelques mètres au moins, bien en face de ce ruban, et, un œil étant couvert, on fixe le regard de l'autre, dans la direction horizontale, invariablement sur un seul et même point du ruban. Il se forme de cette manière une image dans le méridien *vertical-primaire* de la rétine, image dont l'impression consécutive se montre ensuite partout où le regard s'arrête sur la paroi. Qu'on le fasse glisser le long d'une ligne horizontale, l'image consécutive coïncidera partout avec la verticale ; qu'on le porte *droit* en haut ou en bas, l'image consécutive demeurera encore verticale. Dans les deux cas, le méridien vertical primaire reste donc vertical.

Dans les directions obliques, il n'en est plus de même ; le regard est-il porté en *haut* et *de côté*, le méridien primaire ou cardinal vertical, incline dans la même direction son extrémité supérieure ou sagittale. Le regard est-il porté *en bas* et obliquement, c'est l'extrémité inférieure de ce même méridien cardinal qui se porte du même côté que le regard.

Ces expériences ont été faites d'abord pour un seul œil regardant à quelque distance.

Répétées binoculairement, les lignes de regard dirigées vers l'horizon, et conséquemment parallèles, elles ont conduit identiquement au même résultat.

De plus l'observation suivante doit s'y joindre ; c'est que pour quelque direction que ce soit, les deux lignes de regard demeurant parallèles, *les méridiens primaires ou cardinaux des deux yeux s'inclinent* du même angle, c'est-à-dire demeurent *toujours eux aussi, en parallélisme*.

§ 390. — **Vision en parallélisme ou à distance.** — **Mouvements directs d'adduction ou d'abduction, c'est-à-dire dans le plan horizontal : leurs agents.**

Les expériences que nous venons de relater nous ont appris que, dans ce mouvement, les méridiens primaires verticaux demeurent parfaitement verticaux pendant toute sa durée, du point de départ, jusques et y compris la position ultime, dite aussi *secondaire*.

Il n'est pas besoin d'une longue attention pour découvrir les agents de ce déplacement, qui s'effectue par une simple rotation autour de l'axe vertical du globe. Ce sont évidemment les droits internes et externes.

Mais si nous nous reportons au § 387 (fig. 102), nous y avons vu qu'il existe encore d'autres muscles oculaires investis d'un pouvoir d'adduction ; les droits supérieur et inférieur.

Ces muscles, devons-nous nous demander, jouent-ils un rôle dans le mouvement physiologique d'adduction, suppléent-ils, peuvent-ils remplacer le droit interne paresseux ou paralysé.

La même question se posera pour le mouvement d'abduction ; les deux obliques supérieur et inférieur développant également des composantes secondaires, lesquelles sont, en ce cas, abductrices.

L'étude de la pathologie refuse absolument l'action directe abductrice à ces derniers, comme l'action adductrice aux droits supérieur et inférieur.

Évidemment chacun des muscles du premier de ces groupes *a une composante* très nettement adductrice ; comme, dans le second groupe, chacun des muscles qui le composent a une composante non moins abductrice. Seulement, jamais les deux muscles n'agissent activement ensemble : leur moment de contraction active à l'un ou à l'autre, fait toujours, physiologiquement, partie d'un mouvement opposé.

Ainsi, lorsque par le fait d'une paralysie complète ou incomplète, l'action du muscle droit externe se trouve suspendue, on ne voit jamais les muscles obliques venir remplir sa fonction interrompue. Et si, dans un cas semblable, on ferme l'œil sain en appelant toute l'énergie de l'attention sur le demi-champ temporal ou extérieur du côté paralysé, les efforts les plus soutenus du sujet ne peuvent produire qu'un très léger essai d'abduction du globe autour d'une courte ligne ondulée, formée de soubresauts *en haut et en bas*, témoignant de la succession impuissante des efforts de chacun des obliques, s'attelant tour à tour à une œuvre qui leur est inconnue. Nous verrons en effet tout à l'heure qu'ils ne sont actifs, l'un que dans le mouvement en haut, l'autre que dans le mouvement en bas.

De plus, on remarque que cette action plus qu'imparfaite, ne peut être décidée qu'à la faveur de l'individualisation de l'effort et par la clôture de l'œil sain. Si celui-ci est rouvert, si les yeux sont associés, les obliques dans l'œil paralysé, dans un cas, les droits inférieur et supérieur dans l'autre, ne manifestent aucune velléité de remplacer ni le droit interne, ni le droit externe.

Les seuls muscles de l'adduction et de l'abduction *directes* sont donc les muscles droits interne et externe.

Les composantes adductrices des droits supérieur et inférieur ne sont que des forces accessoires, tout comme le sont les composantes abductrices des obliques.

On pourra, dans les analyses ultérieures, reconnaître et invoquer le rôle de ces composantes ; seulement on peut à l'avance leur refuser toute action directe, c'est-à-dire répondant à la volonté dans le sens de l'adduction ou de l'abduction isolées ; elles ne développent, en ces circonstances, que les actions toniques qui concourent au maintien de l'équilibre statique du globe, et à la conservation de sa forme.

§ 391. — **Mouvements directs ou cardinaux, de la ligne de regard en haut et en bas.** — **Ils sont l'un et l'autre l'effet ou la résultante de l'action combinée de deux forces, et non plus le produit d'une seule. Chacun de ces mouvements est déterminé par « l'un » des muscles droits « supérieur » (mouvement en haut) ou « inférieur » (mouvement en bas), « associé en combinaison définie » avec l'oblique de « nom contraire. »**

Aussi bien que lors du mouvement direct en dedans et en dehors, le méridien vertical primaire, pendant l'accomplissement du mouvement direct en haut et en bas, conserve constamment sa verticalité ; c'est ce que nous a appris l'expérience de Ruete. Le mouvement direct en haut et en bas a donc lieu aussi autour d'un seul axe de rotation, ici l'axe horizontal qui joindrait les deux centres oculaires.

Mais dans ce cas, si nous nous demandons quelles sont les puissances appliquées au globe oculaire en situation de déterminer une rotation exactement perpendiculaire à cet axe horizontal, la question devient un peu plus complexe que celle que nous venons de résoudre. Parmi les systèmes de muscles que nous avons décrits, aucun n'est dirigé exactement dans le plan vertical. Quant à ceux qui semblent, à première vue, aptes à porter la pupille en haut ou en bas, ils appartiennent à des systèmes dont les plans font avec le plan primaire vertical, l'un un angle de 55° (groupe des obliques), l'autre un angle de 20° (groupe des droits supérieur et inférieur). Mais, dans chacun de ces groupes, un seul muscle a une composante supérieure, un seul une composante inférieure. Il n'y a donc, de toute évidence, que la combinaison, deux à deux, de ces muscles, dans chaque groupe, qui soit apte à produire l'évolution directe, soit en haut, soit en bas.

Le mécanisme devient donc clair. Si le droit supérieur entre en jeu pour porter la pupille en *haut*, il n'y a qu'à jeter un coup. d'œil sur la figure 102, § 387, pour reconnaître que son action aura en même temps pour effet de faire tourner le globe autour de l'axe de rotation PO incliné de 70° sur le méridien vertical. La pupille, au lieu d'être portée directement en haut, va donc être *élevée* dans un plan faisant avec le vertical un angle de 20° *en dedans*. Ce n'était pas l'objet proposé ; ce n'est pas non plus ce que l'on observe.

Quel autre muscle pourrait porter le globe en haut : un seul, avec le précédent, l'oblique inférieur : mais ce dernier, par un mécanisme inverse, ne porterait la pupille en haut qu'en l'entraînant en *dehors*, et en renversant le méridien vertical du côté *externe*.

Or, la pupille monte *directement en haut*, son centre demeurant toujours immobile dans le plan vertical, elle tourne autour d'un axe horizontal fixe, il faut donc que ces deux muscles, uniques possesseurs de composantes verticales dirigées en haut, agissent *ensemble* en se faisant un rigoureux équilibre. Le *droit supérieur*, empêchant le *renversement de la rotation en dehors* du méridien primaire vertical, que tendrait à produire l'oblique inférieur ; et celui-ci équilibrant dans le même moment l'action rotative *en dedans* du droit supérieur.

Une discussion identique nous démontrerait que le mouvement directement *en bas*, est procuré par les actions, combinées en rapport rigoureusement exact, du droit inférieur et de l'oblique supérieur.

La formule placée en tête de ce paragraphe exprime le résumé précis de cette action complexe.

Une conséquence remarquable de cette analyse (expérimentale, ne l'oublions pas), n'échappera pas au lecteur. C'est que dans les mouvements associés directs en haut ou en bas, les muscles (droit supérieur et oblique inférieur, dans un cas, droit inférieur et oblique supérieur, dans l'autre), reçoivent *constamment* une quantité d'influx nerveux, ou *déploient une force proportionnelle parfaitement définie*, et mesurée, pour chaque direction, par le rapport des cosinus de leur inclinaison sur le bras de levier auquel elles sont attachées.

C'est ce que nous avons voulu exprimer en qualifiant de *définie* cette proportion qui rappelle un rapport de même nature dans les combinaisons chimiques. Nous rappellerons plus loin cette remarque (voir le § 5 de notre *Traité du strabisme* et de la *Diplopie*, 1863).

§ 392. — Mouvements obliques ou diagonaux.

Ces mouvements sont de toute nécessité l'effet résultant de la combinaison du groupe élévateur ou abaisseur *direct*, avec le muscle *direct* aussi de l'adduction ou de l'abduction.

(Le mouvement oblique de la pupille en haut et en dedans, par exemple, est produit par l'action mesurée et précise de l'élévation directe (droit supérieur et oblique inférieur), et de l'adduction directe due au droit interne; et ainsi des autres).

Si nous avions à déterminer *à priori*, et par l'induction rationnelle, quels sont parmi les moteurs oculaires, ceux que leur situation indique comme aptes par leur concours et leur combinaison, à porter la pupille dans une des directions intermédiaires entre le haut et le dedans, par exemple, nous ne ferions que nous conformer aux lois de la mécanique la plus élémentaire, en supposant que ce mouvement a pour composantes les forces qui tendraient à porter la pupille, d'une part, en haut dans le méridien vertical, de l'autre, celle dont la tendance serait de l'entraîner dans le plan horizontal, *en dedans* (loi du parallélogramme des forces). La chose sauterait aux yeux si, par exemple, au lieu de la combinaison du droit supérieur et de l'oblique inférieur nécessaire pour porter directement la pupille en haut, nous n'avions qu'*un* seul muscle dirigé dans le plan vertical, comme est le droit interne, dans le plan horizontal : la loi du parallélogramme des forces s'imposerait alors dans sa rigoureuse simplicité. Eh bien ! ici, au lieu de deux muscles seulement, nous avons un groupe de deux muscles à considérer comme un seul, d'une part, et un troisième agissant pour son propre compte ; et l'action résultante des trois éléments peut se calculer comme dans le cas simple de deux forces isolées. Voilà ce que nous dirait l'induction.

Or, l'observation pathologique, rapprochée des enseignements précédemment fournis par la physiologie expérimentale (proposition de Ruete), vient nous révéler l'application, faite par la nature, de cette même loi dans le cas qui nous occupe.

Prenons pour exemple l'analyse du mouvement qui porterait la ligne de regard en haut et en dehors *à droite*. Nous avons appris, par les expériences précitées sur les images consécutives, que, lors de ce mouvement, le méridien vertical de chaque œil se renverse, par son extrémité sagittale ou supérieure, *vers la droite* (côté vers lequel se porte le regard).

Supposons maintenant paralysé le *muscle* direct de l'abduction, le *droit externe du côté droit* (nous choisissons ce dernier parce que, étant-animé par un nerf spécial et exclusif à lui, les caractères de sa paralysie sont nettement définis et sans risques de confusion avec celle des autres muscles).

Eh bien! dans un tel cas que *voyons-nous?* Sous l'empire de la loi fonctionnelle instinctive, l'influx nerveux est jeté sur tous les organes propres à procurer le mouvement binoculaire associé; l'œil gauche, supposé sain, se dirige dans le sens indiqué, et porte son méridien vertical dans l'inclinaison en haut et en dedans, ainsi que sa pupille dans la diagonale voulue et à une certaine hauteur au-dessus du plan horizontal.

L'œil droit a reçu les mêmes ordres du sensorium; mais il n'a obéi que partiellement à cette impulsion : sa pupille s'est élevée, *et à la même hauteur* que celle de l'œil sain, accusant ainsi très nettement la présence de l'action des élévateurs; directs et leur obéissance aux ordres reçus. Quant à la composante horizontale, elle fait défaut : la pupille est demeurée dans le plan vertical primaire : l'observateur reconnaît que les yeux sont à l'état de strabisme convergent.

Les impressions subjectives du sujet révèlent le même fait ; l'objet visé est vu double, et les images sont *homonymes.* En outre, celle de l'œil *droit* est *inclinée* sur celle de l'œil gauche; *son extrémité supérieure s'écarte* sensiblement de l'extrémité supérieure de son homologue de gauche.

Les enseignements subjectifs sont donc ici les mêmes que ceux fournis par l'observation extérieure, beaucoup plus instructifs même. Ils nous apprennent non seulement que le méridien vertical primaire de l'œil droit ne s'est pas *porté* en dehors (l'abduction fait défaut), comme il le devait, mais en outre, qu'il ne s'est pas *incliné, renversé* du côté du point de regard, comme la physiologie démontre qu'il le fait dans les conditions normales de ce mouvement.

Telle est en effet la conclusion à tirer du fait subjectif observé de l'inclinaison de l'image appartenant à l'œil droit. Les sensations (fallacieuses) de l'œil droit sont jugées par les notions qu'apporte l'œil sain, ici, le gauche. Ce dernier voit l'image *droite*, pendant que son méridien primaire vertical s'est incliné à droite. L'image (comme dessin) est bien aussi droite dans l'œil droit; mais le méridien vertical est demeuré vertical, tandis que les notions monitrices apportées par le système nerveux (conscience musculaire), le représentent au sensorium comme s'étant mis avec son congénère, dans les rapports du parallélisme physiologique, c'est-à-dire incliné en dehors par son extrémité supérieure. Supposons que cette inclinaison ait dû être, par exemple, de 20°. Le système musculaire de l'œil droit, dont le diamètre primaire vertical est demeuré vertical, trompé par la paralysie, représente faussement au sensorium ce méridien dans la position inclinée de 20° en haut et en dehors (extrémité supérieure). L'image dessinée dans cet œil, sur ce méridien même, est donc rapportée à la position erronée attribuée à ce méridien, c'est-à-dire son extrémité supérieure (à elle, image) inclinée en haut et en dehors de 20°.

Mais si les impressions oculaires sont projetées au dehors, renversées, les diamètres de l'image et de l'objet sont toujours dans le même plan, passant par l'axe optique. Les directions du diamètre longitudinal ou vertical de l'objet seront donc vues par l'œil gauche dans la direction verticale, mais par l'œil droit (le paralysé) dans cette direction inclinée de 20° (le pied en dedans) ou *en dehors par le haut*.

Comme d'autre part les images sont *homonymes*, ou le strabisme convergent, les deux images extérieures seront donc appréciées dans ce même sens, leurs pieds rapprochés, ou s'écartant, en haut, de 20°, dans l'hypothèse particulière admise.

L'observation des *effets* de la suspension pathologique de l'action du muscle *droit externe* nous révèle ainsi la nature du mouvement complexe que ce muscle doit produire dans le mouvement oblique de la ligne de regard. Elle nous montre de façon évidente que ce mouvement oblique, dans l'un des angles de l'espace est la conséquence ou la résultante de l'action combinée du muscle direct de la convergence ou de la divergence franche (horizontale), avec celle du groupe du mouvement direct en haut et en bas. Ce groupe représentera donc pour nous une force unique, soit élévatrice, soit portant la pupille en bas.

Corollaire de ces propositions. — Il résulte de cette analyse que si toute direction oblique ou intermédiaire de la ligne de regard est, et ne peut être que la résultante de la seule action directe verticale, se composant avec la seule action directe horizontale, le maintien de l'attention dans une ligne oblique déterminée répond nécessairement au même dégré d'énergie développé par chacune de ces deux forces.

Il n'est pas moins évident que tout mouvement direct dans le plan vertical, résultat lui-même de la combinaison en proportion définie de deux forces exclusives l'une et l'autre, exigera pour un angle donné, et en toute circonstance, le même degré de développement d'énergie de chacune d'elles ; comme conséquence irréfutable de cette double proposition, nous devrons donc conclure qu'à *toute* direction donnée du regard, correspond un rapport *précis et toujours* *le même*, entre les énergies actives qui correspondent à cet état d'équilibre ; activités, énergies, au nombre d'*une* dans le mouvement horizontal, de *deux* dans le mouvement vertical, de *trois* dans tout mouvement oblique ou intermédiaire.

A une direction donnée de la ligne de regard, fonction *déterminée* de l'angle latéral et de l'angle ascensionnel, correspond donc une constante et invariable relation des trois énergies musculaires dont l'équilibre constitue ou procure cette direction.

§ 393. — Scolie relative à la proposition précédente. — Mécanisme de l'inclinaison du méridien vertical primaire, lors des mouvements associés du regard oblique.

Une question secondaire fort intéressante se pose à la suite de cette analyse.

D'après ce que nous venons de voir, lors du regard oblique associé, c'est à la suite de la suspension d'action du muscle direct, externe ou interne, agent du mouvement horizontal, que s'observe la conservation de la verticalité du méridien vertical primaire du globe. D'où la conséquence naturelle que l'action de ces derniers muscles est la condition, ou l'une des conditions, de l'inclinaison physiologique du méridien vertical, dans le sens dont il s'agit, dans ces mouvements associés obliques.

Révélation faite pour surprendre, au premier abord, quand on considère que les muscles droits externe ou interne sont, par leur situation, sans influence *directe* sur l'inclinaison du méridien vertical dans un sens ou dans l'autre.

Il y a donc lieu de penser que, par le fait de leur entrée en jeu, dans les mouvements obliques, des composantes inattendues vont se manifester, et qui seront de nature à incliner ledit méridien vertical dans les sens dont s'agit.

C'est, en effet, ce qui arrive ; et un coup d'œil jeté sur le tableau des actions propres à chaque muscle, considéré isolément, va nous édifier promptement sur ce point de mécanisme.

Quels sont, avons-nous dit, les muscles entrant en activité directe lors du mouvement du regard directement en haut ? Le droit supérieur et l'oblique inférieur, associés en combinaison définie.

Dans ce mouvement direct de la pupille dans le plan vertical, le méridien primaire demeure constamment vertical : c'est dire que les composantes secondaires propres à ces muscles, et qui sont mutuellement contraires, se font équilibre. La composante adductrice du droit supérieur est tenue en échec par la composante abductrice de l'oblique congénère (l'inférieur) ; de même, le renversement du méridien primaire vertical, que tendrait à déterminer le droit supérieur, est contre-balancé par le renversement en sens inverse que déterminerait l'oblique inférieur s'il agissait isolément.

Seules demeurent apparentes les composantes directes, celles du mouvement vertical, et qui s'ajoutent entre elles.

Maintenant, imaginons qu'au lieu de s'accomplir directement dans le plan vertical primaire, ou autour de l'axe horizontal du globe, mouvement dans lequel ces composantes secondaires se font mutuellement équilibre, le regard associé se porte à droite en même temps qu'en haut, les muscles droit externe du côté droit, le droit interne du côté gauche, entrent en jeu pour porter le regard à droite, en même temps que le groupe élévateur accomplit son action d'élévation de la pupille.

Pour fixer les idées, occupons-nous seulement de l'*œil gauche* lors du regard associé *en haut et à droite.*

L'effet premier de ce mouvement, en ce qui concerne l'oblique inférieur gauche, est de diminuer progressivement l'angle du plan dans lequel s'accomplit son action, avec le plan vertical primaire, et cela jusqu'à les faire coïncider entre eux, ce qui arrive aux limites du mouvement d'adduction, au moment où le méridien vertical primaire vient à être embrassé par la sangle des obliques.

Par contre, au fur et à mesure du progrès de ce même mouvement, l'action de la composante adductrice du droit supérieur croît avec l'angle opposé que fait avec le même plan vertical primaire le plan de l'action propre du droit supérieur. On voit donc, *en même temps*, s'amoindrir la composante abductrice et croître la composante adductrice du mouvement en haut : composantes qui, comme nous l'avons vu, se font parfaitement équilibre lors de l'élévation directe.

La conséquence de ce double fait est facile à déduire ; à savoir : la manifestation de la composante adductrice qui vient ajouter ses effets à ceux du muscle direct de l'adduction (le droit interne), dont le bras de levier diminue naturellement avec la rotation déjà produite.

Or, ce que nous venons de faire observer pour la composante adductrice, qui devient de moins en moins compensée par son opposante de l'oblique inférieur, nous pouvons le répéter presque mot pour mot en ce qui concerne *la troisième composante*, celle de l'inclinaison du méridien vertical primaire.

En parfait équilibre lors du mouvement direct, la composante de l'inclinaison croît au contraire progressivement avec le mouvement en dedans, pendant que son équilibrante perd une partie proportionnelle de sa valeur. L'inclinaison due au droit supérieur se manifestera donc de plus en plus, et, proportionnellement au degré du mouvement, en même temps que la composante adductrice.

Le même raisonnement s'appliquerait mot pour mot (*mutatis mutandis*), au mécanisme de l'inclinaison du même méridien cardinal, sous l'influence des obliques, lors du mouvement de divergence.

En résumé, lors des directions obliques du regard, avec l'accroissement de l'angle *latéral* ou du mouvement en longitude (horizontal), on voit diminuer l'énergie de la composante franchement latérale ; diminution compensée, en une mesure donnée, par l'accroissement de la composante de même sens qui existe dans l'une des deux autres forces actives en cette circonstance, et la diminution de la résistance opposée par la troisième.

Concurremment avec ce résultat, on voit le méridien vertical se renverser de plus en plus dans le sens de cette dernière composante horizontale, et l'inclinaison sur le plan vertical s'accroît dans la même mesure.

On ne sera pas étonné plus tard, dans l'histoire des paralysies de ce muscle latéral, de voir apparaître les symptômes de la suspension d'action des composantes latérales que sa propre action met en évidence lors des mouvements obliques.

Toutes ces considérations ne sont d'ailleurs que les conséquences directes du corollaire de la proposition du § 392.

§ 394. — Mouvements de convergence mutuelle, en haut et en bas, dans le plan vertical médian.

Les expériences sur les images consécutives, d'après la méthode de Ruete, appliquées à l'étude des positions du méridien vertical polaire, dans les mouvements associés du regard (lignes parallèles), doivent être également invoquées pour l'étude des mouvements de convergence mutuelle des axes optiques. Or, ces expériences nous apprennent que lors de ces mouvements, soit qu'ils se passent dans le plan horizontal même, soit qu'ils aient lieu en haut ou en bas, *les deux méridiens primaires verticaux restent encore verticaux*, et cela quel que soit le degré de convergence. L'interposition d'un prisme de 20° à sommet interne, lors des convergences rapprochées, n'altère pas cette verticalité, même après le fusionnement des images doubles premièrement accusées.

On peut être surpris de ce fait en le rapprochant des observations relevées lors du regard associé oblique dans le parallélisme des axes. On se rappelle que, dans ces expériences, et lors des mouvements associés, *l'adduction* de l'œil, *en haut ou en bas*, amenait le renversement du méridien primaire vertical, son extrémité sagittale en dedans, dans le premier cas, en dehors, dans le second, eu égard à la non-équilibration de la composante rotatrice du droit supérieur dans le premier cas, du droit inférieur dans le second.

Dans la convergence mutuelle des deux yeux, si la même loi se poursuivait, lors de la lecture dans un plan inférieur au visage par exemple, nous devrions donc voir les deux méridiens polaires verticaux se croisant sur le point de mire, en croix de Saint-André; avec empiétement réciproque l'une sur l'autre des moitiés inférieures et supérieures, des champs visuels.

Or, l'expérience nous apprend qu'il n'en est rien; les deux méridiens polaires se fusionnent dans le plan vertical.

La composante rotatrice effective de chacun de ces méridiens, et qui appartiendrait ici (lors de l'abaissement du plan de regard) aux deux droits inférieurs, est donc de chaque côté contre-balancée par l'intervention d'une nouvelle force; et si on parcourt le tableau des dispositions musculaires, on voit qu'un seul muscle parmi les abaisseurs (car il faut évidemment que ce soit un abaisseur), possède une composante propre à exercer une influence équilibrante, c'est-à-dire un renversement *en dedans* de la partie supérieure du même méridien. Ce muscle, lors du mouvement en bas, est l'oblique supérieur, nous n'avons pas besoin d'y insister.

Il suit de là que l'oblique supérieur doit recevoir, à cet effet, une somme d'influx nerveux supérieure à celle qui lui est naturellement dévolue dans le regard associé parallèle correspondant à la même obliquité de direction, ou à la même inclinaison du méridien vertical polaire, et cette addition a pour mesure la force afférente à la composante même de ladite inclinaison.

§ 305. — Scolie. — Conséquences produites sur la pression intérieure de l'œil.

Cette circonstance dérange manifestement les conditions normales de l'équilibre statique du globe et y doit apporter les perturbations signalées au § 386 et, en premier lieu, un accroissement de la pression intérieure du globe.

Les troubles visuels symptomatiques de l'insuffisance des droits internes, ou les phénomènes d'asthénopie musculaire, la simple fatigue des yeux après un travail de près trop longtemps prolongé, enfin, la production du staphylôme postérieur de la myopie progressive, sont les effets directs de ce dérangement d'équilibre (voir les §§ 265 et suivants relatifs aux titres ci-dessus, leçon 17ᵉ).

Le même raisonnement appliqué au regard associé en convergence sur un point supérieur au plan horizontal, montrerait l'intervention de *l'oblique inférieur* (un des agents du mouvement en haut), obligé de déployer un supplément de force ajouté à celle nécessaire à produire la même inclinaison dans le regard associé parallèle.

Dans l'un comme dans l'autre cas, un excès de force est imposé aux obliques, et par conséquent à l'intégrale des actions musculaires extérieures, et peut ainsi appeler à sa suite de dangereuses conséquences par l'excès de pression qui en résulte pour le globe.

Nous reconnaîtrons une autre cause encore à cet excès de pression dans la circonstance signalée par nous, en 1863, à propos du mécanisme de la production du staphylôme postérieur.

Dans ce travail, nous montrions ce qui se passe lors du mouvement de simple adduction d'un œil, même dans le plan *horizontal et lors du regard associé en lignes parallèles*.

Si l'on jette les yeux sur la figure 102 (§ 387) on voit que la sangle des obliques est comprise dans un plan vertical qui coupe la sphère oculaire suivant un cercle inférieur en diamètre au grand cercle de la sphère; et l'on remarque qu'au fur et à mesure que s'accomplit le mouvement d'adduction, le cercle du globe, circonscrit par cette sangle, se rapproche davantage du grand cercle méridien. Or, lors de ce mouvement d'adduction dans le plan horizontal, les obliques qui n'en sont pas chargés, n'exercent à la vérité qu'une simple action tonique, et cèdent passivement à la pression du globe; mais cette pression s'accroît progressivement, et en proportion de l'accroissement de diamètre du cercle qui vient s'offrir dans la sangle. Or, il arrive un moment où cette pression devient un peu notable, et s'accuse par une sensation de fatigue ou de pesanteur, peut-être même inconsciente; aussitôt, par action de synergie ou de sympathie, la tête et le tronc lui-même s'il est nécessaire, s'empressent d'achever le mouvement; et le mal se trouve conjuré. Cela est bon et simple dans le regard à lignes parallèles : rien n'empêche, en effet, la tête d'y venir au secours de l'œil menacé par l'excès de pression. Mais dans le regard en convergence mutuelle, il n'en est plus ainsi; la tête n'y peut plus rien, les deux systèmes musculaires des yeux sont seuls en présence, et le conflit se passe entre eux et la réaction propre des globes.

Le simple mouvement de convergence mutuelle des yeux dans le plan horizontal, et *à fortiori* dans un plan incliné sur l'horizon, suffit donc même à l'état physiologique, pour amener un accroissement de la pression intrà-oculaire. Et nous voyons cette conséquence aggravée par la disposition musculaire décrite sous le nom *d'insuffisance des droits internes* (leçon 17e, § 265 et suivants).

Un fait encore est à signaler dans ce mouvement de simple convergence dans le plan horizontal, et qui peut jouer un rôle dans la fatigue qui suit l'exercice prolongé de la vision associée sur un point rapproché. Lors du mouvement associé dans le parallélisme des lignes de regard, ce mouvement de tous les instants, si facile et si souvent renouvelé, le droit interne de droite entre en activité avec le droit externe de gauche, et réciproquement.

L'attention est-elle commandée sur un point rapproché (convergence), à l'instant l'équilibre habituel doit changer, et les droits *internes* sont appelés subitement en action synergique. Cette circonstance ne modifie assurément pas l'équilibre de chaque œil considéré isolément (sauf en ce qui concerne les idées développées dans l'alinéa qui précède); mais l'adoption soudaine de combinaisons musculaires opposées à celles les plus habituelles peut n'être pas sans quelque effet sur les réactions du système nervoso-musculaire de l'appareil.

§ 396. — Anciennes opinions sur le rôle des muscles obliques dans les mouvements de l'œil.

Le rôle des muscles obliques, longtemps l'objet de controverses entre les physiologistes, est donc enfin déterminé. Justice est faite, par l'analyse qui précède, des opinions erronées ou incomplètes qui ont régné à leur égard dans la science. Il ne sera plus question, en particulier, de celle due à Hunter qui leur attribuait la mission de maintenir constamment dans le plan horizontal les méridiens primaires horizontaux, lors des inclinaisons multiples de la tête, et de faire ainsi exécuter aux globes oculaires un mouvement angulaire égal et contraire à l'angle du mouvement de la ligne de base sur l'horizon.

L'observation des images consécutives au moyen de laquelle a été précisée l'action expresse de ces muscles, a fourni même à M. Donders la démonstration directe du peu de fondement de l'opinion de Hunter, en démontrant que deux traces lumineuses linéaires dessinées dans les méridiens horizontaux primaires des yeux, lors de la position droite et régulière de la tête, suivaient celle-ci dans tous ses mouvements et affectaient la même inclinaison sur l'horizon que la tête elle-même.

Dans notre *Traité de la vision binoculaire* (1861), au § 285, nous avions également insisté sur la signification, dans la question qui nous occupe, d'un fait d'observation qui conduit aux mêmes conséquences que celles de M. Donders. Nous voulons parler des apparences étoilées que prennent les points lumineux brillants éloignés sur nos rétines, et qui sont dues, on le sait, au passage de la lumière à travers les interstices à type hexagonal qui séparent les secteurs du cristallin (spectre étoilé entoptique du cristallin, § 171). Or, ces formes stellaires suivent tous les mouvements de notre tête, quelle que soit l'inclinaison qu'elle affecte, et ce phénomène ne laisse pas plus que l'observation des images persistantes, de place à l'opinion qui fait exécuter aux globes oculaires un mouvement inverse de celui de la tête.

Des appréciations plus voisines de la vérité avaient été formulées par Bichat, Bonnet, M. J. Guérin sur le jeu si complexe en apparence des muscles obliques : D'après ces physiologistes, les muscles obliques devaient être chargés du mouvement *de rotation* du globe autour de son axe antéro-postérieur, mouvements observés dans de nombreuses circonstances. Seulement ces circonstances fonctionnelles n'avaient nullement été définies, et dans le vague dont elles étaient enveloppées, la pathologie ne se trouvait pas différenciée de la physiologie normale. Il n'y avait donc là qu'une ébauche, un aperçu, non pas encore une proposition précise.

A cet effet de rotation, M. J. Guérin avait joint la reconnaissance exacte de leur action abductrice, ou divergente ; et cette attribution complémentaire n'est plus contestable. Mais une condition essentielle faisait encore défaut dans la formule générale du rôle physiologique de ces agents musculaires. Ces deux sortes d'action, la rotatrice et l'abductrice ne sont, comme nous l'avons exposé, que des composantes *secondaires* du mouvement d'élévation ou d'abaissement du regard, pendant lequel, suivant que sa direction est franche ou inclinée, elles s'équilibrent mutuellement, ou, au contraire, se manifestent dans leur effet isolé.

Nous ne craindrons pas de tomber ici dans une redite, eu égard à l'immense importance du résultat : nous avons vu aux §§ 391 et 392 que ces forces secondaires des muscles obliques, latentes dans les mouvements directs des yeux, se trouvent constamment en opposition (dans les cas physiologiques, bien entendu), avec des composantes contraires appartenant au groupe des droits supérieur et inférieur ; que les obliques jouent le rôle d'abducteurs, au même titre que ces derniers celui d'adducteurs, c'est-à-dire en contrebalançant l'action du groupe opposé. Nous avons reconnu, en outre, que les deux muscles du même groupe ne déployaient jamais leur *activité* simultanément ; qu'ils étaient donc, bien essentiellement, des *antagonistes* dans le *mouvement en haut et en bas, leur objet principal.*

Sous le rapport de la rotation du globe autour de son axe antéropostérieur, l'opposition des deux groupes a un caractère non moins remarquable. Ils agissent, en effet, encore, chacun à leur tour, comme rotateurs, suivant que le méridien vertical primaire doit être porté dans une direction oblique, circonstance dans laquelle son extrémité supérieure est renversée, soit en dedans, soit en dehors ; mais dans ce cas, l'effet de rotation *constaté* n'est dû encore qu'à une différence de forces, à l'apparition d'une des *composantes* qui se trouve sans-

équilibrante. Aussi, à ce dernier égard, *la rotation*, est-on en droit de considérer les muscles droits supérieur et inférieur comme des agents de rotation tout aussi complets que les obliques. A ce titre, on pourrait les nommer les rotateurs de l'adduction, comme les obliques sont ceux de l'abduction.

Mais, au principal, les obliques proprement dits, protracteurs, abducteurs et rotateurs en dehors, comme les obliques rétracteurs, adducteurs et rotateurs en dedans (droits supérieur et inférieur), ne doivent être considérés que comme des élévateurs et des abaisseurs de la pupille ou du regard. Ils *agissent* à cet effet toujours en synergie croisée et définie, un droit supérieur ou inférieur avec l'oblique de nom contraire ; jamais n'entrent en jeu simultanément ceux du même groupe.

Ainsi formulé, le mode d'action des obliques et des droits est des plus simples à comprendre et à se représenter, et nous tirerons de cette exposition un secours extrêmement puissant pour l'interprétation des symptômes subjectifs des paralysies de ces muscles.

§ 397. — **De la loi d'harmonie ou de concours des axes optiques principaux ou polaires, comme base de l'association des mouvements oculaires et de l'unité fonctionnelle binoculaire.**

Nous avons, dès le début de cette exposition des lois de la vision associée, insisté sur le principe fondamental de cette association ; à savoir : la nécessité d'une harmonie complète entre tous les agents de cette association ; et, au premier rang, nous avons mis le concours constant (dans l'état physiologique) des deux axes principaux ou polaires sur le point où se fixe l'attention.

La notion sensorielle qui résulte de ce croisement se formule dans un jugement précis de la position géodésique exacte du point de visée par rapport à nous (voir § 360 et suivants).

Ce fait est démontré par plusieurs expériences.

Si nous fixons un certain temps dans la position primaire du regard, une petite croix lumineuse à branches verticales et horizontales, et que nous en imprimions ainsi l'image consécutive sur nos rétines, quand nous porterons, immédiatement après, les regards vers différents objets, l'image de cette croix apparaîtra toujours *unique* sur le point de mire changeant auquel nous nous arrêterons successivement.

L'attention, passant d'un objet à un autre, y transporte à l'instant la croisée des images persistantes. Il est évident que c'est, en chaque moment, en ce point que nous plaçons le point *extériorisé* de notre propre centre de figure à nous-mêmes ; c'est à lui que nous rapportons les notions de haut, de bas, de droite et gauche des régions de l'espace qui nous entoure.

L'expérience inverse n'est pas moins concluante.

Imprimons d'abord l'image de la croix lumineuse sur une région latérale ou excentrique des rétines, en visant attentivement pendant un certain temps un point parfaitement fixe, à quelques 20° de distance angulaire de la croix lumineuse. Alors, quelle que soit la direction que nous donnions ensuite à nos lignes de regard, en portant notre attention sur quelqu'objet que ce soit, l'image consécutive de la croix, *toujours fusionnée en une sensation unique*, gardera toujours, par rapport à ce point de visée nouveau, la même position relative qu'occupait la croix lumineuse elle-même par rapport au premier objet fixé.

Un autre genre d'expériences, objectives celles-ci, conduisent non moins expressément à la même conclusion, et fournissent en outre un renseignement de plus et qui n'est pas de moindre importance.

Examinant à l'ophthalmoscope un œil sain, et invitant le sujet à *fixer son attention* sur l'image même de la lampe projetée par le miroir au fond de l'œil, on reconnait que cette image se peint toujours exactement sur la *macula lutea*. (Pour faire cette observation, il faut, après avoir bien observé la région polaire par l'éclairage ordinaire, s'éloigner avec le miroir, en ligne droite, jusqu'au moment où le cône de lumière se réduit sur la rétine, à l'image même de la lampe.)—On peut encore, éclairant l'œil à l'ordinaire, mais avec une lumière très modérée et une pupille dilatée, prier le sujet de viser *avec attention* une petite flamme très brillante plus ou moins distante, dont la direction rase la surface de la tête de l'observateur. On observe alors que cette image se peint sur la rétine exactement sur la *macula* (Donders).

C'est ce dernier fait que met en lumière le mode objectif de ces dernières expériences : physiologiquement, le centre de la *macula* ou pôle de l'œil est le *centre de l'attention* (voir § 85).

Dans les deux yeux, ces points sont fonctionnellement *identiques ;* les impressions qui s'y marquent se résolvent en une sensation *unique*.

On s'accorde à considérer en outre ces deux points comme identiques au rapport de leur liaison *anatomique* (nous avons démontré surabondamment dans le § 85, qu'ils étaient d'ailleurs les seuls, dans les deux yeux, que l'on pût doter de cette attribution fixe).

Maintenant est-il bien certain qu'ils soient eux-mêmes absolument tels, qu'un seul fil nerveux les relie au centre cérébral ? Faut-il exclure entièrement la supposition que cette propriété soit le résultat, le produit de l'éducation, de l'exercice fonctionnel progressif ? Nous ne nous prononcerons pas à cet égard.

La question est au fond, pendante encore : quelques faits patholo-

giques, entre autres certaines observations de strabisme double alternant, la propriété de fixer avec une parfaite constance sur un point
excentrique, et que l'on rencontre chez beaucoup de strabiques, permettent, malgré les expériences si positives rapportées ci-dessus, de
laisser la question indécise (voir § 371).

Cependant le poids de l'observation courante est numériquement
si prédominant que nous pouvons, sans nul inconvénient dans la
pratique de l'enseignement physiologique, et dans nos inductions
en pathologie, admettre l'identité de position du centre de l'attention
et celui de la *macula lutea* qui représentera pour nous, le pôle même
de l'œil.

Parmi les lois de la synergie binoculaire, nous rappellerons ici,
pour mémoire, l'harmonie que doit conserver là synergie musculaire externe des deux yeux avec celle des muscles ciliaires, agents
de l'accommodation de chaque œil (§ 398).

§ 398. — Influence de la convergence des axes optiques sur le degré de l'accommodation.

La loi d'harmonie ou de synergie qui unit la convergence des axes
optiques à l'action ciliaire, laquelle préside à l'accommodation, se for-
mulait jusqu'en ces dernières années par la loi de Porterfield et de
Müller : ces physiologistes supposaient entre les forces qui président
à l'exercice de ces deux fonctions une synergie absolue.

Il est clair que cette synergie a exactement lieu dans tout acte de
la vision associée physiologique.

Mais un point pouvait être douteux : la vision binoculaire en convergence donnée, enchaîne-t-elle absolument l'accommodation ? ou
bien cette dernière fonction conserve-t-elle, au contraire, en chaque
état de la convergence, une certaine indépendance ou élasticité
d'action ?

Les expériences de Donders nous ont appris que c'est cette seconde
condition qui représente le fait physiologique, et ce savant a même
déterminé les limites générales de cette élasticité.

M. Donders a reconnu : 1° que, dans l'œil emmétrope ou régulier,
la convergence binoculaire rapproche le *punctum proximum* de l'étendue linéaire qui correspond à une lentille de 24 pouces, ou qui
mesure une dioptrie métrique 1/2.

2° Que depuis la limite inférieure de la vision binoculaire, jusqu'à
l'horizon ou parallélisme des rayons, pour chaque état de la convergence, l'accommodation jouit d'une latitude ou élasticité comprise
entre deux et trois vingt-quatrièmes (ancienne numération), ou une
dioptrie et demie en deçà et au delà.

Dans les anomalies de la réfraction statique, ces lois se voient un peu modifiées :

Dans la myopie, la latitude de l'accommodation, toujours à peu près la même en somme, est transportée en bloc en deçà de sa limite inférieure, et perd plutôt un peu du côté de l'horizon. Dans l'hypermétropie, c'est le contraire qui s'observe : facile encore dans de très faibles convergences, elle diminue très rapidement du côté des objets rapprochés ; elle est en somme transportée en bloc du côté de la limite éloignée du champ accommodatif.

Ce qui doit demeurer dans l'esprit à la suite de cet exposé, c'est que si, chez l'emmétrope, accommodation et convergence sont également en rapport, le sujet ayant, pour chaque degré de convergence, la disposition d'une certaine quantité d'accommodation positive et négative, il n'en est plus de même dans l'amétropie.

Dans l'amétropie par excès (myopie), l'accommodation est toujours surabondante pour les fortes convergences ; le myope, pour les convergences supérieures à son *punctum remotum*, ne cherche pas à accommoder.

L'hypermétrope, au contraire, pour les courtes distances, n'a plus d'accommodation possible ; il n'y a chez lui que la convergence qui soit facile. Pour les convergences éloignées, c'est différent : il accommode avec excès par le fait de l'habitude acquise.

L'usage constant des verres correcteurs ramène graduellement les amétropes aux conditions de l'emmétropie ; et c'est un résultat qu'il est bon de s'attacher à obtenir.

VINGT-SEPTIÈME LEÇON

FORMULES NOUVELLES DONNÉES AUX ENSEIGNEMENTS CONSIGNÉS DANS LA LEÇON PRÉCÉDENTE.

§ 399. — Lois de Ruete.

Avant d'aller plus loin nous résumerons en quelques propositions les très remarquables résultats des recherches de Ruete, dans lesquelles on a pu ultérieurement lire, comme à livre ouvert, les lois des actions propres de chaque muscle dans les mouvements oculaires.

Dans la première de ces propositions, Ruete avait montré :

1° Que pour tous les mouvements cardinaux, soit directement en haut ou en bas, soit directement à droite ou à gauche, le globe tourne autour d'un axe fixe : le diamètre horizontal transversal dans·le premier cas; le diamètre vertical dans le second.

2° Que, lors des mouvements obliques de la ligne de regard, les méridiens verticaux primaires s'inclinent, se renversent dans le sens même de la ligne de regard.

Ou, suivant les notations généralement reçues, en rotation *positive*[1] dans le mouvement en haut et à droite, en rotation *négative* en haut et à gauche — et symétriquement, quant au regard en bas.

Ces premiers résultats, fondement de· toutes les déterminations plus détaillées qui vont suivre, ayant été directement établis par les expériences et la méthode inaugurées par Ruete, il ne serait que juste de leur donner le nom de ce savant.

§ 400. — Loi dite de Donders.

Les nouvelles écoles allemandes ont cru devoir synthétiser ces résultats sous des formes plus doctrinales.

La proposition-mère contenue dans la loi de Ruete, vérifiée et développée à nouveau par Donders, a reçu de ce dernier une expression un· peu plus générale. Partant de la proposition même que nous venons de rappeler, à savoir :

Que, dans les mouvements directs, cardinaux, le globe oculaire tourne autour d'un axe fixe, unique, l'axe vertical, lors du mouvement franchement horizontal ; l'axe horizontal transverse, dans le mouvement vertical direct de la pupille, ou de la ligne de regard, M. Donders en tira cette déduction assurément logique que, dans chacun de *ces* mouvements, la ligne de regard demeure *constamment* dans un plan perpendiculaire à l'axe de la rotation. Il crut donc pouvoir résumer doctrinalement cette double proposition dans les termes suivants :

Dans les mouvements cardinaux directs, *l'œil tourne autour d'un axe perpendiculaire au plan qui renferme la ligne de fixation dans les positions primaire et secondaire.*

Passant de là aux mouvements obliques, après avoir vérifié à leur égard l'exactitude des résultats annoncés par Ruete, M. Donders poursuivant son travail de généralisation, reproduit également, sous une forme nouvelle la seconde proposition de Ruete, en mettant en plus grand relief une de ses conséquences :

---

1. Le mouvement « *direct,* » pris ici comme base des notations *positives*, est le sens adopté sous ce nom par les astronomes. Dans ce mouvement, l'observateur se souviendra que son œil tourne *dans le même sens* que les aiguilles d'une *montre placée en face de l'œil;* d'autre part il est clair que le sens *négatif* du mouvement *ascensionnel*, c'est le regard en bas.

« N'importe par quel chemin, dit-il, que la ligne de regard atteigne une certaine direction, les *positions* correspondantes de l'œil (c'est-à-dire l'inclinaison de ses méridiens principaux) pour des lignes de regards parallèles, est invariablement la même. »

Résultat qui peut encore s'exprimer comme suit :

« A une position déterminée de la ligne de regard, répond une valeur déterminée et invariable de l'angle de *torsion*. Cette forme donnée à la proposition de Donders parut encore sans doute insuffisante; car elle fut formulée à nouveau, après répétition des expériences, et sous une forme plus mathématique encore, par Helmholtz, dans les termes suivants, et désignée par lui sous le nom de *Loi de Donders*.

« Lorsque les lignes de regard sont parallèles, l'angle de *torsion* n'est fonction que de l'angle ascensionnel, et de l'angle latéral (latitude et longitude). »

Nous sommes ici cruellement embarrassé : lisant et relisant ces nouvelles formules, nous nous demandons vainement ce qu'elles ajoutent à la proposition de Ruete.

Au § 392, résumant la découverte de cet éminent physiologiste, nous disions :

« Comme conséquence directe et immédiate de cette proposition de fait ou d'observation, nous devons conclure : qu'à *toute direction donnée du regard*, correspond un rapport précis et *toujours le même*, entre les énergies actives qui correspondent à cet état d'équilibre et procurent ou maintiennent cette direction. »

Cette nouvelle proposition n'est qu'un corollaire obligé et banal d'un des principes fondamentaux de la mécanique.

Quand une machine composée d'éléments définis et constants se trouve en équilibre, les conditions de cet équilibre répondent à une formule qui est elle-même constante : ces conditions sont les mêmes à minuit qu'à midi, aujourd'hui que demain; en tout temps, à un même état d'équilibre répond le même rapport entre les puissances et les résistances.

Lors donc que Ruete eut fait voir que, pour toute direction oblique du regard, une même inclinaison était à observer dans les méridiens cardinaux primaires; que chacune de ces inclinaisons était le résultat d'un changement, défini lui-même, entre les rapports mutuels des composantes des mouvements latéraux et ascensionnels, à savoir entre les lignes trigonométriques des inclinaisons de l'axe de chaque muscle moteur, la cinématique concluait à l'instant, que quel que fût le chemin suivi pour atteindre ces positions « les inclinaisons des méridiens ne pouvaient être que les mêmes. »

Quand le globe oculaire est en équilibre, dans une direction *donnée* de la ligne de regard, chacun des muscles moteurs est dans un état de tension déterminé, *et* nécessairement constant.

Inversement, pour que l'équilibre de tension intérieure soit le même dans toutes les phases du mouvement, il faut que, lorsque les muscles se trouvent tous et chacun dans cet état de tension, la ligne de regard affecte cette même direction.

Le savant physiologiste d'Utrecht ne pouvait méconnaître cette nécessité ; mais ce qui nous étonne, c'est qu'il ait cru la découvrir. Elle était à l'état d'évidence dans la loi même de Ruete.

Nous comprenons aisément qu'il ait accueilli comme une grande courtoisie de la part de M. Helmholtz la dénomination de loi de Donders, donnée par lui à cette proposition.

(Essai d'une explication génétique des mouvements oculaires, *Ann. d'oculist.*, t. LXXVI, p. 6).

§ 401. — Contradictions offertes par le rapprochement des lois de Ruete et de Donders, d'une part, de celle d'Helmholtz, de l'autre.

A la découverte aussi simple que considérable de Ruete, l'école allemande substitue donc aujourd'hui par la bouche de M. Helmholtz, une formule assurément plus savante et plus magistrale.

Après l'avoir bien attentivement comparée au simple procèsverbal des faits qu'elle résume, nous sommes cependant conduit à nous demander jusqu'à quel point, au triple point de vue de la clarté, de l'exactitude, et de l'étendue des conséquences, la science peut bénéficier à cette substitution.

Et d'abord, au point de vue de l'exactitude, l'identification nous semble loin d'être faite entre les expériences si nettes de Ruete et celles dans lesquelles M. Helmholtz en a prétendu trouver la vérification.

Il suffit, pour être édifié à cet égard, de lire au § 27, IIe partie de *l'Optique physiologique*, l'exposé de ces vérifications.

Répétant les expériences de Ruete, reprises elles-mêmes par M. Donders, Helmholtz avait été conduit, par ses observations sur les images consécutives, à des résultats directement contraires à ceux de ces éminents physiologistes ; non pas quant aux mouvements cardinaux sur lesquels tout le monde est d'accord, mais en ce qui concerne les *mouvements obliques*.

Voici, quant à ces derniers, le résumé *textuel* de l'auteur :

« Lorsque le plan de regard est dirigé *en haut*, les déplacements *latéraux* de la ligne de regard *à droite*, font tourner l'œil *à gauche*, et inversement. »

En d'autres termes, « lorsque l'angle ascensionnel et l'angle latéral sont tous deux de *même signe*, *la torsion* est *négative;* s'ils sont *de signes contraires*, elle est *positive* (voir la note du § 399). »

Or, exprimées *avec les mêmes notations*, les expériences de Ruete et de Donders donneraient lieu à la formule suivante :

« Lorsque l'angle *ascensionnel* et l'angle *latéral* sont tous deux de même signe, la torsion est *positive ;* s'ils sont de signes contraires, elle est négative. »

C'est-à-dire *tout juste* le contraire.

Mais l'éminent auteur ne signale pas la flagrante contradiction qu'offrent ces *deux résumés* d'une *même* observation expérimentale.

Il les accepte au contraire comme concordants.

Or, d'où venait cette opposition entre les expressions d'un même fait ? De cette circonstance que nous avons signalée en 1870 dans notre mémoire sur les torsions oculaires.

C'est que, dans ses expériences sur les images consécutives, M. Helmholtz s'était servi des traces sur le plan vertical de projection de ces images, du méridien primaire *horizontal,* du plan de l'*horizon rétinien,* comme il l'appelle, et dont il avait suivi les déplacements dans leurs rapports avec les mouvements de la ligne de regard, tandis que les expériences de Ruete portaient sur le méridien *primaire vertical.*

Or, contrairement à la pensée première de l'auteur, ces dernières seules reproduisent les inclinaisons, les rotations de l'œil, tandis que celles du méridien horizontal n'apportent que des renseignements déviés.

C'était en effet une argumentation erronée qui servait de base à l'illustre physiologiste et qu'il exposait comme il suit :

« L'intersection du plan de regard avec le mur est nécessairement horizontale, tant que la tête de l'observateur est dans la position indiquée, où la ligne qui joint les deux centres de rotation est horizontale et parallèle au plan de la muraille. Les lignes horizontales de la tenture donnent donc la projection du plan de regard sur la tenture, et l'horizon est tourné par rapport au plan de regard, comme l'image accidentelle par rapport à ces lignes horizontales. » (*Opt. phys.*, p. 603.)

« Si l'on tend maintenant le ruban verticalement, et que l'on compare de la même manière son image accidentelle avec les lignes verticales de la tenture « (c'est là l'expérience même de Ruete et de Donders) », on obtient des rotations qui *paraissent être* d'un sens contraire à celui que nous venons de voir. En effet, si l'on regarde à droite et en haut, l'image accidentelle ne paraît pas tourner vers la *gauche*, mais bien vers *la droite*, par rapport aux lignes verticales de la tenture. Mais de là on ne peut pas conclure à une rotation de l'œil dans le sens direct; car, dans ce cas, les lignes verticales de la tenture ne se confondent pas avec la projection sur le mur d'une perpendiculaire au plan de regard; celle-ci (la perpendiculaire) paraîtrait, au contraire, tournée dans le même sens que l'image accidentelle ou d'un angle plus considérable que cette image. » (*Loc. cit.*)

Quelque bonne volonté qu'on y puisse apporter, il est, on le voit, difficile de ne pas reconnaître entre les expériences fondamentales de Ruete et celles de M. Helmholtz *une contradiction, un conflit absolus.*

Or, elles sont présentées par M. Helmholtz simplement comme des énonciations différentes d'une *même* loi.

L'illustre auteur fait cependant suivre ces énoncés de la remarque suivante :

> « Il est à peine besoin d'ajouter que la *restriction* que nous venons d'apporter à la loi de Donders, ne porte aucune atteinte aux déductions que nous en avons tirées : car pour toute position donnée de la tête, à une position déterminée de la ligne visuelle, correspond toujours une valeur déterminée de la *torsion.* »

Restriction ! n'y a-t-il là qu'une restriction ? ou bien les mêmes mots ont-ils donc, dans nos langues respectives, des significations si différentes ? Non ; malgré les euphémismes, il s'agit bien d'interprétations contraires, et de déductions non moins opposées, et il va nous être facile de le montrer en toute évidence.

§ 402. — Origine et cause de ces contradictions entre la loi de Ruete et les conclusions de M. Helmholtz.

D'où viennent, en effet, ces dissentiments réels au fond, s'ils sont dissimulés dans la forme. D'une simple inadvertance géométrique commise par l'illustre physiologiste.

Quand il interrogeait les enseignements apportés par les images consécutives du méridien primaire horizontal, de préférence à ceux apportés par l'observation du méridien primaire vertical, M. Helmholtz commettait un de ces lapsus qui échappent même aux plus habiles. Il confondait *son plan de regard* avec *les plans* des horizons rétiniens.

Or, si le *plan de regard*, défini par la condition de comprendre à la fois les lignes de regard (qui sont parallèles) et les deux centres de rotation des yeux, *points fixes,* et qui appartiennent à une même ligne droite horizontale, coupe effectivement le plan vertical de projection suivant une parallèle à l'horizon, dans toutes les directions que peuvent prendre les lignes de regard, ce n'est pas lui qui, dans les expériences en discussion, imprime sa trace sur ce plan de projection. Ces traces sont laissées par les *deux* plans parallèles entre eux qui contiennent chacun le plan primaire horizontal de l'un des yeux.

Or, ces plans ne se confondent entre eux et avec le *plan de regard* de M. Helmholtz que dans les seules directions cardinales des lignes de regard. Pour toute direction oblique ces plans ne coïncident plus.

Dans ce cas, le plan que M. Helmholtz désigne sous le nom de *plan de regard* continue bien à couper le plan de projection *suivant une horizontale.* Mais *les horizons rétiniens* des yeux, *qui portent les images consécutives horizontales,* ne le sauraient plus faire ; le mouvement en haut, toujours pour chaque œil, eût-il lieu autour d'un axe horizontal, cet axe n'étant plus parallèle au plan vertical de projection, le plan qui le contient, et qui passe par la ligne de regard, ne, coupe point ce plan de projection suivant une horizontale. On s'en rend aisément compte :

Considérons un œil isolément, le droit par exemple, dans le *regard oblique en haut et à droite ;* supposons, en outre, que ce mouvement n'ait dérangé en rien la verticalité du méridien primaire vertical, c'est-à-dire que le mouvement se soit opéré en deux temps, le premier de gauche à droite autour de l'axe vertical (angle latéral de M. Helmholtz); le second de bas en haut, bien verticalement, c'est-à-dire autour de l'axe horizontal transversal primaire (angle ascensionnel). Il est visible que cet axe ou diamètre toujours horizontal, et premièrement parallèle au plan vertical de projection, est, maintenant, et pendant toute la période du mouvement ascensionnel, et quoique toujours dans un plan horizontal, *incliné* sur ce plan de projection que son extrémité *gauche* va percer de plus en plus loin avec l'étendue du mouvement. Or, ce point et celui où la ligne de regard perce aussi ledit plan de projection vertical, déterminent, à eux deux, la *trace,* sur le plan de projection, du plan primaire horizontal de l'œil, et cette trace est visiblement inclinée de bas en haut et de gauche à droite. Or, c'est ce plan incliné qui contient l'image consécutive de l'horizon primaire. La trace de cette image sur le plan de projection est donc *inclinée de bas en haut et de gauche à droite* sur le plan vertical de projection, *malgré l'absence supposée de toute inclinaison du méridien vertical primaire.*

Pendant ce temps, la trace du plan de regard de M. Helmholtz demeure en effet toujours horizontale : condition qui la rend étrangère, en tant qu'enseignement, à toutes les inclinaisons que peuvent prendre ou ne pas prendre les plans primaires horizontaux des yeux, lors des mouvements latéraux du regard.

En résumé : la trace du méridien horizontal primaire sur le plan vertical de projection, s'incline de plus en plus avec les angles latéral et ascensionnel, même quand l'axe de ce méridien demeure parfaitement horizontal. Cette inclinaison ne saurait donc témoigner des inclinaisons réelles ou supposées de ce même axe.

Il n'en est pas de même du méridien primaire vertical. Tant que celui-ci demeure vertical, sa trace sur le plan de projection demeure verticale : deux plans verticaux se coupent nécessairement suivant une verticale.

Le méridien vertical primaire devait donc être consulté *seul* dans les expériences sur lesquelles a été fondée la loi de Donders.

A peu près à la même époque où nous énoncions ces conclusions dans notre travail sur les rotations du globe oculaire, M. Donders publiait dans les *Annales néerlandaises*, t. V, un mémoire intitulé : « Les mouvements de l'œil éclairés à l'aide du Phénophthalmotrope, » où on lisait les conclusions suivantes identiques à celles qui précèdent:

« Qu'une ligne verticale (dans le système de projections mis en usage) coïncide avec toute autre ligne verticale sur laquelle on la projette — « mais pour les lignes horizontales, il en est tout autrement : une ligne horizontale qui s'éloigne de nous, est vue montante quand elle est située plus haut que notre œil, descendante quand elle est située plus bas. »

Il n'y a donc aucun doute à conserver :

C'est par erreur que, dans ses expériences, M. Helmholtz dédaignait les enseignements apportés par les inclinaisons apparentes des images accidentelles verticales sur la muraille transversale ; et plus à tort encore qu'il s'attachait à ceux fournis par les images horizontales.

Les premières seules pouvaient, par leurs inclinaisons respectives, représenter celles des méridiens oculaires. D'après la citation qui précède, il est clair que M. Donders pensait comme nous-même sur ce point : mais si sa démonstration n'était pas moins positive que la nôtre, la conclusion demeurait, comme on va le voir, un peu moins nette que les prémisses. Il dit, page 15 :

« Le lecteur aura sans doute reconnu que pour se représenter les mouvements de l'œil, on peut *à volonté*, partir avec M. Helmholtz de l'horizon rétinien, ou avec moi du méridien vertical. Le méridien vertical me semble *préférable* en ce sens que toutes les lignes verticales se projetant rigoureusement l'une sur l'autre, quelle que soit leur situation par rapport à l'œil, il rend *peut-être* la représentation plus simple et plus facile. » (DONDERS.)

Ce n'est pas sous une plume française que doit se trouver un reproche adressé à la civilité dans la discussion. Mais doit-elle être portée à ce point de faire considérer comme équivalentes deux méthodes dont l'une dit blanc, pendant que l'autre dit noir ; dont l'une est absolument exacte en théorie comme en fait, et l'autre non moins radicalement contraire à la géométrie et à l'observation. La courtoisie devait, ce nous semble, céder quelque peu de ses droits au premier intérêt de l'enseignement, *la clarté dans la réalité.*

§ 403. — Méthode des projections orthogonales.

Quelques lignes plus haut, M. Donders énonçait les conditions que devait remplir une expérimentation complète :

« Qu'on projette, disait-il, l'image consécutive d'une ligne horizon-

tale sur une surface telle que tous les points de cette ligne s'y trouvent placés à la même distance de l'œil, et la différence de déviation
des images consécutives horizontales et verticales aura disparu. Cette
condition serait remplie dans tous les cas, *si l'œil était situé au centre
d'une sphère*, ou sur l'axe d'une chambre de forme cylindrique et s'il
projetait sur la paroi de cette sphère ou de cette chambre. « Cette
condition est satisfaite tant que la direction de la ligne visuelle est
perpendiculaire au plan de projection, et M. Donders ne dit pas s'il a
soumis à ce genre de vérification les expériences de M. Helmholtz. Pour
nous, nous l'avions fait quand nous reçûmes sa communication à la
suite de la publication de notre travail précité sur les rotations oculaires (1870), et nous résumions ainsi les résultats de cette méthode :

Pour avoir la véritable projection des plans primaires de l'œil, aux
deux limites du mouvement, il fallait, disions-nous, se placer dans
les mêmes conditions que lors de la position initiale, c'est-à-dire
observer les traces ou images accidentelles desdits plans primaires
sur un plan perpendiculaire à la ligne de regard, au point de fixation
(ce plan est le plan tangent au point où la ligne de regard percerait
la sphère au centre de laquelle M. Donders suppose de son côté
qu'on doit placer l'œil.)

Ce plan coupe perpendiculairement les deux plans primaires, et, par
conséquent, leur commune intersection. Les traces de ces deux derniers sur ce plan tangent à la sphère représenteront donc exactement
les angles dièdres des deux plans primaires ; et toute variation qui
surviendrait dans ces angles, si l'un de ces plans venait à s'incliner
sur l'autre, serait fidèlement reproduite sur le plan perpendiculaire
à l'un et à l'autre. Ce sera le système des *projections orthogonales.*

Or, que nous ont donné les expériences ainsi reprises en 1870 ?
1° La vérification absolue de la loi de Ruete :

« *Les méridiens primaires subissent tous deux une inclinaison dans le
sens direct et de même grandeur l'une et l'autre, ainsi d'ailleurs que
tous les méridiens intermédiaires.* »

Nous confirmerons plus explicitement encore aujourd'hui ces
résultats.

Reprenant nos expériences de 1870, au moyen des projections
orthogonales, nous avons tenté de leur donner plus de précision
encore, en nous plaçant dans les conditions mêmes réclamées par
M. Donders ; en immobilisant le centre de rotation de notre œil au
centre d'une sphère, et nous l'avons prise, pour nous affranchir de
l'influence possible de l'accommodation, de 1 mètre de rayon. A cet
effet, nous avons fait construire un périmètre sur le modèle de celui
de Badal, avec ce rayon de 1 mètre. En son centre, un disque portait
une croix colorée avec branches rectangulaires rouges et une oblique

variable, noire, pour donner lieu à l'impression rétinienne dans‑ la position primaire.

Un autre disque, mobile sur la branche, mobile elle-même, du péri-mètre, et de couleur grisâtre uniforme, recevait en projection les images consécutives. Un fil à plomb servait de repère pour le méri-dien vertical. Le mode d'expérimentation se comprend de lui-même.

Voici le résultat des observations relevées dans cette dernière série d'expériences.

Projections orthogonales. — *Quel que soit le mouvement oblique exécuté*, les méridiens oculaires primaires s'impriment sur le plan tangent à la sphère, à l'extrémité de la ligne de regard secondaire, *séparés par les mêmes angles dièdres qui les séparent dans la position primaire* (c'est-à-dire à 90°).

2° « De la position primaire à la position secondaire, le déplace-ment du regard a lieu dans le méridien qui contient la ligne de regard dans ses deux positions extrêmes, comme si le globe‑ oculaire sphérique tournait autour de la perpendiculaire à ce méridien qui passe par le centre de mouvement de l'œil (loi de Listing).

D'une position secondaire prise comme point de départ, à une seconde position secondaire prise comme point d'arrivée (du regard); les mêmes méridiens, séparés par les mêmes angles dièdres dans les deux positions extrêmes, ont exécuté un mouvement, plus ou moins complexe et que nous étudierons plus loin, mais dont le résultat final est de les placer, comme on pouvait le conjecturer en conséquence des observations de Ruete, dans la position qu'ils affecteraient si, pour y parvenir, ils étaient partis simplement de la position primaire. »

Ces expériences, répétées avec le plus grand soin, nous ont fait reconnaître une erreur d'observation commise par nous dans les im-pressions laissées par les images consécutives du ruban oblique de Helmholtz : nous devons nous rendre à une détermination plus renou-velée. Il est positif qu'en effet, cette image ne sort point, *ou sort de bien peu* du plan du mouvement : *pour ce plan*, la loi dite de Listing semble bien réellement vérifiée (voir § 404).

Nous nous trouvons ainsi en présence d'un fait que nous ne pou-vons plus récuser malgré toutes les raisons d'induction relativement fondées, qui, dans notre jugement, s'opposaient à son admission et obscurcissaient sans doute nos yeux eux-mêmes.

Il semble bien que, lors du mouvement oblique du regard, pen-dant que les deux méridiens primaires cardinaux s'inclinent‑ dans le même sens, le méridien, dans lequel se meut la ligne de regard, ne participe pas, comme elle le devrait faire, à la rotation commune des deux méridiens primaires qui comprennent entre eux ce plan.

L'angle diminuerait donc entre ce méridien et le primaire vertical, tandis qu'il croîtrait entre lui et le méridien primaire horizontal.

La loi qui voudrait que, dans tous ses mouvements, le globe oculaire conservât une invariabilité absolue dans sa forme sphérique, éprouverait donc ici une dérogation inexplicable en physique appliquée, si ces écarts angulaires offraient quelque étendue.

Mais ils sont, comme on vient de le reconnaître à ces incertitudes expérimentales, si faibles, qu'en chaque expérience, si on doit constater la conformité très approchée de direction de l'image consécutive du ruban oblique avec la direction du regard, on né constate pas avec moins de conviction la conservation de l'égalité de tous les angles dièdres du commencement à la fin de l'épreuve.

De telle sorte que l'on doit voir dans cette légère rupture d'harmonie entre la loi par induction de la conservation de la forme du globe et l'observation de la position exacte des méridiens aux frontières du champ de la vision associée latérale, plutôt une *limite d'application* de ces lois, qu'une dérogation en plein cours de leur exercice.

C'est en ce cas seulement que nous pourrions trouver l'exacte propriété du mot de « *torsion* » employé par les écoles allemandes pour désigner les rotations oculaires. A la limite des mouvements obliques, les actions musculaires, à leur maximum de tension, ne conservent plus intactes leurs justes proportions, et ce sont les mouvements soit de la tête, soit du tronc qui se chargent du rétablissement de l'équilibre.

§ 404. — Loi de Listing. — Lors du passage de la ligne de regard de la position primaire à une position secondaire quelconque, l'œil tourne autour d'un axe unique, perpendiculaire, à la fois, aux lignes de regard dans leurs deux positions extrêmes, primaire et secondaire.

Nous avons vu aux §§ 399 et 400 que lorsque la ligne de regard se meut directement en haut, c'est-à-dire dans le plan vertical, ou bien, directement de gauche à droite ou inversement, c'est-à-dire dans le plan horizontal, le mouvement du globe consistait en une simple rotation autour d'un axe fixe et unique, le diamètre transversal dans le premier cas, le diamètre vertical même dans le second.

En une seule formule cette circonstance se peut traduire :

Dans les mouvements cardinaux directs, le globe tourne simplement autour d'un axe unique constamment perpendiculaire à la ligne de regard.

En est-il de même en toute autre circonstance : Pour passer d'une position quelconque à une autre également quelconque, le globe tourne-t-il simplement autour d'un axe unique ?

Et d'abord, lorsqu'il se meut vers le haut ou vers le bas, suivant une *direction oblique ;* cette même loi se vérifie-t-elle encore? Et, si oui, autour de quel axe tourne-t-il ?

M. Listing, répond M. Donders, émit à cet égard la *conjecture* que cette même loi s'appliquerait encore dans ce cas ; que l'œil tournerait encore autour d'un axe perpendiculaire au plan contenant la ligne de fixation dans ses positions primaire et secondaire.

Seulement Listing ne démontre pas la réalité de sa conjecture. L'honneur de la démonstration en revient à M. Helmholtz, et, chose singulière ! c'est dans l'expérimentation défectueuse, signalée plus haut, sur les inclinaisons des méridiens primaires lors des mouvements obliques, que le sagace auteur trouve la base de sa démonstration.

Si, en effet, l'éminent physiologiste de Heidelberg avait mal interprété la signification géométrique de son observation des inclinaisons opposées des traces sur le plan vertical de projection, des méridiens primaires de l'œil, l'observateur ne s'était pas trompé ; en tant que fait, l'observation était exacte.

Cette observation devint bientôt le point de départ de recherches nouvelles de l'auteur et qui le conduisirent à des résultats précieux. Un esprit aussi juste ne pouvait éviter d'être frappé de la dissonance introduite dans la mécanique oculaire, par l'inclinaison en sens opposé des deux méridiens primaires de l'œil, lors du mouvement oblique du regard. M. Helmholtz creusa donc de nouveau la question et se fit le raisonnement suivant :

« Comme les lignes horizontales et les lignes verticales présentent sur le plan de projection des rotations en sens contraire, on peut déjà *prévoir*, dit-il alors, qu'il doit exister des lignes intermédiaires dont les images consécutives sont parallèles à la direction primitive... »

Pensant que cette direction intermédiaire devait être celle du regard, M. Helmhotz tendit sur le plan vertical de projection et par le point de fixation primaire, un ruban dans une direction oblique, celle qu'il se proposait de faire suivre à son regard, et reconnut, par l'expérience des images consécutives $cc, \gamma\gamma$, de ce ruban, que ces images demeurent dans leur même direction quand le regard s'est porté dans cette même direction préalablement dessinée sur le plan de projection.

L'auteur en conclut, avec raison cette fois, que le méridien dans lequel est située cette image, conserve, pendant toute la durée du mouvement, sa direction primitive : par conséquent, dit-il, les lignes de direction, dans les positions primaire et secondaire, sont donc toutes deux dans le même méridien; *par conséquent encore le mouvement a*

*lieu autour d'un axe du globe perpendiculaire à ces deux lignes à la
fois.* Telle est la proposition connue sous le nom de loi de Listing. On
a vu plus haut que dans nos expériences, au moyen des projections
orthogonales, nous avons cru reconnaître le même fait.

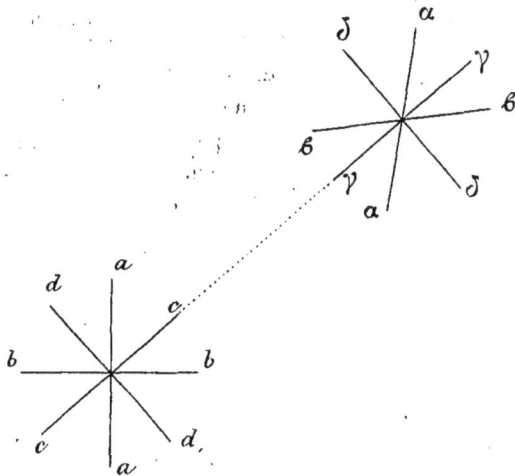

Fig. 103.

Malgré une inattention géométrique sérieuse, l'observation exacte
du fait avait permis d'arriver à une conclusion finale exacte.

L'image consécutive $\gamma\gamma'$ du ruban tendu dans le méridien cc, fig. 103,
demeurant constamment dans la direction $c\gamma$, les points cc, $\gamma\gamma$, appartiennent à un même plan, celui qui contient le centre de rotation et
les deux lignes de regard ; ces quatre points sont, en effet, la trace
dudit plan sur le plan de projection.

Nous concluons ici conformément au témoignage de nos sens, mais contrairement à nos convictions inductives. Si le temps nous le permettait, nous repren-
drions ces expériences sur un plus large plan. Nous craignons que le peu d'étendue
que nous avons donné à notre disque de projection dans le plan tangent au périmètre sphérique, ne nous ait pas permis de reconnaître des écarts angulaires qui
ne peuvent d'ailleurs être que très faibles. Nous engagerons les jeunes physiologistes, qui ont le temps pour eux, à revenir sur ces expériences avec la précision la
plus scrupuleuse. Car si nous inscrivons ici la loi de Listing, qui choque notre jugement, ce n'est que par respect pour le principe expérimental.

§ 405. — La loi de Listing n'est pas applicable au passage d'une position secondaire à une autre secondaire.

Nous voilà donc en possession de deux formules formant les deux degrés d'une même loi et exprimant :

La première, que dans les mouvements du regard dans les plans cardinaux directs; la seconde, que dans le passage de la position primaire de l'œil à une position secondaire quelconque : ·

L'œil se meut autour d'un axe de rotation fixe et unique, le diamètre du globe perpendiculaire aux deux directions primaire et secondaire de la ligne de regard.

La même question va se poser maintenant pour le cas suivant plus général : L'œil tourne-t-il encore autour *d'un axe unique*, et, en ce cas, lequel, *lors du passage direct d'une position secondaire à une autre secondaire également.* ·

A la première partie de cette question nous pouvons, pour un cas expérimental défini, rappelé par M. Donders, et confirmé par la méthode des projections orthogonales, répondre négativement. Voici, en effet, une circonstance dans laquelle assurément l'œil, passant d'une position secondaire à une autre, ne tourne pas autour d'un axe unique.

C'est l'expérience signalée par M. Donders aux pages 10 et 11, de son travail sur la genèse des mouvements oculaires, et par laquelle il expose en même temps la signification et le mécanisme du *mouvement de roue* d'Helmholtz.

Cette expérience, symétriquement doublée dans son étendue, peut être représentée par la fig. 104 :

·Suivons l'œil dans son mouvement pendant le passage du regard de 45°

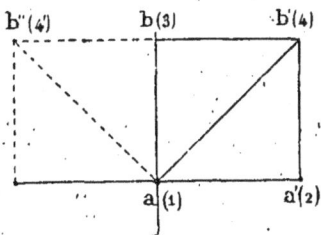

Fig. 104.

en haut et à *droite* (*b'·*4); à la même hauteur en sens contraire, c'est-à-dire à 45° *en haut et à gauche* (*b''* 4').

Le plus court chemin d'un de ces points à l'autre, est *l'arc de grand cercle* (ligne droite de la sphère), dont le plan couperait un plan vertical parallèle à la ligne joignant les deux centres oculaires (ligne de base), suivant une horizontale *bb'b''* à 45° de hauteur. Est-ce là le chemin que suit, pendant tout son mouvement, le point de regard? Nous le croyons et nous dirons plus loin pourquoi, mais la chose est pour le moment indifférente.

Le seul fait que nous ayons à noter ici, c'est que : l'expérience des projections orthogonales, comme celles directes de Ruete, nous montrent que, de l'une de ces positions à l'autre, *tous les méridiens ont tourné* de 90°. Le méridien qui comprend la ligne de regard lors de la position primaire, et ensuite dans la première position secondaire, à droite (à 45°), n'occupe-t-il pas à la fin du mouvement, une position symétrique (de 45°) également, à gauche, c'est-à-dire séparée de la première par un angle de 90°.

Matériellement, dans le mouvement dont s'agit, le centre de la pupille, qui représenterait le point de regard, se déplaçant uniformément sur une ligne horizontale à 45°, un point quelconque de la circonférence de ladite pupille a *tourné* autour de la ligne de regard, passant par son centre, *d'un angle de 90°*. C'est le mouvement désigné par Helmholtz sous le nom de *mouvement de roue* (Raddrehung). On voit en effet qu'il représente ici les simples inclinaisons des méridiens, qui apparaissent dans les expériences sur les mouvements obliques du regard, et sont produits par les composantes rotatrices non équilibrées des mouvements directs en haut et en bas (§ 392, 393).

On peut sans contestation possible, conclure de cette expérience, que si, dans ce mouvement de 45° à gauche à 45° à droite, la ligne de regard a décrit un arc de grand cercle, et que, d'autre part, les méridiens ont éprouvé une rotation d'ensemble autour de cette même ligne de regard, l'œil n'a pu tourner autour d'un axe unique perpendiculaire à la fois aux deux positions secondaires de la ligne de regard, ou au plan (grand cercle de la sphère) qui les contient l'une et l'autre.

Sur ce point les défenseurs les plus autorisés de la loi dite de Listing sont d'accord avec nous : M. Donders, dans un travail récent, dont nous nous occuperons plus loin, et destiné à donner plus de force à cette loi (« Essai d'une explication génétique des mouvements oculaires, p. 9 »), reconnaît hautement la vérité de la proposition que nous venons d'énoncer, à savoir : que pour passer d'une position secondaire quelconque de la ligne de regard à une autre également quelconque, le mouvement exécuté implique une rotation autour de la ligne de regard (mouvement de roue d'Helmholtz).

La question qui se pose maintenant est celle de savoir si, comme nous l'admettons, le trajet de la ligne de regard, *d'une position secondaire à une autre position secondaire*, a bien lieu dans un grand cercle de la sphère. Car s'il en est ainsi, il est manifeste que la loi de Listing ne peut plus s'appliquer à ce cas général, et doit être limitée aux cas uniques où le point de départ du regard est la position primaire exclusivement; mais cette proposition est contestée par M. Helmholtz; suivant ce physiologiste, le plan directeur de l'attention et du mouvement du regard ne serait pas un grand cercle, mais un tout autre plan. C'est ce que nous allons voir dans le paragraphe suivant.

§ 406. — **Le chemin le plus court, ou la ligne droite dans le champ visuel, est inscrit dans un grand cercle de la sphère oculaire. — Des cercles de direction de M. Helmholtz.**

Il résulte de ce qui précède que si, dans le passage d'une position secondaire quelconque de la ligne de regard, à une autre secondaire également quelconque, le point de regard demeure dans une circonférence de grand cercle, la rotation ne peut avoir lieu autour d'un axe unique. La loi de Listing ne s'étendrait donc pas à ce cas général.

Pour étendre la loi de Listing au passage d'une position secondaire (quelconque) à une autre quelconque, la géométrie montre, en effet, que l'axe unique autour duquel l'œil devra tourner en pareil cas, n'est point perpendiculaire au grand cercle qui comprendrait les lignes de regard dans leurs positions extrêmes, le mouvement des *points* de regard (non plus des lignes), aurait donc lieu dans un plan de petits cercles, petits cercles nommés par Helmholtz *cercles de direction.*

Mais admettre ce fait, que le point de regard, se transporte dans le plan d'un petit cercle, c'est supposer que, dans ces circonstances, la nature abandonne le principe du plus court chemin, ou de la moindre action ; car il n'a jamais été contesté que le plus court chemin, la ligne droite sur la sphère, ne fût une circonférence de grand cercle.

M. Helmholtz ne s'arrête pas à ces considérations. Se basant sur certaines expériences ou observations, dont nous parlerons tout à l'heure, l'illustre physiologiste demande à l'analyse algébrique la justification de la proposition que voici :

« *Les prolongements* de tous les arcs de cercle que la ligne de regard décrit dans le champ visuel sphérique, en passant par ces deux points extrêmes du regard, et *en tournant autour d'un axe fixe,* passent par *le point occipital* du champ de regard (*ou point polaire du point de regard principal*). »

Ces cercles sont appelés par lui *cercles de directions — lignes directrices.* Ce sont, comme on voit, ce qu'on appelle en géométrie, de petits cercles.

Ils jouissent, suivant l'auteur, de cette propriété d'être des lignes du champ visuel dont *l'image se déplace suivant elle-même ; c'est-à-dire répondant aux propriétés de la ligne droite.* Et l'expérience, suivant l'auteur, confirmerait cette étrange et inintelligible théorie.

« S'il s'est développé dans l'œil, nous dit-il, une image accidentelle *linéaire* qui se projette dans le champ de regard *sur un cercle de direction « de la position de la ligne de regard »*, lorsque l'œil se déplace suivant ce cercle de direction, *l'image accidentelle conserve sa position apparente sur ce cercle et ne se déplace que sur son propre prolongement.* »(P. 637.)

Mais alors, il y a donc pour le sensorium, entre deux points donnés, deux chemins, tous deux les plus courts ; car assurément, en faisant, entre ces deux points, mouvoir la ligne de regard dans le plan qui contient ces deux points et le centre de rotation, on suit aussi le chemin le plus court, à savoir un grand cercle !

Nous n'avons pas la prétention d'apprendre une pareille vérité à ce savant physiologiste, qui d'ailleurs est le premier à la rappeler dans le passage suivant :

« *Les lignes droites de l'espace objectif se dessinent suivant les grands cercles dans le champ visuel sphérique.* Les grands cercles ne coïncident avec les cercles directeurs que lorsqu'ils passent par le point de regard principal (position primaire de la ligne de regard). » (P. 704.)

Seulement, nous ne comprenons aucunement comment il se dégage de cette contradiction géométrique.

M. Helmholtz nous dit bien « que les grands cercles ne coïncident avec les cercles directeurs que lorsqu'ils passent par le point de regard principal » c'est-à-dire dans les positions primaires !

Mais ceci n'est pas en question, puisque le rôle des cercles de direction n'est invoqué que pour les cas où il ne s'agit pas de la position primaire.

La clef de ces incompatibilités, qui ne pouvaient d'ailleurs ne point frapper un tel esprit, n'est-elle pas à chercher dans les considérations que voici ?

M. Helmholtz ne méconnaît point ce fait que, dans la vision *directe*, les *grands cercles* répondent seuls à l'estimation de la ligne droite, comme le veut la théorie. Ce n'est, ajoute-t-il, que lors de la vision *indirecte, excentrique* par rapport au point de fixation, que les petits cercles de direction peuvent donner cette *impression* d'être des *portions de droite*. Et il en donne un exemple dans l'expérience des trois étoiles. (Ce sont là les expériences auxquelles nous faisions allusion tout à l'heure) ; « on sait, dit M. Helmholtz, que si ayant choisi dans la sphère céleste, trois étoiles plus ou moins rapprochées, et *paraissant* dessiner dans le ciel une ligne droite, c'est-à-dire appartenir à un grand cercle de la sphère, ces trois étoiles ne sont plus *vues* en ligne droite, mais suivant une ligne courbe dont la *concavité* est tournée vers le point de fixation, si l'on écarte le regard attentif et qu'on ne les observe que dans une nouvelle position excentrique ou indirecte du regard. »

Mais, nous demanderons-nous, quel rapport a cette observation avec les circonstances de la vision telle qu'elle s'effectue naturellement ? Lors de l'exercice constant ou habituel de la vision, le transport de l'attention n'est jamais indirect ; il a toujours lieu, par le fait d'une orientation du point polaire de l'œil, se portant dans le ciel d'un point déterminé à un autre dont la position relative est parfaitement déterminée elle-même, et sur lequel ce point polaire se reposera en second lieu.

Toute la question à trancher est incluse dans le point de savoir si ce transport de l'attention, par orientation correcte, s'opère, ou non, conformément à *la loi de la moindre action ou du plus court chemin.*

L'adoption de la loi de Listing en un tel cas entraînant forcément l'abandon de ce plus court chemin, ou de l'orientation en ligne droite, nous ne croyons pas possible de concéder plus longtemps l'extension de la loi de Listing au cas du passage de la ligne de regard d'une position secondaire à une autre.

En l'état, et jusqu'à ce qu'il nous soit démontré que la loi de Listing s'étend au passage d'une position secondaire à une autre, que les petits cercles de direction ont une existence réelle, nous continuerons à considérer le principe de la moindre action comme supérieur à celui qui édicte la nécessité d'un seul axe de rotation pour l'accomplissement du passage d'un point *quelconque* de l'espace à un autre.

Dans les mouvements oculaires nous regarderons donc la loi de Listing comme un cas *particulier* et très particulier de leur mécanisme.

Cette loi se réalise uniquement lorsque l'attention part du *point primaire*, c'est-à-dire d'un point de visée situé à l'intersection de notre horizon et du plan oculaire sagittal. Dans ce cas, comme d'ailleurs dans toute autre circonstance, si notre sens d'orientation s'appuie sur des données exactes, notre attention prend le plus court chemin, c'est-à-dire la ligne droite de la sphère (le grand cercle) ; alors elle parvient au point secondaire cherché, sans sortir de ce plan de grand cercle et sans mouvement de roue.

Pour tout autre cas, c'est-à-dire lors du passage d'un point *secondaire* à un *autre*, si le déplacement a lieu exactement dans le plan du grand cercle qui les contient l'un et l'autre, c'est-à-dire s'il s'exécute virtuellement autour de l'axe perpendiculaire à ce plan, le mouvement d'ensemble devra être, soit ultérieurement complété par un mouvement de roue, soit simultanément accompagné par des variations successives dont ce mouvement serait l'intégrale. C'est là le plus probable ; à savoir, que ce mouvement de rotation unique ou de roue est réalisé de façon non discontinue pendant toute la durée

, du mouvement d'ensemble. La rotation changeant d'axe d'instant en instant, sous l'action du balancement musculaire, mais s'exécutant cependant de façon à *maintenir constamment le point de fixation ou de regard sur la ligne du moindre chemin*, c'est-à-dire *dans le plan du grand cercle dans lequel se fait l'orientation.*

Il y a nécessairement là un mouvement plus ou moins complexe, une rotation, s'effectuant autour d'un axe à chaque instant variable, dont le principe repose sur le maintien constant du point de fixation dans le grand cercle contenant la ligne de regard dans toutes les positions successives.

En résumé,

La loi dite de Listing (c'est-à-dire le fait de passer d'un point de mire où de visée à un autre par une simple rotation du globe, s'exécutant autour d'un axe unique), ne se vérifie que dans le seul et unique cas où le premier point de mire est le point d'intersection de l'horizon avec notre plan médian sagittal.

Dans tout autre cas, le mouvement du globe nécessite : soit la rotation autour d'un axe variant avec chaque instant du mouvement, soit deux rotations successives, une première, de révolution autour de l'axe de Listing, suivie d'une seconde, *conique*, autour de ce même axe (mouvement de roue).

Or, comme ce dernier ensemble de cas embrasse tous ceux où l'attention se porte d'un point *quelconque* à un deuxième point *quelconque* dont l'orientation est connue, c'est-à-dire le cas *vraiment général* de la vision physiologique, nous pouvons conclure hardiment que la loi, dite de Listing, n'est qu'un cas très particulier de la dynamique oculaire; un cas pour lequel la nécessité de la variabilité de l'axe avec la direction du regard, ou du mouvement de roue, s'évanouit par le fait de la plus grande simplicité des circonstances.

La qualification de *loi* est donc absolument impropre ici; la loi, c'est, selon toute logique — à moins de démonstration contraire — non le cas particulier, mais l'application du principe général de la cinématique, celui de la moindre action ou du plus court chemin parcouru, principe qui comprend en lui et la loi de Listing dans le cas particulier où elle se vérifie, et celle du mouvement d'un point de visée quelconque à un autre.

Cercles de direction. — La discussion qui précède nous montre que la conception *à priori* des *cercles de direction*, de leur prétendue faculté de contenir en eux les éléments de la notion de la *ligne droite* dans le champ visuel, est une simple *imagination* suggérée pour venir au secours de l'extension de la loi de Listing au passage d'une position secondaire de la ligne de regard à une autre position secondaire. Voyant dans la formule de Listing vérifiée en ce qui concerne tout

mouvement de l'œil *partant de la position primaire, une vraie loi,*
M. Helmholtz *a cherché dans les ressources* que pouvait lui offrir
l'analyse algébrique, les moyens de faire passer l'œil d'une position
secondaire à une autre également secondaire, *par une simple rotation
autour d'un axe unique.*

Or, cela ne se pouvait qu'en faisant parcourir à la ligne de regard
un petit cercle, au lieu d'un grand.

C'est pour cela que M. Helmholtz a *découvert,* de la meilleure foi
du monde, la propriété des petits cercles de reproduire le glissement
sur eux-mêmes d'une *image linéaire.* Mais un homme de cette sincérité scientifique était forcé d'avouer dans l'exposition de l'expérience,
« que cet élément linéaire n'est que *de peu de longueur,* » qu'il n'est,
en d'autres termes, géométriquement, qu'un de ces éléments linéaires
très petits, en lesquels toute ligne courbe peut se décomposer en pratiqué.

- Mais un de ces courts fragments de ligne droite saurait-il se comparer avec la grande et belle ligne droite du grand cercle qui lui a
permis, dans la célèbre expérience du ruban oblique, de démontrer
la première partie de la proposition (et non de la loi) de Listing.

Car, ainsi que nous le disions tout à l'heure, dans l'espèce, la loi
c'est le fait mécanique le plus considérable qui domine ces actions :
c'est le *principe de la moindre action,* ou du plus court chemin, rappelée par Wundt ; or, ce principe-là ne saurait être satisfait à la fois,
entre deux points de la surface de la sphère, par *deux* routes différentes.

§ 407. — Rapports d'association entre les mouvements des yeux et ceux de la tête.

Nous avons vu dans la 26e leçon, relative aux anciennes opinions classiques
sur le rôle des muscles obliques, l'attribution dont étaient jadis investis ces muscles
de maintenir dans leurs positions cardinales les deux méridiens primaires horizontal, et vertical, lors des diverses et multiples inclinaisons de la tête (Hunter,
Hueck, etc.) : Par des expériences plus précises et qui ne laissent point de place au
doute (épreuves par les images consécutives, observations du spectre étoilé du
cristallin), ces opinions ont été détruites ;

Les globes oculaires suivent docilement les inclinaisons de la tête et ne s'écartent
de leur position primaire que pour porter leurs lignes de regard vers un objet déterminé ; ils suivent alors les lois de Ruete et de Donders.

Cependant, si l'ancienne opinion se trouve démentie par des observations plus
exactes, elle n'est pourtant pas absolument dépourvue, dans des limites étroites, il
est vrai, de quelque vérité ; et la liaison de l'inclinaison des méridiens avec la tête
n'est pas aussi complète, aussi absolue qu'on avait cru le voir.

Une observation de M. E. Javal avait commencé à jeter quelques doutes sur l'entière exactitude de la loi. — Ce physiologiste faisant usage de verres cylindriques,
pour corriger un certain degré d'astigmatisme, avait remarqué que lorsqu'il pen-
chait la tête, son astigmatisme se manifestait de nouveau, malgré la présence des

verres qui le neutralisaient dans la position primaire. Il dut en conclure que l'œil,
derrière le cylindre, avait dû éprouver une rotation.

C'est effectivement ce qui a lieu ; mais, comme nous le disions plus haut, dans
d'étroites limites ; la rotation, mesurée depuis par M. Donders, n'est qu'une petite
fraction de l'inclinaison de la tête. L'image consécutive, dans son inclinaison, reste
seulement *un peu en retard* sur l'inclinaison de la tête.

L'étude précise de ces rapports entre les inclinaisons de la tête et celles des méridiens oculaires a permis à M. Donders de recueillir plusieurs remarques intéressantes.

On peut citer, en premier lieu, le mouvement latéral des yeux lors de la rotation
de la tête autour de l'axe vertical : si l'on demande à quelqu'un de mouvoir la tête
alternativement à droite et à gauche (le geste de la dénégation), on trouve généralement, ou bien que l'œil ne suit pas ces mouvements, ou bien qu'il les suit incomplètement. Il en est de même lorsque, placé derrière la personne, on imprime à sa tête,
avec les mains appliquées sur les tempes, le mouvement en question. Si la personne
ferme les yeux, elle voit l'image consécutive d'une flamme exécuter des mouvements
moins étendus que ceux de la tête.

Les mouvements saccadés de l'image consécutive, quand le corps tourne d'une
manière continue autour de l'axe longitudinal, indiquent clairement aussi que les
lignes de fixation restent chaque fois en arrière :

Une série d'autres observations témoigne aussi de ce fait général, que toutes les
fois qu'un mouvement du corps ou de la tête intervient *subitement* sans que
l'attention soit expressément détournée de l'objet, les yeux ont tendance à demeurer
en rapport avec l'objet et ne suivent pas immédiatement le mouvement.

« Ces faits, ajoute M. Donders, mettent hors de doute la tendance qui existe
chez nous à *compenser* les mouvements de la tête et du corps par des mouvements
des yeux, c'est-à-dire une tendance à garder les objets qui sont réellement en repos,
attachés au même point de la rétine, aussi longtemps qu'il ne s'agit pas de voir
d'autres objets ; c'est-à-dire que l'*attention visuelle* n'est pas provoquée à se porter
sur un autre point. « C'est l'opposé de ce qui a lieu lorsqu'un point vu indirectement attire l'attention et par suite le regard ; les yeux s'élancent alors vers lui, et la
tête, le corps même agissent dans le même sens, et accomplissent une partie du
chemin. »

Ces remarques sont des plus justes ; nous les corroborerons par les suivantes du
même ordre.

Dans le dernier exemple que vient d'envisager M. Donders, quand un objet c'est-
à-dire une image faisant partie du champ visuel, provoque l'attention : le principe
du mouvement est tout oculaire et prend son point de départ dans l'orientation :
L'œil ou plutôt les yeux, comme dit M. Donders, s'élancent vers lui — la tête suit
pour compléter le mouvement pour peu que l'objet soit excentrique ; le corps lui-
même vient enfin en aide au mouvement commencé... Tel est bien l'ordre.

Mais changeons le sens de ces actes : disons à une personne de *regarder* en haut,
en bas, à droite, ou à gauche, *sans objet offert préalablement à l'attention*, sans causalité immédiate rétinienne en un mot, alors ce ne sont plus les yeux qui commencent le mouvement. L'ordre donné est toujours exécuté *d'abord* par la tête,
comme si on avait excité sans intermédiaire le centre des actions motrices : les
yeux suivent, ou complètent le mouvement : ils ne le précèdent pas comme dans le
premier cas.

Cette observation est familière aux oculistes : jamais l'invitation à *regarder* en haut,
ou en bas, par exemple, n'est immédiatement suivie du mouvement prescrit des yeux ;
c'est toujours la tête seule qui exécute d'abord : les yeux longtemps après.

Il y a là une répartition intéressante à faire, entre les attributs physiologiques.

VINGT-HUITIÈME LEÇON

GENÈSE DES MOUVEMENTS OCULAIRES (DONDERS).

§ 408. — Idée-mère du travail : Évolution graduelle du mécanisme moteur dans la vision associée.

A la suite de l'exposition et de la critique de la nouvelle théorie de M. Helmholtz sur les points correspondants des rétines et de celle de l'horoptre, nous avons essayé d'indiquer, dans un paragraphe spécial, les vues qui nous paraissaient avoir dirigé l'auteur dans ces recherches nouvelles (§ 379, 25ᵉ leçon).

Nous avons montré comment.il avait essayé de fonder la théorie même de la vision binoculaire *une* sur la fusion par l'*âme* ou intellect de deux perceptions monoculaires isolées, à la suite d'une *comparaison* de leurs éléments différentiels entre eux et avec les autres notions apportées par les sens.

A ce propos une discussion a dû intervenir pour fixer les limites à donner à l'expression des idées dites *innées* dans la nouvelle philosophie de la science.

Les doctrines professées sur ces sujets par le savant professeur ont, depuis la publication de « l'Optique physiologique, » été l'objet de nouveaux développements, accompagnés de quelques critiques, justifiant en certains points les nôtres, dans un travail récent de M. Donders, dans lequel nous retrouvons d'ailleurs les mêmes errements et les mêmes procédés d'analyse. Ce travail, quoique entièrement spéculatif, se rattache de trop près aux théories précédentes (la dynamique oculaire), pour que nous puissions le passer sous silence. Son analyse s'impose donc en ce. point même de nos leçons. Le nom de son auteur lui donnerait d'ailleurs à lui seul droit à toute notre attention.

La nouvelle publication dont nous allons nous occuper et due, comme nous le disions, à M. Donders, porte le titre suivant :

Essai d'une explication génétique des mouvements oculaires, et a paru dans les *Annales d'oculistique*, année 1877.

Son objet s'entrevoit dans son titre même. L'auteur l'expose sommairement dans l'énoncé très général que voici :

« Connaissant l'élément, l'organe primitif de la vision, dans sa forme la plus simple, c'est-à-dire l'existence de la substance nerveuse qui, dans l'animal, répond aux sollicitations lumineuses, il s'agirait de déduire de cette connaissance première l'établissement graduel, à la suite d'évolutions successives, *des mouvements géométriques que pourra ou devra accomplir un organe sphérique tournant*, comme fait notre œil, autour d'un centre fixe. »

Mais comme introduction à cette étude, M. Donders tient à vider un petit débat préliminaire avec l'un de ses plus éminents rivaux dans cette nouvelle voie, M. Helmholtz, débat qui donnera une première idée de l'esprit élevé qui les inspire, et peut-être aussi, quelque peu, des éléments de confusion et d'obscurité qui entravent l'exposition ou compromettent le développement des résultats qu'ils poursuivent.

Voici d'abord la manière dont la question est conçue par M. Helmholtz :

« Lorsque l'appareil musculaire de plusieurs générations consécutives, dit-il expressément, s'est adapté au besoin des individus, et que sa disposition s'est transmise de génération en génération, les rotations les plus convenables de l'œil doivent être devenues en même temps les plus faciles à exécuter, et cette circonstance doit faciliter singulièrement leur production. » (HELMHOLTZ, p. 12.)

. Dans d'autres passages, cependant, « M. Helmholtz, ajoute M. Donders, concède que *pour certaines innervations*, la voie peut être tracée par l'élément héréditaire. » Sur ce premier point, l'unique différence qui sépare les deux savants consiste en ceci, que M. Donders fait, dans le perfectionnement graduel des sens et de leurs instruments, une non moindre part à l'action de la race elle-même (Phyle).

« M. Helmholtz voudrait-il contester, dit en résumé M. Donders, que dans la rétine. avec ses fossettes centrales et sa distribution nerveuse nettement caractérisée, se trouvent, sinon directement représentés les signes locaux, au moins déposées, *dès la naissance*, les conditions nécessaires à leur production dans un sens déterminé ? »

(Les *signes locaux* représentent ici, dans le langage de la philosophie allemande. ce que nous entendons en français par *attributs spéciaux* des organes des sens, comme, dans l'espèce, la sensation des couleurs, la faculté d'extérioriser les impressions dans une direction déterminée (lignes visuelles, etc).

« M. Helmholtz a seulement cherché à montrer, poursuit M. Donders, que nos *représentations internes* (lisez : les notions qui résultent des impressions faites sur les organes sensibles) se laissaient expliquer par l'expérience individuelle. »

M. Donders, comme on le voit, et du reste comme la généralité des physiologistes modernes, pense que l'instinct ou les mouvements premiers de l'individu, en quelque ordre fonctionnel que ce soit, représentent eux-mêmes les résultats acquis par l'expérience et l'éducation graduelle de ses auteurs, en un mot *la mémoire inconsciente de la race* (voir §§ 79, 87, 379).

. C'est ce qu'il exprime dans la suite du même passage :

« Au fond empiristes et nativistes (nativisme ou innéité) se donnent la main. Pour ces derniers, tels que je les comprends, l'expérience est, non moins que pour les premiers, le fondement de toute *représentation*. Ils diffèrent seulement par la part qu'ils attribuent à l'expérience du Phyle (évolution de l'espèce) et à celle de l'individu. » (P. 12.)

(Nous soulignons encore ici ce mot (*représentation*) peu familier aux savants français, à ceux du moins qui se tiennent étrangers aux quintessences métaphysiques. Ce terme, emprunté au dictionnaire de Kant, comporte la signification suivante : *La représentation d'un objet* est l'effet de la réaction de l'organe sensible sous l'impression qu'il en a reçue.)

« Mais où est la mesure propre à déterminer cette part ? Ce qui n'est pas manifeste au moment de la naissance peut être déjà donné virtuellement dans ses conditions ; et, après la naissance, au cours du développement ultérieur, ces conditions et l'influence de l'expérience individuelle se fondent en un ensemble indivisible. On peut donc seulement demander ce qu'il y a de manifeste dès la naissance. Or, si l'homme, plus que la généralité des animaux, plus que les poules et les cochons d'Inde, par exemple, doit s'approprier beaucoup par l'expérience individuelle, 'expérience des générations antérieures s'accuse pourtant aussi chez lui de la manière la moins équivoque. »

« Avec M. Engelmann, j'ai vu la fixation binoculaire, avec changement de convergence, chez un enfant mâle, une heure à peine après la naissance (cas exceptionnel sans doute, mais pourtant bien constaté) et, dans un cas de cécité congénitale absolue, j'ai trouvé des mouvements oculaires parallèles dans toutes les directions. Le fait que, chez les chiens, comme l'a démontré M. Adamük dans mon laboratoire, on peut obtenir, par l'irritation de certains points des tubercules quadrijumeaux, les mouvements *communs* ordinaires des deux yeux, paraît aussi très significatif. » (P. 13.)

Cette interprétation nouvelle des expressions nativistique et empiriste est, comme on le voit, entièrement en harmonie avec les vues exposées par nous sur le même sujet, dans une leçon d'ensemble sur le fonctionnement visuel binoculaire, reproduite dans le numéro du 7 mars 1868 de la *Revue scientifique*, et dans les §§ 79, 87, 373.

Cela posé, laissons la parole à l'éminent professeur pour l'exposition de l'objet même de son travail, à savoir : la manière dont a pu ou dû se créer progressivement, dans notre espèce, le mécanisme moteur de la vision associée.

« Comme point de départ, dit l'auteur, nous pouvons admettre qu'une partie déterminée de l'organe, probablement la partie centrale, se trouvait (à l'origine) dans des conditions qui la rendaient apte à devenir plus sensible que le reste. Imaginons maintenant que, dans l'état habituel d'équilibre, une impression particulière se fît sentir dans la partie périphérique : la tendance à tourner la partie centrale vers la portion correspondante du champ visuel (tendance encore aujourd'hui propre à l'organe visuel) ne pouvait manquer de se produire. Indubitablement cela eut lieu tantôt dans une direction, tantôt dans une autre; et, chaque fois, l'organe revenait ensuite à sa position première, la position de repos relatif. A l'origine, ce mouvement n'avait rien d'assuré. Le but n'était pas atteint directement, mais en tâtonnant et par des détours. La rotation autour de la ligne de regard, aussitôt qu'il put être question de celle-ci, n'aura pas fait défaut non plus. Mais aucun détour et aucune direction de rotation n'avaient la prédominance ; et, par suite, *la moyenne* à laquelle devait conduire l'expérience était *le chemin le plus court* « (c'est nous qui soulignons pour *retenir* cette probabilité), » *avec exclusion de toute rotation autour de la ligne de regard.*» (Nous soulignons encore, mais cette fois pour faire nos réserves, l'auteur nous paraissant dépasser l'induction légitime : car il n'y avait pas de raisons *à priori* pour exclure une rotation, si cette rotation était indispensable à la réalisation du principe précédent, *celui du chemin le plus court, ou de la moindre action*); mais nous reviendrons sur ce point.

Telles sont les bases que M. Donders va donner à la recherche *à priori* des lois générales de la dynamique oculaire. Les citations qui précèdent nous y introduisent ; rappelons-en le principe :

« Aussitôt après la première phase des tâtonnements pour passer de la position de repos (position ou direction primaire) à une direction déterminée répondant à une sollicitation périphérique de l'organe sensible, l'organe lui-même, adoptant la moyenne des essais, a dû suivre le chemin le plus court, représentant, naturellement, l'innervation la plus simple. »

En posant ainsi la question, l'auteur est en harmonie parfaite avec les sentiments des physiologistes de l'école mécanique.

« Fick et Wundt ont considéré les mouvements de l'œil comme réglés par ce principe, qu'on associerait toujours à chaque position de la ligne de regard la torsion (lisez rotation) qui exigerait le *moindre effort musculaire.* »

Nous aurons le regret de constater bientôt qu'oublieux de ce point de départ obligé de toute recherche de cet ordre, M. Donders s'en éloigne fort dans l'argumentation où nous allons le suivre.

§ 409. — Essai d'établissement à priori, sur la base du précédent paragraphe, de la prétendue loi de Listing.

Le paragraphe précédent nous a, dans une même exposition, indiqué et l'objet de l'auteur et la méthode qui va bientôt lui servir à l'atteindre.

Cet objet c'est la démonstration, par induction, des lois dites de *Listing et de Donders.*

Or, si l'on se reporte à la leçon précédente, on y voit que la première de ces lois (celle de Listing) consistait en ceci : que, pour passer d'un point de visée *quelconque* sur la perspective, à un autre point de visée également *quelconque*, l'œil tourne autour d'un seul axe, n'exécutant jamais qu'une simple rotation dans un plan unique (§ 404).

Or nous croyons avoir démontré dans ledit paragraphe et celui qui le suit (405), que cette loi n'est vraie que pour le cas où la ligne de regard part de la position primaire, et non d'une position quelconque, pour atteindre la position secondaire. Dans ce cas seul, le principe général de la moindre action se verrait obéi par la dynamique oculaire.

Aussi longtemps qu'il ne s'agit que du passage du point de regard ou de visée de la position primaire à une secondaire quelconque, l'obéissance à la loi de Listing, telle que nous venons de l'énoncer, réalisant les conditions mécaniques du principe de la *moindre action*, c'est-à-dire faisant passer le point de regard par *le chemin le plus court* qui s'offre sur la sphère, répond aussi bien aux nécessités des premiers efforts élémentaires de l'animal qu'à l'accomplissement des mouvements observés à une époque quelconque et plus élevée de son développement. Sous ce rapport, et dans les limites du cas particulier dont il s'agit, la loi de Listing, est en effet, parfaitement satisfaite en fait, comme en logique inductive.

Mais l'auteur ajoute (et on pourrait se demander ici à quel propos, s'il n'existait pas déjà dans son esprit une condition imposée ou sous-entendue) : *Avec exclusion de toute rotation autour de la ligne de regard.*

Or, cette condition vise le cas du passage du point de regard d'une position secondaire à une autre secondaire, où, comme l'a reconnu M. Donders lui-même, ce second mouvement de rotation *autour de la ligne de regard* (mouvement de roue de M. Helmholtz) est absolument obligé, si le transport de la ligne de regard a lieu dans un grand cercle, c'est-à-dire par le plus court chemin.

L'embarras est donc grand, car M. Donders se trouve en présence de deux principes, à ses yeux, d'importance comparable et opposés : celui de la moindre action ou du plus court chemin, et celui de Listing.

On reconnaîtra, en effet, en avançant dans cette analyse, que l'auteur n'entre pas dans cette étude absolument libre de toute idée préconçue : comme on le verra tout le long de son travail, il cherche moins ce qui a bien pu se passer dans ces mouvements embryonnaires, que la démonstration, par l'induction génétique, de principes déjà affirmés par lui : les lois dites de *Listing et de Donders.*

Tant qu'il s'agit, en effet, du passage de la position primaire à une secondaire, point de conflit, la loi de Listing et le principe de la moindre action sont également satisfaits. La rotation a lieu dans un même plan et ce plan est celui du plus court chemin ou d'un grand cercle. Mais pour passer d'une position secondaire à une autre, ce n'est plus cela ; il faut sacrifier l'un ou l'autre principe, et comme nous venons de le dire à l'instant, M. Donders le reconnaît lui-même.

Obligé de sortir de ce dilemme, M. Donders se prononce, comme M. Helmholtz, pour la solution de Listing, et l'objet principal de ses efforts est de découvrir l'origine génétique de ladite loi (de Listing), dans les actes organiques qui fonderont le mécanisme des mouvements oculaires, c'est-à-dire la réalisation sans restriction, du principe de Listing, lors des premiers essais du passage de la ligne de regard d'une position secondaire à une autre également secondaire.

Suivons donc l'auteur dans son argumentation : il vient d'exposer la première partie de ce fonctionnement, le passage du regard de la position primaire à une quelconque secondaire, et il y a reconnu à bon droit l'application de la loi de Listing.

« Pour achever alors de réaliser cette loi avec toutes ses conséquences, il ne fallait plus que la loi de Donders : comment l'origine doit-elle en être conçue?

« Nous avons supposé, continue l'auteur, que l'œil passait de la position primaire *a* à la seconde *b*, pour revenir ensuite constamment en *a*, position de repos relatif. La tendance à en agir ainsi se laisse encore constater clairement. Cela a pu arriver un nombre incalculable de fois. Occasionnellement, toutefois, la circonstance a dû se présenter que, l'œil étant fixé sur *b*, l'impression d'un autre point périphérique *b'* ait attiré l'attention. Ce point pouvait être atteint en retournant de *b* en *a*, et dirigeant alors de *a* l'œil sur *b'*. Initialement, c'est ainsi que les choses se seront passées. Mais *b'* étant vu de *a* et reconnu quant à sa situation, il devait en résulter une comparaison avec l'impression de *b'* reçue de la position *b*. Dès lors la tendance à arriver directement de *b* en *b'* ne pouvait tarder à se manifester.

« Bien des voies étaient ouvertes pour arriver à ce résultat. Sera-ce maintenant aussi comme de *a* en *b* la voie directe qui sera trouvée? Cette voie, ce serait la rotation autour d'un axe perpendiculaire au plan dans lequel sont situées les lignes de fixation dirigées sur *b* et sur *b'; rotation* comme si la direction *b* était la position primaire. Cette voie ne pouvait être trouvée. L'innervation, qui est déterminante pour une direction donnée, devait faire valoir ses droits. Par expérience était connue l'innervation sous l'action de laquelle l'œil est amené de *a* en *b'*. *Pour arriver de* b *en* b' *c'était absolument la même innervation qui était exigée. Du moment que cette condition était exactement remplie, l'œil avait pris sous tous les rapports la même position que s'il eût été dirigé de* a *sur* b'.

« Cela impliquait, en outre, que, dans le passage de *b* en *b'*, l'œil avait tourné autour d'un axe faisant décrire à la ligne de regard un *cercle de direction;* les conséquences de la loi de Listing étaient satisfaites. »

Nous ne pouvons dire si le passage que nous venons de transcrire et la conclusion que nous avons soulignée seront généralement compris. Avouons, en ce qui nous concerne, que quoique écrits en excellent français, ils sont restés pour nous à peu près lettre close.

Nous y reconnaissons bien que l'auteur conclut à l'adoption spontanée, par la *vis organica* fonctionnelle de l'appareil en évolution progressive, du plan des *petits cercles de direction*, pour lieu du mouvement direct de *b* en *b'; et* à cette conclusion nous ferons tout à l'heure telles objections qui nous frappent. Mais ce que nous ne suivons pas avec aisance, c'est le chemin par lequel nous conduit l'argumentation du distingué maître. Qu'est-ce qu'il peut bien entendre par cette *innervation déterminante pour une direction donnée, et qui doit faire valoir ses droits?*

Au premier instant, nous ne pouvions entendre par ce terme que la quantité de travail (nervoso-musculaire) nécessaire pour déterminer une rotation angulaire de grandeur donnée.

Cette conclusion, très naturelle d'ailleurs, eût été légitimée par le passage cité plus haut et contenant la définition (en l'espèce) du terme *innervation*. L'auteur ne nous dit-il pas :

« L'organe lui-même, adoptant la moyenne des essais, a dû suivre le chemin le plus court, représentant naturellement *l'innervation la plus simple*. »

Mais cette interprétation supposerait que de *b* en *b'*, l'angle ou l'arc parcouru est de même étendue que de *a* en *b*, ou en *b'*; et comme ces grandeurs sont les unes et les autres *parfaitement indéterminées*, nous ne pouvons nous arrêter à cette manière d'interpréter les idées de l'auteur, qui ne peut avoir méconnu la contradiction qu'elle renferme.

En méditant sur cette obscurité, en reconnaissant ensuite que l'intervention de cette expression semble avoir pour objet très direct d'appeler en scène la loi dite de Donders (voir le § 400), nous flattant d'entrer ainsi dans le sentier même ouvert par l'auteur, nous nous sommes demandé si ce terme *innervation* n'avait pas plutôt en vue l'idée suivante de même ordre, mais singulièrement plus complexe :

L'individu qui a transporté son point de regard de *a* en *b'*, a sans doute le sentiment ou la conscience d'un certain état d'équilibre entre les tensions relatives des
différents muscles (ou forces) employés à la production, puis au maintien de la nouvelle direction du regard. Ne serait-ce pas la notion de cet équilibre que
M. Donders appellerait *l'innervation déterminante pour une direction donnée?*

En suggérant cette interprétation, nous croyons sincèrement nous rapprocher,
autant qu'il est en nous, des idées qui ont dû ou pu diriger l'auteur.

A ce point de vue, nous comprendrions tant bien que mal que, voulant passer de
b en *b'*, le sujet se plaçât, par un mouvement tout intérieur, dans l'équilibre musculaire caractéristique de la direction voulue; équilibre dont la loi dite de Donders
a eu pour objet de faire ressortir la constance et l'exclusivisme.

Ainsi interprétée, la pensée de l'auteur peut plus ou moins directement conduire
à la conclusion par laquelle il termine :

« *Ainsi se trouvait réalisée la loi de Donders.* »

Ajoutons, toutefois, que nous ne faisons là qu'effort de traducteur; car même
sous la réserve d'avoir plus ou moins fidèlement rendu sa pensée, nous n'avons pas
les yeux assez pénétrants pour ne pas trébucher au seuil de ses conclusions.

Et d'abord, comment la notion — en supposant qu'elle existe chez le sujet — de
la position relative du point *b'*, quand il fixe le point *b*, peut-elle déterminer, par
elle seule, la représentation, dans la conscience, de l'équilibre musculaire correspondant à la position *finale* du regard sur ce point?

Assurément c'était là un objet légitime d'explication à donner ou tout au moins
à rechercher. Entre *b* et *b'* il y a un espace à parcourir, un transport à effectuer,
une continuité d'efforts à développer à cet effet, un travail *continu*, en un mot. Or,
l'auteur saute à pieds joints par-dessus ces états intermédiaires successifs, ne nous
parlant que de l'état d'équilibration finale.

Or est-ce ainsi que peuvent se comprendre les relations de l'orientation avec les
lois du mouvement? Le transport du point de mire s'offre-t-il à nos yeux indépendant du passage continu d'un point à un autre sur une ligne droite donnée? C'était
bien là une question à résoudre, ou tout ou moins, si elle est résolue dans l'esprit
du maître, à démontrer à ses auditeurs.

Nous croyons voir que M. Donders suppose assez bien établi chez son sujet le
sentiment de la ligne droite pour que, sous cette impulsion, les actes qu'il décrit
s'accomplissent d'eux-mêmes.

Et cependant voyons comme il le traite, ce sentiment de la ligne droite! Avec
M. Helmholtz, il le loge d'autorité dans les *petits cercles de direction :* conclusion
qui, si elle doit être admise un jour, constituera un tel démenti donné au principe
du plus court chemin ou de la moindre action, que la proposition qui l'affirme ne
pourra jamais être trop clairement établie : car il y en a un déjà, un plus court
chemin, entre deux points de la sphère; un, et un seul : le grand cercle; et nous
avons montré, dans le chapitre précédent, que la conception par M. Helmholtz des
cercles de direction ne tendait à rien moins qu'à réaliser, entre deux points de la
sphère, une foule de plus courts chemins.

Mais, malgré la fermeté de la conclusion, l'auteur laisse cependant percer le sentiment des embarras qui l'étreignent.

« Du reste, ajoute-t-il en effet, si même on admet que partant de *b*, *b'* ait été
trouvé par tâtonnement, au lieu d'être déterminé par le sentiment intime de
l'innervation nécessaire, et que, par suite, la position ne réponde pas exactement à
la loi de Donders, l'innervation voulue n'en aurait pas moins produit son effet, au
moment où l'on se proposait d'entreprendre le retour de *b'* en *a*, ce qui devait généralement avoir lieu. C'est comme si, enfonçant un clou à coups de marteau, et
ayant d'abord frappé verticalement, on était ensuite conduit à porter le bras obli-

quement en haut, pour de là seulement atteindre le point de départ ordinaire : ce qui pourrait alors manquer à la position serait corrigé par l'idée du coup à frapper, et, après un exercice suffisant, le long de ce chemin double, on arriverait sans doute d'emblée à la position correcte. Il en serait de même de l'œil passant de *b* en *b'*. »

Si l'on voulait définir le tâtonnement de l'intelligence, cette explication pourrait servir de parfait modèle ; mais alors que deviennent les formules transcendantales ? L'auteur n'en termine pas moins comme suit :

« Je crois avoir ainsi suffisamment rendu compte de l'origine de la loi de Listing, et, en même temps, de toutes ses conséquences qu'on pourrait être tenté d'élever au rang de facteurs génétiques ou téléologiques. »

Nos auditeurs identifieront-ils aussi aisément que l'éminent professeur cette ferme conclusion avec les explications un peu embarrassées qu'elle termine ? Nous le croyons difficilement.

Comme on peut s'en être déjà convaincu, la doctrine de M. Donders se trouve en présence de deux principes incompatibles, et ne paraît pas avoir choisi le plus hors de discussion : d'une part, celui de la moindre action ou du plus court chemin (lequel exclut toute autre route entre deux points que l'arc de grand cercle) ; et de l'autre, celui *tout arbitraire* de la nécessité d'une rotation simple autour d'un axe unique.

En mécanique rationnelle — et M. Donders fait ici de la mécanique rationnelle, inductive, il construit *à priori* — en mécanique rationnelle, c'est la moindre action, l'économie des forces, qui prime toute autre condition. La conservation du même axe de rotation n'importe en rien, si le chemin parcouru est plus long dans cette condition, ou la force dépensée plus grande.

Ce principe nous a suffi pour repousser la loi de Listing dans le cas (et c'est le cas général) où elle exige l'hypothèse des petits cercles de direction ; et il trouve ici son application avec bien plus de rigueur encore, c'est à dire sur le terrain de la pure induction géométrique !

Où la loi de Listing elle-même se montre plus que douteuse, l'origine génétique de cette loi pourrait-elle trouver une base plus assurée ?

L'auteur lui-même ne le pense pas, car voici sa conclusion finale :

« Cette loi est-elle maintenant vraie au sens tout à fait rigoureux ? Il n'est pas permis de le supposer. Nous construisons des appareils d'après un principe mathématique, et tout écart de ce principe est alors une imperfection, que nous cherchons à éviter. Mais les appareils vivants, qui n'ont pas été construits, mais qui se sont formés sous l'action continue de l'accommodation, se jouent des principes mathématiques, et trouvent précisément leur perfection dans des déviations apparentes qui, à raison de leur liaison avec les facteurs génétiques, méritent notre attention spéciale. »

Cette conclusion s'impose plus qu'en toute autre circonstance à la suite de l'analyse du mouvement en convergence. (Il ne s'est, en effet, agi jusqu'ici que des mouvements associés en parallélisme.)

« Quant aux mouvements avec convergence, et sans parler des deux formes de torsion, il ne peut même, conclut M. Donders, y être question de la loi de Listing. Mais les mouvements *avec parallélisme des lignes de fixation* ne lui obéissent pas non plus tout à fait exactement. »

« Si l'écart est ici minime, ajoute M. Donders, il est très cardinal, car il touche à l'essence de la loi ; cette loi exclut toute rotation autour de la ligne de regard, dans le cas d'un mouvement partant de la position primaire ou passant par cette position.

» Or, en fait, le simple mouvement d'élévation ou d'abaissement du plan de fixation est accompagné de rotation autour de la ligne de regard. *Ce fait n'est rien moins que la négation de la loi* » (p. 20-21).

Nous ne pousserons pas plus loin cette discussion. Qu'il nous suffise de marquer, en terminant, notre surprise à la lecture de ces conclusions si inattendues et formant un tel contraste avec l'esprit général qui semblait avoir défini le sens de ce travail. Comment ! dans la mécanique physiologique, les principes mathématiques tiennent, à la fois, tant et si peu de place ! Comment ! l'enfantement de la loi de Listing, qui n'est elle-même qu'une expression de géométrie pure, a suscité tant d'efforts de démonstration, a nécessité la création d'hypothèses antigéométriques, a, de plus, fourni matière à toute une théorie de genèse *préhistorique*, et l'auteur même qui en fait sa chose vient nous dire, en finissant, qu'après tout il ne faut pas y porter une attention si expresse, et que la mathématique n'a rien à faire là !

Si maintenant on considère l'objet poursuivi dans ce travail inquiétant, on ne sait si l'on en doit admirer la hardiesse ou en redouter, au contraire, la témérité. La physiologie expérimentale — une des grandes conquêtes scientifiques du siècle, et qui doit tant à l'éminent auteur de cet essai — nous a, pour première leçon, appris à redouter par-dessus tout l'induction *à priori*. C'est cette science même qui nous défend, par exemple, de conclure de l'inspection anatomique, même savante, d'un système de forces et de leviers à son mécanisme physiologique.

C'est cet enseignement qui, en présence de l'expérience du ruban d'Helmholtz, nous forcerait à admettre, quoique nous en ayons, l'immobilité du méridien dans lequel a lieu le passage de la position primaire à une secondaire : c'est pour ne pas nous mettre en contradiction avec l'observation, selon nous contradictoire avec les principes, que nous supposons l'existence d'une torsion véritable dans un mouvement oculaire : nous l'acceptons, sans y croire, parce que nous croyons l'avoir vu ; et voilà un des premiers maîtres de cette école qui, devançant l'existence même du système anatomique, lui dicte, dans une prévision transcendante, le mécanisme auquel il devra obéir un jour !

Les maîtres qui ont — et justement — chassé du temple la physiologie anatomique pour faire place à la physiologie expérimentale, oublient maintenant les lois mêmes qu'ils ont si heureusement édictées, et leur substituent une physiologie préhistorique, et même préanatomique, en un mot, de pure induction spéculative ! ! !

Et pour aboutir à quoi ?

A la négation finale du point de départ, du point d'arrivée et des méthodes conduisant de l'un à l'autre !

Comme conclusion terminale de ces considérations hypertranscendantes, nous pouvons nous demander si, en dehors de la leçon de méthode qui s'en peut déduire, les résultats obtenus sont en rapport avec les efforts dépensés ; si elles ont fait faire un pas dans une voie à l'extrémité de laquelle nous retrouvons, comme à son origine, la simple, l'unique et belle découverte de Ruete, offrant dans son principe, comme dans ses conséquences, tout ce que nous possédons de notions fondées et fécondes en dynamique oculaire.

§ 410. — **Nouvelles applications de la méthode de M. Helmholtz, ou par superposition de deux champs visuels monoculaires indépendants, pour reconstituer la vision binoculaire associée, sous le nom de méthode des demi-images. — Résultats des expériences.**

Est-ce pour sortir de ce dédale et rétablir sur ses pieds une loi aussi compromise, que l'auteur reprend, au moyen d'un appareil instrumental imaginé *ad hoc*, les expériences d'Helmholtz sur la reconstitution de la vision une, au moyen de deux impressions monoculaires séparément recueillies ? Le lecteur en jugera quand nous aurons résumé les résultats des nouvelles expériences instituées par M. Donders sous le nom de méthode *des demi-images*, qui ne sont au fond qu'une variante de celles discutées par nous dans la 24ᵉ leçon (§ 370 et suivants).

« Qu'on fixe des deux yeux une ligne horizontale éloignée, par exemple, le croisillon d'une fenêtre, vu sur le fond du ciel, et qu'on place devant *un* œil un prisme faible, l'arête en haut : le croisillon apparaît alors en *deux demi-images*.» — (Nous conserverons ce mot de demi-images qui, la convention acceptée, peut aussi bien qu'un autre autre, servir de dénomination à la méthode en question ; mais nous ferons observer qu'il s'agit ici, non de demi-images, mais bien, de *deux* images complètes et pareilles, produites par la dissociation de la vision simple.) — « Ces deux demi-images, donc, apparaissent l'une *au-dessus* de l'autre, et sont, dans la position primaire des yeux, sensiblement parallèles ; mais elles perdent leur parallélisme si la tête est fortement penchée en avant ou en arrière, et que, par conséquent, le *plan de fixation* soit forcé de s'élever ou de s'abaisser. Lors *du relèvement*, les demi-images de l'œil droit et de l'œil gauche montent *chacune du côté correspondant ;* lors de l'abaissement, c'est l'inverse. » Analysons :

Dans cette expérience, les deux champs visuels monoculaires sont dissociés : ils donnent lieu à la vision double par superposition l'un au-dessus de l'autre des deux croisillons, avec parallélisme de leurs horizontales, et *continuité* de leurs verticales, *pour la position primaire*. Les méridiens cardinaux des yeux demeurent dans la même position relative, que dans la vision binoculaire naturelle ou associée.

Relève-t-on ou abaisse-t-on, au contraire, le plan de regard : les choses changent.

D'après M. Donders, comme on vient de le voir, « *relève-t-on* le plan de regard (abaissement de la tête), les demi-images montent *chacune du côté correspondant* (en situation *homonyme* par conséquent), et les horizons s'abaissent *du côté externe*, » c'est-à-dire en rotation positive à droite, négative à gauche.

[L'expérience donne chez nous un résultat absolument contraire : lors du *relèvement* du plan de regard, les deux images s'élèvent en positions *croisées* : c'est-à-dire avec divergence relative des axes visuels, et en outre, les rotations (symétriques) *sont négatives* (à droite), (*positives* à gauche).

Par contre, dans l'abaissement, les demi-images sont homonymes et les rotations changent également de sens.

Et nous ajouterons, que dans lesdites expériences, les lignes verticales du croisillon ont présenté les mêmes variations : leur angle est demeuré *droit*.

Occupons-nous d'abord des données relevées par M. Donders :

Dans les cas observés par M. Donders, *lors du relèvement du plan de regard*, les demi-images sont *homonymes* et les rotations (inclinaisons) des horizontales, sont *positives* (à droite), *négatives* à gauche. Que nous apprennent ces résultats expérimentaux ?

Une même impression linéaire horizontale, au moment où elle est reçue, produit donc, dans l'analyse de M. Donders, deux lignes homonymes, faisant angle l'une avec l'autre, angle dont les *extrémités externes sont abaissées*.

Comment cette brisure dans une impression unique, parfaitement rectiligne, s'est-elle produite ? Nous l'avons vu : par une dissociation de la vision binoculaire.

Cette dissociation produite, les yeux, rendus par elle indépendants, et recevant l'ordre de continuer à se porter en haut, ont obéi à l'impulsion suivant la verticale : mais l'influx nerveux qu'ont reçu les moteurs a subi évidemment une perturbation, car la ligne unique a été brisée.

Or, si nous appliquons ici les principes propres à nous faire remonter de la direction relative des doubles images à la position réelle prise par les méridiens primaires dans le mouvement qui a eu lieu (voir Leçon 26ᵉ), nous devrons conclure que chez M. Donders :

Lors de la dissociation des yeux et dans le relèvement du plan de regard, les yeux
sé mettent *en convergence relative* (homonymie) et en *rotation négative à droite,
positive à gauche.*

Chez nous, au contraire, lors de ce même relèvement du plan de regard, lesdites
images sont *croisées* et les inclinaisons négatives pour l'œil droit toujours. La dissociation a donc produit un mouvement relatif de *divergence* des axes optiques et
une rotation *positive* des méridiens (à droite), négative à gauche.

Lors de l'abaissement, mêmes conclusions en sens contraire :

Ainsi, les mêmes expériences, donnent chez M. Donders et chez nous des résultats absolument opposés.

Nous reconnaîtrons plus loin la cause probable qui a déterminé chez M. Donders,
en ces cas, cette forme ou ce sens dans la désharmonie.

Chez nous, cette forme de la dissociation nous paraît être en rapport avec ce
fait, que nous croyons plus général, à savoir : que dans le regard porté au delà des
limites faciles de l'élévation, les yeux entrent en *divergence* dans les inclinaisons
qui dépendent pour chaque œil d'un mouvement oblique en haut, de son propre
côté, comme si chaque œil se portait isolément en haut et en dehors (suivant la loi
de Ruete).

Dans ce dernier cas, quelle peut être la force isolée qui porte ainsi chaque œil
en dehors et lui imprime la rotation observée : ce ne peut être que l'apparition
d'une composante (élévatrice d'abord) mais en même temps *divergente et rotatrice
en dehors ;* force qui ne peut être que l'action de l'oblique inférieur. .

Cet oblique inférieur n'agissait-il donc pas pendant la vision binoculaire réelle,
avant sa dissociation ? si bien ; mais ses deux composantes secondaires, la rotatrice et la divergente étaient contre-balancées par une innervation spéciale de son
congénère élévateur, le *droit supérieur*, destiné à maintenir ainsi la verticalité
du méridien primaire vertical, contre sa tendance naturelle.

On peut inférer de cette disposition générale des yeux à se porter en divergence
et à subir une rotation symétrique indépendante, positive à droite, négative à gauche, lorsque le mouvement d'élévation commun a atteint une certaine hauteur,
qu'arrivés vers les limites de leur excursion en ce sens, le parfait équilibre observé
jusque-là entre le droit supérieur et son congénère l'oblique inférieur, est détruit au
profit de ce dernier.

En résumé, il résulte du tableau des expériences qui précèdent, que lors de la
fixation binoculaire objective, réelle, si le plan de regard se relève (lignes de
fixation parallèles), tant que l'unité sensorielle du tableau est maintenue, les plans
méridiens cardinaux ou primaires des deux yeux sont eux-mêmes maintenus en
parfait rapport de parallélisme (loi de Ruete).

Mais l'unité sensorielle vient-elle à être brisée, l'indépendance rendue aux
deux organes, le relèvement du plan de regard arrivé à une certaine hauteur,
entraîne la désharmonie des yeux : ces organes accusent soit de la divergence, soit
de la convergence et des rotations symétriques indépendantes (voyez plus loin ce
mot) de leurs méridiens cardinaux.

Les résultats observés par M. Donders chez lui-même et chez d'autres collabo-
rateurs, ont donné à cet égard des résultats très dissemblables. Nous verrons plus
loin à quelle cause il faut attribuer ces différences singulières (§ 411).

§ 411. — **Résultats de ces expériences variables avec les observateurs ; et, pour un même observateur, variables avec les occupations et les habitudes antécédentes.** — **Des méridiens cardinaux réels et des méridiens apparents.**

Le sens de la dissociation des lignes de regard dans les élévations ou les abaissements prononcés du plan de regard, celui des rotations suivies par chaque œil, ne sont pas des faits particuliers à M. Donders. Nombre de physiologistes allemands — et particulièrement des *myopes* — ont vérifié et accepté pour eux-mêmes, ses résultats au degré près, qui est des plus variables. Il y a cependant quelques exceptions ; entre autres celles offertes par MM. Datish et Grossmann, citées par l'auteur. Mais ce sont des exceptions ; et, à côté de M. Donders, nous trouvons des observateurs des plus autorisés, comme Wolkmann, et Helmholtz.

Les expériences propres de ce dernier, analysées dans le § 381 de la leçon 25, et fondées sur la superposition des champs visuels indépendants, et les épreuves par images consécutives et qui, au fond, traitent du même sujet, devront donc être rapprochées de celles que nous venons de reproduire.

M. Helmholtz, comme l'a fait à son exemple, dans ce travail même, M. Donders, appelle, comme nous avons vu, *méridiens horizontaux réels ou horizons rétiniens*, les méridiens de l'œil dans lesquels sont situés — *lors de l'indépendance réciproque des yeux*, c'est-à-dire dans la vision monoculaire successive — *les images rétiniennes d'une ligne horizontale objective*.

Quand on a reçu, sur les deux yeux, ouverts isolément, l'impression *persistante* de cette horizontale objective, puis que l'on porte les deux yeux ouverts à la fois sur la même horizontale du tableau, on constate, généralement, disent ces physiologistes, que les images consécutives, premièrement inscrites dans les méridiens horizontaux isolés ou réels, ne coïncident pas avec l'image unique objective horizontale de la fixation binoculaire. Ces consécutives ont, dans des méridiens en rotation symétrique indépendante, *leur extrémité externe abaissée*.

M. Helmholtz appelle méridiens *horizontaux apparents* ceux qui reçoivent les images binoculaires simultanées de l'horizontale objective ; et il constate dans les expériences, que pour faire coïncider les consécutives avec l'image objective, c'est-à-dire pour retrouver la position de dissociation, il faudrait que les deux yeux exerçassent une rotation portant l'une vers l'autre les extrémités supérieures de leurs méridiens verticaux primaires ; c'est-à-dire qu'ils se missent en rotation symétrique indépendante négative à droite, positive à gauche.

Méridiens verticaux. — Des expériences analogues pour déterminer les inclinaisons éprouvées, dans les mêmes cas, par les méridiens primaires *verticaux*, conduisent M. Donders, par la méthode dite des demi-images, et M. Helmholtz, par celles que nous avons reproduites lors de la discussion de l'horoptre, à des résultats de même sens : chez l'un et chez l'autre, « la position de dissociation de la vision binoculaire correspond à l'état de convergence relative des axes et à une rotation symétrique indépendante des méridiens verticaux *dans le sens même de celle reconnue dans les méridiens horizontaux, c'est-à-dire négative à droite, positive à gauche.* »

Ces résultats sont conformes à ceux obtenus par M. Donders. Ils nous représentent les uns et les autres, comme il suit, les différences de situation relatives et absolues des méridiens cardinaux primaires, *lors du passage de la vision associée naturelle, à la vision indépendante ou successive, monoculaire.*

Dans ce passage, les yeux se placeraient *en convergence* relative avec inclinaison mutuelle, ou *mouvement de roue symétrique*, en rotation *négative à droite*, et *positive à gauche*.

Cela, bien entendu, à des degrés différents avec les individus, et différents encore chez le même observateur en différents instants.

L'étude ultérieure de ce qui se passe dans la convergence mutuelle des lignes de regard, au-dessus et au-dessous du plan horizontal, ne sera pas sans jeter quelque lumière sur ces singularités. Nous disons « singularités » dans le sens étymologique du mot. Ces observations, en effet, sont loin d'être générales ; elles comportent de très grandes inégalités, et même des exceptions, de l'aveu même de leurs auteurs ; et ils disent d'ailleurs expressément qu'elles se lient d'une manière frappante *aux habitudes* prises par les axes oculaires dans des occupations *antérieures et récentes*, en tous cas soutenues, de la vision rapprochée. Enfin elles se rencontrent plus particulièrement dans des yeux *myopes* et chez des observateurs des races du Nord, chez lesquels l'écartement des yeux aggrave très nettement les conséquences d'une convergence prolongée.

Peut-être, dans cette dernière considération, trouverons-nous la raison d'être de certaines autres aggravations ou suppléments de désharmonie signalés par ces auteurs.

Ainsi, en un passage, M. Helmholtz nous dit que lorsqu'il fixe avec soin son regard monoculaire sur un angle *exactement droit* (une horizontale coupée par sa perpendiculaire), l'angle du côté droit paraît *obtus* à l'œil droit ; tandis que c'est le gauche qui paraît tel à l'œil gauche.

Or il n'y a là qu'un œil ouvert : l'estimation de l'angle droit est donc ici indépendante de la position des méridiens et ne révèle que de l'asymétrie du sphéroïde oculaire, ou, tout au moins, une grande incertitude dans l'appréciation de l'angle droit chez l'auteur.

Quelles conséquences certaines peut-on déduire dès lors d'expériences qui reposent sur des instruments aussi peu précis et aux renseignements si variables, employés à juger de la verticalité ou de l'horizontalité !

A ces premières anomalies de direction, il faut, suivant M. Donders, en joindre une nouvelle. Suivant ce physiologiste, non seulement les méridiens primaires ou cardinaux offriraient, lors du passage de la vision associée à la vision monoculaire indépendante, une désharmonie d'un œil à l'autre, mais cette dissociation s'accompagnerait encore d'une désharmonie nouvelle : l'angle mutuel des méridiens verticaux apparent et réel, serait *plus grand* que l'angle mutuel des méridiens horizontaux de mêmes noms.

Ainsi, suivant M. Donders, dans les circonstances susdites, le méridien horizontal tournerait dans un sens, et le vertical dans l'autre.

Si le mot de *torsion* peut trouver une place dans la dynamique oculaire, c'est assurément dans ce cas-ci. Pour que l'un des méridiens primaires, le vertical, tourne à droite pendant que le méridien horizontal tourne à gauche, il faut en effet, supposer que le globe oculaire soit en ce cas *tordu* sur son axe comme une tabatière circulaire dure à ouvrir. Ces faits nouveaux peuvent jeter quelque lumière sur ces « mouvements de torsion » que nous avons, encore tant de peine à à reconnaître dans le passage de la ligne de regard de la position primaire à une secondaire (expérience du ruban oblique d'Helmholtz § 404). N'appartiennent-ils pas à une physiologie déjà modifiée par des habitudes qui en ont troublé l'économie antérieure ?

L'existence de ce mouvement jure tellement avec la nécessité de la conservation intacte de la forme sphérique de l'écran rétinien et de la constance du centre de rotation, qu'on n'y peut croire même après l'avoir vu ou cru voir.

Remarque sur les qualificatifs apparents et réels donnés aux méridiens primaires dans ces théories. — Nous n'abandonnerons pas ce chapitre sans une remarque afférente aux définitions plus qu'arbitraires données par M. Helmholtz et adoptées par M. Donders, pour distinguer les méridiens primaires suivant qu'on les considère *dans la vision associée binoculaire* simple, ou dans la vision dissociée, c'est-à-dire monoculaire indépendante.

Ces physiologistes désignent les premiers sous le nom de méridiens primaires *apparents*, par apposition à la qualification de *réels* qu'ils réservent aux méridiens occupant les positions dites *cardinales*, quand *chaque œil est employé isolément*.

Cette distinction répond nécessairement à une idée particulière : car ce qui serait naturel, ce serait d'appeler réels les méridiens de la vision réelle, c'est-à-dire associée et simple ; car c'est elle qui est la vision naturelle.

Cette anomalie dans les dénominations est d'autant moins heureuse que la qualification qui emporte l'idée de *fixité*, celle donnée aux méridiens de la vision bimonoculaire, comporte d'un individu à l'autre, et chez le même sujet lui-même, en des instants différents, les plus grandes variations ; tandis que ces mêmes physiologistes constatent que ces variations n'existent point dans la vision associée naturelle.

Pourquoi ce renversement des attributions ? Il nous paraît se lier à une idée *à priori ;* à savoir que la vision binoculaire est une résultante psychique de la combinaison des deux visions latérales, premièrement isolées.

Nous ne discutons pas ce point de vue : s'il est juste, ce qui ne nous répugne en rien, il n'est assurément pas démontré ; et son admission prématurée enchaîne quoiqu'on en ait les déductions ultérieures.

Cette remarque faite, nous inviterons le lecteur à avoir toujours présente à l'esprit, dans l'étude des auteurs allemands, cette particularité que le qualificatif *réel* s'attache chez eux à ce qui n'est pas *constant*, et le terme *apparent* à ce qui se rencontre régulièrement dans l'acte physiologique pur.

§ 412. — Effets du mouvement de convergence.

L'essai qui précède, et dont les conclusions n'ont pas un sens qui s'empare de l'esprit, comme l'ont fait, lors de leur première apparition, les lois déduites de la remarquable expérience de Ruete, ressortit exclusivement aux mouvements des yeux dans *le parallélisme des lignes de regard.* Sa valeur pratique, au point de vue de la théorie de la vision binoculaire, gagnera assurément quelque chose aux déductions qui pourront être tirées des mêmes méthodes expérimentales appliquées à la vision en convergence mutuelle des axes, c'est-à-dire dans la vision rapprochée.

Reprenons donc, avec l'auteur, ces mêmes expériences dans le cas de la convergence mutuelle des actes optiques, ou dans la vision rapprochée.

M. Donders établit d'abord deux cas pour la convergence des lignes de regard ; suivant que cette convergence a lieu dans le plan médian ou dans un plan vertical latéral. Il l'appelle symétrique dans le premier cas, asymétrique dans le second. En outre, elle peut avoir lieu, soit au-dessus, soit au-dessous de *l'horizon* (position primaire du parallélisme).

Ordinairement, le plan de regard est dirigé en bas, et cela en vertu d'une tendance déterminée qui a dû se développer graduellement, les objets rapprochés sur lesquels s'exerce notre attention, les produits ou les instruments de la vie civilisée, placés entre nos mains, étant ainsi naturellement inférieurs au plan de l'horizon, et la tête ne compensant qu'incomplètement cette différence de niveau.

L'auteur fait remarquer, en outre, avec une grande raison que la vision binoculaire avec toutes ses qualités, est plutôt une attribution de la vision rapprochée. La perception de la troisième dimension, sur laquelle se fonde la vision en relief, ne rencontrant ses éléments positifs que dans les différences de la parrallaxe des objets pour les deux yeux, et cette différence se liant elle-même à la proximité relative des objets (Wheatstone).

L'étude de la vision binoculaire et sa génétique peuvent donc trouver leur base la plus sûre dans l'état de convergence.

Plus que jamais c'est à la méthode des demi-images que l'auteur allemand demande ses renseignements. Malheureusement les nombreuses expériences qu'il institue, au moyen d'appareils forts ingénieux, du reste, (Isoscope), ne donnent point des résultats conformes, ni même peut-être simplement comparables d'un observateur à l'autre.

L'auteur le reconnaît le premier; il constate en effet des différences variant de 0° 17' (Helmholtz), et même 0° 0' chez d'autres, à 5° (chez lui-même), pour les rotations indépendantes (voir le § 411) de chaque œil, entre là position des axes dans la vision bi-monoculaire et la vision associée naturelle.

D'ailleurs les considérations que nous avons fait valoir relativement à la valeur de cette méthode de la superposition de deux champs visuels indépendants, pour l'analyse de la vision associée réelle ou naturelle, justifient notre défiance à son endroit.

Nous les rappelerons sommairement :

Dans la méthode dite des demi-images, comme dans celles de l'opposition.de deux champs visuels indépendants (Helmholtz), la fusion binoculaire est beaucoup plus *psychique* ou supposée que *réelle*.

On y fait bien concourir par identité, ou plutôt par similitude d'impression sur l'une et sur l'autre, les fossettes centrales, mais sans certitude d'une *convergence géométrique réelle* des lignes de regard. Aucun point objectif, défini, dans le monde extérieur, ne sert en effet dans ces expériences *de point de visée commun*.

Dans un ensemble de cas, cet objet unique est remplacé par deux objets très semblables offerts isolément à chaque œil : la fusion y a lieu alors par acte psychique comme dans la stéréoscopie. Or on sait que pour celle-ci la coalescence des deux images peut avoir lieu sous des convergences infiniment variables.

Dans d'autres cas, c'est une ligne unique isolée qui remplit le rôle d'objet au milieu d'un grand champ de teinte uniforme, dépourvu de tout autre point de repère ou élément fixateur.

Cette ligne n'a, pour donner l'idée d'unité, que *sa seule direction;* mais les deux lignes de regard peuvent se croiser dans leur plan commun, soit au delà, soit en deçà, de façon à laisser tout à fait indéterminée sa longueur (leçon 25e. § 381).

Toute liberté est ainsi abandonnée aux énergies musculaires de chaque œil pour laisser errer leur pôle sur un point quelconque de cette ligne.

En aucun cas, par conséquent, on ne peut affirmer qu'au fusionnement psychique réponde le fusionnement binoculaire naturel ; celui qui correspond à l'accommodation ou à la distance réelle des images.

Nous trouvons dans le travail même de M. Donders un paragraphe secondaire en apparence et qui semble assez concluant en faveur du jugement que nous portons ici sur la méthode des demi-images.

C'est le paragraphe intitulé « Torsion symétrique indépendante, » de son mémoire sur la genèse des mouvements oculaires.

Torsion symétrique indépendante (DONDERS). — Ce paragraphe, fort obscur, est tout entier fondé sur les résultats d'expériences reposant toujours sur le principe des demi-images ou de l'indépendance des yeux. Elles sont la reproduction des précédentes sur les rapports de l'angle (V)‹ des méridiens verticaux apparents et réels, et de l'angle (H), des méridiens horizontaux apparents et réels, avec cette addition d'un fond ou champ visuel qui n'est plus une surface uniforme, mais un demi-champ distinct pour chaque œil, et caractérisé par des bandes rectilignes parallèles dans chaque demi-champ, mais de directions, plus ou moins inclinées relativement, entre la droite et la gauche.

M. Donders constate alors des torsions ou rotations oculaires nouvelles, qu'il nomme indépendantes, et qu'il reconnaît dues à l'influence de ces fonds différents de lignes obliques, à droite et à gauche.

Il en infère justement que : « tous les points et lignes marqués dans les demi-champs visuels, font sentir leur influence sur la position des yeux ; ceux sur lesquels l'attention se fixe particulièrement, c'est à dire en général, ceux qui sont voisins du champ de vision directe, exercent une action prépondérante. »

Dans ces expériences, M. Donders reconnaît une certaine supériorité aux lignes horizontales. »

Mais ce qui le frappe le plus, c'est « qu'il suffit qu'il y ait un seul *fil* horizontal tendu dans le champ de l'isoscope, (c'est le nom qu'il donne à son instrument), pour que ce fil *tienne en bride tous les méridiens ;* ni la durée prolongée des expé-riences, ni les directions des demi-images de lignes ou de baguettes ne sont alors capables de modifier notablement l'angle des méridiens de même nom. Et plus loin :

« *Ainsi se manifeste la tendance inconsciente à accommoder la position des yeux aux exigences de la vision binoculaire.* »

Cela ne nous surprend point : dès que certains *objets* présentés aux deux yeux à la fois, offrent les conditions de la vision associée *réelle,* l'empire de l'*unité de l'objet* dissipe à l'instant toutes ces fantaisies de demi-images.

Nous ne pouvions demander une justification experimentale plus complète que celle-là de nos défiances sur la valeur doctrinale des méthodes que nous venons de discuter.

§ 413. — Du plan primaire de convergence. — Rôle de l'oblique supérieur.

« Certaines remarques générales très judicieuses, au milieu de quelques aperçus plus hasardés, énoncés il est vrai avec réserve, doivent cependant être conservées comme ayant nécessairement joué un rôle dans la mécanique évolutive de l'appareil (développement génétique).

« Les objets rapprochés, en général — et notamment les parties de notre corps, les bras et les mains qui, conjointement avec les objets palpés, jouent évidemment le rôle principal dans l'acte de déterminer le plan de fixation, sont situés plus bas que les yeux. Si donc, ici, comme partout, le mouvement se partage entre la tête et les lignes de fixation, ce plan de fixation doit s'abaisser, et le type de la conver-gence se développer » (chez chacun) » en rapport avec la position inclinée de ce plan. » C'est ce plan — *individuel* — que l'auteur propose d'appeler plan *primaire de la convergence,* comme l'horizon a été désigné comme le plan primaire de la vision en parallélisme.

Ce plan jouera, suivant le degré de l'habitude individuelle de la vision rapprochée, un rôle évident dans le jeu le plus facile, ou le plus accoutumé, de l'innervation *particulière* qui domine la convergence des axes. Cette influence d'une innervation spéciale n'a pas le droit de nous étonner : elle a été expliquée aux §§ 394-395, leçon 26e, § 266, leçon 17e.

L'action supplémentaire imposée à l'oblique supérieur pour le maintien du parallé-lisme des méridiens pendant la convergence, en devenant par trop habituelle, peut, en certain cas, donner à ce muscle lui-même un développement excessif, et déter-miner une tendance à la rotation symétrique (voir le § 409 même leçon), qui se montre dans les expériences de dissociation de la vision parallèle elle-même. (voir les expériences analysées plus haut, dans ce chapitre même).

« C'est ce que Donders doit avoir en vue dans le passage suivant :

« Par ce qui précède, je crois avoir suffisamment rendu compte de l'origine de la convergence elle-même et de la position primaire (de cette convergence), avec ses mouvements symétriques autour d'axes perpendiculaires au plan de fixation. L'existence de grandes différences individuelles, sous ce rapport, n'a pas de quoi nous étonner ; car, sans nul doute, les conditions sous lesquelles s'est développée la position primaire de la convergence varieront aussi beaucoup tant dans la race que chez l'individu. »

Dans les expériences précitées de MM. Helmholtz et Donders, et qui ont donné naissance à la distinction introduite par eux entre les méridiens cardinaux de la vision monoculaire isolée (réels) et ceux de la vision binoculaire réelle, et simple, naturelle et objective (dits apparents !), nous voyons en effet, lors du relèvement du plan de regard, et au moment où s'opère la dissociation inconsciente des yeux, se manifester une *convergence* mutuelle des yeux avec rotation symétrique indépendante négative à droite, positive à gauche, des méridiens horizontaux.

Or, le sens de ces rotations serait bien celui que pourrait amener un reste de l'action supplémentaire d'innervation exigée de l'oblique supérieur pour maintenir le parallélisme des méridiens cardinaux dans la convergence (voir les §§ 394, 395).

On comprendrait alors ici l'influence de l'habitude plus ou moins établie de la convergence sur l'équilibre momentané des yeux, lorsque ceux-ci sont abandonnés à eux-mêmes, c'est-à-dire en dehors du lien dominant de la vision associée simple ; la survivance d'un excès prolongé d'innervation dans le muscle recevant spécialement, et exceptionnellement, un surcroît d'innervation dans l'acte de cette convergence.

La variation d'individu à individu, de degré chez la même personne suivant le temps et les occupations précédentes, peut-être aussi suivant la race, sont alors des plus simples à expliquer. Ne serait-ce par une affaire de race par exemple que, chez nous, les manifestations dans les mêmes expérimentations sont ou nulles ou contraires, car nous n'avons pas beaucoup moins d'occasions et d'habitudes de convergence que nos savants confrères.

Mais on peut invoquer ici l'argument déjà mis en avant dans les explications proposées pour le mécanisme de la production de la myopie ou du staphylôme postérieur, à savoir l'écartement supérieur des yeux dans les races du Nord ; circonstance qui entraîne une prédisposition plus grande à l'insuffisance des droits internes (voir § 265).

§ 414. — Effets résultant du supplément d'action imposé à l'oblique supérieur dans l'acte de convergence.

La considération de cette position primaire de la convergence ne peut, en effet, manquer d'avoir une grande influence sur les résultats que nous discutons ici.

Si l'on se porte en effet aux §§ 394, 395, on voit que la convergence dans un plan inférieur à l'horizon exige un changement de l'équilibre musculaire indolent de l'œil, par addition d'un surcroît d'effort développé par l'oblique supérieur.

Pour peu que cette tension ait été prolongée, il n'est pas extraordinaire qu'après la cessation de l'effort direct, il demeure dans le système moteur un trouble quelconque, spasme ou, au contraire, épuisement.

Et ce spasme ou cet épuisement vont se traduire par une modification de l'équilibre musculaire, et de la notion de la position des méridiens qu'il transmet au cerveau (conscience musculaire).

Voici un exemple remarquable de cette perturbation que nous rencontrons par hasard dans une lecture scientifique se rattachant de loin au même sujet.

« L'histoire rapporte que Michel-Ange, après avoir exécuté les fresques qui ornent les voûtes de la chapelle Sixtine, travail qu'il termina dans l'espace de vingt mois, sans aucun aide, dit-on, en était arrivé à devoir, pour lire, tenir son livre *au-dessus* de la ligne de regard. » Romée (du nystagmus.)

Remarque : Nous avons le droit de faire remarquer ici l'appui que trouvent dans ces dernières observations et expériences sur les effets de la convergence mutuelle des axes optiques, les vues présentées par nous en 1863 (traité du strabisme), relativement au rôle joué par l'oblique supérieur, lors de la convergence en bas des lignes visuelles, dans le mécanisme de l'accroissement de la pression intra-oculaire et de la production du staphylôme postérieur (§§ 268, 270).

§ 415. — Conclusion.

En résumé, deux sortes de conséquences générales ressortent de ces recherches. La première, tout d'observation expérimentale ou de fait, peut s'énoncer ainsi :

L'habitude des occupations rapprochées, plus ou moins longtemps soutenues, tend à créer, puis à maintenir dans les muscles oculaires, *lors de la vision vague ou indifférente*, la tendance à produire dans les méridiens primaires les inclinaisons ou rotations propres à la seule convergence des axes optiques.

La seconde, de principe, est à considérer dans l'objet même de ces recherches, instituées dans la pensée, conçue *à priori*, de synthétiser les lois de la vision binoculaire simple, par le rapprochement, *à postériori*, des lois préformées de la vision bilatérale, ou par composition directe de deux facteurs isolés.

Dégagées des vues inductives de physiologie préhistorique qui leur ont donné naissance, d'un langage métaphysique ou obscur, souvent peu en rapport avec leur objet, en un mot, considérées en elles-mêmes, ces expériences sont utiles à retenir à titre de renseignements sur les états personnels amenés dans l'équilibre du système moteur des yeux par les occupations délétères de la vie civilisée.

Ont-elles le même avantage au point de vue élevé qu'elles avaient en face d'elles ? ont-elles rapproché la solution du gros problème qu'elles soulevaient, à savoir : la justification *à priori* des conceptions de Listing ou du nouvel horoptre de M. Helmholtz ? On a vu nos conclusions personnelles à cet égard, dans les leçons 23 et 24 ; comme quoi, d'une part, la loi de Listing n'est exacte que dans le passage d'une position primaire à une position secondaire, et non pas d'une secondaire à une autre secondaire ; et, d'autre part, nos conclusions également négatives et non moins formelles quant à l'imagination de l'horoptre.

SIXIÈME PARTIE

VISION BINOCULAIRE — PATHOLOGIE

VINGT-NEUVIÈME LEÇON

DES TROUBLES VISUELS RÉSULTANT DE LA DISSOCIATION DE LA VISION BINOCULAIRE

§ 416. — Définition sommaire du strabisme : dissociation du regard binoculaire.

La vision associée ou binoculaire, simple dans son résultat psychique ou sensoriel, ne se maintient telle que par la régularité du mouvement des deux yeux, associés de façon à avoir, en chaque instant, le même objet peint sur les pôles des deux organes, ou, ce qui revient au même, leurs axes optiques entre-croisés sur le même point ou objet extérieur.

Cette régularité ne se maintient elle-même qu'autant que les conditions de l'équilibre physiologique sont conservées *entre la puissance et la résistance* : — c'est-à-dire du côté *de la puissance*, que nul trouble n'existe dans l'association synergique des muscles moteurs de l'un ou l'autre œil — ou, du côté *de la résistance*, que nul obstacle anormal ne vient entraver l'un des mouvements réclamés.

Toute dérogation à cette loi s'exprime par une altération de la mobilité de l'un ou l'autre œil, et, par sa conséquence immédiate, la discordance, la désharmonie des rapports physiologiques des deux axes optiques.

Cette dissociation porte le nom de *strabisme*.

§ 417. — Anomalies dans les mouvements pouvant dépendre d'obstacles matériels.

Quand cette altération de mobilité, ou cette discordance, se manifeste d'une manière quelconque, le premier soin du chirurgien doit être de s'assurer que l'anomalie ressortit à l'un ou l'autre de ces deux facteurs principaux, la puissance ou la résistance.

La puissance, chacun comprend quelle elle est : l'action des muscles moteurs qui doit offrir l'harmonie entière formulée dans la leçon 26ᵉ.

Quant à la résistance, elle ne peut provenir que des entraves au mouvement, dans une ou plusieurs directions, apportées par des obstacles extérieurs au globe.

Telles seraient les circonstances anatomo-pathologiques suivantes :

1° Du côté de la conjonctive, des cicatrices ou pertes de substance, s'étendant plus ou moins profondément : ptérygions charnus ou rétractiles, des adhérences du globe (symblépharon, ankyloblépharon), etc., etc...

2° Du côté de l'orbite, toutes *les tumeurs* qui peuvent se développer dans sa cavité et amener de l'exorbitisme[1].

L'engorgement, soit sanguin, soit lymphatique de ses parois. Leur déformation, par pression de tumeurs développées dans les cavités voisines, etc., etc.

Avant toute autre recherche, le chirurgien doit donc s'assurer si l'une de ces conditions mécaniques ne joue pas un rôle dans l'anomalie de mouvement constatée.

Cette source causale exclue, il est en droit d'accuser l'intégrité physiologique de l'appareil moteur en lui-même.

§ 418. — Examen direct de la mobilité.

L'examen de la mobilité doit être fait dans les deux yeux ensemble, puis dans chaque organe séparément, c'est-à-dire l'autre étant fermé.

Pour l'apprécier avec exactitude, il faut préalablement connaître l'étendue physiologique de l'excursion de chaque œil entre les deux commissures.

Voici ce que sont communément ses limites :

Des limites normales de l'excursion de chaque œil. — Dans l'abduction forcée, le bord *externe* de la cornée doit arriver à la commissure ; — dans l'adduction, le bord *interne* doit se cacher *un peu*

---

1. Les principales de ces tumeurs sont :
L'emphysème ;
L'œdème, l'inflammation, les abcès et phlegmons des tissus intrà-orbitaires ;
Les périostites et exostoses ;
Les caries et nécroses ;
L'hydropisie inflammatoire de la capsule de Ténon ;
Le goitre exophthalmique ;
Les néoplasmes fibreux, sarcomateux, osseux, cartilagineux ; les tumeurs graisseuses, les kystes, les tumeurs malignes ;
Les tumeurs vasculaires, anévrysmes vrais et diffus, tumeurs caverneuses ;
Les épanchements de sang ou de lymphe ;
Enfin, les corps étrangers demeurés dans l'orbite.

sous la caroncule, ou, plus exactement, la tangente verticale au
bord interne de la pupille doit passer par le point lacrymal inférieur. — Mais il y a là des variations physiologiques assez étendues.
— L'ouverture horizontale du champ de mobilité, varie entre 85° et
110°. — Il sera très utile de comparer les deux yeux.

Pour les directions en haut et en bas, on se donnera d'autres points
de repère, ou bien on comparera les deux yeux.

L'absence de toute résistance ou entrave *matérielle, objective*, à
l'accomplissement du parcours de cet arc excursif étant démontrée
à l'observateur par son exploration directe, l'origine ou le siège de la
discordance survenue dans le jeu synergique des deux yeux doivent
être recherchés dans l'appareil moteur lui-même ou dans le système
supérieur (nerveux) qui le gouverne.

§ 419. — Premier symptôme de la dissociation de la vision binoculaire. Définition du strabisme.

Voilà donc le chirurgien en présence d'une anomalie survenue dans
les mouvements synergiques du globe, et devenu certain que la discordance observée par lui ne peut avoir d'autre siège que l'action
motrice même ou musculaire de l'appareil oculaire.

La première et la plus caractéristique de ces perturbations est
fournie par l'observation suivante :

L'un des yeux étant toujours en rapport avec l'objet de l'attention
(autrement dit, son pôle ou sa fossette centrale étant constamment
le lieu de l'image de l'objet), *l'autre œil ne conserve plus ce même
rapport*. Cette rupture de l'harmonie des mouvements oculaires a nom
strabisme.

Cette définition, qui appartient à Donders, est généralement
acceptée.

Dans cette définition, le strabisme est, comme on peut le remarquer, envisagé comme un fait entièrement subjectif, et qui, par conséquent, peut n'être pas apparent.

Les personnes étrangères à la science n'expriment, au contraire,
par ce mot qu'un fait *objectif*. Le sujet observé *paraît* avoir les yeux
discordants, il a un trait dans le regard, ou même les yeux carrément
de travers.

Dans le plus grand nombre des cas, l'apparence et la réalité marchent de conserve : il y a, à la fois, déviation visible et déviation
réelle.

Il se rencontre cependant certains cas plus nombreux qu'on ne
pense, et dans lesquels des yeux qui, à un examen superficiel, semblent strabiques, et dont l'harmonie subjective est, au contraire, parfaite ; et l'aspect opposé n'est pas moins fréquent.

Nous reconnaîtrons donc des déviations simplement apparentes par opposition aux déviations réelles.

Le mécanisme sur lequel repose cette distinction, ressortira très clairement à la lecture des §§ 428 et suivants (même leçon), où seront exposées les conditions productrices du strabisme convergent de l'hypermétropie et du strabisme divergent de la myopie, dans leurs rapports avec la valeur variable de l'angle (α) fait par l'axe de figure du globe avec l'axe optique ou ligne de visée (§§ 230 et 265).

§ 420. — Diagnostic entre le strabisme réel et le strabisme apparent : De la déviation primitive et de la déviation secondaire.

Lorsqu'un malade se présente à vous et que vôtre attention est appêlée sur le fait de la concordance ou de la non-concordance de ses lignes de regard, s'il vous semble à vous-même ou aux assistants que le sujet *louche*, vous établirez aisément le fait de la discordance réelle ou supposée.

Et d'abord, l'étude de la mobilité, la comparaison des limites de l'arc excursif de chaque œil avec ses bornes moyennes (§ 418), vous aura fourni un premier aperçu : mais un autre ensemble de symptômes bien autrement positifs saura bientôt vous éclairer absolument ; à savoir, l'analyse de la *déviation*.

Présentant au sujet, dans le plan vertical médian, un objet quelconque de moyenne dimension et suffisamment propre à attirer l'attention, vous croyez remarquer, supposerons-nous, que pendant que l'un des yeux est fixé très directement sur l'objet, l'axe optique de l'autre œil, également fixe, se dirige d'un certain nombre de degrés en dehors ou en dedans de l'objet visé. L'objet cependant paraît simple ou unique.

Vous couvrez alors avec la main l'œil supposé sain, mais de façon pourtant, tout en lui interceptant la vue de l'objet offert à son attention, à ne point perdre de vue, vous-même, les mouvements qu'il pourrait bien exécuter sous votre main. Vous reconnaissez alors qu'au moment de l'interposition de la main, l'œil qui précédemment dardait son axe optique, à droite ou à gauche de l'objet, *se redresse pour se fixer sur lui*. En même temps, l'œil voilé prend passivement une position nouvelle. Il a exécuté le *même* mouvement que son congénère, et dans le *même* sens, comme lors du regard associé au loin : il fait maintenant avec la direction de l'objet le *même angle* que faisait l'autre dans la première partie de l'épreuve.

La déviation, suivant l'expression très heureuse de M. Jules Guérin, semble ainsi voyager d'un œil à l'autre.

Cette déviation de l'œil sain, sous la main qui le couvre, porte le

nom de *déviation secondaire*, par opposition avec celle de l'œil strabique qui est appelée *primitive*.

Elle met nettement en lumière le fait subjectif qui caractérise essentiellement le strabisme. Elle démontre effectivement que lorsque l'un
des yeux est, *par son pôle*, en rapport avec l'objet visé, la ligne de
regard de l'autre œil ne concorde pas avec cet objet.

Dans le strabisme simplement apparent, le fait de cacher l'objet à
l'un des yeux n'entraîne aucun mouvement dans l'autre. L'absence
de déviation secondaire dans l'œil voilé, ou de déplacement de l'œil
non couvert, indique suffisamment que le strabisme *n'était qu'apparent*, puisque chaque œil demeure fixé sur l'objet quand on cache
celui-ci à l'autre œil.

§ 421. — Assurer d'abord la valeur de ces épreuves en déterminant si le strabisme n'est pas dû à l'amblyopie de l'œil dévié.

Mais pour que cette épreuve ait une signification, ainsi, d'ailleurs,
que toutes celles qui vont suivre, il est un premier soin qui s'impose :
c'est de savoir si l'œil dévié répond bien lui-même aux sollicitations
lumineuses ; et non seulement s'il *voit*, mais s'il *distingue* suffisamment.

Quand nous voyons un œil demeurer paresseux ou immobile devant
l'appel de l'attention vers un objet qu'on lui présente, il se peut, en
effet, que cette immobilité reconnaisse une autre cause que l'altération des forces motrices, par exemple, l'insuffisance de l'impression
sensorielle produite par l'image de l'objet ; que celle-ci soit due à une
anomalie de réfraction, ou à un affaiblissement de la sensibilité rétinienne, ou même simplement de la transparence des milieux.

Il y aurait donc ici suspension du mouvement par affaiblissement
visuel ou amblyopie.

Il ne suffira donc pas de constater l'*absence du redressement* de la
déviation apparente, dans l'épreuve précédente, pour être autorisé à
conclure à l'absence corrélative du strabisme.

Il faut de plus avoir constaté, soit objectivement, soit subjectivement, l'existence d'un degré de vision suffisant dans l'œil suspect.

Ces bases posées, étudiant le strabisme, nous lui reconnaissons
bientôt deux formes très nettement différentes, et portant chacune
ses symptômes caractéristiques.

§ 422. — Deux classes parfaitement définies dans le strabisme.

Dans l'une des formes que nous allons décrire, on observe que,
nonobstant le désaccord constaté entre les deux lignes de regard, les
deux organes, celui qui paraît dévié, tout comme son congénère,

jouissent d'une mobilité sensiblement égale, et dans les deux sens; seulement, le point milieu de l'arc excursif ne concorde plus, soit dans un seul œil, soit dans les deux, avec le point milieu de la fente palpébrale; la cornée n'atteint point l'une des commissures, et se cache, au contraire, trop profondément sous l'autre. (Nous rappellerons cette circonstance à propos de la discussion sur le strabisme double, § 449.)

Dans le second groupe de cas, il en est tout différemment. Le mouvement de l'œil dévié est sensiblement réduit ou même annulé dans un certain sens; quelquefois dans plusieurs. L'objet de l'attention, porté dans certain sens, n'est plus suivi dans son mouvement par l'un des yeux; de telle sorte que, dans ce sens, l'angle de la déviation, nul au point de départ du mouvement, croît avec l'étendue du mouvement.

§ 423. — Premier groupe : La déviation secondaire est égale à la déviation primitive.

A chacun de ces groupes correspondent encore deux différences tout à fait caractéristiques.

Dans la première, concurremment avec la conservation de l'intégrité de la somme de mobilité dans l'œil dévié, on constatera que, *sous la main qui le couvre*, l'œil sain, au moment où l'œil dévié se redresse, se dévie lui-même d'un *angle égal* à celui parcouru dans le redressement de son congénère.

La déviation secondaire, dans cette catégorie de strabismes, *est égale à la déviation primitive.*

§ 424. — Deuxième groupe : La déviation secondaire est plus grande que la déviation primitive.

Dans la seconde catégorie, correspondant aux strabismes dans lesquels l'œil premièrement dévié se redresse ou incomplètement, ou même point du tout, sa mobilité propre étant ou réduite ou annulée, au moment de l'épreuve, l'œil sain, sous la main qui le couvre, exécutera un mouvement dans le sens même des efforts de son congénère, mais d'une beaucoup *plus grande étendue.*

Dans cet ensemble de cas, *la déviation secondaire l'emporte notablement sur la déviation primitive.*

Cette égalité d'un côté, cette inégalité de l'autre, entre les déviations secondaire et primitive, vont nous fournir deux caractères différentiels des plus précieux entre deux grandes classes de strabismes, et jeter en même temps un grand jour sur leur pathogénie.

§ 425. — **Signification de ces caractères différentiels : Du strabisme
concomitant ; du strabisme paralytique.**

Que voyons-nous, dans la première de ces catégories ? une même
action de la volonté (influx nerveux) déterminant, dans les puissances
motrices de droite et de gauche, identiquement la même étendue de
mouvement. Il est visible que les deux yeux se meuvent simultanément, sous l'empire d'une impulsion égale ; ils conservent, pendant
toute la durée du mouvement, le même degré de désaccord ; l'axe
principal de l'œil dévié formant toujours le même angle (anomal)
avec l'axe principal de l'œil sain.

Que conclure de là, sinon que les muscles de l'un et de l'autre œil
sont, pendant toute l'étendue du mouvement, soumis à la *même dose
d'influx nerveux ?*

La désharmonie observée ne peut donc dépendre que d'un état du
tissu musculaire lui-même, *d'une disproportion de longueur ou de développement entre les groupes antagonistes*. L'anomalie est d'ordre
anatomique et non liée à l'innervation.

Qu'observons-nous, en opposition, dans la seconde catégorie ? Un
même ordre de la volonté auquel répondent, dans les deux yeux, des
effets très différents. Le mouvement que s'essaie à produire l'œil
dévié trahit un effort, et cet effort, *supérieur en quantité à l'effet
obtenu*, se traduit dans le *déplacement excessif* exécuté sympathiquement dans le même sens par l'autre œil, *sous la main qui le couvre*,
sous l'influence de la synergie nerveuse qui préside aux mouvements
associés.

Ces deux circonstances *objectives*, qui suffiraient à différencier les
deux catégories au point de vue d'une classification matérielle, établissent, au fond, entre elles une telle différence, que la nécessité d'en
former *deux classes* des plus distinctes s'impose immédiatement, au
point de vue de leur pathogénie elle-même.

La première de ces classes a reçu le nom de *strabisme concomitant*
ou *mécanique*.

La seconde celui de *strabisme paralytique*.

La justification de ces deux dénominations n'exige pas de développements : elles sont la conséquence directe et l'expression même des
propositions exposées dans ce paragraphe.

§ 426. — **Caractères adéquats fournis par les images doubles dans ces deux
classes de strabisme.**

Ces deux genres de strabisme se différencient encore d'une manière
générale par un autre caractère non moins essentiel.

Puisque, par le fait de la disjonction des axes, les images de l'objet fixé se dessinent centralement dans un œil, et excentriquement dans l'autre, le sujet devrait accuser constamment deux images du même objet; il devrait se plaindre de *diplopie*.

Or, dans l'une des deux classes de strabisme que nous considérons ici, cette diplopie est, en effet, généralement accusée; dans l'autre, non moins généralement, inconnue. Et pourtant, de part et d'autre, il y a bien deux images non coalescentes.

Or dans cette dernière classe, le strabisme mécanique ou concomitant, où ne s'accuse point la diplopie, on peut souvent, en usant d'artifice, la faire se révéler, et alors, comme dans la classe où elle se manifeste spontanément, on peut, d'après la situation relative des images, caractériser le genre du strabisme : la sensation subjective demeurant aussi affirmative, précise et caractéristique de la déviation que l'observation objective.

On constate ainsi que :

Au strabisme convergent correspondent des images *homonymes;*

Au strabisme divergent des *images croisées ;*

A l'œil dévié en *haut*, une image plus *basse ;*

A l'œil dévié *en bas*, une image plus *haute.*

D'une manière générale, l'image de l'œil sain servant de point de repère, l'image fausse (ou de l'œil dévié) est du côté opposé au sens de la déviation (voir § 501).

Maintenant, si l'on se demande d'où vient la sensation d'images doubles dans l'un de ces strabismes, son absence dans l'autre classe, sans entrer encore dans le *pourquoi*, nous dirons que, dans ce dernier cas, l'habitude ou d'autres causes ont permis au sujet de faire abstraction de l'image fausse, généralement moins nette que celle de l'œil sain ; de la neutraliser psychiquement : c'est ce qu'on appelle la *neutralisation psychique.* Nous reviendrons sur ce point.

Mais ce n'est pas tout, et l'analyse de la diplopie ne se bornera pas à nous faire connaître le sens de la déviation.

Elle pourra encore nous fournir, entre les deux classes de strabismes, des signes diagnostiques différentiels correspondant à ceux apportés par l'observation de la déviation. Ainsi, dans les cas où elle existerait spontanément dans un strabisme concomitant, ou si l'on réussit — ce qui est loin d'être rare — à l'y faire apparaître par un artifice quelconque, on observerait entre ses caractères et ceux offerts par la diplopie du strabisme paralytique, des attributs aussi distincts qu'entre la déviation primitive et la déviation secondaire.

C'est ce que nous allons facilement reconnaître :

Supposons que nous soyons parvenu, dans un cas de *strabisme concomitant*, à faire naître dans l'œil dévié la sensation de l'image qui, ordinairement, y demeure inaperçue, n'est-il pas clair que, quelle que soit la direction dans laquelle on appelle l'attention du regard, les deux images conserveront, pendant le mouvement des yeux, la même position, le même écartement relatifs. C'est la conséquence nécessaire de la constance de l'écart qui existe entre les deux axes principaux, quels que soient les mouvements des yeux qui, dans le strabisme concomitant, se meuvent comme *en partie liée.*

Analysons, en opposition avec ce cas-là, ce qui doit se passer dans un strabisme paralytique. Lorsque, dans un cas de ce genre, on veut faire suivre aux deux yeux ouverts un objet qui s'éloigne dans la direction du muscle dont l'action est soit moindre, soit nulle, la déviation primitive augmente avec le mouvement de l'objet ; l'angle qui sépare les deux images augmente donc de façon identique. Inversement, diminue-t-elle progressivement lorsque le mouvement change de sens, pour finir par disparaître lors du concours des deux lignes de regard sur l'objet. De ce point à l'autre extrémité de l'arc excursif, les mouvements étant, dans ce dernier sens, harmoniques, la diplopie ne se montre plus.

La distance relative des images suit donc, dans ces deux exemples, les mêmes phases que la déviation primitive.

Les enseignements apportés par l'observation de la diplopie secondaire seraient évidemment calqués sur ceux de la déviation de même nom, si l'on pouvait, les deux yeux demeurant ouverts, faire concentrer toute l'attention du sujet sur l'image de l'œil dévié.

Mais ce qu'il importe de retenir ici, au point de vue pratique, c'est la *variation de distance* des doubles images avec la direction et l'étendue du mouvement de l'objet de l'attention ; caractère pathognomonique de la différence d'influx nerveux reçu par les muscles, présidant, dans l'un et l'autre œil, à l'exécution d'un mouvement donné.

L'écart entre les deux images croît donc au fur et à mesure que l'objet est porté plus loin dans ladite direction.

Par contre, si on le ramène en arrière, cet écart diminuera jusqu'à devenir nul. En ce moment, les deux axes optiques seront en concordance, et demeureront tels si l'on continue le mouvement dans le sens opposé, puisque nous ne supposons ici de paralysie que dans un seul muscle.

Le caractère principal de cette classe de déviations consiste donc en ceci que, dans une certaine direction du regard, il n'y a ni strabisme ni doubles images, tandis que dans la direction contraire les doubles images se montrent, et avec cette circonstance notable qu'elles *s'écartent d'autant plus que l'objet est porté plus loin dans ce même sens.*

Finalement, dans le strabisme concomitant, s'il existe des images doubles, quels que soient le sens et l'étendue du mouvement des yeux, la distance desdites images demeure invariable ;

Dans le strabisme paralytique habituellement caractérisé par la présence de doubles images, il en est tout autrement;

La distance des doubles images croît avec l'étendue du mouvement dans un sens donné; décroît et disparaît, au contraire, dans la direction opposée.

Nous allons maintenant tâcher de pénétrer le mécanisme pathogénique de ces déviations :

Commençons par la première de ces classes : le strabisme fixe, statique, concomitant.

§·427. — **Du strabisme mécanique ou concomitant.** — **Le strabisme concomitant est souvent une condition consécutive et terminale du strabisme paralytique.**

Une des origines les plus anciennement reconnues du strabisme concomitant, est une déviation antérieure appartenant à la seconde classe, c'est-à-dire au strabisme paralytique. C'était là un fait d'observation présentant un certain degré de fréquence, mais qui, ainsi que nous le verrons plus loin, avait été le point de départ d'une généralisation absolument excessive.

Cependant, étant la première en date et d'une réalité numériquement notable, nous commencerons par rechercher le mécanisme de cette transformation d'un strabisme à déviation variable, en un autre à déviation constamment égale à elle-même.

Nous nous demanderons donc : comment un trouble primitif de l'innervation peut, consécutivement, produire une disproportion permanente dans le balancement musculaire ; en d'autres termes, comment un strabisme *paralytique* peut graduellement se transformer en strabisme *concomitant*.

Lors d'une paralysie, ou même d'une simple diminution d'innervation musculaire (parésie), cette réduction ou cette annulation dans la force propre du muscle, crée, *ipso facto*, l'excès relatif de puissance du muscle antagoniste, dans l'œil affecté. Ce dernier devient ainsi le siège d'un spasme relatif. Que la paralysie d'un muscle se prolonge — ce qui arrive trop fréquemment — le muscle antagoniste contracturé, se nourrit pendant tout ce temps dans un état de raccourcissement duquel il ne peut plus revenir, et vous avez alors sous les yeux le mécanisme bien simple d'une inégalité de longueur durable, permanente, qui succède à une disproportion primitive dynamique.

— Mais ce n'est pas tout : cette même paralysie d'un muscle dans l'œil malade, peut encore amener le même effet (l'allongement du muscle homonyme), et même de façon très marquée, dans l'œil *sain*, dans celui qui n'est pas affecté de paralysie ; et c'est là assurément l'origine de la production si régulièrement observée, — des *strabismes doubles* (voy. § 449).

C'est ici que doit prendre place la belle théorie de Græfe qui, dans ces circonstances, rattache encore le strabisme concomitant à l'inégalité qui existe entre la déviation secondaire et la déviation primitive.

Quand l'œil malade, frappé seulement de parésie, ou de paralysie incomplète, dit de Græfe, tend à se redresser pour viser seul un objet, dans le cas où il jouirait (ce qui n'est pas rare) d'une plus grande portée ou d'une plus grande acuité visuelle, l'influx nerveux qu'il reçoit dépasse la mesure normale. C'est la conséquence même de la paralysie.

Mais, par le fait de la synergie physiologique, son associé dans l'œil sain reçoit la même somme d'influx nerveux (Loi des mouvements associés) ; et comme il est intact, celui-ci, il fait un plus grand chemin que l'œil malade. Si ce jeu-là se répète, la nutrition trouve, comme dans l'exemple précédent, à s'exercer plus ou moins longtemps dans ces états inégaux, et une disproportion de longueur devenant durable, succède, *dans l'œil sain,* à l'égalité primitive. D'où, encore de ce côté, les conditions pathogéniques du strabisme concomitant.

C'est ce mécanisme qu'avait très bien saisi M. J. Guérin, mais qu'il appliquait, nous a-t-il paru, par confusion, d'emblée, *à priori,* au strabisme concomitant (mécanique).

Remarque. — Lors des premières études sérieuses faites sur l'étiologie du strabisme, un élément causal, très logique à concevoir, avait été investi, comme doué d'une grande supériorité de fréquence, du rôle principal et actif d'agent de la déviation. Cet élément était pris dans l'ordre des affections convulsives, spasmodiques, si familières au premier âge, et à la suite desquelles on voit se produire des contractures primitives, puis des rétractions secondaires d'un ou de plusieurs muscles.

On supposait que ce même mécanisme présidait *le plus habituellement* au strabisme, et l'on a même demandé à l'anatomie pathologique des faits à l'appui de cette théorie, en avançant que ces rétractions musculaires, consécutives à un spasme primitif, étaient rendues évidentes pas la transformation fibreuse finale du tissu desdits muscles.

Les recherches modernes ne confirment malheureusement pas ces vues spéculatives. Le fait de l'origine première du strabisme concomitant dans un *spasme musculaire* ne saurait, d'après l'observation journalière, former qu'une exception au milieu du nombre bien autrement grand des rétractions *consécutives à une paralysie primitive,* et répondent au mécanisme que nous venons d'analyser.

Or cette dernière origine du strabisme concomitant (le strabisme paralytique), nous verrons tout à l'heure qu'elle ne figure pas, au grand maximum, pour plus de 15 pour 100 sur le nombre total des strabismes permanents ou mécaniques.

Ajoutons enfin, pour terminer, que dans la grande généralité des strabismes concomitants, dans leur universalité peut-être, si l'on constate souvent, presque régulièrement, l'augmentation de volume, l'hypertrophie du tissu musculaire, nous ne sachions pas qu'on ait observé sa transformation fibreuse. Et, depuis vingt-cinq ans, il s'opère cependant chaque année, en Europe, quelques deux ou trois milliers de ténotomies.

§ 428. — Premier aperçu qui rattache « plus généralement » l'origine du strabisme concomitant à une anomalie de la réfraction.

Mais, pour se rencontrer assez souvent, ce point de départ du strabisme concomitant est bien loin d'être le plus commun, ainsi que nous le reconnaîtrons plus loin. Dans le plus grand nombre des cas, 65 à 70 fois sur 100, le strabisme concomitant débute dans la première enfance — (non pas cependant qu'il soit congénital) — et se rattache, comme nous allons le voir, à des anomalies dans la réfraction, dans une bien autre proportion qu'à une altération nerveuse primitive. Ainsi, sur 100 cas de *strabisme convergent* concomitant, on n'en trouve pas moins de 77 coïncidant avec *l'hypermétropie*. Et si on analyse scrupuleusement les statistiques du strabisme *divergent concomitant*, on ne trouve pas une proportion beaucoup moindre de myopes.

Écoutons à ce sujet M. Donders :

« Dans 280 cas, scrupuleusement analysés, conjointement avec le docteur Hoffmann, nous avons déterminé toutes les conditions anatomiques, optiques et mécaniques; l'étendue et les limites du mouvement de chaque œil ont été mesurées et précisées séparément. Ainsi a-t-il été fait de la latitude de l'accommodation, de l'acuité de la vision ; l'âge et l'époque du début, les conditions présentées par le sujet, les complications, les traitements précédents, l'hérédité ont été notés avec soin. On a trouvé de la sorte que sur 100 cas de *strabisme convergent*, il y avait 77 fois *hypermétropie;* et de la même manière a-t-on pu noter également que, dans le cas de *strabisme divergent*, la myopie s'observait deux fois sur trois, ou 66 sur 100. Le rapprochement de ces résultats nous autorise certainement à penser que les anomalies de la réfraction sont les premières et les plus positives *causes* de strabisme divergent ou convergent (Donders). » Moins absolu que M. Donders, quant au mot *causes*, nous demanderons la permission de rechercher quelles relations rattachent à une anomalie de la réfraction donnée un strabisme de sens également déterminé ; relations rendues évidentes par des chiffres aussi considérables que ceux qui précèdent, et que des observations constamment répétées depuis vingt années ont invinciblement établies.

Nous débuterons dans cette étude par celle du strabisme divergent de la myopie.

§ 429. — Du strabisme intermittent ou périodique divergent, ou par insuffisance des muscles droits internes.

L'œil des myopes, dit de Græfe, par le fait du rapprochement plus ou moins considérable, de la limite éloignée de la vision (*punctum remotum*), voit se rapprocher également de lui le *punctum proximum*, ou limite rapprochée de ce même champ (leçon 18e, § 276).

L'étendue de l'accommodation, en conservant la même latitude qui est le partage de l'œil normal, s'est transportée tout entière du côté du sujet. Ce transport du champ de la vision exige, par voie de conséquence, pour l'exercice du regard associé, une convergence proportionnellement plus grande que chez l'emmétrope, et, comme moyen d'amener cette convergence, un déploiement d'énergie et plus soutenue et plus considérable de la part des muscles droits internes (voir leçon 17e, § 264). La vision des objets de petite dimension amènera donc chez le myope un travail plus ou moins supérieur à celui développé par l'emmétrope, et d'autant plus grand que la puissance originelle des muscles droits internes pourra être au-dessous du type normal.

Or cette insuffisance relative des muscles adducteurs existe très généralement chez le myope, même dans les cas de myopie de moyen degré ; elle s'y décèle par cette circonstance fréquente d'yeux pour lesquels la fixation binoculaire devient impossible au delà de quelques instants, pour une distance de quelques pouces. Quand on persiste, l'œil se fatigue; à la longue, surviennent des douleurs dans les rameaux sus-orbitaires de la cinquième paire, et du larmoiement qui obligent à cesser tous efforts nouveaux d'application. Enfin, si, dans ces circonstances, on soumet le sujet aux épreuves exposées au (§ 266, 17e leçon) pour le diagnostic de l'insuffisance des muscles droits internes, dans le plus grand nombre des cas de myopie, même moyenne, on peut reconnaître l'existence de cet état de tension de l'équilibre musculaire.

En présence ou à la suite de ces symptômes qu'arrive-t-il? Ou de l'asthénopie douloureuse, amenant la suspension forcée de tout travail ; ou bien, à un moment donné, l'écartement spontané de l'un des yeux, la déviation en dehors, la production d'un *strabisme divergent* accusant nettement l'abdication instinctive de la vision associée : l'empire de l'unité visuelle cède devant l'impuissance des moteurs à lui en assurer l'exercice.

Bientôt cette déviation en dehors, qui n'avait lieu primitivement que dans les fortes convergences, commence à s'accuser pour des objets moins rapprochés, et finit par se manifester pour toutes les distances et même pour le regard indifférent. De périodique ou intermittent, le strabisme devient définitivement permanent ou concomitant (voir la leçon 17°, consacrée à la myopie).

Tel est bien le tableau exact de ce qui se passe lors de la production du strabisme divergent dans le cours, ou plutôt dans les dernières phases d'une myopie progressive, et que le premier a tracé l'illustre de Græfe. La déviation dont il s'agit reconnaît donc pour cause, la cause même qui fait les progrès de la myopie.

Si l'on veut bien se reporter au § 267 de la leçon de la myopie, où se trouve analysée la pathogénie de cette maladie, on la verra dépendre le plus souvent, avec l'asthénopie musculaire, d'une cause exclusivement mécanique, à savoir : *l'insuffisance des muscles droits internes*, ou *la prédominance* dans le balancement musculaire, *du groupe des abducteurs* sur les muscles de la *convergence*, mise en évidence et en lutte dans le travail de près, ou la convergence prononcée.

Le strabisme divergent intermittent ou périodique, devenu concomitant, peut donc être considéré comme la dernière phase mécanique de cette lutte dans le travail rapproché.

Les conditions intimes de ce mécanisme vont devenir plus saisissantes encore par l'exposition de certains détails d'anatomie descriptive dus aux écoles de Heidelberg et d'Utrecht.

Voici d'abord, à propos du strabisme divergent de la myopie, l'opinion de M. Donders :

« Dans la myopie très avancée, cette insuffisance (des m. droits internes) existe presque toujours. Elle reconnaît une double cause En premier lieu, la mobilité a diminué réellement par suite de l'allongement et du changement de forme du globe; en ce sens, l'insuffisance doit être considérée comme *absolue*. *Ensuite, à cause de la petitesse de l'angle α, les axes des cornées doivent converger plus fortement que ceux des yeux emmétropes, pour faire s'entre-croiser les lignes visuelles à la distance de 2 à 5 pouces*. On comprend donc que les mouvements *en dedans* doivent diminuer au moins d'une manière relative. »

Le second ordre de considérations dont nous venons de souligner l'exposition sommaire, domine en effet toute la pathogénie de cette anomalie.

Et d'abord, rappelons ce que c'est que cet angle α.

§ 430. — **Rapports angulaires de l'axe cornéal et de la ligne visuelle (àxe dioptrique) dans l'emmétropie et les anomalies de réfraction.**

Quand un emmétrope regarde au loin, les axes de ses cornées qu'on est habitué à considérer, dans ce cas, comme parallèles, ne le sont point du tout. Ils présentent très manifestement une divergence de 9 à 10°. Ainsi, dans les cas ordinaires, la ligne visuelle, ou ligne qui joint le second point nodal au centre de la tache jaune, fait avec l'axe de la cornée un angle de 4 à 5°, ce dernier *en dehors* (l'angle α des §§ 263 et 265, leçon 17e, voir la fig. 19, § 64). »

Il n'en est plus de même dans les anomalies de réfraction :

Chez l'hypermétrope, cet angle de 4 à 5° s'élève de 2 ou 3° de plus, tandis que chez le myope, il diminue de quantités analogues.

On observe même des cas où ledit angle α peut devenir nul ou même *négatif*, c'est-à-dire où l'axe des cornées passe *en dedans* des axes visuels. Cette dernière circonstance se rencontre plutôt dans les hauts degrés de myopie. On en trouve aisément la cause, dit M. Donders, dans la distension subie par les membranes profondes, distension connue sous le nom de staphylôme postérieur. Le déplacement du nerf optique et de la tache jaune ayant lieu de *dehors en dedans*, la ligne visuelle peut être amenée par là à coïncider avec l'axe de la cornée et même à le dépasser.   •

Mais ne prenons pas pour types ces cas excessifs et dont le mécanisme est manifestement consécutif. Considérons en elle-même la proposition générale de Donders : Les axes des cornées de l'emmétrope, divergents de 9 à 10° à l'état physiologique, voient cette divergence augmenter de 3 à 5° chez l'hypermétrope et diminuer d'autant chez le myope.

Cette formule simple va nous permettre de comprendre la proposition que nous avons empruntée ci-dessus au savant physiologiste d'Utrecht :

§ 431. — **Influence de l'angle α sur la production du strabisme divergent de la myopie.**

« Chez le myope, à cause de la petitesse de l'angle α, les axes des cornées doivent converger plus fortement que ceux des yeux emmétropes, pour faire s'entre-croiser les lignes visuelles à la distance de 2 à 5 pouces. Les mouvements en dedans doivent diminuer, au moins d'une manière relative. » (DONDERS.)

Ce qui veut dire, si nous ne nous trompons, que si dans l'état type physiologique, au parallélisme des lignes visuelles correspond la divergence *normale* de 9 à 10° des axes des cornées, à une divergence *moindre* de ces derniers axes, *relativement aux lignes visuelles*, correspondra, lors du regard indifférent, une divergence absolue réelle *de ces dernières*.

C'est bien là ce que veut exprimer cette remarque qu'en de telles circonstances, les yeux, pour converger, doivent déployer plus d'efforts, ou encore « que les mouvements *en dedans* doivent diminuer au moins d'une manière relative. »

Ce point de vue se justifie d'ailleurs aisément.

Qu'est-ce, en effet, que cet angle α dans ses relations avec la dynamique oculaire?

Qu'est-ce que *cet axe de figure qui passe par le centre du cercle de l'ouverture cornéo-sclérale?* (Donders.) Sinon, en même temps, *l'axe de partage des forces musculaires entre l'abduction et l'adduction.* Le cercle cornéo-scléral ne détermine-t-il pas les rapports mutuels des points d'insertion des attaches antérieures des muscles interne et externe? N'est-ce pas également par l'extrémité postérieure de ce même axe que se trouve réglée la connexion sclérale de la sangle fibreuse des deux muscles obliques?

Cela posé, dire que, dans la myopie, l'angle α est inférieur au degré physiologique, c'est exprimer indifféremment, puisqu'il ne s'agit ici que d'un rapport, soit que les axes de figure du globe sont en convergence relative, les lignes visuelles étant en parallélisme; — soit le contraire, c'est-à-dire que les axes de figure sont dans leurs directions physiologiques et, partant, les lignes visuelles en *divergence relative*.

La citation empruntée à M. Donders nous montre qu'il conclut en faveur de cette dernière interprétation qui est aussi la nôtre. A l'appui de cette thèse, nous pouvons apporter le témoignage de l'embryologie, témoignage éclatant :

Dans un squelette de fœtus anencéphale, présenté en 1864 à la Société de Heidelberg par M. le D^r de Rœdern, nous avons trouvé les yeux représentés seulement par *la coque sclérale, et le système nervoso-musculaire moteur y adhérant complet; tout l'intérieur* du globe, systèmes dioptrique et sensitif, étant, au contraire, entièrement absents. Le développement du système moteur est donc, de toute évidence, *entièrement indépendant* de celui de l'appareil dioptrique et de la rétine. Or qu'ils se développent à l'état normal, ensemble ou l'un après l'autre, il est clair que *le système moteur du globe, l'appareil mécanique*, obéit dans son évolution à des lois qui lui sont propres, tandis que l'appareil dioptrico-sensitif suit, de son côté, un développement également individuel. Ils se développent parallèlement. On comprend dès lors aisément que le plus léger défaut d'accord dans *l'application* de l'un des systèmes à l'autre puisse, sans aucune modification apportée aux insertions musculaires et à leurs énergies,

amener une variation de quelques degrés dans l'angle α; et par suite
prédisposer à la supériorité de l'abduction sur la convergence ou
inversement.

Il résulte donc clairement de cette discussion que c'est la grandeur
ou plutôt *la petitesse relative de l'angle α qui est le point de départ ana-*
tomique de la difficulté native à converger que présentent les yeux pré-
disposés à manifester, les circonstances aidant, c'est-à-dire dans les
travaux appliqués de près, les symptômes de la myopie ou ceux de
l'asthénopie musculaire. C'est cet angle d'où naît la prépondérance
originelle du système abducteur sur le groupe antagoniste, en un
mot, *l'insuffisance des droits internes.*

N. B. Nous n'avons pas craint de nous répéter sur un point aussi
important du mécanisme de la vision binoculaire; espérant que nos
redites à cet égard dans les leçons relatives à l'hypermétropie, la
myopie et les déviations strabiques qui leur correspondent, seront
plutôt utiles que superflues : le sujet est délicat; et l'obscurité d'un
passage peut être dissipée par une nouvelle rédaction.

TRENTIÈME LEÇON

DU STRABISME. — PATHOGÉNIE.

§ 432. — Du strabisme concomitant, convergent. — Sa coïncidence particulièrement frappante avec l'hypermétropie.

Sur 100 cas de strabisme convergent concomitant, dit M. Donders,
75 à 77 sont associés à l'hypermétropie! Quelle relation rattache ces
deux états anormaux l'un à l'autre? C'est une question qui se pose
ici dans les mêmes termes que dans l'étude des conditions inverses
qui relient la myopie et le strabisme divergent.

Comme dans le cas de la divergence, le strabisme convergent concomitant commence par être intermittent ou périodique, avant de
devenir permanent ou confirmé. Il débute, en général, dans la première enfance, de un à 5 ou 6 ans. Et c'est à lui, vu cette circonstance,
qu'a été appliquée plus particulièrement une origine spasmodique,
convulsive, origine simplement admissible, mais à laquelle l'immense
masse dés observations recueillies depuis vingt à trente années laisse
à peine une entrée possible sur un ou plusieurs milliers de cas.

Si l'on observe, dans ses premières phases, l'établissement d'un
strabisme convergent, on remarque que c'est plus particulièrement

au moment où l'enfant veut porter sur un objet rapproché une attention marquée, qu'il se manifeste.

Cette déviation intermittente augmente bientôt de fréquence et d'intensité, s'effaçant d'ailleurs lors de l'indifférence du regard. On remarque encore que, dans les petites maladies ou indispositions de l'enfant, la déviation s'accentue davantage : et c'est bien souvent à l'une de ces perturbations dans la santé du sujet que les parents font remonter la cause du trouble nouveau qui vient les alarmer.

Ce que ces diverses remarques suggèrent, c'est que la perturbation en question révèle d'abord une *certaine facilité native à converger* (Donders), que l'esprit rattache bientôt, vu sa coïncidence si fréquente avec l'hypermétropie, à l'insuffisance du pouvoir accommodatif, conséquence directe et immédiate du déficit de la réfraction statique.

On sait, en effet, 1° que l'hypermétrope, obligé d'employer, dans la vision à distance, une partie de son accommodation, trouve cette portion de moins quand il veut adapter ses yeux aux distances rapprochées (leçon 16°), et secondement, que l'acte de la convergence binoculaire, exerçant une action synergique sur l'accommodation, l'hypermétrope *peut être amené* à venir au secours de cette dernière par une convergence en excès.

C'est par cet enchaînement de raisonnements qu'en présence de la coïncidence si fréquente du strabisme convergent avec l'hypermétropie, on a été conduit, dès le principe de cette découverte, à voir dans l'hypermétropie *la cause* même de la déviation dont il s'agit.

Telle a été, telle est peut-être encore l'opinion de l'illustre savant auquel est due l'histoire même de l'hypermétropie. Nous montrerons en continuant cet exposé, ce qui nous semble constituer un point faible (mais seulement, un *point*) dans cette théorie, et l'amendement que nous avons cru pouvoir y introduire.

§ 433. — Mécanisme de la production du strabisme convergent dans l'hypermétropie, suivant Donders.

Commençons par exposer la théorie même de l'auteur, et empruntons-lui, à cet effet, ses propres paroles :

« Lors du regard indifférent vers les objets éloignés, quand il ne fait aucun effort, l'hypermétrope présenterait à un regard attentif un état de strabisme divergent *apparent*. Mais voilà qu'il veut accommoder pour y voir plus distinctement; comme l'accommodation se lie, dans de certaines limites, à la convergence (voyez leçon 26°, § 398), cet état de strabisme divergent devra diminuer d'autant. L'hypermétrope, chez lequel le pouvoir accommodatif est plus ou moins en déficit,

peut venir en aide à cette action défectueuse au moyen de la conver--
gence.

« Il existe en effet une certaine corrélation entre l'accommodation et la convergence des lignes visuelles. Plus les yeux convergent, plus les mouvements d'accommodation doivent amener par conséquent un certain degré de convergence des yeux.

« Mais la convergence, en changeant la ligne visuelle, amène à sa suite des images doubles.

« Un combat s'élève alors entre la force accommodatrice, ou le besoin d'avoir des images nettes, et la nécessité non moins impérieuse de voir simple. Le plus souvent on sacrifie l'accommodation, quelquefois pourtant on sacrifie la vision binoculaire. C'est ce qui arrive, par exemple, quand les deux yeux sont très inégaux, en qualité. Dans ces cas-là, on sacrifie sans hésitation l'image la moins nette. Alors la convergence est sans crainte appelée au secours de l'accommodation en défaut ; il se produit un strabisme convergent. »

Dans un autre passage ayant pour objet le développement de la même idée, M. Donders s'exprime encore comme il suit (nous tenons à multiplier les citations pour ne rien dissimuler des arguments de l'éminent auteur) :

« Pour bien voir, l'hypermétrope doit faire de grands efforts d'accommodation. Il en est ainsi pour toutes les distances : même pour la vision des objets éloignés ; il doit chercher à vaincre l'hypermétropie en forçant l'accommodation, et à mesure que les objets se rapprochent, il doit ajouter à l'effort primitif les mouvements d'accommodation qu'exécuterait un emmétrope. La vision à courte distance réclame donc des efforts énergiques. Or il existe une certaine corrélation entre l'accommodation et la convergence des lignes visuelles. Plus les yeux convergent, plus les mouvements d'accommodation peuvent devenir énergiques. Les efforts d'accommodation doivent amener, par conséquent, un certain degré de convergence des yeux. Cette tendance existe toujours chez les hypermétropes ; pour un emmétrope, il est aisé de s'en convaincre en plaçant au-devant de ses yeux des verres concaves, ce qui le rend momentanément hypermétrope. Il s'aperçoit très bien, chaque fois qu'il cherche à voir distinctement, que, par suite de la trop grande convergence des lignes visuelles, il y a tendance à la diplopie, et il ne tarde pas à devoir choisir entre une vision confuse ou le strabisme. Ce conflit existe probablement pour tous les hypermétropes, sans qu'ils en aient conscience (*Ann. d'oculistique*, t. L, 1863). »

Telle est, suivant l'éminent physiologiste, la cause première de la déviation dont nous étudions ici le mécanisme. A son secours, ou *comme propre à la favoriser*, l'auteur, il est vrai, appelle une seconde circonstance, à savoir : une certaine *facilité native à converger*, une sorte *d'insuffisance des droits externes*. Mais, comme nous le verrons, il n'attribue à cette seconde intervention qu'un rôle *auxiliaire* (ce sont ses propres termes) dans le mécanisme : tandis qu'à nos yeux c'est cette force auxiliaire qui serait la principale. Ce que nous demandons à démontrer.

§ 434. — Discussion de la théorie de M. Donders : amendement à y apporter.

Suivant M. Donders, le point de départ du strabisme convergent de l'hypermétropie serait donc, avant toute autre cause, le défaut de netteté première des images, le besoin de voir nettement.

Eh bien, c'est précisément cette proposition que nous n'avons pu accepter, du moins comme cause *nécessaire et suffisante*.

Nous écrivions en 1863 :

« D'après nos expériences répétées, il ne suffit pas du tout de la circonstance du défaut de netteté de l'une ou de l'autre, ou des deux images, ni de celle d'une grande inégalité dans cette netteté, pour que la vision binoculaire se dissocie spontanément. Il faut pour que les yeux se portent d'eux-mêmes dans la convergence ou dans la divergence, *que les images soient d'abord doubles, et que le sujet ne puisse donner à ses axes optiques le mouvement propre à les fusionner*. Nous avons fait, pour nous en convaincre, bien des fois l'expérience suivante : nous avons armé l'un de nos yeux d'un verre concave relativement fort (— 15), l'autre œil étant garni d'un verre convexe de même numéro, nous rendant ainsi hypermétrope d'un côté et non moins myope de l'autre ; fixant alors nos regards vers un objet éloigné, nul effort n'a jamais réussi à dissocier les deux images pour obscures et inégales qu'elles fussent. Le besoin d'une sensation unique, au moyen des deux images, est bien trop impérieux pour permettre une telle dissociation d'images déjà fusionnées [1]. »

---

1. A propos de ces expériences, M. Donders nous reprend pour n'avoir placé le verre concave destiné à nous mettre dans les conditions de l'hypermétropie, que devant un seul œil. Ce reproche n'est pas fondé en fait ; car la nature même des expériences ne peut pas laisser supposer que nous n'ayons pas varié ces expériences de bien des façons, et entre autres de la plus simple d'entre elles, c'est-à-dire en nous rendant hypermétrope des deux yeux, ou hypermétrope d'un côté et myope de l'autre.

La chose est d'ailleurs implicitement comprise dans la phrase suivante de la page 67 de nos Leçons sur le strabisme : « D'après nos expériences répétées, il ne suffit pas du tout de la circonstance du défaut de netteté de l'une ou de l'autre, *ni des deux images*, ni de celle d'une grande inégalité dans cette netteté, etc.... »

Il est suffisamment indiqué là que nous avons varié les expérimentations de toutes les manières simples en rapport avec la question à résoudre.

Et si nous nous sommes borné à reproduire celle citée par notre savant confrère,

« C'est là un premier point sur lequel il importe que chacun soit fixé. Avons-nous le pouvoir de détruire par un acte spontané, et par l'influence de la volonté seule, la réunion en une de deux images déjà fusionnées, de séparer par la volonté les composantes de la vision simple réalisée?

« En ce qui nous concerne, l'expérience ci-dessus relatée est décisive. Non; nous n'avons pas ce pouvoir; quelque différence de netteté que puissent présenter les deux images dessinées au fond des yeux, pourvu toutefois que cette différence n'aille pas, d'un côté, jusqu'à l'amblyopie, le besoin de voir simple est un souverain absolu dès que la convergence congrue est sans effort obtenue. »

L'expérience ci-dessus le démontre suffisamment.

Si nous voulons d'autres preuves à l'appui de cette opinion que l'absence ou la simple différence de netteté des images *ne suffit pas* à amener la dissociation de la vision binoculaire, nous pourrons les demander à M. Donders lui-même.

Dans ce même travail, en effet, étudiant l'influence des taies cornéales sur la production du strabisme, perturbations souvent simultanées, M. Donders reconnaît lui-même cette suprématie incontestable de l'unité binoculaire.

Ne nous dit-il pas :

« Il ne me paraît pas cependant que ces taies puissent déterminer par elles-mêmes la déviation des yeux. Bien que l'image qui appartient à un de ceux-ci soit moins distincte, l'*expérience apprend néanmoins que les sujets préfèrent la vision binoculaire ;* et l'on ne comprend pas trop pourquoi l'œil tendrait à dévier *uniquement pour recevoir sur la tache jaune une image absolument dissemblable,* au lieu d'une image moins distincte il est vrai, *mais semblable.*

« Autre chose cependant est de savoir si, dans le cas d'hypermétropie, les taches de la cornée ne favorisent pas l'apparition du strabisme, si la netteté moindre de l'image *ne rend pas la diplopie moins gênante* et ne diminue pas cette aversion instinctive pour *les images doubles* qui doit préserver du strabisme. »

Il y aurait donc lieu, pour la production du strabisme, à l'existence d'images doubles préalables!

Et plus loin, au nombre des raisons pour lesquelles le strabisme divergent relatif n'est pas toujours suivi de strabisme absolu, M. Donders, p. 249, présente l'argumentation suivante, qui conduit aux mêmes conclusions :

c'est qu'elle réunissait en elle la double condition de l'imperfection et de l'inégalité : d'ailleurs, la recommençant sur la requête de l'auteur, nous sommes depuis arrivé toujours au même résultat.

Nous regrettons d'avoir eu à revenir sur un détail aussi minime.

« La cause en est, en partie, *dans la tendance à. conserver la vision binoculaire*. Elle ne disparaît pas complètement, bien que le besoin de recevoir des impressions identiques sur les deux taches jaunes et les points symétriques des rétines, soit devenu moins impérieux par suite du strabisme divergent relatif. Cette tendance seule empêche quelquefois la déviation. Chez beaucoup de personnes, l'un des yeux se porte en dehors quand on le couvre de la main, *mais il reprend sa position quand on retire celle-ci.* Là où la déviation manque, il suffit de placer devant l'œil un verre prismatique faible, l'angle réfracteur dirigé vers le nez, pour se convaincre de la tendance à la vision binoculaire : on voit immédiatement se produire une convergence compensatrice de l'action du prisme. Ce n'est que dans des cas de myopie très avancée, lorsqu'un objet, même fortement dessiné, *ne donne plus d'images suffisamment distinctes,* que la convergence manque dans l'expérience du prisme.

« Ce qui précède démontre que la netteté de la vision n'est pas une condition indispensable pour que l'on cherche à conserver la vision binoculaire (Donders). » Ce qui signifie que, d'une manière générale, le besoin de l'unité binoculaire l'emporte sur la nécessité de la netteté des images. L'argument ne serait-il plus bon quand il s'agit de l'hypermétropie où les images sont généralement beaucoup plus puissantes ? Un autre ordre de considération tend encore à écarter cette hypothèse, que l'hypermétropie, *comme telle,* ou par son seul fait, puisse déterminer le strabisme convergent. M. Donders nous apprend lui-même non seulement que tous les hypermétropes ne présentent pas le strabisme convergent, mais, chose notable, que cette déviation ne se rencontre pas, comme il semble qu'elle devrait le faire, plutôt avec les hauts degrés d'hypermétropie. De son propre aveu, c'est avec les degrés moyens qu'on la rencontre le plus fréquemment.

Singulière cause, dont la valeur diminue à mesure que croît son propre coefficient !

« Dans l'hypermétropie très élevée on remarque rarement la déviation des yeux. Ceci ne doit pas étonner. Le pouvoir d'accommodation est impuissant à produire la formation d'images nettes, même avec une convergence anormale des yeux, et les sujets s'exercent plutôt à se rendre compte des objets à l'aide d'images imparfaites, qu'à corriger ces images par la convergence forcée des lignes visuelles. »

Il y a donc quelque chose de plus à découvrir dans le mécanisme : et ce quelque chose, c'est justement comme nous allons le voir, cette nécessité de l'existence préalable de la *facilité native à converger,* suggérée par M. Donders lui-même, mais comme élément causal *seulement auxiliaire.* C'est ce que nous allons essayer de démontrer.

§ 435. — Lemme expérimental.

Ce que devient le principe de la vision simple en présence de doubles images rapprochées, mais que le système musculaire est impuissant à amener à coalescence.

Plaçons un objet à une distance assez grande pour que nos lignes visuelles puissent être considérées comme en parallélisme, puis mettons devant l'un de nos yeux un prisme à sommet externe d'un petit nombre de degrés (6 à 7°) ; à l'instant nous nous trouvons en présence de deux images *homonymes* (strabisme convergent relatif) ; et toute notre volonté est impuissante à les fusionner. Nos muscles, dans leurs rapports avec les positions des deux images dans nos yeux, sont dans un état d'équilibre synergique ou mutuel tel que nul degré supérieur de divergence ne saurait être procuré par eux : les droits *externes* sont à leur maximum de raccourcissement *synergique ;* inversement, les droits internes dans leur plus grand allongement simultané.

Or, physiologiquement, cet état est intolérable ; nous ne pouvons physiologiquement supporter la présence côte à côte de deux images semblables, d'un même centre d'attention. Après quelques moments de trouble, pendant lesquels nous perdons la certitude géodésique, le sensorium, ne trouvant pas, dans les rapports tendus à l'extrême de l'équilibre musculaire, la possibilité de faire confondre ces deux images en une seule, fait son choix, et sur l'une d'elles concentre exclusivement son attention.

Qu'arrive-t-il alors ? Au moment où a lieu cette concentration, tout d'un coup, l'image dédaignée s'écarte d'un mouvement plus ou moins rapide de sa doublure, et fuit vers la périphérie du champ visuel.

En même temps, un observateur placé à vos côtés constate que l'œil en rapport avec cette image, c'est-à-dire du même côté qu'elle (homonyme), s'est porté en dedans, vers l'angle interne, c'est-à-dire dans une *convergence* plus ou moins forcée : l'autre œil, l'organe de l'attention, est pendant ce temps demeuré immobile, toujours en parfait rapport avec l'objet visé.

L'effet de l'attention sur l'une des images, l'oubli de la seconde, est donc de déterminer le rejet de cette dernière sur une partie excentrique de la rétine correspondante, par l'entrée automatique en convergence, de plus en plus prononcée, de l'œil déchargé du rôle d'organe de l'attention.

Si, par le fait d'une circonstance quelconque, l'une de ces images était sensiblement plus faible ou moins sentie que l'autre, le sensorium n'aurait pas de choix à faire ; spontanément, il négligerait la plus faible, il en ferait abstraction.

M. Donders, dans les objections qu'il a opposées à son tour à notre critique, nous disait, en 1863, que cette expérience était connue et que l'on savait bien que la divergence artificielle des lignes visuelles ne pouvait dépasser quelques degrés. Cette remarque eût été capitale si à cela se limitait le sens de notre expérience ; mais le paragraphe suivant [1] du travail auquel nous empruntons ces détails, expose tout au long la conséquence déduite de cette expérience et que nous venons de reproduire à l'instant, à savoir :

« Que les doubles images ainsi produites par le prisme sont si intolérables, que *la déviation est instinctivement et rapidement exagérée pour rejeter aux limites du champ visuel cette image gênante.* »

1. Du strabisme et de la diplopie, § 22.

§ 436. — **Mécanisme de la production du strabisme convergent dans l'hypermétropie compliquée d'insuffisance sensible des muscles droits externes.**

Cette expérience jette un grand jour sur le mécanisme de la production du strabisme convergent de l'hypermétropie; celui-ci devient très clair, dès que l'on *suppose exister*, dans les yeux considérés, *une insuffisance préalable des droits externes*, ou la prépondérance relative du groupe de la convergence sur celui de l'abduction.

On sait, et M. Donders a plus que personne contribué à fixer la science sur ce point, que la synergie des forces adductrices des yeux l'un vers l'autre est liée entre d'étroites limites avec la synergie accommodative; et que cette relation est mutuelle et réciproque.

S'il en est ainsi, un hypermétrope qui veut voir nettement à l'horizon, et qui est obligé pour cela de développer un certain effort d'accommodation, exerce sympathiquement une action adéquate sur sa convergence.

Il se présentera alors deux cas : au moment de cet effort, pour voir distinctement, les yeux auront leurs lignes visuelles en parallélisme exact et sur l'objet visé à l'horizon, ou bien ils seront déjà dans une certaine convergence relative, inaperçue dans l'inattention, comme dans le cas de l'expérience précédente.

Dans le premier cas (axes en parallélisme), il n'existe point d'images doubles : nulle raison dès lors pour qu'un effort d'accommodation brise l'unité de la vision binoculaire : celle-ci se maintient simple; et non seulement au premier moment, mais jusqu'aux limites où se trouve le *punctum proximum*. Car à chaque diminution de distance, correspondent des degrés physiologiquement synergiques d'accommodation nouvelle et de convergence proportionnée. Le sujet atteint ainsi sa limite rapprochée, et si cette dernière est assez éloignée, il se trouve bientôt dans les conditions de l'asthénopie accommodative si bien décrite par M. Donders; mais, pas plus que l'emmétrope, il ne se met en convergence en excès : l'empire de la vision simple s'y oppose.

Passons au second cas : au moment du premier effort d'attention sur le point de visée à l'horizon, l'hypermétrope a ses lignes visuelles dans une convergence relative, telle que celle qui résulterait de l'expérience du paragraphe précédent. D'après le principe de la synergie entre l'accommodation et la convergence, l'effort accommodatif ne peut qu'accentuer et non atténuer cette convergence. A mesure que l'objet de l'attention se rapproche, pour chaque nouveau degré d'accommodation nécessité par ce rapprochement, la convergence augmentera elle aussi, maintenant toujours la différence égale. Et cela jusqu'au moment où, énervé par l'incertitude du partage de son attention entre ces deux images, celles-ci devenant d'autant plus gênantes, qu'elles sont plus voisines, le sujet concentre son attention sur l'une d'elles (la plus nette, s'il existe entre elles une différence); et l'on verra s'accomplir l'exagération prononcée et soudaine de la convergence, par le mécanisme exposé dans l'expérience du prisme; et voilà le strabisme convergent fait et parfait.

§ 437. — Où sont les preuves ou les indices de l'existence préalable de cette convergence, ou facilité native à converger? — Dans la supériorité de l'angle α chez l'hypermétrope.

Maintenant, nous demandera-t-on, qu'est-ce qui nous autorise à imaginer l'existence devant le sujet des images doubles sur lesquelles repose l'accomplissement du mécanisme que nous venons de décrire? Où est la preuve de cette convergence relative préalable des lignes visuelles, que nul effort ne peut effacer par une divergence appropriée?

Nous allons faire voir que cette hypothèse n'est point du tout imaginaire, mais seulement l'interprétation d'un caractère anatomique constant dans l'œil hypermétrope, et signalé par le savant physiologiste d'Utrecht, lui-même.

A savoir : *la grandeur relative, en excès, de l'angle α, ou une prépondérance native des forces adductrices sur celles de la divergence.*

On doit à l'auteur de la remarquable histoire de l'hypermétropie, la découverte des rapports quasi constants des grandeurs relatives de l'angle α avec la réfraction normale, en excès, ou en déficit (voir § 231).

Dans l'hypermétropie, l'angle α est au-dessus de la moyenne, on peut dire constamment : comme il est au-dessous, dans l'anomalie par excès de réfraction.

Or, dans ce dernier cas, nous avons vu le strabisme divergent et la myopie, dériver, tous les deux, du déficit de cet angle α sur le type normal; ce déficit, *cette petitesse relative de l'angle α,* représentant *la prédominance native du groupe divergent sur les forces adductrices des yeux* (§ 265 et suivants).

Eh bien! nous allons faire voir que l'excès de ce même angle α, n'est autre chose que l'indice de la prédominance native du groupe des forces adductrices sur les forces de la divergence.

En un mot, si, dans la myopie faible ou de début, la petitesse relative de l'angle α, prédispose le sujet à la divergence ou à l'insuffisance du pouvoir adducteur des deux yeux l'un vers l'autre, de même, ou plutôt inversement, dans l'hypermétropie, l'excès de grandeur du même angle établit les prédispositions contraires.

Pour le démontrer, nous n'avons qu'un rappel à faire.

Reportons-nous à la leçon précédente, au § 430 relatif au méca- nisme producteur du strabisme divergent.

Signalant les rapports de l'angle α, nous y disions :

« Dire que, dans la myopie, l'angle α est inférieur au degré phy-siologique, c'est exprimer indifféremment, soit que les axes de balan-cement musculaire entre l'adduction et la divergence sont en con-vergence relative, si les lignes visuelles sont en parallélisme, soit, inversement, que si les axes du balancement musculaire sont dans leur rapport angulaire physiologique, *les lignes visuelles sont en diver-gence relative.* »

Eh bien! nous n'avons ici qu'à renverser les termes et conclure que : si, dans l'hypermétropie, les axes du balancement musculaire sont inclinés mutuellement sous leur angle physiologique, en cet état l'angle α nous dit qu'alors *les lignes visuelles sont en convergence rela-tive.*

Si donc, dans la myopie, la petitesse de l'angle α est le point de départ de la difficulté native à converger, son *excès* dans l'hypermé-tropie est l'origine et l'indice de l'excès de la facilité native que la convergence rencontre dans cet œil.

§ 438. — Cette conséquence de l'excès de grandeur de l'angle α avait été signalée, mais à titre auxiliaire seulement, par M. Donders.

La reconnaissance et la signification même de ces éléments sont déjà très nettement signalés dans la monographie organique de M. Donders (Pathogénie du strabisme), à laquelle nous avons déjà fait tant d'emprunts, mais seulement *à titre auxiliaire.*

Parlant des tendances individuelles à converger ou diverger, « il n'est pas rare, dit M. Donders, d'observer une insuffisance congénitale des muscles droits internes. Or, il est évident que l'inverse peut exister aussi ; l'observation journalière le con-firme.

« Tandis que l'insuffisance des mouvements en dedans empêche le développement du strabisme convergent, une légère augmentation de la mobilité dans cette direc-tion (convergence) augmente la tendance au strabisme. Beaucoup d'individus peuvent le produire volontairement à un haut degré ; pour d'autres, c'est une chose impos-sible ou très difficile. » (D., p. 220.)

Et plus loin :

« Chez les hypermétropes, il faut une divergence plus forte des axes des cornées pour donner aux lignes visuelles une direction parallèle.

« Il faut donc admettre que dans les cas où la vision simple réclame une diver-gence plus grande que de coutume des axes optiques, il peut arriver que les yeux ne divergent pas assez. Il en résulte évidemment que dans la vision à petite distance (et même au loin), les yeux convergent aisément trop.

« Ceci m'a tout naturellement amené à soupçonner que de même qu'en géné-ral la grande valeur de l'angle α, dans l'hypermétropie, semble favoriser le déve-loppement du strabisme, de même un écart excessif entre l'axe de la cornée et la ligne visuelle *devait singulièrement y prédisposer.* »

M. Donders, en effet, a relevé sur un certain nombre de strabiques convergents et

.d'hypermétropes non strabiques, les constantes afférentes à cette question, en particulier l'angle α et le degré de l'anomalie de réfraction; il a trouvé :

Que « chez les *hypermétropes non strabiques*, la valeur moyenne de α est de 1°,07 moindre que chez ceux qui sont strabiques. D'autre part, α est en lui-même sensiblement proportionnel au degré de l'hypermétropie.

« Il en résulte, dit-il avec grande raison, que pour divers cas d'hypermétropie d'un' même degré, *la valeur plus grande de l'angle* α prédispose au strabisme convergent. »

Dans une autre argumentation sur le même sujet, M. Donders nous disait encore :

« Je suis si loin de négliger les tendances primitives des muscles, que j'ai démontré d'une manière exacte que cette tendance *doit favoriser*, en général, le développement du strabisme, à cause de la divergence relativement grande des axes optiques (axes de figure), *qui correspondent à la direction parallèle des lignes visuelles.* »

Enfin, répondant à une objection que nous nous étions jadis permise, M. Donders écrivait :

« Il a malheureusement échappé à cet honorable confrère que j'admettais encore deux ordres de conditions auxiliaires qui, dans des cas d'hypermétropie, *contribuent* à engendrer cette affection. La première, dis-je, est *une certaine facilité native trop grande à converger, disposition que l'on doit rattacher à l'insuffisance d'action du muscle droit externe.* La seconde a rapport à des causes extérieures. »

Toutes les parties de cette remarquable étude établissent donc que les liens étroits qui rattachent à l'hypermétropie le strabisme convergent, sont une fonction de l'excès de cet angle α sur sa valeur moyenne, c'est-à-dire de la position native fréquente des lignes visuelles *en dedans du parallélisme*, si on la compare à l'œil emmétrope ou physiologique.

§ 439. — Résumé. — Conclusion.

Si, dans la généralité des yeux, les énergies musculaires sont dans tous les cas les mêmes (et rien ne nous autorise à les supposer différentes), on devra conclure que, dans la première classe d'anomalies de réfraction (hypermétropie), il y a insuffisance du côté du groupe abducteur, ou disposition congénitale à la convergence trop facile; et chez le myope, disposition congénitale opposée.

D'une manière générale, *insuffisance des droits externes* dans l'hypermétropie, *insuffisance des droits internes* dans la myopie.

Et que là est la cause nécessaire de l'association du strabisme *convergent* avec le *déficit* de la réfraction statique, du strabisme *divergent* avec son *excès*.

§ 440. — Première objection de M. Donders tirée de l'effet produit par les lunettes convexes dans la période de réparation de la ténotomie.

Discutant la théorie que nous venons de reproduire, et à l'appui de son opinion sur l'origine mécanique du strabisme convergent de l'hypermétropie, M. Donders nous présente encore quelques autres arguments, que nous devons, en tout esprit de justice, reproduire à la suite de cet exposé :

« Le strabisme commençant disparaît, dit M. Donders, dès que l'on corrige 'hypermétropie par l'emploi de verres convexes...» (DONDERS, p. 218.)

[Notre expérience propre ne nous permet d'accéder à cette proposition que pour un très petit nombre de cas.]

Cette première assertion trouverait une confirmation, selon M. Donders, dans ce qui s'observe après l'opération, dans les déviations très prononcées.

« Après une ténotomie pratiquée pour des cas de ce genre, l'augmentation du degré de convergence dans l'acte de regarder fixement redevient très apparente. Ce phénomène, consécutif à la ténotomie, est très remarquable sous un double point de vue. Il s'agit, en premier lieu, d'adultes qui déclarent sentir la convergence et *s'aperçoivent qu'ils la déterminent pour mieux voir.*

« Il n'existe pas de meilleure preuve, ajoute M. Donders, que l'hypermétropie détermine réellement le strabisme.

« Les choses se passent alors à peu près de même qu'à la première période du strabisme, avec la différence que la déviation peut être observée et appréciée par le sujet lui-même; et, *comme à la première période*, on peut neutraliser l'influence de l'hypermétropie sur la production du strabisme, en neutralisant l'hypermétropie elle-même par l'emploi de lunettes appropriées.

« Ces cas, ajoute M. Donders, représentent ce qui se passe *dans les premières périodes du strabisme convergent.* »

Voilà assurément une objection très spécieuse et que l'on ne saurait considérer comme non avenue.

Il y a sans doute, au moins au premier abord, lieu à assimilation entre un strabisme qui commence à se déclarer et que des lunettes convexes arrêtent dans sa manifestation, et le strabisme nouvellement opéré et dont les mêmes lunettes confirment et affermissent la réparation. Dans l'un et l'autre cas, l'effort accommodatif se trouve compensé ou suppléé, et par là est annulé l'effet réflexe qu'il était sur le point de produire sur la convergence.

On peut supposer, en effet, que les choses se passent de même dans les deux cas, eu égard à certains traits de grande similitude; mais à la condition de négliger les profondes dissemblances qui les différencient.

Supposons, que sous le rapport de la concordance des axes, les deux cas soient comparables, que dans le cas de strabisme à sa première période, il n'existe pas d'insuffisance des droits externes; que dans le cas de strabisme opéré, les axes aient été amenés en concordance parfaitement correcte : voilà les traits de ressemblance.

Voici maintenant ceux qui distinguent les deux cas :

Dans le second, strabisme confirmé opéré, les deux yeux sont, au point de vue fonctionnel, tout à fait dissemblables. L'œil anciennement dévié est atteint d'une sorte d'amblyopie virtuelle. Une longue habitude d'abstraction psychique de l'image, la perte adéquate de la faculté accommodative habituelle (de Græfe), l'ont rendu comme indifférent à la vision binoculaire simple : la perception de l'image centrale, même très nette, ne l'impressionne pas assez, eu égard à l'oubli de toute tendance à la vision associée simple. D'autre part, il est toujours hypermétrope; ou du moins son congénère l'est toujours, c'est-à-dire en insuffisance accommodative. Le premier effort de vision attentive, appelant cette fonction en activité, exerce, *ipso facto* » une action synergique sur la convergence.

Voilà l'œil opéré — qui n'est plus soumis à l'empire de la vision associée simple — qui s'empresse d'obéir à cette influence de l'accommodation sur la convergence, et qui se dévie de nouveau.

Il est dès lors parfaitement concevable que les lunettes convexes, supprimant la cause (l'effort accommodatif), supprime alors l'effet, la déviation. Mais c'est par leur action sur l'œil sain, bien plus encore que sur l'œil dévié.

Or il est visible que les choses se passent tout autrement dans la première période (intermittente) du strabisme. Ici les deux yeux sont égaux en valeur; l'empire de la vision binoculaire est intact; et si les lunettes y suffisent à corriger le strabisme, et nous ne croyons pas l'avoir jamais sûrement constaté), ce ne peut être que par le fait d'un bien léger trouble, d'un bien faible défaut d'harmonie dans le rapport normal entre la convergence et l'accommodation.

Et voilà comment les deux cas assimilés par M. Donders, ne nous semblent aucunement comparables, et comment il est impossible de conclure de l'un à l'autre.

§ 441. — Caractères de la diplopie (inconsciente) dans la période de début du strabisme.

Une analyse plus minutieuse des circonstances qui marquent ou accompagnent les débuts d'un strabisme convergent de l'hypermétropie, jettera peut-être encore quelque lumière sur le mécanisme intime de cette déviation.

Prenons l'hypermétrope aux premiers moments où l'exercice de sa vision se trouve aux prises avec les difficultés — quelles qu'elles soient — d'où va sortir la déviation strabique.

Comme nous ne sommes avertis de ce conflit que lorsqu'il est terminé par le triomphe de la déviation, que l'âge où elle se montre en général, exclut le témoignage d'une observation quelconque, il nous faut chercher sur quelque autre scène d'observations analogues, des exemples aussi rapprochés que nous le pourrons de celui qui nous occupe.

Nous en rencontrons un, dans lequel les rapports des patients abondent et sont d'ailleurs univoques : nous voulons parler des troubles visuels qui s'observent aux limites extrêmes, débuts ou terminaison, de la diplopie paralytique.

Cette maladie, à son début, quand elle n'est encore qu'à l'état de simple *parésie*, va nous fournir quelques symptômes précieux pour le problème dont nous poursuivons ici la solution.

Il n'est pas de praticien qui n'ait été consulté pour des cas de cet ordre de parésies, soit débutantes, soit terminales, dans lesquelles les *deux images proprement dites* ne sont constatées, au point de vue diagnostique, qu'au moyen des artifices familiers propres à les différencier, comme l'interposition de verres de couleurs différentes (§ 500). Spontanément le malade n'accuse qu'un trouble plus ou moins mal défini dans la vue, survenant au moment où il veut fixer une ligne d'écriture, par exemple.

Le sujet alors ne dit pas voir *double*, mais *trouble :* les lettres sautillent, dansent, semblent s'entre-croiser, se confondre, puis se séparer, se *gêner*, se superposer incomplètement, plutôt que se doubler exactement. En fermant un œil, la vision de l'autre redevient claire à l'instant.

Or ne serait-ce pas là ce qui se passe dans la phase première d'un strabisme de l'hypermétropie? L'âge où il apparaît ne permet guère d'obtenir communication spontanée d'impressions aussi délicates que fugitives, et ne donnera même lieu à une observation digne de confiance, que dans de rares circonstances, chez quelque sujet, par exemple, assez âgé déjà et particulièrement intelligent. Pourtant ce sont des cas qui peuvent se présenter et qu'il importe de signaler à l'attention des observateurs.

Comparons donc aux premiers effets d'une parésie débutante, l'insuffisance légère des droits externes si commune chez l'hypermétrope. Le premier effort d'accommodation agissant sur la convergence, au lieu d'augmenter la netteté de l'image, comme le suppose M. Donders, peut, au contraire, la diminuer. En effet, si aux énergies de la convergence l'empire de la vision simple essaie de résister, au lieu d'être éclaircie, la vision devient plus troublée ; l'obscurcissement, le trouble propre aux doubles images imparfaitement superposées remplace celui occasionné premièrement par le déficit de la réfraction.

Le sujet se rapproche alors de l'objet, par un instinct naturel, et pour se procurer (inconsciemment) de plus grandes images ; bientôt la disproportion s'accroît entre la facilité d'accommoder et la tendance à la convergence ! et alors, sans que le sujet, peu observateur naturellement, puisse en préciser le moment exact, la double image, en se manifestant positivement, détermine l'accomplissement du strabisme suivant les actes que nous avons décrits (§ 435).

Ne serait-ce pas là le diagramme même de cette lutte dans la synergie de l'accommodation et de la convergence et que M. Donders appelle « la difficulté d'une accommodation proportionnée aux convergences ? (Voir § suivant.)

Si nous supposons — et l'angle α en excès nous y autorise absolument — l'existence préalable d'une légère insuffisance des droits externes, ou la facilité native à converger, de M. Donders, le premier effort de l'accommodation fait par l'hypermétrope, même pour voir au loin, au lieu de rendre pour lui la vision plus nette, peut, au contraire, en accroître le trouble, en y ajoutant la confusion qui résulte d'une association binoculaire difficile (trouble de la parésie).

En vertu de la loi de synergie qui relie l'accommodation à la convergence, ce trouble augmentera avec tout effort nouveau d'accommodation, soit dans la vue au loin, soit au fur et à mesure du rapprochement des objets ; et cela jusqu'au moment où la double image remplacera l'asthénopie binoculaire.

Cette analyse plus détaillée, cette pénétration des débuts du strabisme, nous ramène encore à notre principe premier :

La production du strabisme convergent de l'hypermétropie ne peut reconnaître d'autre cause directe que la prépondérance native, dans cet œil, du groupe adducteur sur son antagoniste ; prépondérance qui, si elle est notable, se manifeste presque immédiatement par de doubles images ; et, si elle est légère, par la confusion binoculaire qui accompagne le premier effort d'accommodation, confusion dont la parésie musculaire nous offre si fréquemment l'exemple.

Rien de plus simple, dans cet ordre d'idées, que l'effet produit, d'après M. Donders, dans certains cas de strabisme débutant, par l'emploi des verres convexes appropriés. Ces verres, en supprimant la nécessité de l'accommodation, épargnent par là au sujet l'addition de force convergente que l'action réflexe de l'accommodation ajouterait à la tendance naturelle à converger : l'équilibre musculaire est ainsi conservé en rapports possibles, quoique peut-être un peu tendus, avec l'empire de la vision associée simple, et le strabisme n'a pas lieu.

Mais quand les lunettes sont retirées, les choses reviennent en leur premier état, et l'on voit, au premier effort d'attention, la déviation se reproduire. Que doit-on en conclure? Que, dans ces circonstances, les forces préposées à la convergence l'emportent sur le besoin de la vision binoculaire simple; c'est-à-dire qu'à l'action réflexe physiologique de l'accommodation sur la convergence s'adjoint une seconde force accessoire. Cela est clair, puisque chez tant d'hypermétropes du même degré, le strabisme n'a pas lieu; et cependant chez eux la même accommodation doit amener la même dose d'action réflexe.

Il y a donc une force de plus qui fait chez les strabiques pencher la balance; et ce ne peut être que l'insuffisance des muscles externes que nous avons ci-dessus définie.

§ 442. — **Dernière objection de M. Donders : L'origine de la déviation strabique serait la difficulté d'une accommodation proportionnée aux convergences.**

En appelant notre attention sur le Mémoire intégral publié par lui-même, depuis la communication faite au congrès de 1862, et d'où sont extraites les citations qui précèdent, M. Donders nous rappelle qu'il est fort loin de négliger « *la tendance primitive des muscles;* » qu'il a, dans son travail original, démontré d'une manière exacte que cette tendance doit favoriser, en général, le développement du strabisme chez les hypermétropes, à cause de la divergence relativement grande des axes optiques *qui correspondent à la direction parallèle des lignes visuelles.*

« Il y aurait vu encore, poursuit M. Donders, que je rapporte à *deux titres* les circonstances qui *favorisent* le développement du strabisme chez les hypermétropes : la différence des yeux et la tendance des muscles soit absolue, soit relative. Mon estimable ami a tort, me semble-t-il, de négliger le premier et de tout attribuer au second. Mais il va plus loin encore. Ce qui pour moi n'est qu'une circonstance qui *favorise*, est, pour lui, *la cause vraie, principale ou unique.*

« Cette cause ne serait pas, d'après lui, l'hypermétropie elle-même et la difficulté d'une accommodation proportionnée aux convergences, mais bien l'insuffisance des muscles droits externes qui accompagne souvent l'hypermétropie. »

Avant d'aller plus loin, que l'on nous permette quelques remarques sur l'argumentation qui précède.

« Cette cause ne serait pas, d'après nous, l'hypermétropie elle-même et la difficulté d'une accommodation proportionnée aux convergences, mais bien l'insuffisance des droits externes qui accompagne souvent l'hypermétropie. »

Est-ce bien là l'expression réelle de notre pensée?

Nous opposons bien, en effet, comme origine causale, l'insuffisance susdite à l'hypermétropie, — mais non pas « à *la difficulté d'une accommodation proportionnée aux convergences.* »

Car cette difficulté d'une accommodation proportionnée aux convergences, ce n'est rien autre chose précisément que cette force dont nous venons de montrer l'existence, lors de la production du strabisme; cet excès de force convergente qu'offre l'œil strabique sur celle provoquée par l'accommodation en excès, laquelle se trouve au même degré chez tous les hypermétropes de même mesure. C'est elle qui établit la différence entre l'hypermétrope qui louche et celui qui ne louche pas.

M. Donders nous a donc prêté une proposition qui n'est point nôtre, quand il suppose que nous écartons du mécanisme en question l'hypermétropie et la difficulté d'une accommodation proportionnée aux convergences : ce que nous écartons, c'est l'hypermétropie considérée isolément; mais nous la gardons, bien au contraire, si elle est accompagnée d'un excès dans le *défaut de rapport entre la convergence et l'accommodation*, c'est-à-dire d'insuffisance des droits externes; mais alors la cause effective est celle-ci, car seule elle peut triompher du besoin d'*unité* dans la vision associée.

... En résumé, et pour clore une discussion où les mots tiennent plus de place que de raison, nous dirons qu'en formulant comme nous l'avons fait au § 439, la loi des rapports qui rattachent, dans l'immense majorité des cas, le strabisme convergent à l'hypermétropie, bien loin de vouloir atténuer sa valeur théorique ou pratique, nous croyions et nous croyons encore ajouter à la reconnaissance que doit la science à l'auteur de cette belle découverte.

TRENTE ET UNIÈME LEÇON

STRABISME CONCOMITANT. — PATHOGÉNIE (*suite*).

§ 443. — Du strabisme dit optique : Trois variétés.

Au nombre des mécanismes générateurs du strabisme, quelques combinaisons ont été imaginées sur lesquelles il convient, pour les éliminer du cadre étiologique, de nous arrêter un instant; la conception qui les a fait naître ayant au fond quelque chose de spécieux qui nécessite une discussion.

Le plus important est celui désigné par son auteur sous le nom de *strabisme optique*, et qui comprend trois variétés.

a) PREMIÈRE VARIÉTÉ. — Sous ce nom, M. J. Guérin a décrit, en 1843, une forme de strabisme consécutif, caractérisé, suivant lui, par l'emploi pour la vision attentive ou distincte, d'un axe secondaire au lieu et place de l'axe principal ou polaire, ou, comme l'appelle aujourd'hui l'école allemande, de la ligne visuelle de fixation.

La substitution dont il s'agit aurait pour cause une opacité localisée, et d'une étendue variable, *sur l'axe même* du cône des rayons lumineux pénétrants; opacité qui peut siéger sur la cornée, dans le cristallin, dans le corps vitré lui-même.

Et suivant l'auteur de cette description, la déviation aurait lieu de manière à offrir au cône de rayons pénétrants un axe secondaire de l'œil sans altération de transparence. La déviation oculaire, pendant le regard attentif, aurait ainsi toujours lieu du côté opposé aux parties restées transparentes.

Cette classe nouvelle de strabismes répond à une observation réelle, mais incomplète.

En discutant ce mécanisme dans nos leçons sur le strabisme (1863), nous avons fait voir que, dans la réfraction lenticulaire, l'interposition d'une opacité circonscrite formée sur la surface de la lentille et en comprenant le centre, diminue sans doute l'éclat de l'image, mais ne change absolument rien au lieu de sa formation sur l'écran (abstraction faite, bien entendu, de l'aberration de courbure).

D'après les lois qui régissent la formation des images dans un système sphérique réfringent, tout point objectif a son image sur l'axe même, principal ou secondaire, sur lequel il est lui-même situé.

Ce point de physique est absolu. On le vérifie le plus simplement du monde en mettant un petit pain à cacheter au milieu d'une lentille, et en observant de nouveau l'image d'un objet déjà considéré. On voit, toujours après cette addition, l'image en son lieu premier : elle est seulement moins éclairée.

[Si donc, dans la pratique, laquelle offre fréquemment des cas de cette espèce, vous voyez un sujet lire — avec quelque peine, et des caractères relativement grands — suivant un axe manifestement oblique sur l'axe principal de l'œil, vous pouvez être certain que la vision centrale fait défaut, ou que la vision s'exécute par une région excentrique de la rétine.]

Cette même expérience, la nature la réalise assez fréquemment elle-même. Dans la cataracte stratifiée congénitale, dans laquelle la partie opacifiée est, comme on sait, centrale, circulaire et entourée d'une zone transparente, on observe réalisées les circonstances dont nous venons de parler. A un certain moment du développement lent et progressif de cette cataracte, le sujet arrive à n'y plus voir. On n'a alors qu'à dilater la pupille par une goutte d'atropine et le sujet recouvre immédiatement la vue et se procure des images plus ou moins éclairées. Or, chez ces sujets, la vision binoculaire s'exerce alors sans diplopie ni strabisme, quoique aucun rayon ne parvienne à leurs rétines en traversant le centre de la pupille.

Au lieu de dilater la pupille, pratique-t-on une iridectomie, ou une iridésis, on observe encore le même effet : la vision binoculaire s'exerce régulièrement.

L'examen ophthalmoscopique montre en ces mêmes circonstances l'anneau transparent qui forme zone autour de la couche obscurcie du centre.

Dans les expériences que l'on fait au moyen de l'optomètre de Scheiner (la carte percée d'un cercle de trous d'épingle), tous ces trous, lors d'une accommodation exacte, ne donnent-ils pas une image unique? On peut en boucher un quelconque, celui du centre si l'on veut, rien n'est changé dans l'image que le degré de sa vivacité.

Si, lors de l'existence d'une opacité centrale, on voit l'œil qui en est le siège se dévier, on peut donc assurer que ce n'est pas pour faire accorder avec l'image centrale de l'autre œil une image excentrique plus claire. Ces deux images ne pourraient donner lieu qu'à une diplopie, c'est-à-dire à un état particulièrement perturbateur.

L'association d'un axe secondaire avec un axe principal ne peut avoir lieu que suivant le mécanisme exposé au § 427, *après la production d'un strabisme dû à d'autres causes*, par suite d'abstraction psychique, ou à une suspension absolue de vitalité de la macula de l'œil dévié.

On observe cependant des déviations ayant pour objet d'utiliser, *comme axe principal* et à défaut de la perméabilité de ce dernier, un axe secondaire, mais dans de tout autres circonstances et parfaitement définies. On les rencontre dans le cas de l'oblitération non seulement des deux axes principaux, mais avec cette aggravation qu'aucun rayon tombant sur la cornée ne puisse arriver sur la région polaire.

Mais, en ce cas, ce n'est pas, à proprement parler, une déviation strabique que l'on a sous les yeux. Car cette circonstance n'appartient pas à la vision binoculaire, mais bien à une vision *uni-oculaire très imparfaite* et qui cherche, à défaut de toute vision centrale, un point de sa rétine en état de lui procurer une sensation plus ou moins distincte de l'objet présenté.

Le second œil, en ce moment, est lui-même indifférent par amblyopie relative ou absolue; car, pour peu qu'il eût une perception supérieure à celle de son congénère, c'est lui qui déterminerait la direction du système.

A sensations égales, c'est-à-dire toutes deux procurées par des axes secondaires, la vision simple n'est pas obtenue, et les tentatives auxquelles elle donne lieu constituent une des formes du *nystagmus*.

b) 2ᵉ VARIÉTÉ: *Du strabisme optique ayant pour objet de remédier à une décentration première du système dioptrique.* — Une seconde espèce de strabisme, dépendant d'une cause purement optique, a été décrite — il serait plus exact de dire imaginée — par M. J. Guérin, comme se rattachant, non plus à une opacité développée sur l'axe dioptrique, mais à une déviation de cet axe lui-même.

Cette formule, un peu générale, aurait pour exemple le plus satisfaisant une obliquité ou plutôt une décentration, soit accidentelle, soit congénitale des cristallins, comme le comporterait, par exemple, une luxation de cet organe.

On comprend que, dans un tel cas, l'axe du système dioptrique étant dévié, cet axe ne rencontre plus la rétine à son point polaire ou de fixation. Pour restituer la vision binoculaire, il faut donc que l'œil ainsi altéré mette l'axe secondaire du nouveau système qui correspond au pôle rétinien en rapport avec l'axe de fixation de l'œil sain.

Le strabisme, dans ce cas, aurait pour effet, non la désharmonie, mais la reconstitution de la vision binoculaire simple, au prix de l'harmonie apparente.

Le desideratum, l'anomalie amenés dans la vision binoculaire par la décentration primitive du système dioptrique de l'un des yeux, aurait le strabisme pour instrument réparateur.

L'idée serait très logique assurément, si les mouvements musculaires des deux yeux offraient l'indépendance qu'ils n'ont pas : mais sur ce que l'on connaît des relations mutuelles des deux appareils musculaires de droite et de gauche, du lien étroit qui les unit, cette savante réparation devient peu concevable.

Ajoutons, pour finir, que de l'aveu même de l'ingénieux auteur de cette conception, « ces différents déplacements des milieux de l'œil n'ont jamais été directement constatés par l'inspection anatomique, *au moins dans leurs rapports de causalité avec le strabisme.* » Aveu qui nous dispensera de leur donner une plus grande place dans un travail qui ne vise que les théories en rapport avec l'observation.

c) 3e VARIÉTÉ. *Ou par scotôme central.* — Dans une troisième variété, qui, seule, pourrait véritablement justifier la dénomination de strabisme *optique,* c'est-à-dire ayant pour effet de procurer et non de supprimer la vision binoculaire, la déviation reconnaîtrait pour origine, une insensibilité partielle ou une altération anatomique survenues dans la région polaire de l'œil (*macula lutea*).

A l'époque où M. J. Guérin « concevait » la possibilité d'une déviation ayant pour *objet,* le pôle d'un œil étant devenu insensible, de substituer à l'axe principal un axe secondaire plus sensible, la démonstration et même la constatation expérimentale du fait était, pour ainsi dire, impossible : ni l'ophthalmoscopie, ni même l'étude du champ visuel superficiel n'avaient encore fait leur entrée dans la science.

La variété de strabisme optique ainsi définie était donc une pure vue théorique.

En exposant, dans nos leçons de 1863, cette forme hypothétique de strabisme, nous ajoutions : « Nous aurions une tendance naturelle à admettre la substitution possible, dans des cas de cette sorte, d'un axe secondaire à l'axe polaire ; mais nous devons avouer qu'aucun fait bien démontré n'est encore venu à l'appui de cette doctrine, et qu'au contraire les faits opposés se comptent par milliers. »

Nous ne serions pas aussi radical aujourd'hui : il nous a été donné, vers 1866 ou 1867, de rencontrer et constater très positivement et avec méthode, un cas répondant entièrement au tableau tracé instinctivement par M. J. Guérin. Vers cette époque, il fut amené à notre clinique une petite fille de sept à huit ans, affectée de strabisme convergent très marqué. Sous cette convergence, l'enfant suivait un objet des deux yeux, de droite à gauche et inversement : mais *quand on voilait l'œil sain*, l'œil dévié *ne se redressait pas*, et cependant *demeurait dans le même rapport d'inclinaison avec la direction de l'objet et le suivait dans tous ses mouvements*. L'acuité de ce côté était diminuée, mais suffisante encore : ce qu'elle est chez tant de strabiques de cet âge, c'est-à-dire réduite de plus de moitié.

Examiné à l'ophthalmoscope, cet œil nous fit reconnaître sur la région de la macula une petite tumeur sarcomateuse vasculaire qui aura, je le crains, amené depuis quelques mauvaises conséquences.

Quoi qu'il en soit, ce cas offrait l'exemple indéniable d'un axe secondaire suppléant l'axe polaire oblitéré.

Nous ne donnons cette observation que de mémoire, n'ayant pu la retrouver dans nos notes ; mais elle nous est présente à l'esprit comme si elle datait d'hier, eu égard à l'influence qu'elle a conservée sur nos opinions en matière de vision ; nous l'avons souvent reproduite dans nos leçons orales et avons même quelqu'idée de l'avoir déjà publiée.

L'enfant avait été amenée pour être guérie de son strabisme, et l'on acceptait l'opération. Nous nous y refusâmes cependant. La vision binoculaire existait, et l'opération l'eût détruite. Il se fût donc agi, en opérant, de sacrifier la vision naturelle binoculaire à une satisfaction extérieure ou cosmétique. Cette intervention n'eût pu avoir lieu qu'à titre de complaisance, et alors seulement pour répondre à la volonté d'une personne en âge de faire son choix et de peser le pour et le contre.

Quoi qu'il en soit, nous avons en cette observation l'exemple d'une suppléance absolue et complète de l'axe polaire absent, par un axe secondaire constant. Cet exemple nous est fourni, mais seulement à titre temporaire, par l'axe secondaire qui, dans un strabisme concomitant confirmé, est en connexion habituelle binoculaire avec l'axe polaire du côté sain. Mais, dans ce dernier cas, si l'on voile l'œil sain, l'œil strabique se redresse généralement.

Cette petite discussion pourra être rappelée et invoquée dans les questions de physiologie de l'ordre suivant, que nous avons maintes fois posées dans nos précédentes publications, et que M. Helmholtz soulève aussi (voir leçon 24ᵉ, § 371).

« Le point polaire (centre de la fovea) est-il le point de fixation, anatomiquement obligé, le centre invariable du champ visuel réti-nien?

L'observation que nous venons de rapporter semble démontrer, en conformité en cela avec les opinions de M. Helmholtz, que le point polaire n'est que le plus parfait des éléments rétiniens, mais qu'il l'est de beaucoup, ce qui explique sa grande prédominance, même en cas de diminution sensible de l'acuité centrale. Il faut que cette sensibilité soit terriblement réduite pour céder en qualité à une région excentrique.

Ce point de doctrine appelle, on le voit, encore de nombreuses observations.

§ 444. — Pathogénie du strabisme. — Influence des taies cornéales sur la production du strabisme.

Lorsque nous rencontrons cette association d'un strabisme nette-ment défini, et d'une opacité partielle des surfaces réfringentes, force nous est donc de rechercher le mécanisme physiologique ou morbide auquel elle est due.

Deux catégories de motifs peuvent être et sont invoqués dans cet objet.

Suivant quelques auteurs, l'inflammation oculaire à laquelle sont dus la taie, le leucôme, a pu atteindre, en se propageant par le tissu sous-conjonctival, le tissu même du muscle, déterminer sa rétraction conséculive.

Cette origine a cependant soulevé certains doutes, tenant à l'absence de toute démonstration de l'existence réelle de cette communication directe du processus phlegmasique de la cornée au muscle.

Mais il n'est pas nécessaire d'admettre cette propagation elle-même. Un état spasmodique, réflexe, de plus ou moins longue durée, produit par l'inflammation de la cornée, suffirait à rendre compte du fait final observé, la déviation. Une affection articulaire provoque la contraction réflexe des muscles en rapport avec cette articulation. Est-il, dès lors, anti-physiologique de supposer une contraction, un spasme de cet ordre pendant la photophobie qui accompagne une kératite? Prolongez par la pensée la durée de ce spasme ou de cette contraction sympathiques, et vous aurez, au bout de ce temps, un raccourcissement musculaire organique. Cette conception est assurément rationnelle, mais elle n'est encore qu'une hypothèse. Enregistrons-la seulement à ce titre.

Donders donne sur le mécanisme qui nous occupe les vues suivantes, lesquelles viennent singulièrement à notre propos :

« Il ne me paraît pas, dit-il, qu'elles (les taies cornéales) puissent déterminer par elles-mêmes la déviation des yeux. Bien que l'image qui appartient à l'un de ceux-ci soit moins distincte, l'expérience apprend que les sujets préfèrent la vision binoculaire, et l'on ne comprend pas trop pourquoi l'œil tendrait à dévier, uniquement pour recevoir sur la tache jaune une image absolument dissemblable, au lieu d'une image moins distincte, il est vrai, mais semblable. »

« Mais le rôle de ces taies change, si l'on suppose l'existence d'une hypermétropie préalable, ajoute l'auteur : « En ce cas, les taies de la cornée peuvent favoriser l'apparition du strabisme, l'amoindrissement de la netteté de l'image rendant la diplopie moins gênante et diminuant ainsi l'aversion instinctive pour les images doubles qui doit préserver du strabisme. Je suis très porté à trouver dans cet ordre d'idées l'explication du fait que, chez les hypermétropes qui sont strabiques, les taches de la cornée sont beaucoup plus fréquentes que chez ceux qui ne le sont pas. »

On remarquera combien cette argumentation vient d'elle-même à l'appui des propositions doctrinales auxquelles nous nous sommes rattaché plus haut, sur le mécanisme même du strabisme convergent de l'hypermétropie.

Qu'en ressort-il, en effet? Que dans le cas d'un strabisme consécutif à une taie cornéale, l'œil strabique ne devient tel (hypermétrope ou non) que par suite de l'amblyopie relative en vertu de laquelle l'empire de la vision binoculaire est détruit. L'œil se place dès lors dans la direction que détermine la prépondérance naturelle du groupe adducteur sur son antagoniste, ou inversement. Or, dans l'hypermétropie, c'est en de telles circonstances, le strabisme interne qu'on observerait le plus fréquemment ; et l'argumentation de l'auteur montre que dans sa pensée même, cette anomalie n'ajoute ici qu'à l'amblyopie. C'est donc bien, en ce cas, la facilité naturelle à converger ou la prépondérance des muscles adducteurs, compagne habituelle de cette anomalie de réfraction, et non l'hypermétropie elle-même, qui *détermine seule le sens de la déviation.*

Voir les derniers paragraphes de la leçon précédente.

§ 445. — Du strabisme concomitant. — Étiologie.

Dans l'exposition des divers mécanismes par lesquels est établie une déviation permanente de l'axe oculaire, on a déjà vu passer sous

ses yeux toute la série des causes du strabisme. Nous n'aurons donc
qu'à les énumérer ici et à leur donner le numéro d'ordre que leur
assigne la proportionnalité numérique telle qu'elle résulte de la considération des grands nombres.

La cause immédiate ou prochaine, générale, s'appliquant à tous
les chefs particuliers de déviation, est d'abord, comme nous l'avons
vu, un trouble primitif, congénital ou, au contraire, consécutif, survenu, dans les rapports réguliers *de longueur* d'un muscle ou d'un
groupe de muscles oculaires.

Quant aux causes plus éloignées, ou éléments producteurs de cette
cause prochaine et immédiate, celles qui lui ont donné naissance,
nous pouvons les ranger sous sept chefs distincts :

1° Les anomalies de développement auxquelles on doit attribuer les
anomalies de la réfraction, telles que l'hypermétropie et la myopie,
et qui déterminent, en même temps, une insuffisance musculaire ou la
prépondérance native du groupe adducteur sur le groupe divergent,
ou la prépondérance inverse.

2° Les allongements et raccourcissements qui succèdent — par le
mécanisme exposé au § 425, leçon 29ᵉ — aux paralysies musculaires,
par suite d'une nutrition prolongée de ces mêmes muscles, ou de leurs
antagonistes, pendant un état de déviation primitive ou secondaire.

3° L'amblyopie grave à la suite de laquelle l'œil atteint cesse
d'obéir à la synergie binoculaire, et se place alors dans la position la
plus indifférente pour lui de balancement et d'équilibre, entre les
groupes adducteur et abducteur.

4° Viennent ensuite les raccourcissements dont le mécanisme est
encore contesté et qui succèdent aux taies de la cornée.

5° Les inégalités rendues permanentes par une nutrition prolongée
pendant les habitudes vicieuses du regard, comme chez les très
jeunes enfants soumis pendant longtemps à l'attraction d'une lumière
très oblique pendant une phase de développement très incomplet
encore.

6° Enfin les contractions primitives, celles auxquelles la théorie *à
priori* de M. J. Guérin attribuait la part majeure dans la production
du strabisme : élément causal que l'on reconnaît souvent comme
phase consécutive d'une paralysie première, mais qui, s'il se présente en réalité comme première phase du strabisme, ne le fait qu'en
une proportion si minime qu'aucun nombre entier ne peut lui être
attribué dans le percentage.

7° Nous en dirons autant du strabisme optique (3ᵉ variété de
M. J. Guérin), et dans lequel l'axe polaire, rencontrant une région
devenue insensible de la rétine (altération de la macula), se voit

suppléé instinctivement par un axe secondaire qui se lie ensuite d'une manière permanente à l'axe polaire de l'autre œil.

La proportionnalité numérique de ces sept classes ou catégories, telle qu'elle résulte de l'ensemble des statistiques comparées des divers pays, peut être sommairement établie sur les chiffres suivants :

Insuffisance primitive des muscles droits internes ou externes liée aux anomalies de réfraction : Hypermétropie et myopie........................ 65 p. 100

　　　　　　Paralysies et rétractions consécutives............ 15 —
　　　　　　Ophthalmies, taies, traumatismes................ 10 —
　　　　　　Amblyopies graves .... 5 —
　　　　　　Habitudes vicieuses du regard, contractures primi-
　　　　　　tives, strabisme optique........................ 5 —
　　　　　　　　　　　　　　　　　　　　　　　　　　　——
　　　　　　　　　　　　　　　　　　　　　　　　　　100.

Ce tableau n'est évidemment que très approximatif; mais il n'offre d'incertitude que dans ses détails mêmes, non dans les rapports numériques qui séparent ses grandes divisions. Ainsi le chiffre de 65 pour 100, que nous avons inscrit au titre des insuffisances ou prépondérances musculaires liées aux anomalies de la réfraction, est assurément un *minimum*. On voit par là quelle importance prennent ces anomalies dans l'histoire même du strabisme, surtout si on les compare aux facteurs anciennement prépondérants dans l'opinion des médecins, à savoir les affections paralytiques et spasmodiques ou nervoso-musculaires.

On remarquera que de ce tableau se trouve éliminée d'une manière absolue la simple inégalité de portée ou d'acuité visuelle, si elle ne s'élève pas aux proportions de l'amblyopie, ou encore si elle ne se trouve pas liée à une insuffisance musculaire. C'était, on le sait, la cause énoncée spéculativement par Buffon.

Nous ne reproduirons pas, à ce propos, les démonstrations que nous avons développées déjà relativement à l'empire absolu de l'unité de la vision binoculaire, toutes les fois que ce besoin n'est pas tenu en échec par une insuffisance musculaire (leçon 30ᵉ). Mais il nous sera permis de consigner par avance le résultat permanent des effets de la strabotomie sur la direction rectifiée de l'œil. La vision de l'œil primitivement dévié s'améliore le plus souvent après cette opération (moitié des cas). Mais dans l'autre moitié, où l'inégalité visuelle persiste, la déviation ne se reproduit pourtant pas dès qu'il n'y a plus insuffisance musculaire; or il devrait se dévier derechef dans la théorie de Buffon.

Nous n'avons pas compris non plus dans la qualification de strabisme les déviations passives de l'œil tout entier, sous l'action d'une cause

mécanique extérieure, comme serait une tumeur orbitaire ou l'introduction d'un corps étranger dans l'orbite.

Comme l'a fait très justement remarquer M. J. Guérin, on ne doit
entendre par strabisme vrai, que le changement de direction de l'axe
de l'œil par suite de circonstances ayant dans l'organe même leur
raison d'être; un déplacement de l'arc de la mobilité, et non du centre
même du mouvement ou de rotation du globe, par le fait d'un déplacement de l'organe entier par cause extérieure mécanique.

Les signes diagnostiques différentiels de cette déviation passive se
puiseront dans les circonstances mêmes observées dans le voisinage
du globe oculaire, et seront corroborées par la possibilité d'imprimer
des mouvements au globe dans un sens et non dans d'autres.

§ 446. — Du strabisme apparent, divergent chez l'hypermétrope, convergent chez le myope.

L'analyse pathogénique des strabismes liés à une anomalie de la
réfraction a trouvé pour principale base les variations qu'offre l'angle
α, angle que fait *avec l'axe dioptrique* (ou ce qui est tout un, avec la
ligne visuelle principale), *l'axe de figure du globe*, ou axe de la cornée.
Cet axe, on se le rappelle, chez *l'emmétrope*, ou dans les conditions générales et moyennes, est de 4 ou 5° *en dehors* de l'axe de
réfraction ou de la ligne visuelle.

Chez l'hypermétrope, ce même angle est de 2 à 5° plus grand encore
que chez l'emmétrope, tandis que, dans la myopie, il est au contraire
moindre que dans l'état physiologique, qu'il peut y devenir nul, et
enfin passe même à une valeur négative, c'est-à-dire qu'on y peut
rencontrer, l'axe cornéal *en dedans* des lignes visuelles.

L'auteur de ces belles observations en a conclu, comme nous avons
vu plus haut, et très judicieusement, que, comparé à l'emmétrope,
l'hypermétrope devait *paraître* avoir les yeux en divergence et le
myope en convergence. Ce que l'observation confirme très généralement.

L'emmétrope lui-même, quand il regarde au loin, est dans un état
de divergence cornéale, au moment même où ses axes dioptriques
sont en parallélisme.

L'habitude fait sans doute que nous ne nous en apercevons pas :
car dans le fait, nos axes apparents (ceux des cornées) sont bien
réellement dans ces rapports de divergence.

A plus forte raison en est-il ainsi de l'hypermétrope, chez lequel
l'angle α est encore plus grand que chez l'emmétrope.

On peut donc dire que, comparé à l'aspect physiologique, l'hypermétrope qui n'est pas affecté de strabisme convergent réel, présente,
quand il regarde au loin et que ses lignes visuelles sont en parfait

parallélisme, *l'apparence du strabisme divergent*. Quand il ne louche pas effectivement *en dedans, il paraît* quelque peu loucher *en dehors*.

Par le fait des circonstances inverses, le myope chez lequel l'insuffisance des droits internes ne s'est pas transformée en strabisme divergent réel, présente, comparé à l'emmétrope, *l'aspect d'un léger strabisme convergent*.

Il résulte de là, pour un observateur attentif, que chez tout individu *ne louchant pas réellement*, c'est-à-dire dont l'œil ne se redresse pas quand on voile l'autre (épreuve qui doit porter alternativement sur les deux yeux), *l'apparence* de la divergence des cornées doit faire soupçonner l'existence de l'hypermétropie; comme *l'apparence* de leur convergence doit faire songer à la *myopie*. En y joignant la dimension relative des pupilles, plus petites chez l'hypermétrope, généralement larges chez le myope, on a là les caractères extérieurs les plus communs de l'une ou l'autre de ces anomalies de la réfraction.

447. — Du strabisme concomitant. — Caractéristique.

Le strabisme concomitant se caractérise, comme on l'a vu plus haut (leçon 29ᵉ), par les circonstances suivantes :

1ᵘ Discordance *apparente* des deux lignes de regard, qui devient évidente et certaine, si l'on intercepte à l'œil directeur la vision de l'objet qui fixe l'attention; on voit alors l'œil dévié se redresser pour *fixer* l'objet.

On suppose ici — ce qui se rencontre d'ailleurs d'une manière générale — que les deux yeux, sans pour cela être égaux, jouissent cependant tous les deux, d'un certain degré de perception visuelle. Les exceptions seront envisagées à part.

2ᵒ Dans cette épreuve, la déviation secondaire de l'œil sain, sous la main qui le couvre, est sensiblement égale à la déviation primitive.

3ᵒ La mobilité totale de l'œil dévié est sensiblement la même que celle de l'œil sain : l'arc de l'excursion est seulement déplacé.

Les yeux, dans leur discordance, se meuvent cependant ensemble et d'un arc sensiblement égal, comme en partie liée.

4ᵒ Dans le strabisme concomitant, l'œil dévié n'a point notion de la double image que dessine chez lui l'objet de l'attention du regard : pour qu'il *voie* cet objet, il faut qu'on en intercepte la vue à l'œil sain : c'est alors que l'œil dévié se redresse pour fixer.

Avant cette intervention, il ne voyait pas cet objet, quoique ce dernier dessinât son image sur sa rétine, comme sur celle de son congénère : il la négligeait donc; il en faisait, ce que l'on a appelé *abstraction psychique*.

5° Si l'on parvient à faire naître chez le sujet la sensation de la double image, on constate alors qu'elles se meuvent ensemble devant le sujet, *en demeurant à la même distance relative* avec les diverses directions de l'attention ; en partie liée, comme les lignes de regard elles-mêmes.

Pour développer cette double sensation — que la nature s'est appliquée elle-même à faire disparaître, pendant la période initiale du strabisme — on se sert d'un verre coloré que l'on met devant l'un des yeux, et d'un objet très brillant, comme la flamme d'une bougie, pour appeler l'attention. Après plusieurs essais, le sujet arrive à avoir conscience des deux images. Le verre coloré n'est bientôt plus nécessaire et le sujet perçoit les deux images. C'est alors que l'on peut constater l'exactitude de la proposition précédente (voir § 500).

§ 448. — Directions diverses du strabisme.

Le strabisme peut affecter toutes les inclinaisons. Cela n'a rien qui doive surprendre, puisque, physiologiquement, l'œil peut donner à la ligne de regard toutes les directions. De même qu'il est convergent ou divergent, il peut être supérieur ou inférieur, dans un sens direct, ou en un sens oblique.

Ces derniers ont été jusqu'ici fort peu étudiés.

§ 449. — Variétés du strabisme. — Du strabisme double.

Si nous nous arrêtons à la définition de Donders (leçon 29°, § 419), le terme strabisme qualifie ou exprime un simple rapport : l'un des yeux étant, par son pôle, fixé sur un point de visée, l'autre œil est, par le sien, en communication avec un autre objet, dès lors excentrique, relativement au champ visuel du premier œil.

A s'en tenir à la lettre de cette définition, il n'y aurait évidemment pas de strabisme double.

Cependant, à part d'autres exemples nombreux, qui n'a rencontré de « borgnes » affectés de strabisme.

S'il en est ainsi, la définition de Donders — très suffisante en fin de compte pour l'étude théorique et pratique du strabisme — serait grammaticalement incomplète.

M. Donders d'ailleurs, ne prend pas lui-même sa propre définition du strabisme dans un sens tellement étroit, qu'il n'admette comme nous le strabisme *double*.

Voici à cet égard, ses propres paroles :

« Dans le strabisme devenu concomitant permanent, si la mobilité est, comme nous l'avons dit, conservée intacte dans son ensemble, il existe toutefois une prédominance des mouvements en dedans, diminution des mouvements en dehors *sur les deux yeux*, bien qu'il n'y en ait qu'un qui soit constamment dévié, l'autre gardant invariablement une direction correcte. Il faut donc admettre le raccourcissement des deux muscles droits internes. Ce raccourcissement, de *dynamique* qu'il était d'abord, devient *organique* dans le strabisme permanent : il n'y a pas d'altération pathologique des tissus. Les deux muscles droits internes se raccourcissent, parce que les sujets prennent l'habitude de porter les objets du côté de l'œil dévié, de sorte que le droit interne sain, est sollicité à se contracter avec plus d'énergie, circonstance favorable à la correction de l'hypermétropie (Donders). »

Il y a donc des strabismes doubles; disons plus : après quelques mois de durée — mettons, si l'on veut, quelques années — il est bien peu de strabismes qui ne soient devenus doubles. La loi jadis formulée par M. J. Guérin est le plus souvent vérifiable : « Tout strabisme d'un œil, en un sens, amène tôt ou tard une déviation *de même sens* dans l'autre œil. »

Cette loi est le résumé du mécanisme dont nous venons d'emprunter l'exposition à M. Donders.

Pour éloigner tout malentendu, nous appellerons donc l'attention sur ce point de doctrine : que le strabisme doit être considéré à un double point de vue :

1º Sous le rapport subjectif : il répond alors exactement à la définition de Donders. Cette définition est prise dans les rapports discordants des pôles rétiniens, ou points de fixation du regard.

2º Sous le rapport objectif, c'est-à-dire sous celui des rapports de l'arc d'excursion des yeux avec les commissures palpébrales. Quand cet arc est transporté notablement vers une de ces commissures, en abandonnant d'autant l'autre, il y a strabisme ou inclinaison unilatérale de cet œil.

Suivant la question de détail à trancher, on considérera plus expressément l'une ou l'autre de ces significations du mot strabisme; et nous dirons que si le strabisme, subjectivement considéré, est toujours simple, il est le plus souvent double sous le rapport objectif, en ce sens que, pour l'œil sain lui-même, l'arc de la mobilité incline dans le même sens que le fait l'œil dévié.

§ 450. — Du strabisme alternant.

Le plus souvent le strabisme intermittent, inconstant dans le principe, finit par devenir permanent. La règle est que c'est un seul œil, et toujours le même, qui se dévie (strabisme simple).

Il peut cependant être *alternant*. État fort curieux et non très rare, dans lequel l'observateur croit souvent être le jouet de quelqu'illusion ; ayant reconnu la veille un strabisme simple de l'œil droit, et se trouvant le lendemain en présence d'un strabisme simple de l'œil gauche. Dans ce cas-là, on constate l'égalité de l'acuité visuelle entre les deux yeux.

Cette particularité est intéressante et doit être mise à profit. Elle se fonde sur un besoin égal, et une possibilité égale, dans les deux yeux, d'une vision nette. Au point de vue de la réparation, après l'opération, il est très heureux d'avoir ainsi à sa disposition le secours des éléments mêmes de la vision binoculaire. Cette condition d'alternance doit donc être avec soin conservée jusqu'au moment où l'opération pourra être pratiquée.

Dans cette forme, on constate l'exercice alternatif de la vision au moyen des rapports ou de l'association de l'axe principal d'un côté, avec un axe secondaire de l'autre. En outre, l'échange de ces axes est constant.

Chaque œil neutralise donc, par abstraction psychique, tantôt ce qui appartient au demi-champ visuel droit, tantôt ce qui ressortit au demi-champ de gauche. Cette neutralisation alternante montre ainsi que, dans ce phénomène, la sensibilité des deux rétines a toute son intensité, mais qu'alternativement, l'attention cérébrale peut porter entièrement sur l'une des images à l'exclusion simultanée de l'autre.

§ 451. — Développement du strabisme convergent.

On voit le strabisme convergent, suite d'hypermétropie, se développer le plus souvent, entre la première et la cinquième année ; plus près pourtant de cette seconde époque que de la première ; ses rapports avec l'anomalie de réfraction expliquent cette circonstance, puisque c'est vers cet âge que les enfants commencent à apporter plus d'attention dans les objets rapprochés. Les récits que l'on entend souvent de l'apparition du strabisme peu après la naissance, à la suite de convulsions et d'autres maladies, ne méritent généralement que peu de créance ; au moins doivent-ils toujours être très scrupuleusement contrôlés.

La déviation est d'abord passagère, subordonnée à l'action de regarder fixement ; l'œil se redressant dès que le regard redevient vague ou indifférent : c'est ce que l'on a appelé la *période intermittente* du strabisme.

Pendant toute sa durée, même lorsque la déviation ne survient qu'à seize ou dix-huit ans, on n'entend jamais les sujets se plaindre de *diplopie*.

M. Donders explique cette circonstance par ce fait que la déviation n'existe que lorsque l'on fait des efforts pour voir nettement un objet déterminé. L'attention alors est concentrée sur cet objet : l'une des deux lignes visuelles seulement est fixée sur lui. La seconde image de cet objet est située pour l'œil dévié, en dehors de la tache jaune; elle doit donc paraître moins distincte et n'attire ainsi que plus faiblement l'attention.

Voir, à cet égard, ce que nous disons de ces images doubles, au § 441 (leçon 30e).

§ 452. — Diminution progressive de l'acuité visuelle dans l'œil dévié.

Dans le strabisme simple, la netteté de la vision s'affaiblit de plus en plus pour l'œil dévié. Au commencement, quand on voilait l'œil sain qui regardait fixement l'objet, l'œil dévié se redressait aussitôt : plus tard il s'empresse moins d'exécuter ce mouvement. De plus, au moment où il se redresse, il dépasse la direction précise de l'objet pour y revenir ensuite : ce qui indique une diminution plus ou moins notable de la perception, tant dans la direction principale que sur toute l'étendue de cette partie du champ visuel qui est commune aux deux yeux, mais qui, dans l'œil dévié, est frappée de neutralisation psychique.

Cet affaiblissement graduel de l'œil dévié avec le progrès des années ne doit pas être perdu de vue sous le rapport du pronostic et de l'opportunité de l'intervention chirurgicale.

Vers la dix-huitième année on ne doit généralement plus rencontrer d'acuité visuelle supérieure à 2/5 ou 2/7. Il n'est donc pas sage d'attendre jusqu'à cette époque pour intervenir.

Au point de vue de la conservation d'une acuité utile pour tous les travaux de la vie, le moment est venu dès que le développement de l'enfant est assez complet pour ne pas laisser redouter les suites d'une petite opération.

Il y a même des raisons d'y procéder plus tôt que plus tard. Le développement de l'appareil de la vue se prolongeant peut-être plus longtemps que nous ne le croyons, il est bon de le placer le plus tôt possible dans des conditions de sa vie physiologique intégrale.

§ 453. — Du strabisme convergent dans la myopie.

Aux causes précédemment énoncées et qui amènent, suivant les mécanismes décrits, le strabisme concomitant, nous devons joindre encore : Le strabisme concomitant convergent de la myopie.

Ce genre est relativement rare : au lieu de débuter comme le strabisme concomitant convergent de l'hypermétropie, dans la première jeunesse, il ne se fait remarquer qu'à la fin des études, et même vers

30 à 40 ans. A son début, il s'accuse par la production d'images doubles homonymes, quand, après une tension assez longtemps soutenue de l'accommodation, le sujet veut regarder au loin.

Il s'observe dans les myopies moyennes, souvent après des maladies débilitantes, et son analyse semble indiquer une prépondérance dynamique des droits internes sur les droits externes.

On reconnaît son développement progressif à cette circonstance que les images doubles homonymes qui ont commencé à se montrer au delà du point *r*, finissent par s'accuser de plus en plus près.

Ce genre de strabisme ne se montre pas alternant. Il se distingue du strabisme par paralysie musculaire, en ce que les images doubles homonymes ne se montrent pas sur les régions latérales du champ visuel commun, si le sujet regarde un objet rapproché; mais seulement quand il regarde au loin.

Ces caractères semblent devoir le faire rattacher à une insuffisance musculaire inverse de celle qui produit le strabisme divergent de la myopie. N'étant point bridé dans sa tendance à rapprocher les objets, ni par le système musculaire externe, ni par l'accommodation, le sujet myope, affecté par exception d'un état d'insuffisance des muscles externes et qui travaille beaucoup, s'habitue à une vision tous les jours moins distante, et ses muscles internes acquièrent par là une prépondérance dynamique dont la conséquence est le strabisme convergent. Ce genre de strabisme ne se rencontre pas deux fois sur cent.

§ 454. — Du strabisme divergent concomitant.

Le strabisme divergent, avons-nous vu, est particulièrement lié à la myopie.

Sous ce chef étiologique, si on comprend tous ses degrés, étant lié à la valeur de l'angle α, il offre la même proportionnalité étiologique que le strabisme convergent de l'hypermétropie.

Le strabisme absolu n'en présente qu'une proportion notablement moindre.

On l'observe dans deux formes distinctes : la forme constante ou à peu près ; la forme intermittente ou périodique (de Græfe), appelée par M. Donders strabisme divergent relatif.

a) Du strabisme divergent intermittent. — Le strabisme divergent relatif ou intermittent se manifeste dans la myopie progressive ou même moyenne, comme avant-coureur de la forme constante, lorsque l'insuffisance des droits internes est relativement assez notable pour provoquer, après une application de la vue à courte distance plus ou moins prolongée, l'impuissance finale à maintenir les deux axes en rapport.

La résultante ultime de ces luttes renouvelées est le strabisme divergent permanent ou absolu.

Ce dernier, lors de la myopie élevée, se trouve, soit amené directement, soit simplement confirmé, à la suite d'une période plus ou moins longue d'intermittences, par une circonstance toute matérielle ; à savoir, l'impossibilité même qui se manifeste à un certain moment du développement de la myopie, de faire exécuter des rotations suffisantes à un œil, ou à des yeux qui ont passé de l'état sphéroïdal à la forme d'un ellipsoïde plus ou moins allongé d'avant en arrière. Sous ce rapport, on peut dire que toute myopie, élevée déjà et progressive, est en passe d'atteindre plus ou moins vite le point où les globes ne pouvant plus arriver à la convergence voulue, l'un d'eux prendra forcément la position divergente : cela arrivera infailliblement si on persiste à se maintenir dans les conditions pathogéniques de la myopie progressive (voir § 269, leçon 17e).

Ce qui arrive en ces circonstances est très remarquablement présenté par M. Donders :

« Dans la myopie progressive, on est souvent témoin de la lutte qui s'établit entre la vision binoculaire et le strabisme divergent ; mais la fatigue qui en résulte ne tarde pas à donner gain de cause à la déviation. Ainsi, par exemple, quand le sujet lit, la vision est binoculaire au commencement ; au bout de quelque temps, l'un des yeux se dévie involontairement et sans qu'on en ait conscience ; il semble que l'une des feuilles du livre glisse par-dessus l'autre. On peut constater sous ce rapport bon nombre de transitions. Si l'on rapproche graduellement l'objet, la convergence atteint à peu près son maximum ; plus elle est élevée et plus rapidement se dévie l'un des yeux, quand on maintient l'objet à la même distance. Il se dévie instantanément, quand on place l'objet en deçà du point qui correspond au maximum de convergence. »

b) Du strabisme divergent absolu. — Le strabisme divergent *absolu* est caractérisé par la divergence des lignes visuelles dans la vision à grande distance.

Le plus souvent, ce n'est que le strabisme *absolu* que l'on désigne sous le nom de strabisme. Dans cette acception, il est plus rare que le strabisme convergent.

Sur cent cas de strabisme divergent absolu, la myopie se rencontre pour les *deux tiers* des cas environ. Mais si l'on ajoute à ces cas ceux de strabisme relatif, le strabisme divergent se rencontre aussi souvent que le strabisme convergent, sinon davantage, et les causes extraordinaires (affection des muscles, cécité, etc.), perdent de leur importance.

Pour le strabisme relatif, la myopie existe au moins dans les 90 pour

100 des cas (Donders). (Cela confirme notre appréciation de la valeur étiologique de l'insuffisance primitive des droits internes) (§ 270).

On a fait observer souvent que le strabisme convergent se montre surtout dans l'enfance; le strabisme divergent ne se développant ordinairement que plus tard. Cette observation est en rapport avec l'origine de ce dernier, *la myopie progressive*.

§ 455. — Mécanisme de la production du strabisme divergent absolu, dans le cas de la perte de la vue d'un côté.

L'unité de la vision *binoculaire* manquant en ce cas de son élément principal — à savoir de deux images à fusionner — l'œil qui n'a point d'image suffisant à l'*exciter*, s'affranchit de toute contrainte et se place indolemment dans la position d'indifférence entre l'abduction et l'adduction, telle qu'elle peut résulter d'une tendance première à la prédominance de l'un ou l'autre de ces deux groupes.

Le strabisme divergent relatif conduit de la même manière au strabisme divergent absolu. Un simple affaiblissement de l'une ou l'autre des images ou de toutes les deux, rencontrant une prédisposition à la divergence, permet, comme dans le cas du strabisme convergent, le triomphe, à un moment donné, de l'insuffisance musculaire sur le besoin de voir simple ; et pour peu que le sujet soit soumis à une myopie progressive, ce moment arrive plus ou moins tôt.

Maintenant on peut se demander :

Pourquoi le strabisme divergent relatif n'est-il pas toujours suivi de strabisme absolu? On en voit la cause dans la diminution de mobilité des yeux. La rotation du bulbe oculaire ellipsoïde allongé, n'est pas devenue difficile seulement en dedans, mais quelquefois aussi en dehors. La difficulté de se mouvoir peut aller si loin qu'un strabisme relatif convergent dans la vision de loin, peut alterner, avec un strabisme relatif divergent, dans la vision de près. (Nous avons noté un fait très net de ce genre après une double ténotomie des droits externes pour un cas d'asthénopie musculaire particulièrement intolérable.)

§ 456. — Du strabisme divergent dans l'inégalité de portée ou de réfraction des deux yeux (anisométropie).

L'étude des rapports existant entre les strabismes divergents relatifs et absolus a donné à M. Donders l'occasion de quelques remarques intéressantes et dont l'exactitude a plus d'une fois pu être *observée* par nous.

« Au nombre des conditions propres à déterminer la transformation d'un strabisme divergent relatif en strabisme absolu, on voit qu'il faut placer — et dans un fort bon rang — la diminution de la netteté de la vue pour un œil, et surtout l'inégalité des images à droite et à gauche, et qui résulte elle-même d'une inégalité de portée des yeux (anisométropie).

Ce dernier facteur, ajoute M. Donders, exerce une grande influence. Si la différence est forte, que l'un des yeux soit très myope, et que l'autre le soit à peine, ou soit emmétrope (ou même, et à plus forte raison, frappé de déficit de réfraction), il est de règle que l'œil myope dévie en dehors dans la vision à grande distance. Les cas de ce genre constituent une variété particulière du strabisme divergent qui mérite d'être soigneusement étudiée et décrite.

Quelquefois, surtout dans les débuts, le strabisme est inconstant, et ne se révèle qu'à la suite d'une fatigue ou de certains états de l'esprit (ou peut-être du *tonus* général de l'économie en ce moment-là) ; « d'autres fois la volonté peut le faire disparaître quoiqu'il soit très prononcé : il en est surtout ainsi pour la vision à petite distance, mais *pour quelques instants seulement*. Il en résulte de la fatigue (asthénopie musculaire), et la vue n'en retire aucun bénéfice. Il n'est pas rare, non plus, qu'on emploie un œil pour voir de loin, et l'autre pour voir de près. »

Le plus souvent chaque œil projette correctement et juge exactement de la position et de la grandeur des objets, bien que le sujet prétende que le même objet, vu alternativement des deux yeux, paraît plus grand pour l'un que pour l'autre (on sait qu'en ce cas les images sont inégales).

« La projection et le jugement se font donc séparément pour chaque œil. »

Quant à la pathogénie, qui doit seule nous occuper ici, il est facile de comprendre, en premier lieu, que la vision binoculaire a peu d'importance pour les cas de ce genre ; que, secondement, dans la vision à grande distance, les images doubles des objets ne sont remarquées que si elles présentent un éclat assez vif, et que l'on fait, en tous cas, aisément abstraction de celle de l'œil myope, pour peu que la myopie soit prononcée ; que, troisièmement, cet état supposant l'existence préalable d'un strabisme divergent relatif, l'effort qui serait fait pour fusionner les deux images (convergence), entraînant un acte synergique de la part de l'accommodation dans chaque œil, rendrait momentanément, plus ou moins myope, l'œil emmétrope, et troublerait ainsi l'image la plus nette.

L'effort de fusion ayant ainsi pour conséquence immédiate une diminution du pouvoir visuel précédent, devrait cesser immédiatement.

TRENTE-DEUXIÈME LEÇON

STRABISME CONCOMITANT — THÉRAPEUTIQUE

§ 457. — **Thérapeutique.** — **Indication générale qu'elle doit remplir.**

La cause prochaine du strabisme concomitant étant dans une insuffisance-primitive ou acquise de là longueur d'une des cordes motrices de l'œil, on ne pourrait logiquement y chercher un remède absolu que dans une méthode dont l'effet final fût la restitution à ce muscle de la longueur qui lui manque.

Plusieurs méthodes ont été étudiées, tentées, et même employées dans cet objet : les unes ont consisté dans certains exercices, dans une gymnastique spéciale, dont on espérait obtenir cet allongement du muscle; espoir malheureusement fondé sur une vue inexacte qui faisait considérer le raccourcissement du muscle comme une simple contraction, un état spasmodique susceptible de restitution physiologique. Ces méthodes, sur les mérites desquelles nous reviendrons dans un paragraphe spécial, n'ayant point reçu la consécration favorable des faits, nous devons donner la priorité de la description à celle basée sur une intervention chirurgicale — la strabotomie — devenue, par ses innombrables succès, l'une des conquêtes les plus remarquables de la médecine opératoire.

Mais il faut ici une explication préalable; car, en prenant le terme strabotomie dans son sens brut — division du muscle raccourci — on ne comprend pas immédiatement comment une semblable action aurait pour effet de produire un allongement dudit muscle.

Ayant exposé, dans la pathogénie, que le fait de la déviation ne peut avoir pour cause immédiate et prochaine qu'une *moindre* longueur dans le muscle qui la tient sous sa dépendance, c'est bien un allongement, ou tout au moins un équivalent, qu'il faut améner dans les conditions d'exercice de cette force.

Or, dans les premières phases de l'intervention chirurgicale, on avait cru, quelques-uns du moins, que le muscle, coupé dans sa continuité, s'allongeait en effet par interposition dans sa gaine d'un tissu musculaire ou fibreux de formation nouvelle. Et c'est là seulement ce qui pouvait justifier l'idée de porter le couteau sur la portion la plus charnue de la corde musculaire, et jusqu'à 8 ou 10 millimètres en arrière de son insertion.

Mais l'observation des processus anatomiques qui succèdent à la ténotomie et à la myotomie a démontré qu'en aucune circonstance le muscle sectionné ne s'*allonge;* qu'en aucun cas on n'a rencontré, après une de ces opérations, les deux extrémités séparées par l'instrument tranchant, *réunies l'une à l'autre par un tissu de nouvelle formation.*

La réparation n'y a jamais lieu que par la greffe, l'implantation sur la sclérotique, mise à nu, de l'extrémité libre du muscle ou du tendon.

La première conséquence de ces deux remarques absolues, c'est que l'opération ne doit rien *retrancher* de la longueur du muscle, puisque ce dernier n'a que le défaut d'être trop *court*. L'intervention, d'après ces deux principes, ne peut donc que se proposer de *détacher* les insertions musculaires pour les reporter plus en arrière (rétro-raphie).

Maintenant de combien les faudra-t-il reculer? comment s'y prendra-t-on pour y parvenir? Telles sont les questions que nous allons avoir à résoudre.

Occupons-nous de la première : de combien devrons-nous reculer l'insertion musculaire fraichement détachée?

Comme premier élément d'information, nous savons que :

Dans le strabisme concomitant, la mobilité d'ensemble de l'œil dévié est demeurée à très peu près intacte ;

L'arc excursif de cette mobilité dans l'œil dévié est sensiblement égal à celui parcouru, lors des mouvements associés, par l'œil sain. Seulement cet arc excursif y est déplacé et transporté en bloc d'un côté. L'objet à remplir doit donc consister à le remettre en place, c'est-à-dire à transporter cet arc du côté du muscle le plus long, et d'une quantité égale à l'étendue même de la déviation.

On semble devoir y parvenir immédiatement en reculant l'insertion du muscle le plus court d'une quantité égale au déplacement de l'axe excursif.

Pour cela le premier soin doit être de mesurer l'étendue angulaire de ce déplacement; c'est là ce que l'on entend par *dosage* de la téno-tomie. (Il ne faudra pourtant pas prendre ce mot dosage au pied de la lettre, comme on pourrait le faire s'il s'agissait d'une bille d'ivoire placée entre cordes élastiques qu'on peut raccourcir ou allonger à volonté. La cavité orbitaire contient quelques éléments de plus qu'un établi de tourneur.)

§ 458. — Dosage de la ténotomie.

Le dosage de la ténotomie consiste donc à mesurer préalablement l'étendue du déplacement de l'arc excursif.

On y parviendra aisément par la méthode suivante :

« On fera regarder fixement par le sujet un objet présenté sur la ligne médiane, à la distance qui correspond, dans la vision binocu-laire, à la position moyenne entre la convergence extrême et le paral-

lélisme des lignes de regard. Cette distance, qui correspond au balancement moyen entre les forces adductrices et celles de la divergence,
est de 0ᵐ,24 (6 à 8 pouces); nous verrons plus loin, § 461, pourquoi
elle a été ainsi choisie. La cornée de l'œil sain se trouve alors à peu
près au milieu de la fente palpébrale. On marque, en ce moment, sur
le bord de la paupière inférieure de l'œil dévié, par une petite tache
d'encre, le point occupé par le centre de la pupille. Cela fait, on voile
l'œil sain avec la main, sans déranger l'objet : l'œil dévié se redresse,
et le centre de sa pupille vient occuper alors le milieu de la fente
palpébrale. En y laissant également une trace d'encre, on a objectivement, sur le bord de cette paupière, la mesure même du déplacement de l'arc excursif. Il n'y a plus qu'à la relever en millimètres. »

On a fait, pour ces mensurations, de petits instruments appelés
strabomètres qui rendent plus aisée encore une pratique d'ailleurs
aussi facile à exécuter qu'à décrire.

C'est de cette quantité que le tendon devra *théoriquement* être
reporté en arrière. Ce point de l'opération ne sera pas tout à fait aussi
facile à régler : et il ne sera possible d'y satisfaire qu'incomplètement.
Mais n'anticipons pas.

§ 459. — Mesure linéaire des angles de déviation.

Les premiers auteurs qui ont traité ces questions de pratique (de
Græfe) ont pris pour unité l'arc sclérotical ou palpébral (c'est tout un,
ils sont en parfait contact) qui mesure *une* ligne de Paris. Nous exprimons ici les valeurs correspondantes en millimètres et en degrés sur
la circonférence du globe oculaire.

1	ligne = 2ᵐᵐ,25 environ................	13°
1 1/2	— 3 ,25 —	19°
2	— 4 ,50 —	26°
2 1/2	— 5 ,60 —	32°
3	— 6 ,80 —	39 ou 40°

En regard de ces données numériques, et pour faciliter la recherche
courante des problèmes pratiques, nous mettons le tableau des rapports des angles de la convergence des deux axes optiques aux différentes distances.

§ 460. — Angles de convergence mutuelle des axes optiques.

TABLEAU des angles des axes optiques entre eux et avec la ligne des centres, ainsi que des prismes correspondant aux divers degrés de convergence, depuis 45°, jusqu'au parallélisme des lignes de regard, pour un écartement de 64ᵐᵐ (2″ 1/2) des centres des pupilles, ou des centres de mouvement des yeux lors du regard parallèle :

(Colonne A), l'angle de convergence des axes optiques entre eux,
(Colonne B), l'angle de chaque axe optique avec la ligne des centres,
(Colonne C), l'angle du prisme qui inclinerait sous ce dernier angle le rayon parallèle, ou le ferait converger aux distances marquées dans la première colonne.

DISTANCES		A	B	C
EN MILLIM.	EN. POUCES.			
0,032	»	90°	45°	41°
0,054	2	62°	59°	38°45′
0,060	2 2/11	58°	61°	38°25′
0,065	2 2/5	54°	63°	36°40′
0,072	2 2/3	48°	66°	34°45′
0,081	3	44°	68°	33°10′
0,093	3 3/7	38°	71°	30°25′
0,108	4	34°	73°	28°16′
0,130	4 4/5	28°	76°	24°
0,162	6	24°	78°	21°21′
0,216	8	18°	80°	17°
0,324	12	12°	84°	11°40′
0,648	24	6°	87°	5°
»	∞	»	90°	»

§ 461. — L'égalité entre le recul du tendon et l'étendue de la déviation prédispose à l'insuffisance ultérieure du côté du muscle reculé.

Nous avons dit plus haut, sans expliquer le pourquoi, comment de Græfe avait, après de longues observations, indiqué la distance de 6 à 8 pouces, 20 à 22 centimètres, comme le point de convergence sur lequel on doit étalonner le degré de la déviation. Nous avions fait voir d'autre part, et cela résulte du simple examen du tableau du paragraphe précédent, que ce point est celui qui correspond, pour un œil moyen, à un exact balancement entre les longueurs musculaires répondant à la convergence extrême d'une part, au parallélisme de l'autre.

Pourquoi n'a-t-on pas pris plutôt le parallélisme lui-même comme terme de comparaison? Il semble que c'est ce que l'on eût dû faire, puisque, pour toute convergence requise, l'accommodation ajoute ses effets réflexes au jeu régulier des forces adductrices.

Cette objection très plausible ne tient pas compte de certaines circonstances très délicates de mécanique, introduites dans la question, par le changement de distribution amené par le recul du tendon entre les forces adductrices et divergentes.

Une première remarque va faire la lumière sur cette proposition quelque peu obscure; elle est due à de Græfe et se résume en la proposition suivante :

« La strabotomie, supposée exactement faite, c'est-à-dire dans laquelle le muscle, détaché du globe, voit son insertion reculée d'une quantité égale à l'arc qui mesure la déviation, *place le muscle coupé* dans une situation d'*insuffisance relative.* »

Voici comment de Græfe à l'esprit d'observation duquel est due cette remarque, se l'est expliquée à lui-même et à ses élèves.

« Il faut remarquer, dit-il, que ce que la mobilité a gagné du côté du muscle conservé, elle a fait plus qne le perdre du côté du muscle coupé; cela n'est pas, comme il semblerait à première vue, en contradiction avec ce que nous avons dit plus haut, par le fait d'une augmentation de l'étendue linéaire entre les insertions antérieures des deux muscles antagonistes; — non; géométriquement, nous supposons le cas où l'arc gagné d'un côté est exactement égal à celui perdu de l'autre, les positions comparées étant celles qui correspondent au parallélisme des lignes de regard.

« Mais il y a un autre élément dans la question : *l'innervation musculaire.* Or, le déplacement effectué dans l'opération a changé le rapport de cette innervation entre les deux antagonistes, et le changement effectué est au détriment du muscle coupé.

C'est par ces considérations que de Græfe rend compte d'un fait fonctionnel qu'il a été à même d'observer dans les nombreux cas qui ont passé sous ses yeux à savoir, que « la puissance de contraction du droit interne de l'œil sain augmente ordinairement dans le strabisme convergent, et que le contraire a lieu pour le droit externe.

« Or lorsque la strabotomie a été accomplie, cette proportion est renversée dans l'œil opéré; le droit externe, lors des mouvements associés, reçoit par le fait de l'habitude, une impulsion nerveuse plus forte, et l'arc parcouru est ainsi supérieur à ce qu'il devrait être d'après le déplacement de l'objet visé. » (DE GRÆFE).

Nous venons de reproduire textuellement l'exposé fait par nous en 1863, des idées du bien regretté maître sur ce point délicat de doctrine. Cet exposé avait reçu son approbation; mais nous avouons à notre confusion, que nous avions été dans cette occasion un copiste, plutôt qu'un interprète bien intelligent. Nous ne comprenions pas absolument bien l'idée-mère de l'explication donnée par notre illustre maître et ami.

Ayant cherché bien souvent depuis, à la pénétrer davantage, nous croyons être arrivé, par un autre ordre de considérations, pour nous plus claires, à lui donner une expression de plus facile accès. C'est à la mécanique géométrique que nous l'empruntons : espérons qu'elle donnera un peu plus de précision à une observation de fait justifiée d'ailleurs par l'expérience générale.

§ 462. — **Nouvelle explication (géométrique) du mécanisme producteur de l'insuffisance musculaire survenant, après une ténotomie, en sens contraire à celle existant antérieurement.**

Prenons comme exemple une ténotomie exécutée sur le droit interne dans un cas de strabisme concomitant convergent.

Dans son état statique physiologique, le globe oculaire est mobile par rotation autour d'un centre fixe; et cette fixité est assurée par la lutte qui existe à l'état tonique *d'une part*, entre les forces rotatrices en dehors ou abductrices (droits externes et obliques), et les rotations en dedans ou adductrices (droits interne, supérieur et inférieur); d'autre part, entre les forces tendant à porter le globe en *arrière* (4 m. droits), et celles qui l'attireraient en avant (les deux obliques (§ 388).

Dans la figure ci-dessus,

D étant le point d'insertion fixe des muscles droits,

I' et E les insertions mobiles des droits interne et externe,

OO' l'axe de la sangle des obliques.

Si l'on détache l'insertion mobile I' du droit interne, de façon qu'elle recule de 20°, par exemple en I; en même temps que l'insertion mobile du droit externe E se transporte de 20° (plus ou moins) en E', et que l'axe de la cornée se porte de la même quantité en divergence, sous l'action nouvellement prépondérante des droits externes et des obliques (puissances abductrices), l'action propre des obliques (protracteurs), porte le centre de rotation de C en C'. On voit que, par le seul fait de ce transport, le pouvoir *divergent* des obliques voit croître son bras de levier (la perpendiculaire de C' sur OO').

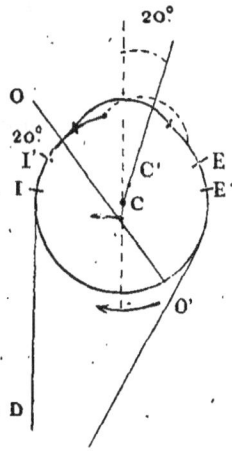

Fig. 105.

La section du droit interne supprime ainsi non seulement une des composantes de la rotation en dedans (la principale), mais encore l'une des composantes de la rétraction en arrière.

Or si la première conséquence de cette section est de permettre au globe de tourner de *dedans* en *dehors*, une autre non moins immédiate est de permettre audit globe d'être quelque peu porté *en avant* :

A la suite de cette section, *le centre du globe* est donc porté *en avant*, en même temps que dans la rotation en dehors.

Si donc, comme nous l'avons supposé, le recul du muscle mesure l'étendue même de la déviation à laquelle il doit remédier, pendant la cicatrisation de la plaie et l'opération de la greffe musculaire, l'axe du globe se trouve affecter une direction *inclinant* dans le sens de la divergence, relativement à la direction harmonique avec l'autre œil qui semblait devoir résulter pour lui du dosage exact de la ténotomie.

Par le fait du recul du droit interne, la cornée voit d'une part diminuer l'étendue de sa mobilité vers l'angle interne, pendant que, d'autre part, les puissances *rotatives en dehors* sont dans les conditions de leur plus plein exercice : l'avantage est désormais de leur côté.

Or c'est cette différence introduite entre les rapports nouveaux mutuels de l'adduction à l'abduction, par le recul du muscle droit interne, qui caractérise ce qu'on appelle *l'insuffisance* future possible *de ce muscle*.

Le même raisonnement s'appliquerait (*mutatis mutandis*), au muscle de la divergence dans les mêmes circonstances opératoires. Il est inutile d'y insister.

§ 463. — Application pratique de cette conséquence à l'opération de la strabotomie.

Il suit de là que toutes les fois qu'on déplace un muscle, par recul de son insertion, d'une quantité *égale* à la déviation, préalablement mesurée dans la condition de parallélisme des lignes de regard, on place ce muscle dans une situation d'insuffisance relative. Pour la vision des objets rapprochés, il sera donc à craindre que la convergence ne puisse pas arriver à sa limite rapprochée normale.

Pour éviter cet inconvénient, il faut donc donner au déplacement musculaire *une étendue moindre* que l'arc qui mesure la déviation.

Mais quelle sera la fraction de cet arc qu'il faudra supprimer pour se mettre à l'abri des conséquences de l'insuffisance du muscle à couper ?

L'observation seule pouvait être consultée à cet égard : c'est elle qui a appris à de Græfe que la mesure la plus convenable était celle indiquée plus haut, à savoir : la distance ou position moyenne de 6 à 8 pouces (20 à 22 centimètres) qui correspond au balancement à peu près égal des forces de l'abduction et de la convergence.

D'après ce qui précède, il est inutile d'insister sur la première indication qui résultait déjà de la position même de la question de la strabotomie, à savoir d'assurer à tout prix au muscle la longueur maximum que l'opération pouvait lui conserver. Le strabisme concomitant dépendant essentiellement d'un muscle *trop court*, cette condition était de rigueur. Les inconvénients de l'insuffisance consécutive viennent ajouter tout leur poids à cette nécessité première.

Mais alors, se demandera-t-on, en quoi devra donc consister ce que l'on désigne sous le terme « dosage pratique de la ténotomie ? ».

Voici comment il convient d'entendre cette expression :

On a vu au § 458 comment il fallait s'y prendre pour *mesurer* une déviation strabique ; et au § 459, l'estimation en degrés et en millimètres des déviations anciennement exprimées en lignes (parties aliquotes du système duodécimal linéaire ancien).

Or il ne faut pas prétendre — et les pages qu'on vient de lire en donnent suffisamment la raison — obtenir par une opération, même la plus correctement exécutée, un déplacement de la greffe musculaire rigoureusement égal au nombre de millimètres ou de degrés relevé dans la mesure de la déviation.

Mais on peut établir une sorte d'échelle, entre les degrés de laquelle se caseront d'eux-mêmes tous les strabismes concomitants.

On verra au § 467 quelle étendue de déplacement linéaire procure à la greffe musculaire la libération complète de toutes les attaches antérieures du tendon et de ses expansions en éventail physiologiques et accessoires : à savoir de 3 à 4 millimètres. C'est cette quantité que nous nommerons le recul *un*. Il correspond à une déviation de 1 1/2 à 2 lignes, de 3,35 à 4,5 millimètres ; de 19 à 26°.

La suite du développement de ces questions pratiques, montrera qu'il est téméraire d'essayer d'obtenir par une seule opération un recul supérieur à celui que nous venons de déterminer (de 3 à 4^{mm},5) ; aussi a-t-on, depuis les premiers enseignements obtenus, conseillé de faire porter sur le second œil l'opération qui aurait pour objet de remédier à une déviation supérieure à 4^{mm},5 soit 2 lignes.

Une correction de 4 lignes ou 9 millimètres supposera donc deux ténotomies à faire, et prendra le degré 2 dans l'échelle. Et ainsi de suite pour le degré 3 (6 lignes), qui exigera une seconde opération sur l'un des yeux opérés une première fois.

Voilà ce que nous entendrons par le dosage pratique de la ténotomie.

§ 464. — De l'époque de l'opération.

Il existe quelques désaccords entre les praticiens sur le moment le plus convenable pour l'opération. L'école de Vienne conseille d'opérer entre la huitième et la quinzième année ; particulièrement, si l'on peut espérer la restitution de la vision associée. A une époque moins avancée de la vie, il est d'ordinaire assez difficile d'évaluer à leur juste mesure les entraves éprouvées par les mouvements oculaires, et de leur opposer les moyens convenables. Or cette investigation préalable est de toute nécessité pour corriger les petites déviations consécutives ou les insuffisances.

D'autre part, si l'on retarde trop l'opération, la déviation s'accroît par continuation de la contracture musculaire inconsciente, et augmente ainsi le nombre des opérations nécessaires, ou, au moins, leur étendue. Enfin, le degré de l'affaiblissement visuel par absence de fonction (*amblyopia ex non usu*) croît régulièrement avec la durée de cette suspension.

Ces derniers motifs ont porté de Græfe à ne pas ajourner l'opération à une époque aussi retardée que le conseille l'école de Vienne. Il était d'avis de procéder à l'opération à partir de la quatrième année.

§ 465. — Des degrés très élevés de strabisme.

Dans les déviations considérables, les inconvénients d'un déplacement très étendu des insertions se manifestent souvent de façon très embarrassante. La correction du désaccord, eu égard à ces grands déplacements des insertions, ne peut se faire sans altérer notablement l'étendue du mésoroptre binoculaire, c'est-à-dire le champ du croisement des axes optiques.

Indépendamment de cette mesure même du déplacement des insertions, il y a lieu de prendre en considération cette circonstance que des strabismes aussi prononcés se rencontrent rarement sans des altérations de tissu plus ou moins graves du muscle, la dégénérescence tendineuse ou l'atrophie de l'antagoniste : toutes conditions qui nuisent singulièrement à la restitution de la vision associée.

Ajoutons à cela l'extrême protrusion de l'œil qui suit de si grands déplacements.

Nous renvoyons pour ces cas-là au § 489, relatif à la correction du strabisme secondaire, dans lequel au recul de l'insertion du muscle raccourci, il faut joindre l'avancement de l'antagoniste allongé; à la rétro-raphie d'un côté, il faut joindre la pro-raphie de l'autre.

§ 466. — Autres indications de la rétro-raphie.

Indépendamment du strabisme concomitant, le recul de l'insertion musculaire se trouve encore indiqué :

Dans la luscitas ; qu'elle procède d'altérations organiques du muscle, ou de quelque état spasmodique autrement inattaquable;

Dans les parésies rebelles à tout traitement ; dans ce dernier cas, le tendon de l'antagoniste distendu doit être raccourci dans le but d'accroître relativement la force du muscle parétique :

Dans le nystagmus :

Dans le cas de l'exercice de la vision uni-oculaire par un œil portant une pupille artificielle retirée en haut par rétraction de l'iris, et couverte ainsi par la paupière. En cette circonstance, la division du droit supérieur permet l'abaissement de l'œil et rend ainsi à la pupille artificielle l'accès de la lumière.

§ 467. — Strabotomie ou rétro-raphie. — Méthodes opératoires : Méthode opératoire ordinaire ou à ciel ouvert.

« Le malade couché, la tête fixée, les·paupières maintenues par l'ophthalmostat à ressorts, l'œil à opérer est tiré du côté opposé à la déviation, au moyen d'une pince à griffes, confiée ensuite à un aide : la pince à griffes saisissant la conjonctive bulbaire ou le tissu cellulaire sous-conjonctival, près de la cornée, et en opposition diamétrale avec le muscle à couper.

La scène opératoire étant ainsi exposée en plein sous le regard du chirurgien, celui-ci avec une pince moyennement fine, soulève délicatement la conjonctive exactement au-dessus de la ligne d'insertion du tendon, sur laquelle devront opérer les ciseaux. Cette ligne se trouve entre 2‴ 1/2 et 3‴ lignes (5,5^{mm} à 6^m,5) de la limite cornéale.

[M. E. Meyer rappelant les préceptes de son maître de Græfe, recommande de placer plus près du bord cornéal, et même tout à fait à cette limite, l'incision de la conjonctive ; on détermine par là, dit-il, un moindre écoulement de sang ; mais surtout on éloigne davantage l'ennuyeux effet de l'enfoncement ultérieur de la caroncule, accru au contraire par une large ouverture conjonctivale placée plus en arrière.]

Le pli conjonctival est alors sectionné d'un coup de ciseaux, parallèlement à la limite de l'insertion tendineuse proprement dite, sur une étendue de 6 à 8 millimètres.

Cela fait, soulevant la conjonctive par la lèvre postérieure de la plaie, puis par la lèvre antérieure, on introduit à plat les ciseaux boutonnés pour débrider, à petits coups, le tissu cellulaire tout autour de cette plaie, afin de détacher complètement la conjonctive de la capsule antérieure sous-jacente.

Au fond de la plaie apparaît donc cette capsule, adhérente au tendon lui-même, mais plus lâche, soit un peu en arrière, soit sur les côtés de l'incision ; en ces points, saisie avec la pince et soulevée, elle est à son tour légèrement incisée et le crochet trouve ainsi un passage pour pénétrer entre le tendon et là sclérotique.

Le muscle étant alors chargé sur le crochet, celui-ci est ramené en avant jusqu'à parfait contact avec le cul-de-sac vertical formant le raphé du tendon avec la sclérotique : cette ligne d'insertion, ainsi distendue, est attaquée à petits coups avec l'extrémité des ciseaux mousses, en rasant la sclérotique, avec l'attention voulue pour ne pas l'entamer, et le tendon est détaché de l'une des extrémités à l'autre de l'insertion.

Telle est l'opération dans sa forme la plus élémentaire et la plus simple : nous pourrions l'appeler le degré *un* de la correction strabotomique.

On suppose ici le tendon non seulement complètement détaché, mais détachées également les brides latérales ou expansions cellulo-fibreuses, qui s'étendent du tendon, fusionné avec la capsule antérieure vers la sclérotique. Ce degré, *un*, correspond moyennement à 3 ou 4 millimètres de recul de l'insertion tendineuse.

Pour l'appréciation du dosage pratique de la strabotomie, il ne faut pas perdre de vue que ce degré un, de déplacement de la greffe musculaire, et que nous venons d'évaluer à 3 ou 4 millimètres, ne s'applique pas au simple détachement de la ligne tendineuse même d'insertion, mais bien à tout l'ensemble des attaches antérieures du tendon ou de ses annexes.

Nous rappellerons à ce propos quelques détails de la description même, classique, des éléments qui constituent ces attaches.

En terminant la description de la région anatomique, scène de l'opération de la strabotomie, M. E. Meyer, ajoutait en effet :

« On comprend maintenant que s'il était possible de détacher l'insertion musculaire sans aucune autre lésion, le muscle glisserait fort peu en arrière, retenu qu'il est surtout par les expansions antérieures et latérales de la capsule de Ténon qui le relient à la sclérotique. Son déplacement dépendra donc du plus ou du moins d'étendue dans laquelle nous détruirons les attaches indirectes qui le maintiennent dans sa position.

« L'expérience, mille et mille fois répétée, a démontré que l'opération pratiquée d'après les règles que nous venons d'établir, produit toujours, à peu de chose près, le même degré de redressement de l'œil dévié, ces 3 ou 4 millimètres.

Le dernier temps de l'opération a pour objet de vérifier, par une exploration minutieuse, si les dernières expansions fibreuses de la capsule soit antérieures, soit latérales, ont été complètement détachées. Cette recherche se fait en passant plusieurs fois le crochet non seulement dans l'étendue du raphé tendineux, mais dans une étendue égale encore, tant au-dessus qu'au-dessous, et même en arrière de cette ligne. Si quelques fibres étaient restées intactes, il faudrait les diviser, et s'assurer qu'il n'en reste pas d'autres adhérentes à la sclérotique, car il suffit de quelques fibres pour ramener la greffe dans le voisinage de sa première position. Il faut donc, suivant les préceptes exprès de de Græfe, ne considérer l'opération comme terminée, que lorsque le crochet glisse librement sur la sclérotique dans toute l'étendue de l'insertion tendineuse qui s'étale parfois, en forme d'éventail, assez loin en haut et en bas.

Mais ce n'est pas encore assez; et l'on ne pourra compter sur un résultat en rapport avec l'objet poursuivi, que lorsqu'on se sera rendu compte par une épreuve directe de la réduction de la mobilité dans le sens du muscle coupé; cette réduction, pour les cas moyens dont il s'agit ici, doit mesurer entre 3 et 4 millimètres. On appellera donc, en ouvrant l'œil, l'attention du malade du côté du muscle coupé, et on s'assurera que l'œil, loin de plonger dans l'angle où il se cachait, demeure, malgré tout effort de l'attention, de cette quantité (3 ou 4 millim.), en arrière de la position qu'il atteignait antérieurement à l'opération. *C'est là le criterium indispensable.*

Ce témoignage est toujours immédiatement obtenu si le sujet n'a pas été, pour l'opération, soumis à l'anesthésie. Il peut offrir, au contraire certaines incertitudes dans les premiers moments qui suivent le réveil de l'anesthésie; les mouvements des yeux demeurant un certain temps soustraits à l'empire de la volonté. Mais après une attente, de peu de durée en général, cet état d'indocilité inconsciente cesse et la vérification cherchée peut être menée à bien.

La première partie de l'opération que nous venons de décrire étant terminée, on peut lui donner un résultat beaucoup plus marqué, en affranchissant le tendon de sa connexion intime avec la capsule, en incisant celui-ci, par deux coups de ciseaux plus ou moins étendus, donnés à ladite capsule en haut et en bas, *le long des bords* de la gaine tendineuse et *parallèlement* à la direction du muscle. La partie libre du muscle se retire alors encore en arrière, et proportionnellement à l'étendue du coup de ciseaux. Cette pratique peut aisément doubler l'effet de la première dose opératoire, surtout si on a soin d'affranchir le bout rendu libre, de toutes brides accessoires ou accidentelles, qui ne sauraient avoir, vu leur variabilité, de description anatomique.

Nous attribuerions à cette addition dans l'acte opératoire, la valeur du chiffre 2, dans l'effet total.

Cette pratique qui date des premiers essais opératoires, a été abandonnée de bonne heure, eu égard aux excès de déplacement qu'elle a souvent produits : elle a, il y a une douzaine d'années, été appelée de nouveau sur la scène, par un opérateur habile qui en aurait retiré des avantages (M. Liebreich). Nous la croyons cependant plus dangereuse que recommandable pour les raisons que nous développerons dans les deux paragraphes suivants.

§ 468. — Méthode de Liebreich.

Dans le double but d'éviter l'enfoncement de la caroncule et de réduire à une seule opération sur chaque œil l'intervention chirurgicale, en donnant du premier coup à la rétro-raphie toute l'étendue dont elle est susceptible, M. Liebreich a utilisé ainsi qu'il suit les résultats d'une étude plus approfondie des rapports qui existent entre les muscles, la capsule de Ténon, la sclérotique, la conjonctive et enfin la caroncule.

« Voici le résultat de ces recherches : La capsule de Ténon qui enveloppe tout le globe de l'œil, sauf la cornée, se compose de deux moitiés qui sont entre elles dans les rapports mutuels d'une coupe hémisphérique avec un couvercle de même forme. La moitié postérieure, qui est la plus solide, forme une cavité lisse, dans laquelle l'œil tourne comme la tête d'un os dans une articulation énarthrodiale. Les quatre muscles droits qui la perforent sont, *au lieu même de la perforation, solidement unis à la capsule*, de façon à ne pouvoir se déplacer, *et cette réunion est rendue plus intime encore* par des *épanouissements de la capsule* qui partent de sa face externe et se dirigent vers la cavité orbitaire, en fournissant aux muscles des gaines qui les entourent (ces épanouissements s'étendent ainsi d'avant en arrière).

Par contre, il n'existe aucun épanouissement de la capsule se dirigeant vers sa propre cavité, et les muscles, tout à fait à nu à partir du point où ils ont perforé la capsule, sont recouverts seulement par la moitié antérieure de celle-ci, et unis à elle avant de s'insérer à la sclérotique.

La moitié antérieure de la capsule forme ainsi le couvercle d'une coupe représentée par la moitié postérieure. Elle est beaucoup plus mince que cette dernière.

Si l'on examine cette moitié antérieure, en partant du pôle cornéal de l'œil pour se diriger vers sa périphérie, on la voit commencer par une ouverture circulaire répondant à la forme et à la grandeur de la cornée, et dont le bord est solidement fixé à la sclérotique. La conjonctive, la capsule et la sclérotique sont étroitement unies entre elles dans l'étendue d'une zone limitée, d'une part, par le bord de la cornée, de l'autre, par une ligne fictive qui réunirait les insertions des quatre muscles droits. Ces conditions changent à la périphérie de cette zone. Là les muscles se glissent entre la capsule et la sclérotique, et interrompent l'union de ces deux membranes, qui ne sont plus reliées que par un tissu connectif irrégulier et lâche. C'est ce tissu qui a probablement donné lieu à la description des gaines qui accompagneraient les muscles jusqu'à leurs insertions sur la sclérotique. Cette description, donnée par M. J. Guérin, et reproduite encore dans la plupart des derniers traités d'ophthalmologie, est généralement admise et a même servi de base pour expliquer l'effet de la ténotomie, et la différence qui existe entre le procédé ancien et le procédé actuel.

Pourtant, cette description est erronée, car ces gaines n'existent pas. Les muscles sont, au contraire, comme nous l'avons dit plus haut, tout à fait nus du moment où ils traversent la capsule, et ce n'est que la moitié antérieure de celle-ci qui adhère à la surface externe des extrémités antérieures des quatre muscles droits. Cette partie de la capsule est réunie à la conjonctive, et cette réunion est assez étroite jusqu'à une ligne irrégulièrement circulaire qui se dessine pendant les mouvements excentriques de l'œil, au fond du sac conjonctival, du côté vers lequel l'œil est dirigé. Si la conjonctive n'était pas adhérente à la capsule jusqu'à cette ligne, elle formerait, à chaque mouvement excentrique de l'œil, un prolapsus, au lieu d'un enfoncement. La réunion de ces deux membranes est relâchée à partir de cette limite circulaire ; une partie du tissu cellulaire qui compose la moitié antérieure de la capsule, se replie pour former le tissu sous-conjonctival des paupières ;

une autre partie s'applique au bord postérieur de la capsule pour fermer la cavité. Il n'existe pas de transition directe entre les deux moitiés de la capsule. Le bord de la moitié postérieure se prolonge, au contraire, vers le bord orbitaire, formant pour ainsi dire un ligament suspenseur qui retient la capsule et le bord de l'orbite.

Ce que nous venons de dire entraîne trois conséquences :

1° Les muscles droits ont une double adhérence avec la capsule de Ténon : la première fixe le muscle très solidement dans la capsule postérieure ; la seconde attache la surface externe de l'extrémité antérieure du muscle à la moitié antérieure de la capsule.

2° La conjonctive, attachée à la surface externe de la capsule, à partir du bord de la cornée jusqu'à la ligne circulaire indiquée plus haut, est, par cette réunion, en rapport avec les muscles ;

3° La caroncule et le repli semi-lunaire reposent sur un ligament qui s'étend entre la capsule et le bord de l'orbite.

Pendant que l'œil se dirige en dedans par une contraction du droit interne, cette même contraction exerce, d'une part, une tension sur le ligament qui supporte la caroncule, et approche celui-ci de la partie orbitaire, de l'autre, attire la capsule antérieure et avec elle la conjonctive et le bord externe de la caroncule, dans un enfoncement qui empêche la conjonctive de faire un prolapsus.

Il résulte du premier de ces trois points, pour le mécanisme de la strabotomie, qu'on n'obtient un déplacement de l'insertion du muscle qu'en déplaçant en même temps la partie de la capsule qui le recouvre ; car c'est cette partie qui détermine les rapports du muscle avec la sclérotique après la division du tendon. De sorte que s'il était possible de couper l'insertion du tendon, tout en laissant la capsule intacte, cette dernière obligerait le muscle à s'insérer à la même place et empêcherait de cette façon tout déplacement.

Mais il n'est pas possible de faire une ténotomie sans intéresser la capsule, car, au point où se pratique l'opération, muscle et capsule sont intimement unis.

Dans la ténotomie sous-conjonctivale elle-même, tout en conservant la conjonctive là où elle recouvre le muscle, on tranche la capsule tout le long de l'insertion musculaire. »

« La capsule est donc entraînée en arrière avec le muscle, mais d'une quantité modérée; si l'on n'a préalablement détruit ses adhérences avec la conjonctive qui la recouvre. D'autre part, si on incise un peu largement cette dernière, son retrait avec la portion de capsule sur laquelle elle repose détermine l'enfoncement de la caroncule.

« Pour parer à ces inconvénients, tout en obtenant un effet plus grand que celui qu'on peut produire par la méthode ordinaire à ciel ouvert, j'ai, ajoute M. Liebreich, imaginé le procédé suivant :

« *Ténotomie du droit interne.* — Après avoir fait une petite incision, verticale ou oblique, dans la conjonctive, près de l'extrémité inférieure de l'insertion du tendon, je pénètre, avec les ciseaux, entre la capsule et la conjonctive, je sépare soigneusement ces deux membranes jusqu'au pli semi-lunaire, et je détache ce dernier ainsi que la caroncule des parties sous-jacentes. De cette façon la conjonctive et la caroncule sont devenues indépendantes du muscle et de la capsule qui la recouvre.

« La section du tendon, deuxième temps, a lieu de la façon habituelle : le troisième temps consiste dans le débridement de l'incision capsulaire, dosée soigneusement selon le besoin. (L'auteur est ici trop peu explicite : ce débridement consiste en deux coups de ciseaux donnés parallèlement à la longueur du muscle le long de ses bords supérieur et inférieur.) « De la grandeur de cette incision et de sa direction dépend le plus ou moins grand effet de l'opération. » Il est regrettable que ce dosage de l'incision ne soit pas plus explicitement formulé.

« Le quatrième temps consiste à fermer la plaie conjonctivale par une suture, après avoir contrôlé l'effet immédiat obtenu.

« Le même procédé s'applique à la ténotomie du droit externe. Il faut dans ces cas séparer la conjonctive de la capsule jusqu'à cette partie qui, pour le regard en dehors, se trouve au fond du sac conjonctival. »

« Les avantages essentiels de mon procédé sont les suivants :

1° Une liberté et une latitude très grandes dans la façon de doser et de distribuer l'effet de la strabotomie ; 2° l'absence complète d'un enfoncement de la caroncule et de cicatrices ; 3° la possibilité de corriger les plus hauts degrés de strabisme par deux ténotomies, et d'éviter par conséquent d'en faire plus d'une sur le même œil. »

Ce dernier avantage permet de soumettre au contrôle de l'expérience la méthode de M. Liebreich pour le cas de déviations considérables et qui indiquent à l'avance trois et quatre ténotomies.

Quant aux déviations modérées, ne serait-il pas téméraire, surtout en l'absence d'indications formelles quant à la mesure du débridement parallèle au muscle, de donner ces deux coups de ciseaux à la suite desquels la tête du muscle peut être entraînée si loin ! Ne risque-t-on pas trop, surtout après le débridement préalable de la conjonctive, de produire du côté opéré une insuffisance voisine du strabisme secondaire ! C'est là le reproche qui a été fait devant nous par de Græfe à la méthode de son savant élève et l'on ne peut s'empêcher de la trouver bien fondée.

Pour la résumer, nous dirons qu'elle consiste en deux mots, dans l'exécution de la méthode ordinaire de de Græfe, avec la double addition que voici :

1° La réparation anticipée de l'enfoncement de la caroncule décrite au § 472.

2° Les deux coups de ciseaux parallèles aux bords supérieur et inférieur du muscle qui font le péril de la méthode.

Nous rapprocherons de ce procédé une modification nouvelle proposée récemment par un jeune chirurgien, M. Boucheron, et qui ne nous paraît pas s'éloigner sensiblement de la méthode que nous venons de décrire et d'apprécier.

§ 468 bis. — Réforme proposée par M. Boucheron dans l'exécution de la rétro-raphie.

Dans un travail, lu devant la Société de chirurgie de Paris, le 17 juillet 1878, M. le Dr Boucheron a présenté un tableau nouveau des connexions aponévrotiques qui relient les muscles droits à la capsule de Ténon. Ces rapports sont exposés dans le résumé suivant par l'auteur :

L'auteur commence par établir :

1° « Que le muscle ne présente aucune adhérence avec l'œil par sa face oculaire, et il le démontre.

[Peine extrêmement gratuite ; car il n'est pas un chirurgien ayant fait une seule dissection de la région, ou pratiqué une seule opération de strabisme, qui ait pu concevoir après cela l'idée de l'existence d'une telle adhérence].

Mais la portion capitale du travail considère les rapports des muscles droits, non pas avec la capsule postérieure, mais avec sa région antérieure.

En ce qui regarde cette dernière, « les muscles droits, nous dit M. Boucheron, à leur extrémité antérieure, sont généralement séparés de la capsule antérieure, qui les recouvre par une petite séreuse cloisonnée *prémusculaire*.

« Par leurs bords seulement, les muscles droits sont rattachés à la capsule antérieure à l'aide d'adhérences aponévrotiques de deux sortes : « 1° *Adhérences* prémusculaires, et 2° *Adhérences* latérales.

« Les adhérences *prémusculaires* sont des lames aponévrotiques disposées le long des bords du muscle et le long de son insertion tendineuse. Elles forment les supports d'une voûte complétée par la capsule antérieure; sous cette voûte est placée la *séreuse prémusculaire.*

Les adhérences *latérales* au muscle rattachent les bords du muscle avec la partie de la capsule antérieure qui est adjacente au muscle. »

Qui comparera cette description anatomique à celle donnée de la même région par Liebreich (voir le § précédent), se trouvera dans un grand embarras pour y trouver une différence de quelque valeur. La seule que nous y pourrions signaler serait la présence de la petite séreuse cloisonnée prémusculaire reconnue par M. Boucheron entre la surface extérieure du muscle et la paroi intérieure de la capsule antérieure (et qui rappelle la loge musculaire de M. J. Guérin). Suivant M. Liebreich, les deux surfaces seraient adhérentes ; mais d'une manière plus ou moins lâche. Question de détail et d'interprétation, mais non d'application dans l'espèce ; elle n'en reçoit d'ailleurs aucune de l'auteur.

La conclusion capitale du travail de M. Boucheron consiste en effet en ceci que « le muscle affranchi de sa seule insertion antérieure au globe, conserve cependant encore, par sa face supérieure et ses bords, adhérence avec la capsule antérieure. »

Mais c'est ce que dit en toutes lettres M. Leibreich dans le paragraphe précédent :

« Il résulte, dit-il, du premier des trois points anatomiques qu'on vient de poser, pour le mécanisme de la strabotomie, qu'on n'obtient un déplacement de l'insertion du muscle, *qu'en déplaçant en même temps la partie de la capsule qui le recouvre.* De telle sorte que s'il était possible de couper l'insertion du tendon, tout en laissant la capsule intacte, cette dernière obligerait le muscle à s'insérer à la même place, et empêcherait de cette façon tout déplacement. Mais il n'est pas possible de faire une ténotomie sans intéresser la capsule, car, *au point où se pratique l'opération, muscle et capsule sont intimement unis,* etc.

Ces mêmes conditions anatomiques se trouvent décrites également tout au long et dans Bonnet, et dans Stellwag de Carion. « Après avoir donné passage aux muscles droits d'arrière en avant, dit ce dernier, la capsule adhère à eux et se fond, se soude dans leur expansion tendineuse, et de là dans la sclérotique. »

Comme nous allons le faire voir, si l'auteur n'apporte ici, au point de vue anatomique, que des dénominations nouvelles et peut-être superflues, ses innovations opératoires ne seront pas beaucoup plus effectives.

Quelle est en effet sa conclusion ?

1° Que la ténotomie pure et simple ne procure qu'un redressement d'un millimètre à un millimètre et demi. »

2° Que la correction du strabisme est proportionnelle au dégagement du muscle droit de ses adhérences prémusculaires et latérales. »

Mais, en ce qui concerne la première de ces conclusions, qui a jamais posé pour règle de libérer le tendon du muscle d'une quantité tout juste égale à l'épaisseur de son insertion tendineuse?

Cette quantité ne serait même pas suffisante pour répondre aux nécessités d'une simple insuffisance musculaire !

Il faut, nous dit ensuite M. Boucheron, pour obtenir la correction du strabisme, proportionner à l'effet proposé, le *dégagement* du muscle droit de ses adhérences prémusculaires et latérales.

Mais faisons-nous autre chose quand nous nous conformons à la règle posée par de Græfe :

« Pour obtenir l'effet maximum à réaliser dans une ténotomie, effet qui sans danger, ne doit pas dépasser trois à quatre millimètres, il ne faut abandonner le crochet et les ciseaux que lorsque la mobilité, dans le sens du muscle coupé, à été réduite de cette quantité ; critérium absolu et indispensable (§ 467).

Or, pour le même objet et la même étendue de la déviation, l'auteur ne fait ni plus ni moins que de Græfe et son école.

Et, lorsqu'il veut obtenir davantage, dépasser ces trois ou quatre millimètres dans le recul de la greffe nouvelle, il suit la pratique de M. Liebreich ; il donne deux coups de ciseaux dans une direction méridienne, c'est-à-dire le long des bords supérieur et inférieur du muscle.

Pour s'assurer de la réalité de la première de ces deux propositions, lisons seulement la description, donnée par l'auteur, des connexions antérieures du muscle avec la capsule et la sclérotique :

« La capsule antérieure, en s'insérant au pourtour de la cornée, sur la zone épisclérale et sur la ligne d'insertion des muscles droits, enclave complètement l'hémisphère antérieur de l'œil ; tout mouvement communiqué à la capsule sera communiqué à l'œil lui-même. Or, les adhérences prémusculaires et latérales du muscle droit à la capsule antérieure doivent être considérées, au point de vue physiologique, comme des insertions supplémentaires du muscle. Aussi ont-elles pour effet, en incorporant le muscle à la capsule antérieure, de répartir l'action du muscle sur une grande surface du globe, et d'assurer ainsi la rotation du globe d'une manière plus uniforme, plus parfaite, sans crainte de déformation de la sphère oculaire. »

Mais, ainsi que nous le disions tout à l'heure, sauf les termes employés, telle est bien la manière de voir de tous les ophthalmologistes. Dans leur opinion, le muscle, par son tendon antérieur, se fond *avec la capsule* à laquelle il adhère, dans la sclérotique (lisez la description de Liebreich, § précédent). Aussi, quand on veut libérer *complètement l'extrémité antérieure* du tendon, c'est-à-dire obtenir entre trois ou quatre millimètres de dégagement, chacun sait qu'il doit poursuivre en dessus et en dessous de la ligne fictive de l'insertion propre du tendon, les attaches capsulaires ou tendineuses, *jusqu'à ce qu'il ait* déterminé cet effet (ce qui se contrôle ainsi qu'il a été exposé au § 467).

L'opérateur se dit alors et dit aux assistants qu'il a poursuivi en haut et en bas toutes les expansions, ou digitations tendineuses qui étendent, dans les deux sens, l'action du muscle jusqu'à une assez grande distance.

La seule différence entre sa conduite et celle de M. Boucheron, c'est que ces expansions ou digitations de force très variable, reçoivent de M. Boucheron le nom *d'adhérences prémusculaires*, ce qui ne change rien à la conduite finale : car, tous poursuivent cet affranchissement *antérieur*, jusqu'à ce que le globe ait perdu en mobilité, du côté du muscle coupé, ce que nous avons défini ci-dessus (§ 463), comme le degré *un* du dosage de la ténotomie.

Au rapport opératoire, et dans ces limites, il n'y a donc nulle différence entre les deux méthodes en regard ; chacun fait, en définitive, la même chose. Chacun débride en avant le tendon et ses annexes capsulaires ou fibreuses de la même manière et dans les mêmes limites.

Sauf en un point cependant, celui qui considère la réalisation correcte du résultat cherché. M. Boucheron croit procéder plus sûrement en conseillant d'exposer préalablement à la vue les expansions aponévrotiques ou annexes tendineuses, avant de les sectionner. La méthode classique consiste à les reconnaître par le crochet, sous la conjonctive, puis de vérifier *ultérieurement* par la comparaison de l'étendue du mouvement diminué, s'il en reste quelqu'une ayant échappé à l'opérateur.

Nous croyons ces dernières règles plus sûres et de nature à amener un moindre délabrement, une moindre étendue de plaie extérieure, exposant par conséquent à moins d'insuffisance secondaire.

Voilà, croyons-nous, en quoi se résument toutes les différences qui peuvent séparer les deux méthodes.

Degrés supérieurs de déviation. — Ce résultat, le déplacement de trois millimètres de la greffe musculaire, est-il insuffisant eu égard à l'étendue connue de la déviation, l'auteur ajoute, avons-nous dit :

« Si l'effet est insuffisant, les *adhérences latérales* sont coupées de chaque côté du muscle. »

Or, ces adhérences dites latérales sont également des plus connues : et l'on sait (voir ci-dessus), « que lorsqu'il pénètre dans et sous la capsule antérieure, le muscle adhère très intimement à la circonférence équatoriale de la capsule postérieure ; » lors donc que pour affranchir le muscle de ces adhérences, M. Boucheron donne deux coups de ciseaux le long des bords supérieur et inférieur du muscle, du côté de l'orbite, il ne fait alors que se conformer à la méthode de Liebreich.

Il est incontestable que cette pratique, très exactement dosée, peut, avec plus ou moins de [profit, répondre en certain cas, à un objet indiqué, éviter une seconde opération.

Mais que l'on ne perde pas de vue qu'elle est extrêmement dangereuse : que ce coup de ciseaux, porté *quelque peu* au delà d'une limite très difficile à apprécier, peut libérer entièrement la corde musculaire et reproduire les conditions d'où naît le strabisme secondaire inverse.

Rentrant d'ailleurs absolument dans la méthode de Liebreich, cette pratique est passible des mêmes remarques que nous avons opposées à cette dernière dans le paragraphe précédent.

§ 469. — Méthode de Critchett ou sous-conjonctivale.

Les mêmes préparations faites que ci-dessus, le chirurgien saisit légèrement avec la pince la conjonctive *toute seule, sous* le rebord inférieur de l'extrémité tendineuse antérieure, à peine à 2$'''$ 1/2 ou 3$'''$, soit 5^{mm},5 à 6^{mm},5 de la cornée. Un très léger coup de ciseaux entame ce pli soulevé, et y fait une ouverture de 2 à 3 millimètres, pas davantage. A travers cette petite ouverture, la fibreuse est saisie de même, incisée dans la même étendue et parallèlement au bord du tendon. Le crochet est alors introduit et va soulever le tendon. Les extrémités très fines et boutonnées des ciseaux sont alors introduites par la même ouverture. On les fait glisser sur le crochet qui sert de guide, l'une au-dessus, l'autre au-dessous du tendon, et on pratique, à petits coups, la section *sous la conjonctive.* Il faut avoir soin de couper un peu au-dessus et au-dessous du tendon, en cas d'existence de brides ou de digitations supplémentaires.

Cette méthode ne diffère, on le voit, de la précédente que par sa délicatesse et la réduction d'étendue de toutes les ouvertures. La conjonctive en somme, s'y voit respectée : le tendon et la gaine cellulofibreuse sont seuls détachés de leurs insertions.

Sévèrement mesuré, ce procédé pourrait être considéré comme correspondant à la moitié ou aux 2/3 de l'unité d'effet.

Il a, comme nous le verrons, ses indications spéciales.

§ 470. — Diminution de la mobilité totale (ou de l'arc excursif) du globe, après une rétro-raphie.

Après une rétro-raphie, il ne faut pas s'attendre à retrouver une mobilité du globe absolument égale en étendue (arc excursif), à celle dont il jouissait avant l'opération. Mais, se demandera-t-on, comment l'arc excursif ou l'étendue des mouvements de rotation du globe peuvent-ils être réduits, si la longueur des muscles n'a pas été sensiblement réduite elle-même? un même degré de raccourcissement de chacun de ces muscles ne doit-il pas déterminer la même quantité de déplacement angulaire de son insertion mobile?

Il en serait effectivement ainsi si le centre de rotation était lui-même demeuré constant dans sa position.

Mais on a vu au § 388 que ce centre, par le fait de la section du muscle, s'est vu transporté en *avant;* pour parvenir aux mêmes limites sur la ligne fixe de la fente palpébrale, le même point de la cornée aura donc à parcourir plus de chemin qu'avant l'opération. Or, jouissant, au plus, de la même étendue d'arc excursif, il ne saurait y arriver comme il l'eût fait à l'état physiologique. C'est en ce sens que sa mobilité se trouve diminuée. Et cette proposition n'est d'ailleurs que la conséquense directe de la proposition démontrée au § 462.

§ 471. — Processus de la réparation anatomique.

Immédiatement après sa division, le muscle se rétracte quelque peu convulsivement, de sorte qu'entraînant le globe dans le sens de la déviation première, autant du moins que le permettent les attaches secondaires qui l'y relient, l'effet de l'opération paraît assurément moindre qu'il ne sera définitivement, et surtout une heure plus tard ou davantage.

Peu après, survient l'inflammation adhésive, laquelle au moyen de la prolifération néoplasique qui *remplit la béance de la plaie*, a pour effet prochain la greffe nouvelle du muscle à la sclérotique, déterminée par la condensation fibreuse de ce tissu nouveau.

Dans une phase consécutive, il arrive parfois que ce dernier tissu se rétracte plus ou moins en devenant plus ferme ; l'effet opératoire semble rétrograder quelque peu, mais pour se dissiper bientôt, probablement sous l'influence contraire de l'antagoniste.

On a cru voir dans quelques cas exceptionnels, cette portion fibreuse de nouvelle formation laquelle, en réalité, comble et remplit le vide opéré par le retrait du bout libre du muscle, constituer un cordon fibreux faisant suite au muscle et le rattachant, comme une prolongation libre de celui-ci, à l'ancienne insertion. Cette vue était erronée : cette portion nouvelle adhère sur toute sa longueur à la sclérotique entre les deux insertions. (*Stellwag von Carion.*)

§ 472. — Vérification opératoire. — Remarques complémentaires.

a. S'assurer qu'aucune entrave ne retient plus le tendon. — Quelle que soit l'étendue que l'on se propose de donner au recul de l'insertion affranchie, on ne sera sûr de l'avoir obtenue qu'après la vérification suivante :

Le malade, bien éveillé, s'il a été endormi, et délivré de l'ophthalmostat, la plaie saignante étanchée, *on l'invite à regarder du côté du muscle divisé.*

Si l'on ne se propose d'obtenir que le résultat *un*, l'œil doit pouvoir être amené jusqu'à mettre en rapport le bord interne de la cornée avec le point lacrymal inférieur (s'il s'agit d'un strabisme convergent). Ce mouvement est l'effet dû à l'action que possède encore le muscle coupé sur le globe, au moyen des connexions qui lui restent avec la capsule.

b. Gradation empirique de l'effet à produire. — L'effet que nous venons d'évaluer à *l'unité*, donne, comme nous l'avons dit déjà, un effet moyen de 1 ligne 1/2 à 2 lignes, 3, 5 à 4,5^{mm}; le second degré peut produire 4 lignes : il ne serait pas sans péril de chercher à réaliser un déplacement plus grand du tendon. Le bout libre du muscle pourrait bien alors se souder trop en arrière.

Cette conséquence est un des ennuis les plus sérieux que puisse rencontrer le chirurgien strabotomiste. Elle peut avoir pour résultat un strabisme secondaire (voir ce mot § 475).

Qui veut ne pas s'exposer à ce danger, y regardera à deux fois avant de se décider à chercher à obtenir en une seule opération et sur un seul œil, la correction d'une déviation supérieure à deux lignes.

Pour toute déviation, pour laquelle l'opération qualifiée par nous de degré *un*, ne paraît pas devoir suffire à la correction totale, notre conseil est de faire porter le redressement sur les deux yeux; calculant le dosage sur 1 ligne 1/2 à 2 lignes pour chaque intervention chirurgicale, il faudra donc compter sur deux opérations pour 3 lignes; sur trois (dont deux, par conséquent pour un seul œil) si la déviation *dépasse ces trois lignes* (6^{mm}).

Dans ce dernier cas, il est loisible de pratiquer le même jour, c'est-à-dire dès la première fois, une opération sur chaque œil. Mais on ne suivrait pas cette méthode, si la déviation mesurait *à peine* les 3 lignes, et, à *fortiori*, si elle n'atteignait que 2 lignes à 2 lignes 1/2. Dans cette dernière circonstance, on ajournerait à deux ou trois mois la seconde opération. Il importe, en effet, de ne pas dépasser la me-

sure premièrement évaluëe, ce qui forcerait, par une] troisième opération, à revenir sur ses pas. Il faut attendre les résultats définitifs
de la première ténotomie, pour juger si la *dernière* intervention doit
être dosée sur le degré *un*, ou la moitié, les deux tiers, de ce degré.
(Il est entendu que par ce mot dosage, nous exprimons seulement
une estimation approximative.)

Si après l'une de ces opérations, l'effet produit paraissait devoir
être exagéré, que la plaie, s'ouvrant démesurément, permît à l'œil
rendu libre de se porter avec trop d'intensité dans le sens de l'ancienne
insuffisance, il importe de corriger cet effet excessif par une suture
conjonctivale. On peut même, par prudence, passer le fil de soie à
l'avance, et avant de réveiller le malade, pour être en mesure de le
lier, ou de le retirer, suivant les effets observés lors de la vérification
des résultats.

La chloroformisation gêne beaucoup quand il faut apprécier l'effet
immédiat de l'opération. Aussi longtemps que l'anesthésie existe, elle
diminue le degré de convergence qui pourrait rester et augmente la
divergence. Il faut donc attendre un parfait réveil pour juger du
résultat.

Chez les enfants, les muscles coupés se déplacent ordinairement
d'une quantité plus grande que chez les adultes. Le simple recul (degré
un) de l'insertion musculaire équivaut souvent de 2''' à 3''' (5 à 6mm).

Cette vérification doit être faite avant de déclarer l'opération terminée. Si le résultat ne répond pas immédiatement à l'attente, les
crochets doivent être réintroduits, et on ira à la recherche des brides fibreuses et *quelquefois musculaires* qui forment parfois autour de
l'insertion principale et même en arrière d'elle, de véritables digitations. On n'abandonnera les ciseaux que lorsque la mobilité, dans le
sens du muscle divisé, aura été réduite dans les proportions indiquées.

c. On ne recherche qu'un effet cosmétique. — La meilleure inclinaison des axes que l'on devra chercher à obtenir — quand il n'y a
pas d'espoir de reconstituer la vision binoculaire exacte — est celle
qui répondrait à une *convergence relative d'une ligne* (2mm,7) c'est-à-
dire pour la position moyenne de 8 pouces. C'est là *l'effet cosmétique*
le plus parfait (de Græfe) (§ 458).

d. De l'enfoncement consécutif de la caroncule. — L'enfoncement de
la caroncule suit toujours un déplacement très étendu du droit interne. On se trompe quand on croit que ce phénomène ne dépend que de
l'entre-bâillement de la plaie conjonctivale, et du recul du lambeau
interne de la conjonctive, et qu'il suffit d'une suture de la plaie conjonctivale pour le prévenir.

Dè Græfe l'attribue à l'action du tissu cicatriciel qui s'étend entre
la conjonctive et le muscle, action d'autant plus prononcée que

le déplacement a été plus considérable. (Voir pour les moyens d'y remédier le § 482.)

   e. De la répétition de la ténotomie sur le même œil. — Une seconde opération sur le même œil présente des effets plus variables que la première, et plus difficiles à évaluer à l'avance. Les brides et digitations y sont des effets cicatriciels et, conséquemment, beaucoup moins réguliers que les circonstances, pour anormales qu'elles soient, présentées par la région à l'état de nature.

   Cependant il ne faut pas se préoccuper outre mesure de cette incertitude dans les évaluations. On peut, en effet, revenir à l'opération presqu'autant de fois que l'on veut, et finalement réaliser une position congrue des axes.

   En général, dans une ténotomie répétée, l'effet est notablement plus grand qu'on ne le pouvait prévoir.

§ 473. — Ténotomie du droit externe.

   Les règles précédentes se rapportent très expressément au strabisme convergent, de beaucoup le plus commun. Elles deviennent beaucoup moins précises quand il s'agit du strabisme divergent, ou de porter la strabotomie sur le droit externe. C'est ici qu'il importe de se faire une idée exacte du véritable degré de la déviation, de différencier ce qui appartient à l'insuffisance première de l'effet produit secondairement par le mouvement automatique qui débarrasse des images doubles (§ 435). Le traitement préalable par les prismes est utile pour cette détermination (§ 485).

   La ligne d'insertion du tendon du droit externe est d'un millimètre environ plus distante du bord cornéal que celle du droit interne ; soit de 7 à $7^{mm},5$.

   L'étude de la mobilité, dans le cas de strabisme divergent, est particulièrement importante. Lors de la ténotomie du droit externe, le mouvement associé n'a pas le pouvoir qu'on lui voit développer dans le strabisme contraire ; l'œil a une tendance bien plus forte à garder son ancienne position ; si nous n'avions pas la diminution de mobilité *en dehors*, comme moyen de contrôle, le redressement incomplet qui suit immédiatement la section du droit externe pourrait induire en erreur, et faire croire que la section du tendon a été incomplète. Le changement de position ne se fait que dans les vingt-quatre heures, lorsque le patient porte les regards du côté opposé. D'une manière générale, les résultats sont, dans ce cas, toutes proportions gardées, moins marqués que dans le cas du droit interne ; à une même étendue apparente du débridement, correspond un moindre redressement.

   On peut attribuer ce fait d'observation à cette circonstance que le

muscle droit externe est notablement plus long que son antagoniste.
Une même étendue linéaire du mouvement excursif de ce côté correspond donc à une proportion moindre de raccourcissement sur la
longueur du muscle ; et, inversement, à une même proportion de
raccourcissement sur la longueur totale du muscle, un arc excursif
plus grand ?

§ 474. — Effets consécutifs immédiats.

Le processus réparateur qui succède à la ténotomie n'est pour ainsi
dire jamais suivi d'aucun symptôme d'irritation ; la réunion a lieu, à
peu d'exceptions près, par première intention. La blessure, en elle-
même, ne réclame que très exceptionnellement un traitement direct.
Cela peut arriver cependant si l'opération a été laborieuse, si l'on a
été obligé d'introduire le crochet-mousse à plusieurs reprises.

Quelquefois des granulations, ou plutôt des bourgeons néoplastiques
se montrent sur la plaie déjà réunie, mais plus ou moins irritée. On
peut les réprimer en les touchant avec la teinture d'opium, et mieux
encore en les excisant. Cependant le mieux, s'ils ne sont pas excessifs
comme volume, c'est peut-être d'attendre pour les emporter d'un
coup de ciseaux, la cessation de toute hyperhémie de la région, et leur
pédiculisation sous forme d'un petit appendice blanchâtre qui se
serait fait jour entre les lèvres de la plaie.

§ 475. — Du strabisme secondaire.

Nous avons prononcé pour la première fois ce mot en faisant entrevoir le danger d'une opération dans laquelle on se propose de corriger, en une seule fois, un strabisme supérieur à trois lignes. L'ouverture en excès de la capsule de Ténon *peut* permettre au muscle
affranchi de se rétracter en arrière avec sa gaine, et, par là, d'être placé
dans des conditions de greffe scléroticale absolument défectueuses ;
et même, dans les cas extrêmes, le mettre en péril de ne se point
greffer du tout.

Cette dernière circonstance se produisait avec une certaine fréquence, nous pourrions dire même une certaine *régularité*, dans
la période initiale de la strabotomie, alors que l'on coupait le muscle
soit en avant, soit surtout en arrière de son point de passage à travers la capsule de Ténon.

Diminué, et même avec exagération, de longueur, flottant librement, par son extrémité sectionnée, dans les graisses de l'orbite, le
muscle se perdait dans ses profondeurs. Heureux était-on, quand il
s'insérait au globe assez peu profondément pour exercer sur lui
quelque action propre à l'empêcher d'accomplir une révolution in-

. verse de 90°, comme nous en avons rencontré de par le monde plus d'un cas.

On comprend l'effet produit sur l'esprit des contemporains par ce résultat trop habituel d'une intervention chirurgicale, par laquelle un strabisme divergent sans mesure, se trouvait substitué à un strabisme convergent modéré, et réciproquement.

Résultat inévitable dans une question où le chirurgien précédait en aveugle le physiologiste, où le bistouri remplaçait le compas.

A un strabisme convergent de 2 à 3 lignes (40°), on voyait en effet succéder, au bout de quelques mois, une déviation de 90° en sens inverse : l'œil s'offrait à la vue à l'état de protraction entre les paupières, et, présentant transversalement son grand axe antéro-postérieur !

Tel était le strabisme secondaire. Cet accident est aujourd'hui à peu près impossible, au moins dans une expression aussi exagérée. Néanmoins l'insertion ou greffe nouvelle, fut-elle seulement reculée de quelques millimètres de trop, on comprend aisément les tristes effets d'un tel accident. L'extrême réduction du bras de levier offert ainsi à la puissance, laisse le globe abandonné à l'action des antagonistes. Le moindre des inconvénients qui en résulte est alors une insuffisance considérable, et la certitude d'un strabisme secondaire, si ce n'est extrême, du moins des plus regrettables.

La suture immédiate est le seul moyen de s'opposer à de semblables conséquences.

Si les accidents ne s'accusent que dans les phases secondaires ou de réparation cicatricielle, on aura recours aux procédés décrits au § 490, pour remédier aux strabismes secondaires proprement dits.

§ 476. — D'un autre inconvénient d'une seule ténotomie, dans le cas d'une déviation égale ou supérieure à 3 lignes.

Un strabisme secondaire n'est pas le seul inconvénient — s'il est le plus grave — que puisse amener le désir de corriger en une seule fois une déviation de 3 lignes ou plus. Ce désir très naturel et contre lequel il faut savoir lutter, fût-il suivi d'une correction parfaite en apparence, conduit forcément au résultat suivant. Lorsqu'à sa suite, la vision binoculaire est réalisée — ce qui est le but complet que l'on poursuit — elle ne l'est pas pour le plan médian du sujet, mais pour un plan oblique.

Toute déviation de 3 lignes, nous l'avons vu plus haut, est, par le fait, partagée entre les deux yeux : nous l'avons démontré en définissant le strabisme double (§ 449). Dès lors, si on fait porter la correction sur un seul œil, l'harmonie s'établira sur la direction fournie par l'œil dit sain, et qui, en réalité, est lui-même dévié. Si donc, dans un cas de strabisme convergent de l'œil droit, de 3 lignes par exemple, on obtient la vision simple associée, par une seule opération, ce sera sur une direction faisant (plus ou moins) un angle de 20° avec le plan médian du corps et sur la droite (3 lignes représentent en effet une déviation de 40° environ). Nous ne parlons pas ici en simple théoricien : le cas nous est arrivé.

Cet inconvénient ne tarde pas à se faire sentir, et d'autant plus qu'eu égard à la « protraction » que subit tout œil sur lequel on a sectionné un des muscles droits, de la part des obliques incomplètement équilibrés, l'œil opéré paraît, par la suite, trop notablement plus gros que l'autre.

TRENTE-TROISIÈME LEÇON

THÉRAPEUTIQUE DU STRABISME (suite).

§ 477. — **Étude de la reconstitution de la fonction pendant la période de réparation.** — **Cas où le rétablissement de la vision binoculaire est impossible.**

Il ne suffit pas d'avoir sectionné le muscle, relativement trop court ; quelque fidélité qu'on ait apportée à suivre les règles que nous venons de reproduire, règles si minutieusement élaborées par le savant professeur de Berlin, la tâche du chirurgien est loin d'être terminée.

Il s'agit, en effet, d'étudier la marche de la réparation, non plus au point de vue de la physiologie anatomique, du processus de reconstitution, de réunion du muscle au bulbe, mais sous le rapport des *effets fonctionnels.*

Il y a bien un effet immédiat produit ; et cet effet, nous supposerons qu'il est tel que nous avions l'intention de le produire, tant sous le rapport de la correction de la déviation primitive, que sous celui du déplacement éprouvé par le milieu de l'arc de la mobilité. Mais cet effet sera-t-il permanent, durable, ou simplement passager ?

Les recueils d'observations sont pleins de ces cas où l'axe de l'œil strabique étant redressé immédiatement après l'opération et plus ou moins longtemps après elle, se voit, ultérieurement, de nouveau dévié dans un sens ou dans l'autre. Il y a donc lieu à résoudre, dans l'intérêt du pronostic, quelques questions qui naissent de l'étude attentive des deux périodes de la guérison, la période de cicatrisation, celle de l'équilibration définitive.

Le danger que l'on peut courir, à la suite d'une implantation nouvelle, incorrecte, du tendon, sur la sclérotique, présente deux aspects contraires. Il consistera à voir se reproduire un strabisme nouveau dans le sens ancien, ou, au contraire, dans le sens opposé; on se trouvera donc, après la cicatrisation confirmée, avoir laissé subsister un certain degré de raccourcissement du côté du muscle coupé, ou bien, au contraire, on aura créé, de ce même côté, une insuffisance d'action.

Il convient donc de rechercher si, prévoyant un résultat incorrect dans un sens ou dans l'autre, il n'existe pas quelque moyen d'y parer, en tout ou en partie, pendant ces deux périodes, de cicatrisation d'abord, d'équilibration ensuite.

Il faut introduire ici une distinction importante.

La vision, après l'opération, s'exerce binoculairement, c'est-à-dire l'œil opéré est assez bon, ou a gagné assez, pour percevoir les impressions de façon suffisamment nette; ou elle est, au contraire, après comme auparavant, monoculaire, ou s'exerçant seulement par l'œil sain.

Les deux circonstances sont, en effet, absolument différentes.

Dans le second cas, on n'a à s'occuper que de l'effet apparent, objectif, de l'effet cosmétique. Pour la vision indifférente, ou au loin, les deux axes optiques s'associent comme avant l'opération, sous une convergence complètement harmonique, si le résultat a été satisfaisant, ou seulement avec moins de discordance angulaire que précédemment, s'il a été incomplet. L'effet est là tout anatomique, et nulle circonstance supérieure au rapport des longueurs musculaires n'intervient pour le contrecarrer ou le détruire.

Mais, lors de la vision rapprochée, cette harmonie apparente peut, au contraire, être détruite, et les axes optiques manifester un certain degré de divergence.

On en comprendra aisément la raison : dans la vision binoculaire normale, la convergence est mutuelle, la synergie de l'accommodation suit celle des axes optiques, et cette loi de synergie se manifeste encore, même quand on dérobe à l'un des yeux l'objet présenté à l'attention du sujet. Dans ce cas, l'accommodation qui s'accomplit dans l'œil qui voit, retentit dans celui qui ne voit pas, et entraîne secondairement la convergence. Mais de Græfe a fait voir que dans le strabisme concomitant, l'accommodation de l'œil sain n'exerce plus d'influence sympathique sur celle de l'autre œil. Comment celle-ci réagirait-elle sur la convergence ?

Or, si l'œil strabique opéré n'y voit pas assez nettement pour éprouver la sollicitation objective binoculaire, il est clair que le simple déplacement du muscle par l'opération n'est pas de nature à rendre à l'accommodation de cet œil un pouvoir qu'elle n'avait plus depuis longtemps, celui de répondre aux mouvements produits dans l'œil sain.

Après l'opération, si les yeux ont été mis en accord pour le regard indifférent, et que la vision binoculaire ne s'exerce pas, cet accord sera donc troublé pour la vision rapprochée ; la convergence de l'œil sain n'entraînera pas sympathiquement la convergence de l'œil opéré, et pour la vision de près, les yeux sembleront alors affectés de strabisme divergent.

Voilà pourquoi de Græfe a donné ce conseil très pratique de choisir la position moyenne des axes, d'établir l'harmonie musculaire sur une convergence mutuelle de 6 à 8 pouces (0ᵐ,24 à 0ᵐ,25) de distance. Comme il faut, en de tels cas, avoir une discordance dans la vue au loin, ou dans la vue de près, et que le défaut d'harmonie par divergence relative est infiniment plus désagréable qu'une légère convergence apparente, c'est cette dernière qu'il faut préférer, et c'est pour la déterminer que de Græfe a établi à 6 pouces sa position moyenne.

Tels sont donc, en résumé, les conseils à suivre et l'effet à attendre lorsqu'on ne peut plus compter sur le rétablissement de la vision binoculaire ; établir le rapport des axes sur une position moyenne de 6 pouces, et s'attendre à une légère convergence apparente, lors de la vision à distance ; c'est ce qu'on appelle l'effet exclusivement cosmétique (voir le § 458).

§ 478. — Cas où la vision binoculaire est possible.

La possibilité du rétablissement de la vision binoculaire change tout à fait les termes de cette question. Un élément nouveau vient joindre ici son influence, et cette influence est immense. Nous voulons parler de la loi de fusion des images doubles.

On sait la puissance de la loi de la binocularité, on connaît l'horreur que nous inspirent les images doubles, et, dans notre discussion du mécanisme du strabisme périodique, nous avons suffisamment insisté sur les procédés que la nature mettait en action, soit pour obtenir la fusion de ces images sur les axes polaires, soit, dans son impuissance à produire cet effet, pour les faire disparaître du champ de la vision en concentrant l'attention sur la plus nette des deux (§ 435).

Cette circonstance heureuse de la possibilité de la restitution de la vision binoculaire, change du tout au tout et l'importance du résultat final, et les ressources offertes au chirurgien pour les réaliser.

Et d'abord, cette condition de la conservation dans l'œil opéré d'un degré utilisable de la vision, offre un premier moyen de s'assurer de la distance qui sépare l'effet réel immédiat de l'opération de son effet final.

Le premier effet de la section du tendon est de mettre l'œil opéré dans les conditions d'un œil paralysé dans un certain sens, et, par conséquent, d'y faire naître son symptôme le plus commun, la diplopie. Le chirurgien, à cet égard, fera bien de faciliter à l'avance l'apparition de ce symptôme en déshabituant cet œil de l'état d'abstraction psychique où il se tient depuis plus ou moins longtemps. Des exercices plus ou moins répétés avec des verres différemment colorés obtiennent promptement ce résultat (voir § 500).

L'œil s'aperçoit bientôt spontanément de la présence des doubles images, et si elles ne sont pas trop écartées, si le jeu possible des muscles le permet, le chirurgien doit s'attacher à en procurer le fusionnement.

On y parviendra en appliquant les principes exposés au § 485 (méthodes orthopédiques).

§ 479. — Recherche de l'insuffisance musculaire consécutive.

Une question se présente maintenant: cette indication soit de rechercher l'existence de la diplopie, soit de provoquer son apparition, les essais de gymnastique ou d'orthopédie fonctionnelles à instituer, sont-ce là des objets à remplir immédiatement après l'opération; doit-on, au contraire, attendre que la cicatrisation soit opérée, et abandonner jusque-là l'œil à lui-même pour étudier alors la fonction, et rechercher s'il y a encore raccourcissement ou, au contraire, insuffisance, ou bien intervenir à l'avance et diriger la cicatrisation elle-même?

En un mot, y a-t-il une gymnastique oculaire à prescrire dès le début, et si oui, quels principes doivent diriger cette éducation de l'œil ?

C'est la crainte d'une insuffisance dans un sens ou dans l'autre, et particulièrement dans le sens propre à reproduire le strabisme, qui devra servir de règle de conduite.

Si l'on n'a point de raison évidente de redouter l'un ou l'autre excès, après avoir assuré, autant qu'il est en soi, une mesure convenable au déplacement, on n'a qu'à condamner les deux yeux au repos dans une demi-obscurité pendant quelques jours (trois fois vingt-quatre heures suffiront généralement), et le résultat sera tel qu'on a voulu l'amener, ou, dans tous les cas, voisin de cette situation.

Après ce laps de temps, quand la greffe est faite, mais pourtant assez molle encore pour permettre l'espoir d'y pouvoir amener quelque distension par l'exercice binoculaire, il conviendra de s'assurer du degré de balancement qu'on a obtenu entre les longueurs musculaires.

Or, on sait que le point auquel correspond le balancement moyen ne saurait être le même pour le myope, l'emmétrope ou l'hypermétrope.

Ce balancement moyen correspond, en général, à une position moyenne de convergence sur 8 pouces ou 22 centimètres de distance pour l'emmétrope, de 6 pouces ou 16 centimètres pour le myope, de 12 pouces ou 33 centimètres pour l'hypermétrope.

Ce sont ces bases-là qui ont servi, sans une définition aussi précise peut-être, mais au moins sous l'influence de l'observation, au dosage de la ténotomie. Si l'on a bien suivi les règles posées par de Græfe, le muscle coupé se sera soudé de lui-même, et pendant le repos de la vue, dans une situation qui correspond à ces positions moyennes.

Si ces conditions ont été bien remplies, et s'il s'agit d'un œil normal, on doit obtenir avec une égale facilité la vision simple aux deux limites dont la distance de 6 pouces marque la position moyenne, c'est-à-dire à 3 pouces et à l'infini ; ou, ce qui revient au même, un objet étant fixé à 6 pouces, fusionner spontanément les images doubles croisées de deux prismes de 21° à sommets internes, ou à celles homonymes de deux prismes de même degré, dont le sommet regarderait en dehors.

Mais nous avons reconnu, sur l'indication de de Græfe, que le déplacement de la tête du muscle, l'altération plus ou moins profonde des muscles eux-mêmes, devaient diminuer l'arc de ce balancement musculaire. On doit redouter malgré tout une insuffisance d'un côté ou de l'autre (§ 462).

D'autre part, cette insuffisance n'a pas pour tous les genres de vue le même danger. Si nous nous reportons au mécanisme de la production du strabisme périodique divergent, par exemple, nous voyons qu'il se fonde sur une insuffisance des droits internes. Si le sujet opéré est myope, pour éviter la production du strabisme secondaire, il faut donc rapprocher de lui un mésoroptre qui ne peut être égal au mésoroptre normal ; en d'autres termes, il faut rapprocher de lui la position moyenne et se prémunir particulièrement contre les images doubles croisées que le rapprochement de l'objet pourrait faire naître. Chez ce sujet, la position moyenne doit donc être plutôt en deçà qu'au delà de 6 pouces.

Il en sera autrement de l'hypermétrope et d'une vue plutôt longue : ce sont les images des objets plus ou moins distants qui ne devront jamais risquer de produire des impressions doubles chez ces sujets. Là est à redouter l'insuffisance des droits externes ; car, à sa suite, apparaît le strabisme convergent, périodique d'abord, puis permanent.

C'est donc vers les limites opposées que devront, dans ces deux circonstances bien définies, porter les épreuves : chez le myope, on ne craindra pas un léger degré de convergence apparente lors de la vision au loin, et l'on aura soin de constater que la vision des objets très rapprochés ne produit point d'images doubles croisées; pour les vues longues ce sera le contraire, et c'est de la limite éloignée qu'il faudra se préoccuper.

Il est à cet égard une observation à faire; c'est que, dans les premiers temps après l'opération, le muscle incomplètement cicatrisé est plus ou moins comparable à un muscle paralysé, et par là incapable de produire tous ses effets. La diplopie, quand on provoque l'action encore incomplète de ce muscle, n'a donc pas toute la signification que l'épreuve précédente comporte.

Comment dès lors baser un jugement sur cette épreuve?

Très simplement; il n'y a qu'à étudier l'étendue du balancement musculaire en sens opposé.

Le sujet est-il myope, et la ténotomie a-t-elle porté sur le droit interne; on place un objet à 3 pouces, et cet objet provoque une diplopie croisée. Mais on a quelque raison de l'attribuer à la greffe encore incomplète du muscle. Eh bien, renversons l'expérience : du côté de la divergence, nous n'avons point à redouter d'images doubles par inertie des droits externes. L'objet étant tenu à 6 pouces, voyons quelle étendue les muscles associés vont pouvoir parcourir dans le sens externe. Plaçons des prismes à sommet externe devant les deux yeux. Des prismes de 21° amènent les axes optiques dans le parallélisme. Eh bien, si nous atteignons à cette limite, chez le myope, il n'y aura pas d'insuffisance à craindre vers l'horizon; donc elle sera à redouter du côté des objets rapprochés; et cette crainte augmentera si l'angle de 21° est aisément surmonté, et, *à fortiori*, si les yeux fusionnent les images doubles de prismes plus forts.

Dès lors toute l'attention doit se concentrer sur l'insuffisance possible du côté des objets rapprochés.

Mutatis mutandis il en sera de même pour la vue longue; et une épreuve de même ordre doit lui être appliquée.

En un mot, si du côté du muscle coupé, l'épreuve positive ne peut être faite avec certitude, elle peut être tentée dans le sens opposé, mais alors doit être négative. Pour ne pas avoir à redouter d'insuffisance d'un côté, il faut en rencontrer une légère dans le sens contraire, puisque l'on ne peut compter sur un balancement exact et régulier, rendu impossible par le changement de rapports introduit entre les longueurs musculaires.

On n'oubliera pas, d'ailleurs, les considérations présentées plus haut, à propos du strabisme par sympathie que peut affecter et qu'affecte communément l'œil sain.

Si les épreuves précédentes ont été satisfaisantes, il n'y a nulle préoccupation à conserver à l'endroit de cette apparence qui persiste encore après l'opération. L'expérience générale concorde à considérer ce strabisme de l'œil sain comme se corrigeant, à la longue, spontanément. Toute la question est toujours dans les insuffisances possibles, et ce que nous venons d'en dire doit suffire à fixer la conduite du praticien.

§ 480. — Conduite à tenir pendant la période de cicatrisation, en prévision d'un effet insuffisant.

Que peut-on faire immédiatement après l'opération, pendant les vingt-quatre, les quarante-huit premières heures qui la suivent, et pendant lesquelles s'opèrent les processus, d'abord de l'implantation sur la sclérotique de l'extrémité du tendon rendu libre, secondement, de la consolidation progressive d'attaches cellulo-fibreuses encore plus ou moins molles et flexibles?

Y a-t-il quelque moyen d'agir sur ce processus, d'influer pendant son accomplissement, sur le degré d'étendue de l'arc de la mobilité finale, par diminution, si l'on redoute une insuffisance du muscle coupé, par extension, si l'on redoute, au contraire, la survivance d'un raccourcissement dans le sens ancien?

a) Prenons *d'abord le cas* d'un *strabisme convergent*. Dès le commencement de cette première période, c'est-à-dire le premier jour, on peut instituer une conduite en rapport avec la crainte conçue à première vue.

L'œil opéré, en voie de cicatrisation, est évidemment assimilable à l'œil frappé de paralysie, complète au moment qui suit sa division; en voie de régression progressive, au fur et à mesure de la cicatrisation.

On peut donc appliquer à ses rapports avec son congénère, les lois constatées dans les relations de la déviation secondaire avec la déviation primitive lors d'une paralysie; en particulier, celle même qui caractérise cette paralysie : *la déviation secondaire l'emporte sur la déviation primitive* (§§ 424, 495, 496).

Si donc on a en vue de remédier à une crainte de persistance *d'un certain degré de raccourcissement* du muscle opéré, on pourra, pour obtenir un accroissement d'effet, du côté de l'œil opéré, faire développer une déviation secondaire dans l'œil sain. Il suffira, pour cela, de couvrir ce dernier et de provoquer le mouvement de l'œil opéré, dans le sens du muscle coupé.

Tous les efforts infructueux faits par ce dernier seront reproduits avec exagération dans l'œil sain; et la répétition constante ou fréquemment renouvelée de la mise en jeu de cette déviation secondaire, ne peut qu'être favorable à l'agrandissement de l'angle mutuel entre les axes optiques.

Mais ce n'est pas une chose tout à fait innocente que de laisser libre un œil tout fraîchement opéré, et, en outre, de le rendre le siège d'efforts musculaires, au lieu même de la plaie. On pourra heureusement y obvier dans une certaine mesure tout en couvrant cet œil et en chargeant le muscle sain des efforts de mouvement. D'une manière générale, ce sera même le procédé à suivre, vu que l'œil opéré est loin d'avoir constamment une perception visuelle qui se prête à cet emploi.

En couvrant cet œil d'un bandeau et en prescrivant au malade de regarder avec l'autre, et constamment, s'il est possible, du côté de l'œil opéré, on arrivera en effet, à un résultat analogue.

Dans ce cas à la vérité, c'est la déviation primitive que l'on met en jeu; mais une déviation primitive qui a de nombreux points communs avec la déviation secondaire. On remarquera en effet que si l'on a sectionné, par exemple, le droit interne *droit*, et que l'on fasse regarder avec obstination le malade *à l'extrême droite* (de son œil gauche par conséquent), l'œil droit se porte par synergie d'une manière égale sur la droite. Or, pendant ce mouvement, le muscle coupé est naturellement demeuré inactif; *son extrémité libre* n'a pas été *entraînée* par le globe vers *la droite*; comme elle l'eût été dans la paralysie. L'intervalle entre la nouvelle insertion et l'ancienne, si elle se fait dans ces rapports d'extrême adduction de l'œil gauche, est donc plus grand que si elle se faisait pendant le parallélisme des lignes de regard avec le plan médian ou sagittal de la face. On a donc là un écartement tout à fait de même ordre que dans le cas où l'on aurait mis en œuvre l'action de la déviation secondaire.

Ce résultat peut être poursuivi pendant tout le cours de la première période de la cicatrisation. Si on l'a négligé le premier jour, on peut, lors du second et même du troisième pansement, chercher encore à l'obtenir. Il suffit pour cela de passer de nouveau le crochet mousse sous la nouvelle insertion, et d'en détruire les adhérences au globe.

Maintenant, recommanderons-nous ce procédé : oui, si la crainte de la survivance du raccourcissement est criante. Non, s'il y a quelque doute à cet égard.

Ce moyen risque d'outrepasser les résultats poursuivis : on n'en peut aucunement contrôler l'étendue. Si, dans la généralité des cas, l'inattention ou l'insouciance du malade en rendent l'efficacité problématique, nous en avons rencontré, par contre, quelques-uns où l'effet cherché avait été dépassé. Ce qui est toujours disgracieux pour l'opérateur. Le plus souvent donc, et *à moins d'indications très posi-*

tives, nous abandonnons à lui-même, pendant les premiers jours, le processus de la cicatrisation.

En résumé, pour *accroître l'effet* dans le cas de la rétro-raphie pour un strabisme *convergent*, nous chercherions, pendant la première période de la cicatrisation, à amener plus de *divergence* que ne semble en devoir comporter l'indolence du regard ou le parallélisme des lignes visuelles lors de l'inattention ; à cet effet, après avoir pansé et recouvert l'œil opéré, nous recommanderions au malade de regarder (de l'œil sain) avec persévérance du *côté* de l'œil opéré et à l'extrême.

b) *Cas du strabisme divergent.* — S'agit-il au contraire d'un strabisme *divergent*, et voulons-nous accroître l'effet de l'opération que nous redoutons devoir être insuffisante, c'est la *convergence* relative que nous devons chercher à produire.

Nous y arriverons encore de la même manière, c'est-à-dire en faisant porter l'œil sain dans le sens de l'œil opéré, une convergence en excès étant l'effet naturel de ce mouvement.

De sorte que pour le cas d'une insuffisance d'action opératoire, qu'il s'agisse de strabisme convergent où de strabisme divergent, la même règle est applicable : panser l'œil à la manière ordinaire et tendre constamment le regard de l'œil sain, *du côté de l'œil opéré.*

Dans ce dernier cas, où l'on cherche à aider à l'accroissement de la convergence finale, on rencontre une seconde méthode dans l'application de la synergie qui relie entre elles la force accommodative et les mouvements de convergence mutuelle des axes. A cet effet, on n'aura qu'à engager le malade *à lire* d'une manière plus ou moins suivie, soit des deux yeux, s'il n'en résulte pas trop de fatigue, soit au moyen du seul œil sain.

§ 481. — Conduite à tenir dans la prévision d'un effet final exagéré.

Supposons maintenant le cas contraire, et qu'on ait lieu de redouter une insuffisance finale dans le sens du muscle coupé, en d'autres termes, d'avoir dépassé la mesure cherchée.

Pour un objet contraire, il faudra naturellement recourir à des procédés opposés.

Parlons d'abord du strabisme *convergent.*

Si, après l'opération, on craint de voir se produire une divergence relative, on doit se proposer évidemment d'agir sur la greffe musculaire dans un sens qui ramène un certain degré de convergence. D'après ce que nous venons de dire, un seul moyen s'offre, la tension de l'accommodation pendant la réparation : la lecture prolongée ou des deux yeux, ou au moins d'un seul.

S'il s'agit au contraire d'un strabisme *divergent*, c'est de la divergence qu'on va vouloir ramener dans une certaine mesure.

Or ici, quel que soit le sens dans lequel on porte l'œil sain, on ne pourra que maintenir les axes en parallélisme, ou amener de la convergence. Nulle méthode orthopédique ne peut être invoquée en cette occurrence. Considérant en effet le sens de l'action suspendue par la division du muscle, on voit que la tension du regard de l'œil sain du côté opéré ne peut y amener que de la convergence; et que d'autre part, la tension de ce même œil du côté opposé entraîne dans un mouvement parallèle l'axe de l'œil opéré, couvert.

La seule ressource en ce cas est le procédé applicable d'ailleurs dans tous les autres cas de même ordre, à savoir le rapprochement mesuré des lèvres de la plaie *par une suture.*

§ 482. — **De l'enfoncement de la caroncule à la suite de la strabotomie.**

L'opération de la strabotomie est souvent suivie d'effets secondaires en importance, mais auxquels le chirurgien est parfois appelé à remédier.

Nous voulons parler de l'enfoncement de la caroncule, et de la saillie du globe oculaire (voir § 472).

Parlons d'abord de l'enfoncement de la caroncule.

De Græfe conseille, pour y remédier, une modification du procédé de Cunier, lequel consistait, comme on sait, en une suture de la conjonctive après l'opération de la ténotomie.

De Græfe, attribuant cette petite difformité à l'action du tissu cicatriciel du muscle sur la conjonctive, incise cette dernière, au point où se pratique l'opération de la ténotomie, mais plus largement. Puis il détruit les adhérences secondaires de la conjonctive avec le bulbe et avec la face extérieure du muscle, et ramène ensuite les parties en avant par un point de suture.

La suture produit ici des effets tout différents de ceux qui en résultent lorsqu'elle est faite immédiatement après la strabotomie; car alors les adhérences qui s'établissent ramènent en avant le muscle déplacé et qui est encore mobile. Dans ce cas-ci elle ne ramène en avant que la conjonctive.

Quant à la saillie plus forte du globe après l'opération, saillie que de Græfe attribue à l'agrandissement de la fente palpébrale (et que nous mettrions plus volontiers sur le compte de l'action des muscles *protracteurs*, § 388), de Græfe conseille d'y remédier en ramenant à la même longueur les deux fentes palpébrales. Il pense en effet que cette différence des fentes palpébrales était antérieure à la strabotomie, et se rattachait d'ailleurs à la déviation. (De Græfe semble attribuer cette inégalité à l'action prolongée d'une cornée plus convexe et agissant entre les paupières à la façon d'un coin.)

Pour y remédier, de Græfe conseille de raccourcir la fente à son angle externe comme dans un ectropion qui aurait tiraillé cette fente.

Voici le procédé opératoire que suivait le regretté professeur de Berlin : (Tarso-raphie.)

« Il est facile de se convaincre que le rapprochement des bords palpébraux, près de leur angle externe, diminue l'écartement des paupières; on peut donc ramener de cette manière une fente palpébrale trop large à un degré normal d'ouverture. Il faut déterminer d'abord, en pinçant les paupières, dans quelle étendue à peu près elles doivent être réunies, pour qu'on obtienne le résultat voulu, à peu près comme on évalue, dans le ptosis de la paupière, l'étendue du pli cutané à exciser, en appliquant une petite pince. J'enlève le bord ciliaire des deux paupières dans l'étendue d'une ligne à une ligne et demie à partir de l'angle externe, en interposant d'ordinaire, une plaque de bois entre l'œil et la paupière. J'avive la partie intermarginale un peu au delà, de manière à obtenir en somme une plaie d'une ligne et demie à deux lignes et demie, tout en évitant de produire une trop grande perte de substance près de l'angle externe et à la partie interne du bord avivé; enfin, je réunis au moyen d'une seule aiguille.

« Il faut tenir les yeux fermés au moins pendant deux jours pour assurer le succès de l'opération; sans cela, le clignotement des paupières empêche assez souvent la réunion par première intention.

« L'effet, pour être satisfaisant, doit paraître beaucoup trop marqué au commencement, au point que l'œil opéré paraîtra beaucoup plus petit que l'autre. Cette différence disparaît au bout d'un mois quand les mesures ont été bien prises. »

Quant aux suites chirurgicales de la strabotomie, elles sont des plus simples. Des compresses d'eau fraîche sur l'œil opéré, le repos dans l'obscurité pendant deux ou trois fois vingt-quatre heures, quelquefois pendant une journée seulement. Voilà tout le traitement à instituer.

Si, par exception, les choses ne se passent pas aussi simplement, nous n'avons pas besoin d'établir une discussion sur ces cas imprévus, le chirurgien suivra naturellement les indications présentes, et nous écrivons ici pour des chirurgiens.

Le petit bourgeon charnu qui se développe après l'opération, pour peu que la conjonctive ait été largement ouverte, préoccupe quelquefois et le malade et l'opérateur. La conduite à tenir est des plus simples; on laisse ledit bourgeon se développer sans s'en occuper pendant quelques semaines. Quand on a reconnu qu'il s'est étranglé à sa base de façon à former un petit pédicule — c'est sa manière régulière de se comporter — on l'enlève d'un coup de ciseaux courbés sur le plat ; .quelques gouttes de sang, un peu d'eau fraîche, et c'est fini.

Il y a quelquefois récidive ; cela arrive si l'on n'a pas attendu la formation d'un pédicule assez mince. On en est quitte alors pour recommencer.

§ 483. — Strabismes en haut et en bas.

Nous ne nous sommes occupé jusqu'ici que des muscles de la divergence et de la convergence. Il y a cependant à dire quelques mots du strabisme *sursùm et deorsùm*. Ce ne sera pas bien long.

Nous avons vu, leçon 26e, § 391 et 392, que tout mouvement des yeux en haut ou en bas, direct, appelle en action deux muscles, et s'il est oblique, trois ; une déviation directe ou oblique, en haut ou en bas, exigera donc une étude différentielle qui indique au chirurgien quel est le muscle raccourci.

Nous n'entrerons pas ici dans cette discussion : les éléments seront très simples et chacun les déduira avec la plus grande facilité de l'étude des paralysies qui font l'objet de la dernière partie de ce travail.

Ajoutons seulement que s'il s'agit de corriger une insuffisance du droit supérieur ou du droit inférieur, il n'y a rien à modifier, que le lieu de l'opération, dans le procédé décrit au § 467.

Quant aux obliques, on trouvera dans les manuels de médecine opératoire la description des procédés qui peuvent être mis en œuvre. Disons pourtant que, jusqu'ici, la ténotomie des obliques n'est pas encore scientifiquement classée et que rien de satisfaisant ne saurait encore être dit à son endroit : d'où nous pouvons conclure qu'elle n'a pas jusqu'ici ses indications précisées, car en Allemagne, où se pratiquent annuellement près de cinq mille opérations de strabisme, elle n'a pas de rang dans la pratique, ni dans la théorie.

§ 484. -- Des résultats de la strabotomie.

Les conséquences de l'opération de la strabotomie sont à considérer au point de vue chirurgical d'abord, au point de vue fonctionnel final en dernier lieu.

Sous le premier rapport ils sont — nous oserions dire « toujours» satisfaisants ; — si ce mot toujours était applicable à un résultat chirurgical. Pour ne pas nous exposer à la manifestation raisonnable d'un doute, nous dirons seulement avec une assurance entière qu'il n'existe pas, à notre connaissance, une opération — puisque opération il y a — plus innocente et qui laisse le chirurgien plus tranquille lorsqu'il quitte son malade.

A l'époque où nous exposions les théories nouvelles (1863), ou plutôt les progrès considérables accomplis depuis l'inauguration de la méthode brute de 1839, nous ne pouvions invoquer que l'expérience de nos voisins; et si nous étions édifié, quant à nous, il ne nous était cependant permis de manifester que notre confiance personnelle.

Aujourd'hui, après dix-huit années, nous pouvons joindre les résultats de notre propre expérience à celle des ophthalmologistes étrangers, et ce témoignage sera certainement corroboré par tous les médecins, malheureusement encore en trop faible nombre, qui ont été appelés à les contrôler.

Ces résultats, nous ne les offrirons pas sous la forme régulière d'une statistique détaillée : nous n'en avons pas pu conserver les éléments. Mais si nous disons que sur un minimum de 30 opérations par année, ces quinze ans ne nous ont jamais, nous disons jamais, pas une fois sur 4 à 500 cas, donné une heure de complication chirurgicale quelconque, il nous semble que, sous ce point de vue restreint des suites chirurgicales, il y a là justification complètement rassurante de cette intervention.

Venons maintenant aux conséquences fonctionnelles : en ce qui concerne celles-ci, nous pouvons encore reproduire en notre propre nom, ce qu'en 1863 nous empruntions à notre illustre maître de Græfe.

Pour apprécier les effets terminaux de l'intervention chirurgicale, il y a, comme au moment où il s'agissait de préciser les indications opératoires et leurs limites, lieu à poser encore deux catégories de cas. L'objet poursuivi n'est pas le même chez un sujet désormais impropre à la vision binoculaire, ou chez celui en possession d'une perception binoculaire suffisante.

Chez ce dernier, l'effet ne sera absolument complet qu'après restitution de la vision associée et simple : chez les premiers, la restauration de l'harmonie apparente; l'effet dit cosmétique, sera le seul desideratum à réaliser.

Si le problème est simple dans ce second cas, la réalisation de l'effet cosmétique, on voit qu'il est loin d'en être ainsi quand il s'agit d'une restitution fonctionnelle complète.

On le comprend aisément : dans tout strabisme concomitant confirmé, (l'alternant excepté), une des plus ordinaires complications est la diminution de l'acuité visuelle. Avant d'annoncer la restauration intégrale de la fonction, laquelle à pour base un degré de perception comparable, sinon égale entre les deux yeux, il faut avoir obtenu cette proportion nécessaire.

On y arrive par des exercices tant préalables que consécutifs, dans un grand nombre de cas ; mais on sent que cette première restitution

de la sensibilité rétinienne est le premier pas, la première conquête à
'assurer.

C'est dans cet objet qu'il est si important, quand un strabique vous
est amené, soit avec la forme alternante, soit avec la forme intermittente ou périodique, par conséquent à une époque de la maladie où
les deux yeux jouissent encore d'une égalité ou entière ou très rapprochée de puissance de perception, de les maintenir dans ces conditions
d'égalité, par l'exercice journalier de chaque œil à l'exclusion de son
congénère.

Dans le même esprit est-il également nécessaire, quand on a
reconnu dans l'œil dévié les éléments existants d'une perception qui
n'a besoin que d'être réveillée, de faire précéder l'opération de
semblables exercices. Quinze jours et plutôt encore un mois, ne sont
pas à cet égard un temps mal employé.

Quel que soit d'ailleurs le degré de perception que l'on parvienne à
rétablir par ces exercices, il n'y a pas à douter que cette perception
ne gagne encore après l'opération par le seul fait de la restauration
du concours régulier des axes optiques; non pas qu'il faille pourtant
exagérer les effets de cette influence qui ne devra pas dispenser des
exercices journaliers de l'œil faible isolé. Mais, comme on l'a vu au
§ 331, leçon 20e, le concours de deux yeux même assez inégaux a en
soi une grande valeur fonctionnelle. Le lecteur s'en peut faire une
idée au chapitre consacré à la physiologie supérieure de la vision
binoculaire.

De Græfe a, sur de très grands nombres, pu construire un tableau
d'ensemble des effets fonctionnels obtenus, et même des limites de
leur perfection, par cette admirable opération.

Nous allons la reproduire ici : « Sur cent cas de strabisme concomitant, *quatre-vingt-dix-neuf* se présentent à nous chez lesquels il n'y
a point perception *simultanée* de l'objet par les deux rétines ; mais
chez vingt-cinq sur ces cent, il est possible de faire naître cette perception d'images doubles simultanées, soit au moyen de prismes,
soit au moyen de verres de couleurs différentes.

« Sur vingt-cinq autres, vous n'arrivez à ce résultat qu'après avoir
pratiqué la strabotomie.

« Soit un ensemble de cinquante pour cent environ chez lesquels
vous pouvez vous proposer pour but, et le plus souvent avec succès,
le rétablissement de la vision associée simple. »

Quant à la seconde moitié des cas, elle ne vous offre d'autre espoir
que le rétablissement de l'harmonie apparente, de l'effet cosmétique.
Rassurez-vous pourtant : c'est de ce résultat que les malades et leur
entourage vous sauront généralement le plus de gré.

En ce qui concerne le rétablissement de la vision binoculaire, n'oublions pas que le déplacement de l'arc de mobilité a plus ou moins diminué l'étendue du mésoroptre binoculaire ; que, par conséquent,· il est presque impossible d'éviter l'apparition d'images doubles à l'une des extrémités du champ visuel ; images, il est vrai, souvent peu gênantes, eu égard à la grande diminution de l'acuïté, à la périphérie. Ajoutons aux considérations que nous avons présentées ces dernières remarques de de Græfe :   .

« Quand il s'agit d'apprécier l'état des choses, il ne faut pas oublier que dans le repos *complet* des yeux, les axes optiques ne sont pas ordinairement parallèles, mais qu'ils s'entre-croisent à une distance déterminée, en rapport avec l'équilibre de tension des muscles de l'œil ; cette distance, très variable avec les individus, est assez petite, chez les myopes à mésoroptre étroit, pour amener un certain degré de convergence. Les variations physiologiques nous ont déjà habitués à une légère convergence, lorsque les regards sont vagues et que le degré de convergence dépasse quelque peu les limites physiologiques.

« La divergence, au contraire, imprime toujours à la physionomie quelque chose de hagard, d'inanimé ; le regard ne parait pas naturel, il exprime la distraction et la souffrance. Les images doubles homonymes de la convergence relative ne tardent pas, au contraire, à perdre leur influence nuisible. En somme, en maintenant pour la vision distraite une certaine convergence, les conditions de la vue sont beaucoup plus favorables que dans le cas contraire. La divergence doit donc, par-dessus tout être écartée, surtout pour les distances correspondant à un degré actif d'accommodation rapprochée.

« L'expérience nous a, en outre, appris qu'en suivant ces règles, le résultat est plus satisfaisant quant à la puissance visuelle de l'œil strabique. »

En faisant disparaître le défaut d'harmonie qui existait entre les forces musculaires, on se trouve avoir rendu plus faciles, pour l'œil faible, les exercices séparés si utiles pour le rappel de la sensibilité endormie.

En résumé, si la fonction binoculaire n'est que dans le moindre nombre des cas susceptible d'une restauration complète, absolue, le strabisme considéré comme tel, est au contraire, dans la grande généralité, véritablement guéri, en ce sens que l'harmonie est rétablie dans le regard. Il n'y a que le physiologiste qui puisse se montrer sévère dans le jugement à formuler et signaler les desiderata que l'opération peut laisser après elle, et que nous venons d'indiquer.

Pour les assistants, pour le malade, le résultat est immense.

§ 485. — **Méthode orthopédique.** — Traitement de l'insuffisance musculaire.— Emploi des lunettes prismatiques simples, ou combinées avec les lentilles convexes ou concaves.

S'il est incontestable qu'une disproportion survenue ou congénitale entre les longueurs des muscles est la cause immédiate et prochaine du strabisme proprement dit, et que le déplacement de l'insertion antérieure du muscle, relativement trop court, est l'indication évidente que l'art doive remplir, on est en droit, cependant, de se demander si cet objet ne peut être atteint par aucune autre voie que la ténotomie. Tous les auteurs ont enregistré des cas où la guérison de la difformité a pu être obtenue par l'emploi de procédés non chirurgicaux, en particulier par les lunettes prismatiques. Voyons ce que, à cet égard, la théorie et l'observation peuvent nous apprendre.

Si nous jetons un coup d'œil sur l'histoire étiologique du strabisme, il est une classe de déviations qui peut; de prime abord, être jugée comme inattaquable par des procédés bénins. Ce sont les déviations confirmées et considérables dans lesquelles l'ancienneté de l'affection entraîne positivement une diminution sensible de la longueur du muscle.

Il faut y joindre encore les cas de strabisme qu'accompagne une amblyopie grave. Où il n'y a qu'un œil, quel service peut-on demander à la loi qui régit la vision binoculaire ? Nous sommes ainsi ramenés à concentrer notre attention sur ces cas seulement où la vision binoculaire peut être mise en jeu, et dans lesquels encore la disproportion des longueurs musculaires n'a pas atteint des limites excessives. Tels seront le strabisme concomitant d'un degré moyen et le strabisme périodique. Celui-ci étant, par sa nature instable, apparemment le plus propice à l'application d'une gymnastique rectificatrice, c'est par lui que nous commencerons cette étude.

Qui dit strabisme périodique sous-entend une insuffisance d'action musculaire d'un côté, ou une brièveté relative de l'autre. Étudions donc l'insuffisance du muscle droit interne dans ses rapports avec les procédés de redressement du regard qui reposent sur l'emploi des prismes. Voici un myope qui ne peut y voir clairement qu'en approchant les objets au moins à 5 pouces de ses yeux. Mais ce sujet est en même temps atteint d'insuffisance des droits internes, insuffisance telle qu'il ne peut régulièrement entre-croiser ses axes optiques en deçà de 8 pouces. Nous savons ce qui arrive en pareil cas; si, à la rigueur, ce sujet parvient à amener ses axes optiques à entre-croisement sur l'objet placé à 5 pouces, il est impuissant à les maintenir à cette distance pendant un temps de quelque durée; la fatigue se fait sentir, les muscles tendus se relâchent, les images doubles croisées apparaissent. C'est alors que, pour s'en débarrasser, le sujet fixe son attention sur l'une des images, la plus nette, et élimine la seconde en donnant naissance à un strabisme divergent (§ 435). Imaginons alors que nous attaquions l'insuffisance au moment où elle se manifeste, c'est-à-dire dès l'apparition des doubles images croisées.

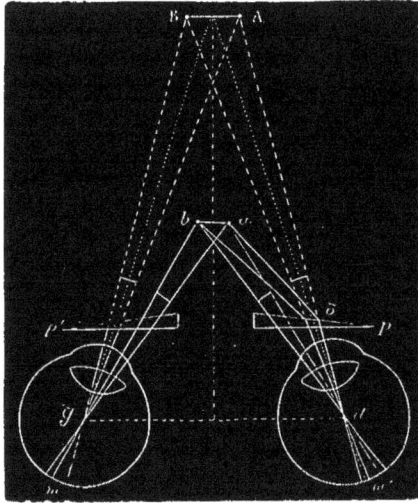

Fig. 106.

Nous avons supposé l'objet *ab* (fig. 106) placé à 5 pouces (135^{mm}) des yeux, et admis, en même temps, que les axes optiques ne pouvaient aisément s'entrecroiser que jusqu'à 8 pouces (215^{mm}) seulement, comme limite rapprochée; les lignes visuelles parcourent de chaque côté un espace qui mesure 3 degrés environ, angle qui mesure la déviation produite par un prisme de 6 à 7 degrés. Si donc nous armons les yeux de deux prismes de cet angle, la base en dedans, les images doubles seront effacées (§ 460), et toute raison de production d'un strabisme divergent consécutif sera, par cela même, annulée. Les yeux du sujet pourront, dès lors, très naturellement s'appliquer à des objets distants de 5 pouces, mais qu'ils verront, et sans fatigue, à 8 pouces.

On voit naitre de là la méthode d'exercice gymnastique par laquelle on peut songer, non plus simplement à soulager l'insuffisance, mais à la combattre. Donnons aux prismes dont nous avons parlé plus haut un degré de moins de chaque côté; voilà les axes optiques de nouveau en présence d'images doubles croisées. Seulement ces images sont très rapprochées, et il suffit d'un faible effort pour les voir se fusionner. On conçoit qu'un exercice prolongé puisse parvenir, au bout d'un certain temps, à rendre la convergence de 8 pouces moins un degré, aussi facile et aussi habituelle qu'elle pouvait l'être antérieurement à 8 pouces. En continuant ainsi, au moyen de longues périodes de temps, et diminuant successivement d'un degré, il n'est pas absurde de penser qu'on arrive, dans plus d'un cas, à renforcer assez les droits internes pour guérir le malade de son insuffisance.

Il y a cependant un inconvénient de détail qui peut entraver la mise à exécution de ce procédé. Nous ne voulons pas parler du long déploiement de constance qu'il exige, mais d'un effet particulier dû aux prismes et qui incommode parfois les sujets jusqu'à leur donner le vertige.

C'est la déformation des surfaces, qui de planes deviennent convexes, par suite d'une aberration dans la réfraction dont le mécanisme se trouve décrit au § 243 de notre *Traité de la vision binoculaire* (1861).

Il faut en outre, dans chaque cas, que le prisme exactement calculé ne dépasse jamais le degré en rapport avec la distance, sous peine de lui voir produire l'effet exactement inverse de celui qu'on attendait.

L'insuffisance des muscles droits externes doit être analysée au même point de vue. Pour abréger ce travail et laisser quelque chose à faire à nos auditeurs, nous proposerons cette application comme problème pratique à résoudre. Une saine interprétation de la discussion qui précède devra conduire à la solution pratique.

Mais, comme l'a fait observer de Græfe, si rationnelle que soit cette méthode, son application ne répond que bien rarement aux espérances que faisait concevoir la théorie, et, d'autre part, elle ne peut rendre de services que pour les cas de simple insuffisance et, ajouterons-nous, dans les cas légers.

Il faut, du reste, que l'effort constant, déployé pendant la durée de l'application des verres prismatiques, n'amène pas chez le sujet qui y est soumis les symptômes congestifs d'une véritable asthénopie. Il est clair que dans ce cas le remède serait pire que le mal. La fatigue éprouvée par le sujet doit donc être modérée, et diminuer avec les répétitions du même exercice. Sans cela il faudrait renoncer au traitement orthopédique et recourir à la ténotomie.

Si la méthode des lunettes prismatiques est frappée du *veto* expérimental par les chirurgiens les plus autorisés, quand elle ne s'adresse encore qu'au strabisme périodique, qu'aux conditions génératrices du strabisme plutôt qu'au strabisme lui-même, quel espoir va-t-elle nous laisser si nous la mettons aux prises avec l'affection confirmée? Dans de tels cas, il n'y a pas du tout à compter sur elle. Et si, dans quelques essais, on a cru avoir remporté, ou être sur le point de remporter la victoire, on a été plus tard obligé de reconnaître l'insuffisance finale de ces tentatives. On en verra la cause dans l'exposition de ce qui nous est arrivé à nous-même en semblables circonstances, dans lesquelles nous avions cru réussir.

Dans un strabisme concomitant divergent, de plus de 45 degrés en dehors du parallélisme, offrant une déviation supérieure à 3 ou 4 lignes, nous avons vu l'œil se redresser graduellement, presque jusqu'au parallélisme, sous l'influence de prismes à sommets externes, graduellement décroissants en force. Nous étions arrivé ainsi *assez aisément* à procurer l'exercice binoculaire sur une déviation des axes que corrigeait un prisme de 3 à 4 degrés, à sommet externe. Le triomphe semblait tout proche ; mais c'était là que nous attendait la difficulté, sinon l'impossibilité.

Ces 3 ou 4 degrés restent invincibles. Le malade est condamné à l'usage indéfini des lunettes prismatiques de 4 degrés, s'il ne veut pas redevenir strabique, ou recourir à l'opération.

On voit ce que c'est que ces 3 ou 4 derniers degrés ; ce sont ceux qui mesuraient l'insuffisance primitive (à partir du parallélisme); les 45 degrés, apparents lors de la première inspection du malade, c'était le simple produit de l'automatisme qui avait pour effet de supprimer une des images doubles (§ 435).

Ainsi, dans ces essais, on doit s'attendre à ce que tout ne se passera pas sur la fin comme au début. Au début tout sera facile, tout sourira ; mais les derniers pas seront plus difficiles, sinon impossibles à franchir. C'est que là on rencontrera l'insuffisance proprement dite, tandis qu'entre ce point et la position première on n'avait eu affaire qu'à une habitude vicieuse plus ou moins secourable au fond.

En résumé, l'emploi des prismes, suivant la méthode que nous venons d'exposer, *peut* et doit même toujours être essayé s'il ne s'agit que de simples insuffisances. On peut en espérer un effet utile. Mais dès que l'insuffisance s'est transformée en strabisme confirmé, la méthode peut être à l'avance considérée comme absolument vaine; la strabotomie est la seule voie ouverte.

§ 486. — Exercices stéréoscopiques.

Ce que nous venons de dire s'appliquerait exactement aux exercices pratiqués au moyen du stéréoscope par réflexion, dont l'effet est le même, et ne peut, en définitive, triompher, plus que ne le font les prismes, des derniers obstacles qui constituent l'insuffisance elle-même.

Quant aux lunettes proprement dites, nous avons dans le cours de cette discussion déterminé également la valeur et la limite de leur action.

Au § 440 (leçon 30e), nous avons analysé le mode et marqué le degré d'action que pouvait offrir l'emploi des verres *convexes* dans le *strabisme convergent* de l'hypermétropie à ses débuts.

Aux §§ 280 et suivants (leçon 18e), nous avons indiqué l'effet très bienfaisant toujours, et souvent radical, des lunettes concaves appropriées, pour arrêter, dans sa marche, une myopie progressive ou triompher d'une asthénopie musculaire, liées l'une et l'autre à une insuffisance des droits internes.

Nous ne reviendrons pas sur ces deux exemples capitaux que nous avons traités en leur lieu avec les développements qu'ils méritent.

§ 487. — Des louchettes et de l'exclusion d'un œil.

Il nous reste à parler encore des louchettes et de la méthode par exclusion du bon œil, *pour forcer l'autre à agir*.

On désigne sous le nom de louchettes des coquilles ou demi-sphères ovoïdes embrassant par leur contour toute la région antérieure de l'orbite, et portant à leur centre un petit orifice de la largeur d'une pupille de moyenne grandeur. Leur objet, dans la pensée de ceux qui les conseillaient, était d'obliger l'œil dévié à se placer en rapport avec la pupille artificielle ainsi créée, et par suite à reconquérir une position harmonique avec son congénère.

Dans le même but mécanique, on plaçait également devant un œil ou les deux yeux, des lunettes sténopéiques formées d'un demi-écran. On s'imaginait que par ces systèmes l'œil dévié était obligé à se remettre en rapport avec l'autre œil, tandis qu'en réalité, on n'arrivait jamais qu'à procurer l'exercice *alternatif* de la vision par l'un et l'autre œil.

Ces méthodes-là rentrent donc absolument dans l'emploi de la vision alternante ou par exclusion d'un œil. Excellente méthode préparatoire, quand on veut rappeler dans l'œil dévié l'acuité qu'il a perdue par abstraction psychique, ou, en cas de strabisme périodique, lui assurer la conservation de celle qu'il possède encore. Cette méthode, nous n'avons pas besoin de le dire, n'a *aucune espèce d'influence* sur la déviation *permanente* ou *concomitante*, mais en peut acquérir une très fâcheuse si, par erreur, on l'applique au cas d'une déviation paralytique ou parétique. En ce dernier cas, l'exclusion de l'œil sain, soumettant celui-ci aux conditions de la production de la déviation secondaire (§ 424, leçon 29e) ne peut qu'*accroître* le strabisme.

§ 488. — Résumé.

En résumé, si chaque jour qui ajoute à notre expérience nous apporte une démonstration de plus de l'inanité, quant à la cure finale *réelle* du strabisme, de toutes les méthodes dites orthopédiques, telles que l'emploi des louchettes, de l'exclusion d'un œil, des prismes déviateurs, des exercices stéréoscopiques, chaque jour, au contraire, établit davantage la valeur admirable de la ténotomie. Il n'est que temps que la France reprenne un instrument qu'elle a si inconsidérément laissé tomber de ses mains et que les nations voisines, elles, ont eu soin de ramasser.

Il n'est que temps que notre pays réforme le jugement porté par lui sous l'influence des innombrables insuccès opératoires qui ont formé le bilan de la bruyante époque de l'inauguration de la myotomie oculaire (1839-1842). Il faut qu'il connaisse enfin et apprécie les progrès sans pareils accomplis par cette intéressante question depuis que la ténotomie, mise à sa véritable place, ne se présente plus dans la lice que lorsque le compas lui a marqué les limites de son intervention.

La brillante découverte de la myotomie avait, sous certains rapports, devancé son heure : la chirurgie s'était résolument emparée d'un terrain ressortissant au domaine de l'optique physiologique et, le couteau à la main, tranchait, raccourcissait les cordes motrices de l'œil, avant d'avoir appris à connaître les lois de leur fonctionnement.

Les chapitres qui constituent cet ouvrage montrent, chacun à son tour, et avec une égale puissance, de quelle étendue était la distance qui séparait, en ces circonstances, l'exécuteur du juge-diagnosticien.

§ 489.— De la pro-raphie, ou déplacement d'arrière en avant de l'insertion sclérale d'un muscle allongé.

Dans les cas de suspension complète, ou à peu près telle, du mouvement du globe oculaire, soit par suite d'une paralysie ancienne et invétérée (§ 543), soit par le fait de la production d'un strabisme secondaire (§ 475), le simple recul de l'insertion antérieure de celui des muscles droits encore vivants, ou en position d'exercer son action motrice, ne suffit pas toujours à la restitution, même plus ou moins incomplète de la fonction.

L'antagoniste distendu, allongé, sans ressort (paralysie), ou dépourvu d'attache à la sclérotique, ou encore n'adhérant au globe que dans sa région post-équatoriale, se trouve alors dans l'impuissance de profiter de cet affranchissement de la résistance de l'antagoniste.

M. J. Guérin a eu, en un semblable cas (strabisme secondaire confirmé), la pensée, et l'a mise à exécution, d'aller à la recherche du muscle plongé dans la profondeur de l'orbite, de le ramener en avant, et de lui procurer une nouvelle insertion plus antérieurement située.

Cette idée a été, depuis, reprise par de Græfe qui l'a appliquée non seulement au strabisme secondaire, mais aux strabismes paralytiques anciens et confirmés (§ 543).

L'opération qui consiste à attirer en avant le muscle paralysé comportant beaucoup de détails essentiels au succès, nous croyons devoir reproduire ici la description du procédé donnée par de Græfe lui-même.

En décrivant *la manière d'attirer en avant le muscle paralysé, en même temps, qu'à l'aide d'une ténotomie partielle, on affaiblit légèrement son antagoniste*, il dit : « Je détache le muscle paralysé de ses

insertions, comme dans la ténotomie ordinaire, avec cette seule
différence que, s'il existe quelques adhérences lâches entre le muscle
et la sclérotique, je les désunis loin en arrière, avec des ciseaux de
Cooper, et que j'incise aussi un peu, de chaque côté du muscle, le
tissu connectif. Bien que la plaie de la conjonctive soit un peu plus
grande que dans la ténotomie, elle ne doit pas être trop étendue;
toutefois je sépare la conjonctive de la surface antérieure du muscle.
à un plus haut degré que dans l'opération que je viens de nommer.
Quoique le muscle, comme dans la ténotomie, soit encore retenu par
ses attaches latérales, il peut glisser conjointement avec la couche de
tissu cellulaire et être attiré loin en avant ou en arrière, à volonté.
Par suite de ce fait, le muscle éprouverait une rétraction en arrière
beaucoup plus considérable que de coutume, si l'on abandonnait
l'œil à lui-même. Mais si l'on se propose un but opposé, et si l'on
veut, au contraire, que l'insertion du muscle se rapproche de la cornée, il faudra veiller à ce que l'œil reste complètement tourné dans
l'angle correspondant au muscle détaché, et qu'il y reste immobile,
jusqu'à ce que la couche musculaire ait contracté des adhérences
avec la sclérotique dans le point voulu.

« De même que la couche musculaire détachée glisse en arrière
in maximo, lorsqu'on fait diriger l'œil vers l'angle opposé, de même
aussi elle glisse *in maximo* vers la cornée, lorsqu'on fait porter l'œil
du côté opéré, à tel point que l'on peut, si on le veut, la faire arriver
jusque sur la cornée. Il ne faut pas craindre, par rapport à la cornée,
d'amener le muscle trop en avant. Dans des cas de strabisme divergent par suite de paralysie de l'oculo-moteur, j'ai parfois fait diriger
l'œil tellement vers l'angle interne, que le tiers interne de la cornée
était presque complètement recouvert par le muscle détaché.

« La couche épithéliale de la cornée paraît s'opposer à l'établissement d'adhérences; plus tard la couche musculaire se rétracte toujours jusque derrière le bord de la cornée, ce qui est dû probablement
à la cicatrisation qui s'opère dans le tissu sous-conjonctival situé en
arrière. La question de savoir s'il faut ou non ramener le muscle
aussi fortement en avant, dépend de l'altération qui existe dans chaque cas en particulier. La première partie de l'opération terminée,
c'est-à-dire celle qui consiste dans le détachement de la couche musculaire et de sa couche de tissu connectif, je passe à la seconde qui
concerne le muscle antagoniste.

« Je fais, comme dans la ténotomie ordinaire, une petite plaie à la
conjonctive, ainsi qu'au tissu sous-jacent, et j'attire alors le tendon à
l'aide du crochet mousse. Il n'est pas nécessaire que le crochet soulève toute la largeur du tendon; il suffit qu'il puisse le maintenir
solidement pendant l'application d'une suture, et qu'il indique dis-

tinctement la situation et les conditions dans lesquelles s'opère l'insertion. Je porte alors une aiguille courbe, garnie d'un fil de soie, sous l'un des bords du tendon, et je le traverse, contre la sclérotique, d'arrière en avant, de façon que le fil embrasse une bonne moitié du tendon, et je lie ce fil contre la sclérotique ; puis je donne ses deux bouts à un aide, en lui prescrivant de les tirer doucement vers le côté opposé, vers la cornée ; j'écarte moi-même le tendon de la sclérotique vers l'angle de l'œil au moyen d'un crochet. De cette façon, la portion du tendon, située entre le point de suture et le crochet, se trouve tendue, et je puis, à l'aide de ciseaux, le diviser à environ 3/4 de ligne en arrière de la suture, sans crainte de couper celle-ci. On divisera ainsi la moitié du tendon embrassé par la suture, ou, ce qui est mieux encore, les 3/5 ou les 3/4 ; c'est un point qui doit être réglé suivant le degré de résistance que fait éprouver le muscle dans les mouvements latéraux de l'œil. Si le malade accuse une sensation gênante de tension pendant le mouvement de l'œil, il faut réintroduire le crochet sous les portions non divisées du muscle et les couper, à l'exception de quelques fibres. Comme l'opération dure beaucoup plus longtemps que pour une simple opération de strabisme, je recommande l'usage du chloroforme. Peu après l'opération, un quart d'heure au plus tard, on procède au pansement, après que l'œil a été nettoyé, et le malade bien placé dans son lit, lorsque l'effet du chloroforme est dissipé. L'objet du pansement est, comme nous l'avons déjà dit, de maintenir la cornée, pendant 24 à 36 heures, invariablement fixée dans le coin correspondant au muscle paralysé. Le fil qui traverse le tendon du muscle antagoniste remplit ce but. Afin de prévenir toute réaction inflammatoire, le fil doit être disposé de façon à ne pas toucher la cornée ; il faut, de plus, que les paupières puissent se fermer sans que le fil soit comprimé par les bords libres des paupières. Pour atteindre le premier résultat, il faut que le fil s'élève un peu perpendiculairement, à partir du lieu de son implantation ; si c'est en dedans que l'œil doit être dirigé, on ne peut donner au fil un meilleur support que la racine du nez. La cornée se trouve aussi protégée par ce fait qu'elle est fortement dirigée en dedans. Si le nez ne présentait point une saillie suffisante, on y pourvoirait en relevant le fil à l'aide d'un rouleau de sparadrap. Le fil est maintenu sur la joue du côté opposé par des bandelettes agglutinatives. Pour empêcher qu'il ne bouge, on appliquera d'abord un emplâtre agglutinatif disposé en long et recouvrant le fil dans une étendue de 2 pouces ; puis on le maintiendra au moyen de bandelettes disposées en croix.

« Il est à peine nécessaire de recourir à aucun autre moyen de contention. Si toutefois, alors que les choses sont ainsi disposées, le

fil vient à s'introduire entre les bords des paupières fermées, il faudra
chercher un autre point de la racine du nez pour servir de poulie de
renvoi; ou, si le fil glisse, on le laissera en place, tout en changeant
sa direction à l'aide d'un morceau de masse emplastique placé entre
l'œil et la racine du nez, et fixé sur le front ou la joue. Si c'est en
dehors que l'œil doit être dirigé, on remplacera la saillie du nez par
un rouleau de sparadrap placé au côté externe de l'orbite et fixé au
moyen de bandelettes agglutinatives descendant de la tempe. Dans
ce dernier cas, le pansement est assez gênant et se déplace aisément.
Le sujet gardera tranquillement le lit tant que l'on ne retirera pas le
fil. La personne qui reste auprès de lui veillera à ce que le pansement ne se déplace pas : si cela arrivait, on devrait y remédier; mais
il est bon que ce soit le chirurgien lui-même[1]. »

Peu de mots suffiront pour le traitement consécutif.

« La douleur cesse bientôt; si elle empêchait le sommeil, on
aurait recours à des applications d'eau froide, mais seulement pendant le temps qu'elles seraient nécessaires; car elles tendent à relâcher le pansement. L'œdème de la paupière supérieure qui ne s'accompagne pas d'irritation de la conjonctive, est sans importance.
Comme le déplacement du pansement, pendant les huit ou douze
premières heures, pourrait frustrer complètement l'espoir de l'opérateur, il devra visiter fréquemment son malade pendant les douze
premières heures. Le fil doit rester en place de 20 à 24 heures au
moins; mais si le malade n'en souffre pas, on le laissera de 36 à
48 heures. »

b) Procédé de Critchett. — Supposons qu'il s'agisse d'un strabisme
secondaire divergent considérable ayant succédé à une opération de
ténotomie du droit interne.

Toutes les parties qui recouvrent le côté interne de l'œil doivent
être séparées par dissection de la sclérotique en y comprenant, conjonctive, fascia sous-jacent, ancienne cicatrice et muscle et tous les
tissus condensés qui l'entourent. Cela fait, le droit externe est coupé
suivant la méthode ordinaire; puis des sutures sont passées à travers le lambeau détaché du côté interne, lequel, après excision d'une
portion de la conjonctive, est réuni à la racine cornéale du fragment
antérieur de la conjonctive. Par là, est fixée, en avant, l'extrémité libre
du muscle avec le tissu qui l'enveloppe.

c) Modification de Liebreich. — Les raisons anatomiques qui ont
porté M. Liebreich à instituer une méthode nouvelle de strabotomie

---

1. J'ai plusieurs fois substitué à ce procédé de fixation par un emplâtre adhésif,
l'attache directe du fil à la peau du nez par un point de suture; le moyen est plus
assuré et très bien supporté. (*Note de l'auteur.*)

l'ont conduit également à appliquer les mêmes modifications à
l'avancement du tendon.

Il lui a surtout paru important d'éviter l'excision de la conjonctive.
Voici quel est son procédé :

Il fait une large incision verticale à la conjonctive, un peu en arrière
de la ligne d'insertion tendineuse; puis il dissèque la conjonctive et la
sépare des parties sous-jacentes, non seulement vers la périphérie,
mais jusque tout près du bord de la cornée.

Il fait alors la ténotomie, ayant soin de prolonger l'incision de la
capsule de Ténon en haut et en bas. De cette manière est rendu possible le déplacement du muscle et de la partie de la capsule qui le
recouvre. Prenant ensuite un fil armé de deux aiguilles, une à chaque
bout, il en passe une à travers le muscle et la capsule, l'autre à
travers la conjonctive, le plus près possible du bord de la cornée. Il
ne reste plus alors qu'à tirer sur les deux bouts du fil et à les nouer
ensemble pour attirer fortement en avant le muscle et la capsule, et
les fixer dans leurs nouveaux rapports; l'un et l'autre restant couverts par la conjonctive. On ferme ensuite isolément par sutures la
plaie conjonctivale.

§ 490. — **De l'asthénopie musculaire ou par insuffisance des muscles droits
internes (prépondérance du groupe des forces de la divergence).**

Aux §§ 264 et 265 et suivants de la leçon 17ᵉ, nous avons décrit les
conditions anatomiques et les méthodes de diagnostic relatives à cette
altération de l'équilibre physiologique du système moteur des yeux
caractérisé par la prépondérance d'action du groupe de la divergence.

Dans cette altération, conséquence directe d'une anomalie survenue
dans la grandeur de l'angle α, nous avons dû reconnaître la cause
essentiellement prédisposante de la myopie progressive.

Mais ce n'est pas là l'unique manière qu'ait cette anomalie de se
manifester :

Dans l'évolution progressive de la myopie, la consistance de l'enveloppe du globe, vaincue par l'excès de pression développé par les
muscles lors de la convergence mutuelle des axes, cède et le globe
s'allonge ne pouvant résister à l'action musculaire. Dans ce cas-ci, au
contraire, les muscles distendus deviennent inférieurs dans la lutte :
leur force propre tend à se montrer, plus ou moins vite, insuffisante.
Or, qu'est-ce que cette insuffisance, sinon un état plus ou moins prochain de fatigue ou d'épuisement? Alors s'observe l'impossibilité de
maintenir plus ou moins longtemps l'attention binoculaire fixée sur
des objets rapprochés; au bout d'un temps variable, et relativement

court, d'application, les malades accusent tout un ensemble de symptômes offrant avec ceux de l'asthénopie accommodative (§ 232, leçon 16e) une certaine analogie. Ainsi :

La vue, nette au commencement du travail, devient bientôt plus ou moins pénible, puis impossible. Les yeux se voilent, se remplissent de larmes ; les malades ressentent de la gêne, de la douleur dans l'orbite, particulièrement dans la région du grand angle (quelquefois aux tempes) ; des picotements, de la rougeur conjonctivale ; symptômes plus marqués à la lumière artificielle ; les lettres dansent, miroitent, paraissent instantanément doubles pour se fusionner l'instant d'après. Le malade éprouve le besoin d'éloigner de lui l'objet de son travail, et se sent plus ou moins soulagé, s'il ferme un œil, ou en le couvrant de sa main.

Chez ces sujets s'observent très souvent des blépharites chroniques, des orgelets à répétition, de l'épiphora, des migraines, comme dans l'asthénopie accommodative, et il est inutile de dire qu'on ne triomphe définitivement de ces misères qu'après avoir préalablement remédié à l'anomalie fonctionnelle.

Parmi ces manifestations de l'asthénopie musculaire, il en est une que nous n'avons vue notée dans aucun livre, mais que nous avons très souvent observée, assez fréquemment même pour qu'en la rencontrant, nous y trouvions un indice diagnostique. C'est une certaine rougeur, une injection fine et rosée de la peau, comme érysipélateuse (la tuméfaction en moins) du visage, une exagération de la « *floridness* » des Anglais.

Enfin, à l'ophthalmoscope, il n'est pas rare de reconnaître, en l'absence de toute myopie, et même avec la concomitance de l'*hypermétropie*, un petit croissant staphylomateux autour du disque optique (voir, pour ce caractère, notre mémoire lu à l'Académie de médecine le 27 novembre 1866).

Ainsi donc l'insuffisance des droits internes, ou la prédisposition native à la divergence, va provoquer suivant les circonstances :

Ou la myopie progressive, ou l'asthénopie musculaire, ou enfin le strabisme divergent franc.

Le passage de l'un de ces deux états au dernier, constitue la période du strabisme divergent intermittent.

Le diagnostic précis de cette relation mutuelle des muscles de la convergence et de la divergence est exposé avec détails dans les paragraphes qui précèdent le tableau du développement mécanique de la myopie progressive (leçon 17e).

Sa thérapeutique ou hygiène optique est exposée également aux §§ 285 de la leçon 18e, relatifs aux méthodes à opposer au développement de la myopie.

Nous n'avons donc à nous en occuper ici que dans les circonstances assez accentuées pour rendre inutiles toutes les méthodes hygiéniques ou palliatives. Ces circonstances sont celles où le malade est acculé à la nécessité d'exclure absolument un œil de la vision, ou à l'ennui de voir son insuffisance passer à l'état franc de strabisme divergent intermittent.

Le médecin ne peut plus, dès lors, considérer l'affection que comme le premier degré de cette déviation, et il ne doit pas hésiter à proposer la ténotomie de l'un des droits externes, ou même de tous les deux.

Ce parti est même plus indiqué encore que dans le cas du strabisme véritable, car il *rend* au malade l'exercice de la vision devenue impossible.

Le dosage de la ténotomie doit se baser ici sur le degré *un;* si cependant, le chirurgien a quelque appréhension de dépasser la mesure voulue, il pourra faire choix pour son opération, de la méthode sous-conjonctivale de Critchett, ou, encore, poser entre les lèvres de la plaie des fils d'attente pour suturer en cas de besoin.

§ 491. — De l'effet binoculaire des lunettes. — Principes qui doivent présider à leur emploi.

Cette question, soulevée par nous dès 1860, dans un mémoire lu cette même année à l'Académie des sciences (26 fév., comptes rendus), et reproduit dans notre Traité de la vision binoculaire (§ 232), n'avait été, dans ce travail, qu'effleurée par nous. L'expérience et les enseignements nouveaux, fruits naturels de vingt années de théorie et de pratique, nous permettent aujourd'hui d'en préciser davantage les indications générales et d'en redresser quelques conclusions de détail.

a) Les besicles, ou lentilles sphériques associées, se placent communément, ou, tout au moins, sont censées se placer, chaque verre en rapport, *centre pour centre*, avec la pupille, lors de la direction indifférente du regard, c'est-à-dire lors de la vision en parallélisme. Dans ces relations mutuelles, les images des objets distants qui sont nécessairement pour chaque œil, sur l'axe du verre correspondant, se trouvent donc, à un très faible écart près, sur les axes oculaires eux-mêmes. Il y a rapport exact entre les deux éléments dioptriques, et rien n'est particulièrement à noter dans le mécanisme de la vision associée résultante pour l'horizon ou les grandes distances.

Mais il n'en est plus de même lorsque de la vision à distance, ou en parallélisme des rayons lumineux et des lignes de regard, on veut passer à la vision rapprochée.

Étudions à cet égard ce qui se passe suivant que l'on a à remédier à un déficit ou à un excès de réfraction, en d'autres termes, à régler l'emploi des verres convexes ou concaves binoculairement associés.

Premier cas : déficit accommodatif.

Lunettes convexes ou positives. Supposons, pour fixer les idées, que l'on veuille, dans un cas de presbytie ou, plus généralement d'insuffisance accommodative, lire, à 25 centimètres. de distance, avec une accommodation qui ne dispose plus que d'une valeur de 2 1/2 dioptries. Le sujet, en présence de cet écart dans la réfraction, arme ses yeux d'une paire de verres convexes de la force réfringente nécessaire pour combler la différence, ou reporter à 40 *centimètres* l'image virtuelle de l'objet situé à 25; or, pour voir nettement, dans l'emmétropie, à 25 centimètres, il faut pouvoir disposer de 4 dioptries; dès lors le sujet n'en ayant par hypothèse, de son chef, que 2 1/2, il faut lui apporter le secours de 1^D 1/2 par un verre convexe (§ 156).

On lui place donc devant chaque œil un verre de $1^D 50$; mais, d'après les dispositions communes des montures de lunettes, les centres des verres seront moyennement à 64 millimètres de distance l'un de l'autre, ainsi que les centres mêmes des yeux.

Les deux images virtuelles du point qui, dans le plan médian, fixe l'attention, seront donc sur les axes secondaires des verres, passant par cedit point, et représentés dans la figure 107 par les lignes ω n, ω' m.

Dans ces positions m et n, lesdites images sont celles de la diplopie croisée ou du strabisme divergent. Pour les fusionner, les axes optiques devront donc se porter en convergence mutuelle sur le point A'', lieu de concours des deux droites o'm, on. Or, si l'on considère les deux triangles m ω' o' et n ω o, il est visible que le point de concours des deux axes principaux mo, no, en A'', est plus *rapproché* du sujet que le lieu réel où se trouve l'objet, à savoir le point A.

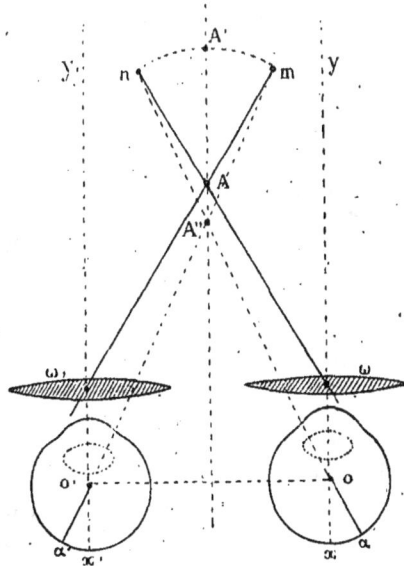

Fig. 107.

En d'autres termes, pour obtenir, en de telles circonstances, la fusion binoculaire, les deux yeux doivent se porter en une convergence mutuelle plus grande, plus rapprochée, que n'est l'objet même de l'attention. Et il en sera ainsi tant que les centres ω, ω' des verres convexes ne seront pas assez rentrés en dedans, pour que les trois points *o*, ω, A soient en ligne droite, ainsi que *o'* ω' A de leur côté. Il suit de là que, lors de l'emploi des verres convexes, tant que les centres de ces verres associés se trouvent *en dehors* des axes visuels passant par le point fixé, la fusion des images virtuelles de ce point exige *un excès de convergence* desdits axes visuels, *relativement à la position du point visé.*

Or déjà, cette convergence supposée régulière, est en désaccord ou en défaut de proportion avec l'accommodation correspondante.

Supposons, en effet, que les centres des verres de besicles dont il s'agit, soient, comme on le voit dans la figure 108, chacun sur la ligne qui joint le point visé A au centre de réfraction; le désaccord signalé à l'instant est sans doute amoindri, mais subsiste toujours. L'accommodation n'est-elle pas réglée par la distance de *m, n*, ou A', tandis que la convergence a lieu en A.

Si donc, en un tel cas, eu égard à la présence des verres convexes, la vision a lieu sans effort de réfraction, la quantité d'accommodation développée est cependant en

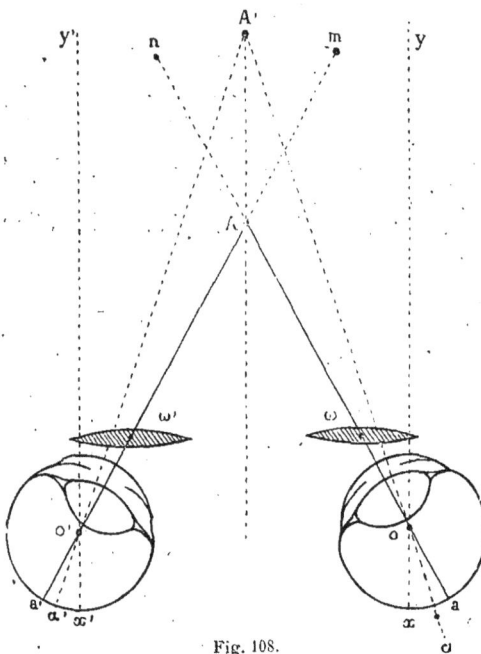

Fig. 108.

désharmonie avec le degré de convergence.

L'étendue des effets de cette rupture d'harmonie a été étudiée, et Donders nous a appris (§ 398), « que depuis le parallélisme des rayons, jusqu'à *la limite inférieure* de la vision associée, » pour chaque degré de convergence mutuelle des axes, l'accommodation jouit, *chez l'emmétrope*, d'une latitude ou élasticité qu'on peut estimer équivalente à 3 dioptries environ dans les positions moyennes, partagée en parties à peu près égales, à savoir :

Une dioptrie et demie, tant en deçà qu'au delà de celle qui correspond exactement au degré de la convergence.

Pour tous les cas moyens, on ne court donc point le risque de violenter soit la convergence, soit l'accommodation, dans leurs rapports mutuels, si l'on a soin, lors des travaux plus ou moins rapprochés, de calculer la distance mutuelle des verres positifs de façon qu'ils se trouvent placés plus ou moins exactement sur les lignes visuelles de la convergence imposée par la position de l'objet (comme dans la fig. 108).

Étant donnés la distance de ce point de concours et l'écartement des yeux, rien n'est plus simple que de faire ce petit calcul.

Mais on n'a là qu'une solution de composition avec les difficultés de la question pratique, et, si l'on veut — ce qui a souvent une très réelle importance — comme nous le montrerons tout à l'heure, régler rigoureusement les rapports de la convergence avec l'accommodation, il y aura lieu de se conformer aux conséquences de l'analyse qui va suivre, et que nous empruntons à notre *Traité de la vision binoculaire* (§ 238).

Au lieu de deux lentilles distinctes, placées au droit de chaque œil, supposons qu'il n'y en ait qu'une seule, LL', mais assez large pour que les deux yeux O, O' puissent se placer symétriquement de chaque côté de l'axe du système. On voit que, dans ces conditions, l'image

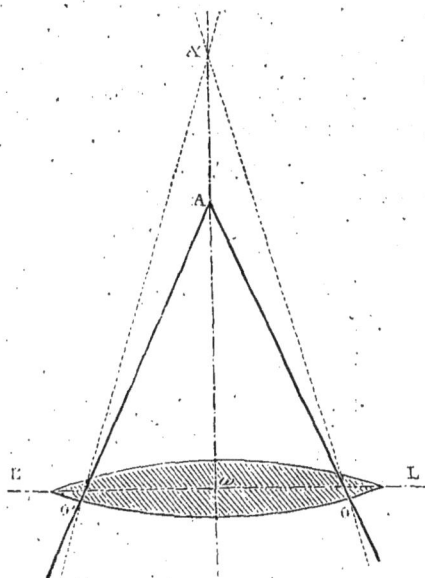

Fig. 109.

virtuelle A' de A étant sur l'axe commun et unique, le point de concours des deux axes polaires se trouve exactement en rapport, et spontanément, avec le degré de l'accommodation.

Pour réaliser cette solution simple, on se servira donc d'une lentille unique comme dans la figure 109, et comme a été depuis réalisé l'instrument nommé « *graphoscope* » (loupe binoculaire à photographies), et dont nous indiquerons tout à l'heure une autre et avantageuse application (§ 492).

Les considérations qui précèdent concernent seulement l'œil emmétrope ; dans l'amétropie, les rapports de l'accommodation et de la convergence sont quelque peu différents.

Dans le travail précité de Donders, ces rapports sont indiqués et les voici :

Dans l'hypermétropie, seul cas qui, exigeant comme la presbytie l'emploi de verres convexes, se rapporte à la discussion actuelle, l'accommodation, au lieu de se partager, comme chez l'emmétrope, plus ou moins également en deçà ou au delà du point de convergence, est comme reportée en bloc du côté de l'horizon. Plus ou moins facile encore pour les convergences éloignées, elle manque d'autant plus qu'on rapproche davantage l'objet de l'attention (§ 398).

En deux mots, chez l'hypermétrope, l'accommodation manque et la convergence est au contraire facile ; elle est même plus que facile, puisque, ainsi que nous l'avons montré (voir la 1ʳᵉ leçon, § 16) dans cette amétropie, existe le plus souvent une certaine tendance à la production du strabisme convergent (insuffisance des droits externes).

Lors de la rupture de l'harmonie amenée par les lunettes positives associées, entre la convergence et l'accommodation, il y aura donc, chez l'hypermétrope, autant à se préoccuper de venir en aide à cette dernière qu'on pourra avoir un moindre souci de la convergence. Il y aura donc bien moins d'importance chez lui que chez l'emmétrope à rapprocher des axes oculaires en convergence les centres des verres convexes employés. Et même, eu égard à cette propriété dont jouit la convergence d'entraîner à sa suite et synergiquement la faculté accommodative, il pourra y avoir avantage chez l'hypermétrope à laisser les yeux en rapport avec la moitié de chaque verre agissant à la façon d'un prisme convergent, c'est-à-dire à écarter plutôt qu'à rapprocher les centres de ces verres.

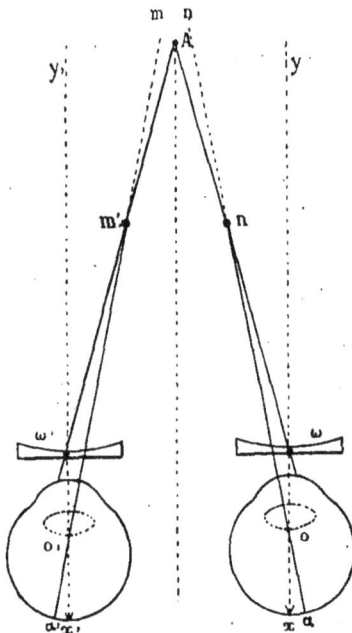

Fig. 110

b) Passons au cas de l'excès de réfraction ou à l'emploi des *lunettes concaves ou négatives*. — La même argumentation appliquée à l'usage des verres concaves nous conduirait « *mutatis mutandis* » aux conséquences suivantes.

Premièrement : le rapport exact des centres des verres concaves avec les centres des pupilles étant préalablement établi sur la distance mutuelle de celles-ci lors de la vision indifférente au loin (suivant les axes xy, $x'y'$), si, dans ces conditions, la vue doit se porter sur un objet A plus ou moins rapproché et dont chaque verre doit procurer une image virtuelle m ou n, plus voisine que l'objet de l'observateur, les deux images virtuelles seront dans les rapports de la diplopie homonyme (ou du strabisme convergent). (Voyez la fig. 110.)

Leur fusionnement exigera donc un effort de *divergence* relativement à la position de l'objet : effort de divergence qui serait épargné dans la proportion du rapprochement des centres des verres, et annulé au moment où ces centres arriveront sur la ligne droite qui réunit l'objet visé au centre dioptrique de l'œil correspondant.

Alors, s'il s'agissait d'un emmétrope, l'accommodation et la convergence seraient sinon dans un rapport absolu, du moins dans des relations conformes à la physiologie pratique (voyez fig. 111).

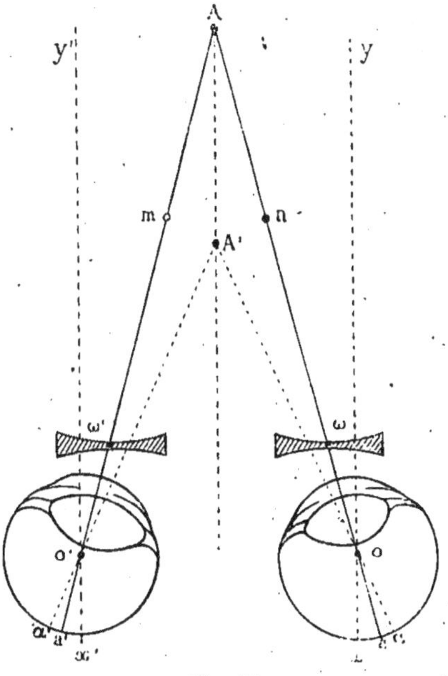

Mais de même que chez l'hypermétrope, quoiqu'en sens contraire, la loi de ces rapports communs est modifiée chez le myope, auquel seulement peuvent être d'ailleurs conseillés des verres négatifs.

« Chez le myope, la latitude de l'accommodation, quoique toujours à peu près la même comme quantité totale au même âge, est transportée en bloc du côté et en deçà de sa limite inférieure monoculaire, perdant plus ou moins du côté de l'horizon » (voir § 398) (DONDERS).

Fig. 111.

Mais, d'autre part, concurremment avec cette première dérogation à la loi qui régit l'emmétropie, à savoir cette facilité particulière à accommoder en deçà même du *punctum proximum*, on observe presque, sans exception, chez le myope, une grande prédominance des forces de la divergence. Lorsque l'on armera de lunettes concaves les yeux d'un pareil sujet *pour la vision rapprochée*, on devra donc bien moins se préoccuper de venir au secours de l'accommodation que de se mettre en rapport avec la prédominance naturelle des muscles de la divergence.

D'où la double indication d'accepter le secours de verres négatifs relativement forts (dans les limites, bien entendu, d'une convenable appropriation au degré de l'excès de réfraction), et, secondement, de se mettre en rapport avec la divergence naturelle des axes par un écartement plutôt sensible des centres des verres.

On voit que cette conclusion revient encore à placer au droit de chaque œil la moitié interne du verre concave, dont l'action prismatique est celle même indiquée pour la correction de l'insuffisance des droits internes (§ 485).

En résumé, si, chez l'emmétrope presbyte, les rapports harmoniques entre l'accommodation et la convergence des axes ne sont exactement satisfaits que par l'emploi d'une lentille unique à large surface, dont le centre serait placé dans le plan médian sagittal, la fonction régulière binoculaire est cependant, sans danger, compatible avec un rapprochement des centres des verres convexes qui les placerait sur la direction même du lieu occupé par l'objet de l'attention.

Considérant pourtant que, dans toute application de la vue associée de près, il y a, d'une manière générale, intérêt à soulager la convergence, même en ce cas, conviendra-t-il encore de rapprocher, plutôt que d'écarter, le centre des verres des besicles.

Mais d'après ce que l'on vient de voir, ces rapports, facultatifs chez l'emmétrope, doivent, dans les amétropies, obéir à des obligations plus formelles.

Si, dans les deux formes de l'amétropie, le numéro du verre doit être réglé sur la quantité de réfraction à fournir ou à soustraire, l'écartement des centres devra être basé sur l'effet prismatique de la région de la lentille en rapport avec l'œil. Effet prismatique qui devra, dans la plus grande généralité des cas, apporter compensation à l'insuffisance native des droits externes dans l'hypermétropie, et à celle des droits internes dans la myopie; c'est-à-dire offrir à l'œil une région convergente des verres dans le premier cas, une région divergente dans le second; double condition qui sera réalisée, dans l'un et l'autre cas, par l'accroissement de l'écartement des centres des verres relativement à celui des pupilles.

c) Remarque relative à l'insuffisance des droits internes associés exceptionnellement à l'hypermétropie. — Cette règle comportera cependant un certain nombre d'exceptions. De même que l'emmétrope et le myope, quoique dans une fréquence considérablement amoindrie, l'hypermétrope présente parfois, contrairement à la règle la plus habituelle, les symptômes incontestables de l'insuffisance des droits internes ; nous en avons relevé des exemples dans notre mémoire de 1866 sur le mécanisme de la production du staphylôme postérieur, et chacun en a, depuis cette époque, pu observer nombre de cas (quoique exceptionnels).

Chez ces sujets, évidemment, loin de compter sur la facilité à converger, c'est au secours des droits internes qu'il conviendra de courir non moins qu'à celui du déficit accommodatif. On devra donc, chez ces sujets, rapprocher et non écarter les centres des verres, comme dans tous les cas d'insuffisance des droits internes, mais en tenant compte des remarques suivantes :

De même que l'interposition devant les yeux de prismes à bases externes, en accroissant relativement la convergence des lignes visuelles, vient synergiquement en aide à l'accommodation, de même l'effet contraire suit l'interposition de prismes à effet divergent, c'est-à-dire dont le sommet serait dirigé en dehors. Le rapprochement des centres des verres convexes offerts à l'hypermétrope diminue donc leur valeur accommodative.

Dans tous cas de ce genre, les premiers calculs faits, si l'on reconnaît une insuffisance de la convergence et la nécessité d'y parer par le rapprochement des centres des verres, il y aura donc lieu à accroître en même temps de quelque fraction de dioptrie la force du verre préposé à la correction de l'anomalie de la réfraction.

Ce cas offre une des plus graves difficultés de la pratique : on est en présence de deux anomalies simultanées réclamant chacune, une correction qui tend à l'aggravation de son adjointe ; pour peu que les chiffres qui les mesurent soient élevés, il n'y a d'autre ressource que dans la ténotomie de l'un ou des deux droits externes.

§ 492. — **Du diagnostic différentiel entre l'asthénopie accommodative, l'asthénopie musculaire et l'hyperesthésie rétinienne ; applications du graphoscope.**

Quand un malade dont l'acuité visuelle est, soit normale, soit peu éloignée du type physiologique, se plaint de ne pouvoir travailler bien longtemps, ou pas du tout, sans *fatigue*, son état ne peut être rapporté qu'à l'insuffisance de pouvoir de son appareil accommodatif, de son appareil moteur ou musculaire, ou enfin à une anomalie de la sensibilité propre de la rétine. Ce sont les trois sortes d'insuffisances formulées ci-dessus en vedette.

Établir celle à laquelle on a affaire dans un cas donné, est une opération très simple, en ce qui concerne la première forme : l'asthénopie accommodative est le symptôme qui signale en premier lieu l'existence d'une hypermétropie : les épreuves indiquées dans la leçon 16, ont bientôt fait de mettre l'inconnue en évidence.

Pour ce qui regarde la seconde forme (insuffisance musculaire), les épreuves spéciales indiquées dans la leçon 17ᵉ, avanceront considérablement la connaissance du siège et de l'origine du mal. Cependant, comme l'insuffisance musculaire reconnaît parfois pour cause, des défaillances nerveuses ou névropathiques, on ne laisse pas, en certains cas, d'être dans l'embarras, et d'hésiter entre un véritable strabisme dynamique et une manifestation d'intolérance de la rétine pour l'*attention*, ou hyperesthésie rétinienne.

L'hyperesthésie rétinienne présente, en effet, presque les mêmes symptômes que l'asthénopie musculaire, avec prédominance fréquente de crainte pour l'éclat des objets de l'attention : un de ses caractères est la suspension subite de la vision, même en l'absence de tout effort accommodatif, comme, par exemple, en regardant de loin ou de près au trou d'épingle.

Nous avons rencontré cette année une méthode qui permet entre cette forme et la précédente un jugement différentiel assez rapide et concluant. C'est l'emploi du graphoscope.

Dans le paragraphe précédent nous avons étudié le mécanisme de la vision binoculaire, lorsqu'aux yeux eux-mêmes on se trouvait forcé, pour remédier à une anomalie de la réfraction, d'associer des verres soit convexes, soit concaves; et nous avons démontré, comment l'emploi des lunettes proprement dites amenait forcément une rupture dans l'harmonie physiologique des deux facteurs de la vision associée, l'accommodation et la convergence des axes visuels.

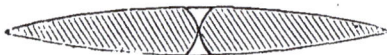

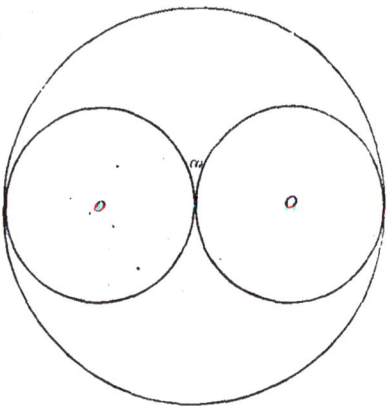

Fig. 112.

Nous avons démontré, de plus, que si l'on voulait rétablir entre ces axes une harmonie qui ne pouvait qu'être salutaire, il fallait, soit se servir binoculairement d'une lentille unique, assez large pour que les deux yeux pussent participer à la fois, et dans les mêmes conditions, à son action, soit, ce qui revient au même, tailler les deux verres des besicles dans une lentille de même grandeur que la précédente, et placer les deux parties symétriques devant chaque œil, de telle façon que leur centre virtuel se trouve dans le plan médian sagittal interoculaire (voyez fig. 109, § 491).

Comme, dans les occupations ordinaires, l'usage d'une lentille de

9 à 10 centimètres de diamètre offre plusieurs inconvénients de poids et de volume, nous avions plus particulièrement recommandé cette seconde disposition, la taille des verres de besicles dans une même lentille (voyez fig. 112), et nous en avons fait depuis cette époque un grand usage dans un cas spécial, à savoir : pour l'examen, de très près, de la chambre antérieure de l'œil et les opérations sur la cornée.

Quant à l'emploi de la lentille elle-même, adaptée à l'usage binoculaire, il est, quelques années après cette publication, devenu banal sous le nom de « *graphoscope* » et particulièrement assigné à la contemplation des photographies.

Mais cet instrument peut recevoir des affectations plus utiles.

D'après les idées théoriques qui lui ont donné naissance et que nous venons de rappeler, le graphoscope procure la vision de tout objet placé en son foyer principal, avec le parallélisme tant des rayons émergents que des axes optiques ou lignes visuelles. Cet appareil devra donc trouver les plus expresses indications de son emploi chez les sujets affectés de difficulté à converger, c'est-à-dire d'insuffisance des muscles droits internes.

Cet état, comme on l'a vu, se rencontre dans un assez grand nombre de circonstances.

1° Dans l'asthénopie musculaire proprement dite.

2° Dans la myopie progressive, dont l'insuffisance des droits internes est, suivant nous, le facteur initial et prépondérant, et suivant tout le monde, au moins un symptôme concomitant dans les phases élevées de la maladie (voir la leçon 17e).

Dans le premier cas, un individu emmétrope, affecté d'asthénopie douloureuse, par insuffisance musculaire, placé devant le graphoscope, le livre à la distance focale, n'a qu'à regarder devant lui comme il le ferait, si le livre était, en image proportionnellement agrandie, appliqué sur le mur de la maison en face. Il se trouve dans les conditions d'un homme qui regarderait un clocher au loin. Son insuffisance musculaire est supprimée avec la nécessité de converger.

Au point de vue palliatif, la question est donc résolue pour ce premier cas.

Passons au second cas : — Myopie plus ou moins élevée avec insuffisance des droits internes (circonstance pour ainsi dire constante dans les myopies élevées).

Le myope, placé comme le sujet précédent, devant le graphoscope, se trouve en présence d'un objet, ou plutôt d'une image virtuelle à l'horizon ; il n'y distingue rien du tout.

Mais neutralisons sa myopie, armons ses yeux des verres qui mesurent son anomalie de réfraction, le voilà ramené aux conditions emmétropiques du précédent, et en mesure de tirer de l'instrument le même soulagement pour son insuffisance.

Il est hors de doute qu'un myope, même de degré élevé, qui ne lirait qu'avec un semblable appareil verrait avant longtemps sa myopie cesser tout progrès.

Enfin, dans le même ordre d'idées, il n'est pas jusqu'à l'hypermétrope qui ne puisse bénéficier de cet engin, d'abord en cas d'insuffisance de droits internes, coïncidence contraire à la règle commune, mais cependant non point aussi rare qu'on pourrait bien le croire. On n'a, pour lui, qu'à neutraliser également son hypermétropie, ou plus simplement à éloigner le pupitre au delà de la distance focale, de la quantité nécessaire, facile à trouver par le plus simple tâtonnement.

Mais l'application la plus sérieuse pour nous médecins, est celle qui nous apporte dans cet instrument une méthode diagnostique différentielle assurée entre l'asthénopie par insuffisance musculaire et celle par hyperesthésie rétinienne.

Rien n'est parfois plus délicat que l'affirmation d'un diagnostic formel entre ces deux affections, qui ont en commun leur principal symptôme : l'impossibilité de maintenir quelque temps l'attention sur objets rapprochés.

Or, quoique l'insuffisance musculaire ait une symptomatologie très bien définie, il faut reconnaître qu'il s'y mêle bien souvent plus ou moins de nervosisme, et la séméiologie devenue intermittente ne sert qu'à vous plonger dans le doute. Une des conséquences du nervosisme est, en effet, l'instabilité des impressions et de leurs réactions (ici musculaires), ce que nous appellerions le caprice, s'il s'agissait du caractère moral; et cette instabilité, les symptômes la reproduisent dans leurs manifestations. On voit aussi souvent l'hyperesthésie rétinienne, fait névropathique, s'accuser par une intermittence de la convergence, manifestation mécanique, et la plus grande incertitude enveloppe alors le siège même de la maladie; le médecin hésite forcément entre la rétine et le système musculaire.

C'est ici que l'appareil intervenant, nous apporte immédiatement la solution.

Supposez, par exemple, que vous ayez affaire à une anomalie de la sensibilité rétinienne; l'appareil qui ne soulage que l'anomalie musculaire, sera sans effet utile pour le malade, lequel ne pourra pas lire plus longtemps par son moyen qu'en son absence.

Mais prenez le cas contraire; admettez l'existence de l'insuffisance des droits internes; supprimant l'effort de convergence des yeux, l'instrument élimine l'élément fatigue, et la lecture a aisément lieu.

Le diagnostic différentiel est dès lors établi.

[Les graphoscopes du commerce sont, en général, de foyers trop courts pour répondre convenablement aux applications physiologiques exposées ci-dessus. Le grand rapprochement de l'objet augmente, à la vérité, la grandeur de l'image virtuelle; mais il offre l'inconvénient de provoquer de la part du sujet en expérience, une tendance inconsciente à la convergence, tendance purement psychique, dont l'effet serait contraire au but que l'on se propose d'atteindre. C'est pour ce motif que nous avons adopté une lentille d'un assez long foyer (50 centimètres), distance moyenne pour laquelle cet inconvénient ne se fait point sentir.]

En dehors de cette application au diagnostic médical, la lentille unique employée binoculairement devient, dans tout cas d'insuffisance des droits internes, un moyen thérapeutique palliatif. Il offre un grand secours aux vues fatiguées, puisqu'il permet de se placer pour lire un livre, à la distance de 50 centimètres, dans les conditions mécaniques mêmes de l'exercice de la vue à l'horizon. Il peut encore, eu égard à cette propriété, constituer un excellent optomètre, dans un cabinet un peu resserré comme espace.

§ 493. — **Du tremblement des yeux (spasme clonique) ou nystagmus.**

La symptomatologie de cet état a pour caractéristique une oscillation des deux yeux, sans altération d'ailleurs de leur mobilité propre; cette oscillation involontaire, simultanée et qui semble obéir à un mouvement rhythmé et égal dans les deux organes, peut offrir tous les degrés de rapidité. Ces oscillations ont lieu, dans le plus grand nombre des cas, dans le plan transversal horizontal; plus rarement dans des directions obliques ou variables. Cependant assez fréquemment en a-t-on observé de rotatoires, comme autour d'un axe situé dans le plan qui contient les deux obliques.

Enfin certains mouvements peuvent avoir lieu sous l'action isolée de l'un quelconque des moteurs de l'œil.

Ce phénomène particulier se montre parfois périodiquement, et lié à des circonstances exclusives. Le plus souvent pourtant il est continu, du moins pendant la veille; car il cesse dans le sommeil. Son intensité seule varie et peut même faire place, pour certaines directions du regard, à une immobilité monoculaire complète.

Les exacerbations du phénomène coïncident le plus souvent avec un état d'irritation nerveuse du patient; on en observe surtout lors de l'appel de l'attention ou de quelque effort pour la vision distincte d'objets délicats. Elles suivent les changements brusques d'accommodation et de convergence, l'obligation de suivre, en vision associée, les lignes d'un livre pendant la lecture. Aussi voit-on, en ce cas, les malades changer de tactique et mouvoir la tête tout d'une pièce ou, au contraire, porter le livre deçà, delà, en gardant celle-ci immobile.

Un trouble analogue et une exagération du nystagmus s'observent encore chez ces sujets quand ils se trouvent transportés dans un lieu populeux où leur vue change à chaque seconde de portée.

Chose remarquable! le nystagmus en lui-même ne trouble nullement l'action associée des deux yeux.

Cependant on le rencontre très fréquemment ou compliquant une anomalie fonctionnelle, ou résultant d'une dissociation primitive de la vision binoculaire, comme une grande inégalité de perception, un strabisme, etc.

Étiologie et classification. — Au point de vue étiologique comme sous le rapport symptomatique, nous croyons pouvoir établir deux classes fort distinctes dans cette affection singulière.

— Certains nystagmus coïncident avec de graves altérations objectives des milieux transparents ou de la membrane sensible, altérations qui empêchent la macula de devenir le siège d'une image suffisante. Alors ne s'observent pas ces oscillations vraiment rhythmées des yeux, mais bien des tentatives plus ou moins incertaines de direction visuelle; l'attention cherchant vainement et sans trêve une position meilleure de l'axe visuel. Ces cas se rencontrent avec de vastes taies cornéales, surtout bilatérales, des cataractes capsulaires centrales, des arrêts de développement des yeux, des lésions de la rétine.

Nous désignerions volontiers cette classe par les mots : *nystagmus par absence de vision centrale.*

Dans une autre catégorie de cas, le nystagmus s'observe avec une parfaite intégrité de la fonction visuelle, au moins sous le rapport de la transparence des milieux et de l'acuité de la perception.

Ces cas-là sont plus particulièrement remarquables par les caractères du mouvement oscillatoire, qui sont absolument rhythmés, cadencés et rappellent entièrement les agitations choréiques. Cette ressemblance et l'absence de toute lésion anatomique dans l'organe, portent d'elles-mêmes l'esprit à leur supposer une origine nerveuse de l'ordre de la chorée. On est surpris, quand on les observe, de constater, au milieu de l'agitation la plus rapide et la plus continue, qui rappellerait presque celle des tiroirs dans la machine de Watt, la précision de la perception visuelle et sa continuité. La lecture d'un livre aux caractères les plus fins en usage a lieu avec la même netteté et la même régularité que par une vue normale.

Dans cette forme, où la vision centrale est, soit parfaitement intacte, soit seulement atténuée, mais toujours supérieure à celles des régions excentriques de la rétine, nous ne pouvons reconnaître qu'une névropathie musculaire, d'origine probablement intrà-crânienne. Le

Dr Raelman paraît conclure ainsi que nous, ayant proposé de dénommer cet état, « *une anomalie du tonus musculaire des yeux* ».

Du nystagmus acquis. — Le nystagmus le plus souvent sinon congénital, du moins apparu dans la première enfance, peut cependant être acquis.

M. Charcot l'a signalé dans la sclérose cérébrale en plaques.

Le nystagmus se rencontre avec une fréquence, qui a été depuis longtemps remarquée, chez les mineurs. Cette coïncidence a donné lieu à des recherches intéressantes ayant pour objets principaux la nature ou le siège de la maladie et l'indication de moyens thérapeutiques. On devait espérer en même temps pouvoir recueillir, dans ces recherches, des notions de nature à éclairer sur le mécanisme de la production de cette anomalie dans les cas généraux ou idiopathiques.

Plusieurs travaux ont été publiés sur ce sujet, l'un par M. le Dr Dransart, l'autre dû à M. le Dr Romiée de Liège ; mais leurs conclusions sont loin d'être conformes entre elles et laissent dès lors le lecteur dans une réelle incertitude.

Suivant le premier de ces auteurs, « le nystagmus des mineurs est une myopathie du groupe des élévateurs et du droit interne, intimement liée à l'anémie et à la parésie de l'accommodation.

M. Romiée considère, de son côté, le nystagmus comme occasionné par une fatigue exagérée du muscle accommodateur, fatigue amenant insensiblement des contractions cloniques dans les muscles moteurs des globes oculaires. »

Une observation a conduit M. Romiée à cette conclusion : presque tous les nystagmiques observés par lui sont, dit-il, hypermétropes à des degrés plus ou moins élevés.

Cette constatation a une grande valeur assurément ; mais il lui manque un criterium important. L'auteur ne nous dit en aucun point de son intéressant travail que l'usage des verres convexes appropriés ait mis fin à cette forme ou manifestation spéciale de l'asthénopie accommodative.

L'auteur se fonde seulement sur les résultats que lui ont procurés l'atropine, l'ésérine et l'électricité. Ces résultats ne nous ont pas paru bien décisifs.

Quelques autres observations sont intéressantes : suivant M. Romiée, tout nystagmus des houilleurs cesse dans le regard en bas. Le repos, le sommeil, pendant lequel cessent les oscillations, atténuent et peuvent même faire disparaître le nystagmus.

D'un travail important sur ce sujet, publié dans le numéro des *Ann. d'oculistique* (juillet-août 1880), M. Warlomont tire les conclusions suivantes :

« 1° Le nystagmus est tantôt le symptôme d'une altération maté-

rielle du cerveau (nystagmus symptomatique), tantôt un accident
morbide, siégeant dans les muscles moteurs de l'œil, primitif ou
conséquence d'anomalie de la réfraction ; tantôt enfin, le résultat
d'une indiscipline musculaire née d'une vision obtuse congénitale ou
acquise. »

Cette proposition ne diffère pas sensiblement de nos propres
aperçus.

Durée. — Le nystagmus dure en général toute la vie : on le voit
parfois s'améliorer ; cela arrive surtout si le cas permet de remédier
aux altérations visuelles qui peuvent lui avoir donné naissance.

Traitement. — Dans ces derniers cas, le traitement consiste donc à
remédier à ces troubles originels.

Parer aux efforts musculaires excessifs, présente une nouvelle indication. A cet égard la strabotomie indiquée par d'autres données concomitantes, a rendu des services.

On a vanté dans quelques cas les effets des courants continus et
constants : si notre mémoire nous sert bien, nous croyons en avoir
observé une fois de bons effets : mais nous n'oserions l'affirmer. Pour
ce qui concerne la strabotomie, nous avons la certitude de l'avoir vu
très diminué à la suite de cette opération, dans *un cas* où il compli-
quait un strabisme convergent.

TRENTE-QUATRIÈME LEÇON

DEUXIÈME CLASSE DE DÉVIATIONS. — DU STRABISME A DISCORDANCE ANGULAIRE VARIABLE, OU DU STRABISME PARALYTIQUE.

§ 491. — Premier caractère : Arrêt ou suspension de la mobilité de l'œil dans une ou plusieurs directions.

Nous avons, en commençant ce chapitre des déviations oculaires,
suffisamment mis en lumière cette grande caractéristique qui les différencie, la *fixité* de la déviation pour toutes les directions du regard
(strabisme concomitant), en opposition avec sa *variabilité;* et nous
avons pu voir dans ce dernier caractère le symptôme indéniable d'une
altération de l'influx nerveux présidant aux mouvements associés.

Nous allons entrer maintenant dans le détail de cette étude :

L'attention du médecin se trouvant appelée sur cette désharmonie
des axes oculaires, son premier soin doit être d'interroger l'état de
la mobilité des yeux; le premier caractère d'une paralysie étant la

diminution ou la suspension même de la mobilité dans un sens donné.

Nous supposons ici que, conformément aux principes généraux exposés dans la 29e leçon, pour l'étude de la mobilité, exclusion a été préalablement faite des arrêts de mouvement dus à des entraves ou obstacles matériels apportés par des circonstances étrangères aux forces motrices elles-mêmes, et qui représentent, non des puissances, mais des *résistances* brutes.

Les limites de l'étendue de la mobilité physiologique, sont d'ailleurs exposées elles-mêmes au § 418 de ladite leçon.

En leur rapportant les mouvements observés dans le cas considéré, on constatera donc que un ou plusieurs des mouvements réguliers de l'œil sont diminués ou suspendus, les autres étant ou pouvant être conservés.

Inutile d'ajouter que le sens de l'arrêt du mouvement caractérisera l'espèce de strabisme.

§ 495. — Second caractère, tiré de la déviation primitive.

La déviation *primitive* (§ 420), nulle dans un sens, croît dans le sens du mouvement de l'objet qui fixe l'attention, et proportionnellement à l'étendue de ce mouvement.

La déviation secondaire croît, au contraire, plus vite que ledit mouvement.

L'analyse sera poursuivie suivant le type d'examen décrit aux §§ 420 et suivants :

La tête maintenue fixe, l'attention du sujet est appelée sur un objet qui, parti de la ligne médiane, est porté alternativement vers la droite et vers la gauche (nous négligeons pour le moment les anomalies dans le sens vertical, prenant pour exemple le cas le plus commun et le plus simple, une paralysie de l'un des muscles droits du mouvement horizontal).

Dans cette épreuve, on remarque d'abord que, dans l'une des moitiés du champ visuel, les deux yeux se meuvent de façon physiologique, demeurant toujours l'un et l'autre en rapport exact avec l'objet ; mais que, pour la moitié opposée, l'un des yeux suit l'objet jusqu'au terme de son mouvement, tandis que l'autre ne le suit pas. Dans ce dernier sens, et dans ce sens seulement, la *mobilité est donc diminuée.*

Secondement : à partir du moment où se remarque la désharmonie dans le mouvement associé, on constate encore que l'écart entre les deux yeux *croît progressivement* avec l'étendue du mouvement.

« La déviation primitive, nulle dans un sens, n'apparaît que dans le. sens opposé ; *de plus*, elle est *variable* et croît avec l'étendue du mouvement dans ce sens. »

§ 496. — Troisième caractère, tiré de l'observation de la déviation secondaire.

Voilant alors l'œil sain, prend-on pour directeur l'œil dont la mobilité est altérée, on constate en répétant l'épreuve, que pendant que ce dernier œil suit ou cherche à suivre l'objet qui se déplace, l'œil sain, sous l'écran qui le couvre, accomplit une évolution singulière.

Lors du mouvement dans un sens, il suit, en harmonie parfaite, la course parcourue par l'œil directeur ; mais dans le sens opposé, il en est tout autrement, et la déviation mutuelle relevée dans la première épreuve réapparaît ;. mais, ce qui est le plus remarquable, c'est que cette déviation qui, comme la déviation primitive, *croît* avec le déplacement de l'objet, croît dans une proportion *beaucoup plus rapide* que la première.

Il est visible que les efforts développés par l'œil directeur pour suivre le déplacement de l'objet, efforts vains ou insuffisants, et qu'une mobilité effective ne peut plus accuser, sont au contraire manifestés d'une façon exagérée par les mouvements synergiques de l'œil sain, sous l'écran qui lui dérobe l'objet.

En résumé, dans cette seconde catégorie de cas, l'*observation* recueille donc les circonstances suivantes :

1° La mobilité de l'un des yeux est diminuée dans un sens seulement (demeurant intacte dans le sens opposé) ;

2º La déviation mutuelle des axes optiques qui en résulte, n'est plus constante ; elle varie au contraire : *croissant* avec l'étendue du déplacement de l'objet suivi par l'attention ;

3º La déviation secondaire, variable aussi, croît dans une proportion beaucoup plus rapide que la déviation primitive.

Que signifient ces faits ? Comme nous l'avons sommairement exposé au § 425, évidemment ceci :

Que si, dans les mouvements associés physiologiques, la même quantité de mouvement accompli à droite et à gauche par l'adducteur d'un œil et l'abducteur de l'autre, témoigne du partage égal de l'influx nerveux-moteur entre ces deux puissances, l'augmentation d'étendue du mouvement imprimé à l'œil sain, manifestée par la déviation secondaire, comparée à la déviation primitive, montre, au contraire, combien dans ce second cas existe d'inégalité dans le partage de cet influx nerveux entre les deux yeux et pour une certaine direction.

La conclusion finale de cette analyse peut donc se formuler ainsi :

Les anomalies de mouvement caractérisées objectivement :

1° Par la diminution de la mobilité d'un œil dans une direction, seulement;

2° La déviation des axes croissant avec l'étendue dudit mouvement;

3° La progression bien plus marquée encore de la déviation secondaire,

Sont l'expression d'une diminution relative ou absolue de l'influx nerveux dirigé sur l'organe moteur de l'œil en retard dans le mouvement proposé.

L'attribution du caractère *paralytique* à ce genre de strabisme était donc bien justifiée.

§ 497. — **Ces caractères sont d'autant plus sensibles qu'on les observe plus · près des limites du mouvement dans le sens du muscle paralysé.**

La diminution de mobilité excursive d'un œil est donc le premier signe d'une diminution d'action.

Or, suivant le degré d'affaiblissement éprouvé par le moteur, la déviation qui en est la conséquence se manifestera plus ou moins promptement; dans les cas où ce degré sera léger, ce sera donc plutôt vers la limite du mouvement que l'observation mettra cette déviation en plus grande évidence.

On en comprend aisément la raison : étudiez, par exemple, les conditions d'accomplissement du mouvement d'adduction :

1° Au moment où le mouvement commence, le bras de levier de la rotation est à son maximum de longueur; à partir de ce point, il diminue, et, vers la fin du mouvement, d'une façon très rapide (comme le cosinus de l'angle de mouvement);

2° A mesure que le muscle contracté se raccourcit, un même effort le diminue d'une fraction moindre de la longueur qui lui reste;

3° La distension des forces antagonistes augmente (ne considérons que le droit externe) dans un rapport analogue, et, avec elle, la résistance;

4° Le point d'application de ce dernier (le droit externe) s'avançant dans le sens même de celui de l'adducteur, le bras de levier de la résistance reste constant pendant que diminue, au contraire, celui de la puissance.

Malgré cela, cette étude de la mobilité dans ses régions extrêmes peut encore tromper, ces limites extrêmes n'étant pas assez mathématiquement comparables.

Pour la rendre plus fructueuse, il faut comparer l'excursion *lors du mouvement associé* des deux yeux. Alors la grande différence d'effort que doivent faire les deux yeux à cette limite, rend la différence de parcours beaucoup plus observable : l'œil devient là franchement strabique, et cela d'autant plus que l'on est plus près de la limite du mouvement physiologique. On ajoute à l'enseignement, en étudiant le même phénomène dans la déviation secondaire.

Alors, en interceptant la vision commune, et appelant en œuvre tout l'effort de l'œil parétique, cet effort, rejeté sur l'œil sain, lui fait dépasser plus ou moins sa propre limite physiologique et rend de nouveau plus éclatante la discordance avec l'autre œil.

§ 498. — Des signes subjectifs de la désharmonie des axes : de la diplopie.

Si la discordance des axes optiques nous est objectivement révélée par les deux circonstances étudiées précédemment, à savoir la diminution de mobilité de l'un des yeux, dans un certain sens, ou le *strabisme* constaté par l'observateur, cette désharmonie est annoncée en outre par un caractère subjectif plus *saisissant* encore que les précédents, l'apparition d'une *double image* du champ commun de la perspective (voir les §§ 425 et 426 de la leçon 29ᵉ).

On peut se représenter simplement et aisément cet état nouveau de la fonction, soit en déviant un des yeux de sa ligne par une légère pression du doigt, soit, ce qui est plus méthodique, en plaçant devant un des yeux un prisme à sommet supérieur ou inférieur de 6 à 8 degrès. Tout objet qui fixe un instant l'attention est vu alors en double, l'une des images, dans le cas de l'emploi du prisme vertical, est au-dessus de l'autre.

Que se passe-t-il donc en cette circonstance ?

Les deux axes optiques sont dissociés : sur le pôle de chaque œil se peint une image différente ; et ces pôles oculaires sont, comme on sait, le siège exclusif de l'attention.

Or, nous savons, par la physiologie, que l'attention chez nous est *une*, qu'elle ne se *dédouble* pas, en d'autres termes, que nous ne saurions au même instant fixer deux objets à la fois.

Notre attention porte donc, dans les expériences ci-dessus, *exclusivement* sur l'*un* des objets dont les images sont peintes au pôle de chaque œil, et celui-là seul devient le centre de perspective.

Il suit de là que, dans l'œil qui ne se trouve pas, à un moment donné, l'instrument inconscient de l'*attention*, cette même image est *dessinée* dans une région excentrique de la rétine, c'est-à-dire en haut, en bas, en dedans ou en dehors, relativement au centre de la perspective, lequel est déterminé par l'œil qui fixe. Dès lors, si l'on se reporte aux lois de la projection extériorisée des impressions, cette seconde image de l'objet fixé sera rapportée par la sensation *extériorisée* en sens inverse, c'est-à-dire en bas, en haut, en dehors ou en dedans, par rapport à celle qui tient l'attention arrêtée.

(Voir l'analyse détaillée de ces projections et de leurs effets au § 501, figure 113 et 114, même leçon.)

Ce qui nous est révélé ici par l'expérimentation, se reproduit exactement dans un cas de paralysie musculaire quelconque. Tant que l'attention se sert de l'œil sain pour instrument, la position de l'objet fixé est sainement appréciée. L'axe dioptrique coïncide avec celui du mécanisme moteur, et leurs enseignements sont en harmonie. La rétine projette congrûment son impression, et le sens musculaire porte au sensorium une notion exacte de la direction de l'axe central de la vision relativement au centre de figure de l'individu.

Mais il n'en est plus de même si l'attention emprunte l'œil vicié, si le sujet *fixe* avec ce dernier œil.

Les rapports géodésiques exacts entre l'individu et la perspective qui l'entoure sont toujours appréciés comme dans l'état physiologique (le sensorium n'a pas conscience du désordre survenu chez ses agents, les nerfs et les muscles), c'est-à-dire avec les notions fournies maintenant par l'œil sain tout seul. L'objet fixé par l'œil dévié est donc *vu* ou rapporté par le sensorium *sur l'axe secondaire* de l'œil sain *dont l'angle* correspond en degré et en direction à la déviation de l'œil malade.

On le reconnaît aisément en voilant l'œil sain et en recommandant au sujet de toucher *promptement* avec son doigt l'objet visé; ce dernier le porte invariablement *au delà* de la position réelle dans le sens du mouvement entravé, et dans le degré approximatif de l'arrêt qu'il a subi; suivant une expression très heureuse de de Græfe, la position de l'objet se trouve ainsi *surtaxée*.

§ 499. — **Du symptôme diplopie comme signe différentiel entre le strabisme concomitant et le strabisme paralytique. — De la raison d'être de cette différence.**

La présence de doubles images, dans la vision associée, équivaut donc pour nous à la notion de la désharmonie des axes qui nous est apportée par l'observation objective dans la constatation d'un strabisme.

La proposition inverse est-elle également vraie? Toutes les fois que les axes optiques ou polaires sont en discordance, y a-t-il diplopie?

L'observation nous apprend dans quelques circonstances, et la logique eût suffi à nous apprendre dans d'autres, que cette proposition réciproque serait loin d'être fondée.

Il est clair en effet que si, pour une cause ou une autre, la vision, dans l'un des yeux, est suffisamment affaiblie, s'il y a, en un mot, amblyopie d'un côté, que l'une des images ne soit pas sentie, le sujet ne saurait en accuser deux.

Ces circonstances se rencontrent :

1° Dans l'amblyopie ou l'amaurose unilatérale;

2° Dans un très haut degré de différence de portée des deux yeux (anisométropie); cas dans lequel les deux images peuvent être trop différentes en netteté.

3° Dans les déviations oculaires très considérables, où l'image *fausse* (celle qui correspond, dans l'œil dévié, à l'objet de l'attention du bon œil), est très excentrique.

Dans ces deux cas, l'une des images est très peu efficace, peu sentie, surtout en comparaison de son homologue dans l'œil sain, et dès lors passe aisément inaperçue.

C'est là une sorte d'amblyopie relative.

Ces considérations sont trop simples pour mériter qu'on s'y arrête.

Laissons donc à part ces cas dans lesquels la vision n'est pas égale des deux côtés, et où la différence d'importance ou de valeur des images suffit à expliquer la prédominance de l'attention dans l'œil le plus puissant, et occupons-nous de ceux-là seulement où l'égalité des impressions laisse au premier abord inexplicables de pareilles différences d'effets observés.

Ainsi, voici deux séries de cas, toutes deux caractérisées par des désharmonies des axes optiques, dans lesquelles la vision est sensiblement égale à droite et à gauche, et qui nous offrent cette différence signalée que : dans l'une d'elles (strabisme à déviation variable), la diplopie est un des phénomènes les plus saillants — tandis que dans la seconde (strabisme à déviation fixe), cette anomalie sensorielle fait non moins généralement défaut.

En quoi ces deux formes diffèrent-elles, au point de vue du mécanisme de la diplopie? Voilà une question des plus pressantes à résoudre.

On a dit pour expliquer cette différence symptomatologique :

La paralysie se montre le plus communément sur des yeux doués d'une acuité égale : ce qui n'a pas lieu dans le strabisme concomitant.

Mais cette explication n'est acceptable que dans quelques cas, et fort loin d'être applicable à tous. Ainsi le strabisme concomitant de l'hypermétropie s'établit le plus souvent à ses débuts sur des yeux très peu différents l'un de l'autre comme acuité.

1° Dans le strabisme fixe alternant, même confirmé, l'acuité est même toujours égale.

. Cette raison ne vaut donc que ce qu'elle vaut pour un cas donné; elle n'est point la clef du mécanisme général.

2° Dans les paralysies, a-t-on dit, la rupture d'harmonie est *subite;* elle est, au contraire, *progressive* dans l'établissement d'un strabisme concomitant qui commence toujours par l'intermittence.

Cette considération a une grande valeur; elle a d'abord le caractère de généralité, et en cela peut jouer un rôle causal sérieux ; mais en l'approfondissant on lui reconnaît bientôt une réelle importance.

Voici dans quels termes de Græfe en apprécie l'influence :

« Dans le strabisme concomitant, dit cet auteur, les images se trouvent à une distance relativement égale l'une de l'autre, dans toute l'étendue du champ visuel ; il peut s'établir d'après cela une certaine relation entre la partie centrale de la rétine de l'un des yeux et une certaine région excentrique de l'autre ; que ce soit par exclusion d'un côté ou par une fusion vicariante (supplétive). »

« Dans les paralysies, au contraire, l'écartement des images est variable, et il n'existe, par conséquent, point de terrain pour une semblable relation.

« Ajoutons enfin que la vision s'affaiblit graduellement dans l'œil dévié, lors du strabisme concomitant ; — tandis que dans la paralysie, on conserve avec soin l'exercice du champ de la vision commune, reconstituant ainsi la sensibilité. » (De Græfe : *Des paralysies des muscles moteurs de l'œil*. Traduction d'A. Sichel, 1870.)

Cette formule remarquablement précise et condensée que nous trouvons pour la première fois (en 1870) sous la plume de notre illustre et regretté maître et ami, nous nous demandons si elle diffère sérieusement, quant au sens, des lignes suivantes écrites par nous en 1863, sur ce même problème doctrinal :

« Dans le strabisme par insuffisance (concomitant), disions-nous, quelle que soit la direction de l'attention du sujet, que l'objet soit porté à droite ou à gauche, la diplopie (c'est-à-dire la double image) le suit : les muscles, intacts, en synergie régulière sur une convergence donnée, *se meuvent en partie liée*, suivant la direction imprimée par l'attention, portant leur diplopie avec eux dans tous les sens. Mais cette diplopie s'efface bientôt si le sujet, *faisant abstraction, par la pensée*, de l'une des images, concentre son attention sur l'autre, généralement sur la plus nette, etc... »

« Les phénomènes sont tout différents dans la paralysie. La diplopie qui apparaît (par exemple), à partir de 1 mètre en ligne droite devant le sujet, ou si l'on porte l'objet visé ou l'attention *sur la gauche*, s'efface d'elle-même au contraire, si l'objet ou l'attention sont dirigés sur la droite. Les muscles de l'un et l'autre œil ne sont point unis en *synergie fixe ;* à l'état de strabisme convergent relatif pour la partie gauche du champ de la vision, ils recouvrent leur synergie régulière pour la moitié droite.

La diplopie, dans ces circonstances, serait donc à chaque instant *effacée* et *reproduite* avec tous les mouvements de la tête et de l'attention ; en outre, la distance des images doubles varierait à chaque instant.

En deux mots, lors de l'insuffisance « la vision uni-oculaire peut s'établir et s'utiliser ; dans la paralysie, cela n'a pas lieu et la vision, binoculaire simple peut, à chaque instant, se reconstituer, à moins que la paralysie ou le strabisme secondaire qui la suit n'exagèrent graduellement la discordance musculaire, n'éloignent assez l'image fausse, ne la portent assez loin sur la région periphérique du champ visuel, pour en annuler la mauvaise influence. » (*Strabisme*, 1863, p. 144.)

Ainsi donc, *exceptis excipiendis*, le symptôme « diplopie, » signe subjectif de la discordance des axes optiques ou lignes visuelles, qui manque dans le strabisme concomitant ou permanent, est, au contraire, un phénomène plutôt constant dans le *strabisme paralytique;* et nous ajouterons que si la présence des doubles images ne doit pas être donnée comme le signe pathognomonique d'une paralysie motrice des yeux, elle peut cependant en être considérée comme le signe clinique éminemment probable.

Mais ce même signe devient, au contraire, absolu et positif s'il présente ce caractère : que l'écartement des deux images augmente progressivement avec le transport de l'attention dans la direction d'action d'un muscle ou d'un groupe musculaire donnés (§ 495).

§ 500. — Mettre en évidence une diplopie latente.

Le symptôme *diplopie* ayant, dans le diagnostic des paralysies musculaires, l'importance que l'on vient de lui reconnaître, son absence (rare toutefois) peut suggérer le besoin de le rappeler sur la scène diagnostique.

Quelquefois, par exemple, malgré l'existence d'une parésie très réelle, l'empire de la vision binoculaire (besoin d'unité) est tel que des images doubles peu distantes provoquent un supplément momentané d'énergie de la part de la volonté et se voient temporairement fusionnées. Ce résultat amène en général, à sa suite, une certaine douleur, de la gêne rappelant l'asthénopie, exactement comme dans le cas d'une insuffisance musculaire vaincue.

Dans d'autres circonstances, la paralysie, supposerons-nous, survenant chez un sujet amblyope d'un œil, à la suite d'une suspension longtemps prolongée de la vision (*amblyopia ex non usu*), ne s'accusera pas non plus par de doubles images.

Il pourra être désirable, en de tels cas, de faire revivre ou réapparaître la diplopie. Quelques épreuves très simples conduisent à ce résultat.

On emploie à cet effet, les verres colorés, les prismes à réfraction verticale, soit ensemble, soit séparément.

Un verre coloré (le rouge violet est des plus favorables) place, en cas de discordance des axes, un champ de nouveaux objets devant le sujet. Le malade qui s'est habitué à négliger l'image fausse tant qu'elle est identique à la vraie, finit par la sentir de nouveau lorsqu'elle se présente ainsi sous une couleur nouvelle.

Le prisme placé verticalement devant un des yeux fait de même en déplaçant une des images dans le sens de la hauteur.

Le sujet, habitué à faire abstraction d'une seconde image latérale, la sent de nouveau quand elle se présente dans une autre région du champ de la vision. Dans ces deux circonstances, l'attention de l'œil endormi est plus facilement soustraite à l'empire de l'habitude, elle entre plus volontiers en action, et la seconde image se montre sensible.

§ 501. — Du sens de la diplopie conclure le sens de l'altération de la mobilité.

D'après ce premier exposé, un œil frappé de paralysie musculaire, complète ou incomplète, devra présenter les symptômes généraux suivants :

1° Un certain degré de strabisme convergent ou divergent, ou bien soit *sursùm*, soit *dèorsùm*, suivant le muscle affecté ;

2° A ce strabisme correspondront de doubles images d'un sens déterminé. Elles se manifesteront au moment où sera appelée à l'exercice l'activité du muscle paralysé ; et, comme nous l'avons vu, s'écarteront d'autant plus que devra être portée plus loin cette action.

Il est aisé de formuler la relation qui rattache à chaque genre de ces strabismes, le sens déterminé relatif de ces doubles images.

Supposons, pour la plus grande simplicité de la démonstration, que les forces motrices qui procurent l'élévation de la ligne visuelle soient paralysées ou affaiblies dans l'œil *gauche*. Quand on appellera *en haut* l'attention du sujet par la présentation d'un objet qu'on élèvera devant lui, l'axe optique de l'œil droit, constamment attaché à l'objet, se mouvra régulièrement avec lui. L'œil gauche, paralysé, n'a pas suivi le mouvement ; l'objet, en s'élevant, a donc dessiné son image sur la moitié *inférieure* de sa rétine, et sur une région d'autant plus inférieure que l'objet aura été porté plus haut. On voit ici, par conséquent, se réaliser ce premier principe déjà édicté : *la distance des doubles images croît avec le mouvement de l'œil sain* ou les progrès de son écart, eu égard à l'œil entravé dans son mouvement.

Maintenant, quelle est la situation relative de ces images dans l'estimation de notre sensorium ? Il est aisé de là préciser. Recherchons d'abord par quels éléments est déterminée notre position relative à l'objet et à nous-même ? Évidemment par la direction de l'axe optique de notre œil sain : c'est lui qui nous avertit de notre rapport exact avec l'objet. C'est donc la direction de cet axe optique qui sert de base à notre jugement. L'expérience vient ici sanctionner le raisonnement.

La position de nos leviers nous est accusée par la conscience musculaire (le sens d'activité musculaire); et cette activité, nous la croyons identique à gauche et à droite : le système nerveux central a donné ses ordres pour le mouvement proposé, et l'expérience nous apprend que rien ne l'avertit de leur inexécution par l'un des organes. La position de l'œil gauche paralysé est jugée ici comme si elle était correcte, c'est-à-dire avec les éléments de l'activité musculaire développée par l'œil sain; les axes optiques sont inconsciemment supposés dans leur harmonie physiologique sur le point fixé.

Le sensorium croit donc l'œil gauche dans sa position harmonique avec l'œil droit, c'est-à-dire sa ligne visuelle principale (axe optique) portée à la même hauteur que celle de ce dernier.

Or l'image de l'objet qui fixe l'attention est formée dans l'œil immobilisé, le gauche, dans la moitié inférieure de sa rétine, et à une distance angulaire exactement égale à celle qui mesure l'arrêt de mouvement, ou la discordance des deux axes optiques principaux. Cette image est donc estimée comme si elle était dessinée dans l'œil sain, de ce même angle au-dessous de la vraie.

Les projections ayant, comme on sait, lieu par inversion, cette image est donc projetée plus ou moins *au-dessus* de la position attribuée à la ligne visuelle, c'est-à-dire plus ou moins *en haut par rapport à l'objet réel*. Et il en est de même pour toute autre direction angulaire relativement au point de mire. L'observation clinique confirme dans tous les cas ces conclusions.

Il suit de là que si l'on désigne par N la région supérieure, inférieure, droite ou gauche du champ visuel vers laquelle les images doubles *s'écartent davantage*, N est le *sens* pour lequel la mobilité fait défaut.

Si maintenant, sans s'occuper de l'apparence strabique, on place un verre coloré devant l'un des yeux, la différence de couleur des deux images dit suffisamment quel est l'œil frappé d'inactivité.

Ainsi le regard étant appelé *en haut*, si deux images du même objet apparaissent à des hauteurs inégales, la plus *élevée* appartient à l'œil dans lequel le mouvement est entravé.

De même si le regard est appelé *en bas*, ce sera la plus *basse* qui appartiendra à l'œil paralysé.

De même encore reconnaît-on, qu'à un strabisme *convergent* correspondent des images *homonymes;* à un strabisme *divergent* des images *croisées*.

On rétrouve ici une identité parfaite avec ce qui se passe, lorsque nos yeux étant maintenus fixement en rapport avec un objet, un prisme déviateur est placé devant l'un d'eux (voir le § 498); ou bien encore, lorsque l'harmonie des deux yeux se trouve détruite, sans intervention de leur action musculaire propre, par un déplacement mécanique procuré par une cause extérieure : comme lorsque l'un des globes est plus ou moins déplacé par le doigt.

Dans ces deux circonstances, à un *strabisme convergent* correspondent des images doubles *homonymes*, à un strabisme *divergent* des images *croisées ;* et ainsi des autres sens.

On peut aisément, sur les figures ci-dessous, suivre le mécanisme que nous venons d'exposer.

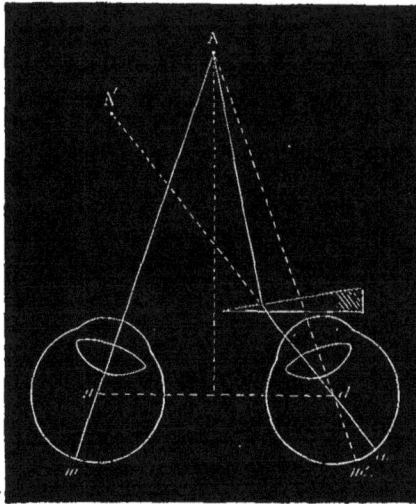

Fig. 113.

Dans la fig. 113, l'attention binoculaire étant portée sur le point A, un prisme à base *externe* est placé devant l'œil droit *d*.

Ce prisme doit dévier, à l'émergence, les rayons incidents vers sa base ; il portera donc de *m'* en *a* le rayon direct A *d m'*.

D'après cela l'image *a* de A, dans l'œil droit, sera donc excentriquement dérangée et portée dans la moitié *droite* de la rétine, et conséquemment projetée, extériorisée du côté *gauche*, vers A'.

Si l'on suppose que les yeux gardent leurs directions sur A, l'image fausse de l'œil droit sera donc vue à gauche ou croisée ; et l'on voit que dans cette situation, les axes *réels* *d*A, *g*A sont, vis-à-vis des directions *g*A', *d*A', en strabisme divergent relatif.

Le même effet sensoriel serait encore produit si, avec le doigt, et en

l'absence du prisme, on avait fait tourner le globe de façon à porter
le point m' (pôle de l'œil), dans une rotation telle que le point a vînt
à occuper sa place, c'est-à-dire dans la rotation de a en m';le point A
formant alors son image, excentriquement, dans la moitié *droite* de la
rétine, sans que le sens musculaire eût pu avertir le sensorium du déplacement éprouvé par l'axe optique, serait vu sur la *gauche* de l'axe
optique principal, c'est-à-dire en images doubles *croisées;* et l'on
voit encore que c'est le cas d'un strabisme divergent.

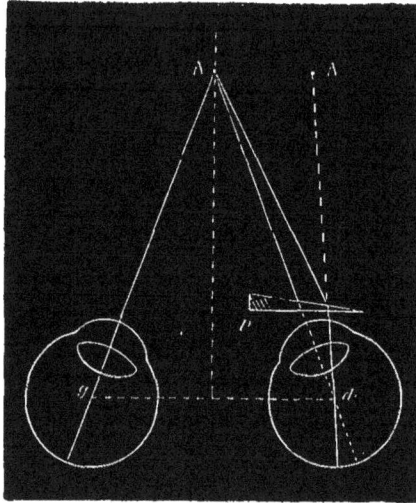

Fig. 114.

Le même raisonnement, en sens inverse, appliqué à la figure 114,
conduirait non moins clairement à l'identité du mécanisme des effets
produits par l'interposition d'un prisme *divergent*, par le strabisme
paralytique en convergence, et par le dérangement inverse et passif du
globe oculaire (pression du doigt), tous cas donnant lieu à des images
doubles homonymes

§ 502. — La diplopie dans ses rapports avec la déviation secondaire.

Les enseignements apportés par l'observation directe et objective
des altérations de la mobilité, nous sont également fournis par
l'analyse des images doubles étudiées dans leurs rapports avec la
déviation secondaire.

A cet effet, le verre coloré rouge violet étant toujours en place,
on fera porter l'attention fixe alternativement sur l'une ou l'autre
image. On ne tardera pas à constater que, lorsque l'on transporte

l'objet dans le sens de l'écartement progressif des images, cet écartement est notablement plus prononcé quand l'attention est exercée par un œil que par l'autre. Ce qui précède nous dispense de démontrer que cet œil est celui paralysé.

Dans cette épreuve — au moyen de l'œil paralysé — la position de l'objet est constamment *surtaxée*, suivant une expression très juste de de Græfe (voir § 498).

— La déviation secondaire qui, dans son accroissement avec le mouvement de l'objet, suit une progression bien plus grande encore que la déviation primitive, est donc, comme méthode diagnostique, un multiplicateur utile à consulter.

§ 503. — **Détermination de la limite du champ de la vision simple. — Conséquences : paralysies incomplètes, — complètes, — avec rétraction consécutive des antagonistes, — avec insuffisances dynamiques.**

La détermination du point de fusionnement des images doubles, lorsqu'au lieu de faire diriger le regard dans le sens qui tend à les écarter davantage l'une de l'autre, on provoque un mouvement contraire, n'est pas non plus sans intérêt.

Lorsqu'on revient ainsi sur ses pas et que l'on fait graduellement rapprocher les images l'une de l'autre, on rencontre des cas assez différents.

On observe que leur réunion a lieu, en certains cas, avant d'arriver à la ligne médiane ; secondement *sur* cette ligne elle-même, d'autres fois *au delà* de cette ligne.

Ou bien encore que cette réunion n'a point lieu du tout.

Comment interprétera-t-on ces différences ?

1er *Cas*. La fusion a lieu avant la ligne médiane ; la conséquence est simple ; le muscle entravé ne l'était pas entièrement : il n'y avait chez lui que simple *parésie*.

2e *Cas*. Les images se confondent dans le plan médian même du sujet. Le cas est encore simple : la paralysie commence évidemment à se manifester avec la première tentative du muscle à se contracter, c'est la paralysie type d'un muscle ou groupe de muscles, et sans complications.

3e *Cas*. La fusion ne commence qu'*au delà* du plan médian du sujet.

— Ce ne peut plus être la paralysie seule du muscle en question qui doive être invoquée en cette circonstance ; au delà de la ligne médiane, ce dernier est nécessairement passif. L'équilibre physiologique est rompu dans l'équation des forces. Il y a évidemment ici un surcroît d'action développée chez les antagonistes.

4e *Cas*. Enfin, dernière hypothèse, arrivées à un certain degré minimum d'écart par leur rapprochement graduel, les deux images,

si le regard continue à se porter dans le sens qui tendait à les
unir, ne se rapprochent plus; le mouvement se prolongeant, elles
continuent à se déplacer *ensemble* dans le champ de la vision que
l'on s'attendait à trouver simple, en conservant une distance mutuelle
constante.

A partir de ce point, dans le champ supposé de la vision simple,
il y a non pas vision une, mais strabisme *concomitant*.

De ce côté existe donc une insuffisance de longueur musculaire
(appelée aussi insuffisance dynamique).

L'expression diplopique d'un strabisme concomitant, s'ajoute à celle
de la diplopie paralytique; il n'y a plus de fusionnement possible.

Ajoutons quelques mots pour l'intelligence entière de ces variations dans les phénomènes diplopiques.

§ 504. — Des paralysies musculaires compliquées d'insuffisances musculaires antécédentes.

Quand un œil est atteint déjà d'insuffisance dynamique dans un
certain sens, une paralysie qui vient frapper subitement cet œil, a
pour premier effet de mettre en lumière cette insuffisance vaincue
jusque-là par l'empire de l'unité fonctionnelle binoculaire.

Les axes optiques se mettent à l'instant dans la situation angulaire
relative qui mesure cette insuffisance, et des images doubles apparaissent à une distance adéquate à cette insuffisance, le sujet ayant
toujours, nous le supposons, l'attention dirigée devant lui, dans son
plan médian.

Quel que soit maintenant le sens latéral dans lequel se porte l'attention, le sujet transportera ses doubles images avec la direction de son
regard.

Seulement, on observera cette différence; dans un des deux sens
latéraux que nous supposons ici, les deux images demeureront constamment à une distance égale ;

Dans le sens opposé, à partir du plan médian, cette distance, au
contraire, augmentera progressivement avec le transport de l'attention en ce sens. C'est qu'ici le déficit d'influx nerveux ajoutera ses effets
à celui de l'insuffisance primitive. L'écartement des images, progressif d'ailleurs avec le mouvement, sera toujours supérieur à celui
qui aurait mesuré, en un cas simple, le degré de la paralysie.

Cette complication des symptômes de la paralysie devra être rappelée au chapitre du diagnostic des paralysies étudiées dans leurs
différentes phases.

Remarque. — Dans toutes ces expériences, on pourra constater
que le terrain de la vision simple est bien plus étendu, quand on commence l'épreuve des doubles images du côté de la vision simple pour

s'avancer dans la direction opposée, qu'en suivant le chemin contraire.

§ 505. — Insuffisances dynamiques adductrices dans le demi-champ supérieur; Insuffisances contraires dans le demi-champ inférieur de la vision.

Les principes généraux qui précèdent ne sont exactement vrais que par rapport au plan médian *horizontal.* Au-dessus et au-dessous de ce plan certaines inégalités individuelles s'observent, qui troublent plus ou moins le résultat des observations précédentes.

Ainsi, il est presque de règle que lors du mouvement direct *en haut* du regard binoculaire dans le plan médian vertical, arrivé à un certain degré au-dessus de l'horizon, il se manifeste une certaine prépondérance dynamique de la part des droits *externes.* Les forces divergentes l'emportent ici sur celles préposées à l'adduction : il se manifeste une insuffisance relative des droits internes, qui s'accuse alors dans la situation des doubles images.

Il en est de même, mais en sens inverse, si le regard binoculaire est appelé à se porter directement en bas. En ce sens, c'est la prépondérance des internes qui s'accuse. On pourra donc, en ce sens, rencontrer certains effets anormaux ou perturbateurs, symptomatiques d'une tendance à la convergence en excès et qui viendront compliquer les témoignages apportés par la diplopie.

La paralysie met ces tendances en évidence : il conviendra donc, en chaque cas, d'étudier avec soin les déviations dynamiques ou par insuffisance de longueur (voir la leçon 28e. *De la genèse des mouvements oculaires*).

506. — Formule générale résumant les relations de position et d'inclinaison relatives des images avec le siège de l'aberration du mouvement.

Nous venons d'exposer les principes fondamentaux qui règlent les rapports de position de l'image fausse et de sa congénère dans le strabisme paralytique, et les conséquences de ces rapports pour la localisation de la paralysie. Cette localisation a été même exprimée dans une formule générale très simple, répondant aux directions générales du mouvement vers l'un quelconque des quadrants de l'espace; et s'il n'existait que quatre muscles, dirigés dans les méridiens cardinaux, pour amener, par leurs combinaisons, tous les mouvements propres au globe oculaire, cette formule suffirait à conduire de la position relative des images à la localisation expresse du siège de la paralysie.

Or, ce ne sont pas quatre muscles, mais bien six qui, par leur équilibre, président à tous ces mouvements ; et il en résulte qu'à chaque

déplacement oblique correspondent des rotations angulaires déterminées des méridiens sur leur axe commun. Toute suspension d'action
de l'un de ces muscles modifiant ces rotations, amène donc à sa suite
des inclinaisons relatives des images, inclinaisons également déterminées dans chaque cas. De l'analyse de ces inclinaisons doit donc
pouvoir se déduire une interprétation précise du siège particulier de
l'arrêt du mouvement. Nous allons essayer de résumer ces données
diagnostiques dans une formule générale.

Pour fixer les idées, cherchons à nous représenter la position qu'affecterait l'image double (fausse) dans le cas d'une paralysie *de l'œil
gauche portant sur son droit abducteur*, au moment où l'attention du
sujet serait appelée de la position primaire vers une direction secondaire *à gauche et en haut*, de 30° par exemple à gauche, avec un mouvement ascensionnel de 20°.

Lors du passage de la position primaire à la position secondaire
que nous venons de définir (20°/30°), l'œil droit, l'œil sain, dont la
direction est correcte et correctement interprétée, pour porter sa
ligne visuelle principale à 30° à gauche et à 20° en haut, *incline* d'un
certain angle α son méridien primaire vertical (loi de Ruete).

C'est sous cet angle avec le méridien primaire vertical que l'objet
visé (jalon vertical) trace son image au pôle oculaire de cet œil, et
cette image est évidemment *verticale*.

Ainsi donc, dans la position correcte de l'œil, l'image rétinienne
verticale du *jalon vertical*, après le mouvement susdit, toujours jugée
verticale, comme elle l'est réellement, fait, *avec le méridien primaire
vertical*, un angle α, celui même dont ce dernier s'est incliné dans
le sens même du mouvement (§§ 391, 392).

A ce mouvement, l'œil gauche n'a participé que par son élévation :
il ne s'est point porté sur la gauche, partant il ne s'est pas incliné ;
son point de visée est donc à la même hauteur que celui de droite,
mais le méridien primaire vertical est demeuré *vertical :* l'image rétinienne du jalon vertical est d'ailleurs verticale elle-même comme dans
l'autre œil. Et, eu égard à *la convergence relative des yeux*, résultant
de l'absence du transport de l'œil gauche sur la gauche, cette image
est projetée ou vue en position *homonyme* eu égard à sa congénère.

Maintenant est-elle vue verticale comme elle l'est réellement ? Cela
ne doit pas être : si la position de l'œil gauche est jugée avec les
données de l'œil sain, le méridien primaire vertical de l'œil gauche est
jugé, ainsi d'ailleurs que tous les autres méridiens de cet œil, *incliné*
sur la gauche sous ce même angle α ; donc ils ne se sont pas inclinés.

Sous cette même inclinaison α doit donc être vue ou sentie l'image
dessinée dans le plan vertical de cet œil : c'est-à-dire dans l'inclinaison même que le méridien vertical primaire *devrait occuper physio-*

logiquement : cette image fausse est d'ailleurs *homonyme*, le pied en est donc *rapproché* de celui de sa congénère. *Or, c'est exactement ce que nous enseigne l'observation clinique.*

On voit, par cette analyse, que dans le cas d'une suspension ou d'une diminution d'action d'un des agents du mouvement d'un œil, le sensorium juge la position de la fausse image comme si cet œil avait exécuté le mouvement commandé, c'est-à-dire d'après la position correcte prise par l'œil sain.

Transportant alors, par la pensée, l'œil dévié en superposition exacte, centre pour centre, avec l'œil sain, l'image d'un objet vertical, verticale elle-même dans l'œil paralysé, sera vue inclinée, et parallèlement à la *direction prise physiologiquement par le méridien primaire vertical de l'œil sain.*

b) L'analyse qui précède avait pour objet l'inclinaison d'une image résultant, lors d'un mouvement associé des yeux, de la *suspension ou du déficit* d'action survenus dans un des agents de ce mouvement.

Prenons maintenant le cas opposé, celui d'un *excès d'action* (spasme ou contracture) développé dans l'un des yeux par l'une des forces motrices ; et pour rendre plus frappants les termes de comparaison, admettons que le résultat soit une convergence relative des yeux, comme dans le cas précédent. Une contracture du *droit interne* de *l'œil droit*, s'exerçant lors d'un mouvement du regard commandé *en haut et à gauche*, présentera ces conditions.

Le sujet est donc invité à suivre du regard binoculaire un objet porté *en haut* (de 20°), et *à gauche* (de 30°), comme dans le cas précédent. Mais l'œil droit, tout en se portant de 20° en haut, comme son congénère, est poussé par un spasme inconscient de 10° *de plus à gauche.*

Superposons, par la pensée, l'œil droit, centre pour centre, avec le gauche. L'image rétinienne du jalon vertical, verticale dans les deux yeux, est inscrite dans l'œil sain, *le gauche*, dans un méridien, sur lequel le méridien vertical primaire est incliné *négativement* de l'angle α ; et dans ce méridien elle est jugée verticale.

Mais l'œil droit, avons-nous supposé, a dépassé la mesure de 10°, dans son mouvement sur la gauche ; le méridien primaire vertical de cet œil s'est donc incliné d'un angle β plus grand que α, ainsi que tous les autres méridiens, et le sensorium les estime dans le parallélisme avec leurs congénères. Tous ces méridiens ont donc une position taxée *au-dessous* de leur inclinaison *réelle*, de la valeur angulaire $(\beta - \alpha)$.

Le méridien qui contient l'image verticale, dans l'œil *droit*, est donc, comme tous les autres, *vu* sous une inclinaison de $(\beta - \alpha)$ inférieure ou en *déficit* par rapport à la position correcte.

Les images, *homonymes* d'ailleurs, paraîtront donc inclinées l'une sur l'autre d'un angle $(ε — α)$, la gauche *verticale*, la droite sur la droite et inclinée de $(ε — α)$, son pied étant *rapproché* de celui de sa congénère.

Telle est donc la situation réciproque des images projetées dans ce cas de contracture ou de spasme du droit interne de l'œil droit, « *images homonymes, à la même hauteur, divergeant par en haut* (lors du relèvement du plan de regard). » Mêmes positions relatives que dans le cas précédent se rapportant à une paralysie du droit *externe gauche*.

Et si l'on veut comprendre dans une même formule le cas de paralysie et celui de contracture, on pourra dire que, dans l'œil affecté, tous les méridiens, et, en particulier, celui qui contient l'image verticale, sont vus par rapport à l'image vraie ou correcte, *dans le cas de paralysie*, sous une inclinaison, *en excès*, mesurée par l'angle qui mesure *le déficit de l'inclinaison physiologique;* et dans le cas de *contracture*, sous une inclinaison *en déficit* égale à celle qui mesure l'excès de mouvement angulaire.

Scholie. — Ces exemples nous feront comprendre comment il convient d'interpréter ici le mot : conscience musculaire, sens d'activité musculaire, etc.

Dans tout mouvement, le sensorium, l'observation clinique nous l'apprend, attribue *actuellement* aux leviers la position même qu'il a entendu leur faire prendre. Dans les cas de paralysie ou de spasme récents, il n'est pas informé des erreurs d'exécution, en plus ou en moins, commises par l'innervation musculaire réellement développée. Il juge les situations d'après les ordres qu'il a envoyés; ces ordres sont exprimés par l'œil sain qui les a exécutés. Les déviations doivent donc lui être rapportées.

La seconde image est donc caractéristique des mouvements directs ou secondaires qui ne se sont pas accomplis, ou qui ont excédé la mesure prescrite.

TRENTE-CINQUIÈME LEÇON

PARALYSIES MUSCULAIRES DES YEUX

§ 507. — **Introduction à l'étude des localisations morbides dans les paralysies musculaires des yeux.**

Nous avons posé, au § 506 de la leçon précédente, les principes généraux qui rattachent à une anomalie de mouvement déterminée de l'un des yeux la situation et l'inclinaison relatives des doubles images. De l'analyse de ces directions et inclinaisons relatives des doublés images nous pourrons donc conclure *le siège même de la paralysie,* autant, du moins, que les termes de cette analyse ne seront pas compliqués par l'introduction d'éléments étrangers.

La suite de cette exposition montrera avec quelle précision on peut arriver, par elle, à déterminer l'organe moteur même dont le mouvement se trouve, soit complètement suspendu, soit seulement diminué de force et d'étendue.

Et cette étude ne limitera pas ses avantages à cette simple satisfaction scientifique et aux indications qui devront en rejaillir sur la thérapeutique, soit radicale, soit seulement palliative. Son importance s'étendra beaucoup plus loin.

Dans le dernier écrit doctrinal sorti de sa plume, et pour lui servir de préface auprès de la médecine générale, le regrettable de Græfe s'exprimait ainsi à propos de l'analyse diagnostique des paralysies des muscles moteurs de l'œil :

« Ce n'est pas pour l'ophthalmologie seule que l'étude des paralysies des muscles moteurs de l'œil offre de l'intérêt ; elle est encore d'une très haute importance pour la *science médicale en général.* Cette importance repose surtout sur la délicatesse — nous ajouterons, nous, et la précision mathématique — des observations qui s'offrent à nous sur ce terrain.

« Nul pathologiste n'ignore l'importance, au point de vue de la pathologie générale, et plus particulièrement du diagnostic des altérations du système nerveux à leur début, de légères différences de force ou d'innervation exprimées par une asymétrie, un défaut d'harmonie qui se révèle dans l'association du mouvement des deux moitiés du corps.

« Mais cette reconnaissance est des plus difficiles dans les mouvements généraux ou partiels des membres, et plus difficile encore est-il, l'asymétrie d'énergie étant constatée, d'en localiser le siège dans tel ou tel moteur.

« La physiologie du système locomoteur général n'est point encore assez parfaite pour conduire à cette détermination, et par elle, à *une localisation plus ou moins approchée de la région nerveuse originairement lésée.*

« Or, grâce à une connaissance aujourd'hui quasi complète des lois qui président aux mouvements associés des yeux, la moindre asymétrie dans ce département, porte avec elle la caractéristique très nette de l'instrument moteur invalidé. De là à la connaissance de l'élément conducteur nerveux troublé, il n'y a qu'un pas. »

La vulgarisation des lois ou principes présidant aux mouvements associés des yeux, en physiologie normale ou pathologique, est donc du plus haut intérêt pour la médecine générale elle-même, et, à ce point de vue, l'étude qui va suivre franchit de toutes parts les limites du domaine ophthalmologique pur.

Elle est appelée à nous fournir des données du plus haut prix, en physiologie, sur la localisation même des centres des mouvements oculaires et, par la pathologie, sur les rapports de ces centres avec les origines ou points de départ, soit des sensibilités spéciales, soit des mouvements. Le médecin général a donc, autant que le spécialiste, intérêt à pénétrer dans ces mécanismes.

Les derniers paragraphes de la leçon précédente nous ont montré quelle place dans le diagnostic tenait l'étude de la diplopie, et combien à cet égard ses enseignements l'emportent sur ceux fournis par l'étude seule des altérations de la mobilité (caractères objectifs du strabisme).

En tant que symptôme, dans l'étude des paralysies musculaires de l'œil, le strabisme ne tient donc plus le premier rang comme élément de diagnostic. Il a cédé le pas à la diplopie. Aussi voit-on souvent dans les traités cliniques, caractériser la paralysie motrice oculaire sous son expression symptomatique principale, *la diplopie*.

Ce symptôme est, en effet, le trouble le plus difficilement supporté, et celui qui réclame le plus impérieusement l'intervention de l'art, et qui conduit le plus rapidement le malade au médecin.

Dans l'étude des images doubles, de leurs positions relatives, de leur distance croissante ou décroissante, dans celle de leurs inclinaisons, nous pouvons puiser les renseignements les plus positifs non seulement sur le siège, mais même souvent sur la nature, l'origine et le pronostic d'une paralysie donnée : par elle nous pourrons juger de sa marche progressive ou régressive.

Dans la direction à donner à cette partie de notre tâche, nous serons d'accord à la fois avec la physiologie et la pathologie en établissant la classification sommaire de ces paralysies, plutôt encore sur le sens du mouvement perdu que sur la désignation première du muscle même atteint par la paralysie. Cette précaution montrera ses avantages dans l'étude des mouvements en haut ou en bas, et dans celle des directions obliques.

Or, pour procéder du simple au composé, et considérant la grande simplicité physiologique des mouvements de latéralité dans le plan horizontal, nous commencerons par ceux-ci ; et comme, de plus, le mouvement *en dehors* est sous la dépendance et d'un muscle et d'un nerf uniques (6e paire), c'est par lui que nous ouvrirons cette étude.

Comme objet de visée, afin de faciliter l'étude des inclinaisons des méridiens, disons, une fois pour toutes, que nous prendrons un *jalon ou bâton vertical* d'une dimension en rapport avec la distance à laquelle il doit être tenu.

§ 508. — **Paralysie du mouvement en dehors.** — **Paralysie de la sixième paire crânienne ou du muscle droit externe ou abducteur.**

Dans tous les exemples qui vont suivre, nous supposerons que l'œil malade est l'œil gauche.

Signes objectifs. — Premier signe : Diminution ou suspension de la mobilité de l'œil gauche vers la gauche. ·

Deuxième signe : Strabisme *convergent* apparent, dès que l'objet est porté dans le champ gauche de la vision. Le strabisme croit à mesure que l'objet est porté davantage sur la gauche.

Ce même strabisme apparaît encore lorsqu'on *éloigne* de l'individu le point de mire qu'on lui présente. _

Troisième signe : L'angle de déviation secondaire est plus grand que celui de la déviation primitive.

Symptômes subjectifs. — Diplopie homonyme, correspondant au strabisme. convergent qui se manifeste quand on porte l'objet visé dans la moitié gauche du champ de la vision, ou qu'on l'éloigne du sujet dans la ligne médiane.

L'écartement des images croît avec ce mouvement de l'objet.

Les images se confondent sur la ligne médiane, à moins que la paralysie ne soit absolue et qu'on n'éloigne l'objet visé du sujet. Dans les cas où la paralysie n'est pas complète, les, doubles images apparaissent plus ou moins vite pendant le transport de l'objet en dehors et à gauche.

Inclinaison des images. — *Mouvements associés des yeux dans les plans cardinaux.* — Nous savons que, physiologiquement, le muscle droit externe est sans aucune action directe sur le méridien vertical ; sa paralysie semble par conséquent ne devoir entraîner aucune inclinaison du méridien, dans les circonstances où il agit seul.

Dans les mouvements cardinaux associés, nous n'avons donc à attendre aucun effet d'inclinaison des images.

En est-il de même dans les mouvements obliques ?

Nous savons que non.   ⎮

Dans le regard oblique en dehors, soit en haut, soit en bas, le méridien vertical primaire porte physiologiquement dans le même sens celle de ses extrémités en rapport avec cette direction.

Supposons le premier cas. — L'objet visé est porté en haut et à gauche.

Étudions les mouvements exécutés alors par chaque œil.

Premièrement : l'œil droit, le sain, que fait-il ? Il se dirige en haut et à gauche ; la pupille s'élève et se porte dans l'angle indiqué ; mais à ce mouvement d'élévation et de direction oblique de la pupille .

s'associe une rotation de tous les méridiens de l'œil et de la pupille, dans le sens négatif [1] (leçon 26⁰, § 392).

Pendant ce temps, que fait l'œil paralysé, le gauche? Il s'élève à la même hauteur que son congénère; mais ne se déplaçant pas latéralement, ses méridiens n'éprouvent point ce même mouvement de roue physiologique :

L'image, dans le méridien vertical, est donc vue inclinée *sous un angle égal à celui dont n'a pas tourné ce méridien, et dans le sens du mouvement qui n'a pas été accompli* (voir § 506, leçon précédente).

L'objet (vertical) est donc vu, de l'œil gauche, incliné en haut. Comme, d'autre part, les images sont à la même hauteur et *homonymes* (strabisme convergent), elles sont en divergence par en haut, ou rapprochées par leurs pieds.

§ 509. — Paralysie du droit interne (gauche).

Mutatis mutandis, la même méthode que nous avons suivie pour le droit externe, serait applicable à l'analyse des symptômes de la paralysie du droit interne.

Symptômes objectifs :

1° Diminution de la mobilité en dedans; prédominance manifeste de l'abducteur;

2° Strabisme divergent apparent dès qu'on porte l'objet à droite; ce strabisme augmente avec le mouvement de l'objet dans ce sens;

3° L'angle de déviation secondaire est plus grand que l'angle de déviation primitive.

Symptômes subjectifs :

Diplopie *croisée*, traduisant subjectivement le degré du strabisme divergent; la distance des images croît à mesure qu'on porte l'objet sur la droite du sujet (du côté du muscle paralysé).

Par la même raison que pour le droit externe, aucune inclinaison des images ne s'observe quand l'objet est transporté dans les plans cardinaux. Le droit interne n'a, pas plus que son antagoniste, d'action sur l'inclinaison du méridien vertical de l'œil.

Mais ce qui ne se rencontre pas dans les mouvements cardinaux, va pouvoir s'observer dans les mouvements diagonaux du regard intentionnel. La discussion de ce cas va nous fournir l'occasion d'appliquer immédiatement les principes posés dans le paragraphe précédent.

---

1. Le sens des rotations ou inclinaisons est dit *positif* quand il *suit* le mouvement des aiguilles d'un cadran que l'on regarde; *négatif*, par conséquent, dans le cas contraire (voir § 399).

Si le droit interne n'exerce, en fait, aucune action sur la verticalité du méridien vertical principal de l'œil, nous ne devons pas oublier qu'il est une des composantes obligées du mouvement diagonal, dont l'autre composante serait elle-même la résultante de l'action combinée des muscles du mouvement en haut (droit supérieur, oblique inférieur) ou du mouvement en bas (droit inférieur, oblique supérieur), s'il s'agissait du regard en bas.

Or en ce cas, comme dans le cas précédent, le mouvement de roue ou de rotation des méridiens, physiologique dans toutes les directions obliques, n'a lieu ici que dans l'œil sain ; il manque dans l'œil paralysé.

Par suite, inclinaison relative des images qui affectent les positions suivantes, que l'on va trouver dans le tableau différentiel et que voici :

(Nous laissons au lecteur le soin de les déterminer lui-même par un raisonnement calqué sur celui du § 506).

§ 510. — Résumé des caractères différentiels des paralysies isolées des mouvements latéraux.

DROIT INTERNE.	DROIT EXTERNE.
MOUVEMENTS CARDINAUX.	
L'objet est porté en *dehors*.	L'objet est porté en *dedans*.
Images doubles homonymes.	Images doubles croisées.
Leur distance mutuelle croît avec le mouvement.	
MOUVEMENTS OBLIQUES.	
L'objet est porté en *dehors et en haut*.	L'objet est porté en *dedans et en haut*.
Images inclinées divergeant par en haut.	Images inclinées divergeant en haut.
L'objet est porté en *dehors et en bas*.	L'objet est porté en *dedans et en bas*.
Images inclinées convergeant en haut.	Images inclinées convergeant par le haut.

§ 511. — Légère inégalité de hauteur des images. — Sa cause.

Il est, dans ces deux exemples de paralysies, une remarque à présenter : les images doubles que nous venons d'étudier, nous les avons notées comme projetées à la même hauteur. Ce n'était pas tout à fait exact. Lors de l'arrêt du mouvement latéral déterminé par la paralysie, il n'y a pas que le méridien vertical primaire qui se soit incliné en un certain sens dans l'œil sain ; tous les autres méridiens, et le méridien horizontal primaire en particulier, ont éprouvé la même inclinaison. Dès lors l'image fausse dans l'œil malade, et qui n'est plus tout à fait exactement au pôle même de l'œil, se trouve *un peu plus* basse ou *un peu plus* haute que sa congénère, suivant le sens dans lequel a dû s'incliner le méridien horizontal primaire de l'œil sain.

Il est donc simple qu'une légère inégalité dans la hauteur de ces images s'observe dans les circonstances que nous venons de décrire. Mais on distinguera toujours aisément ce degré d'inégalité de hauteur de celui bien autrement accentué qui caractérise les diplopies par arrêt du mouvement en haut ou en bas.

§ 512. — Paralysie du mouvement en haut. — Mouvements directs.

Le mouvement direct, *en haut*, est l'effet de l'action simultanée, et en combinaison définie, du droit supérieur avec l'oblique inférieur (loi de Ruete). Il y aura donc lieu, quand on aura reconnu la diminution du mouvement en haut, dans un œil, de rechercher si elle est l'effet d'une suspension d'action de l'un ou de l'autre de ces deux muscles, ou de tous les deux à la fois.

a) Paralysie complète. — Pour plus de simplicité dans l'exposition, nous supposerons d'abord ces paralysies complètes.

Le premier caractère *objectif* de la diminution du mouvement *en haut* se reconnaît à la différence de la hauteur que prennent les pupilles quand on appelle directement l'attention dans ce sens.

Le même fait a pour signe *subjectif* adéquat une *diplopie par différence de hauteur*. On remarque alors que l'image la plus *élevée* appartient à l'œil pour lequel la pupille, observée directement, atteint la *moindre hauteur*, c'est-à-dire pour lequel l'œil est entravé dans son mouvement en haut (voir § 501).

Si la paralysie est complète, et porte à la fois sur les deux composantes du mouvement en haut, on observe une immobilité complète de l'œil pendant que l'autre s'élève.

Comme dans le cas précédent — c'est une loi générale — la distance des deux images croît avec le mouvement en haut; et si on fait exercer l'attention par l'organe malade, la distance des images et le strabisme par inégalité de hauteur sont, pour une même élévation de l'objet, notablement plus prononcés que dans l'épreuve par l'œil sain (déviation secondaire).

b) Paralysie de l'oblique inférieur seul. — Supposons maintenant un seul muscle paralysé : l'objet visé est porté *directement en haut*, on observe, outre l'inégalité de hauteur des images, que l'une d'elles est inclinée par rapport à l'autre.

Le mouvement, avons-nous dit, est *direct* (cardinal) : or, les méridiens principaux ne s'inclinent pas dans les mouvements associés directs, il n'y a pas en ce cas de rotations physiologiques des globes oculaires. L'image inclinée appartient donc à celui des yeux qui s'est incliné, et l'a fait contrairement à son rôle ; c'est évidemment l'œil malade et celui dont l'image est la plus haute.

Supposons maintenant que l'on constate en outre que les images sont *homonymes*.

On en conclut que l'œil malade est, relativement à l'autre, dans une situation de *convergence :* il y a donc strabisme *convergent*, en même temps que par *différence de hauteur*. Cela ne peut signifier rien autre que ceci : le muscle qui travaille encore à porter l'œil *en haut* est celui qui a une action en même temps *adductrice ;* c'est le droit supérieur, — c'est donc nécessairement l'autre muscle du même groupe élévateur, *l'oblique inférieur*, qui, dans un tel cas, est paresseux ou mort.

Ces signes sont absolument suffisants pour différencier le siège des paralysies dans le mouvement *en haut*.

§ 513. — Caractères tirés de l'obliquité dans le mouvement direct.

Mais l'obliquité reconnue lors du mouvement *direct en haut*, dans l'image la plus élevée, pouvait conduire à la même conséquence.

Rien qu'en constatant cette inclinaison de l'une des images dans le mouvement direct, nous pouvions reconnaitre quel était l'œil paralysé, puisque cette inclinaison ne pouvait provenir que d'une rotation produite dans un cas qui n'en comporte pas.

C'est, avons-nous supposé, *l'oblique inférieur gauche* qui est paralysé ; nous devons donc trouver dans l'image *de gauche, la plus haute*, une inclinaison produite par un *excès* de mouvement, une inclinaison *inverse* de celle du mouvement effectué (voir le § 506, leçon précédente) ; cette inclinaison est due en effet à la rotation *en dedans* de l'œil gauche, sous l'action non contre-balancée *du droit supérieur*. Le sens de l'image projetée est donc celui de la *divergence* par *en haut ;* et comme les images sont *homonymes*, son pied se rapproche de celui de sa congénère.

Inversement, si dans l'image la plus haute, nous trouvons, lors du mouvement direct en haut, une inclinaison qui porte son pied *en dedans*, son extrémité supérieure *en dehors* (images divergeant par en haut, et en même temps *croisées*), nous devrons conclure que dans l'œil frappé, c'est le droit supérieur qui est paralysé.

C'est, en effet, ce que nous apprend la clinique :

Dans la paralysie du mouvement en haut, l'attention étant appelée directement *en haut*, la diplopie apparaît dans le champ supérieur de la vision ; l'image *fausse* est plus haute que la vraie ; les deux images *divergent par en haut*, elles sont *homonymes* si l'oblique inférieur est seul paralysé ; *croisées*, si c'est le droit supérieur.

§ 514. — **Paralysies du mouvement en haut; caractères fournis par les images dans les directions obliques ou intermédiaires.**

Quoique la symptomatologie précédente soit au fond suffisante, cependant les mouvements obliques apportent aussi leur contingent d'enseignements précieux et le tableau n'en manque pas d'intérêt pratique.

Nous avons vu que, lors des mouvements oculaires associés physiologiques, dans un sens oblique, les deux yeux exécutaient un mouvement de rotation sur eux-mêmes, ayant pour effet d'incliner tous les méridiens d'un même degré sur leur position première, angle ou degré identique à droite et à gauche ; conditions exprimées par ce fait que ces méridiens (prenons le vertical primaire pour point de départ) demeuraient constamment parallèles d'un œil à l'autre (loi de Ruete, §§ 391 et suivants).

Or, si l'on considère un des yeux seulement, se portant dans une de ces positions obliques — en haut, on sait que pendant ce mouvement, l'un des muscles élévateurs voit sa composante élévatrice augmenter, pendant que chez l'autre, c'est la composante de la rotation. Ainsi prenons le mouvement oblique en haut et à gauche, et suivons l'œil gauche dans ce mouvement. Au fur et à mesure de l'accroissement de ce mouvement, la composante verticale gagne en puissance dans le droit supérieur, tandis que c'est la composante rotatrice qui s'accuse davantage dans l'oblique inférieur.

Pendant le même acte, dans l'œil droit, c'est le contraire qui s'observe. Le droit supérieur y perd de sa puissance élévatrice, et gagne en force rotatrice, tandis que, dans l'oblique inférieur, l'équilibre est rompu en sens inverse.

Et c'est par ce consensus harmonique et défini, que le parallélisme des méridiens est constamment maintenu entre les deux yeux.

Cela posé, supposons qu'une paralysie frappe l'œil gauche dans l'un des facteurs de son mouvement en haut, et admettons pour un instant que l'agent frappé soit l'oblique inférieur.

Lors du transport graduel de l'attention en haut et à gauche, la force rotatrice (celle qui détermine l'inclinaison du méridien primaire) accusera de moins en moins son action : le parallélisme des images sera ainsi de plus en plus compromis ; lesdites images s'inclineront donc d'autant plus l'une sur l'autre. Et il est clair, par opposition, que le mouvement en hauteur sera de moins en moins différent en énergie à droite et à gauche, puisque, physiologiquement, dans cette direction, le droit supérieur gagne toujours en force relative, pendant que l'oblique inférieur voit naturellement baisser l'influence de sa composante verticale.

Ou conclura donc de là que lors *de la paralysie de l'oblique inférieur gauche*, le mouvement, croissant vers *la gauche et en haut*, donnera lieu à une moindre différence de hauteur relative des images, et au contraire, à une augmentation progressive de leur inclinaison mutuelle.

Inversement, lors de la paralysie du *droit supérieur gauche*, le même mouvement du regard associé en *haut et à gauche* fera décroître l'inclinaison mutuelle des images et augmenter au contraire leur différence de hauteur relative.

Cette analyse étant bien comprise, rien ne sera plus simple que de la reprendre *mutatis mutandis*, en ce qui concerne les symptômes subjectifs, si, dans le même cas morbide (paralysie du mouvement en haut dans l'œil gauche), on porte l'objet de l'attention en *haut et à droite*.

Il ne sera pas moins facile par la même argumentation, de conclure de là, en renversant les termes, à ce qui se passerait si la paralysie venait, au contraire, à frapper les mêmes muscles dans l'œil droit. Nous résumerons toutes ces données diagnostiques dans le tableau suivant :

§ 515. — **Tableau des signes différentiels subjectifs de la paralysie des deux agents du mouvement en haut. — Droit supérieur et oblique inférieur.**

Symptômes communs, mouvements cardinaux :

1° Diplopie dans le champ supérieur de la vision seulement ;
2° L'image fausse est *plus haute* que l'image vraie ;
3° Les deux images *divergent* par en haut.

SYMPTÔMES DIFFÉRENTIELS. (Tous les mouvements.)

Paralysie du *droit supérieur*.	Paralysie de l'*oblique inférieur*.
« Images croisées. »	« Images homonymes. »

MOUVEMENTS DIAGONAUX EN HAUT, DU CÔTÉ PARALYSÉ.

Droit supérieur.	*Oblique inférieur*.
La différence de hauteur des images augmente.	La différence de hauteur des images diminue.
Leur inclinaison relative diminue.	Leur inclinaison relative augmente.

EN HAUT, DU CÔTÉ SAIN.

Droit supérieur.	*Oblique inférieur*.
La différence de hauteur des images diminue.	La différence de hauteur des images augmente.
L'inclinaison relative des images augmente.	Leur inclinaison relative diminue.

§ 516. — Remarque relative au droit supérieur.

Dans la paralysie du droit supérieur (mouvement en haut), nous devons noter l'excessive élévation de la paupière supérieure lors de l'effort de l'œil paralysé pour se porter en haut. C'est un effet sympathique ou synergique de l'élévation de la paupière avec l'action des muscles du mouvement supérieur. Ce bâillement particulier de la paupière supérieure, pendant lequel la sclérotique devient visible au-dessus de la cornée d'une façon insolite, donne à l'œil cette expression étrange que l'on rencontre dans la maladie de Basedow.

§ 517. — Paralysie du mouvement en bas.

Des développements qui précèdent on peut aisément conclure à ce qui se passe dans les paralysies de ce genre — c'est lors du mouvement en bas seulement, que le strabisme et la diplopie se manifestent.

— L'image la plus *basse* appartient à l'œil en retard dans le mouvement. — Les doubles images sont *homonymes* si le muscle paralysé appartient au groupe *divergent* — *croisées* dans le cas contraire.

L'image fausse est toujours inclinée : dans le mouvement direct, par rotation *vicieuse* de l'œil paralysé — dans les mouvements obliques par *omission* de rotation de ce dernier.

— De plus, la différence de hauteur des images s'atténue dans les mouvements obliques du côté paralysé, tandis que l'inclinaison relative des images *augmente* si la paralysie porte sur un muscle du groupe *divergent* (*oblique supérieur*), et que les effets opposés s'observent dans les cas eux-mêmes opposés.

Le mécanisme de ces symptômes nous est fourni par la connaissance des lois du mouvement physiologique.

Le mouvement en bas est dû, comme on le sait, à l'action combinée en proportion définie du droit inférieur et de l'oblique supérieur (leçon 26e). Comme l'étude analytique des symptômes dus à la suspension d'action de chacun d'eux peut se calquer exactement sur l'exposé que nous avons fait des aberrations du mouvement en haut, nous y renvoyons le lecteur et ne donnerons ici que le tableau différentiel du diagnostic propre à chaque agent du mouvement en bas.

§ 518. — Tableau des caractères subjectifs différentiels de la paralysie des deux agents du mouvement en bas.

Nous pouvons, dès lors, résumer comme il suit et en un tableau, les caractères communs et les caractères différentiels subjectifs de la paralysie du *droit inférieur* et de l'*oblique supérieur*.

Caractères communs, mouvements cardinaux.

Diplopie par différence de hauteur des images, quand on porte l'objet en bas.

L'image fausse est la plus *basse.*

Les deux images sont inclinées l'une sur l'autre ; elles *convergent* par *en haut.*

SYMPTÔMES DIFFÉRENTIELS. (Tous les mouvements.)

Droit inférieur.	*Oblique supérieur.*
Images croisées.	Images homonymes.

MOUVEMENTS DIAGONAUX EN BAS, DU CÔTÉ PARALYSÉ.

Droit inférieur.	*Oblique supérieur.*
La différence de hauteur des images augmente.	La différence de hauteur des images diminue.
L'inclinaison relative des images diminue.	L'inclinaison relative des images augmente.

EN BAS, DU CÔTÉ SAIN.

Droit inférieur.	*Oblique supérieur.*
La différence de hauteur des images diminue.	La différence de hauteur des images augmente.
L'inclinaison relative des images augmente.	L'inclinaison relative des images diminue.

§ 519. — Remarques sur la différence d'éloignement que présentent parfois les images doubles, particulièrement dans les paralysies de l'oblique supérieur.

Dans tous les traités d'ophthalmologie on lit, à propos de la symptomatologie de la paralysie de l'*oblique supérieur :*

« Un phénomène qui s'observe très sensiblement dans cette sorte de paralysie, c'est la position *apparente plus rapprochée* de l'image double du côté paralysé. Il résulte, comme dans la paralysie du *droit inférieur*, de la projection de cette image sur un plan horizontal placé au-dessous de la hauteur des yeux, comme, par exemple, le plancher de la pièce. » (De Græfe.)

Cette explication très judicieuse est exprimée en termes trop concis pour satisfaire entièrement, et d'autant plus qu'elle a été présentée ou interprétée avec des variantes qui en laissent peut-être le mécanisme quelque peu obscur encore. Il nous a paru d'une certaine utilité de l'analyser et de la dégager de quelques obscurités qui l'enveloppent.

Nous rappellerons d'abord que de Græfe, avant de produire cette manière de voir, et dans des recherches antérieures, avait conçu le phénomène d'autre façon et avancé, qu'il était dû à la rétrocession du centre de mouvement de l'œil, amenée par la prédominance des muscles rétracteurs, résultat immédiat de la paralysie de l'un des muscles protracteurs.

Une expérience de M. Alfred de Græfe, son élève, avait pu faire naître chez lui cette opinion justement abandonnée depuis. Ce dernier, en effet, avait annoncé qu'on pouvait produire à son gré le rapprochement ou l'éloignement de l'image, en élevant ou abaissant par pression l'un des yeux avec le doigt. Ce que de Græfe avait cru vérifier.

Plus tard cependant, reconnaissant que la protraction du globe, qui suit nécessairement une paralysie complète de l'oculo-moteur, ne détermine pas le phénomène contraire, l'éloignement de l'image double, le savant physiologiste dut abandonner cette explication.

La voie vers une interprétation plus exacte fut depuis ouverte à l'illustre maître par des expériences ultérieures de Förster et du même Alfred de Græfe, et qui le conduisirent à conclure :

« Que le phénomène en question dépend de la surface de projection de l'image double ; je me suis convaincu, dit-il, qu'en modifiant convenablement la surface de projection, le phénomène disparaît. »
Et on trouve un dernier développement (bien court toutefois) donné à cette idée, dans le dernier extrait que voici :

« Dans la paralysie du droit supérieur, on observe aussi parfois une *différence apparente d'éloignement des images* par rapport au malade, lorsque, comme il arrive d'ordinaire quand le plan visuel est fortement élevé, la projection a lieu vers le *plafond de la chambre.*

L'image la plus *haute* tombe sur une partie plus rapprochée de cette surface horizontale ; *et jusqu'à ce que les conclusions soient corrigées,* elle est considérée comme plus rapprochée. (De Græfe.)

Ces trois passages renferment tout ce que nous connaissons de l'interprétation assignée au phénomène qui nous occupe ici, par le savant si justement regretté auquel on doit tant de découvertes dans l'étude des paralysies musculaires des yeux. Leur extrême concision, la réserve qui termine la dernière remarque témoignent d'aperçus encore incomplets, du besoin de développements ultérieurs. Nous ignorons si ces développements ont été donnés quelqu'autre part par l'auteur ; la date du travail dont nous venons de donner les extraits (1870, dernière année de la vie de l'auteur), nous fait craindre qu'ils n'aient existé que dans ce rare génie. Ces nouveaux aperçus avaient d'ailleurs leur origine dans une voie ouverte par un physiologiste allemand justement considéré.

Förster avait dit : « Si nous fixons un objet placé sur un plan horizontal (obliquement de haut en bas), l'image se fera sur la tache jaune. Tout ce qui se trouvera entre le point fixé et nous, fera son image sur la partie supérieure de la rétine, tout ce qui sera au delà se peindra sur la moitié inférieure. Nous sommes habitués à considérer comme étant plus *rapproché* de nous l'objet qui se dessine *au-dessus* de la macula. »

« Il en résulte que dans les paralysies où l'image se produit anormalement, du côté malade, en un point supérieur à la tache jaune, nous la considérons comme étant plus rapprochée de nous que celle du côté opposé. » (De Wecker, 2ᵉ édit., IIᵉ vol., p. 250.)

Cette explication de Förster, limitée aux termes que nous venons de reproduire, nous laisserait sans conviction sérieuse à son endroit, si nous ne l'étudiions à la lumière répandue sur elle par de Græfe.

Dans cette exposition, c'est bien, sauf erreur de notre part, la rétine, et la rétine seule, qui, par le lieu de l'image fausse, procure, suivant M. Förster, la notion du rapprochement ou de l'éloignement de l'objet. Il n'y est question de nul autre élément physiologique jouant un rôle dans l'établissement de cette notion de la distance apparente de la fausse image, et en particulier, de la surface de projection de cette image ; addition tout à fait capitale, comme on va le voir.

« Toutes les fois, nous dit son auteur — et il ne nous dit que cela — toutes les fois qu'un objet, placé dans le plan de notre horizon rétinien, donnera son image doublée *au-dessus* de la tache jaune, il nous paraîtra, vu nos habitudes acquises, plus rapproché de nous. »

Nous nous représentons autrement, pour notre part, le mécanisme producteur de l'estimation des distances.

La rétine ne nous paraît point suffire, à elle seule, à procurer toutes ces notions géodésiques. Son pouvoir propre, en cette matière, ne va pas au delà de la faculté de nous fournir le sentiment des directions visuelles des objets multiples qui peuplent la perspective, rapportées angulairement chacune à l'axe principal ou centre de fixation ; mais ce sont d'autres organes qui établissent à chaque instant les rapports de ce dernier, et par suite du champ visuel entier, avec notre centre de figure. Ces organes, ce sont les muscles moteurs oculaires ; c'est par l'appareil nervoso-musculaire seul que la rétine, théâtre des impressions extérieures, se trouve orientée, et nous avec elle, eu égard aux surfaces et objets qui nous entourent.

Un exemple tiré du sujet même va mettre ce principe en toute évidence.

Nous avons vu dans les premières expériences d'Alfred Græfe et de Förster, le déplacement en haut de l'œil par le doigt, ou l'interposition d'un prisme à sommet inférieur, reproduire devant nous la double image caractéristique de la paralysie, soit du grand oblique, soit du droit inférieur, avec la sensation qu'elle détermine du rapprochement de l'image fausse.

Mais si nous étudions attentivement le phénomène, nous ne tardons pas à reconnaître que cette image fausse présente encore une qualité particulière : non seulement elle nous paraît plus *rapprochée* que l'image de l'œil sain, mais encore elle est manifestement plus *petite*.

De plus, si nous renversons le sens, soit du prisme, soit de la direction de notre doigt, nous reconnaissons des effets inverses : la fausse image nous paraît, à la fois, et plus *éloignée* et sensiblement plus *grande;* d'autant plus grande qu'elle est plus éloignée.

Nous rencontrons ici l'influence de la surface de projection signalée par de Græfe; et suivant la direction même imprimée par ce savant à ses recherches, pénétrons plus avant dans l'étude du phénomène.

Étendu horizontalement sur un canapé, ou, plus simplement sur un tapis dans une pièce de grandeur moyenne, notre axe propre se confondant avec l'axe principal de cette pièce, notre sinciput touchant la muraille, mettons nos deux lignes de regard en rapport avec l'anneau central du plafond destiné à supporter le lustre, et fixons sur lui notre attention.

En cette situation, l'anneau central du plafond est, par rapport à nous, et à 90° près, comme serait, lors de l'attitude droite, un objet placé au-dessous de nous; pour maintenir sur lui notre attention, notre plan de regard doit être relativement abaissé; cette position relative est celle que nous aurions, si d'un balcon au second étage, nous considérions à travers la rue, un objet placé au premier étage de la maison faisant face.

Cela posé, reprenons l'expérience ci-dessus; avec le doigt faisons tourner en haut notre œil gauche, ou bien plaçons devant lui un prisme vertical à angle inférieur. La fausse image s'offre naturellement au-dessous du plan transversal des yeux; mais ce qui étonnerait, si l'on s'en tenait à la seule démarcation tracée par la tache jaune, c'est qu'au lieu de paraître plus *rapprochée* que l'image vraie, elle semble, au contraire, plus *distante* et en outre *plus grande*.

Ce n'est pas tout :

Renversons le sens de la rotation imprimée par le doigt, ou celui du prisme vertical, voilà la double image de l'anneau qui passe *au-dessous* de la tache jaune de l'œil déplacé réellement ou relativement; mais en même temps, sont renversées les notions précédentes de distance et de grandeur de l'objet. L'image fausse, maintenant se *rapproche* de nous et nous paraît plus *petite;* et d'autant plus que nous augmentons l'angle de déviation des axes.

Et cependant, ici, c'est *au-dessous* de l'horizon propre de la rétine qu'est dessinée l'image, bien *au-dessous* de la tache jaune.

Il ne suffit donc pas de la notion apportée par la rétine pour nous renseigner sur le *haut* et le *bas*, le *distant* et le *rapproché;* il faut encore que ces notions soient *combinées, fusionnées* dans le sensorium avec celles établissant pour lui les rapports géodésiques du *tableau rétinien* extériorisé, c'est-à-dire de l'espace peuplé ouvert devant nous, avec notre axe de figure.

Et l'instrument de ces relations c'est, on le sait, notre sens d'activité musculaire, notre conscience musculaire, interprète toujours en éveil de la situation des leviers dont l'ensemble constitue le squelette de la machine animale.

En fait, l'image fausse, qu'elle soit formée dans la moitié supérieure ou inférieure de l'hémisphère rétinien, est projetée, extériorisée sur la surface, quelle que soit sa direction, qui fait le fond du tableau de la perspective; elle fait, pour nous, partie du plan de ce tableau, et nous paraîtra ou plus distante ou plus rapprochée, et en même temps ou plus grande ou plus petite, suivant que le lieu de cette projection appartiendra à une partie de ce plan, située relativement à nous, au delà ou en deçà du point de concours de nos lignes visuelles.

On comprend aisément la connexité intime qui réunit la qualité de petitesse au rapprochement apparent de l'objet, la qualité inverse à son éloignement relatif apparent. A un angle visuel identique répond, dans le premier cas, un plan sécant plus rapproché, c'est-à-dire une section de moindre étendue réelle; dans le second, une section plus grande; d'où les notions de petitesse et de grandeur relatives (§ 364).

Dans l'observation classique, c'est-à-dire dans les conditions ordinaires, cette surface de projection est le terrain même horizontal qui nous porte ainsi que les autres objets avec lesquels nous sommes en rapport; dans l'expérience de l'anneau du lustre, cette surface, tout à fait inverse de la précédente, est fournie par le plafond supérieur à nous; elle reproduit ce qui se passerait si une personne frappée de paralysie de l'œil gauche dans les mouvements en haut ou en bas, observait d'un second étage des objets situés au premier à un balcon en face. La façade de la maison formerait le plan de perspective ou de projection : la double image semblerait s'éloigner en s'abaissant, se rapprocher au contraire en passant au-dessus du point de visée normal.

Voilà bien certainement ce qu'avait dû reconnaître de Græfe quand il écrivait cette proposition concise :

« Je me suis convaincu qu'en modifiant convenablement la surface de projection, le phénomène disparaît. »

Il ressort donc suffisamment des analyses qui précèdent que c'est, non point à sa position seule dans l'un ou l'autre hémisphère rétinien, supérieur ou inférieur, comme l'exprimait Förster, que l'image double doit d'apparaître, soit plus rapprochée, soit plus éloignée que le point de fixation de nos regards. Il faut encore que notre sensorium soit informé des rapports actuels de l'un ou l'autre de ces hémisphères avec la région de l'espace qui, pour lui, représente le distant ou le rapproché, c'est-à-dire qui se trouve au delà ou en deçà du croisement des axes optiques. *L'habitude* de rapports de telle ou telle région n'est pour rien dans le phénomène.

Le plan transversal qui, dans la position primaire des lignes de regard, divise en deux moitiés supérieure et inférieure l'hémisphère rétinien, et qui semblerait ainsi servir de ligne de démarcation entre le haut et le bas, le rapproché et le distant, est en effet loin d'être constant dans les rapports les plus ordinaires. Ne sait-on pas que pour toute direction oblique du regard, ce plan transversal change d'inclinaison relativement à l'horizon réel ; que pour chaque obliquité de ce regard, les méridiens oculaires exécutent autour de l'axe visuel principal, une rotation déterminée par l'angle latéral et l'angle ascensionnel, établissant ainsi, à chaque instant, une nouvelle répartition des points rétiniens qui vont former les moitiés supérieure et inférieure de la rétine (loi de Ruete).

Le haut et le bas, le distant et le rapproché sont donc indépendants des rétines considérées en elles-mêmes ; ils n'ont de point de partage que celui occupé par l'objet visé, le point de mire, le point géométrique d'entre-croisement de nos axes optiques.

Et la position et la distance de ce dernier n'ont eux-mêmes de rapports avec notre sensorium que dans la notion du lieu de cet entre-croisement, résultant du degré de convergence des axes optiques, ou des angles qu'ils font l'un et l'autre avec notre axe de figure : notion que l'on sait d'ailleurs relever exclusivement des propriétés du sens musculaire.

C'est relativement à ce point remarquable que se rapportent ensuite les différentes surfaces qui se coupent dans le champ de la perspective, et forment, en chaque cas, ces surfaces de projection dont le rôle, dans l'espèce, a été si judicieusement signalé par de Græfe.

Une conséquence finale, qui n'avait point échappé à cet esprit clairvoyant et qui ressort nettement de cette analyse, c'est que le phénomène signalé à l'endroit de l'oblique supérieur, et aussi, quoique de façon moins frappante, relativement au droit inférieur, n'est point du tout une particularité exclusive à l'un ou l'autre de ces muscles.

S'il a été le seul signalé, c'est que la diplopie en bas a pour ainsi dire constamment pour plan de projection le sol qui s'étend devant nous. Mais il n'est pas douteux que si l'on analysait avec soin, dans des conditions spéciales, les apparences des images doubles produites lors de la paralysie des mouvements latéraux, droits interne ou externe, on relèverait des variations de même ordre dans leurs apparences comme distance et comme grandeur.

L'expérience d'ailleurs est facile à faire. En ce moment même, nous venons de nous mettre à notre fenêtre, exposée au nord ; devant elle court du sud-est au nord-ouest une longue et belle façade dirigée, par conséquent, en sens oblique relativement à notre plan médian sagittal. En face de nous, un peu sur notre droite, se voit un large cadran d'horloge.

Nous plaçons alors devant notre œil gauche un prisme de 15° environ, le sommet exactement *en dehors :* nous voilà en présence de deux images *homonymes* du cadran ; celle de droite, la vraie, celle de gauche assez éloignée de la première, sur la même horizontale et se détachant sur la portion de façade verticale située obliquement devant nous, *au delà* de l'image vraie (point réel de fixation). Or, cette image fausse nous apparaît à la fois, plus distante et notablement plus grande que la vraie, absolument comme dans le cas d'une paralysie du mouvement en haut, et nous sommes, comme on voit, dans les conditions artificielles de la paralysie de la sixième paire gauche.

Maintenant renversons le sens du prisme : plaçons son angle du côté nasal ; la scène change.

Nous voilà avec deux images croisées : c'est la fausse image (celle de droite) qui, actuellement, est la plus voisine de nous et la plus petite. Or, nous sommes maintenant dans le cas de la paralysie du droit interne gauche.

Voilà donc, par le seul fait d'une inclinaison présentée par le plan de projection, les paralysies des muscles latéraux qui donnent pour chaque œil (car ce que nous venons de faire pour l'œil gauche, nous pouvons le reprendre pour le droit), une image plus distante et plus grande, ou plus rapprochée et plus petite, exactement comme le fait pour le plan horizontal une paralysie du mouvement en hauteur.

Nous espérons avoir, par cette discussion, établi bien nettement les conditions formulées d'une manière générale par de Græfe, de la manifestation de ce symptôme subjectif : l'éloignement ou le rapprochement apparents de l'image fausse dans le strabisme paralytique, et sa signification propre : à savoir, la position relativement au point de fixation et à nous-même, de la surface sur laquelle est projetée la fausse image, laquelle nous paraîtra, quel que soit le sens du mouvement entravé, ou rapprochée ou distante suivant l'éloignement relatif de la surface sur laquelle elle se trouve projetée.

TRENTE-SIXIÈME LEÇON

PARALYSIE DE TOUTES LES BRANCHES DE LA TROISIÈME PAIRE

§ 520. — Paralysie complète de l'oculo-moteur gauche (3e paire).

La troisième paire cérébrale, paire motrice, anime :
Le muscle élévateur de la paupière supérieure ;
— droit interne ;
— droit supérieur ;
— droit inférieur ;
— oblique inférieur ;
Elle envoie en outre des filets moteurs dans l'iris (fibres circulaires), agents directs de la constriction du *sphincter pupillæ*.

Branches iriennes. — Si nous nous occupons de ces dernières, nous devrons reconnaître dans l'immobilité et une certaine dilatation fixe du cercle pupillaire (2 lignes, 2 lignes 1/2 de diamètre), les signes de la paralysie des branches iriennes de la troisième paire (mydriase incomplète, § 322).

On différenciera cette étendue de la dilatation pupillaire, de la grande ouverture que présente le même cercle après l'instillation d'atropine ; dans ce dernier cas, les fibres radiées complètent l'ouverture par le fait d'une irritation portée sur le grand sympathique.

« Dans quelques cas rares de paralysie de la troisième paire, dit M. John Wells, d'après de Græfe, on trouve la pupille dilatée au maximum. Il faut supposer ici une action irritante subie par le grand sympathique ; et on pourra s'expliquer ce double effet d'irritation portée sur le sympathique, et de paralysie de la troisième paire, par la même cause, comme serait, par exemple, la compression déterminée par une tumeur ; car c'est un fait reconnu que la pression qui suffit pour paralyser un nerf moteur, peut n'occasionner que l'irritation d'une branche du grand sympathique. »

Ajoutons ici que de Græfe a remarqué que souvent la paralysie de la branche pupillaire est le signe précurseur d'une paralysie de tout le nerf oculo-moteur ; par contre, la réapparition de l'innervation du *sphincter pupillæ* indique souvent aussi le prochain retour au mouvement des autres muscles.

Branches musculaires. — Toutes les branches que nous venons d'énumérer peuvent être prises ensemble ou séparément, complètement ou incomplètement.

Nous avons vu dans les paragraphes qui précèdent, les signes spéciaux de la paralysie de chacun des muscles considérés isolément. Pour exposer les caractères de la paralysie complète de l'oculo-moteur, nous n'aurons qu'à rassembler ces caractères épars; ils seront tous réunis dans la formule.

Ces caractères, avons-nous vu, consistent dans la production de strabisme et de diplopie, dès que l'objet est porté en bas, en haut, en dedans.

Des quatre mouvements cardinaux, un seul est excepté de la paralysie, à savoir, le mouvement en dehors [1]. De ce côté-là, le diagnostic est précis et ne prête à aucun doute.

Mais le doute subsiste quant aux mouvements en haut et en bas, non pas relativement à l'oblique inférieur qui échapperait difficilement à une action qui aurait porté sur toutes les autres branches de la troisième paire; mais en ce qui regarde l'oblique supérieur qu'il faut, si l'on tient à un diagnostic précis, expressément comprendre dans la paralysie, ou, au contraire, en dégager non moins expressément.

On le fera aisément en observant s'il reste *un* mouvement en bas, plus ou moins limité; et si oui, on appliquera à sa différentiation originelle le tableau du diagnostic différentiel de la paralysie du droit inférieur et de l'oblique supérieur. Il se constate dans le sens du strabisme ou des images, mais surtout dans la marche de la différence de hauteur des images doubles, qui augmentera quand on portera l'objet à droite ou en dedans et en bas, *si l'oblique supérieur est compris dans la paralysie*, qui diminuera, au contraire, s'il est intact (voir le §518).

Quant au strabisme, il deviendra d'autant plus divergent, ou les images croisées plus distantes, que l'oblique supérieur joindra son action divergente à celle du droit externe demeuré intact.

Lors du mouvement de l'objet en dehors et en bas, on pourra, en outre, percevoir objectivement un mouvement de rotation de haut en bas et de dehors en dedans de la cornée, dû à l'intégrité de l'oblique supérieur (mouvement de roue).

Ajoutons à ces signes la symptomatologie générale suivante de la paralysie de la troisième paire dans son ensemble:

« Si l'on ferme l'œil sain, et que l'on prescrive au malade de s'avancer vers un endroit désigné, il se trouve pris de vertige, de disposition à la syncope, de sorte que sa démarche devient chancelante; ces symptômes annoncent la confusion produite dans son esprit entre la position réelle et la position imaginaire des objets. Lorsqu'il n'y a

---

1. L'influence du droit externe se fait cependant bientôt sentir davantage; ce muscle éprouve tôt ou tard une contracture secondaire, qui ne tarde pas à exagérer fortement le strabisme divergent et la distance des images croisées.

qu'un seul muscle d'affecté, les malades s'accoutument à cette illusion et apprennent à la corriger; mais ici il y a tant de muscles pris, que la confusion devient des plus fatigantes et trop considérable pour être rectifiée. »'(John Wells, trad. par Testelin.)

Ajoutons qu'à raison de la paralysie de l'élévateur de la paupière supérieure, ce voile tombe au-devant de l'œil. C'est le premier symptôme qui frappe l'observateur.

Dans la paralysie complète de la troisième paire, même pour la position médiane, l'œil est en divergence. — Il n'existe plus d'antagonistes aux forces abductrices.

Ce strabisme est même accru légèrement en bas, pour la même raison.

Note. — Dans l'immobilité complète de l'œil (Luscitas), par paralysie de tous les muscles, la divergence l'emporte toujours (de peu, mais l'emporte). Cette divergence mesure 6 à 8 degrés. — (Tumeurs du crâne ou d'autres affections de la base susceptibles de guérison.)

— Les déviations secondaires de l'œil sain s'ajoutent par la suite aux effets observés premièrement.

§ 521. — Caractères différentiels tirés de la protrusion ou de la rétraction du globe.

Les discussions précises et détaillées dans lesquelles nous venons d'entrer ont suffisamment défini les caractères propres à la paralysie spéciale de chacun des muscles de l'œil. Il y a, pouvons-nous dire aujourd'hui, surabondance de signes diagnostiques; chaque paralysie accuse effectivement deux ou trois symptômes différentiels caractéristiques.

Pour cette cause, il est peut-être superflu d'appeler à notre secours un autre groupe de symptômes encore. Néanmoins, pour être complet, nous mentionnerons ceux que fournit la division sommaire que nous avons établie, au commencement de ce travail, entre les muscles de l'œil, au point de vue de la rétraction du globe dans l'orbite, ou au contraire de sa projection en avant.

Rappelons donc que dans toute paralysie d'un des muscles droits, le globe est projeté en avant, et que dans toute lésion semblable de l'un des obliques, il est, au contraire, attiré au fond de l'orbite (§ 388).

Suivant l'étendue de la paralysie, ou le nombre des muscles paralysés, ce symptôme sera plus ou moins saillant. Cependant nous nous assurons qu'il sera toujours reconnaissable, à la facilité plus ou moins grande qu'aura le doigt de s'insinuer entre le globe et l'orbite, particulièrement du côté paralysé; la comparaison en sera faite avec le côté sain. Nous ne doutons pas que, dans des cas délicats, ce moyen supplémentaire ne soit apprécié ; il conviendrait néanmoins de l'appliquer dans les autres cas, ne fût-ce que dans un but de vérification et d'épreuve de la valeur du procédé.

§ 522. — Des paralysies incomplètes.

Toute paralysie d'un muscle oculaire n'est, naturellement, pas toujours et nécessairement complète.

On le reconnaît d'abord, nous parlons de la paralysie incomplète dans ses débuts, dans l'étude de la mobilité, à ce que celle-ci existe encore, mais seulement dans une certaine étendue plus ou moins restreinte, dans le sens de l'action physiologique du muscle intéressé.

Quelquefois — et cela se rencontre surtout dans le jeu des muscles dont l'action est simple, comme le droit externe par exemple — le mouvement propre à ce muscle est conduit plus loin que ne le comporte le degré même de la paralysie.

Cela est dû à l'action substitutrice exercée, *lors d'un suprême effort*, par les muscles dont une des composantes secondaires est de même sens que l'action du muscle paralysé. Ainsi, dans la paralysie incomplète du muscle abducteur direct, on voit, à un certain moment du mouvement d'abduction, une espèce d'oscillation de la cornée en haut et en bas, qu'accompagne une tendance, bientôt vaincue, à l'exagération de ce mouvement d'abduction. C'est un effort anormal dû aux deux composantes abductrices des obliques ; mais il ne va jamais bien loin et révèle toujours, par ses alternatives de bas et de haut, l'impulsion isolée qui caractérise le rôle indépendant de chacun de ces muscles d'un même groupe.

Pour ce qui est de la diplopie, elle est naturellement régie par les mêmes lois que dans les paralysies complètes : seulement elle ne se manifeste pas au même moment.

Dans les degrés tout à fait faibles de paralysie, ces images ne se montrent qu'au voisinage de la limite du champ de la mobilité dans le sens de l'action du muscle entrepris ; et même, sous l'empire du besoin d'unité, elles peuvent se montrer et s'effacer de façon intermittente ou périodique. Dans des cas semblables, on peut employer les prismes à déviation verticale pour mettre la diplopie en évidence.

L'anomalie de projection, et conséquemment le sentiment de vertige qui en résulte quand l'œil sain est couvert, sont les mêmes, au degré près, que dans les paralysies complètes, et beaucoup plus facilement dissipées par l'attitude compensatrice de la tête (§ 531).

§ 523. — Paralysies compliquées de contracture ou de rétraction des antagonistes.

Pour.la plus facile intelligence de ce que nous avons à dire sur ce point nous prendrons un exemple simple, le plus simple que puisse offrir l'étude des paralysies, le cas d'une paralysie de l'abducteur gauche (6e paire). Il sera très facile ensuite au lecteur d'appliquer les mêmes remarques à la paralysie de tout autre muscle dans la même condition de rupture d'équilibre de ses antagonistes.

Soit donc un cas de paralysie de la sixième paire du côté gauche, dans lequel l'antagoniste du droit externe paralysé ait contracté une prépondérance d'effet sur la tonicité propre dudit muscle.

Le point de concours sans efforts des deux lignes visuelles, ou axes optiques, sera naturellement porté du côté de l'action de l'antagoniste, c'est-à-dire *à droite* du plan médian ou sagittal du sujet. C'est donc à partir du plan vertical correspondant à ce point de concours que se manifesteront et la diminution de la mobilité propre de l'œil paralysé, et les doubles images.

Les caractères de ces images doubles restent, malgré cela, sensiblement les mêmes. Il se produit des images doubles homonymes à écartement croissant vers la gauche, mais dont la distance, pour une position donnée de l'objet, *est plus grande* que celle que fournirait une paralysie caractéristique pure de même degré.

L'écartement de ces images doubles pour la position de l'objet où, dans une paralysie pure équivalente, la diplopie commence à se révéler, donne la mesure de la prééminence acquise par les antagonistes. Il en est naturellement de même de la déviation réelle qui correspond à cet écartement.

N. B. — Dans le cas de semblables rétractions ou contractions latérales, c'est dans le nouveau plan vertical de partage, entre les images doubles et le champ de la vision simple, que devront être faites les épreuves de la diplopie en hauteur. Ce plan sera, en effet, le plus rapproché du plan vertical primaire, et comportera, par là, les anomalies les moins compliquées.

§ 524. — Phénomènes généraux produits par la diplopie : Désorientation et vertige.

D'après ce que nous venons d'exposer, le symptôme diplopie, quand il existe, a comme avertissement et comme expression diagnostique, une valeur très supérieure à la simple diminution de mobilité. Pour être indubitable, au jugement de l'observateur, il faut, en effet, que cette diminution de la mobilité atteigne un certain degré objectif assez marqué : cela dépend de l'acuité d'attention de l'observateur lui-même. En outre, cette réduction de la mobilité ne devient, dans les cas peu prononcés (parésies), véritablement sensible que vers les limites du mouvement (§ 418, 497).

La double image, au contraire, est un des phénomènes les plus immédiatement perçus : le trouble qu'il apporte dans la fonction est, en outre, d'autant plus marqué que les deux images sont plus près l'une de l'autre; c'est-à-dire que son degré d'intensité est dès son début, au maximum.

Pour le bénéfice du diagnostic nous dirons que, dans la généralité des cas, c'est en effet par le symptôme *diplopie* que s'accuse la paralysie d'un muscle de l'œil, par lui que le malade est amené chez le médecin.

L'apparition dans le champ visuel de deux images semblables constitue pour le sujet un des phénomènes les plus perturbateurs. Toutes les relations de positions entre le sujet et les objets qui l'environnent sont tout d'un coup altérées ou perverties; et ce trouble est surtout sensible en face du sujet, aux environs du plan vertical médian (sagittal) où les images doubles sont moins écartées, et auquel se rapportent plus particulièrement les données géodésiques ou d'orientation qui permettent à l'individu de se mouvoir dans l'espace.

La confusion que fait le sujet entre les deux objets semblables qui attirent son attention donne lieu à de continuelles erreurs, rend incertains tous ses mouvements, et jette dans sa vie de relation une indécision qui le trouble jusqu'au vertige.

Que fait le sujet? L'instinct lui apprend qu'en tournant la tête et les regards dans un certain sens, les objets situés sur la ligne médiane et ceux qui avoisinent cette ligne, et qui, auparavant, lui paraissaient doubles, sont ramenés à l'unité. Il adopte donc cette nouvelle attitude qui, tant qu'elle est maintenue, lui restitue sa faculté d'orientation et le délivre de son vertige.

(Nous trouverons plus loin dans cette attitude même des éléments précis de diagnostic pour le siège de la paralysie, leçon 37ᵉ).

Nous n'insisterons pour le moment que sur le symptôme : *désorientation* du sujet et vertige consécutif.

Le sujet a encore à sa disposition un autre moyen de se débarrasser des images doubles, c'est de fermer un œil. Cette conséquence ne réclame pas d'explication, mais elle offre un intérêt d'un autre ordre. Elle nous est une occasion de rappeler ici un *caractère essentiel* de l'espèce de double image qui nous occupe ici, son caractère *binoculaire*, qu'il est important, en pratique, de distinguer de la double image de la *polyopie monoculaire* (voir § 171).

La désorientation éprouvée par le malade est portée au plus haut point et, avec elle, le vertige qu'elle occasionne, lorsque plusieurs muscles sont intéressés à la fois dans la paralysie. Alors l'attitude qui débarrassera de la double image est, soit difficile à rencontrer, soit, ce qui est le plus fréquent, difficile à maintenir.

Mais son maximum est atteint, si l'œil paralysé dans ses mouvements est par hasard le meilleur comme perception, et que le malade, fermant l'autre, cherche à se diriger par son seul secours. Alors se voient perverties dans l'exécution toutes les notions qui ressortissent à la conscience musculaire, et le sujet est en proie à un vertige absolu.

Il y a là une occasion diagnostique importante à saisir dans l'intérêt du repos moral du malade, qui prend souvent cette désorientation pour le résultat d'un trouble cérébral.

La tranquillité naîtra par la disparition du malaise qui suivra la fermeture de l'œil malade et l'usage isolé de l'œil sain.

§ 525. — **Remarques supplémentaires relatives à la détermination du siège de la paralysie, de son degré, de sa nature (simple ou compliquée).**

En ce qui concerne le siège de l'altération de la mobilité, les chapitres précédents ont à peu près épuisé le sujet.

Au point de vue du degré, il y aura lieu de déterminer si elle est complète ou incomplète, dépourvue ou non d'éléments étrangers.

Enfin quant à sa *nature*, simple ou compliquée, il faudra rechercher la part que prend ou non, dans la fonction troublée, l'action secondaire, soit des antagonistes du muscle paralysé, soit de spasmes primitifs ou consécutifs de ces muscles, soit les insuffisances dynamiques.

a) Éléments diagnostiques et pronostiques se rattachant au SIÈGE *de la paralysie.* — Plusieurs des formes de paralysies que nous avons indiquées ne sont presque jamais observées isolément.

« Ainsi par exemple, dit de Græfe, je ne connais point de cas dans lequel se soit présentée une paralysie *complète et isolée*, soit de l'oblique inférieur, soit du droit supérieur, soit du droit inférieur. Lorsque l'un de ces muscles était, en réalité, complètement paralysé, il se trouvait aussi d'autres muscles, recevant leur innervation du moteur oculaire commun, compris dans le domaine de la paralysie.

« En revanche, j'ai plusieurs fois observé, au début ou sur le déclin des paralysies du moteur oculaire commun, et pendant un certain temps, des paralysies incomplètes et isolées de l'un ou l'autre de ces muscles. » (De Græfe.)

b) Paralysies complexes, ou de plusieurs muscles à la fois, et dans les deux yeux. — Le diagnostic des paralysies combinées offre un terrain extraordinairement étendu et qui ne peut être utilisé avec fruit que par l'analyse clinique. L'examen de la mobilité absolue devient ici, de beaucoup, le plus instructif, les symptômes offerts par la diplopie pouvant souvent se détruire mutuellement ou se compliquer de façon inextricable.

c) *Contractures et insuffisances dynamiques.* — Nous avons noté plus haut (§ 503) les modifications apportées dans l'étendue du champ des images doubles et dans la position du plan de partage entre ce champ et celui des images simples, soit par l'action de rétraction progressive des antagonistes du muscle paralysé, soit par une insuffisance dynamique primitive, c'est-à-dire antérieure à la paralysie.

Il importe, dans la pratique, de faire la différence diagnostique entre ces deux circonstances :

Ces deux cas se distinguent l'un de l'autre, dans la période de régression de la paralysie, en ce que, dans l'hypothèse d'une *contracture ou rétraction* progressive des antagonistes, la limite de la fusion des images, de moins en moins distantes, est simplement portée au delà de la ligne médiane du côté des muscles non paralysés.

Dans le second (insuffisance dynamique), au contraire, la fusion *n'a jamais lieu*, et après avoir éprouvé une diminution progressive de leur distance, *les doubles images demeurent finalement équidistantes pour tout le reste de l'étendue du mouvement.*

A ce même point de vue, nous signalerons une autre cause d'erreur ou d'exception à la loi, dans un ordre de faits du même genre :

On sait que dans le regard associé en haut, les yeux ont, en général, une tendance à la divergence relative, et la tendance contraire si le regard s'abaisse (§ 505).

Or, une influence paralytique met ces tendances premières en évidence, en dissociant les axes pour une certaine direction du regard. Dans l'analyse des positions ou inclinaisons respectives des images, on devra se souvenir de ces prédispositions physiologiques les plus communes.

d) *Variabilité des images doubles.* — Il y a une forme de diplopie d'une importance considérable et qui se caractérise par des modifications incessantes de l'étendue et même de l'espèce de la paralysie.

On y voit les images variant chaque jour de distance et même de position relative, les déviations tantôt très étendues, tantôt beaucoup moins. Cette forme est généralement, sinon toujours, un symptôme précurseur de l'ataxie locomotrice progressive ; elle est un exemple d'absence momentanée de contrôle sur la coordination musculaire, telle qu'elle s'observera ultérieurement dans les muscles de la marche.

e) *Des spasmes ou contractures primitives.* — Quoique ce soit bien rarement le cas, les muscles de l'œil peuvent parfois être affectés de

contractures ou de spasmes, et une diplopie peut en être la conséquence.

Mettant de côté les troubles qui se rattachent aux amétropies, ces
perturbations seraient plutòt du domaine de l'hystérie, quelquefois
de l'ataxie locomotrice.

On distinguera la contracture spasmodique de la rétraction progressive de l'antagoniste d'un muscle paralysé, à ce signe que, dans cette
dernière circonstance, les changements d'état sont relativement lents.
Dès lors pour une même épreuve clinique, la distance des images
doubles ne reflète pas, entre un moment et le suivant, un partage
inégal de l'influx musculaire entre les muscles congénères. Ainsi,
dans le sens du mouvement de l'attention, la distance des images
n'augmente pas avec ledit mouvement, comme elle le fait quand les
muscles congénères reçoivent une quantité inégale d'influx nerveux,
symptôme commun à la contracture et à la paralysie.

Mais cette première forme est si exceptionnelle qu'on ne doit guère
la mentionner que pour mémoire, et comme sujet d'étude.

Ces contractures spasmodiques parfois isolées, c'est-à-dire primitives dans le sens réel du mot, peuvent, dans d'autres cas très rares,
compliquer une paralysie et apporter ainsi une nouvelle cause
d'obscurité dans les enseignements fournis par l'analyse de la diplopie.

De Græfe a reconnu que, dans certains cas, la *cause* même qui
paralyse un muscle amènera une irritation spasmodique dans l'antagoniste. Cela se rencontrerait particulièrement dans des phlegmasies
de la base, dans des processus méningitiques.

Nous notons ces remarques pour mémoire, elles sont encore peu
connues et appellent de nouvelles études.

§ 526. — Paralysie de la 7e paire ou de l'orbiculaire des paupières.

Ce sujet est, au fond, un peu en dehors de notre cadre; mais dans
un travail qui a pris pour objet l'histoire des paralysies musculaires
des yeux, refuser quelques alinéas à un article qui doit compléter le
tableau, sous prétexte qu'il ne rentre pas absolument dans la question proposée, ce serait peut-être une rigueur de logique exagérée.

Le premier et capital symptôme de cette affection consiste dans
une béance plus ou moins prononcée de l'ouverture des paupières,
dont le premier degré est la difficulté qu'éprouve le malade à amener
au contact les bords opposés des paupières.

Dans sa pleine expression, cette ouverture persistante des paupières, et l'exposition du globe qui en résulte porte le nom de
« lagophthalmos paralytique. »

Les symptômes secondaires ou concomitants de cette parésie ou paralysie même du nerf moteur de l'orbiculaire (7e paire crânienne), sont des plus intéressants à relever ou à rechercher dans chaque cas morbide, au point de vue de la thérapeutique, fondée elle-même sur l'étiologie.

Il y a en effet deux origines différentes à reconnaître dans ces sortes de paralysies : celles qui prennent leur point de départ aux racines du nerf ou dans le crâne, et celles qui résultent d'une action superficielle : un trajet plus ou moins long des branches sous l'action directe possible des influences extérieures (refroidissement par exemple) explique suffisamment la distinction admise entre les causes profondes et périphériques.

Pour se diriger dans cette analyse différentielle, nous rappellerons que le nerf facial possède des branches superficielles et des branches profondes : il est à vrai dire constitué par trois nerfs distincts :

La portion dure de la septième paire, fournit :

1° L'antérieur ou facial proprement dit, exclusivement moteur, anime le peaucier du front,

L'orbiculaire palpébral,

Les muscles de la face.

Son défaut d'action se révèle par les symptômes suivants :

Le front ne se plisse pas ; le sourcil tombe, — les paupières, comme nous l'avons dit, restent plus ou moins béantes. La peau de la joue est flasque, les lèvres tombantes ; la narine flottante.

Par contre, et sous l'influence de la rupture de l'équilibre entre les deux moitiés de la face, on observe une contracture simultanée des muscles du côté opposé : le tiraillement de la commissure labiale du côté sain, et une espèce de rictus du même côté. La face est strabique.

En même temps, on observe, dès le début, de l'épiphora résultant du défaut d'application de la paupière inférieure contre le globe (suspension d'action du muscle de Horner) ; enfin, à la suite, des inflammations catarrhales chroniques, la xérophthalmie, des kératites panniformes et même ulcéreuses.

2° Une seconde branche relativement superficielle fait partie de cette même portion dure de la septième paire crânienne,

C'est le nerf intermédiaire de Wrisberg.

Cette seconde portion, comme la précédente et avec elle, pénétrant dans le conduit auditif, avec la portion molle (nerf acoustique) qu'ils y abandonnent, parcourt l'aqueduc de Fallope et sort du crâne par le trou stylo-mastoïdien. Dans ce trajet, ils fournissent des filets à l'organe de l'ouïe et donnent le nerf pétreux et la corde du tympan.

Ces branches profondes animent *la langue* : à sa base, elles déterminent son mouvement d'élévation, amènent le rétrécissement de

l'isthme du gosier; à sa pointe, le seul mouvement d'élévation.
2° *la luette, les organes du goût* et de la parole.

La paralysie de ces branches profondes entraîne donc subsidiairement :

1° Une altération du goût sur la moitié de la langue ;

2° La déviation de la luette ;

3° La déviation de la langue ;

4° La difficulté de la déglutition et de la parole ;

5° Enfin l'altération de l'ouïe qui peut dépendre, il est vrai, également de l'état morbide du nerf auditif ou portion molle de la septième paire.

Cette description un peu détaillée a pour objet de permettre au clinicien de rassembler les éléments d'un diagnostic plus assuré entre les causes de la paralysie, suivant qu'elle présentera des symptômes exclusivement superficiels, ou, au contraire, plus ou moins profonds.

Quand l'altération de l'ouïe y sera très marquée, la cause profonde aura de grandes raisons d'être soupçonnée.

La thérapeutique de la paralysie de la septième paire devra, suivant les cas, s'adresser à la cause ou à ses conséquences seulement.

C'est naturellement l'élément causal qui devra le premier attirer l'attention. Au nombre des moyens de diagnostic, l'électricité voltaïque ou l'emploi des courants continus et constants figure en bon rang, en même temps qu'elle produit des effets thérapeutiques : elle réussit plutôt, comme dans les autres paralysies du même ordre, dans le cas d'existence d'une cause profonde ou centrale.

Les causes périphériques sont, en général, des refroidissements subits et des influences rhumatismales : les bains de vapeur, d'étuves sèches, les fumigations térébenthinées, l'iodure de potassium y produisent d'excellents résultats (voir d'ailleurs le § 538 relatif à la thérapeutique générale des paralysies motrices des yeux).

En ce qui concerne les conséquences locales, on aura à considérer principalement l'épiphora, la xérophthalmie, le lagophthalmos lui-même en tant que fait acquis.

L'épiphora et ses suites, l'ectropion, les inflammations catarrhales pourront exiger l'ouverture des canalicules pour éviter la stase des larmes dans le lac lacrymal.

On a essayé des remèdes sans nombre contre la xérophthalmie, et des expériences ont été tentées pour imiter autant que possible la composition de la sécrétion lacrymale. De Græfe a trouvé que le meilleur moyen consiste à laver l'œil avec du lait.

Si le lagophthalmos et l'ectropion de la paupière inférieure produisent beaucoup d'irritation et d'inflammation, il faut recourir à l'opération de la *tarsoraphie* (voir § 482).

§ 527. — Rappel des origines anatomiques ou racines des nerfs oculaires.

DEUXIÈME PAIRE : *Nerfs optiques.*

Très volumineux, mous et pulpeux à leur naissance, ces nerfs émergent de la partie inférieure des couches optiques et tirent en partie leur origine des tubercules quadrijumeaux par des bandelettes que chaque paire de ces éminences envoie aux couches optiques et qui s'unissent aux renflements appelés *corpora geniculata*. Ils se dirigent en avant et en dedans, abandonnent la scissure placée entre les lobes moyens et la protubérance cérébrale, et s'unissent l'un à l'autre avec entre-croisesement de leurs *filets internes* au chiasma, sous les lobes antérieurs du cerveau ; de là ils se séparent, s'écartent l'un de l'autre, s'avançant vers le trou optique, d'où ils sortent à travers un anneau fibreux formé par les extrémités des quatre muscles droits de l'œil. La terminaison de ces nerfs ressortit à un autre ordre de rapports.

TROISIÈME PAIRE : *Nerf oculo-moteur commun.*

Origine réelle : Entre l'aqueduc de Sylvius et le faisceau longitudinal supérieur. Pour quelques auteurs, les noyaux d'origine seraient communs avec ceux du *pathétique ;* pour d'autres, il y aurait des noyaux distincts, réunis par des fibres commissurales.

Origine apparente : Émerge de la face interne des pédoncules cérébraux par plusieurs racines qui se réunissent en un cordon pour pénétrer dans la partie externe du sinus caverneux, où il reçoit, de même que le moteur oculaire externe et le pathétique, des filets du sympathique et de la branche de Willis ; pénètre dans l'orbite par la fente sphénoïdale et donne des filets au muscle droit supérieur, au releveur de la paupière, au droit interne, au droit inférieur et au petit oblique.

Ce dernier filet fournit au ganglion optique la racine motrice qui innerve le constricteur de la pupille et le muscle ciliaire ; parfois cette racine est fournie par la sixième paire.

De ce ganglion, situé du côté externe du nerf optique et dont les deux autres racines sont fournies par l'ophthalmique de Willis et le grand sympathique, partent des filaments nerveux mixtes (nerfs ciliaires) qui traversent la sclérotique, cheminent entre cette membrane et la choroïde, et vont se terminer dans l'iris, le muscle ciliaire, la conjonctive et la cornée.

D'après des recherches récentes, le droit interne recevrait, en outre, un filet venant du noyau d'origine de la sixième paire du côté opposé ; d'où il résulterait que les altérations de ce noyau, en même temps qu'elles déterminent la paralysie du droit externe du côté correspondant, sont suivies de l'inaction conjuguée du droit interne de l'autre œil.

QUATRIÈME PAIRE : *Pathétique, Oblique supérieur.*

Origine réelle : Aqueduc de Sylvius.

Origine apparente : Ce nerf naît au-dessous des tubercules quadrijumeaux, sur les parties latérales de la valvule de Vieussens ; se portent en bas, en dehors et en avant, contournent les prolongements postérieurs de la protubérance entre le cerveau et le cervelet, et, après avoir communiqué par plusieurs filets avec la branche ophthalmique, pénètrent dans l'orbite par la fente sphénoïdale. Il présente cette particularité que chacun des noyaux d'origine fournit au muscle du côté opposé.

Cinquième Paire : *Trijumeaux.*

Ces nerfs naissent de la partie externe et inférieure des prolongements postérieurs de la protubérance par une multitude de filets : l'origine de ces derniers peut être suivie jusque dans l'épaisseur du faisceau innominé du bulbe. Le cordon qu'ils forment se dirige obliquement en avant et en dehors, s'engage dans un canal de la dure-mère placé sur l'extrémité interne du bord supérieur du rocher, parvient dans la fosse temporale où il s'aplatit pour former le ganglion semi-lunaire ou de Gasser, origine commune des trois branches : ophthalmique, maxillaire supérieure et maxillaire inférieure.

Sixième Paire : *Moteur oculaire externe.*

Origine réelle (connexions avec le facial) : Plancher du quatrième ventricule.

Origine apparente : Ces nerfs naissent par plusieurs filets du sillon qui sépare la protubérance de la moelle vertébrale et de la protubérance elle-même, se portent en avant, en haut et en dehors, le long de la gouttière basilaire, percent la dure-mère et traversent le sinus caverneux, et, après avoir reçu un filet de l'ophthalmique, pénètrent dans l'orbite par la fente sphénoïdale.

Septième Paire : *Portion dure ou facial.*

Ces nerfs naissent de la partie inférieure et latérale de la protubérance, dans la rainure qui la sépare de la moelle, au-dessus et un peu en dehors des corps olivaires ; ils peuvent être suivis jusque près des sillons médians du calamus ; entrent dans le conduit auditif avec le nerf acoustique (portion molle), parcourent l'aqueduc de Fallope et sortent du crâne par le trou stylo-mastoïdien.

(Cl.-Bernard admet la décussation des deux nerfs sur la ligne médiane, de sorte que la paralysie faciale *peut être croisée;* tandis que celle de l'oculo-moteur serait toujours directe).

N. B. — Ces origines sont celles de la « grosse anatomie », les origines apparentes. Les points de départ vrais de telles ou telles racines, dans les centres ganglionnaires qui leur donnent naissance, sont encore des objets de recherches poursuivies par l'anatomie micrographique conjointement avec la pathologie et la physiologie expérimentale. Il y a là de prochaines découvertes en perspective propres à étendre avant longtemps le territoire des localisations définitivement reconnues.

§ 528. — Étiologie.

a). *La cause immédiate est périphérique ou centrale.* — Les causes de la paralysie des muscles oculaires sont les mêmes que celles des autres régions de l'économie ;

Périphériques, c'est-à-dire résultant d'une action directement exercée sur les muscles eux-mêmes ou les nerfs qui les animent ; sur ceux-ci, *une fois sortis du crâne;*

Ou *centrales*, c'est-à-dire portant sur ces nerfs à leur origine même, ou dans leur parcours intrà-crânien.

Causes périphériques. — Comme exemples de causes périphériques nous citerons tous les éléments de compression nés ou se produisant sur le trajet *extérieur* des nerfs crâniens, particulièrement dans l'orbite, ou à leur sortie du crâne, comme :

Les épanchements de sang dans l'orbite, les *tumeurs* de toute nature nées dans cette cavité ou venant de ses parois, kystes, néoplasies bénignes ou malignes, collections purulentes, périostoses et périostites, exostoses, anévrismes, etc., etc. (voyez § 417).

— D'une manière aussi directe agit sur les tissus nerveux, ou du moins sur leur enveloppe fibreuse et sur le tissu musculaire, l'impression produite par un refroidissement subit, un courant d'air plus ou moins vif ou prolongé, première phase d'un rhumatisme aigu. La paralysie du nerf facial en présente l'exemple le plus commun.

A côté de ce dernier, le rhumatisme aigu, on devra placer la forme ci-dessous, mal étudiée encore et rare assurément : l'*inflammation aiguë de la capsule de Ténon*, qui se présente avec l'apparence de la paralysie musculaire. Cette inflammation, qui a été quelquefois décrite comme une « *myitis oculi* » est généralement provoquée par l'action de courants d'air froid sur l'œil. Les malades accusent une douleur intense dans l'orbite et à son pourtour ; la conjonctive est plus ou moins injectée ; il existe souvent un fort chémosis séreux, un léger exophthalmos, un certain degré de ptosis et d'immobilité même des globes. Les mouvements de cet organe sont douloureux, lents et s'accompagnent d'un sentiment de tension.

On a là un exemple de l'invasion de tous les tissus fibreux, séreux et musculaires du globe par un refroidissement. Cette influence, si elle se borne aux tissus musculaires (ou aux névrilemmes) correspondant à un mouvement isolé, comme la 6e, la 4e, la 7e paire, une branche de la 3e, représente le mécanisme d'une paralysie rhumatismale périphérique simple et aiguë.

Ou pourra, par extension, rapprocher aussi, quoiqu'il n'y ait pas paralysie proprement dite, des paralysies oculaires, et au titre : épanchements sanguins ou lymphatiques de l'orbite, les cas d'exophthalmos connus sous le nom de goître exophthalmique ou maladie de Basedow, cachexie exophthalmique.

Cette maladie ne détermine communément aucune diminution dans la mobilité des yeux. Cependant lorsque le centre de mouvement du globe est fortement déplacé, la mobilité latérale peut être un peu empêchée, ce qui imprime au regard du malade un caractère de fixité et d'étonnement. Mais, ainsi que l'a signalé de Græfe, la diminution de la mobilité est symétrique dans toutes les directions, ce qui est un signe distinctif d'avec la gêne occasionnée par les tumeurs, les exostoses (§ 417).

b). Causes centrales. — On en distingue de deux sortes :

1° Celles qui dépendent de l'existence à la base du crâne et sur le trajet des tractus nerveux, de tumeurs ou productions néoplasiques exerçant sur les tissus voisins une compression.

2° Des maladies de la substance cérébrale proprement dite et même du tissu médullo-spinal.

Parmi ces dernières on devra avoir présente à l'esprit, la dégénérescence grise des cordons postérieurs de la moelle, ou symptomatiquement, l'*ataxie locomotrice progressive*.

Quant aux origines mêmes de ces maladies intrà-crâniennes ou centrales, elles sont pour ainsi dire aussi multiples que les diathèses de l'économie morbide, dont le premier effet est une altération de la nutrition des tissus qui s'accuse si gravement dans des organes de cette importance supérieure.

. C'est à ce point de vue que nous rappellerons les lignes qui ont ouvert ce chapitre des paralysies, et dans lesquelles de Græfe a montré la remarquable utilité, pour la médecine générale, des localisations pathologiques si précises que l'on doit à cette branche instructive de l'ophthalmologie moderne.

c). Causes d'après leur nature. — Ces premières distinctions à établir entre les causes des paralysies oculaires sont, à vrai dire, des éléments tenant plutôt au siège qu'à la nature même de la lésion : leur caractère distinctif étant délimité par leur position au-dessus ou au-dessous du point de sortie des nerfs crâniens.

Mais à part les circonstances locales, à part encore l'influence d'un refroidissement subit, agent évidemment externe, la plupart des lésions éprouvées par les nerfs en dedans ou en dehors du crâne, reconnaîtront un même ensemble de causes éloignées ou déterminantes.

Parmi ces causes, nous citerons :

. 1° Des congestions ou stases sanguines, quelquefois lymphatiques des vaisseaux, soit dans l'orbite, soit à la base du crâne.

2° Le rhumatisme chronique, dans ses manifestations néoplasiques, végétations, indurations, dépôts, ostéophytes... (?)

3° Les tumeurs de toute nature, bénignes ou malignes, et on comprend qu'elles se développent aussi bien dans le crâne qu'au dehors (voir § 417).

Dans ce cadre se placeront encore les tumeurs d'origine syphilitique. La syphilis, représentant bien le tiers des cas dans l'ensemble général, devra être recherchée avec soin tant dans les localisations périphériques que centrales.

4° La diathèse tuberculeuse dans ses produits.

5° Les maladies propres de l'encéphale, inflammatoires ou autres, et même celles de la moelle épinière (on a un éclatant exemple de ces dernières dans la dégénérescence grise des cordons postérieurs).

d). Éléments de diagnostic différentiel entre ces divers ordres de causes. — Dans toute paralysie d'un des moteurs de l'œil, la pensée doit se porter d'abord du côté des centres nerveux. Toutes les circonstances actuelles ou antécédentes de la maladie, et du sujet et de la famille elle-même, doivent être recherchées avec attention. On s'enquerra des conditions personnelles ou de race au point de vue de l'état du système nerveux, de la présence de maladies habituelles, comme migraine, céphalalgie, pertes de connaissance, étourdissements ; on étudiera les facultés mentales, la mémoire entre autres, la nature du sommeil, les perversions des sens, bref, tout indice de trouble sensoriel.

Il sera bon également de vérifier l'intégrité de l'accommodation, dont la paralysie, le plus souvent isolée, peut être comprise dans celle des muscles de la 3ᵉ paire ; l'état de la circulation du disque optique et de la région qui l'environne sera étudié au point de vue de l'engorgement ou de l'œdème, de l'anémie, ischémie, ou au contraire de la congestion ou de la turgescence, comme aussi de la richesse en fibres nerveuses.

L'absence de tout symptôme fâcheux dans cet ordre de recherches, permettra de s'arrêter avec espoir à l'existence d'une cause périphérique. En ce cas, on aura à choisir entre l'hypothèse d'une tumeur orbitaire — laquelle, dans tous les cas, donnerait bientôt des preuves de sa présence — et un épaississement du périoste ou du névrilemme.

Dans ce dernier cas on ne pourrait guère invoquer qu'une origine syphilitique, rhumatismale ou goutteuse.

Parmi les causes centrales, les tumeurs de la base du crâne tiennent un des premiers rangs ; on peut soupçonner le siège du mal quand plusieurs muscles d'un œil ou des deux yeux, sont entrepris en même temps.

Pour établir la différentiation du siège intra ou extra-orbitaire, il faudra s'assurer avec soin du degré de *mobilité passive* dont jouit l'œil, quand on cherche à lui faire exécuter un déplacement de totalité dans l'orbite. Si l'œil fait saillie, rechercher s'il peut être aisément repoussé dans l'orbite.

Les tumeurs qui siègent à la base du crâne déterminent généralement la paralysie, par la compression qu'elles exercent sur les nerfs situés dans les points qu'elles occupent.

Les processus intra-cérébraux sont des ramollissements, des épanchements de sang, des dépôts tuberculeux, des anévrysmes, des embolies, des tumeurs, l'hydrocéphale, l'épanchement lymphatique de l'espace sous-arachnoïdien.

Le ptosis est un symptôme fréquent d'une affection du centre nerveux, tandis que le lagophthalmos ne l'est qu'exceptionnellment.

Lorsque plusieurs nerfs sont compris dans la paralysie, il y a quasi-certitude que la maladie ne reconnaît point une cause centrale, mais que les diverses branches en question sont le siège d'une compression au point où elles passent au même endroit (au fond de l'orbite, par exemple).

Il en est de même des paralysies *complètes* d'un nerf donné; ces paralysies reconnaissent infiniment plus souvent pour origine des lésions périphériques que des lésions centrales. (Il faut en excepter cependant d'énormes tumeurs ou des localisations basilaires comparables, par leurs effets, à des compressions intrà-orbitaires.)

Lorsque la paralysie est due à quelque lésion ou processus *intrà-cérébral*, il existe généralement, concurremment avec les troubles observés du côté du système moteur, un dérangement des facultés intellectuelles du sujet. La mémoire lui fait défaut; il éprouve de la difficulté à coordonner ses idées ou à les exprimer.

Dans les paralysies de cause centrale, on rencontre encore, toutes choses égales d'ailleurs, une tendance à la fusion bien moindre que dans celles qui reconnaissent pour point de départ une affection basilaire ou orbitaire.

La fusion des images doubles dépendant, en somme, de l'*attention*, est un acte *psychique*, et la facilité plus ou moins grande avec laquelle elle s'accomplit reflète, en bien des cas, l'état du centre sensoriel.

Dans les cas de périostite syphilitique, les malades éprouvent généralement les plus violentes douleurs pendant la nuit. Il est alors de la plus haute importance pour le malade que le diagnostic soit bien établi; car si on prend le mal pour une apoplexie ou une inflammation des centres nerveux, il peut en résulter de fâcheuses conséquences.

Ce que nous disons ici des tumeurs d'origine syphilitique peut s'étendre, sous le rapport de la marche de la maladie, aux néoplasies d'autre nature dont le développement, comparé à celui des produits phlegmasiques, est relativement lent; comme, par exemple, dans le cas de tubercules, de tumeurs squirrheuses, fongoïdes, d'anévrysmes.

Cette différence de rapidité devient un élément de diagnostic d'avec les produits méningitiques, par exemple.

§ 529. — Terminaison et pronostic.

I. La paralysie peut être complètement guérie : cette terminaison a d'autant plus de chances d'être atteinte, toutes choses étant égales d'ailleurs, que l'affection est moins complète, moins ancienne, étendue à un moindre nombre de muscles, et enfin si elle est de cause périphérique plutôt que centrale.

II. *Guérison incomplète.* — On observera parfois une marche d'abord plus ou moins rapide vers la guérison; mais bientôt elle s'arrêtera. On devrait alors s'attendre à voir s'accuser les symptômes d'une déviation par l'action de l'antagoniste. Cependant il arrive parfois qu'il n'en est rien et que les choses demeurent en l'état. Cette condition, assez singulière, tient à l'empire qu'exerce sur l'état des muscles l'horreur des images doubles, assez grande parfois pour réveiller dans une certaine mesure le muscle paralysé et contre-balancer ainsi l'antagoniste. Mais cette forme est rare, et le plus souvent les choses prennent l'allure suivante :

III. Le premier effet secondaire que détermine la paralysie d'un muscle, c'est le *trop* d'action de son antagoniste; excès constant et qui suit la loi des mouvements associés. Ce muscle se raccourcit donc à peu près forcément, sa nutrition s'opérant, comme nous avons dit, dans des conditions constantes de moindre distension. Il devient contracturé, raccourci; on a alors un strabisme concomitant du côté de l'œil sain, un strabisme par paralysie dans la moitié opposée du champ de la vision ; et le plan de séparation n'est plus médian ; il chevauche sur la moitié appartenant primitivement à l'œil sain.

Si la paralysie se guérit, on a alors pour conséquence un strabisme concomitant pur. L'angle de déviation secondaire est désormais égal à celui de la déviation primaire, mais la mobilité s'est à peu près rétablie des deux côtés, et le malade, comme nous le disions, est réduit à l'état de strabisme concomitant (voir le § 427).

La paralysie peut enfin demeurer incurable, le muscle affecté ne plus recouvrer son innervation, perdre même sa tonicité, et l'œil se voir entraîné complètement par le muscle antagoniste dans l'angle opposé de l'orbite.

Quant au pronostic général de la paralysie musculaire de l'œil, on peut poser comme règle qu'il est d'autant plus favorable que la paralysie est plus récente, mais surtout qu'elle est moins étendue.

Une paralysie complète, même de peu d'ancienneté, offre un pronostic bien moins favorable qu'une lésion incomplète bien plus ancienne.

La gravité réelle du pronostic dépend surtout de la *nature* de la cause, et c'est elle qu'il faut surtout interroger. On comprend, par exemple, qu'une paralysie due à la syphilis tombe plus aisément sous l'influence de la thérapeutique que celle due à une lésion de nutrition de nature inconnue dans les tissus intrà-crâniens.

Le caractère de la diplopie a aussi une grande importance : les différences de hauteur des images ont beaucoup plus de persistance que la désharmonie dans le sens latéral.

TRENTE-SEPTIÈME LEÇON

DES ATTITUDES · SYMPTOMATIQUES DES PARALYSIES MUSCULAIRES
DES YEUX, CONSIDÉRÉES COMME ÉLÉMENTS DE DIAGNOSTIC DIFFÉ-
RENTIEL, ET DES MOYENS D'Y SUPPLÉER.

§ 530. — Considérations générales.

Après une très courte expérience clinique, on remarque bientôt que
les malades qui se présentent à notre examen pour un cas de diplopie
binoculaire, s'offrent à nous sous des attitudes particulières, suivant
la disposition de leurs doubles images, et toujours les mêmes dans
les mêmes cas.

Ces attitudes ont pour objet de réduire autant que possible le champ
des images doubles, et de procurer ainsi plus d'assurance à la station,
à la marche et aux différents mouvements.

Pour un praticien expérimenté, ces attitudes deviennent elles-mêmes
un moyen de diagnostic sommaire, et parfois très assuré, du siège
de la paralysie. D'autre part, si elles débarrassent d'un élément
sérieux de perturbation résultat de la présence, en face de soi, d'un
double champ visuel, elles ne sont pas sans amener en compensation
une gêne notable dans la démarche et des altérations consécutives
dans la nutrition et par suite les longueurs musculaires.

L'étude des lois de leur mécanisme est donc doublement intéressante,
tant au point de vue des indications diagnostiques qu'elles renferment,
que sous celui des moyens qui peuvent atténuer les inconvénients
secondaires qu'elles entraînent, et que le lecteur prévoit à l'avance,
à savoir l'usage des prismes déviateurs de la direction des images.
Ajoutons que, si un praticien très expert peut tirer rapidement une ·
conclusion fondée de l'attitude d'un malade, il est juste de reconnaître
que cette grande pénétration est rare et court souvent risque d'être
mise en défaut. Quelques règles simples, dans l'application desquelles
nous recommanderons la lenteur et la réflexion, peuvent, à ce point
de vue, n'être pas sans avantages pratiques.

Et d'abord, qu'est-ce que cette attitude particulière, quel est son
objet ?

Dès qu'un muscle moteur de l'œil est paralysé, le *moindre* effort
du regard *dans le sens d'action* de ce muscle provoque l'apparition
d'images doubles.

Or, rien n'est énervant comme de voir *devant soi* deux images du même objet, au lieu d'une; de se trouver en face de deux portes pareilles, au lieu de la porte unique que l'on comptait rencontrer; de voir arriver sur soi deux voitures au lieu d'une. Laquelle chercher à éviter? Les plus phlegmatiques en deviennent fous. Heureusement pour sa conservation, le malade ne tarde pas à reconnaître que, si une certaine direction de son regard le met en présence de ces images doubles, le mouvement exécuté dans la direction inverse est au contraire exempt de cette malencontreuse cause de confusion.

La raison en est simple; lors d'une direction intentionnelle du regard dans un sens contraire à celui de son action propre, un muscle ne contribue au mouvement que par le relâchement passif et proportionnel de sa tonicité. La vision double n'apparaît donc qu'au moment même où ce moteur devrait entrer en énergie active, et elle cesse au moment même où cette activité n'est plus réclamée. Le champ d'ensemble de la vision est ainsi partagé en deux parts, droite et gauche, haute ou basse (nous réservons pour l'instant la question d'obliquité). Si la paralysie affecte un muscle qui porterait l'un des yeux à droite, tout ce champ de droite est le théâtre de doubles images, mais le champ de gauche en est exempt. Si la paralysie affecte l'une des forces du mouvement en haut, c'est au-dessus de l'horizon seulement que se manifesteront les images doubles : au-dessous du plan horizontal, vision simple, etc.

Le malade n'est pas lent à noter ce partage du champ visuel en deux parts, l'une compatible avec la fonction à peu près normale, l'autre incompatible avec sa propre sécurité.

Or, l'expression de cette sécurité dans les mouvements se formule par l'obligation *de mettre le plan médian de son corps, le centre ou axe de figure de l'individu, en rapport avec le demi-champ des images simples.* C'est le corps considéré dans *son axe de figure,* qu'il faut faire passer au milieu d'une porte ouverte, sur une planche étroite, qu'il faut dérober à un instrument menaçant. Le malade s'arrange donc pour *transporter en face de lui le territoire restreint de la vision binoculaire simple.*

Si la paralysie porte sur le mouvement à *droite,* le malade porte *sa face* vers la *droite;* n'est-ce pas, en effet, le demi-champ de *gauche* qui conserve alors seul les images simples?

De même, si la paralysie porte sur le mouvement du regard vers le bas, le terrain des images simples n'existant plus qu'*au-dessus* de la ligne d'horizon, nous voyons le malade incliner vers le sol *sa face ou le plan de ses orbites,* pour avoir l'espace ouvert en face de lui en rapport avec l'hémisphère inférieur de la rétine. Et inversement dans les cas inverses.

Telle est la loi de physiologie pathologique que s'était proposé de fonder le savant regretté auquel on doit, sur ces questions ardues, la plus grande somme de découvertes et d'observations.

« Dans les paralysies motrices oculaires, dit de Græfe, les positions de la tête résultent du besoin d'utiliser la partie du champ visuel dans lequel la vision binoculaire simple est conservée de la façon la plus parfaite, et par conséquent pour la marche ; cela s'obtient lorsque le terrain de la vue simple, par rapport à la position du corps du malade, vient à se placer directement au-devant de lui. Or, puisqu'il faut *regarder le champ visuel comme lié d'une façon immobile à la tête*, cette nécessité dont nous venons de parler se trouvera accomplie par là que les malades *tourneront la tête autour d'un axe parallèle à la limite de la diplopie, et la tourneront dans le sens de celle-ci*. »

Cette formule est assurément des plus exactes, et en même temps des plus élevées, trop élevée même peut-être ; et nous nous assurons que, pour son intelligence rapide, quelques développements peuvent bien n'être pas hors de saison. Ajoutons, au point de vue pratique, que si, à la suite de l'étude circonstanciée du mécanisme de la diplopie, cette proposition doit être reconnue parfaitement logique, on peut craindre cependant que, pour un malade ignorant des lois de la vision associée, il puisse sembler difficile de déterminer, par la seule puissance du raisonnement, celui des axes de mouvement de sa tête *qui sera parallèle à la limite de la diplopie*.

Nous allons tâcher de démêler par quelles lois, simples autant que sûres, l'instinct seul suffit à résoudre le problème.

Tous les animaux supérieurs ne jouissent pas d'une égale étendue de la mobilité oculaire. Les uns ont des mouvements excursifs étendus, les autres des mouvements plus réduits.

Mais, en général, on peut dire que, toute part faite aux nécessités fonctionnelles particulières à l'espèce, ce que perd l'œil du côté de la mobilité, la tête ou le cou le fait plus ou moins regagner. Le type le plus accentué à cet égard se rencontre dans les oiseaux : regardons ces animaux ; leur œil est presque immobile dans sa loge. Seul, il serait impuissant à parcourir par le regard *attentif* une portion tant soit peu notable de l'horizon. Mais ce que ne fait pas chez eux l'organe de la vue, c'est la tête qui l'accomplit ; elle tourne sur la colonne, comme sur un pivot ; il n'y a point de girouette qui lui soit comparable. A un degré bien moindre, la même loi pourtant va s'observer chez nous. Tout mouvement un peu prononcé de notre regard associé dans un sens donné est toujours plus ou moins complété par le mouvement de la tête. Nous ne le savons que trop, nous autres ophthalmologistes ; quand, pour examiner ses yeux, nous invitons un malade à regarder en haut, par exemple, invariablement la tête s'élève en même temps que l'œil.

Eh bien ! dans le cas de paralysie de l'un quelconque des moteurs de l'un des yeux, la tête, par une inclinaison spontanément prise, vient suppléer au mouvement suspendu, en amenant elle-même le concours des deux axes optiques dans le plan médian du sujet. Cette action supplétive est des plus simples dans les cas de l'adduction ou de l'abduction pures.

Prenons, par exemple, la paralysie du mouvement à *droite* dans l'œil *gauche*. Nous avons vu tout à l'heure qu'en un tel cas, le champ d'ensemble de la vision est divisé en deux par le plan médian du sujet : demi-champ de. *gauche*, images simples — demi-champ de droite, doubles images. Le malade, d'après la loi énoncée plus haut, devra donc, pour mettre le demi-champ des images simples (celui de gauche) en rapport avec son plan médian, tourner *sa face* vers la droite.

Or, pendant que nous faisons pour lui ce calcul, il a déjà instinctivement résolu la difficulté, et simplement en *achevant* avec les muscles du cou le mouvement entravé de l'axe gauche de la vision vers la droite.

Il n'est pas de question plus facile à comprendre, quand il s'agit de mouvements simples, comme le sont ceux de latéralité directe. Un seul muscle pour chaque œil préside à chacun d'eux, et tout y est simple, comme dans l'action des guides sur le mors d'un cheval.

Mais la clarté est moins éblouissante quand il s'agit, nous ne dirons pas des mouvements obliques, mais même simplement des directions exactement verticales, soit en bas, soit en haut. Lors de ces directions cardinales, ce n'est plus un seul muscle qui, pour *chaque œil*, transporte la pupille, soit en haut, soit en bas, c'est un groupe composé de deux muscles associés ; et, lors des mouvements obliques ou intermédiaires, ce sont même trois forces associées qui doivent intervenir en combinant leur action.

Mais il nous suffira, au point de vue pratique, d'étudier les mouvements cardinaux ; et le problème sera même satisfaisant pour l'exercice de l'intelligence la plus ouverte :

Commençons par rappeler brièvement le mécanisme physiologique de l'élévation ou de l'abaissement de l'œil dans le plan vertical.

Nous savons par la loi de Ruete (leçon 26ᵉ, § 389) :

1° Que, lors de la vision associée, le regard directement vertical, en haut ou en bas, s'accomplit avec la permanence de la verticalité des méridiens verticaux propres de chaque œil.

2° Que, dans ce cas, le transport direct, en haut ou en bas, de la pupille, dans le plan vertical, est procuré par l'action simultanée, et en combinaison définie quant aux énergies déployées, par l'un des muscles droit supérieur (dans le mouvement en haut), ou inférieur (dans le mouvement en bas), associés activement avec le *muscle oblique de nom contraire*. Or, chacun de ces muscles, représentant une force appliquée à un levier coudé, peut et doit être envisagé dans son action, comme la résultante de trois composantes :

La première verticale, commune aux deux muscles ;

La seconde horizontale (mouvement de latéralité) ;

Adductrice dans le droit supérieur ou inférieur ;

Abductrice dans les obliques ;

La troisième oblique, et amenant la rotation ou l'inclinaison des méridiens cardinaux de l'organe.

Ces trois composantes, l'analyse des doubles images, lors d'une paralysie verticale, les met, comme nous l'avons vu, en évidence ; l'étude des attitudes compensatrices va nous les faire retrouver non moins manifestement.

Ainsi, au point de vue des sensations subjectives, la paralysie du mouvement *en haut*, par exemple, s'accuse par de doubles images :

1° D'inégale hauteur (composante verticale) ;

2° Offrant un écartement latéral (composante horizontale) ;

3° Enfin, inclinées l'une sur l'autre (composante de renversement), ou plutôt de rotation (mouvement de roue).

Eh bien ! dans l'attitude du malade, ayant pour effet l'annulation de la diplopie, nous pouvons distinguer nettement chacun des actes dirigés par l'instinct à l'adresse de chacune de ces trois activités suspendues.

Nous allons le reconnaître dans l'étude détaillée des attitudes propres à chaque paralysie musculaire considérée isolément. Nous y verrons *la tête et l'œil sain* combiner ensemble leurs mouvements pour procurer le concours des axes optiques *et le parallélisme homologue des méridiens primaires dans les deux yeux* (condition nécessaire de la fusion parfaite des images), et placer ce *point de concours* dans l'axe même de symétrie (plan médian) de l'individu.

§ 531. — **Analyse des actions supplétives fournies par la tête et l'œil sain pour amener la fusion binoculaire dans le plan médian, lors des paralysies motrices de l'œil considérées isolément.**

Paralysie du mouvement en haut :

1° Oblique inférieur (gauche). Quels sont les caractères des images doubles dans cette paralysie : l'inégalité de hauteur, l'homonymie (strabisme convergent), l'inclinaison relative.

Dans cette situation relative des lignes de regard (ou axes optiques), la pupille *droite* est plus haute que la gauche ;

2° Le méridien primaire vertical du côté droit, vertical, tandis que son correspondant de gauche est en *rotation positive ;*

3° Enfin, l'œil gauche est en *convergence relative.*

Pour remédier à ces multiples désaccords il faut, pour que la fusion binoculaire ait lieu, et *dans le plan médian du corps :*

1° Que les deux pupilles soient amenées au même niveau ;

2° Que les deux méridiens verticaux primaires deviennent parallèles ;

3° Que les axes optiques soient également amenés au concours (ici le parallélisme), dans le plan médian du corps.

Or, l'œil gauche est impuissant à modifier par lui-même les rapports anormaux de position qu'il affecte vis-à-vis de son congénère.

C'est donc la tête qui doit prendre une position telle que la correspondance normale reparaisse entre ces éléments en désaccord, c'est-à-dire que les deux pupilles se trouvent à la même hauteur et que les méridiens homologues de l'un et l'autre œil soient dans l'inclinaison imposée à l'œil gauche par son immobilité, mais parallèles entre eux deux à deux.

Or, ce parallélisme desdits méridiens homologues de gauche et de droite, en *rotation positive* [1], dans le regard *en haut*, ne se rencontre que lorsque les deux yeux sont, en même temps qu'*en haut*, dirigés sur la *droite.*

Pour que ce même concours ait lieu directement en avant, il faut donc que la face se porte (toujours en haut) vers la *gauche.* Les pupilles étant, c'est entendu, préalablement et simultanément amenées au même niveau.

En résumé, dans la paralysie de l'oblique inférieur *gauche*, absolue, le malade doit donc :

1° Incliner la tête sur l'épaule *droite* en renversant plus ou moins *la face en arrière ;*

2° La tourner vers la gauche.

Par là sont compensées les composantes absentes de l'action physiologique du muscle paralysé, à savoir :

1° La composante verticale ;

2° La composante rotatrice ou d'inclinaison, et en même temps, la composante abductrice du même muscle.

Nous pouvons conclure de cette analyse les éléments du prisme qui, placé devant l'œil malade, devra, dans cette paralysie, soulager ou seconder le maintien de cette attitude.

Paralysie de l'oblique inférieur gauche; position à donner au prisme correcteur. — Le prisme ne développe qu'*une* action : il *dévie l'image virtuelle* de l'objet regardé par son intermédiaire, du côté de son *angle ou sommet*, c'est-à-dire dans une seule direction.

---

1. On se rappelle que le sens qui se rapporte à la rotation *positive* est celui déterminé par la marche des aiguilles sur un cadran que l'on regarde.

Placé devant l'œil gauche où l'image est trop haute, il devra donc être placé *le sommet en bas ;*

Mais en même temps l'image est homonyme, c'est-à-dire celle d'un strabisme convergent relatif; elle est placée sur la gauche du malade. Il faut donc ramener cette image du côté opposé, c'est-à-dire sur la *droite.*

Le sommet du prisme devra donc être porté *en bas et à droite,* ou la base du même côté que la face, en haut et à gauche.

§ 532. — Paralysie du droit supérieur (gauche).

Dans ce cas, comme dans le précédent, un des facteurs du mouvement en haut fait défaut.

Mais les composantes secondaires absentes n'y sont plus les mêmes : celles qui ici font défaut, sont une *abductrice* et une *rotatrice positive.*

Pour y parer, l'attitude du malade devra donc, comme dans le cas précédent, *surélever l'œil gauche,* mais compenser maintenant une composante abductrice et une rotatrice négative (en dehors) qui ne sont plus équilibrées.

Lorsque pour remplir la première indication, la tête s'est encore inclinée sur l'épaule *droite,* il faut que la suite du mouvement de totalité amène le parallélisme entre le méridien primaire vertical de l'œil droit et celui de l'œil gauche, lequel est incliné en *rotation néga-tive,* l'axe optique étant dirigé *au-dessus* du plan horizontal.

Or, pour amener ce parallélisme et faire que les deux yeux aient leurs axes dirigés plus ou moins *en haut* et en *rotation négative,* c'est-à-dire sur la gauche du plan sagittal de la tête et en haut; pour être en rapport avec le plan médian du sujet, objet des préoccupations, cette direction du regard devra donc être ramenée par le mouvement de la tête du côté droit, en deux mots, la *face* être tournée vers la *droite.*

Le premier de ces effets sera produit par l'inclinaison de la tête vers l'épaule *droite.*

Les deux derniers par la rotation de la tête du côté de la composante *adductrice* qui manque dans l'œil siège de la paralysie, c'est-à-dire à droite; et secondement, par l'adduction de l'œil sain (en haut), laquelle compense l'inclinaison en excès en rétablissant le parallélisme dans les méridiens homologues des deux yeux.

En résumé, pour effacer, dans le plan médian du corps, les images doubles, le malade renversera la face en arrière en l'inclinant comme dans le cas précédent sur l'épaule *droite;* mais au lieu d'être tournée à gauche, la face regardera vers *la droite* pendant que les yeux seront dirigés en avant.

Corollaire. — Paralysie du droit supérieur gauche. — Position à donner au prisme correcteur. — Par un raisonnement calqué sur le cas précédent, le prisme placé devant l'œil gauche devra donc avoir son sommet dirigé *en bas* et en dehors, ou sa base en haut et en dedans comme est inclinée la face.

§ 533. — Paralysie du mouvement en bas.

1º Oblique supérieur (gauche). C'est lorsque le plan de regard se porte en bas qu'apparaissent les doubles images, celle du côté paralysé (gauche) étant la plus *basse*.

2º Le muscle oblique supérieur est *abducteur* et porte la pupille en *rotation négative.*

Les images étant ramenées au même niveau par un abaissement relatif de l'œil gauche paralysé (inclinaison de la tête sur l'épaule gauche), la fusion pourra s'en opérer par une attitude propre à procurer le parallélisme du méridien primaire vertical de l'œil droit avec la direction *actuelle* de son homologue gauche.

Or ce dernier, avons-nous dit, est en rotation *négative*, l'axe optique dirigé d'ailleurs *en bas*.

Cette situation du méridien vertical primaire gauche correspond a la direction associée physiologique des yeux *en bas*, et vers la moitié *droite* du champ visuel.

Pour mettre cette direction des lignes de regard en rapport avec le plan médian du corps du sujet, il faut donc ramener le plan de la face vers la *gauche.*

En résumé, dans la paralysie de l'*oblique supérieur* gauche, la tête est *plus basse* du côté paralysé (gauche), la face regardant en bas, et tournée sur *la gauche*.

On voit donc encore ici les mouvements de la tête compléter le mouvement *d'abaissement* suspendu dans l'œil gauche, remplacer par son propre mouvement vers la gauche (ou en dehors), la composante abductrice suspendue dans l'œil paralysé, pendant que l'œil sain, pour rétablir le parallélisme des méridiens homologues, remédie, par sa propre *rotation négative*, à l'impossibilité où est l'œil malade de leur conserver la direction verticale primaire.

Corollaire. — Paralysie de l'oblique supérieur (gauche); position du prisme correcteur. — D'après ce qui précède, le prisme à placer devant l'œil paralysé, devra, pour corriger l'inégalité de hauteur des images, avoir son sommet dirigé *en haut;* et pour corriger l'homonymie des images (strabisme convergent relatif), et ramener l'image vers la droite, le même sommet du prisme devra être porté sur *la droite*.

Pour la paralysie du droit inférieur, le sommet du prisme toujours dirigé *en haut,* devra, au contraire, être en même temps porté sur *la gauche.*

§ 534. — **Mouvement en bas.** — **Paralysie du droit inférieur (gauche).**

Paralysie du droit inférieur (gauche). — Nous observons ici encore une inégalité de hauteur des images ; la mobilité moindre de l'œil gauche vers le bas, faisant paraître plus *basse* l'image qui lui correspond.

Ici font défaut, dans l'œil paralysé, la composante adductrice du mouvement en bas, et la composante qui équilibrerait celle de renversement du méridien, propre à l'oblique supérieur.

Les images seront donc croisées, ou le strabisme relatif divergent, et *la rotation* du méridien (gauche) *positive.*

La tête effacera l'inégalité de hauteur, comme dans le cas précédent, en abaissant le côté paralysé, c'est-à-dire en s'inclinant sur l'épaule gauche.

Quant aux deux autres composantes, elles seront remplacées par la combinaison des mouvements de la tête et de l'œil sain, propre à amener ce dernier dans le parallélisme de rotation *positive* avec son congénère; l'axe optique étant dirigé en bas, c'est-à-dire dans le demi-champ de gauche inférieur.

C'est dire que pour mettre son plan médian en rapport avec cette moitié gauche du champ visuel, le sujet devra porter la face plus ou moins sur la *droite.*

Dans ce cas la face *abaissée*, inclinée sur l'épaule *gauche*, sera donc en outre tournée vers la *droite.*

Corollaire : — Et pour soulager cette attitude, le prisme correcteur devra avoir son sommet dirigé *en haut* d'abord, et être en même temps porté sur la gauche.

§ 535. — **Tableau sommaire des attitudes dans les paralysies musculaires des yeux, pour servir au diagnostic.**

a) Dans les paralysies *franchement latérales,* la face est tournée franchement à droite ou à gauche dans l'horizontalité, et la tête, par cette attitude, supplée au mouvement suspendu, le complète par un mouvement de *même sens.*

Supposons que ce soit du côté *gauche.* Le moteur paralysé est donc le *droit externe gauche* ou le *droit interne du côté droit.*

Lequel des deux?

Appelons le regard attentif du côté vers lequel la face est tournée ;

il est évident que celui des deux yeux qui pourra répondre à l'appel sera l'œil sain.

(Même épreuve à faire en sens contraire, si la face était tournée vers la droite.)

b) Arrêt du mouvement en haut. — 1° La tête est *renversée en arrière :* il s'agit donc d'une suspension du mouvement *en haut ;*

2° La tête est inclinée sur l'épaule *droite :* l'œil *gauche* est donc *relevé* par le mouvement de la tête : c'est donc sur lui que porte l'arrêt de mouvement ;

3° La face est tournée sur la *gauche* (du côté paralysé) : l'œil gauche a donc perdu une composante abductrice.

Or, quel est le muscle élévateur qui possède une composante abductrice? *L'oblique inférieur.*

C'est donc ce dernier qui est paralysé.

Dans un autre cas nous trouvons encore la tête renversée *en arrière*, et inclinée encore sur l'épaule *droite :* il s'agit donc encore d'un arrêt du mouvement en haut, et dans le même œil, *le gauche.*

Mais la face est tournée *à droite :* c'est donc une composante adductrice qui manque à gauche : or le muscle élévateur qui possède une composante de ce sens, c'est le seul *droit supérieur :* c'est donc lui qui est paralysé.

c) Arrêt du mouvement en bas. — 1° La tête est penchée en avant : il s'agit donc d'une suspension du mouvement *en bas ;*

2° La tête est inclinée sur l'épaule *gauche :* c'est l'œil gauche dont le mouvement est suspendu ;

3° La face est tournée à *gauche :* la tête a donc suppléé à une composante *abductrice :* c'est donc *l'oblique supérieur* du même côté qui est paralysé.

Si, au contraire, tout étant égal d'ailleurs, la face regarde à *droite* (l'œil gauche étant, comme nous le supposons, paralysé), c'est à l'absence d'une *adductrice* que supplée le mouvement de la tête; c'est dire que l'arrêt de mouvement porte sur le *droit inférieur.*

§ 536. — Remarques supplémentaires relatives à ces éléments de diagnostic.

Pour peu que ces signes, par une raison ou par une autre, ne soient pas, dans la pratique, aussi faciles à constater qu'ils sont aisés à formuler en théorie, le praticien aura soin d'appeler à son secours les éléments que nous allons rappeler.

Premièrement : les épreuves par les verres colorés : un verre rouge, placé devant l'un des yeux, décèle immédiatement la diplopie et en détermine les caractères : homonymie, croisement, inégalité de hauteur. On en conclut rapidement quel est l'œil frappé dans sa mobilité, et par l'analyse des images doubles, le diagnostic est bientôt complet.

Mais pour s'en tenir aux éléments objectifs de diagnostic, et à défaut de verres colorés, pour reconnaître immédiatement quel est l'œil paralysé, on prescrira au malade de fermer alternativement chaque œil, et on le fera marcher ainsi. L'œil qui, ouvert seul, amènera un vertige ou un trouble plus ou moins grand dans la marche, sera l'œil paralysé. L'application des règles qui précèdent devient alors de la plus grande facilité.

Les propositions qui précèdent, tirées des considérations fournies par le mécanisme physiologique de la vision associée, ne sont exactement vraies que pendant la période de la maladie immédiatement voisine de l'invasion de la paralysie. Dans une phase quelque peu ancienne, le mécanisme se voit compliqué par l'intervention d'un nouvel élément, lequel jette un grand trouble dans les formules. Nous voulons parler de l'élément rétraction.

Toute paralysie d'un muscle appliqué à un levier, est plus ou moins vite suivie de la rétraction, du raccourcissement progressif de son antagoniste.

La ligne de partage du champ superficiel de la vision est donc graduellement, et sans discontinuité, transportée dans le sens des antagonistes demeurés vivants parmi les moteurs de l'œil (§ 503).

On comprend combien cet élément, progressif de sa nature, est variable dans ses degrés, et dès lors quelle perturbation il apporterait dans les conclusions offertes à première vue par l'attitude du malade!

Le premier soin du médecin, avant de prononcer une déclaration hâtive, devra donc être de s'enquérir de la date de la maladie, ou de l'époque où s'est manifestée la vision double.

Tout jugement tiré de l'attitude du malade qui ne tiendrait pas compte de ces complications, risquerait de porter à faux.

§ 537. — Raideur de l'attitude.

Comme dernier caractère de ce tableau symptomatique, de Græfe signale, dans l'attitude du malade, une raideur particulière qui tient sa démarche enchaînée.

Les considérations que nous venons de développer pour mettre en pleine lumière les causes déterminantes de l'attitude principale, justifieront suffisamment ce dernier corollaire, la gêne et la raideur des mouvements.

Obligé pour maintenir libre d'images doubles la région de l'espace

qui fait face à son propre axe de figure, le sujet doit, par une inclinaison combinée de sa tête avec les mouvements permis à l'œil sain,
compenser l'absence de trois composantes dans l'équilibre statique de
ses yeux. On conçoit aisément que l'intervention consécutive des
courbures ou inclinaisons de la colonne rachidienne compensatrices de
celles produites dans sa région cervicale, ait pour premier effet cette
raideur du tronc observée par de Græfe.

Remarque. — Dans notre travail sur ce même sujet, lu en 1874
devant l'Académie de médecine, nous avions admis comme moins
exceptionnelles qu'elles ne le sont les possibilités d'*action de substitution* à un muscle paralysé, des composantes du même ordre que lui-
même, appartenant à d'autres muscles voisins, et détournées de leur
objet régulier.

Cette hypothèse avait été acceptée dans une certaine mesure par
de Græfe, auquel elle devait même son nom ; mais il les considérait
comme soumises à d'assez fortes oscillations particulières. Il en appelait donc à l'expérience pour la détermination de ce rôle de substitution. C'est à ce même point de vue que nous nous restreignons
dans la présente analyse : le problème est encore assez compliqué
quand on s'en tient au jeu supplétif de la tête, pour que nous le déga-
gions de l'obscurité supplémentaire du concours hypothétique des
muscles mêmes de l'œil paralysé.

D'ailleurs, comme nous le disions plus haut, sur ce terrain exclusivement physiologique, on ne conçoit guère qu'un muscle puisse modifier spontanément et sans une étude longue, un véritable apprentissage, son mode d'action propre et régulier, celui qui répond au but
direct du regard, pour en détacher une activité mécanique particulière, simple corollaire de ses conditions géométriques.

PARALYSIES MUSCULAIRES DES YEUX. — THÉRAPEUTIQUE.

La thérapeutique des paralysies musculaires présente plusieurs
objets à remplir.

1° Triompher d'abord de la cause ;

2° Pallier les effets immédiats de la paralysie pendant le traitement
de la cause, traitement toujours plus ou moins long ;

3° La paralysie, comme telle, ayant épuisé ses effets, ou bien étant
guérie, remédier aux conséquences qui lui succèdent.

Trois aspects qui se résument en :

1° Traitement médical de la cause ;

2° Procédés orthopédiques ayant pour objet la fusion ou la suppression des images doubles;

3° Réparation chirurgicale du strabisme concomitant consécutif.

§ 538.. — Thérapeutique de la cause ou traitement médical.

Les causes morbides qui produisent les paralysies musculaires sont sommairement énoncées au § 528, leçon 37ᵉ, dans l'ordre suivant :

Des refroidissements superficiels (forme de rhumatisme aigu) :

Des congestions sanguines ou lymphatiques orbitaires ou crâniennes;

Le rhumatisme chronique;

Les tumeurs de toute nature orbitaires et intrà-crâniennes ;

La syphilis (§ 417);

La diathèse tuberculeuse ;

Les maladies inflammatoires ou lésions générales de nutrition intrà-crâniennes.

Le diagnostic différentiel, soit assuré, soit le plus probable, dirigera le choix du praticien dans la thérapeutique à suivre, dès que l'un de ces chefs morbides aura été arrêté dans son esprit.

Dans les cas récents, les dérivatifs et révulsifs les mieux appropriés seront immédiatement appliqués : vésicatoires volants à la tempe et aux apophyses mastoïdes, — cautérisation ponctuée dans la région de la nuque et cilio-spinale, — dérivatifs sur le tube intestinal).

Dans la période chronique, les altérants spéciaux et généraux : iodure de potassium, soit seul, soit allié au mercure (bi-iodure ioduré d'hydrargyre). L'hypothèse de la syphilis, vu son importance numérique, sera particulièrement étudiée. — Dans les affections rhumatismales, les sudations plus ou moins prolongées (étuves sèches,—bains de vapeur) produisent de bons résultats.

Emploi de l'électricité. — Il est aujourd'hui incontestable que dans un nombre très appréciable de paralysies des muscles oculaires l'électricité s'est montrée favorable. Mais il y a deux méthodes générales, fort différentes l'une de l'autre, d'appliquer l'électricité : 1° la méthode par intermittences rapides, ou la faradisation, qui a conduit Duchenne de Boulogne à de considérables découvertes ; 2° la méthode primitive des courants continus voltaïques.

L'une et l'autre de ces méthodes ont été appliquées au département oculaire; ont-elles été également fécondes?

Nous partageons sur ce point, après expérience, l'opinion du docteur Moritz Benèdict, de Vienne.

Ce praticien physiologiste, qui a fait de longues applications de ces deux méthodes et une étude approfondie de celle préconisée par

Remak, pense que la production de *contractions* dans les muscles paralysés n'est pas nécessaire pour amener la guérison et n'est pas souvent possible.

L'expérience lui a appris, au contraire, que, d'une manière générale, la guérison est plutôt déterminée par une action réflexe suscitée par le canal de la cinquième paire, et non pas par l'excitation directe des nerfs moteurs paralysés.

Dans nombre de cas, un effet curatif ne suivait qu'une excitation relativement faible, et seulement quand aucune contraction musculaire n'était déterminée par le courant. Ainsi, durant une application, s'il se manifestait un commencement de mobilité, l'opérateur augmentant notablement la force du courant, voyait l'amélioration disparaître. Le degré de force convenable du courant est toujours exprimé par la sensibilité de la cinquième paire.

Par exemple, chez un malade atteint de paralysie complète de la troisième paire, une amélioration s'obtint avec une batterie composée seulement de trois éléments de Daniell : la cinquième paire jouissait d'une sensibilité très prononcée. Dans des cas opposés, dans lesquels le trijumeau est particulièrement endormi, il est souvent indispensable d'employer jusqu'à quinze éléments avant de rien produire.

D'une manière générale, le courant doit être réglé de manière à déterminer une légère sensation locale.

Une troisième et très importante règle est de ne point prolonger les applications au delà d'un temps très court : une minute environ par séance.

Dans la pratique, après quelques secondes d'application du courant, on tâte l'effet produit, puis on recommence jusqu'au moment où le progrès semble être suspendu, terme auquel on s'arrête. Dans le plus grand nombre des cas, l'amélioration se manifeste immédiatement. S'il ne s'en produit pas tout de suite, il n'est indiqué ni de continuer, ni d'augmenter la force du courant. Dans les cas curables, l'amélioration se montre, après quelque temps, à la suite d'applications de plus en plus courtes; tandis qu'en passant à des courants plus énergiques, on risque d'accroître la paralysie première.

Tout cas qui résiste à une semaine ou deux de traitement, n'éprouvera pas d'amélioration par ce moyen.

La guérison se manifeste sous deux formes phénoménales : soit par la réapparition graduelle du mouvement propre au muscle paralysé et la réduction de l'étendue du champ des doubles images, soit par ce dernier signe seulement, le pouvoir contractile des muscles (essayé isolément) demeurant toujours enchaîné. Le contraire peut même

s'observer encore : les muscles reprennent de la contractilité, sans
que, pour cela, le champ des doubles images se voie réduit.

Le relevé statistique de M. Benedict nous présente cinq insuccès
seulement sur 30 cas. Sur les 25 cas restant, 17 guéris, 8 seulement
améliorés. Tous ces cas avaient résisté à toutes les méthodes classiques.

Au point de vue étiologique, sur 30 cas traités, 17 reconnaissaient
une origine cérébrale : 2 seulement résistèrent au traitement.

9, dont 3 non guéris, devaient être attribués à une cause périphérique.

Quant à la pratique en chaque cas, voici celle à laquelle l'expérience a conduit l'auteur :

La paralysie de l'*abducteur* est attaquée plus avantageusement en
plaçant le pôle *cuivre* sur le front et en *promenant* le pôle *zinc* sur la
région malaire.

Dans la mydriase, le pôle cuivre reposera sur les paupières fermées
et le pôle zinc comme ci-dessus.

Dans le ptosis, le pôle *cuivre* sera encore appliqué sur le front, ou,
au moyen d'un rhéophore en forme de court cathéter, à la muqueuse
de la joue, pendant que le pôle *zinc* est passé sur la paupière.

Pour toutes les autres branches de la troisième paire, le pôle cuivre
sera appliqué sur le front; d'autre part, pour le droit interne et l'oblique inférieur, le pôle zinc sera promené sur le côté correspondant de
la face dorsale du nez, près du grand angle, et, s'il s'agit du droit inférieur, sur le bord inférieur de l'orbite.

Quant à la paralysie de l'oblique supérieur, les meilleurs résultats
ont été obtenus en plaçant toujours le pôle cuivre au front et le pôle
zinc à la racine du nez, près le grand angle. (Benedict, 1865.)

Nous avons voulu reproduire textuellement le résumé de la méthode
du professeur de Vienne. Sur le conseil et la recommandation de
de Græfe, nous l'avons soumise, depuis plus de dix années, à l'épreuve
de la pratique, et avons eu, dans maintes circonstances, sujet de nous
en féliciter. Sans pouvoir énoncer des chiffres aussi beaux que ceux
reproduits ci-dessus (17 succès sur 30 applications), notre bilan a été
assez satisfaisant, et l'est encore, pour que nous ne laissions passer
aucun cas de paralysie musculaire des yeux sans le soumettre à
l'épreuve, et nous pouvons estimer sommairement les succès et amé-
liorations à bien près de la moitié des cas.

Lorsque le procédé par excitation réflexe ne paraît pas devoir réussir,
nous lui substituons le courant constant à huit éléments de Remak,
appliqué de la région oculaire à celle du ganglion cervical supérieur
du même côté, ou à la région cilio-spinale, pendant 10 minutes chaque
fois (courant ascendant).

Nous n'avons jamais employé, comme méthode, la faradisation aux muscles de l'œil, la considérant comme ne pouvant être exempte de danger pour la rétine et peut-être même pour le cerveau.

§ 539. — Thérapeutique palliative et orthopédique. — Emploi des prismes correcteurs.

La question de la cause étant réglée, et la thérapeutique générale ayant été instituée, il reste encore quelques autres soins à prendre ; ainsi, le chirurgien doit s'occuper du traitement de l'appareil optique, au point de vue palliatif ou hygiénique, pourrait-on dire, ou dans une intention plus radicale s'il y a lieu. Expliquons-nous.

La date de la paralysie et son caractère doivent faire penser que la maladie rétrocédera ou rétrocède déjà, et qu'il n'y a lieu d'employer que des procédés palliatifs et temporaires ; ou bien, au contraire, que l'affection primitive est devenue permanente et qu'il y a indication de demander un secours à la chirurgie, s'il est en son pouvoir d'en apporter.

Supposons le premier cas ; la paralysie est relativement récente, elle suit une marche régressive, elle n'est pas complète ; on peut espérer sa guérison ; quelle conduite devra-t-on tenir ?

L'indication sera la suivante :

1° Empêcher le trouble et la confusion produits par la diplopie et la sensation de vertige qu'elle occasionne le plus souvent ;

2° Éviter au malade l'obligation d'imprimer à sa tête des directions bizarres et forcées (voir le § 530, même leçon).

a) *Exclusion de l'œil malade.* — Une pratique qui a longtemps régné et qui ne pouvait rien produire d'avantageux, consistait dans l'emploi de lunettes dites *à strabisme* et dans lesquelles un verre oblitéré excluait l'œil *sain* de la vision. On comprend ce qui devait arriver ; chaque effort de redressement de l'œil malade, dans le but de se diriger vers l'objet, amenait dans l'œil sain un effort exagéré (celui de la déviation *secondaire*). Le procédé avait donc toutes chances de favoriser le développement du strabisme concomitant de l'œil sain.

Si l'on croit devoir recourir à l'exclusion d'un œil, et ce peut être le cas dans les paralysies anciennes complètes ou compliquées, c'est l'œil *affecté* qu'il faut couvrir. Les efforts d'ajustement de l'œil sain ne dépassent alors jamais le type normal.

Il est un cas encore où cette pratique peut avoir un avantage : c'est quand il s'agit de faire perdre à la tête une habitude vicieuse contractée pendant une paralysie plus ou moins longue ; alors, après l'opération du strabisme concomitant qui lui a succédé, on couvrira

l'œil opéré complètement, et l'œil sain incomplètement. Nous voulons dire que l'œil opéré étant exclu de la vision, on interceptera la
lumière à l'œil sain par un verre partiellement noirci, et dans une
direction telle que cet œil ne puisse s'ajuster sur les objets situés en
face du sujet, que par une inclinaison de la tête du côté opposé à
l'habitude contractée.

Ce moyen pourra être également employé, après la ténotomie,
quand on voudra pousser aussi loin que possible les résultats de
l'opération.

Mais toutes ces conditions peuvent être réalisées par l'emploi judicieux des verres prismatiques, et nous allons tracer les règles de leur
application.

§ 539 *bis*. -- Thérapeutique orthopédique ou par les verres prismatiques.

On voit parfois, dit de Græfe, dans des cas légers de paralysie de
l'abducteur ou du droit interne, la guérison survenir spontanément
par suite des efforts qui s'accomplissent pour obtenir la fusion des
images doubles.

Pour que cela arrive (non pas toujours, toutefois), il faut, avant
tout, que la paralysie soit légère, c'est-à-dire que les images doubles
ne soient pas très distantes. Encore, dans un tel cas, tout à fait comparable à l'état que nous avons analysé en décrivant le mécanisme
du strabisme par insuffisance légère des droits internes ou externes,
voit-on souvent l'effet contraire se produire et la déviation s'exagérer, pour écarter des images doubles dont la fusion, malgré leur
rapprochement, exigerait trop d'efforts.

Ces considérations doivent être présentes à l'esprit dans le traitement palliatif ou curatif par les verres prismatiques.

En appliquant les verres prismatiques, on se propose donc l'un ou
l'autre objet. Produire un effet simplement palliatif, éviter au malade les images doubles et leurs conséquences déjà exposées ; ou bien
rapprocher les images à une distance assez faible pour que le besoin
de voir simple appelle dans le muscle paralysé un certain degré d'effort. Dans ce dernier cas on espère réveiller graduellement la vitalité
du muscle affaibli, en lui imposant de légers efforts constamment
renouvelés. En diminuant ainsi graduellement l'angle du prisme,
on peut obtenir l'effacement progressif de la déviation et de la
paralysie.

Mais pour pouvoir compter sur cet effet, il faut avoir étudié scrupuleusement le malade, s'être assuré qu'il existe encore dans le
muscle une certaine innervation qui permette au sujet, non seulement de réunir, mais de maintenir un certain temps fusionnées les

deux images doubles qu'un prisme approprié a suffisamment rapprochées, et que cet effet est produit sans de grands efforts; autrement, on s'expose à produire un strabisme concomitant dans l'œil sain.

S'il en est ainsi, si le malade est incapable d'un effort tant soit peu soutenu, ou s'il est obligé de déployer une énergie un peu trop grande, alors il faut se résigner à un objet simplement palliatif, lequel a, d'ailleurs, le grand avantage de mettre à l'abri des déviations secondaires exagérées de l'œil sain, et choisir dès le principe un prisme qui efface absolument la diplopie, sans toutefois dépasser la mesure déterminant un excès d'action dans le sens opposé.

On ne doit guère compter sur une action suffisante du muscle paralysé, si le prisme à employer doit dépasser 14° (de Græfe).

Le sens dans lequel doit être placé le prisme se comprend de soi-même si la déviation est simple, c'est-à-dire uniquement latérale. La base du prisme doit être placée dans le sens de l'action du muscle paralysé.

Le prisme rendra, dans cette position, le même service que le mouvement de la tête suppléant à l'insuffisance de celui de l'œil.

D'une manière générale, on soulagera donc les actions supplétives de la tête, en plaçant devant l'œil paralysé un prisme dont la base sera dirigée dans le sens du mouvement insuffisant auquel la tête devait suppléer. (Voir les §§ 531 et suivants où est traitée la question relativement à chaque espèce de paralysie.)

Nous allons d'ailleurs reproduire ici succinctement le relevé des conclusions formulées dans ces études partielles.

§ 540. — Paralysies musculaires des yeux considérés isolément. — Emploi des prismes correcteurs.

On sait que lorsqu'un prisme est placé devant un œil, tous les rayons incidents à la surface de ce prisme se voient, à l'émergence, déviés du côté de la base. La projection sensorielle a lieu en sens contraire, et le tableau de la perspective offert à cet œil se voit ainsi dévié, pour lui, du côté de l'angle ou sommet du prisme (voyez § 501, fig. 113-114).

Or, dans le cas d'une paralysie d'un muscle oculaire, le champ visuel de l'œil malade est transporté (en projection) du côté du muscle paralysé; exactement comme si un prisme avait été placé devant cet œil, *l'angle du côté paralysé*.

Pour remédier à cet état, pour annuler ladite déviation, il faudrait donc appliquer sur ce premier prisme, un second exactement égal, dirigé en sens contraire, c'est-à-dire *sa base du côté du muscle en souffrance*.

Cette règle va nous servir pour les applications réclamées par les attitudes propres à chaque paralysie spéciale.

Paralysie du muscle droit externe, 6e *paire*. — Le champ visuel propre à l'œil paralysé est dévié en projection erronée du côté *temporal*, comme il le serait par un prisme dont le sommet serait dirigé en dehors.

Le prisme compensateur sera donc placé *la base* du côté de la tempe, ou dans le sens du muscle paralysé.

Paralysie du muscle droit interne. — *Mutatis mutandis*, par le raisonnement qui précède, on conclura que le prisme correcteur de la diplopie doit avoir ici *sa base* dirigée du côté *nasal* ou région du muscle paralysé.

Considérons l'œil gauche qui nous a servi jusqu'ici d'exemple, et prenons les muscles par ordre : 1° Droits *externe et interne*. Supposons d'abord une paralysie du droit externe : la base du prisme devra d'après ce qui précède, être placée du côté paralysé, c'est-à-dire directement en dehors, et inversement, s'il s'agit du droit interne, directement en dedans.

2° *Passons à l'oblique inférieur*. — La force insuffisante qu'il s'agit de remplacer a elle-même trois composantes : une directement verticale, une seconde divergente, une troisième rotatrice, portant le sommet sagittal de la pupille en *dehors* (rotation négative).

Or, un prisme n'agit que dans une seule direction; il faut donc donner au prisme celle qui pourra servir de résultante à deux des forces à suppléer : or ce seront ici la composante verticale et celle de latéralité. On remédiera à ces dernières par un prisme dont la base sera portée en haut d'abord, puis du côté de la composante latérale absente qui, dans le cas de l'oblique inférieur, est abductrice.

Le prisme sera donc disposé, *la base en haut et en dehors*.

3° *Le muscle paralysé est le droit supérieur*. — La force absente ou endormie est dirigée *en haut et en dedans;* le prisme devra donc être posé, sa base dans cette même direction.

Mouvement en bas. — *Paralysie de l'oblique supérieur*. — La force en déficit est dirigée *en dehors et en bas;* telle devra être également la direction de *la base du prisme*. Inversement, cette même base, toujours inférieure, devra être portée en dedans s'il s'agit d'une paralysie du droit inférieur.

THÉRAPEUTIQUE DES CONSÉQUENCES

§ 541. — Terminaison par le strabisme concomitant.

Dans notre leçon consacrée à l'étiologie du strabisme (§ 427), nous avons exposé comment et par quel mécanisme le strabisme concomitant pouvait faire et faisait le plus souvent suite à la paralysie des muscles de l'œil. Ce point de départ ne change rien à la conduite à tenir à l'endroit de ce genre de strabisme, en tout semblable aux autres espèces de strabismes concomitants, dès qu'est terminée la période paralytique à laquelle il succède. Le remède qu'il réclame consiste donc, comme pour les autres, dans la ténotomie (voir leçon 32ᵉ, §§ 467 et suivants).

§ 542. — De la période de transition entre le strabisme paralytique et le strabisme concomitant.

La question de la conduite à tenir devient tout autre et très complexe, quand la paralysie persiste, et même pour cette période de transition pendant laquelle la paralysie rétrocède, et le strabisme concomitant s'établit. Quelle conduite devra-t-on tenir dans ces deux cas ?

Occupons-nous d'abord de cette période de transition ; prenons un de ces cas de paralysie incomplète ou régressive, où le passage au strabisme concomitant est évident, et pour lesquels la mobilité dans le sens du muscle antagoniste est sensiblement augmentée. Devrons-nous attendre la disparition complète de la paralysie et la confirmation du strabisme concomitant, pour nous décider à pratiquer la ténotomie sur le muscle antagoniste du paralysé ? On peut, dit M. de Græfe, se conduire ainsi, si l'on voit que la paralysie disparaisse rapidement. Mais ce cas-là est le plus rare ; le plus souvent il arrive que la mobilité, parvenue à un certain degré, s'améliore très lentement, ou même qu'elle reste stationnaire, tandis que les déviations qui caractérisent la transformation de l'affection en un strabisme concomitant, se développent de plus en plus. Aussi, aux yeux de l'éminent chirurgien de Berlin, non seulement la ténotomie du muscle raccourci est permise dans ces circonstances, mais elle constitue un excellent moyen d'accélérer la guérison de la paralysie elle-même. Il est en effet très avantageux pour le muscle, encore affaibli, d'avoir à lutter contre une moindre résistance ; il devient alors capable de déterminer des mouvements plus étendus du globe oculaire, et l'on peut avec plus d'avantage, le soumettre à l'influence d'une orthopédie régulière, utile particulièrement pendant que s'opère la cicatrisation du muscle sectionné. Nous tracerons plus loin les règles de cette orthopédie.

On pourrait objecter à cette conduite la considération suivante : Ne s'expose-t-on pas, par cette conduite hâtive, à avoir, après la guérison de la paralysie, un muscle parfaitement sain dans le muscle guéri, et un muscle insuffisant dans celui qui a été déplacé? On ne s'arrêtera pas à cette idée, si l'on remarque que nous supposons, dans le cas qui nous occupe, le strabisme concomitant déjà acquis en principe, et mesurant une certaine déviation. On est donc, dès ce moment, en dehors des conditions normales; il faut qu'en définitive il y ait de l'insuffisance d'un côté ou de l'autre, et la probabilité avantageuse est ici en faveur du parti que nous conseillons; il est rare, en effet, qu'un muscle paralysé retrouve un jour toute l'étendue de son énergie première.

Il est encore une objection qui a été faite à de Græfe : c'est le peu d'étendue, la faiblesse du résultat obtenu quelquefois dans cette application de la ténotomie. Le muscle paralysé lutte mal contre l'élasticité croissante du tissu cicatriciel, et la mobilité acquise d'abord finit parfois par disparaître. De Græfe, dans ces cas-là, adopta l'un des deux partis suivants : à l'exemple de son compatriote Dieffenbach, il passe un fil dans le tendon du muscle sectionné, et, par une traction convenable, assure l'implantation du muscle à la distance où il a projeté de le greffer. Dans d'autres cas, il répète la ténotomie autant de fois qu'il est nécessaire pour assurer le résultat qu'il poursuit. Quel que soit le procédé que l'on adopte, le résultat, souvent avantageux, est pourtant d'un pronostic incertain et exige, de la part du chirurgien, une attention et des soins minutieux. Nous renvoyons à cet égard, aux *Annales d'oculistique* de 1862, dont nous extrayons cette analyse et où sont consignés, avec la plus grande franchise, les éléments de succès et d'insuccès que le chirurgien doit rencontrer sur sa route. C'est comme tribut payé à une mémoire digne du plus grand respect que nous reproduisons ce passage emprunté à l'illustre physiologiste de Berlin. Mais nous devons dire que nous n'avons jamais été entièrement édifié sur la véritable opportunité de la pratique dont il trace sommairement les principes. Nous n'avons jamais osé attaquer par la ténotomie l'un quelconque des éléments d'un groupe paralysé. On est, dans de semblables circonstances, en présence d'un trop grand nombre de conditions échappant au calcul.

Cependant comme, en définitive, on peut, par des répétitions plus nombreuses qu'on ne le croirait d'abord, réparer ultérieurement l'excès ou le déficit d'un déplacement d'insertion musculaire, nous ne voudrions pas que l'on vît dans ces lignes une intention prohibitive de nouveaux essais et d'études nouvelles dans cette voie.

Jusqu'à présent, à nos yeux, les seules indications positives de l'intervention chirurgicale sont renfermées dans le paragraphe suivant.

§ 543. — Paralysies anciennes invétérées.

Il nous reste à nous occuper des paralysies confirmées, invétérées, et dans lesquelles les traitements médicaux ont été inutilement employés ; de ces cas tels que la ténotomie appliquée au muscle antagoniste, en supprimant la résistance opposée au muscle paralysé, ne suffirait pourtant pas pour réveiller l'activité de ce muscle endormi. Que faire en ces circonstances, où une diplopie odieuse désespère les malades ou leur impose des inclinaisons et des contorsions de la tête, infirmités réelles qui rendent un secours si désirable ? A part l'emploi palliatif et trop souvent insuffisant des lunettes prismatiques, la science est désarmée à l'endroit de ces misères. Dans le but de combler cette triste lacune, de Græfe a imaginé un mode opératoire nouveau, non, comme il semblerait au premier abord, pour rappeler, pour réveiller l'innervation dans le muscle frappé d'atonie chronique, mais pour faire naître en lui une élasticité, une tonicité depuis longtemps perdue ; de Græfe coupe le muscle au ras de son insertion tendineuse, et, par un procédé secondaire, détermine l'implantation de la tête libre du muscle en un point *plus antérieur*, sur la sclérotique. A cet effet, pour y parvenir, il sectionne suivant les cas, complètement ou incomplètement, le muscle antagoniste, destiné à voir ultérieurement son insertion antérieure reculée (rétro-raphie), et applique sur le muscle paralysé l'opération opposée, la pro-raphie (§ 489).

Il obtient par là le déplacement de l'arc de la mobilité. La puissance relative de l'antagoniste est diminuée par le recul du muscle, et l'inertie du muscle paralysé se voit remplacée par l'élasticité qui naît de son allongement artificiel.

§ 544. — Doit-on, en l'état actuel de la science, pratiquer la ténotomie sur les muscles obliques ?

Voici quelle était, en 1863, l'opinion de de Græfe sur cette question délicate, et nous n'avons pas connaissance de travaux jouissant encore d'assez d'autorité pour faire échec aux conseils laissés par le grand ophthalmologue.

« Pouvons-nous, disait-il, opérer les muscles obliques pour remédier à l'absence ou à la perte de leurs rapports réguliers ? Je ne puis résoudre la question expérimentalement, car je n'ai jamais fait la section des muscles obliques, et j'hésiterais à l'entreprendre. D'abord il n'existe pas jusqu'à présent d'observations précises quant à ces ténotomies. Nous avons déjà dit antérieurement qu'on s'en était promis des résultats qui n'étaient nullement certains physiologiquement, qu'on avait rapporté à la section des muscles ce qui dépendait uniquement de la division du tissu conjonctif, etc... Nous ignorons aussi comment se ferait la réparation, si la loi générale du déplacement des insertions musculaires recevait son application. Il serait peut-être imprudent de couper ces muscles près de leur insertion, comme on le fait sur les muscles droits, l'étendue de la plaie présentant trop de gravité, comparativement aux avantages à retirer de l'opération. Si l'on faisait, d'autre part, la section des muscles dans leur continuité, il est impossible de prévoir la manière dont se ferait la cicatrisation et moins encore l'effet de l'opération; et il est très probable qu'on obtiendrait le plus souvent un effet différent de celui que l'on aurait en vue.

« Lorsqu'il s'agit de remédier à une obliquité d'un degré déterminé, l'inclinaison des méridiens ne pourrait être modifiée que bien peu par l'instinct binoculaire, au cas où la réparation cicatricielle ne serait pas absolument celle que l'on se proposait d'obtenir. L'acte visuel, on le sait, n'a qu'une faible influence sur la position des méridiens. Ajoutons à cela que les obliquités, en général, ne gênent que lorsqu'elles sont très prononcées, pourvu que les déviations d'autre nature soient corrigées. Je me suis contenté jusqu'à présent de corriger les déviations qui accompagnaient l'obliquité; ce que l'on peut toujours obtenir en agissant sur les muscles droits, même quand l'origine de ces déviations dépend d'altérations des muscles obliques. »

Cette question, en définitive, demeure tout entière ouverte. Pour la pratique nous nous conformerons donc aux conseils dictés par la plus simple prudence : *Dans le doute, abstiens-toi.*

TRENTE-HUITIÈME LEÇON

RÉSUMÉ PRATIQUE OU PLAN D'UNE CONSULTATION CLINIQUE SUR UN TROUBLE FONCTIONNEL DE LA VUE

§ 545. La donnée est la suivante :

Un malade se présente, se plaignant d'un trouble de la vue; nulle altération extérieure n'apparaît sur ou sous les paupières, non plus qu'en aucun point de l'étendue visible du bulbe, cornée, sclérotique, iris, ouverture pupillaire; ni dans les mouvements de l'organe.

Quelle marche va-t-on suivre pour parvenir, avec la rapidité la plus grande, au diagnostic le plus assuré?

Pour procéder méthodiquement, avoir nous-même un plan de conduite, et être à même de diriger les réponses du malade, tâche souvent difficile, nous commencerons par définir sommairement les catégories dans lesquelles se classent d'eux-mêmes immédiatement les malades.

Divisions ou classement à établir immédiatement entre les divers troubles fonctionnels amenant un malade à la consultation.

1° Le patient se plaint d'y voir confusément. Sa vue baisse :

Première question : baisse-t-elle pour le loin, — pour le près, — ou aussi bien de près que de loin?

Suivant la réponse, la direction est indiquée vers la recherche : *dans le premier cas,* de l'état de la réfraction statique; myopie ou hypermétropie (16°, 17° et 18° leçons); *dans le second,* vers le *déficit* de l'accommodation (20° leçon); *dans le troisième,* se pose la question de l'amblyopie (l'essai au trou d'épingle s'impose immédiatement). § 199.

2° Le malade y voit très nettement, mais pour très peu d'instants; sa vue se trouble vite, il ne peut soutenir l'application.

Cet exposé est l'indice général des *asthénopies.* L'intermittence du symptôme le localise dans une action nerveuse ou musculaire; on est, selon toute apparence, en présence, soit d'une névrose rétinienne (hyperesthésie) § 492, soit d'une insuffisance du muscle accommodateur, § 232, ou des muscles de la convergence, § 266.

3° Le malade n'a jamais vu aussi bien que les autres. Il voit certaines lettres capitales très bien, d'autres non. Il voit mieux sous certaines inclinaisons soit de la tête, soit des lunettes qui lui tombent sous la main.

Vous songez à *l'astigmatisme* (19° leçon).

4° Les objets paraissent notablement plus petits, soit pour un œil relativement à l'autre, soit relativement aux notions acquises; — quelquefois, mais plus rarement, ce sera le contraire, et les objets sembleront plus grands.

Phénomène accommodatif. — Étudier le malade au point de vue de la mydriase ou du myosis (20° leçon).

5° Le malade ne voit pas bien, soit au-dessus, soit au-dessous de son plan transversal, soit d'un côté seulement ou des deux côtés (réduction de la vision excentrique). Étudiez immédiatement l'état du champ visuel superficiel, l'acuité centrale elle-même; il y a là une manifestation *d'amblyopie,* § 116 et suivants.

De même s'il se plaint d'avoir une tache ou une lacune devant le point qu'il fixe (scotôme central). Si les objets lui semblent coupés en deux, s'il n'en voit que la moitié (hémiopie); le champ visuel est couvert d'un nuage, d'un voile permanent ou mobile; il voit des lueurs, des éclairs spontanés (photopsie); tous symptômes *d'amblyopie* nécessitant immédiatement *l'intervention ophthalmoscopique.*

Ainsi en sera-t-il de l'héméralopie ou de la nyctalopie.

Dans ces cas, comme dans ceux où le malade se plaint de ne pas reconnaître certaines couleurs, il n'y a pas besoin, n'est-ce pas, de suggérer au praticien d'étudier l'état du *sens chromatique* (21e et 22e leçons).

6° Le malade y voit singulièrement : trouble, double; il ne sait l'expliquer; sa vue tremblote, les mots ou les lettres sautillent ou s'entrecoupent, se superposent; mais la vision devient relativement nette en fermant un œil.

On reconnaîtra là un symptôme de trouble dans l'association binoculaire, résultat d'une *insuffisance des droits internes* ou d'une *parésie musculaire au début* (§ 266).

7° Le patient se plaint nettement de voir *double;* s'il ajoute : « dans une direction seulement, » si son attitude vous l'indique à elle seule, vous êtes *illicò* sur le chemin de l'étude différentielle des paralysies motrices oculaires.

Si la plainte est mal définie, vérifier immédiatement, en faisant fermer un œil, si la diplopie est un fait de rupture de la vision associée, ou si l'on est en présence d'une *polyopie* uni-oculaire (§ 323).

8° S'il y a *strabisme* évident, le diagnostic général est posé; reste l'analyse de détail.

Quelle que soit celle des catégories qui précèdent, à laquelle le malade appartienne, comme trop souvent il ne compare son degré de vision qu'à ses sensations antérieures, et que sa vue première peut, sans qu'il s'en soit jamais douté, être inférieure au type physiologique;

Comme, d'autre part, il importe de savoir immédiatement si l'on a affaire à une maladie purement fonctionnelle, ou, au contraire, à une altération organique antérieure portant sur les milieux transparents ou les membranes profondes, et ressortissant ainsi à l'ophthalmoscopie, notre premier soin doit être de déterminer le *degré* du trouble éprouvé par la fonction, en relevant la mesure de la sensibilité spéciale de l'organe qui nous est fournie par celle de l'acuité visuelle centrale, § 112, 112 *bis*, et de l'étendue intacte ou altérée du champ superficiel de la vision.

§ 546. — Mesure de l'acuité visuelle.

Notre 7e leçon contient sur ce point tous les détails nécessaires pour diriger les recherches.

Le premier instrument qui y soit réclamé, c'est une échelle optométrique. Nous supposerons ici notre propre échelle entre les mains du praticien qui nous demande ici une direction (l'échelle établie sur le *minimum separabile*). Mais, avant tout, nous lui recommanderons l'usage, pour cette première détermination sommaire, de la *plaque sténopéique à trou d'épingle*. Nous avons démontré dans la leçon susdite (112 *bis*), que cet instrument nous procurait, en moyenne, les 2/3 de l'acuité véritable du sujet. Cette approximation est tout à fait suffisante pour une première détermination sommaire.

Le sujet étant donc placé devant l'échelle dans les conditions les meilleures comme éclairage, à une distance quelconque *d*, on lui fait lire le plus petit caractère perceptible pour lui à cette distance; soit D le rang de ce caractère dans la série, l'acuité relevée *au trou d'épingle*, est alors $S = \dfrac{d}{D}$.

L'acuité réelle est donc à très peu près la précédente multipliée par 3/2.

Cette première et rapide épreuve a pour premier résultat de nous procurer un aperçu très suffisant de l'état de sensibilité de la rétine, estimée cumulativement avec l'état de la transparence des milieux, chez le sujet examiné.

Dans le cas où le trou d'épingle ne procurerait la vision d'aucun des caractères de l'échelle, on peut être assuré qu'il s'agit d'une amblyopie caractérisée, ou d'un défaut de transparence des milieux. C'est une maladie ophthalmoscopique.

Mais ladite épreuve a encore un autre avantage; elle nous donne une base pour la mesure de l'état de la réfraction, en nous indiquant à l'avance le caractère de l'échelle dont le verre neutralisant l'amétropie devra procurer la lecture.

§ 547. — Mesure de la superficie du champ visuel.

Pour la mensuration du champ visuel nous renvoyons à l'une quelconque des méthodes décrites aux §§ 116 et suivants de ladite 7e leçon, à savoir à celles de de Græfe, de Forster, de Badal, ou à l'emploi du campimètre.

Au même point de vue on appliquera l'un des procédés décrits aux §§ 339 et suivants, et destinés à procurer l'appréciation du degré d'acuité du sens chromatique. Les travaux de ces dernières années ont donné à cette détermination une importance incontestable relativement aux questions d'amblyopie proprement dite, tant au point de vue des services publics, que comme symptôme de certaines maladies graves du système nerveux (daltonisme acquis).

§ 548. — **Anomalies dans la portée de la vue.** — Cas dans lesquels le malade accuse une diminution dans ses facultés visuelles soit de près, soit de loin, soit tant de près que de loin.

Chez les malades de cette catégorie l'indication est évidemment de déterminer l'état de la réfraction, soit statique, soit dynamique.

a) Détermination de l'état de la réfraction statique. — Sans nous arrêter à une indication préalablement fournie par le malade, autrement que comme motif de commencer l'examen par la série des verres convexes ou concaves, nous plaçons le sujet au maximum de la distance à notre disposition, soit à 5 *mètres*, supposons-nous, pour fixer les idées, en face de l'échelle optométrique. Cela posé, nous invitons le sujet à lire les caractères de ladite échelle en commençant par le plus gros, le n° 50. Le sujet, admettons, lit plus ou moins aisément à l'œil nu ce caractère, mais ne va plus loin. Son acuité, à l'œil nu, correspond donc aux $\dfrac{5}{50} = \dfrac{1}{10}$ de l'acuité physiologique. Or, par l'épreuve du trou d'épingle, nous avons appris qu'il était doué d'une acuité mesurée, par exemple, par $\dfrac{d}{D} \times \dfrac{3}{2}$, soit, dans le cas supposé, $\dfrac{5}{10}$ ou $\dfrac{1}{2}$.

Il est donc évident que le sujet est atteint entre autres choses d'une anomalie de réfraction. Est-ce myopie : hypermétropie, astigmatisme?

Nous allons le savoir :

Nous prenons le verre (— 1) de la série métrique concave ; le sujet lit le n° 30 ; avec le n° (—2), il arrive à lire le n° 15, enfin le n° (— 3) lui permet de lire le n° 10 . (Méthode de Donders.)

Nous n'avons pas besoin d'aller plus loin ; le sujet est affecté d'un excès de réfraction (myopie) de 3 dioptries ; soit confirmée (myopie proprement dite), soit spasmodique ou de courbure (voir § 261).

Pour savoir lequel des deux cas est devant nous, le secours de l'ophthalmoscope sera invoqué (§ 219 à 222), ou toute autre des méthodes décrites aux §§ 260, 261 de la leçon 17ᵉ.

Avait-on des raisons probables de supposer une myopie ; les dires, l'attitude du malade, son aspect ou sa physionomie, le clignement vous confirment-ils dans cette pensée, on peut arriver au même résultat par un plus court chemin. On n'a qu'à présenter au sujet le tableau des bas numéros de l'échelle, 1,5, 1, 0,50, 0,33 réunis dans un cadre *ad hoc*, et le faire lire ; on constate immédiatement qu'il rapproche beaucoup ledit tableau de ses yeux et son attitude vous éclaire à l'instant. Éloignant alors lentement le tableau, dont il lit au moins les plus gros caractères, vous le voyez tout d'un coup cessant de rien lire à très courte distance, 30 centimètres par exemple. Nous concluons alors que le sujet est myope et que sa myopie atteint au moins 3 dioptries (— 1/12 environ). L'épreuve par les verres concaves, à distance, comme nous venons de la reproduire à l'instant, vous conduit en un moment au diagnostic précis : vous commencez tout de suite par le verre — 3^D, et, en quelques instants, vous déterminez le verre le plus faible qui correspond à la meilleure acuité et obtenez ainsi en même temps et la mesure de celle-ci, et celle du degré de l'anomalie.

b) Anomalie par déficit de l'accommodation statique ou hypermétropie. — Mais trompé par une première apparence, c'est par erreur, supposerons-nous, que le malade étant placé devant les échelles, à 5 mètres, vous avez commencé l'application de la méthode de Donders par la série *concave*. Dès le premier essai, vous reconnaissez que les verres concaves, au lieu d'améliorer la vision, la troublent ou tout au moins la gênent, lui imposent un effort.

Vous changez donc de direction, et vous vous adressez à la série positive.

Dès les premiers essais, vous trouvez alors qu'un verre convexe de 0,75, 1^D, 1,25 ou même 1,50 rendent la vision soit plus nette, soit tout au moins plus agréable, plus facile, améliorant ou *tout au moins conservant au même degré* l'acuité visuelle. Vous êtes, en ce cas, alors évidemment en présence d'une hypertropie manifeste, et vous pouvez vous en tenir pour certain, si le verre essayé mesure à peu près *une* dioptrie. Quant au degré de cette hypermétropie *manifeste*, il vous est donné par la valeur du verre *le plus fort*, qui conserve ou améliore cette acuité (leçon 16e).

Hypermétropie latente. — Mais l'hypermétropie ne se présente pas toujours aussi simplement, et, dans bien des cas, aucun verre convexe ne rend la vision plus nette, ni même aussi nette que ne le fait l'œil nu, à distance, s'entend. On en a vu au § 227 la raison.

Que faire alors? car voici un malade qui n'est pas amblyope (le trou d'épingle vous l'a démontré préalablement), et qu'aucun verre, soit positif, soit négatif, ne soulage dans la vision à distance! *Quid,* alors?

Pour sortir d'embarras, on a plusieurs moyens à sa disposition. Le plus facile et le plus radical est l'emploi de l'atropine (à dose élevée, 1/120 ou 1/100); une goutte d'une telle solution triomphe de l'accommodation en une heure et demie environ. La méthode de Donders donne alors tous ses résultats avec autant de précision que dans la myopie.

Mais on ne peut ni on ne doit toujours employer l'atropine. Il est nombre de circonstances dans lesquelles cette méthode entraîne une perturbation fonctionnelle assez longue pour porter dommage au sujet. Il est donc convenable de ne la mettre en œuvre qu'à la dernière extrémité.

Il reste heureusement à notre disposition une autre méthode aussi simple que pratique. Il faut considérer le patient qui, d'ailleurs, se plaint, comme le presbyte, d'être troublé dans la vision rapprochée, comme un simple presbyte, presbytie prématurée quant à l'âge. Vous relevez son *punctum proximum*, soit à l'œil nu, soit par la méthode de de Græfe (§ 114) exactement comme dans la presbyopie.

Le sujet, supposerons-nous, a 25 ans; à cet âge, un œil emmétrope a son point rapproché vers 12 cent. 5; l'étendue de son accommodation mesure ainsi 8 dioptries. Présentons à celui que nous avons à examiner le tableau des petits caractères, de 0,33 à 1,50 par exemple, et rapprochons-le jusqu'à ce que les plus petits caractères lisibles deviennent confus. Si le sujet est atteint de presbytie prématurée (ici hypermétropie latente), la confusion de ces caractères naîtra plutôt que pour l'œil emmétrope, ou bien une tension douloureuse forcera à reporter le tableau plus ou moins en arrière. Admettons que la limite indiquée par l'épreuve soit 22 cent. 2, distance qui correspond à une accommodation de 4ᴰ,5.

Nous concluons que le sujet a $(8^D — 4^D,5)$ de pouvoir accommodatif de moins que l'emmétrope de son âge; et si cette différence n'est point due à une maladie débilitante, elle indique que ce déficit de l'accommodation pour le près se trouve employé habituellement à la vision à distance, et que, par conséquent, le sujet est affecté d'une anomalie par déficit de la réfraction statique qui mesure $8 — 4,5 = 3^D,5$.

Le diagnostic est donc assuré, et le chiffre qu'il apporte nous sert immédiatement au traitement (§ 237).

Enfin, pour se confirmer dans ce diagnostic et l'évaluation à laquelle il vous a conduit, l'emploi de l'ophthalmoscope (procédé de l'image droite, voir leçon 15ᵉ, §§ 219 et suiv.) vous édifiera absolument sur la valeur de votre examen.

La méthode que nous venons de rappeler — la détermination directe du *punctum proximum* — est encore identiquement celle à employer pour la correction de la presbyopie, soit simple (10ᵉ leçon), soit lorsqu'elle complique ou la myopie (faible) ou l'hypermétropie elle-même.

Quant à cette dernière, ajoutons que, dans la plupart des cas, le diagnostic trouve un élément des plus importants dans les symptômes fonctionnels accusés par le malade.

Pour peu que la profession du sujet exige une prolongation un peu soutenue de l'attention sur objets rapprochés, le déficit de la réfraction est dénoncé par les symptômes de l'asthénopie accommodative (voir § 232).

Examen de l'état de la réfraction dynamique ou accommodative. — *Presbyopie.* — Le plus simple des cas de cette condition de la vue est caractérisé comme il suit :

Un malade a toujours bien vu de loin; mais il commence à vieillir; il est entre 50 et 55 ans. Il n'y voit plus le soir, à moins d'une très vive lumière. Les miniatures, les gravures, les photographies n'ont plus la netteté d'autrefois; la lecture ne peut plus guère avoir lieu qu'à bout de bras, et avec des caractères d'imprimerie relativement forts. Ici ce n'est plus une *fatigue* qu'accuse le malade; il n'a plus de force qu'il puisse fatiguer : c'est la vision même qui fait défaut. La limite de rapprochement à laquelle s'arrête la possibilité de la lecture est donc précisée sans hésitation, et c'est le *punctum proximum* (voir leçon 10e, § 151).

Anomalies proprement dites de l'accommodation. — Au point de vue fonctionnel, les affections de l'appareil de l'accommodation peuvent, dans certaines circonstances, en imposer pour des anomalies de la réfraction statique.

Leur différentiation ressortit encore, comme dans les cas qui précèdent, à la détermination du *puuctum proximum.*

Ainsi on peut confondre, à un premier examen sommaire, la simple parésie de l'accommodation avec la presbyopie et l'hypermétropie. En ce qui concerne la presbyopie, on aura, pour se mettre à l'abri de l'erreur, la table § 151, donnant la distance du point *p* aux diverses époques de la vie, dans l'œil emmétrope.

S'il y a parésie, ce point sera très notablement plus éloigné que ne l'indiquera la table pour l'âge du sujet. Ajoutons que l'atonie de l'accommodation se réfléchit dans l'iris : la pupille est lente, paresseuse dans ses mouvements; dans le cas du presbyte, la pupille, au contraire, est resserrée. Enfin, la paresse accommodative entraîne en outre tout un cortège de symptômes subjectifs parfaitement définis, tels que la micropie, la polyopie uni-oculaire, etc. (voir § 323, *Mydriasis*).

Quant à l'hypermétropie, un autre signe différentiel servira à la distinguer de la parésie accommodative. Dans cette dernière, si l'œil est *emmétrope*, la faculté de voir à distance n'est aucunement altérée; l'accommodation, en effet, n'y contribue point. Chez l'hypermétrope, au contraire, qui est dans l'obligation d'appeler pour la netteté de la vision au loin, le concours de l'action accommodative, l'absence ou la diminution de cette force le plonge dans l'hypermétropie absolue. Un certain verre convexe seul le rend apte à la vision éloignée, quand le plus faible d'entre eux obscurcit à l'instant la vision d'un œil emmétrope, dont l'accommodation tout entière peut être supprimée sans nuire à la vision à distance.

Une autre application de cette recherche de la distance du point *p* consiste dans le service qu'elle nous rend comme signe diagnostic différentiel entre les deux formes de la myopie. On a vu (leçon 17ᵉ, § 278) en quoi consiste la myopie spasmodique : en un rapprochement du *punctum remotum* du sujet, par le fait d'une contracture ou d'un spasme de l'appareil accommodateur. Mais ce spasme ne saurait changer l'étendue virtuelle de l'action totale du muscle ciliaire, et supposât-on le muscle au maximum de contraction dont il jouit, le *punctum proximum* ne saurait pour cela être déplacé. En déterminant la position de ce dernier, par la même méthode qu'est déterminée la presbyopie, on n'a plus qu'à comparer la valeur dioptrique que représente l'étendue de l'accommodation chez le sujet à l'épreuve à celle du sujet physiologique de même âge. Si la première est notablement moindre que cette dernière, la différence des deux chiffres donne la mesure du spasme accommodateur.

L'état de la pupille joint ici ses renseignements. Le myosis accompagne naturellement les contractions de l'appareil ciliaire. Dans la myopie symptomatique du staphylôme postérieur, les pupilles sont plutôt dilatées.

§ 549. — De l'astigmatisme.

Cet état complexe de la réfraction se présente d'abord à nous dans la clinique avec les caractères sinon de l'amblyopie, du moins sous le symptôme principal d'une diminution notable, et remontant aux premières années, de l'acuité visuelle.

Après avoir déterminé, au trou d'épingle, le degré de cette acuité, on reconnaît que la diminution qu'elle présente à l'œil nu sur le chiffre révélé par le trou d'épingle, doit reconnaître pour sa cause, ou l'une au moins de ses principales raisons d'être, une anomalie, un trouble dans la réfraction.

Soumettant alors le sujet à l'épreuve par les verres convexes ou concaves, on est surpris de ne leur voir apporter à la vision qu'une amélioration plus ou moins contestable. On appelle alors l'attention du sujet sur les zones des rayures parallèles de Otto Becker, dont sont entourés chaque ordre d'optotypes, et l'on apprend du sujet que les différents groupes formant ces zones sont vus de la façon la plus inégale ; les uns à peine distincts, les autres moins encore ; en même temps la circonférence qui les limite est devenue une ellipse ou un ovale très évidents. On comprend dès lors qu'on est en présence d'une asymétrie de l'organe ou d'un état d'astigmatisme de l'œil.

Les commémoratifs apprennent en même temps que l'acuité, réellement diminuée, ne l'a été par aucune maladie grave ; que, dès l'enfance, elle a été bien plus faible que celle des petits camarades. Le sujet vous raconte alors quelques particularités personnelles de sa vision ; il voit mieux dans certains azimuts, ou sous des inclinaisons de la tête spéciales que dans d'autres.

L'examen ophthalmoscopique complète ces données par les modifications qu'il apporte dans la forme de la papille optique dont l'ovale s'allonge ou s'aplatit avec l'accroissement de la distance de la lentille ophthalmoscopique à l'œil (voir § 311).

On s'applique alors à établir la direction des méridiens principaux et la mesure de la réfraction dans chacun d'eux par les méthodes exposées aux §§ 304 et suivants de la leçon 19e.

[Cet appel à l'ophthalmoscope doit être invoqué dans toute analyse de la portée de la vue qui offre quelque incertitude ou contradiction apparente. L'exploration à l'image droite révèle immédiatement tant l'hypermétropie que la myopie, ne laissant parfois de doute que dans les cas de myopie spasmodique.]

§ 550. — De l'asthénopie et de ses différentes formes.

Cas dans lesquels avec une acuité visuelle très suffisante, et qui semble éloigner toute idée de vue affaiblie, avec une vue en apparence même parfois excellente, le sujet est cependant plus ou moins gravement entravé dans sa fonction visuelle par l'impossibilité *de maintenir un certain temps son attention visuelle sur un objet rapproché.*

C'est ce qu'on appelle l'*asthénopie.*

Cette incapacité de l'attention visuelle s'offre sous trois formes : l'une nous est déjà connue, c'est celle que détermine l'hypermétropie, l'*asthénopie accommodative.* Le diagnostic de l'hypermétropie suffit, en en montrant la cause, à lui assurer son remède (leçon 16e).

La seconde forme n'est pas moins reconnaissable : c'est celle que détermine une certaine difficulté à maintenir les deux axes optiques en *convergence mutuelle* sur un objet plus ou moins délicat, mais qui doit être tenu assez près des yeux. C'est l'*asthénopie musculaire*, ou par insuffisance des droits internes.

La maladie se manifeste ici dans les mêmes circonstances que l'asthénopie accommodative, c'est-à-dire dans le travail de près. Leurs symptômes, sans être identiques, ont cependant une physionomie qui leur donne un air de famille et permettrait, au premier abord, de les confondre. Dans les deux cas, en effet, c'est l'attention sur objets rapprochés qui les fait apparaître, et, par contre, le recul de ces objets qui semble soulager. Mais quelques autres signes différentiels peuvent mettre aussi assez promptement sur la voie du diagnostic. Ainsi, dans l'asthénopie accommodative, le trouble visuel observé consiste, indépendamment de la douleur frontale, en une sorte de voile, de brouillard, de nuage, qui couvre subitement les objets de l'attention. Le sujet croit les dissiper, et les dissipe, en effet (mais pour un moment seulement), en se frottant légèrement les yeux.

Dans l'insuffisance, il en est autrement : ce n'est pas un brouillard qu'accuse le malade ; les lettres du livre semblent sautiller, les lignes s'entre-couper. Il se passe là comme un *petit phénomène local de vision double* instantanément réduite et reparaissant aussitôt. Si le sujet résiste, cherche à surmonter cet obstacle, la face se colore, les yeux s'humectent ; il finit par éprouver comme une sorte de vertige cérébral, non sans analogie avec les manifestations hypnotiques.

Le sujet, soit spontanément, soit en réponse à une question directe, dit souvent qu'il éprouve un soulagement évident en fermant un œil, en l'excluant de la vision commune.

Ces symptômes offrent le tableau du passage des troubles de la vision uni-oculaire à ceux de la vision associée, et nous serviront, dans cette rapide revue, de transition à ces derniers ; ils font, en réalité, comme un pont pour passer des uns aux autres.

Le praticien, mis en éveil par ces premiers avertissements, soumet immédiatement le patient aux épreuves décrites aux §§ 266 et 490, et ne tarde pas à reconnaître le siège organique de ces perturbations.

§ 551. — Asthénopie par hyperesthésie rétinienne.

Il peut cependant encore, le praticien, être mis sinon en défaut, du moins en quelque perplexité par un autre genre d'asthénopie qui ne se distingue des précédents que par ses attributs négatifs.

Dans cette dernière forme, le malade n'accuse encore qu'un genre de souffrance : l'incapacité de soutenir plus ou moins longtemps l'application de la vue à courte distance.

Or l'analyse fonctionnelle, l'examen ophthalmoscopique sont la plupart du temps impuissants à mettre en évidence le point de départ de cette nouvelle insuffisance visuelle. Dans la plupart des cas, on constate soit l'emmétropie, soit, s'il y a amétropie, un fort léger degré d'anomalie ; mais, dans ce cas, l'emploi du verre correcteur ne soulage en rien le malade. D'autre part, l'étude de l'équilibre mutuel des muscles adducteurs et abducteurs (épreuves de l'insuffisance musculaire) dénote soit une pondération exacte, soit de fugitives dissociations, et qui même se montrent, d'une épreuve à une autre, en sens opposés. Il y a comme une horreur pour la vision nette, pour *l'attention* rétinienne. C'est le seul trait fonctionnel constant.

Enfin, au point de vue des lésions anatomiques, l'ophthalmoscope est parfaitement muet; tout au plus observe-t-on quelque peu d'hyperhémie des papilles. Mais ce degré d'injection, on le rencontre dans vingt cas, sans manifestations fonctionnelles.

D'autre part, verres correcteurs ou prismes, rien ne soulage, rien que la cessation de l'attention.

Le diagnostic différentiel avec les deux formes précédentes ne saurait donc être que négatif ou par élimination.

Avec l'asthénopie accommodative, la distinction est bientôt établie : l'usage des verres convexes donnant un criterium absolu.

Mais il n'en est pas toujours de même, ou du moins avec une netteté aussi parfaite, si on veut distinguer cette forme de l'asthénopie par suite d'insuffisance musculaire.

Il y a des cas de cette dernière qui n'offrent pas une physionomie toujours constante : la volonté, un repos antécédent plus ou moins long, l'existence concomitante d'un certain degré de nervosisme ou d'instabilité nerveuse, apportent parfois des inégalités, des intermittences dans le degré des manifestations de l'asthénopie musculaire. On peut s'aider, en ces circonstances, pour l'établissement du diagnostic, de la méthode décrite par nous au § 492, *l'emploi du graphoscope à lecture*. Si cet instrument n'apporte au malade aucun soulagement, il est évident que la rétine, seul organe appelé à l'activité, lors de son emploi, est bien certainement l'organe en souffrance. Le repos prolongé de l'appareil, un traitement de la névropathie sous-jacente, l'électricité à courant constant sont les seules ressources que l'on ait à invoquer. L'optique n'a pas place dans la thérapeutique de cette affection.

II

§ 552. — Vision binoculaire.

Les troubles de la vision associée se manifestent par les signes de la dissociation du jeu des deux organes.

Ces signes sont de deux sortes :

Objectifs : le strabisme.

Subjectifs : la diplopie et ses effets.

— *Strabisme :* il est, soit constant, permanent, concomitant, de même degré en tout instant, le même, quelle que soit la direction du regard; soit, au contraire, inégal, intermittent, ne se manifestant que dans un seul sens; et, dans ce cas, le plus souvent avec diplopie.

— *Là diplopie* est aussi, soit constante, soit inconstante, c'est-à-dire n'apparaissant que dans un seul sens.   .

Ainsi, elle est toujours du même degré (les images sont de même sens et également distantes entre elles), ou, au contraire, à écartement variable, croissant constamment dans un certain sens, diminuant, puis disparaissant dans le sens contraire. .

Nous nous bornerons ici à rappeler ces traits généraux qui frappent immédiatement l'observateur, et qui expriment, dans leur opposition, le caractère même des deux ordres distincts d'affections auxquelles ils se rapportent.

La constance dans les symptômes témoignant de la présence d'inégalités constantes dans les longueurs des muscles en jeu; la variation progressive des symptômes signalant, au contraire, l'inégalité de ces longueurs respectives sous l'influence d'actions (nerveuses) inégales : c'est la paralysie à tous ses degrés.

Dès que le praticien a noté et la dissociation des axes et l'un ou l'autre de ces deux caractères, il sait à quel ordre de maladie il a affaire, et quelles séries d'analyses il lui reste à faire.

Le tableau lui en est offert dans les leçons relatives, soit au strabisme concomitant, soit au strabisme paralytique. Ajoutons que cette distinction est la plupart du temps établie dès le premier instant, au premier coup d'œil jeté sur le malade, ou dès le premier mot prononcé par lui s'il s'agit de *diplopie;* car, en cas de paralysie musculaire des yeux, ce sont les *doubles images* qui amènent le malade au médecin.

Enfin, n'oublions pas non plus, dans ce dernier cas, les indices offerts à première vue, par l'attitude du malade et la manière dont il incline sa tête ou son visage (voir §§ 530 et suivants).

Rappelons encore comme précaution première à prendre, au cas où les symptômes ne sont pas criants, la distinction préalable à établir entre la diplopie associée (celle qui nous occupe ici) et la *polyopie uni-oculaire,* symptôme des troubles de réfraction, § 171. La première disparaissant dès que l'on ferme un œil, la seconde se passant dans chaque œil, et survivant par conséquent à la clôture successive de chaque organe.

§ 553. — De la simulation de l'amaurose.

Nous terminerons avantageusement cette dernière leçon par quelques indications sommaires sur la conduite à tenir en cas de doute ou suspicion sur la sincérité des déclarations d'un sujet soumis à l'examen, au point de vue de ses qualités visuelles.

Ces doutes s'imposent souvent, soit dans des questions de médecine légale, soit dans les épreuves relatives à l'exemption du service militaire.

Mais ces doutes n'ayant de sérieuses raisons d'être que dans les circonstances dans lesquelles un examen objectif (ophthalmoscopique) ou une analyse fonctionnelle méthodiques seraient demeurés muets ou sans conclusion, nous supposerons nécessairement, dans la brève analyse qui va suivre, que ces recherches ont été préalablement faites par un praticien expérimenté.

Cet article n'aura donc en vue que ces cas rares d'altérations purement fonctionnelles, portant sur la seule sensibilité spéciale, ces lésions *sinè materiâ*, dont la réunion formait le tableau jadis aussi vaste qu'obscur de l'*amaurose*, et dont l'ophthalmoscope aujourd'hui éclaire si largement les profondeurs.

Nous disons cas rares, parce qu'il est difficile d'admettre qu'un ophthalmologiste se sente arrêté aujourd'hui par le diagnostic objectif d'une anomalie de réfraction, fût-elle même escortée des nombreuses contradictions offertes par l'astigmatisme le plus irrégulier (métamorphisme des images); et nous ferions également injure à ce même praticien si nous le supposions dans l'impuissance de reconnaître, affirmer, et même de démontrer à un confrère encyclopédiste l'existence d'une altération anatomique ou d'une simple diminution de transparence des parties intérieures de l'œil. Nous n'aurons donc à considérer ici que ces cas réellement exceptionnels, où l'altération anatomique est trop délicate, eu égard au pouvoir amplifiant de nos instruments, et à notre expérience actuelle, pour être immédiatement affirmée et qualifiée. Et, comme on va le voir, ces circonstances sont véritablement rares.

Une cécité suspecte peut être simple ou double, c'est-à-dire unilatérale, bornée à un seul œil, ou, au contraire, bilatérale, complète.

Occupons-nous d'abord de cette dernière, la cécité ou amaurose absolue.

a) Le sujet qui nous est soumis se présente à nous dans l'attitude classique de l'homme à jamais privé de la lumière. Sa démarche est raide, tout d'une pièce, le bras est porté en avant, le pied hésite à l'appui, la tête est haute, la face quelque peu redressée vers le ciel, les yeux ouverts et portés en haut; la physionomie, calme et sans expression, demeure dans une impassibilité absolue des muscles de la face ou des paupières devant un mouvement agressif dirigé vers la face, nul clignement ne suit l'impression subite d'une vive lumière.

Cette attitude, aucun moment d'oubli ne la lui fait abandonner; il possède la constance et la fermeté requise pour déjouer à cet égard toute surprise. Sous l'influence d'une paralysie, soit spontanée, soit artificiellement produite des muscles de l'iris, aucun mouvement réflexe de la pupille ne trahit, à l'accès subit d'un flot de lumière, un reste de sensibilité rétinienne.

Examiné scrupuleusement à l'ophthalmoscope, le médecin n'a, chez lui, découvert rien qui permette une affirmation.

Que conclure, que décider en pareil cas? La science n'a-t-elle accompli que des progrès relatifs, s'est-elle bornée à diminuer seulement le nombre des cas impénétrables; au point de vue absolu, est-elle toujours désarmée?

Avant de répondre à cette question, il est un point de détail sur lequel nous devons revenir : les signes offerts par l'ouverture pupillaire.

Cette indifférence de la pupille est-elle bien positivement symptomatique d'une paralysie réelle des muscles de l'iris? donnée qui offrirait évidemment des rapports prochains avec l'état de la sensibilité de la rétine elle-même; ou bien n'y a t-il pas lieu de l'attribuer à l'usage d'un mydriatique frauduleusement employé et adroitement entretenu.

Cette question subsidiaire peut elle-même rester sans réponse : cependant, dans plus d'un cas, elle peut être élucidée.

Et d'abord, entre les effets d'un mydriatique récemment mis en œuvre et ceux d'une paralysie spontanée également récente, il existe des signes symptomatiques différentiels propres à éclairer l'expert.

Dans les deux cas, le diamètre pupillaire offre des dimensions tout à fait différentes. Dans la mydriase spontanée, *récente*, ce diamètre n'atteint guère plus de 5 à 6 millimètres ; la mydriase artificiellement procurée et au degré propre à prévenir tout mouvement réflexe, accroît, au contraire, singulièrement ce diamètre, et peut même le porter jusqu'à réduire l'iris à une très étroite zone.

Il y a donc là un premier élément, et important, de diagnostic différentiel.

Il est vrai, qu'à la longue, une mydriase idiopathique peut acquérir des dimensions approchant celles que nous venons de dire.

Aussi cette comparaison n'a de véritable valeur que dans les premières phases d'une paralysie. La durée antérieure de la maladie a, comme on le voit, un rôle à jouer dans le diagnostic.

Revenons donc à la question fondamentale. Supposons que nulle base certaine de conviction ne nous soit offerte par l'observation des pupilles, et mettons-nous en face des seules données ophthalmoscopiques. Encore une fois, en ce cas absolu, la science est-elle vaincue?

Répondons catégoriquement : Oui, dans un nombre extrêmement petit de cas, s'il faut conclure immédiatement ; — *non*, s'il vous est accordé un temps d'examen raisonnable.

Le temps, la durée, jouent, en effet, ici un rôle important, décisif.

Ainsi, d'une manière absolue, on peut affirmer qu'une paralysie complète, absolue de la rétine ne peut exister sans amener à sa suite, dans l'organe sensible lui-même et surtout dans le conducteur centripète, de ses sensations (nerf optique), des altérations anatomiques de nature à constituer une symptomatologie objective, en rapport parfait avec la perte de ses qualités fonctionnelles.

Seulement, cette manifestation peut n'être pas immédiate; elle l'est le plus du temps. Mais, ayant par exemple son siège éloigné dans la boîte crânienne, plus ou moins au-dessus du chiasma, il peut s'écouler un certain temps avant que l'altération supérieure ait propagé jusque dans la sphère ophthalmoscopique ses retentissements matériels.

Après un intervalle plutôt court que long, quelques mois tout au plus après l'invasion du mal, les signes d'une atrophie progressive commenceront à se manifester, et changeront bientôt en un fait objectif visible une altération d'abord exclusivement sensorielle, et de l'ordre de celles que la médecine appelle encore assentielles.

On verra alors le disque optique pâlir, ou éprouver la dégénérescence grise, ses contours devenir plus nettement accusés, sa vascularisation artérielle s'amoindrir, pendant que le système veineux conserve relativement son volume; l'excavation physiologique se creuser par disparition graduelle des fibres optiques, les vaisseaux restants s'appliquer sur les parois de la cavité fibreuse; enfin, la rétine elle-même, si l'observation est faite binoculairement, diminuer sensiblement d'épaisseur.

Dans tout cas de cet ordre, un point de fait doit donc être préalablement établi : la cécité complète absolue est-elle de date récente, ou bien plus ou moins ancienne?

Si le coup a été foudroyant, et d'origine peu distante encore, la perte absolue de la lumière peut, à la rigueur et *exceptionnellement*, n'offrir encore aucun témoin matériel dans les parties profondes de l'œil. Mais après deux mois, au plus, de durée, il serait difficile que les altérations éprouvées par les bandelettes optiques n'eussent atteint par propagation progressive la région même du disque optique.

Le temps est donc — en ces cas extrêmes — un élément de diagnostic; et en le faisant entrer en considération, ce qui est tout à fait légitime, notre réponse peut être aussi absolue que la question elle-même. Non, nulle cécité complète ne peut, après deux mois de durée, dérober ses témoignages sensibles à l'observateur.

b) Amblyopie double. — Mais il est très rare qu'un sujet, pour savamment dressé qu'il soit, puisse atteindre à la perfection dans la simulation d'une amaurose double absolue; et surtout s'y maintenir deux mois sans défaillance. Les difficultés générales de la vie, l'observation constante de l'entourage y sont un sérieux empêchement, pour peu que le rôle doive être soutenu un certain temps.

Dans la plupart des cas, le malade qui, voulant tromper, accusera une cécité double ne la donnera que comme incomplète. Les symptômes déclarés seront mal définis, renfermeront des détails contradictoires entre eux et avec les lois physiologiques, variables avec les moments et toujours empreints de quelque hésitation. Cette grande difficulté du rôle à soutenir fait qu'en général ce sera moins à une amaurose réelle qu'à une amblyopie double que l'on aura affaire, à une exagération des symptômes d'un trouble fonctionnel éprouvé antérieurement par le sujet. Ce dernier, en un mot, se bornera à. présenter d'une façon hyperbolique, plus ou moins réussie, une infériorité visuelle quelconque antérieure.

Cette perturbation fonctionnelle première ressortira, soit à une anomalie de la réfraction, soit en l'absence de toute lésion matérielle reconnaissable sous la lumière ophthalmoscopique, à quelque altération grave de la nutrition générale telle qu'une intoxication par l'alcool, le tabac, le plomb, etc., ou à des perversions de l'ordre hystérique ou de toute autre névropathie. — Excluons d'abord les anomalies de la réfraction toujours directement et objectivement reconnaissables.

Nous demeurerons en présence des seules maladies générales que nous venons d'énumérer, et, dans les cas où l'ophthalmoscope se montrera muet, il faut reconnaître que le médecin se trouvera dans quelque embarras pour apprécier le *degré* de véracité des symptômes déclarés. Ce sera de l'habileté de l'expert, de son expérience, de sa promptitude à saisir les rapports des déclarations du sujet avec le degré de trouble que comportent, soit l'état de sa réfraction, soit les conditions anatomiques des membranes profondes, que dépendra le jugement à formuler.

Ici encore « le temps » devra être appelé à contribuer au diagnostic, quoique d'une manière moins absolue que dans les cas de paralysie proprement dite; l'influence des affections générales et chimiques sur la nutrition et les tissus oculaires étant de sa nature très lentement progressive.

La lumière viendra ici de l'observation de la marche générale de la maladie et de ses effets dans les autres appareils de l'économie : elle dépendra de la pathologie générale.

En ces circonstances encore, le rôle de l'ophthalmologue ne sera pourtant pas annulé. Les symptômes oculaires qui accompagnent ces affections profondes offrent, en effet, des degrés et des variations d'intensité qui les rendent tributaires de l'observation fonctionnelle.

Un de leurs premiers traits est l'inégalité d'un œil à l'autre, et, sous ce rapport, l'étude du paragraphe suivant ne sera pas sans application utile en ce qui les concerne.

c) *Amaurose ou amblyopie prononcée unilatérale.* — Il est, en effet, une autre forme que prennent en général ces déclarations. Une amaurose et même une amblyopie, pour peu qu'elle soit prononcée, ne saurait guère affecter, et depuis un certain temps, les deux yeux à la fois, sans avoir assez marqué dans la vie du sujet pour y avoir acquis des droits à la notoriété dans tout son entourage, tant indifférent qu'affectionné. Cette circonstance, particulièrement en matière de service militaire, rend donc déjà difficile dans des conditions aussi absolues, une entreprise sérieuse de simulation. Trop de voix intéressées seraient prêtes pour la protestation.

Il en est tout différemment de l'amaurose ou amblyopie prononcées uni-latérales. Toutes les obligations apparentes de la vie s'accomplissent au moyen d'un seul organe presque aussi bien que par le concours des deux yeux. L'entourage le plus immédiat, le sujet lui-même, dans certains cas, peuvent ignorer l'existence de cette vision limitée.

Ce sera donc le plus souvent sous cette forme que s'accusera l'infirmité si elle est imaginée, ou plutôt encore simplement exagérée.

Envisageons donc maintenant, au point de vue de la simulation possible, l'amaurose et l'amblyopie unilatérales.

L'allégation présentée d'une amaurose absolue simple, c'est-à-dire unilatérale, comporte, au point de vue objectif ou ophthalmoscopique, les mêmes remarques que celle qui porte sur les deux yeux à la fois (voir plus haut) (a). Mais elle offre en outre ses signes particuliers et qui, en cas de simulation, l'ophthalmoscope fût-il muet ou inapplicable, permettraient de déceler immédiatement la fraude.

Nous voulons parler de la sympathie ou synergie pupillaire, qui ne laisse pas ici, comme dans l'amaurose double, plus ou moins de place à l'incertitude. .

En pénétrant subitement dans l'œil, la lumière ne met pas en mouvement l'iris de ce seul œil; l'action réflexe de la rétine s'exerce sympathiquement sur le congénère aussi bien que sur l'œil directement frappé par la lumière. La mydriase de l'œil suspect, s'il demeure de la sensibilité dans la rétine, n'empêchera donc point la pupille de l'œil sain de refléter sous la main qui le garantit, la réaction de la rétine de son congénère à l'accès de la lumière.

Il ne demeurerait donc de l'incertitude que dans le cas où la mydriase s'étendrait aux deux yeux. Mais une telle rencontre supposerait l'existence sous-jacente d'une lésion s'étendant également sur l'appareil sensitif et musculaire des deux organes, et dont il serait difficile qu'aucun autre témoignage ne s'offrît à l'observation d'un médecin attentif.

Mais, dans ces sortes de rencontres, et à défaut de constatation directe, objective, l'ophthalmologiste sait faire sortir des données mêmes de la physiologie des témoignages d'ordre subjectif non moins démonstratifs.

En dehors des explorations directes, ci-dessus rappelées, il trouve en effet, dans les rapports mutuels des deux organes pour l'accomplissement de la vision associée, des éléments propres non seulement à asseoir sa conviction, mais de plus à la faire partager aux témoins de l'expertise, et même en outre à convaincre le simulateur.

Ces éléments sont les moyens de surprise tirés des contradictions où l'on peut faire tomber un simulateur, et où d'ailleurs il est rare qu'il ne tombe pas lui-même et sans sollicitation.

Ces contradictions, on peut les obtenir facilement et par plusieurs méthodes.

Une des plus simples consiste à provoquer, chez le sujet soumis à l'examen, une diplopie par un emploi judicieux et raisonné des prismes.

Voici une épreuve que l'on peut instituer, mais que nous ne donnons que comme exemple, car il sera bon de la varier en s'appuyant sur une connaissance préalable assurée du mécanisme de la déviation prismatique, en elle-même et dans ses rapports avec la vision binoculaire (voir §§ 500, 501).

Cette épreuve se compose de deux temps.

Dans le premier, on fait entrer dans le jugement inconscient du sujet soumis à l'observation la connaissance de la possibilité de voir deux images avec un seul œil; connaissance ou plutôt instinct, qu'il a souvent déjà de lui-même. A cet effet, couvrant l'œil aveugle ou supposé tel, on place devant l'œil sain un prisme dont l'angle réfringent sera porté directement en haut ou en bas, et on fait regarder au malade une bougie-allumée; puis on amène doucement par un mouvement lent suivant la verticale, l'arête horizontale du prisme à couper diamétralement la pupille; et l'on s'arrête un instant en cette position. Le malade voit alors deux images : l'une, directement, par la moitié libre de la pupille, la seconde projetée du côté de l'angle du prisme et produite par réfraction.

Au cours de cette expérience et en la variant de plusieurs manières, on découvre à un certain moment, sans affectation, et comme inconsciemment, l'œil suspect, en même temps qu'on remonte ou qu'on abaisse le prisme de façon à lui faire recouvrir la pupille entière.

Par ce simple mécanisme, les conditions de la diplopie uni-oculaire ont fait place à celles de la diplopie binoculaire. Si le sujet, à cet instant, accuse encore deux images de la bougie, la fraude est manifeste ; la seconde image appartenant nécessairement à l'œil supposé éteint.

On peut encore joindre à ces épreuves la suivante, fort ingénieuse, et que l'on doit à M. E. Javal.

« Présentez au sujet une page d'impression : entre elle et ses yeux et à mi-distance, interposez de champ, une règle, un crayon, etc. Quelques lettres, un demi-mot, un mot entier de chaque ligne sont nécessairement masqués, si l'un des yeux est amaurotique. Si donc le malade n'accuse aucune interruption (la page imprimée étant maintenue parfaitement fixe), s'il lit couramment, il est clair que les deux yeux ont concouru à la lecture. »

Cette méthode a reçu une certaine amélioration par la substitution, proposée par M. Cuignet, d'un tableau de Test-types, composé, comme celui de Snellen, de lettres séparées, à la page ordinaire d'impression employée par M. Javal. Les lignes de cette dernière peuvent offrir un sens assez banal pour que l'intelligence y remplace l'insuffisance de la vision, et un malade sincère pourrait, exceptionnellement, et sans croire mal faire, compléter une série interrompue dont le sens lui serait clair.

Un tableau de lettres isolées élimine cette cause d'erreur.

Ajoutons que comme il est rare qu'un simulateur ne fasse, au fond, reposer sur une infériorité visuelle uni-oculaire, primitive, plus ou moins marquée, sa prétendue cécité, les test-types, par leur dimension décroissante, permettent de déceler, à la fois, avec l'amblyopie, le degré approximatif du défaut d'acuité visuelle.

Quel que soit le cas considéré, dans la lutte établie entre l'expert et le simulateur, ce sont les déclarations de ce dernier qui devront diriger les questions et le mode de procéder de l'examinateur. La nature des épreuves devra dépendre du caractère de ces déclarations; et si les demandes sont bien dirigées, et d'après les indices spéciaux tirés de chaque déclaration du sujet, il faudra que ce dernier soit bien fort pour échapper aux contradictions.

Tous les procédés classiques peuvent être et seront étudiés, par les intéressés. Il est donc plus important à l'examinateur de tirer de son propre fonds les pièges à tendre, que de reproduire servilement un certain nombre de procédés qui, une fois décrits et classiques, deviennent bientôt des objets d'apprentissage et d'exercice. Aussi engageons-nous les praticiens à ne s'attacher à ces descriptions qu'à titre d'exemples, et à en varier les applications suivant le caractère du sujet et la nature des allégations émises.

APPENDICE

MICROMÈTRE A DOUBLE IMAGE

PAR DIVISION DE L'OCULAIRE DANS LES INSTRUMENTS D'OPTIQUE

APPLICATIONS A LA TÉLÉMÉTRIE

ET A LA MESURE DU GROSSISSEMENT DU A CES INSTRUMENTS

(Comptes rendus de l'Académie des Sciences, 7 juin 1875.)

§ I. — PRINCIPE ET MÉTHODES D'OBSERVATION.

a) La méthode de mensuration géodésique des distances qu'a pour objet de réaliser cet instrument, repose sur deux principes distincts : le premier est celui sur lequel se fondent également le micromètre à double image de Rochon et l'héliomètre.

On sait que dans ces instruments, deux images du même objet étant fournies par un dédoublement du système dioptrique, si l'on arrive à mettre ces images en contact, l'écartement de leurs centres mesure exactement la dimension de l'une ou de l'autre. En relevant cet écartement, la valeur numérique de cette image sera par là même obtenue.

. Ce résultat peut également être réalisé au moyen de l'ophthalmomètre de Helmholtz ; et c'est par l'interposition de cet instrument entre le système objectif et l'oculaire d'une lunette, que nous avons essayé, en premier lieu, de résoudre le problème de la télémétrie. Mais cette combinaison est fragile, embarrassante et compliquée ; elle exige, en outre, l'emploi de tables numériques à base logarithmique. Le mécanisme suivant réalise à de bien moindres frais notre objet.

Comme nous l'avons sommairement rappelé au § 226 de cet ouvrage, notre procédé consiste dans la division en deux moitiés de l'oculaire des lunettes, par un trait de scie dirigé suivant son diamètre. L'une des moitiés demeurant fixe, l'autre peut se déplacer suivant leur diamètre commun, en obéissant au jeu d'une vis micrométrique. Dans cet instrument, comme dans l'héliomètre, lors de la mise au contact des deux images virtuelles offertes par l'oculaire à l'observateur (et si l'on suppose la lunette adaptée pour les rayons parallèles), le déplacement du demi-oculaire mobile est exactement égal à l'étendue de l'image réelle formée au foyer de l'objectif.

Pour toute autre adaptation donnée de l'œil, un *rapport précis*, facile à déterminer, se retrouve encore *entre ce déplacement du demi-oculaire et la grandeur de ladite image.*

Le théorème suivant contient en lui les éléments propres à l'établissement de ce rapport :

Soit ω (fig. 115) la position de l'oculaire dans le cas de l'adaptation parallèle à l'émergence ainsi qu'à l'incidence (condition en rapport avec l'œil emmétrope ou normal lors de la vision à distance; et pour laquelle δ distance de l'oculaire à l'objectif $= F - f$ [lunette de Galilée]), F et f étant les longueurs focales principales de l'objectif et de l'oculaire.

Soit, de même, O la position de l'oculaire correspondant à un degré de myopie M (M exprimé par la distance du *punctum remotum* du sujet).

Les triangles semblables COO′, CC′C″ donnent :

$$\frac{OO'}{C'C'' = A'B'} = \frac{CO}{CC'};$$

de même, les triangles ABO, A′B′O donnent :

$$\frac{A'B'}{AB} = \frac{C'O}{CO};$$

multipliant membre à membre, il vient :

$$\frac{OO'}{AB} = \frac{C'O}{CC'}.$$

Or, C′O = M, distance du *punctum remotum* chez le myope considéré, ce qui donne pour CC′,

$$CC' = M + CO.$$

On a donc

$$\frac{OO'}{AB} = \frac{M}{M + CO}.$$

Mais, eu égard à la lentille concave O, C et C′ sont des points conjugués donnant lieu à la relation :

$$-\frac{1}{CO} - \frac{1}{M} = -\frac{1}{f},$$

ce qui donne pour $CO = \frac{Mf}{M-f}$, et, finalement, pour le rapport cherché de l'écartement OO′ à l'image objective AB :

$$\frac{OO'}{AB} = \frac{M}{M + \dfrac{Mf}{M-f}} = \frac{M(M-f)}{M^2} = \frac{M-f}{M}. \qquad (1)$$

On retiendra ici les valeurs de ce rapport de l'écartement à l'image objective, et de la distance CO de cette image à l'oculaire, qui nous seront utiles dans la pratique.

Si l'on fait dans cette formule M = ∞, ou qu'on suppose le sujet emmétrope et les rayons parallélés, on a $\frac{OO'}{AB} = 1 - \frac{f}{M}$ ou 1.

L'écartement, centre à centre, des demi-oculaires est égal à l'image objective AB elle-même.

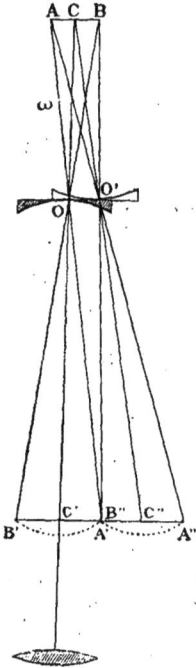

Fig. 115.

b) Cas du microscope. — Supposons maintenant que l'oculaire divisé soit convexe, et l'œil adapté pour une distance finie OC', comme dans le cas précédent. (Fig. 116.)

Nous avons ici directement : $\dfrac{OO'}{AB} = \dfrac{A'O}{A'B} = \dfrac{C'O}{CC'}$.

Or, si C'O = M (distance du *punctum remotum* du myope), CC' = M — CO ; d'autre part, CO et C'O sont encore des distances conjuguées par rapport à l'oculaire + f; on a donc : $\dfrac{1}{CO} - \dfrac{1}{M} = \dfrac{1}{f}$ (l'image conjuguée étant virtuelle).

D'où l'on tire : $\qquad CO = \dfrac{Mf}{M+f}$.

Remplaçant alors CO et CC' par leurs valeurs dans le rapport $\dfrac{OO'}{AB} = \dfrac{C'O}{CC'} = \dfrac{M}{M - CO}$, on a :

$$\frac{OO'}{AB} = \frac{M+f}{M}. \qquad (2)$$

Comme dans le cas précédent, OO' devient égal à AB, quand le sujet est emmétrope ou M infini.

Nous supprimons ici la description du mécanisme très simple au moyen duquel sont procurés le déplacement du demi-oculaire mobile et la mesure de ce déplacement. Le tout repose sur le jeu d'une *vis micrométrique* dont il y a mille applications dans les cabinets de physique. Disons

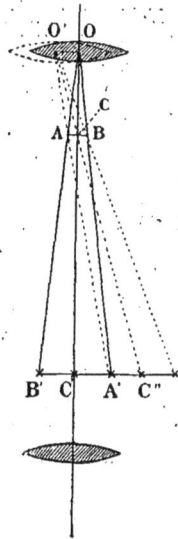

Fig. 116.

seulement que l'étendue du mouvement opéré a pour unité de mesure un *centième de millimètre* [1].

b) Application de la méthode. — Il y a deux cas à considérer dans la pratique. L'observateur est *emmétrope* ou affecté d'*amétropie.*

Dans le premier cas, il a soin de fixer l'écartement de l'oculaire et de l'objectif dans les conditions du parallélisme des rayons, tant à l'émergence qu'à l'incidence. Dans ce cas, comme on a vu plus haut, le déplacement de l'oculaire, lors du contact des deux images virtuelles, mesure exactement la dimension de l'image réelle formée au foyer principal de l'objectif.

Dans le second cas, celui de l'*amétropie,* deux moyens s'offrent :

1° L'amétrope neutralisera son amétropie pour le loin, se rendra ainsi emmétrope, et, armé du verre neutralisant, emploiera l'instrument avec l'écartement de l'oculaire et de l'objectif qui correspond au parallélisme des rayons comme dans le cas précédent;

2° Ou bien l'amétrope, au lieu de neutraliser son anomalie de réfraction par le verre approprié, réalisera le même objet, la neutralisation de son amétropie, par la diminution, s'il est myope, l'accroissement, s'il est hypermétrope, de la distance de l'oculaire à l'objectif.

Pour prendre l'exemple le plus commun, supposons l'observateur *myope;* l'oculaire sera rapproché de l'objectif, et d'une quantité qui place l'image virtuelle à la distance de son *punctum remotum.*

Dans ce cas, le déplacement de l'oculaire mobile ne donnera plus la *mesure même* de la dimension de l'image objective, mais demeurera avec cette image dans un rapport précis et dont la valeur est formulée au § I (1 et 2).

1. Cet instrument a été merveilleusement exécuté par nos habiles constructeurs. MM. Brünner, rue de Vaugirard, n° 159.

§ II. — Application a la Télémétrie.

L'objet de la télémétrie est, chacun le sait, de déterminer la distance d'un objet plus ou moins éloigné et dont il est impossible de s'approcher.

Nous supposons que le lecteur connaît les différentes méthodes géodésiques au moyen desquelles ce problème a pu être résolu déjà, et combien elles laissent à désirer, au point de vue de la simplicité ou de la rapidité.

La méthode micrométrique à double image qui permet de réaliser la division de l'oculaire dans toute lunette télescopique, va nous en procurer une solution nouvelle. Cette application consiste à relever la grandeur de l'image d'un même objet, d deux stations données, prises sur un même alignement bien exact avec cet objet. Si alors on appelle β et α les grandeurs des deux images aux stations D et C, et Δ la distance mutuelle préalablement mesurée, ou l'intervalle de ces deux stations, la distance D ou x de la plus éloignée à l'objet sera donnée par la formule :

$$D \text{ ou } x = \Delta \, \frac{\beta}{\beta - \alpha} ; \qquad (3)$$

β étant la plus grande image, ou celle prise de la station la plus rapprochée de l'objet.

La démonstration de la proposition représentée dans la formule (3) est facile :

Soient C et D (fig. 117) les deux stations prises sur la perpendiculaire à l'objet AB.

Les deux triangles ABD, Dab, opposés par le sommet, donnent la proportion :

$$AB : ab \text{ (ou } \alpha) :: D : F$$

[D étant la distance cherchée de AB à D et F la longueur focale de l'objectif de la lunette employée].

Pour la deuxième station C, on aurait de même :

$$a'b' \text{ (ou } \beta) : AB :: F : (D - \Delta)$$

Δ étant la distance mutuelle, relevée par mesure directe, des deux stations] ; multipliant les deux équations membre à membre, on obtient :

$$\beta : \alpha :: D : (D - \Delta),$$

car F est la même dans les deux observations faites par le même observateur, avec le même instrument.

On obtient donc finalement :

$$x \text{ ou } D = \Delta \, \frac{\beta}{\beta - \alpha}. \qquad (3)$$

On voit que, dans cette méthode, la dimension de l'objet n'a pas besoin d'être connue. Mais on remarquera, par contre, que si, d'une manière ou d'autre, on connaissait exactement cette dimension, une seule observation permettrait de déterminer la distance, en fonction de la longueur focale de l'instrument, ou, inversement, la longueur focale en fonction de la dimension de l'objet et de sa distance.

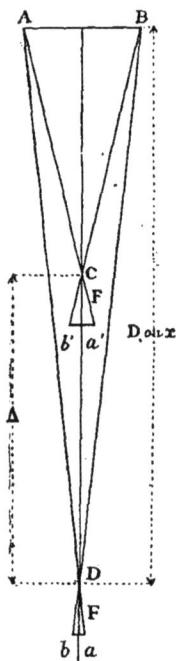

Fig. 117.

Ces deux problèmes forment la base d'une application générale de la télémétrie aux triangulations à vue (voyez § 6).

La méthode se réduit, on le voit, à comparer les parallaxes β et α d'un même objet, visé de deux stations dont on connaît la distance mutuelle.

« Dans le cours de nos études théoriques et expérimentales sur cette question, nous avons reconnu que le principe de la double visée sur un même alignement et la détermination de la distance par la différence des parallaxes avaient déjà été proposés par le commandant Lugeol, de la marine française, et son collaborateur, M. Regnard, et réalisés dans l'application de l'*héliomètre* même à la télémétrie. La grande différence qui nous paraît exister entre les deux modes d'application de la division de l'objectif ou celle de l'oculaire, sous le double rapport de la précision et de la simplicité du mécanisme, nous a seule engagé à continuer nos essais et à apporter notre instrument dans la lice des compétitions télémétriques. » (Note du mémoire lu à l'Académie des sciences[1].)

§ III. — Détermination de la grandeur absolue de l'image réelle ou objective.

Lorsqu'au lieu du simple rapport de grandeur des images, on veut connaître la dimension exacte de l'image réelle ou objective, il est nécessaire que l'instrument soit adapté exactement pour les rayons parallèles à l'émergence ainsi qu'à l'incidence, c'est-à-dire que l'écartement de l'oculaire et de l'objectif soit exactement égal à la somme ou à la différence de leurs longueurs focales, suivant que l'oculaire est positif ou négatif. (Formules 1 ou 2.)

§ IV. — Détermination de la longueur focale du système objectif de l'instrument, ou, plus exactement, de la distance exacte de l'image réelle ultime au deuxième point nodal du système objectif.

[Cette constante est utile à connaître pour chaque instrument; elle a plusieurs applications avantageuses].

Pour l'obtenir, on vise à une distance exactement mesurée ou connue, et la plus grande possible dans les limites d'une bonne perception visuelle, un objet bien défini, de grandeur également connue. L'instrument étant alors adapté pour le parallélisme, on relève par la méthode ci-dessus décrite la valeur 2α du double de l'image de l'objet.

L'inconnue cherchée est donnée par l'équation :

$$F = \frac{D \times \alpha}{H}, \qquad (4)$$

formule dans laquelle D est la distance mesurée et H la grandeur même de l'objet visé, dont α est l'image.

1. Le premier numéro des archives d'ophthalmologie, de MM. Panas, Landolt et Poncet (de Cluny) renferme sous le titre : *Un télémètre*, l'exposition donnée par M. Landolt d'une nouvelle méthode de micrométrie à double image, fondée sur l'emploi de deux prismes de même angle accolés par leurs surfaces, et pouvant tourner l'un sur l'autre à la façon des deux demi-lentilles composant la lentille de Stokes, exposition extraite de son grand traité d'optique physiologique.

Le principe, en apparence nouveau, et qui sert de base à la méthode télémétrique exposée par notre confrère, ne diffère en rien de celui que nous venons de reproduire dans les lignes ci-dessus, et repose uniquement sur la différence des angles sous-tendus par un même objet de grandeur inconnue en deux stations différentes dont on ne connaît que la distance mutuelle ou l'intervalle.

L'ouvrage dont est extrait la publication nouvelle de M. Landolt, témoigne d'une trop grande érudition bibliographique chez l'auteur, pour que nous ne nous empressions pas de signaler à l'intérêt qu'il porte à l'histoire de la science l'existence *de ce même principe télémétrique* dans deux publications antérieures à la sienne, à savoir : la première, due aux deux officiers de la marine française MM. le vice-amiral Lugeol et Regnard, dont nous venons ci-dessus de rappeler les travaux, la seconde qui nous est propre (voir ci-dessus), et qui a été présentée à l'Académie des sciences, dans la séance du 7 juin 1875. (Comptes rendus.)

§ V. — Détermination de la dimension vraie d'un objet dont on connaît
ou dont on a déterminé télémétriquement la distance.

Dans la formule précédente (4), si l'on suppose D et F connus, lorsque l'on a
mesuré l'image 2α, on a, de la même manière, la grandeur de l'objet :

$$H = \frac{D \times \alpha}{F}. \quad (5)$$

§ VI. — Application de la télémétrie aux levés a vue. — Triangulation
extemporanée au moyen des seuls côtés des triangles.

La lunette à oculaire divisé permet de lever approximativement, et très rapidement, à soi seul, et sans autre instrument que son carnet, le plan d'une région
déterminée ; en d'autres termes, d'en opérer une triangulation approximative au
moyen de la seule connaissance, obtenue télémétriquement, *des longueurs des côtés
des triangles*, et sans la mesure d'aucun angle.

La base d'opération sera la distance de deux clochers ou autres édifices, visibles
simultanément de la plus grande partie des points de la région à lever.

Supposons que nous connaissions par mesure directe, ou toute autre source exacte
de renseignements, la *distance* mutuelle des deux clochers et la hauteur de chacun
d'eux.

Nous n'avons plus qu'à nous promener par le pays, notre lunette à la main, nous
arrêtant en chaque point intéressant et propre à fournir un sommet de triangle
dont la base soit l'intervalle des deux clochers, c'est-à-dire tel, que de ce point on
puisse les voir à la fois tous les deux.

De tout point ainsi choisi, nous relevons la grandeur de l'image de chaque clocher,
en hauteur [nous choisissons la *hauteur* parce que c'est la seule quantité évidemment constante pour tous les points situés autour du clocher *à une altitude approximativement la même*]. Or, comme nous connaissons (voy. § 4) *la longueur focale* de
notre instrument et la *hauteur* vraie de chaque clocher, il nous est facile de nous
procurer la distance de ce point d'observation à chaque clocher ; elle nous est donnée
par la formule (4), mise sous la forme :

$$D = \frac{H \cdot F}{\alpha}.$$

Rentré chez lui, l'observateur n'a plus qu'à construire graphiquement, sur une
ligne proportionnelle à sa base d'opérations, tous les triangles dont il a relevé les
sommets en déterminant, par la formule précédente, la *longueur* de chaque côté.

Voilà donc une triangulation faite au moyen d'un seul carnet de poche et de la
seule lunette télémétrique.

Mais on ne connaît pas toujours la distance mutuelle des clochers, ni leur hauteur.

Eh bien ! on devra alors se procurer préalablement ces données constantes, par
des opérations télémétriques. A cet effet, on cherchera, dans un voisinage plus ou
moins grand des clochers, une ligne droite de 1 à 2 kilomètres, que l'on chaînera
exactement, et des deux extrémités de laquelle on puisse voir à la fois les deux clochers. L'observation *télémétrique* de chaque clocher, relevée de chacune desdites
extrémités de la ligne, fournira au moyen de la formule (3) la *distance* de chacun
d'eux à ladite extrémité, et au moyen de la formule (4) la hauteur vraie de chaque
clocher.

Or, avec les distances ainsi obtenues, on peut construire graphiquement deux
triangles sur la ligne directement mesurée comme base commune ; et la distance

des sommets de ces triangles n'est autre que la distance mutuelle des deux clochers à la même échelle. On a en elle la base finale d'opérations de la méthode ci-dessus décrite.

Quant à la hauteur vraie des clochers, dans un pays très accidenté et dont les altitudes varieraient beaucoup, il faudrait relever en même temps l'altitude de chaque sommet pour ramener, au moyen de calculs faciles, la hauteur des clochers à leur véritable valeur.

Opérations de nuit. — Cette méthode peut, dans des cas déterminés, être étendue aux opérations de nuit.

Deux lumières éloignées peuvent ainsi servir d'objet de visée, et même avec une grande exactitude si l'on peut être sûr qu'elles soient dans le voisinage l'une de l'autre. Au point de vue de la levée rapide des plans, deux lumières portées sur une même tige et séparées par une distance connue, fourniraient une mire bien favorable dans le cas de triangulations tachéométriques.

§ VII. — Application du micromètre a oculaire divisé a la détermination du pouvoir amplifiant des instruments d'optique, et en particulier des microscopes.

En terminant la lecture de la communication qui précède à l'Académie des sciences, au mois de juin 1875, nous disions :

« Cette même méthode serait des plus propres à la détermination du pouvoir amplifiant des microscopes, comme elle l'est de celui des télescopes. » (Voir § 226.)

Nous ne croyons pouvoir mieux faire que de développer cette idée en donnant ici le plan de l'application pratique qu'elle comporte.

Cette méthode micrométrique, par laquelle nous avons remplacé, au point de vue télémétrique, l'emploi de l'ophthalmomètre, peut fournir, en effet, un moyen très pratique de mesurer le grossissement absolu d'un microscope. Ce qualificatif *absolu* désigne ici la mesure relevée indépendamment de l'état de réfraction chez l'observateur, c'est-à-dire de là distance à laquelle se trouve projetée l'image virtuelle de l'objet observé ; en un mot, la valeur propre de l'instrument comme amplification. Quelle est, nous demanderons-nous, la quantité variable à laquelle il faut rapporter les différences que présentent les appréciations dans la valeur amplificatrice d'un microscope? Uniquement la distance variable à laquelle est projetée l'image virtuelle de l'image réelle et renversée de l'objet formée au foyer de l'objectif, distance qui dépend seulement de celle du *punctum remotum* de l'observateur, puisque c'est en ce point que l'image peut être, au plus loin, dans chaque cas, projetée. Si donc on veut obtenir des résultats précis et comparables, il ne faut conserver, dans l'établissement du problème, que des éléments fixes.

A cet effet, la première indication est donc d'éliminer de la méthode tous les facteurs variables de l'opération, comme sont les anomalies de la réfraction statique des sujets, et les variations du travail accommodateur.

En d'autres termes, il faut supposer le micrographe *emmétrope* et dans un état d'accommodation indolente, c'est-à-dire d'adaptation au parallélisme. Il sera facile ensuite à chacun, et pour son cas particulier d'amétropie, ou pour une adaptation donnée, de déterminer le rapport que présente l'agrandissement spécial à sa vue avec le pouvoir propre de l'instrument.

Ce résultat sera atteint au moyen des formules (1) et (2), § 1.

Or, ce pouvoir propre, tel que nous venons de le définir, offre des éléments fixes très faciles à relever et sans passer par des calculs démesurés.

Ces éléments sont au nombre de deux :

Tout microscope composé peut être réduit, au point de vue qui nous occupe ici, aux éléments suivants : 1° l'objet ; 2° son image réelle et renversée formée par le système objectif de l'instrument au foyer principal de l'oculaire ; 3° l'image virtuelle et redressée par celui-ci.

(Nous désignons ici comme « l'oculaire » la dernière lentille convexe de cette pièce, si elle est composée, celle qui est en rapport direct avec l'œil et qui, dans notre micromètre, est divisée en deux moitiés mobiles.)

Or, cette image réelle objective, nous venons de donner le moyen de la mesurer ; son étendue est celle même du déplacement du demi-oculaire mobile des descriptions précédentes dans le cas d'emmétropie ou d'adaptation aux rayons parallèles ; condition fixe à laquelle tout le problème doit être rapporté.

La question est donc ainsi posée :

Dans un microscope, l'œil de l'observateur est généralement placé, comme dans tout autre instrument d'optique, à 10 ou 12 millimètres de la surface d'émergence des rayons, distance du foyer antérieur de l'œil ; *celle-ci*, d'après ce que nous venons de rappeler, est d'ailleurs à une distance de l'image renversée réelle ultime, égale à *la longueur focale principale postérieure* de la dernière lentille de l'instrument, celle qui forme, par sa division, le dédoublement de l'image.

Cela posé, soient β la grandeur de l'objet observé, β' la dimension de son image réelle et renversée, au foyer principal antérieur de l'oculaire divisé (de longueur focale f) ; le grossissement propre, dû à la seule valeur du système objectif de l'instrument, serait le rapport même de β' à β, ou celui inverse des distances de 'objet et de son image au centre de similitude de l'appareil dioptrique ; rapport qui ne peut être obtenu que par de longs calculs et qui varierait d'ailleurs avec chaque observation, et chaque modification apportée dans la composition de l'objectif.

La méthode des doubles images supprime toutes ces difficultés.

On a vu que son premier effet est de déterminer exactement la *grandeur* de l'image β'.

Les objets que compare l'observateur, β objet réel, et β' son image réelle, dessineront dans l'œil des images rétiniennes dont les angles auront respectivement pour tangentes :

$$\frac{\beta}{\delta} \text{ et } \frac{\beta'}{\delta'}$$

qui représenteront les diamètres apparents de l'objet vu directement, ou vu à travers le microscope,

Et le rapport des tangentes :

$$\frac{\beta'}{\delta'} : \frac{\beta}{\delta} \text{ ou } \frac{\beta' \delta}{\beta \delta'}$$

représentera le grossissement dû à l'instrument.

Or, tout est connu dans cette formule, ou du moins peut l'être aisément :

β l'objet pris pour unité, est laissé au choix de l'observateur ;

β' est donné par l'oculaire divisé ;

δ est la distance de l'objet ou porte-objet au point nodal de l'observateur, et peut se mesurer directement.

δ' celle de l'image β' au même point.

Et cette dernière distance est constante pour toutes les observations, sous une seule condition, à savoir que l'instrument soit adapté de façon à donner aux rayons qui en émergent le parallélisme à la sortie.

Pour tout emmétrope, la chose est facile, et se trouve formulée dans la proposition précédente : il suffit que l'image β' soit au foyer même de l'oculaire ; les rayons

·émergent alors de l'instrument en parallélisme, et l'image virtuelle de β′ est projetée, redressée, à l'infini.

Tous ces éléments ici sont parfaitement fixes· et invariables.

Pour passer de là à l'œil .amétropè, rien de plus simple : il suffit qué ce dernier neutralise son amétropie·par le verre approprié, c'est-à-dire se place préalablement dans les conditions de ·l'emmétropie.

Tout est alors si parfaitement égal dans les conditions de l'observation, que, dans ces conditions, l'image formée dans la rétine de tous ces observateurs, est ellemême identique quelle que soit l'amétropie (voir 13ᵉ leçon, § 207).

Il ne reste plus à déterminer maintenant, pour avoir l'expression de la valeur amplificative de l'instrument, que d'obtenir le rapport ci-dessus $\dfrac{\beta' \delta}{\beta \delta'}$, ou à mesurer les distances δ et δ'.

Or, ces quantités ont une portion commune : à savoir la distance de l'oculaire au deuxième point nodal, laquelle, si l'on suppose, comme nous l'avons fait, l'oculaire au foyer antérieur de l'œil, égale la seconde longueur focale de l'œil, ou 20^{mm}.

Cela posé, l'image β′ est à une distance de l'oculaire égale à la longueur focale· même f de cet oculaire.

Donc : $\delta' = f + 20^{mm}$.

Quant à β, l'objet, sa distance à ce même oculaire est directement mesurable ; c'est la distancè du porte-objet à l'oculaire, ou la longueur même de l'instrument. Soit D cette longueur ; on a donc en second lieu :

$$\delta = D + 20^{mm}.$$

Finalement, le grossissement cherché, ou le rapport : $\dfrac{\beta' \delta}{\delta' \beta}$.

devient : $\dfrac{\beta'}{\beta} \times \dfrac{D + 20}{f + 20}$,

ou, en faisant $\beta = 1$. $\beta' \times \dfrac{D + 20}{f + 20}$.

Dans la pratique, pour obtenir le grossissement fixe d'un microscope, c'est-à-dire son pouvoir amplificateur, pour un œil normal ou *emmétrope* dont l'accommodation est relâchée (*indolent state*), il n'y aura donc qu'à placer une unité millimétrique sur le porte-objet, en relever l'observation lors *du plus grand écartement* de l'objectif et de l'oculaire répondant à une vue parfaite, mesurer alors D, la distance du porte-objet à l'oculaire divisé, dont on a relevé préalablement la longueur focale *f;* la formule ci-dessus donne alors le grossissement cherché.

· *Application.*— Supposons, par exemple, que l'on vienne de faire une observation dans les conditions suivantes : la distance du porte-objet à l'oculaire divisé, directement mesurée, D = 200^{mm}. Cet oculaire lui-même a pour longueur focale 15^{mm}.

Nous voulons connaître le rapport du diamètre apparent dé l'image à celui de l'objet ; nous plaçons sur le porte-objet un millimètre divisé, et mesurons, par le mouvement du demi-oculaire, la grandeur de β′, qui correspond, supposerons-nous, à $\beta = 1/10$ de millimètre. Soit $\beta' = 3^{mm},20$.

Le rapport cherché devient :

$$\frac{\beta'}{\beta} \times \frac{220}{35} = \frac{3.20 \times 220}{1/10 \times 35} = \frac{32 \times 220}{35} = 201.$$

Nous n'avons envisagé ici que le cas de l'emmétropie ; si l'observateur était myope ou hypermétrope, en neutralisant son amétropie par le verre qui la mesure, cette formule lui serait, comme on l'a vu plus haut, exactement et de tous points applicable.

2ᵉ *Application.* — Le pouvoir amplificateur de l'instrument une fois déterminé comme il vient d'être dit, pour chaque objectif de rechange, procure immédiatement la grandeur réelle de tout élément très petit, objet de l'observation. Il suffit de relever, par le mouvement du demi-oculaire, la grandeur de son image β'' et de diviser cette quantité par le pouvoir amplificateur de l'instrument.

Dans l'exemple ci-dessus un grossissement de 201, $\dfrac{\beta''}{201}$ donnerait la dimension même de l'élément anatomique observé.

Dans notre onzième leçon, à la page 237, en terminant notre exposition du mécanisme de la polyopie uni-oculaire (spectre étoilé des cristallins), nous renvoyions le lecteur à l'appendice que nous projetions de placer à la fin de cet ouvrage, pour la description du mécanisme du phénomène astronomique du *ligament noir*, une des manifestations de ladite polyopie monoculaire. Le développement déjà considérable de ce travail nous empêche de donner suite à ce projet, et nous force à renvoyer le lecteur à l'article publié par nous sur cette question, dans le numéro de juillet-août 1872 des *Annales d'oculistique*, à propos de l'observation du passage de Vénus sur le soleil.

FIN.

TABLE ANALYTIQUE DES MATIÈRES

H

FIN DE LA TABLE ANALYTIQUE DES MATIÈRES.

TABLE DES LEÇONS

CINQUIÈME PARTIE

VISION BINOCULAIRE — PHYSIOLOGIE

SIXIÈME PARTIE

VISION BINOCULAIRE — PATHOLOGIE

APPENDICE

Paris. — Imp. E. Capiomont et V. Renault, rue des Poitevins, 6.

www.ingramcontent.com/pod-product-compliance
Lightning Source LLC
Chambersburg PA
CBHW060713220326
41598CB00020B/2076